Chirurgische
Operationslehre
Band 10 / Teil 1

Chirurgische Operationslehre

Spezielle Anatomie, Indikationen, Technik, Komplikationen

In 10 Bänden

Herausgegeben von

K. Kremer, W. Lierse, W. Platzer, H. W. Schreiber, S. Weller

Georg Thieme Verlag Stuttgart · New York

Schädel, Haltungs- und Bewegungsapparat:

Herausgegeben von S. Weller, G. Hierholzer, W. Platzer, O. Trentz

10 Teil 1 Untere Extremität

Herausgegeben von

G. Hierholzer, W. Platzer, S. Weller

Bearbeitet von H. Anetzberger, O. Gaber, B. Griener, P.-M. Hax, U. Heitemeyer, G. Hierholzer, A. Meißner, J. Müller-Färber, H.-J. Oestern, R. Putz, R. Rahmanzadeh, M. Roesgen

554 meist farbige Zeichnungen in 801 Einzeldarstellungen von R. Baumann, P. Haller, K. Holmehave, L. Kellner, H. Schimek, G. Spitzer, S. Spitzer

Georg Thieme Verlag Stuttgart · New York 1997

Die Deutsche Bibliothek – CIP-Einheitsaufnahme

Chirurgische Operationslehre : spezielle Anatomie, Indikationen, Technik, Komplikationen ; in 10 Bänden / hrsg. von K. Kremer ... – Stuttgart ; New York : Thieme.

10. Schädel, Haltungs- und Bewegungsapparat*
T. 1. Untere Extremität / hrsg. von G. Hierholzer ...
bearb. von H. Anetzberger ... Zeichn. von
R. Baumann ... – 1997

Umschlaggestaltung: Renate Stockinger

Wichtiger Hinweis:

Wie jede Wissenschaft ist die Medizin ständigen Entwicklungen unterworfen. Forschung und klinische Erfahrung erweitern unsere Erkenntnisse, insbesondere was Behandlung und medikamentöse Therapie anbelangt. Soweit in diesem Werk eine Dosierung oder eine Applikation erwähnt wird, darf der Leser zwar darauf vertrauen, daß Autoren, Herausgeber und Verlag große Sorgfalt darauf verwandt haben, daß diese Angabe **dem Wissensstand bei Fertigstellung des Werkes** entspricht.

Für Angaben über Dosierungsanweisungen und Applikationsformen kann vom Verlag jedoch keine Gewähr übernommen werden. **Jeder Benutzer ist angehalten,** durch sorgfältige Prüfung der Beipackzettel der verwendeten Präparate und gegebenenfalls nach Konsultation eines Spezialisten festzustellen, ob die dort gegebene Empfehlung für Dosierungen oder die Beachtung von Kontraindikationen gegenüber der Angabe in diesem Buch abweicht. Eine solche Prüfung ist besonders wichtig bei selten verwendeten Präparaten oder solchen, die neu auf den Markt gebracht worden sind. **Jede Dosierung oder Applikation erfolgt auf eigene Gefahr des Benutzers.** Autoren und Verlag appellieren an jeden Benutzer, ihm etwa auffallende Ungenauigkeiten dem Verlag mitzuteilen.

Printed in Germany
Satz und Reproduktion: Hofacker Digitale Druckvorbereitung, D-73614 Schorndorf-Haubersbronn (Berthold Color-System)
Druck: Karl Grammlich, D-72124 Pliezhausen

ISBN 3-13-696001-7 1 2 3 4 5 6

Vorwort

„Bewegung ist Leben,
Leben ist Bewegung".

Die traumatologischen Bände der gesamten Chirurgischen Operationslehre folgen im Grundsatz und im Detail der vorgegebenen Gliederung und Zielsetzung aller übrigen Bände. Die Gestaltung der Abbildungen für spezielle chirurgische Zugänge und Operationstechniken in den einzelnen Körperregionen sowie die Anleitung und schrittweise Durchführung von Wiederherstellungsverfahren wurden in enger Zusammenarbeit zwischen Anatomen und Chirurgen erarbeitet. Sie demonstrieren und berücksichtigen die jeweils wichtigen anatomischen Strukturen und ihre topographische Zuordnung. Knappe, teilweise stichwortartige Erläuterungen ergänzen in streng eingehaltener Gliederung die bildliche Darstellung.

Die traumatologischen Bände der Operationslehre sind nicht als Anleitung für hochqualifizierte Spezialisten, sondern zur Orientierung und als Nachschlagewerk für Chirurgen aller Ausbildungsgrade konzipiert. Dies bedeutet, daß für die einzelnen Verletzungen bzw. Krankheitsbilder nur solche Operationstechniken und Behandlungsmöglichkeiten ausgewählt wurden, die sich auf der Basis guter Erfahrungen etabliert haben und allgemein anerkannt sind. Es gibt zweifellos zahlreiche konkurrierende Verfahren, mit denen vergleichbar gute Ergebnisse erzielt werden und die in gleicher Weise empfohlen werden können. Diese alternativen Operationstechniken sind teilweise im Text erwähnt, wobei deren Auflistung aus Kapazitätsgründen verständlicherweise keinen Anspruch auf Vollständigkeit erheben kann. Die arthroskopischen Verfahren werden in Bd. 10/2 für die obere und untere Extremität abgehandelt.

Operationstechniken und ihre Indikationsstellung in der Unfallchirurgie sind einem ständigen Wandel unterworfen. Während manche Verfahren über lange Zeit zum Standard zählen, werden andere nach kurzer Zeit durch neuentwikkelte Techniken abgelöst. So kann die eine oder andere hier dargestellte Methode theoretisch in wenigen Jahren überholt sein. Dementsprechend sind die drei traumatologischen Bände als aktueller Stand „state of art" zu werten. Die Schwierigkeit einer räumlichen Bildgestaltung zwingt im Verein mit didaktischen Anforderungen zu gewissen Vereinfachungen, die möglicherweise zu Mißverständnissen im operationstaktischen Vorgehen führen könnten. Es sei darum der ausdrückliche Hinweis erlaubt, daß eine sorgfältige operative Vorgehensweise mit bestmöglicher Schonung der Weichteile und Erhaltung der Vaskularität des Knochens oberstes Gebot unfallchirurgischer Tätigkeit darstellt. Dies gilt für die einzelnen Zugangswege, die verschiedenen Repositionstechniken, wie auch für die Verwendung von Implantaten. In diesem Zusammenhang seien beispielhaft sog. „biologische Osteosynthesen", d. h. im Gefolge indirekter Repositionstechniken überbrückend und ohne wesentliche Kompromittierung der Weichteile und des Knochens fixierte Implantate zu nennen.

Auf orthopädisch orientierte Operationsverfahren wurde infolge Vorliegens einer speziellen Operationslehre für dieses Fachgebiet verzichtet. Grundsätzliche Ausführungen über Techniken der septischen Chirurgie sowie die unverzichtbaren Methoden der Weichteil- und der knöchernen Rekonstruktion sind in separaten Kapiteln der gesamten Operationslehre abgehandelt.

Die traumatologischen Bände der Chirurgischen Operationslehre sind als Leitfaden für eine rasche Orientierung über anerkannte Möglichkeiten der Versorgung häufiger Verletzungen am Haltungs- und Bewegungsapparat gedacht. Die Erfüllung dieses Anspruches wurde durch eine einheitliche Gliederung und großzügige Bildgestaltung angestrebt. Daß dies gelingen konnte, ist der fruchtbaren Zusammenarbeit zwischen den chirurgischen und anatomischen Autoren und den Grafikerinnen und Grafikern R. Baumann, P. Haller, K. Holmehave, L. Kellner, H. Schimek, G. Spitzer und S. Spitzer zu verdanken. Eine wertvolle Hilfe für die Autoren und ihre Zeichner bot die Möglichkeit einer exakten anatomischen Orientierung am Präparat unter fachkundiger Anleitung von Prof. Platzer, Innsbruck.

Durch diese interdisziplinäre Kooperation aller an der Gestaltung der drei Skelettbände Beteiligter war es möglich, das angestrebte Ziel einer übersichtlichen und für den täglichen Gebrauch praktikablen Darstellung unfallchirurgischer Operationstechniken zu erreichen.

Besonderer Dank gebührt Herrn Dr. med. h. c. G. Hauff und den Mitarbeitern des Georg Thieme Verlags, besonders Herrn A. Menge, Frau S. Buhl und Herrn W. Tannert für die gute Zusammenarbeit und die großzügige Ausstattung auch der traumatologischen Bände.

November 1994

S. Weller, Tübingen
G. Hierholzer, Duisburg
W. Platzer, Innsbruck
O. Trentz, Zürich

Anschriften

Herausgeber

Hierholzer, G., Prof. Dr. med.
Ärztlicher Direktor der Chirurgischen Klinik der Berufsgenossenschaftlichen Krankenanstalten
Großenbaumer Allee 250, 47249 Duisburg-Buchholz

Kremer, K., Prof. Dr. med.
em. Direktor der Chirurgischen Universitätsklinik
Moorenstr. 5, 40225 Düsseldorf

Lierse, W., Prof. Dr. med. †
ehem. Direktor der Abteilung für Neuroanatomie – Anatomisches Institut der Universität
Martinistr. 52, 20246 Hamburg

Platzer, W., Univ.-Prof. Dr. med. univ., Dr. sci. h.c.
Vorstand des Instituts für Anatomie der Universität
Müllerstr. 59, A-6010 Innsbruck

Schreiber, H.W., Prof. Dr. med., Dr. med. h.c.
em. Direktor der Abteilung für Allgemeinchirurgie
Chirurgische Universitätsklinik
Martinistr. 52, 20246 Hamburg

Trentz, O., Prof. Dr. med.
Direktor der Klinik für Unfallchirurgie
Universitätsspital
Rämistr. 100, CH-8091 Zürich

Weller, S., Prof. Dr. med., Dr. med. h.c. (mult.)
em. Ärztlicher Direktor der Berufsgenossenschaftlichen Unfallklinik und der Unfallchirurgie am Universitätsklinikum
Schnarrenbergstr. 95, 72076 Tübingen

Autoren

Anetzberger, H., Dr. med.
Anatomische Anstalt der Universität
Abteilung Anatomie I
Pettenkoferstr. 11, 80336 München

Spezielle Anatomie – Sprunggelenk, S. 375 – 402

Gaber, O., Univ-Doz. Dr. med. univ.
Institut für Anatomie der Universität
Müllerstr. 59, A-6010 Innsbruck

Spezielle Anatomie – proximales Femur, S. 3 – 11
Spezielle Anatomie – Kniegelenk, S. 143 – 152
Spezielle Anatomie – Unterschenkel, S. 277 – 285

Griener, Brigitte, Dr. med.
Klinik für Unfall- und Wiederherstellungschirurgie
Kliniken des Landkreises Heidenheim
Schloßhaustr. 100, 89522 Heidenheim

Distales Femur, Patella, S. 185 – 194

Hax, P.-M., Dr. med.
Berufsgenossenschaftliche Unfallklinik
Großenbaumer Allee 250
47249 Duisburg

Oberschenkelschaft, S. 78 – 137

Heitemeyer, U., Priv.-Doz. Dr. med.
Allgemeines Krankenhaus Harburg
Abteilung Unfallchirurgie
Eißendorfer Pferdeweg 52
21075 Hamburg

Sprunggelenk, S. 374, S. 403 – 434
Fuß, S. 436 – 482

Hierholzer, G., Prof. Dr. med.
Ärztlicher Direktor der Chirurgischen
Klinik der Berufsgenossenschaftlichen
Krankenanstalten
Großbaumer Allee 250, 47249 Duisburg-Buchholz

Oberschenkelschaft, S. 78 – 137

Meißner, A., Prof. Dr. med.
Direktor der Klinik für Unfall- Wiederherstellungs-,
Hand- und Plastische Chirurgie
Klinikum Krefeld
Lutherplatz 40, 47805 Krefeld

Proximales Femur, S. 2, S. 12 – 21, S. 24 – 76

Müller-Färber, J., Prof. Dr. med.
Klinik für Unfall- und
Wiederherstellungschirurgie
Kliniken des Landkreises Heidenheim
Schloßhaustr. 100, 89522 Heidenheim

Distales Femur, Patella – S. 142, S. 153 – 184,
S. 195 – 198
Weichteilmantel, Kapsel-Band-Apparat, S. 200 – 274

Oestern, H.-J., Prof. Dr. med.
Chefarzt der Klinik für Unfall- und
Wiederherstellungschirurgie
Allgemeines Krankenhaus Celle
Siemensplatz 4, 29223 Celle

Operative Strategie bei Polytrauma, S. 484 – 499

Putz, R., Prof. Dr. med.
Anatomische Anstalt der Universität
Lehrstuhl Anatomie I
Pettenkoferstr. 11, 80336 München

Spezielle Anatomie – Sprunggelenk, S. 375 – 402

Rahmanzadeh, R., Prof. Dr. med.
Leiter der Abteilung für Unfall- und
Wiederherstellungschirurgie
Universitätsklinikum Benjamin Franklin
Hindenburgdamm 30, 12200 Berlin

Proximales Femur, S. 2, S. 12 – 21, S. 24 – 76

Roesgen, M., Priv.-Doz. Dr. med.
Chefarzt der Unfallchirurgischen Klinik
Krankenhaus Benrath
Urdenbacher Allee 83, 40593 Düsseldorf

Unterschenkel – S. 276, S. 286 – 371

Inhaltsverzeichnis

Inhaltsübersicht des folgenden Bandes:

Band 10/Teil 2: Arthroskopie allgemein, Schultergelenk, Ellbogengelenk, Handgelenk, Hüftgelenk, Kniegelenk, Sprunggelenk

Bereits erschienen:

Band 1: Hals, Gefäße

Band 2: Thorax

Band 3: Ösophagus, Magen, Duodenum

Band 4: Gallenblase, Gallenwege, Pankreas

Band 5: Peritoneum, Staging-Laparotomie, Leber, Pfortader, Milz

Band 6: Darm

Band 7/Teil 1: Bauchwand, Hernien, Relaparotomie, Retroperitoneum, Urologische Notfälle, Gynäkologische Notfälle

Band 7/Teil 2: Minimal-invasive Chirurgie

Band 8 – 10: Schädel, Haltungs- und Bewegungsapparat

Band 8: Posttraumatische Defekt- und Infektsanierung, Schädel, Wirbelsäule, Becken

Band 9: Schultergürtel, obere Extremität

Proximales Femur

Von O. Gaber, A. Meißner und R. Rahmanzadeh

Allgemeines

Operative Strategie

Proximale Oberschenkelfrakturen und Luxationsfrakturen sowie deren Folgen stellen absolute Operationsindikationen dar.
Die Operationen haben folgende Ziele:

- Reposition und Osteosynthese frischer Frakturen,
- Intervention bei Heilungsstörungen (Pseudarthrose usw.),
- Vermeidung von Weichteilschäden (Immobilisation),
- Vermeidung allgemeiner Komplikationen (pulmonal/Infektion usw.),
- Korrektur von posttraumatischen Schäden (Fehlstellungen usw.),
- Begleit- und Nachbehandlung (Physiotherapie u.a.).

Wichtigstes Ziel ist die Wiederherstellung einer vollen Gebrauchsfähigkeit des verletzten Beines in bezug auf Belastung und Bewegung vor allem im Hüft-, aber auch im Kniegelenk. Da proximale Femurfrakturen besonders häufig bei älteren Patienten vorkommen, ist eine frühzeitige Belastbarkeit und Gehfähigkeit besonders im Hinblick auf die Vermeidung allgemeiner Komplikationen (pulmonal usw.) wichtig. Die funktions- und belastungsstabile Osteosynthese hat dementsprechend einen ganz wichtigen Stellenwert im Behandlungsplan. Bei irreversibler Schädigung und Zerstörung des Femurkopfes kommt der primäre oder sekundäre Hüftgelenkersatz (Teil- oder Totalersatz) vor allem bei älteren Patienten zum Einsatz.
Die Qualität, d.h. Tragfähigkeit des Knochens (gut- und bösartige Knochenveränderung, z.B. Osteoporose, Metastasen u.a.) spielt bei der Verfahrenswahl und Technik sowie für den Ablauf der Knochenbruchheilung eine wichtige Rolle. Besondere prognostische Bedeutung kommt der Femurkopfdurchblutung zu (Femurkopfnekrose!).

Methoden

Bei den Methoden, mit denen man die genannten Ziele erreichen kann, wird zwischen sog. Femurkopf-erhaltenden (Osteosynthese) und Femurkopf-ersetzenden Verfahren (Teil- oder Totalendoprothese) unterschieden.
Beide Verfahren müssen die Weichteilbehandlung - Schonung (Zugänge) und Wiederherstellung (plastischer Ersatz) und die Rekonstruktion bei Frakturen bzw. Gelenkersatzmaßnahmen - beachten.
Das Spektrum der Möglichkeiten zur Behandlung der Frakturen umfaßt:

Erst- oder Primärversorgung

- Verschraubung bei Femurkopffrakturen,
- Reposition und Osteosynthese von medialen, lateralen Schenkelhalsfrakturen sowie pertrochantären Femurfrakturen (Schrauben/Winkelplatten/DHS usw.),
- Umstellungsosteotomie im Rahmen der Primärversorgung von instabilen Schenkelhalsfrakturen,
- primärer Ersatz bei Femurkopf- und Schenkelhalsfrakturen vorwiegend älterer Patienten,
- Schraubenosteosynthese bei kindlichen Schenkelhalsfrakturen,
- besondere Aspekte bei Polytraumatisierten.

Wiederherstellungs- oder Sekundärmaßnahmen

- Korrektur- und Umstellungsosteotomien (Gelenkerhaltung bei Fehlstellung oder Heilungsstörung (Pseudarthrose),
- sekundäre Gelenkersatzoperationen (Teil- oder Totalersatz) bei Femurkopfnekrose und posttraumatischer Koxarthrose,
- Behandlungsmaßnahmen bei postoperativen Komplikationen (Hämatom, Infektion usw.)

Spezielle Anatomie

Abgrenzung und Form

Der Oberschenkelbereich läßt sich gut abgrenzen. Einerseits bildet die Crista iliaca sowie nach ventral zu, das von der Spina iliaca anterior superior zum Tuberculum pubicum ziehende Leistenband bzw. die Leistenbeuge die Grenze zum Rumpf.

Dorsal wird der Oberschenkel durch die Glutäalfurche von der Gesäßgegend abgegrenzt. Der konisch sich von proximal nach distal verjüngende Oberschenkel wird distal etwa 6–8 cm proximal der Basis patellae von der Regio genus anterior abgegrenzt.

Die an der Vorderseite des Oberschenkels unterhalb des Lig. inguinale befindliche Abflachung geht nach lateral zu in eine durch den M. quadriceps bedingte Rundung über. Bei schlanken Individuen läßt sich die schräg verlaufende Kontur des M. sartorius gut erkennen. Auf der Dorsalseite ist der Oberschenkel durch die ischiokrurale Muskulatur gleichmäßig abgerundet. Distal begrenzen der M. biceps femoris lateral und der M. semimembranosus medial die Kniekehle.

Topographisch läßt sich der Oberschenkel in eine Regio femoralis anterior und eine Regio femoralis posterior unterteilen.

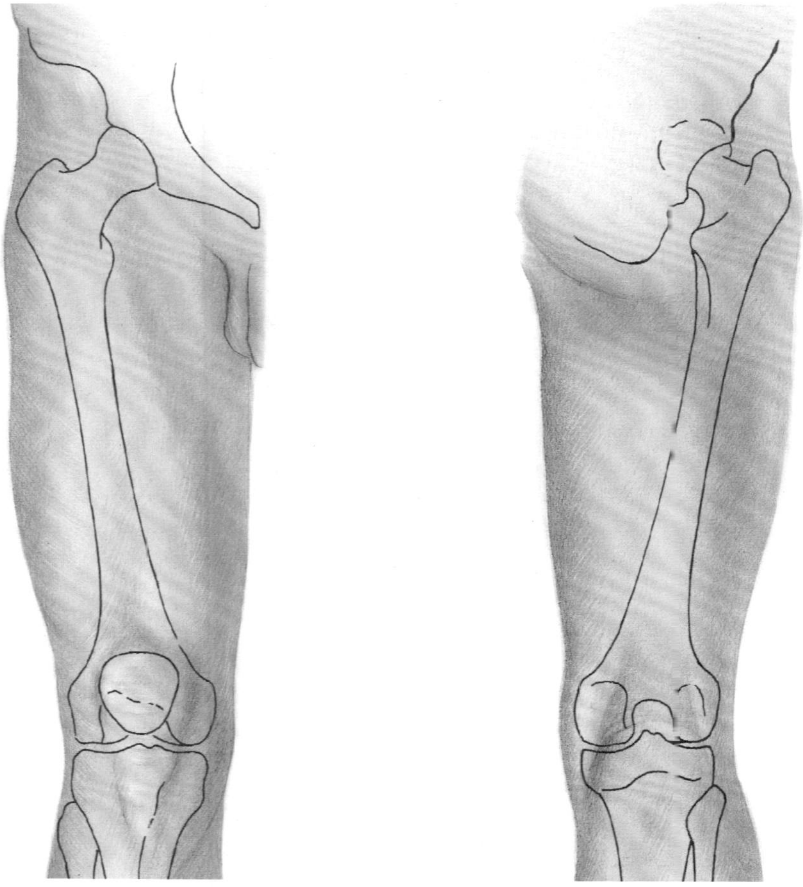

Abb. **1** Knochen und Weichteile des Oberschenkels.

Faszien und Faszienräume

Der Oberschenkel ist oberflächlich von der Fascia lata umhüllt, die an der lateralen Seite eine feste, parallelfaserige Bindegewebsschicht darstellt. Der Tractus iliotibialis ist ein derber, einige Zentimeter breiter Faserzug der Fascia lata, an den der M. tensor fasciae latae und der M. glutaeus maximus einstrahlen. Dieser Bindegewebszug setzt am Tuberculum tractus iliotibialis („Gerdy Tuberculum") am lateralen Tibiakondyl an und geht mit dem Retinaculum patellae laterale des Kniegelenkes eine Verbindung ein. Die Fascia lata ist knöchern an der Spina iliaca anterior superior, an der Basis patellae, an den Femurepikondylen sowie an den Kondylen der Tibia befestigt. Sie setzt sich aus dem Lig. inguinale fort. Dorsal bildet die Fascia lata den Übergang zur Fascia glutaealis. Distal geht sie in die Unterschenkelfaszie über.

Im proximalen Abschnitt, knapp distal des medialen Abschnittes des Leistenbandes, wird die Fascia lata von variationsreichen subkutanen Venen (V. saphena magna, V. saphena accessoria lateralis, V. circumflexa ilium superficialis, V. epigastrica superficialis, V. pudenda externa) und Lymphgefäßen durchsetzt (Hiatus saphenus), so daß sie siebartig zur Fascia cribrosa wird.

Der M. gracilis besitzt einen eigenen Faszienschlauch, ebenso wie der schräg am Oberschenkel verlaufende M. sartorius, welcher auch die Membrana vastoadductoria bedeckt. Das relativ breite Septum intermusculare laterale trennt den M. vastus lateralis vom M. biceps femoris ab. Das Septum intermusculare mediale geht in eine Bindegewebslage über, das die großen Gefäße einhüllt, und trennt so den M. vastus medialis vom Canalis adductorius ab. Aufgrund dieser Septierungen lassen sich zwei große Faszienräume unterscheiden: eine Extensorenloge und eine Flexorenloge.

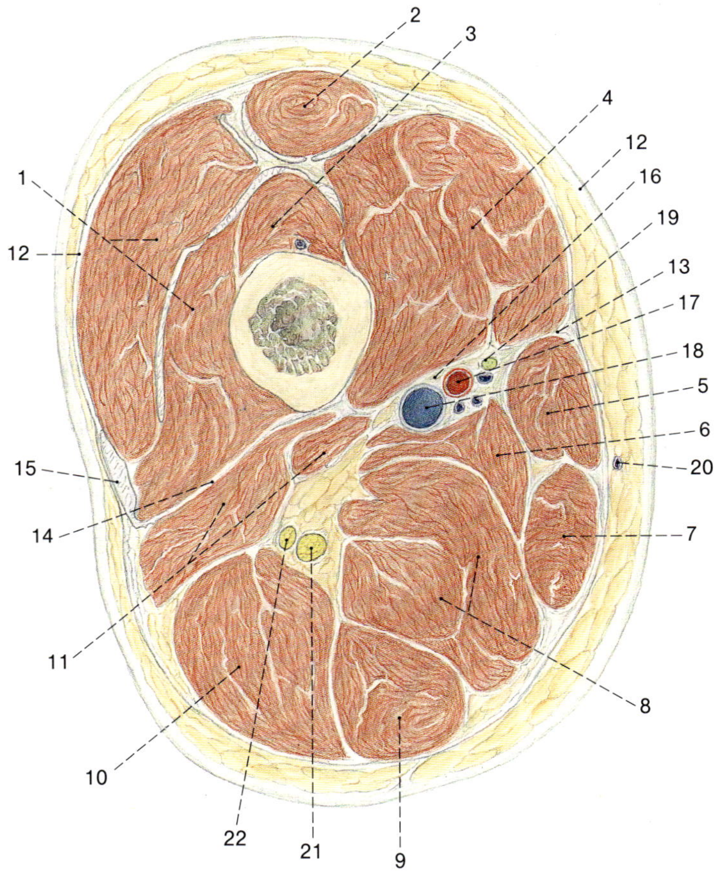

Abb. **2** Schnitt distal der Mitte durch den Oberschenkel (Ansicht von distal).

1 M. vastus lateralis
2 M. rectus femoris
3 M. vastus intermedius
4 M. vastus medialis
5 M. sartorius
6 M. adductor longus
7 M. gracilis
8 M. adductor magnus
9 M. semimembranosus
10 M. semitendinosus
11 M. biceps femoris
12 Fascia lata
13 Septum intermusculare mediale
14 Septum intermusculare laterale
15 Tractus iliotibialis
16 Canalis adductorius
17 A. femoralis
18 V. femoralis
19 N. saphenus
20 V. saphena magna
21 N. tibialis
22 N. peronaeus communis

Zugangswege

Als Zugangsweg zum Knochen ist aufgrund anatomischer Gegebenheiten, da größere Gefäße und Nerven hier fehlen, der laterale Weg durch das Septum intermusculare laterale bis zur Linea aspera gut geeignet.

Der Weg zu A. und V. femoralis ist über das Septum intermusculare mediale möglich. Zum N. ischiadicus führt der Weg in die Tiefe durch den Bindegewebsraum zwischen dem Caput longum des M. biceps femoris und dem M. semitendinosus.

Regionen

Regio femoralis anterior und Regio femoralis posterior haben als Grundlage, bezogen auf ihre Funktion im Kniegelenk, eine ventrale Extensorengruppe und eine dorsale Flexorengruppe. An der medialen Seite des Oberschenkels fügt sich noch die Gruppe der Adduktoren ein.

Regio femoralis anterior

Die Regio femoralis anterior wird proximal durch das Lig. inguinale, lateral durch den M. tensor fasciae latae und den Tractus iliotibialis der Fascia lata sowie medial durch den M. gracilis begrenzt.

Epifasziale Gebilde

Venen

Subkutan verläuft medial vom tibialen Umfang des Oberschenkels kommend die V. saphena magna. Sie nimmt die oberflächlichen Venen des Oberschenkels auf und wird häufig durch die V. saphena accessoria lateralis und seltener durch die V. saphena accessoria medialis ergänzt. Sie zieht zum Hiatus saphenus und erreicht meist innerhalb desselben die V. femoralis. Selten kann sie auch distal des Hiatus die Faszie durchbrechen.
Auch die anderen im Bereich des Hiatus saphenus einen „Venenstern“ bildenden subkutanen Venen wie Vv. pudendae externae, V. epigastrica superficialis und V. circumflexa iliaca superficialis können sich vor der Mündung in die V. femoralis variabel vereinigen.

Arterien

Durch die Lamina cribrosa des Hiatus saphenus treten Hautarterien in die Subkutis. Die A. epigastrica superficialis zieht über das Lig. inguinale in den subkutanen Raum der vorderen Bauchwand, während die A. pudenda externa die Vene begleitend zum Samenstrang und Skrotum bzw. zu den Labien verläuft. Nach lateral zieht ebenfalls in Begleitung der Vene die A. circumflexa iliaca superficialis entlang des Leistenbandes.

Nerven

Die Rr. cutanei anteriores des N. femoralis treten in unterschiedlicher Höhe durch die Fascia lata in die Subkutis ein. Lateral meist an der Grenze zwischen proximalem und mittlerem Drittel des Oberschenkels wird der N. cutaneus femoris lateralis epifaszial.
Der R. femoralis des N. genitofemoralis tritt entweder durch den Hiatus saphenus oder lateral davon durch die Faszie.

Lymphgefäße

Zahlreiche oberflächliche Lymphgefäße begleiten die V. saphena magna bis zu den Nodi lymphatici inguinales superficiales inferiores.

Subfasziale Gebilde

Die muskulöse Grundlage der Regio femoralis anterior bilden von lateral nach medial der M. tensor fasciae latae, der M. quadriceps femoris, der M. sartorius, der M. iliopsoas, der M. pectineus, der M. adductor longus, der M. gracilis sowie, tiefer gelegen, der M. adductor brevis und die Vorderfläche des M. adductor magnus.

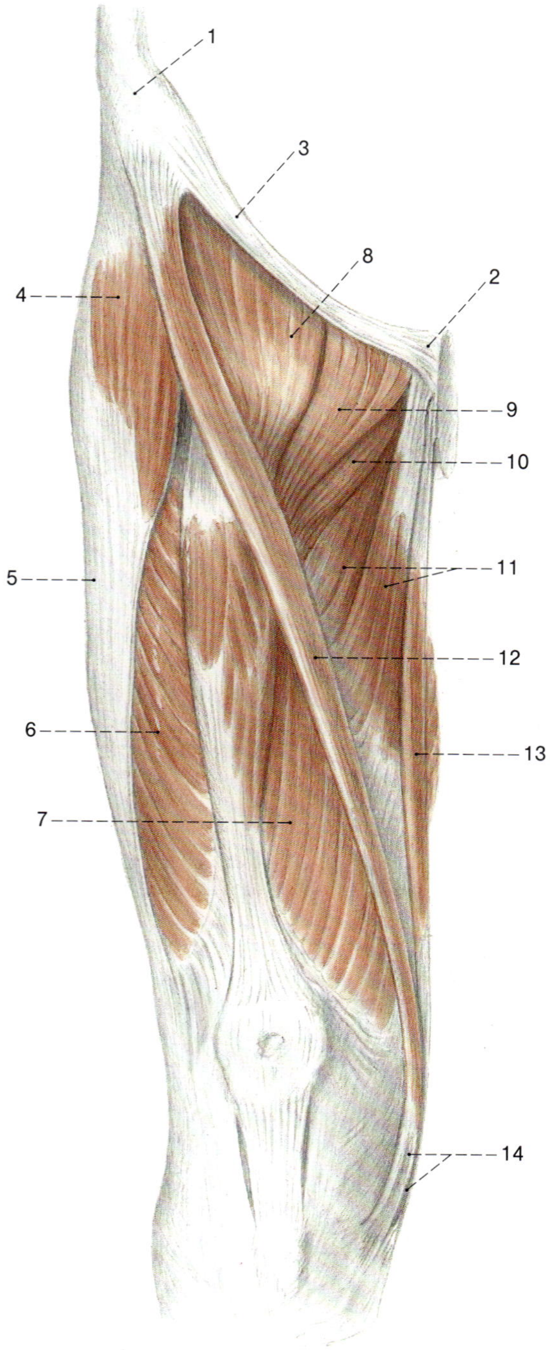

Abb. **3** Muskel des Oberschenkels von zentral.

1 Spina iliaca anterior superior
2 Tuberculum pubicum
3 Lig. inguinale
4 M. tensor fasciae latae
5 Tractus iliotibialis
6 M. vastus lateralis
7 M. vastus medialis
8 M. iliopsoas
9 M. pectineus
10 M. adductor brevis
11 M. adductor longus
12 M. sartorius
13 M. gracilis
14 Pes anserinus superficialis

Medial proximal wird das Trigonum femorale durch das Leistenband, den M. sartorius und den M. adductor longus von der übrigen Regio femoralis anterior abgegrenzt. Innerhalb dieses Dreieckes finden sich neben Lymphgefäßen und Lymphknoten, von medial nach lateral, die V. femoralis und A. femoralis, welche durch die Lacuna vasorum eintreten, sowie über die Lacuna musculorum kommend, der N. femoralis und der M. iliopsoas. Der Eintritt der A. femoralis befindet sich unterhalb der Mitte des Lig. inguinale. In diesem Bereich liegt die Arterie der Eminentia iliopubica an, so daß sie hier durch Anpressen an den Knochen komprimiert werden kann.

Arterien

Die A. femoralis hat drei Verlaufsstrecken. In der ersten Strecke liegt sie oberflächlich im Trigonum femorale, die zweite ist vom M. sartorius bedeckt, während ihr dritter Abschnitt im Canalis adductorius liegt und auf der Dorsalseite des Oberschenkels im Hiatus tendineus adductorius endet. Klinisch wird die A. femoralis bis zum Abgang der A. profunda femoris häufig als „A. femoralis communis" und nach dem Abgang dieser Arterie als „A. femoralis superficialis" bezeichnet.

Im Bereich ihrer ersten Verlaufsstrecke gibt die A. femoralis mehrere Äste ab. Es sind dies zunächst die schon erwähnten epifaszial verlaufenden Äste. Des weiteren entläßt sie die A. profunda femoris (klinisch auch als A. femoralis profunda bezeichnet), die mit ihren Ästen den überwiegenden Teil des Oberschenkels versorgt. Der Abgang der A. profunda femoris aus der A. femoralis ist, sowohl was Höhe als auch Lage betrifft, sehr variabel. Am häufigsten findet man den Abgang etwa 5 cm distal des Leistenbandes an der lateralen Seite (ca. 50%), ausnahmsweise kann sie sogar aus der A. iliaca externa entspringen. Ebenso können die beiden ersten Äste der A. profunda femoris, die A. cicrumflexa femoris lateralis (15%) bzw. medialis (18%) direkt aus der A. femoralis abgehen. Die A. profunda femoris entläßt neben den oben genannten Ästen noch zwei Aa. perforantes und endet mit der A. perforans tertia.

Die A. circumflexa femoris medialis verläuft medial des Collum femoris zwischen M. pectineus und M. iliopsoas in die Tiefe. Neben einem zarten R. superficialis entläßt sie einen kräftigen R. profundus, der dorsal, distal des Trochanter minor, um das Femur zieht und neben M. quadratus femoris und M. adductor magnus die ischiokrurale Muskulatur versorgt. Wichtig sind Anastomosen dieses Astes mit der A. glutaealis inferior und dem R. ascendens der A. circumflexa femoris lateralis. Ebenso muß der R. acetabularis berücksichtigt werden, der einerseits das Lig. capitis femoris erreicht und andererseits mit der A. obturatoria anastomosiert.

Die A. circumflexa femoris lateralis gibt einen R. ascendens ab, der unter dem M. rectus femoris nach lateral zur Hüftgegend verläuft und das Caput femoris erreicht. Der R. descendens ist auch vom M. rectus femoris bedeckt, zieht nach distal, versorgt den M. quadriceps femoris und erreicht das Rete patellae.

Die zwei Aa. perforantes ziehen vom Stamm der A. profunda femoris schräg nach lateral zum Femurschaft, durchbohren die Adduktorenplatte, um zu den dorsalen Muskeln des Oberschenkels zu gelangen. Ebenso verläuft die A. perforans tertia. Der Knochen wird von Zweigen der A. perforantes I und III mit Blut versorgt.

In ihrer zweiten Verlaufstrecke, bedeckt vom M. sartorius, hat die A. femoralis keine größeren Äste. Begleitet wird sie in diesem Abschnitt durch den lateral von ihr gelegenen N. saphenus sowie einen noch weiter lateral liegenden Nervenast für den M. vastus medialis. Die V. femoralis liegt in diesem Abschnitt hinter der Arterie.

Der dritte Abschnitt der A. femoralis ist jener innerhalb des Canalis adductorius. Dies ist ein, im untersten Drittel des Oberschenkels, in ventrodorsaler Richtung verlaufender Kanal, durch den die Oberschenkelgefäße zur Dorsalseite durchtreten. Er beginnt dort, wo sich M. sartorius und M. adductor magnus überkreuzen und wird ventral bindegewebig von der Membrana vastoadductoria begrenzt. Diese spannt sich vom M. adductor magnus, unter Einbezug von Fasern aus dem tiefen Bindegewebe um den M. adductor longus, nach lateral bis zum M. vastus medialis aus. Der Hiatus tendineus adductorius, eine von den beiden Ansätzen des M. adductor magnus gebildete, schlitzförmige Öffnung, ist die distale, dorsale Begrenzung des Adduktorenkanales. Im Kanal gibt die A. femoralis die A. genus descendens ab, welche im Regelfall mit dem N. saphenus die Membrana vastoadductoria nach ventral zu durchbricht.

Venen

Die V. femoralis ist in ihrem Durchtrittsbereich zum Oberschenkel durch die Lacuna vasorum am Septum femorale bindegewebig befestigt. Zunächst medial von der Arterie gelegen gelangt sie während ihres weiteren Verlaufes nach distal, hinter die Arterie, und zieht mit dieser durch den Canalis adductorius zur Dorsalseite des Oberschenkels. Die größte oft in variabler Höhe einmündende Vene ist die V. profunda femoris.

Nerven

Der N. femoralis erreicht die Regio femoralis anterior durch den medialen Anteil der Lacuna musculorum. Bezogen auf das Lig. inguinale liegt er an dessen Übergang vom mittleren zum lateralen Drittel. Er ist in diesem Bereich in einer Rinne des M. iliopsoas gelegen und wird knapp distal des Leistenbandes direkt von der Fascia lata bedeckt. Unmittelbar nach seinem Eintritt in das Trigonum femorale zerfällt er in seine Äste. Nach Abgabe der Rr. cutanei anteriores gibt er Muskeläste zum M. sartorius, M. quadriceps femoris sowie zum M. pectineus ab. Sein längster Ast, der sensible N. saphenus, bleibt als einziger zunächst in der Tiefe und schließt sich der A. femoralis von lateral her an, um mit dieser in den Adduktorenkanal einzutreten. Der N. saphenus zeigt jedoch bezüglich seines Abganges und Verlaufes eine große Variabilität. Sehr häufig verläßt er den N. femoralis proximal von der A. circumflexa femoris lateralis. Er kann dabei diese Arterie zweiwurzelig umgreifen.

Selten verläßt er den N. femoralis erst nach Überkreuzung der A. circumflexa femoris lateralis.

Der N. saphenus erreicht den Adduktorenkanal, durchbricht die Membrana vastoadductoria und entläßt den R. infrapatellaris.
Der die Adduktoren versorgende N. obturatorius verläuft mit seinem R. anterior und R. posterior im medialen, proximalen Abschnitt des Oberschenkels. Der R. posterior versorgt den M. adductor magnus, der R. anterior verläuft zwischen M. adductor longus und brevis, versorgt diese Muskeln sowie den M. pectineus und M. gracilis. Ein sensibler Ast des N. obturatorius versorgt die Haut der medialen Seite des Oberschenkels.

Lymphgefäße

Die im subfaszialen Bereich befindlichen Lymphgefäße laufen, die größeren Arterien begleitend, zu den Nodi lymphatici inguinales profundi.

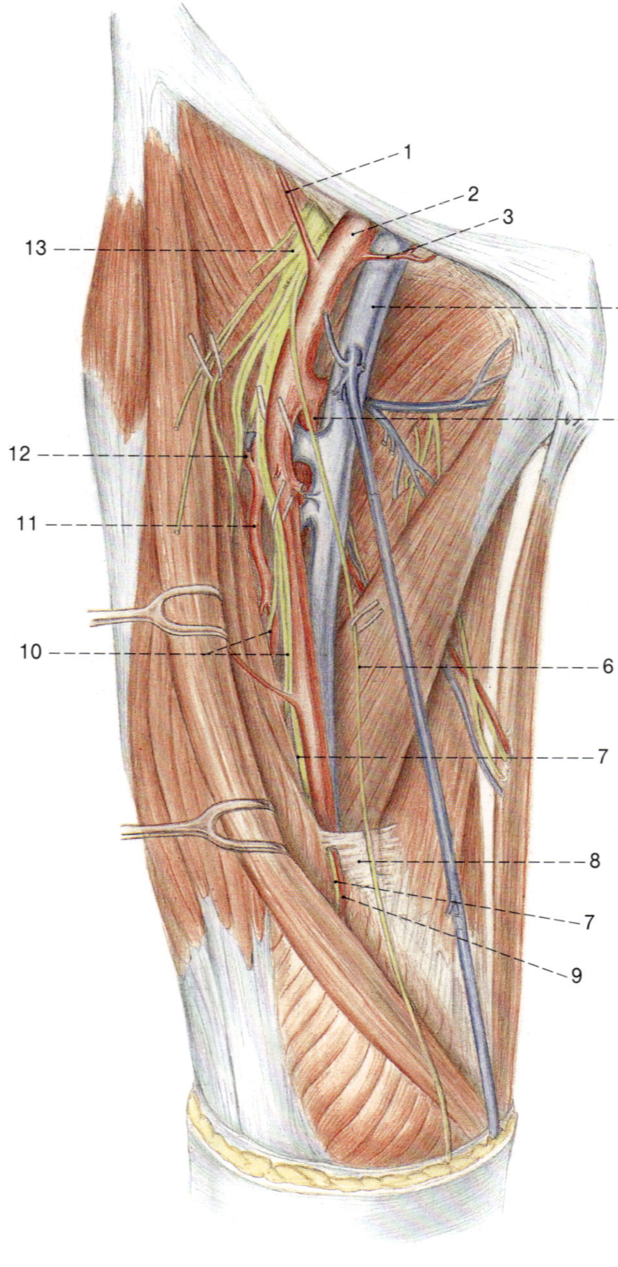

Abb. **4** Regio femoralis anterior. (Die A. femoralis wurde nach lateral verlagert.)

1 A. circumflexa iliaca superficialis
2 A. femoralis
3 A. pudenda externa
4 V. femoralis
5 A. profunda femoris
6 R. cutaneus femoris anterior
7 N. saphenus
8 Membrana vastoadductoria
9 A. genus descendens
10 Äste des N. femoralis zum M. vastus medialis
11 R. descendens der A. circumflexa femoris lateralis
12 R. ascendens der A. circumflexa femoris lateralis
13 N. femoralis

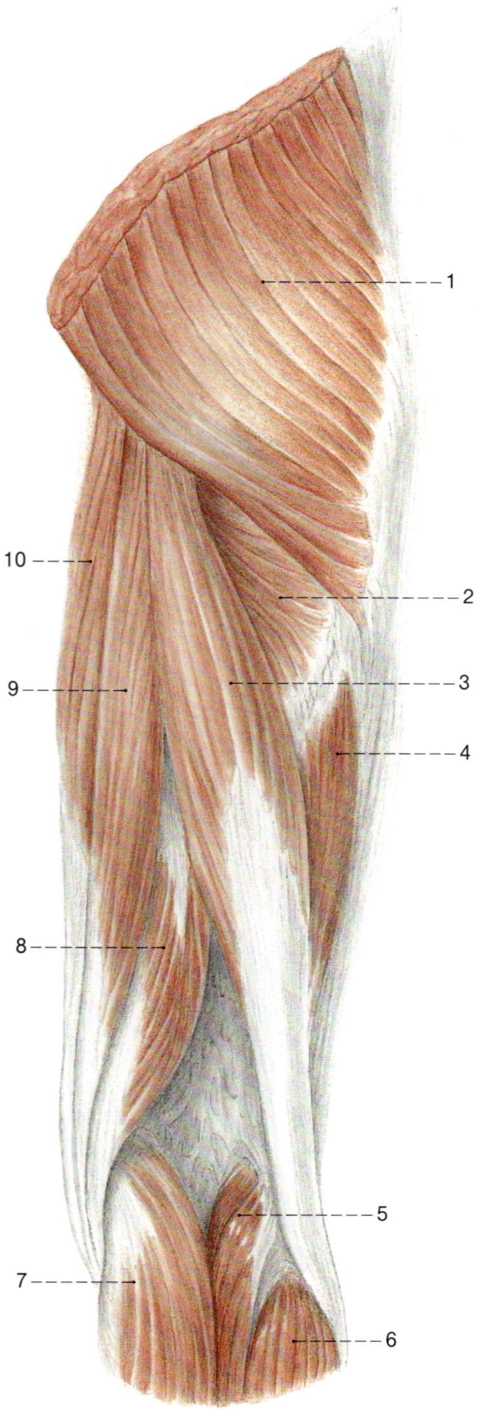

1 M. glutaeus maximus
2 M. adductor magnus
3 M. biceps femoris, Caput longum
4 M. biceps femoris, Caput breve
5 M. plantaris
6 M. gastrocnemius, Caput laterale
7 M. gastrocnemius, Caput mediale
8 M. semimembranosus
9 M. semitendinosus
10 M. gracilis

Abb. **5** Muskel des Oberschenkels von dorsal.

Regio femoralis posterior

Die Regio femoralis posterior schließt mit ihrem proximalen Abschnitt an die Regio glutaealis an und wird von dieser durch den Sulcus glutaealis abgegrenzt.
Distal gibt es zur Regio genus posterior keine deutliche Grenze.
Medial ist der M. gracilis, lateral der Tractus iliotibialis die Grenze zur Regio femoralis anterior.
Die muskulöse Grundlage der Region bildet von medial nach lateral der M. adductor magnus sowie die ischiokrurale Muskelgruppe, bestehend aus M. semimembranosus, M. semitendinosus und M. biceps femoris.
Der laterale Abschnitt der Fascia lata ist in dieser Region besonders kräftig entwickelt und bildet den Tractus iliotibialis. Medial ist die Oberschenkelfaszie lockerer und bedeckt die dorsale Seite der Adduktoren.

Epifasziale Gebilde

In der Subkutis des proximalen Abschnittes der Regio femoralis posterior finden sich keine größeren Venen. Manchmal jedoch verläuft im distalen Abschnitt eine größere „V. femoropoplitea" zur Kniekehle.
Die Endäste des N. cutaneus femoris posterior werden im Verlauf der gesamten Region subkutan.

Subfasziale Gebilde

Arterien

Die Arterien auf der Dorsalseite des Oberschenkels entstammen dem Stromgebiet der A. femoralis. Proximal gelangt die A. circumflexa femoris lateralis mit ihren Endästen bis in die Fossa trochanterica, während die A. circumflexa femoris medialis mit ihrem R. profundus das Tuber ischiadicum erreicht und dort die entspringenden ischiokruralen Muskeln versorgt. Die A. perforans prima durchbricht den M. adductor minimus und M. adductor magnus und erscheint an der Dorsalseite des Oberschenkels distal des Unterrandes des M. glutaeus maximus. In ihrem Verlauf nach distal zu kreuzt sie mit ihren Begleitvenen den N. ischiadicus ventral und versorgt mit Ästen das Caput longum des M. biceps femoris und den M. semitendinosus.
Weiter distal, jedoch in variabler Höhe, treten die A. perforans secunda und die A. perforans tertia zur Muskulatur. Die A. perforans tertia, als Endast der A. profunda femoris, durchbohrt den M. adductor magnus nahe dem Hiatus tendineus adductorius. Sie versorgt den M. semimembranosus und das Caput breve des M. biceps femoris.
Die A. perforans prima gibt ebenso wie die A. perforans tertia Versorgungsäste für den Oberschenkelknochen ab. Zwischen den Aa. perforantes bestehen an der Dorsalseite des M. adductor magnus ausreichend Anastomosen.
Sehr selten ist eine A. ischiadica als onto- und phylogenetisches primäres Versorgungsgefäß des Beines ausgebildet. Reste bleiben als A. comitans n. ischiadici erhalten.
In der Tiefe des distalen Abschnittes der Regio femoralis posterior findet sich nach Verdrängung der Muskulatur der Hiatus tendineus adductorius. Die durch den Canalis adductorius verlaufende A. femoralis wird nach ihrem Durchtritt durch den Adduktorenschlitz zur A. poplitea. Sie ist meist von zwei Vv. popliteae begleitet.

Venen

Zwei gleichnamige Venen begleiten jeweils eine Arterie. Eine V. comitans n. ischiadici kann bestehen und manchmal phlebektatisch erweitert sein.

Nerven

An der proximalen Regionengrenze schlingen sich die Nn. clunium inferiores um den Unterrand des M. glutaeus maximus, um anschließend in der Regio glutaealis epifaszial zu werden.
Der N. cutaneus femoris posterior zieht in der Mitte des Oberschenkels, zunächst von der Fascia lata bedeckt, von proximal nach distal.
Der mächtige N. ischiadicus betritt die Dorsalseite des Oberschenkels am Unterrand des M. glutaeus maximus in einem Winkel, der nach medial vom Caput longum des M. biceps femoris und nach lateral vom Rand des großen Gesäßmuskels gebildet wird.
Im oberen Drittel des Oberschenkels wird er vom Caput longum des M. biceps femoris bedeckt.
Etwa in der Mitte der Region liegt der N. ischiadicus zwischen M. semitendinosus und M. biceps femoris.
Im distalen Bereich erscheint er dort, wo diese beiden Muskeln voneinander abweichen. Er teilt sich in sehr variabler Höhe in den N. tibialis und N. peronaeus communis.
Im gesamten Verlauf erreichen Zweige des N. ischiadicus die ischiokruralen Muskeln und im distalen Abschnitt auch den ansatznahen Teil des M. adductor magnus.

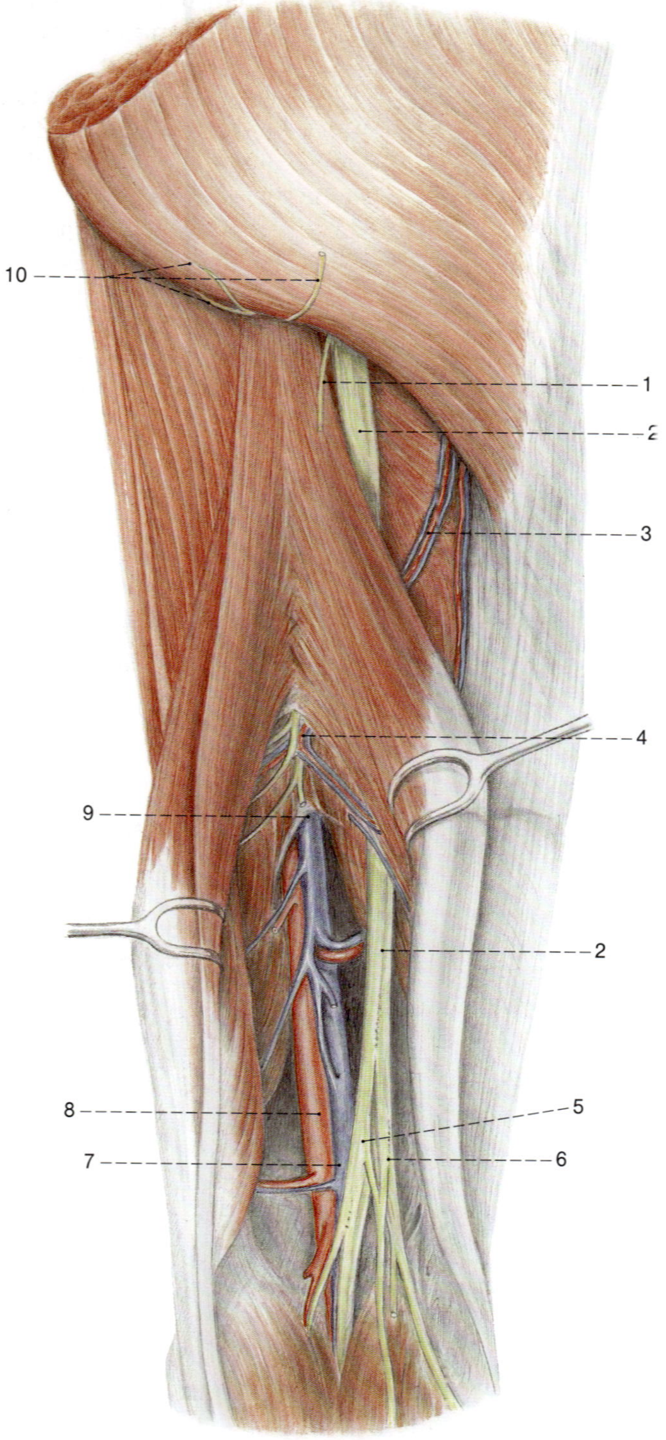

Abb. **6** Regio femoralis posterior. (Zur Darstellung des Hiatus tendineus adductorius wurden die beiden Köpfe des M. biceps femoris verlagert.)

1 N. cutaneus femoris posterior
2 N. ischiadicus
3 A. perforans prima mit Vv. comitantes
4 A. perforans tertia
5 N. tibialis
6 N. peronaeus communis
7 V. poplitea
8 A. poplitea
9 Hiatus tendineus adductorius
10 Nn. clunium inferioris

Skelett des Oberschenkels

Die knöcherne Grundlage des Oberschenkels bildet das Femur. Dieser Röhrenknochen ist der längste und größte des gesamten Skelettes.
Er gliedert sich in das Corpus, das Collum (die beide die Diaphyse bilden), sowie in eine Extremitas proximalis und Extremitas distalis mit ihren konvexen Gelenkkörpern.
Das Caput femoris besitzt eine nabelförmige Bandgrube, die Fovea capitis, zum Ansatz des Lig. capitis femoris.
Das von vorne nach hinten plattgedrückte Collum femoris ist vom Corpus vorn durch die Linea intertrochanterica, dem Ansatzgebiet des starken Lig. iliofemorale, abgegrenzt. Dorsal bildet die Grenze zum Schaft die Crista intertrochanterica, welche zwischen ihrem mittleren und proximalen Drittel ein Tuberculum quadratum zum Ansatz des M. quadratus femoris aufweist.
Der am Lebenden gut tastbare Trochanter major, der proximal und dorsal vom Collum femoris überhängt, zeigt an seiner medialen Seite die Fossa trochanterica, an der die Sehne des M. obturator internus ansetzt.
Der Trochanter minor, an dem der M. iliopsoas ansetzt, wölbt sich nach medial vor. Das Corpus hat in der Mitte einen dreieckigen Querschnitt, so daß eine Facies anterior, eine Facies lateralis und eine Facies medialis zu unterscheiden sind. Der Mittelteil des Schaftes ist nach vorn zu unterschiedlich konvex durchgebogen.
Facies medialis und Facies lateralis sind an der Dorsalseite durch eine aus zwei Lippen bestehende Rauhigkeit zur Linea aspera oft pilasterartig verdickt. Das Labium mediale dient der Masse der Adduktoren als Ansatz. Das Labium laterale ist Ursprungsgebiet des M. vastus lateralis und des kurzen Bizepskopfes.
Die Lippen der Linea aspera weichen proximal auseinander. Die laterale Lippe läuft hier in die Tuberositas glutaealis aus, welche manchmal auch als Trochanter tertius ausgebildet sein kann und durch den Ansatz des M. glutaeus maximus geformt wird.
Etwas lateral vom Labium mediale findet sich für den Absatz des M. pectineus proximal die Linea pectinea.
Das stark verdickte distale Ende des Femurs bilden Condylus medialis und Condylus lateralis. An der Vorderseite sind die Kondylen durch die Facies patellaris, der Gelenkfläche für die Kniescheibe, verbunden. An der Hinterseite findet sich zwischen den Kondylen eine in ihrer Ausdehnung oft unterschiedlich große Fossa intercondylaris. Diese Grube ist vom Schaft durch die Linea intercondylaris abgesetzt.
Oberhalb des Condylus medialis wölbt sich der Epicondylus medialis nach medial vor. Darüber findet sich das Tuberculum adductorium zum sehnigen Ansatz des M. adductor magnus.
An der lateralen Seite ist der Epicondylus lateralis vom Condylus lateralis durch den Sulcus popliteus abgegrenzt.
Die Femurkondylen weisen unterschiedliche Krümmungen auf (s. Kap. „Kniegelenk“).

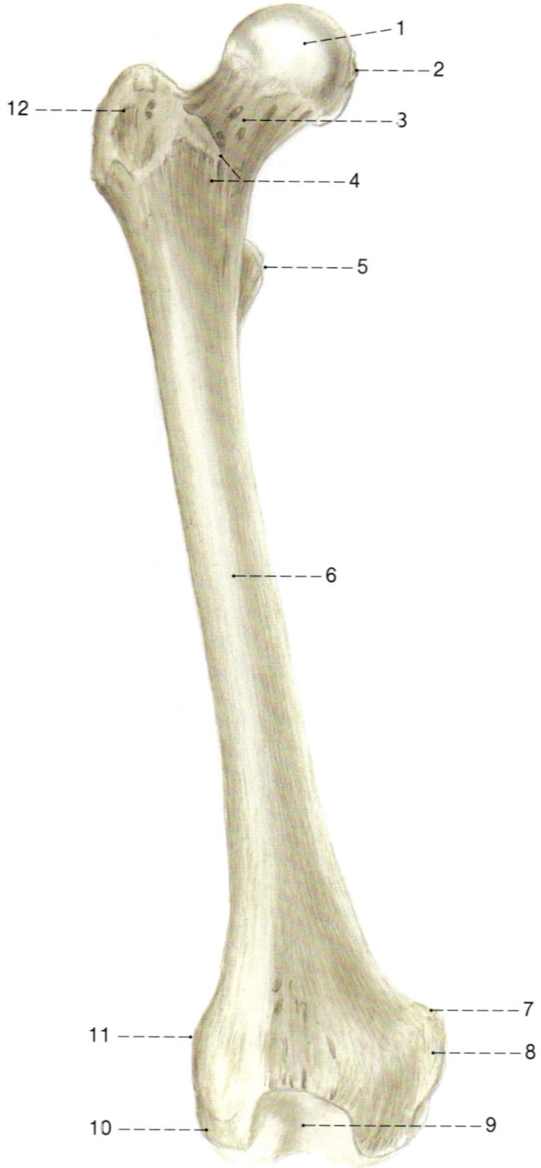

Abb. **7** Femur von ventral.

1 Caput femoris
2 Fovea capitis femoris
3 Collum femoris
4 Linea intertrochanterica
5 Trochanter minor
6 Facies anterior
7 Tuberculum adductorium
8 Epicondylus medialis
9 Facies patellaris
10 Sulcus popliteus
11 Epicondylus lateralis
12 Trochanter major

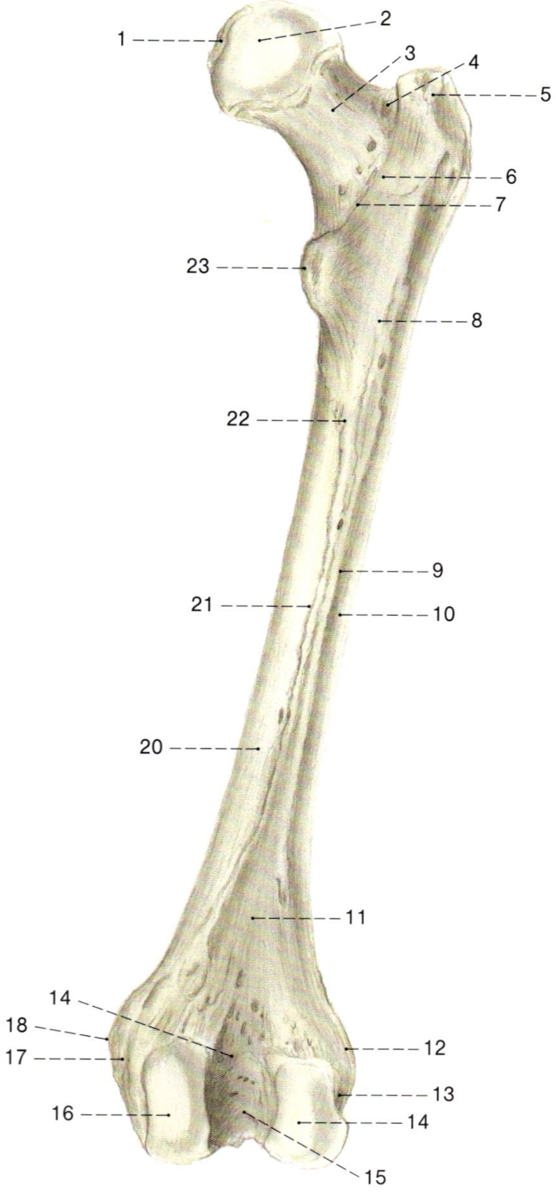

Abb. **8** Femur von dorsal

1 Fovea capitis femoris
2 Caput femoris
3 Collum femoris
4 Fossa trochanterica
5 Trochanter major
6 Tuberculum quadratum
7 Crista intertrochanterica
8 Tuberositas glutaealis
9 Labium externum der Linea aspera
10 Facies lateralis
11 Facies poplitea
12 Epicondylus lateralis
13 Sulcus popliteus
14 Condylus lateralis
15 Fossa intercondylaris
16 Condylus medialis
17 Epicondylus medialis
18 Tuberculum adductorium
19 Linea intercondylaris
20 Facies medialis
21 Labium mediale der Linea aspera
22 Linea pectinea
23 Trochanter minor

Topographie der Zugangswege

Einleitung

Am proximalen Femur kann die Mehrzahl der Eingriffe über die zwei gebräuchlichen Zugänge durchgeführt werden:
den transglutäalen nach Bauer und den lateralen Zugang. Für Femurkopfbrüche empfiehlt es sich je nach Situation, den vorderen oder hinteren Zugang zum Hüftgelenk zu wählen. Bei der Arthrodese des Hüftgelenkes ist im Hinblick auf den Zugang den speziellen Gegebenheiten Rechnung zu tragen. Osteosynthesen, Umstellungsosteotomien und Endoprothesen können im allgemeinen durch die beiden oben genannten Zugänge vorgenommen werden.

Am Hüftgelenk sind beim Zugang und während der Operation ventral das femorale Nerven-Gefäß-Bündel und dorsal der N. ischiadicus als wichtige Strukturen zu beachten. Der Weichteilverschluß ist in der Regel unproblematisch und erfolgt anatomiegerecht, schichtweise.

Transglutäaler Zugang nach Bauer

Die Operation wird in Rückenlage durchgeführt. Die Hautinzision erfolgt gerade in Längsrichtung des Femurschaftes von lateral über eine Länge von 15 cm mit Zentrum über dem Trochanter major beginnend auf Höhe der Spina iliaca anterior superior nach distal. Die Inzision kann nach Bedarf nach proximal bzw. distal erweitert werden.

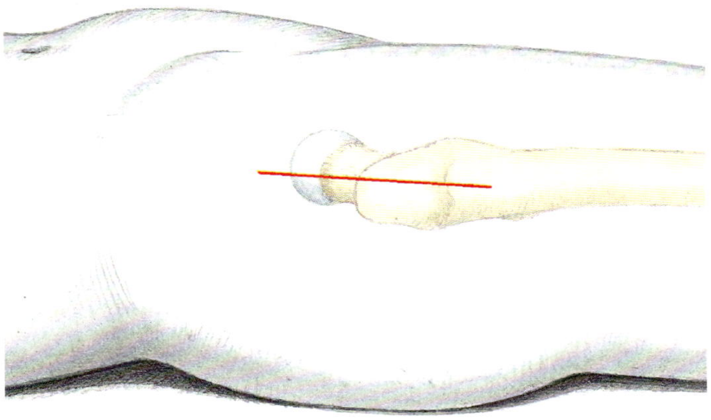

Abb. **9** Hautschnitt für den transglutäalen Zugang mit Durchtrennung der Subkutis, längs parallel zum Hautschnitt.

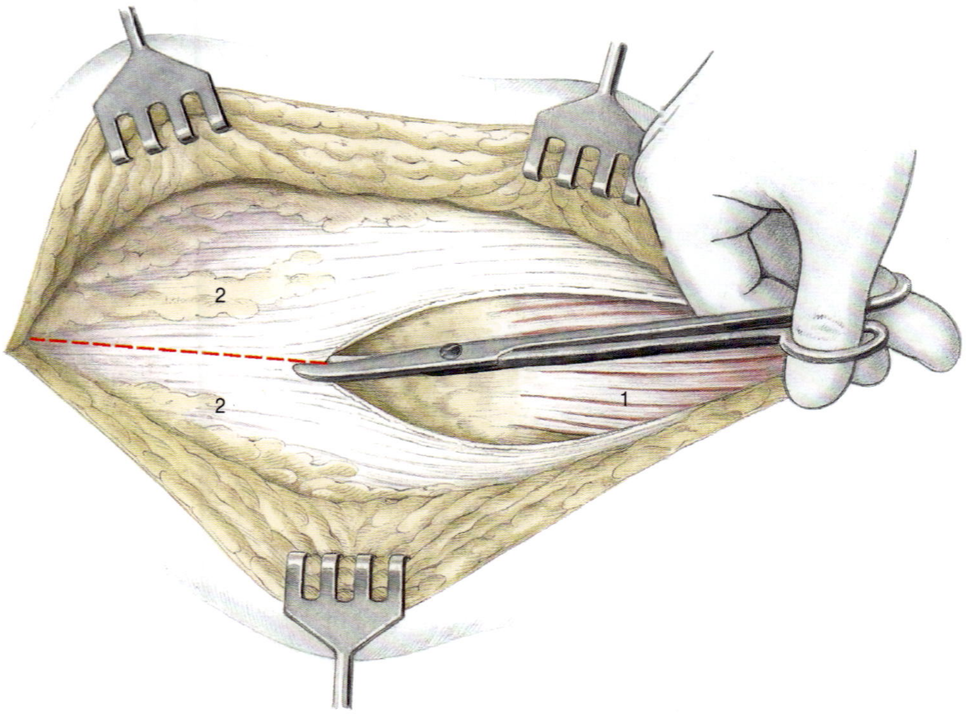

Abb. **10** Spalten der Fascia lata in Richtung des Hautschnittes zwischen M. tensor fasciae latae und M. glutaeus maximus.

1 M. vastus lateralis
2 Fascia lata

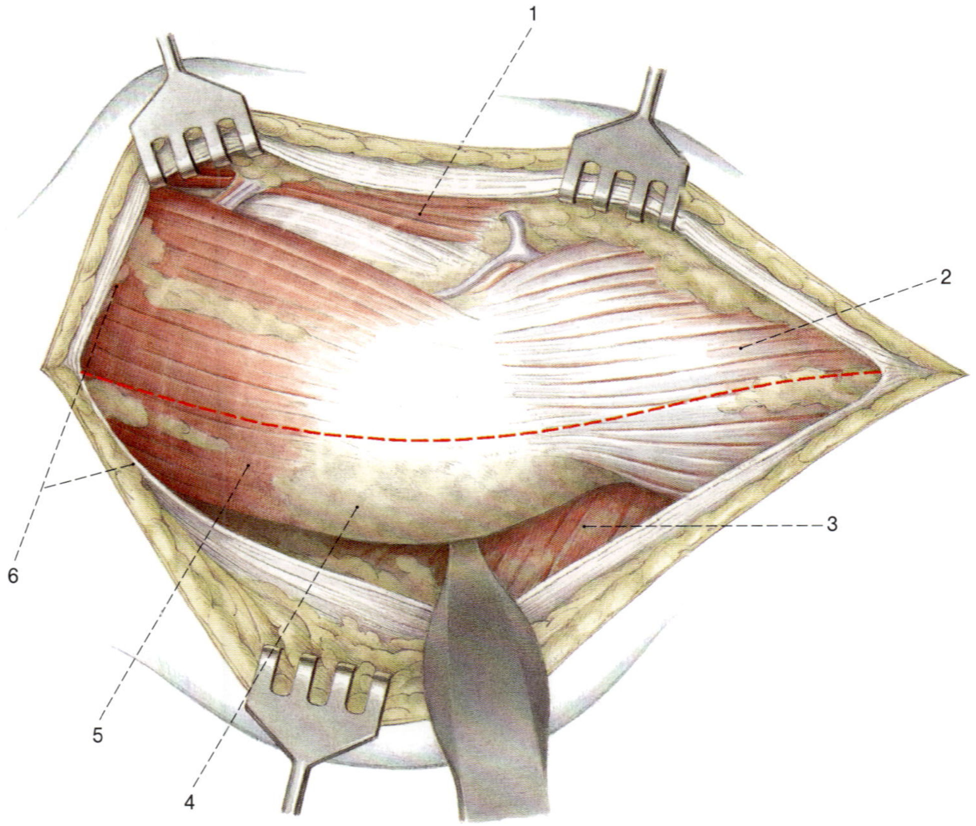

Abb. **11** Mm. glutaei medius und minimus sowie M. vastus lateralis werden mit dem Diathermiegerät in ihrem vorderen Drittel im Faserverlauf gespalten. Dabei ist die Kontinuität zwischen tendoperiostalem Gewebe und Muskulatur der Mm. glutaei und des M. vastus lateralis zu erhalten. Die Weichteile werden insgesamt nach ventral vom Knochen abgelöst.

1 M. tensor fasciae latae
2 M. vastus lateralis
3 M. glutaeus maximus
4 Trochanter major
5 M. glutaeus medius
6 Fascia lata

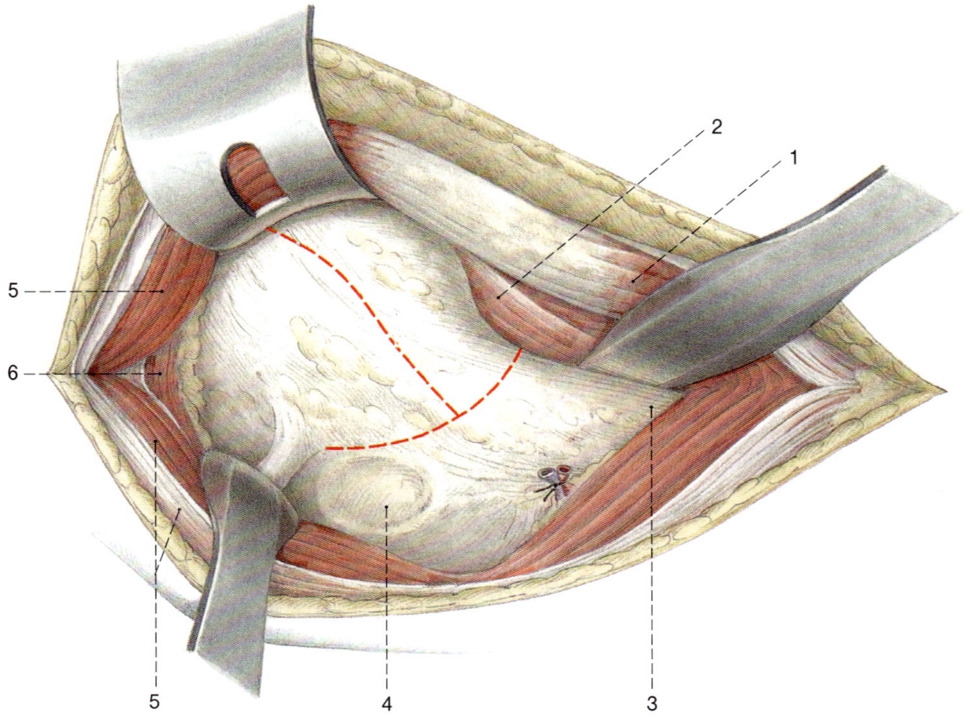

Abb. **12** Mit dem Raspatorium wird die ventrale Gelenkkapsel freipräpariert. Danach setzt man einen Hohmann-Hebel über den vorderen Pfannenrand des Hüftgelenkes (cave Gefäßbündel!), jeweils einen Hohmann-Hebel kaudal und einen kranial um den Schenkelhals ein. Die ventrale Kapsel des Hüftgelenkes wird umgekehrt T-förmig eröffnet (rote Linie). Dabei erfolgt die Längsinzision am Scheitelpunkt des Schenkelhalses in Richtung der Schenkelhalsachse, und die Basis des Kapselansatzes wird am Trochantermassiv abgelöst.

1 M. vastus lateralis
2 M. iliopsoas
3 Lig. iliofemorale
4 Bursa trochanterica m. glutaei minimi
5 M. glutaeus medius
6 M. glutaeus minimus

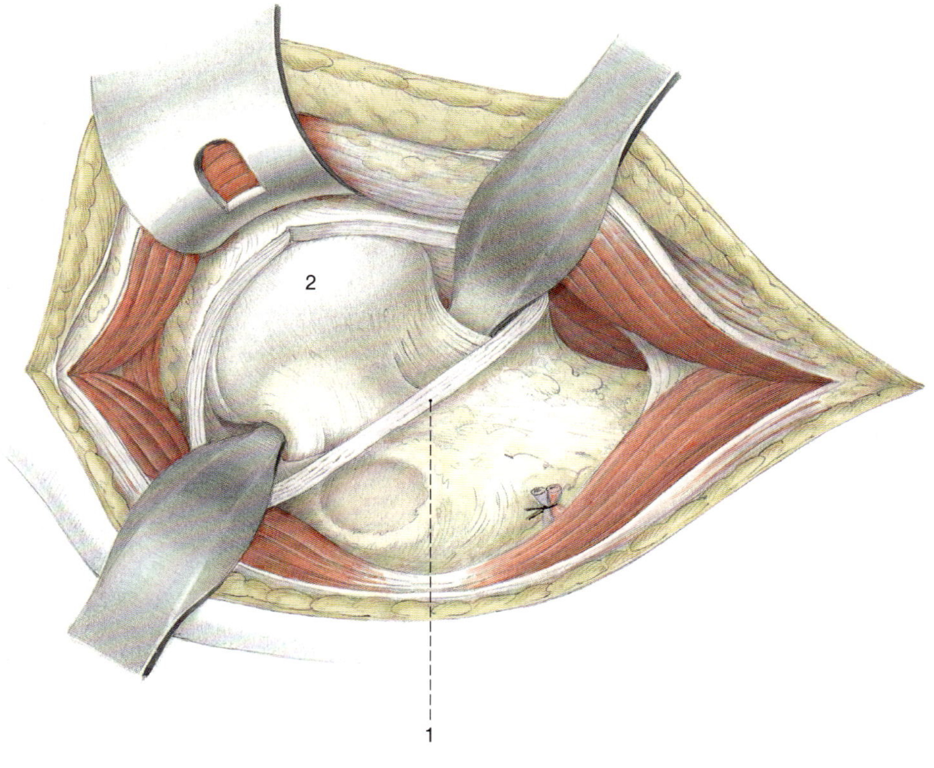

Abb. **13** Bei Eingriffen, bei denen die Hüftkapsel mitentfernt werden soll, kann sie in diesem Stadium entfernt werden (z. B. TEP-Implantation). Anschließend werden die Hohmann-Hebel wieder um den Schenkelhals eingesetzt. Soll die Hüftgelenkkapsel erhalten werden, so werden die beiden Hohmann-Hebel von extrakapsulär nach intrakapsulär unmittelbar um den Unter- und Oberrand des Schenkelhalses gesetzt. Nun kann die Operation am Knochen beginnen oder das Hüftgelenk luxiert bzw. offen reponiert werden.

1 Capsula articularis (Schnittlinie)
2 Caput femoris

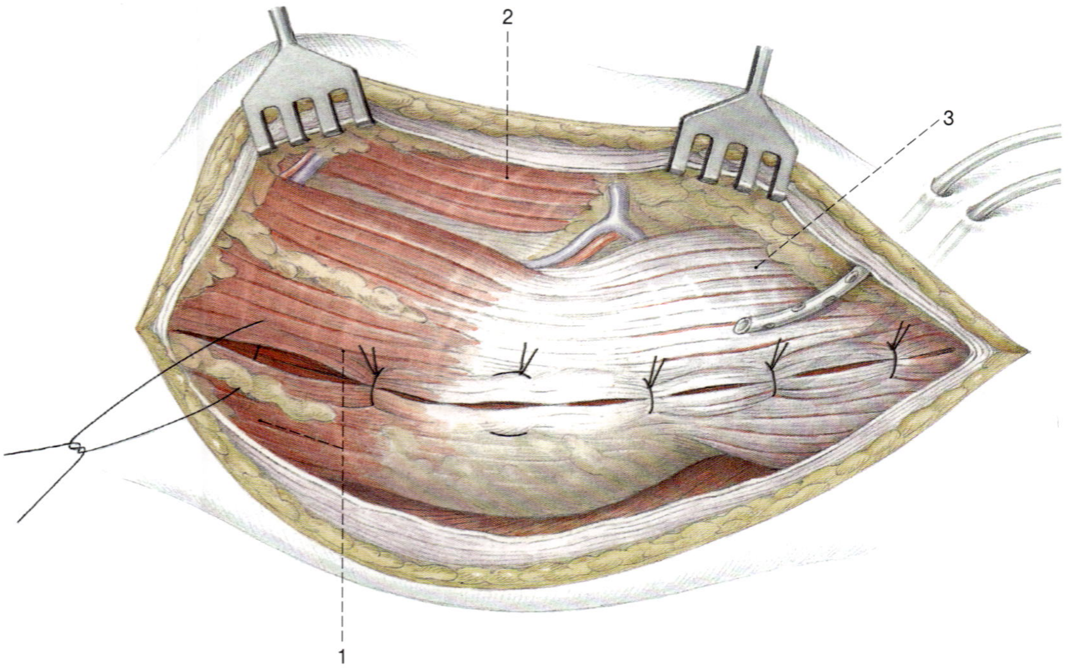

Abb. **14** Der Wundverschluß erfolgt durch Adaptation des muskulo-tendoperiostalen Gewebes unter sicherer Naht des Tractus iliotibialis durch Einzelnähte. Ist die Hüftgelenkkapsel erhalten worden, wird sie als erste verschlossen und am Trochantermassiv refixiert.

1 M. glutaeus medius
2 M. tensor fasciae latae
3 M. vastus lateralis

Lateraler Zugang

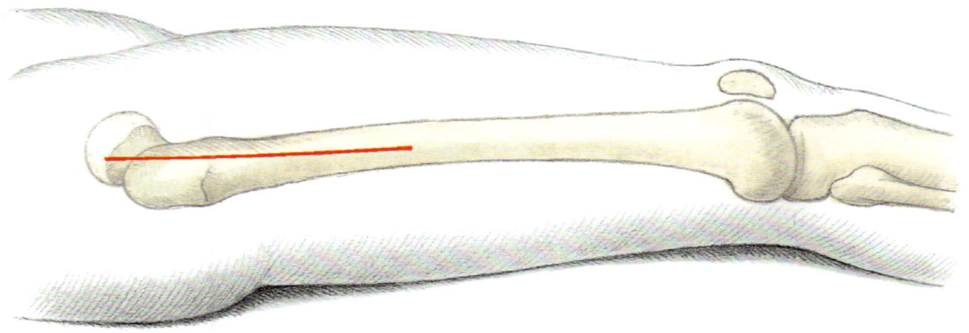

Abb. **15** Der Patient befindet sich in Rückenlage. Die Hautinzision erfolgt auf einer gedachten Verbindungslinie vom Trochanter major zum Condylus lateralis femoris. Die Länge des Schnittes richtet sich nach den speziellen Erfordernissen (Art des Osteosynthesematerials, Adipositas usw.). Es ist hilfreich, die Inzision mit einem Stift vorzuzeichnen. Nach Durchtrennung von Haut und Subkutis wird die Fascia lata in paralleler Faserrichtung gespalten.

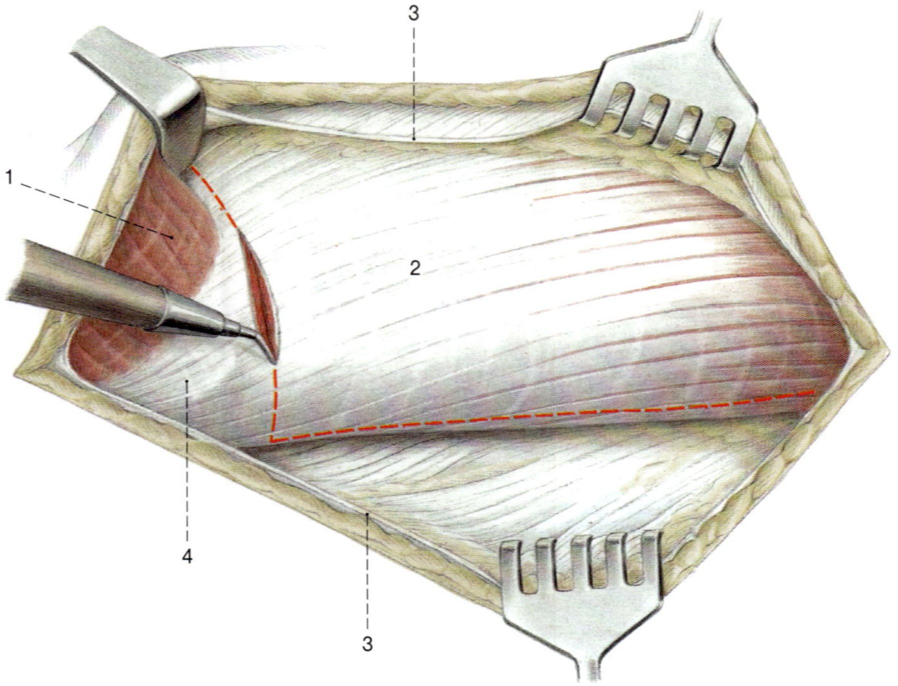

Abb. **16** Der M. vastus lateralis wird so weit proximal wie möglich mit verbleibendem Rest der Aponeurose für die Refixation L-förmig inzidiert. Falls die intertrochantäre Region dargestellt werden soll, wird die Glutäalmuskulatur nach proximal mit einem Langenbeck-Haken beiseite gehalten. Auch die Fasern des M. vastus intermedius können bis zum Schenkelhals abgelöst und dieser somit dargestellt werden. Für eine offene Reposition im Schenkelhalsbereich ist die Inzision der Kapsel umgekehrt T-förmig über dem Schenkelhals möglich (wie beim transglutäalen Zugang beschrieben).

1 M. glutaeus medius
2 M. vastus lateralis
3 Fascia lata, Schnittrand
4 Trochanter major

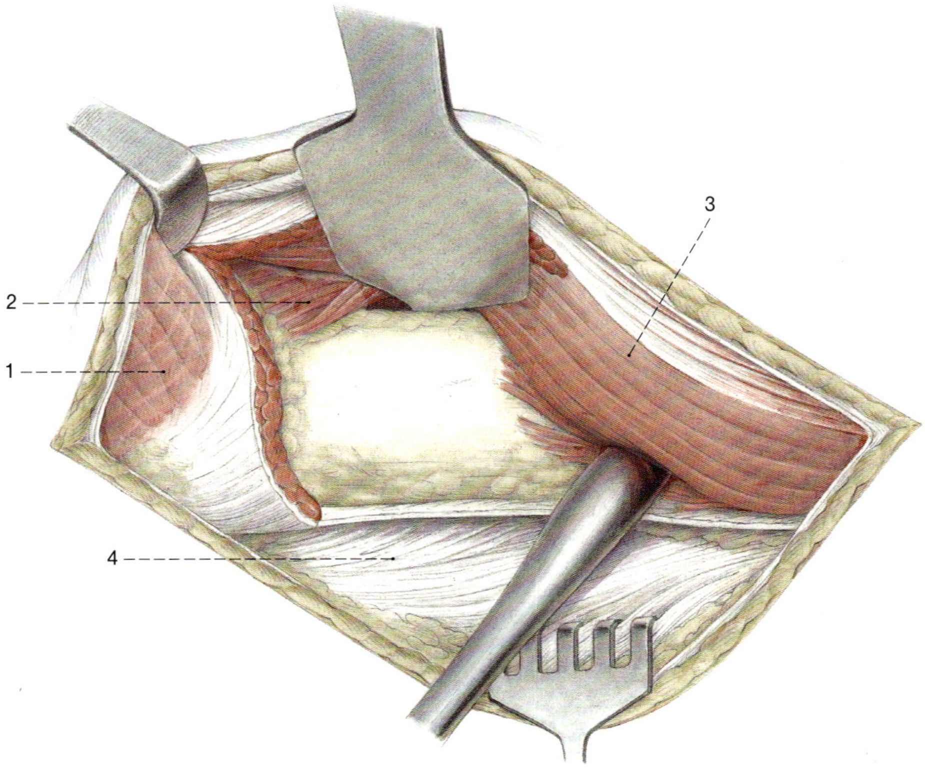

Abb. **17** Mit dem Raspatorium kann der M. vastus lateralis von proximal/dorsal nach distal/ventral abgelöst werden. Mit einem Hohmann-Hebel ventro-medial am Femurschaft wird die Muskulatur nach medial weggehalten. Dabei muß mit Rücksicht auf die Durchblutung des M. vastus lateralis der Haken möglichst schonend gebraucht werden. Alternativ kann bei langdauernden Operationen der M. vastus lateralis an den ventralen Rand der Fascia lata fixiert werden.

1 M. glutaeus medius
2 M. vastus intermedius
3 M. vastus lateralis
4 Fascia lata

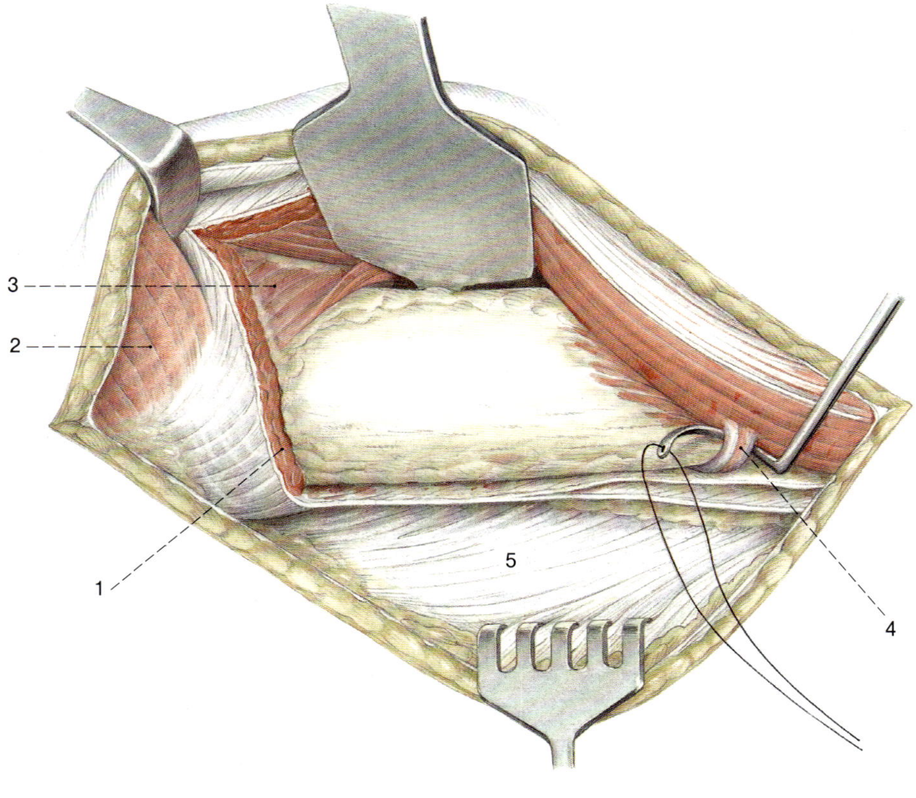

Abb. **18** Je nachdem, wie weit eine Darstellung des proximalen Femurabschnittes nach distal erforderlich wird, ist eine Ligatur der perforierenden Arterien im distalen Wundbereich ratsam.

1 M. vastus lateralis
2 M. glutaeus medius
3 M. vastus intermedius
4 Vasa perforantia
5 Fascia lata

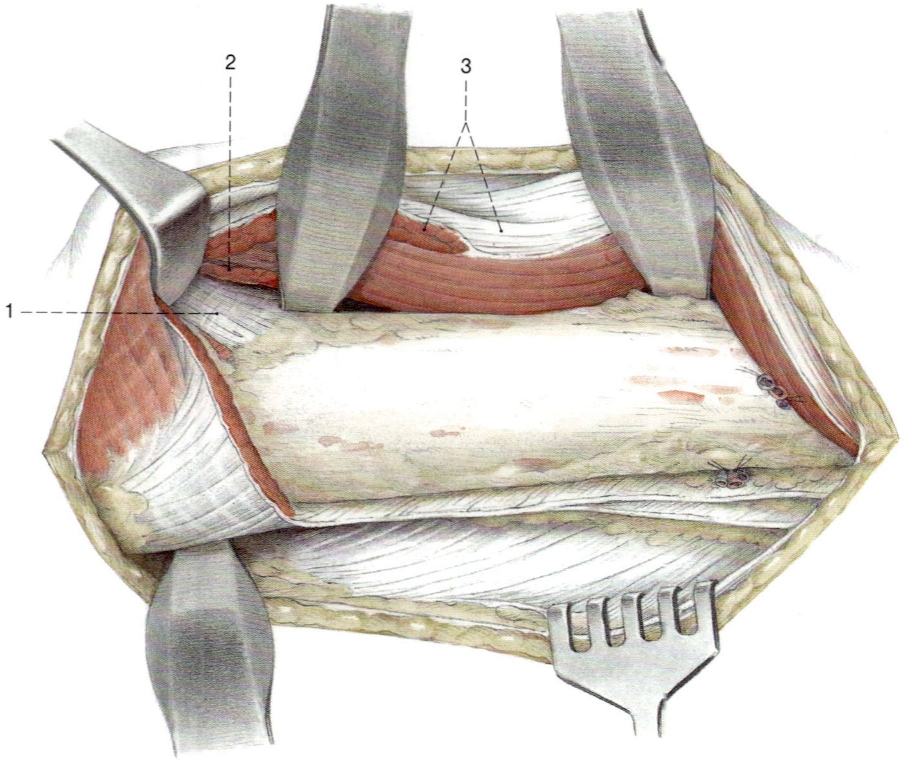

Abb. **19** Sollen die intertrochantäre Region und der Schenkelhals mit den Kapselanteilen dargestellt werden, dann werden die Glutäalmuskulatur mit einem Langenbeck-Haken beiseite gehalten und die restlichen Fasern des M. vastus intermedius gespalten. Mit dem Raspatorium kann die Hüftkapsel dargestellt werden. Hohmann-Hebel kommen ober- und unterhalb des Schenkelhalses sowie über dem Pfannenvorderrand zum Einsatz. Für die offene Reposition einer Schenkelhalsfraktur kann die Hüftgelenkkapsel umgekehrt T-förmig gespalten werden (s. Abbildung **12**).

1 Lig. iliofemorale
2 M. vastus intermedius
3 M. vastus lateralis

Vorderer Zugang zum Hüftgelenk

In Ausnahmefällen kann bei einer Pipkin-IV-Fraktur (Femurkopffraktur mit Pfannenbruch), bei der die Frakturen von vorne zu versorgen sind, ein vorderer Zugang zum Hüftgelenk erforderlich werden.

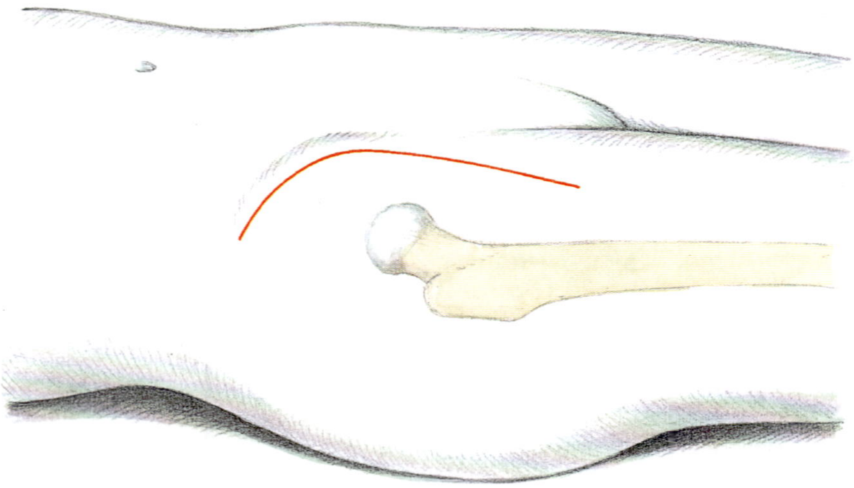

Abb. **20** Der Patient wird auf dem Rükken gelagert und das Bein beweglich abgedeckt. Der Hautschnitt beginnt entlang der Crista iliaca, zieht über das ventrale Drittel und von der Spina iliaca anterior/superior aus über ca. 15 cm nach distal. Dabei soll der Hautschnitt lateral des Darmbeinkammes verlaufen, um störende Verwachsungen zwischen Bekkenkamm und Haut zu vermeiden.

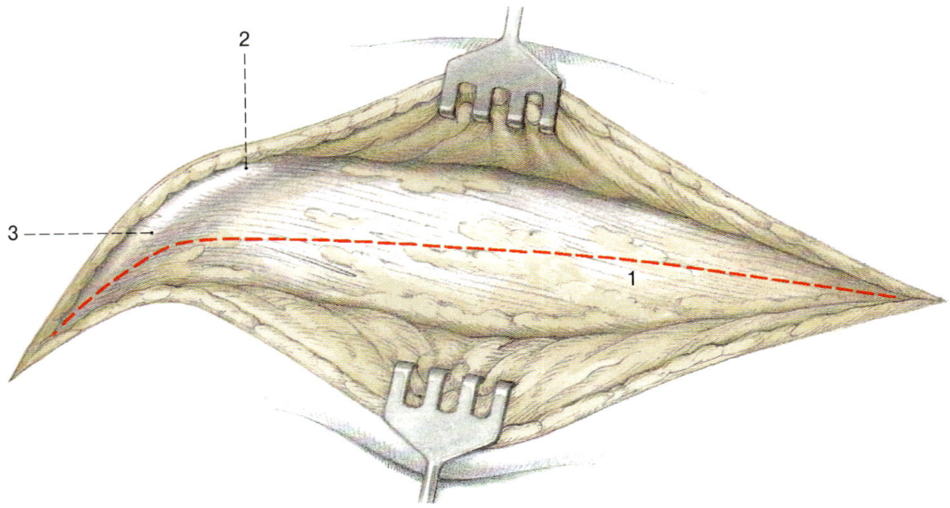

Abb. **21** Die Spaltung der Faszie erfolgt parallel zum Hautschnitt längs über dem M. tensor fasciae latae.

1 Fascia lata
2 Spina iliaca anterior superior
3 Crista iliaca

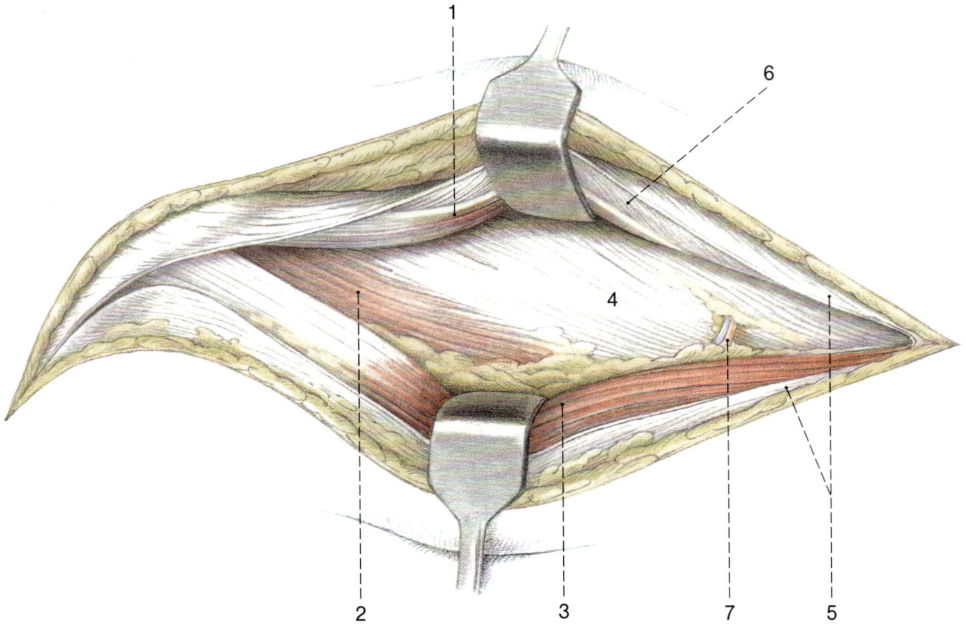

Abb. **22** Bei einem Vorgehen lateral der Spina iliaca anterior superior läßt sich der N. cutanaeus femoris lateralis, der zwischen M. satorius und M. tensor fasciae latae verläuft, sicher schonen. In dieser Schicht wird dann in die Tiefe präpariert. Mm. tensor fasciae latae, glutaei minimus und medius werden in einer Schicht vom Darmbein abgelöst und so die ventrale Hüftgelenkkapsel und der ventro-kraniale Pfannenrand freigelegt. Die Hüftgelenkkapsel kann wieder T-förmig nahe am Pfannenrand inzidiert werden.

1 M. sartorius
2 M. glutaeus minimus
3 M. tensor fasciae latae
4 M. rectus femoris
5 Fascia lata
6 N. cutaneus femoris lateralis
7 A. circumflexa femoris lateralis, R. ascendens

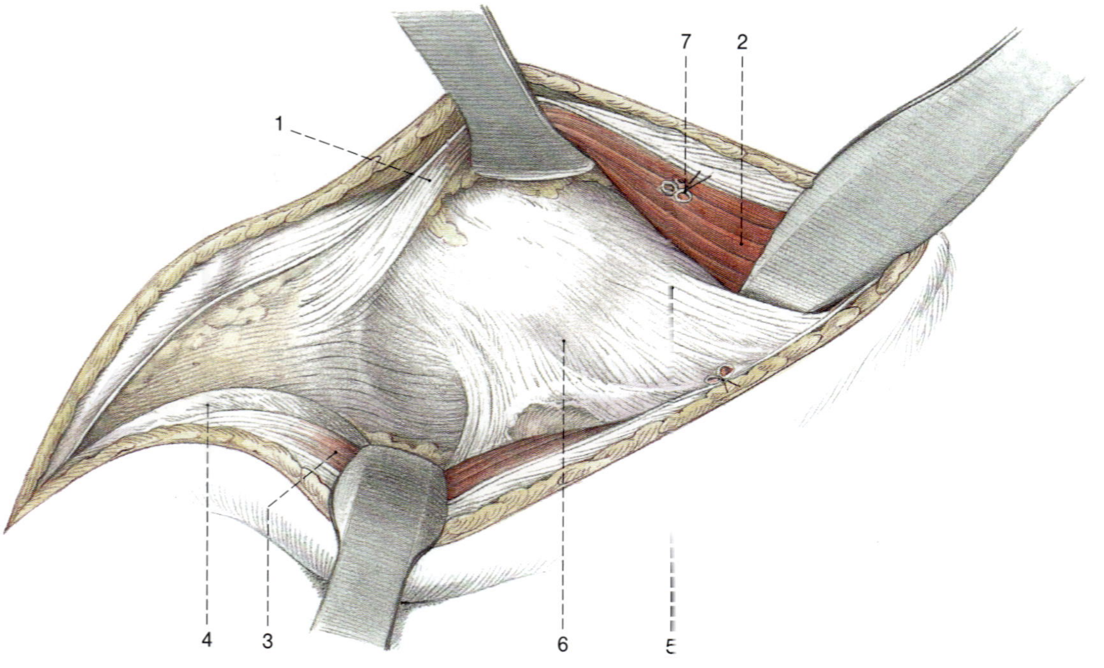

Abb. **23** Ablösung des M. tensor fasciae latae und der Glutäalmuskulatur vom Beckenkamm und subperiostale Präparation ggf. bis zum Foramen ischiadicum majus. Darstellung der Hüftgelenkkapsel und Einsetzen von Hohmann-Hebeln. Die Hüftgelenkkapsel wird T-förmig eröffnet, Ligatur und Durchtrennung des aufsteigenden Astes der A. circumflexa femoris lateralis.

1 M. rectus femoris, Caput reflexum
2 M. rectus femoris
3 M. tensor fasciae latae
4 M. glutaeus minimus
5 Lig. iliofemorale, Pars medialis
6 Lig. iliofemorale, Pars lateralis
7 A. circumflexa femoris lateralis, R. ascendens

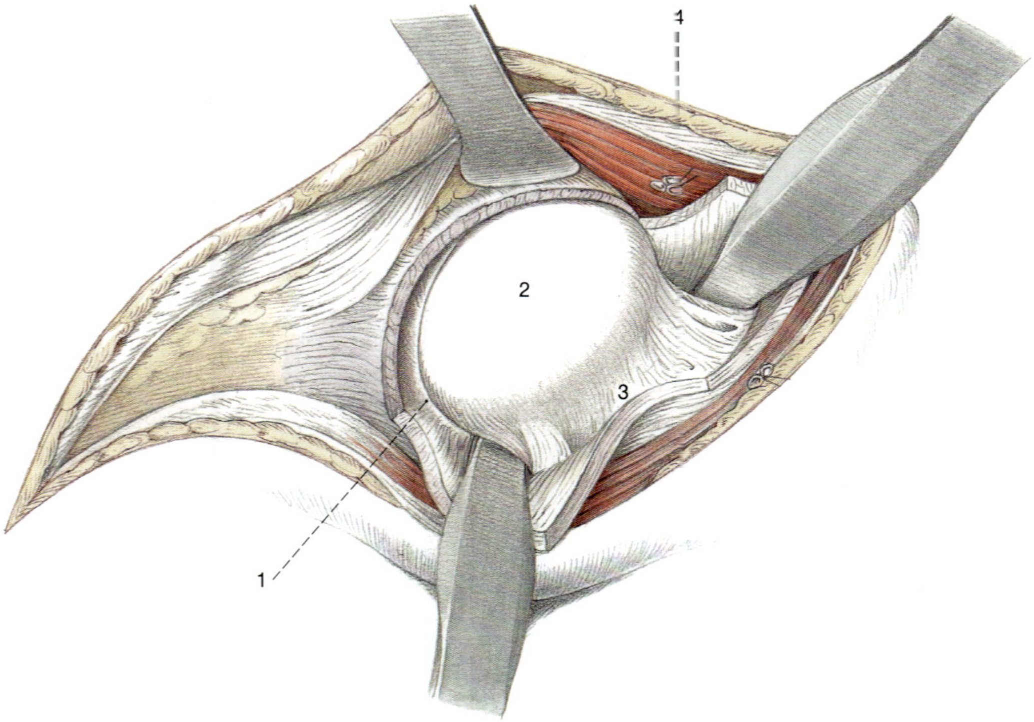

Abb. **24** Nach Eröffnen der Hüftgelenkkapsel werden Hohmann-Hebel kaudal und kranial des Schenkelhalses (stumpf) eingebracht und so der Femurkopf dargestellt. Das Hüftgelenk kann jetzt luxiert werden, und in dieser Situation lassen sich Femurkopfbrüche ventral incl. Pfannenbrüche, die von ventro-kranial zu stabilisieren sind, durch Osteosynthese versorgen. Der Wundverschluß erfolgt wiederum schichtweise, anatomiegerecht.

1 Labrum acetabulare
2 Caput femoris
3 Collum femoris
4 A. circumflexa femoris lateralis, R. ascendens

Hinterer Zugang zum Hüftgelenk

Selten ist bei einer Pipkin-II-Fraktur oder auch Pipkin-IV-Fraktur, d. h. einer Femurkopffraktur, die es vielleicht auch kombiniert mit einer Azetabulumfraktur zu stabilisieren gilt, ein hinterer Zugang zum Hüftgelenk zu wählen, insbesondere dann, wenn die Läsionen dorsal lokalisiert und auch von dorsal zu stabilisieren sind. Dies ist vor allem mit Rücksicht auf eine Luxation nach dorsal angezeigt. Dieser Zugang hat seinen besonderen Stellenwert bei der Osteosynthese überwiegend dorsal lokalisierter Hüftpfannenbrüche. Während man früher TEP-Implantationen durch diesen Zugang vorgenommen hat, ist man heute wegen einer erhöhten Rate heterotroper Ossifikationen paraartikulär bzw. wegen Ischiadikusläsionen eher davon abgekommen.

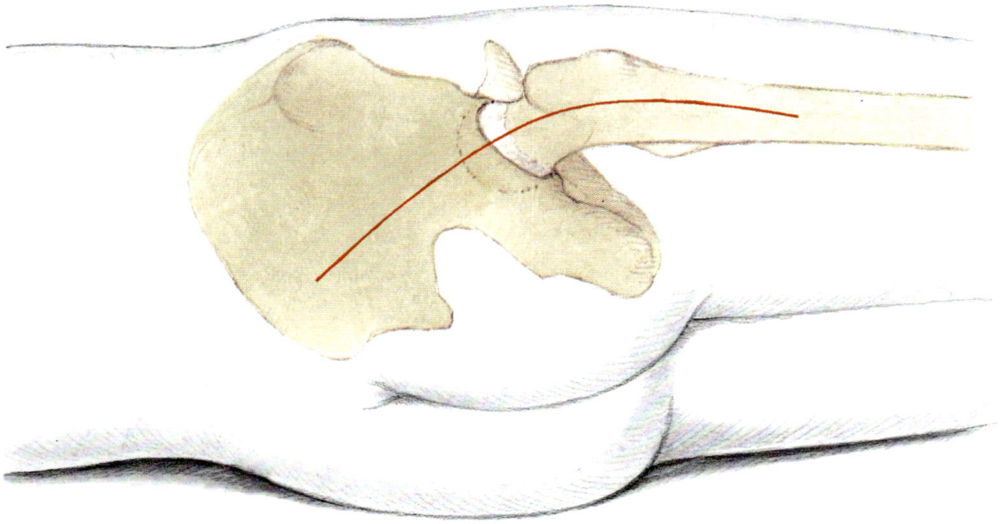

Abb. **25** Die Operation erfolgt in Bauch- oder Seitenlage bei abgedecktem, frei beweglichem Bein. In Seitenlage ist eine Stabilisierung des Rumpfes durch ventrale oder dorsale Stützen erforderlich. Die Hautinzision beginnt 2 cm unterhalb der Spina iliaca posterior superior und verläuft bogenförmig über den Trochanter major gerade nach distal. In gleichem Verlauf wird auch die Subkutis durchtrennt.

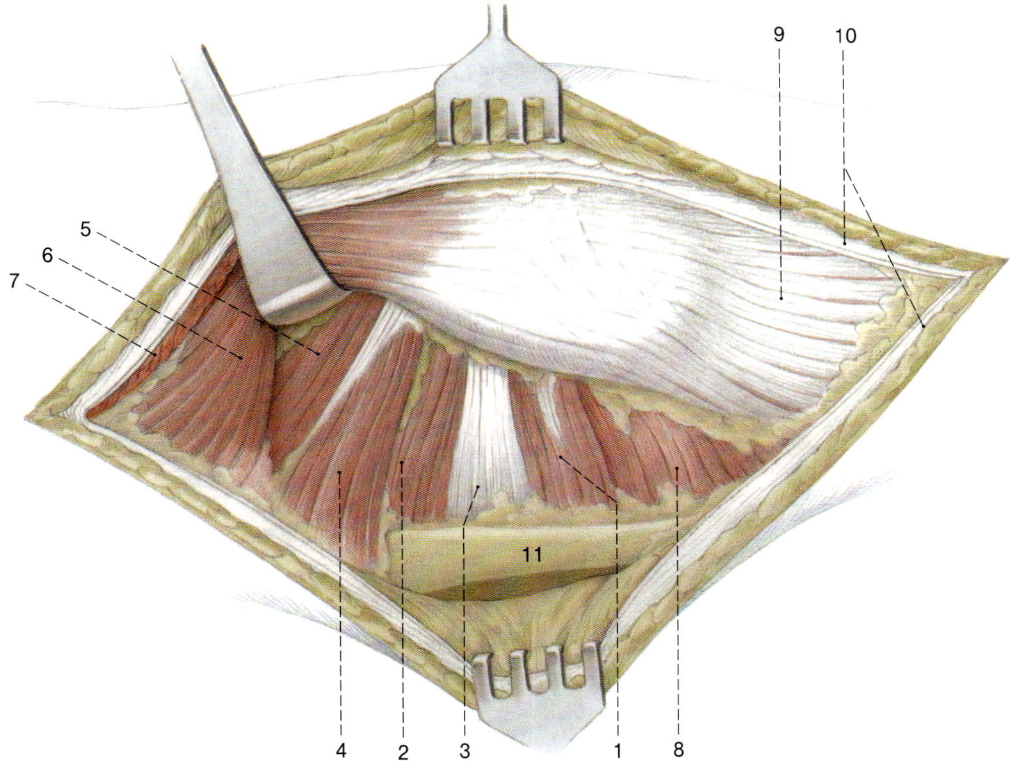

Abb. **26** Proximal wird der M. glutaeus maximus in Faserrichtung gespalten. Nach distal erfolgt die scharfe Inzision der Fascia lata in Längsrichtung. Bei der Spaltung der Glutäalmuskulatur muß der N. ischiadicus, der unter der Glutäalmuskulatur und dem M. piriformis über die Außenrotatoren zieht, geschont werden. Dann wird das Bein maximal innenrotiert, um bei angespannten Außenrotatoren ihren Ansatz am Femur im Bereich des N. ischiadicus zu lösen. Danach werden die kurzen Außenrotatoren nahe ihres Ansatzes am Femur abgetrennt. Für die spätere Refixation beim Wundverschluß ist genügend Sehnengewebe am Femur zu erhalten.

1 M. gemellus inferior
2 M. gemellus superior
3 M. obturator internus
4 M. piriformis
5 M. glutaeus minimus
6 M. glutaeus medius
7 M. glutaeus maximus
8 M. quadratus femoris
9 M. vastus lateralis
10 Fascia lata
11 N. ischiadicus

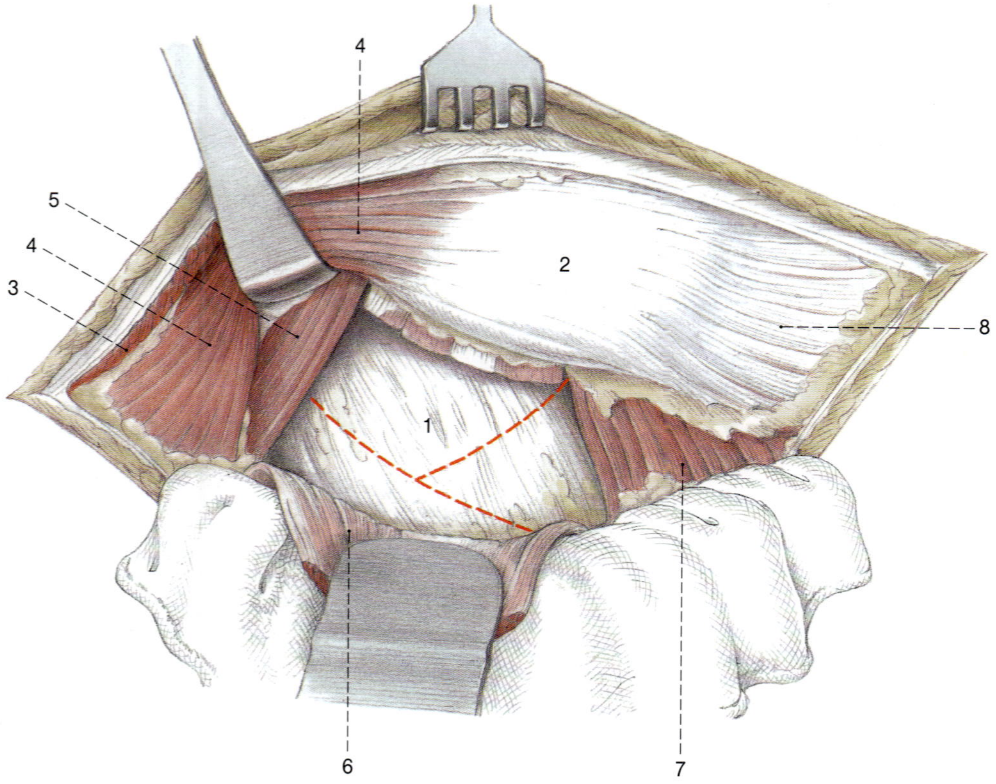

Abb. **27** Die Außenrotatoren werden mit einem stumpfen Haken nach medial gehalten. Dabei wird zugleich der N. ischiadicus durch die Außenrotatoren geschützt (feuchtes Tuch!). Hüftgelenkkapsel und dorsaler Pfeiler der Hüftpfanne werden dargestellt. Für die Versorgung von Femurkopffrakturen mit dorsaler Lokalisation muß die Kapsel T-förmig inzidiert werden. Auf diese Weise läßt sich das Hüftgelenk luxieren und die Femurkopffraktur entsprechend versorgen.

1 Capsula articularis articulationis coxae
2 Trochanter major
3 M. glutaeus maximus
4 M. glutaeus medius
5 M. glutaeus minimus
6 M. piriformis, Mm. gemelli, M. obturator internus et M. obturator externus
7 M. quadratus femoris
8 M. vastus lateralis

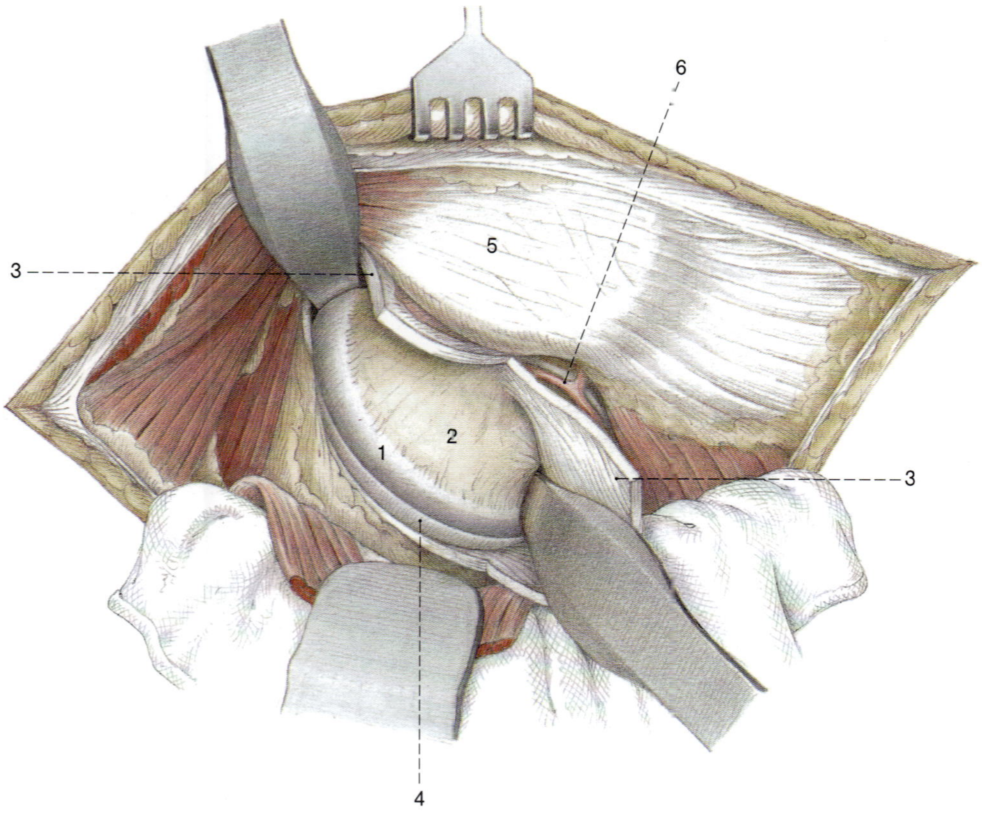

Abb. **28** Auch eine zusätzliche Hüftpfannenfraktur kann über denselben Zugang angegangen werden. Bei sehr hoch verlaufenden Azetabulumfrakturen ist eine zusätzliche Trochanterosteotomie empfehlenswert. Beim Wundverschluß sollten eine Naht der Kapsel sowie eine sichere Reinsertion der Außenrotatoren erfolgen.

1 Caput femoris
2 Collum femoris
3 Capsula articularis
4 Labrum acetabulare
5 Trochanter major
6 A. circumflexa femoris medialis, R. profundus

Die Abb. **9–28** sind nach Bauer/Kerschbaumer/Poisel: Operative Zugangswege in Orthopädie und Traumatologie modifiziert.

Verletzungen, spezielle Erkrankungen und Behandlungsmethoden

Verletzungen

Weichteilverletzungen

Geschlossene Weichteilverletzungen

Bei geschlossenen Weichteilverletzungen handelt es sich in der Regel um Hämatome innerhalb der Weichteilstrukturen als Folge schwerer Prellungen. Ausgeprägte Hämatome müssen frühzeitig operativ entleert werden. Dabei ist eine Inzision zu wählen, die den üblichen lateralen Zugängen entspricht, d. h. innerhalb der Verbindungslinie zwischen Trochanter major zum lateralen Femurkondylus. Die Inzision beschränkt sich auf den Bereich des Hämatoms. Ist die Bursa trochanterica eingeblutet, so wird sie mitentfernt.

Offene Weichteilverletzungen

Offene Weichteilverletzungen am Hüftgelenk sind selten und oft durch Schuß- oder Pfählungsverletzungen verursacht. Die chirurgische Versorgung erfolgt gemäß den Behandlungsrichtlinien für eine offene Weichteilverletzung.

Chronische Weichteilschäden

Chronische Weichteilschäden können als Nekrosen im Rahmen eines Dekubitalulkus über dem Trochanter major bei kachektischen, bettlägerigen Patienten auftreten. In diesen Fällen sind die Nekrosen zu entfernen, ein frühzeitiger Wundverschluß mit guter Weichteildeckung ist anzustreben. Dies gelingt in diesem Bereich häufig. Bei größeren Defekten kann eine Verschiebelappenplastik im Sinne eines fasziokutanen oder myokutanen Lappens notwendig werden. Geeignete Muskellappen sind ortsständige Schwenklappen des M. tensor fasciae latae oder Lappen des M. rectus femoris. Letztere können außerdem proximal gestielt, mit einem körperfernen Hautareal als myokutane Lappen subkutan oder subfaszial getunnelt in den Defekt eingeschwenkt werden. Dies ist indiziert, wenn ein direkter Hautverschluß über der Muskeldeckung nicht möglich ist oder eine Kombination aus Muskellappen und empfindlicher Spalthautdeckung wegen weiterer Bettlägerigkeit des Patienten nachteilig wäre.

Luxation

Reine Hüftgelenkluxationen ohne Begleitverletzungen sind relativ selten und meist durch starke Gewalteinwirkung hervorgerufen. In ca. 75 % der Fälle erfolgt die Luxation nach dorsal (Luxatio iliaca und Luxatio ischiadica), in ca. 25 % nach ventral (Luxatio pubica und Luxatio obturatoria).
Bei zwingender Intubationsnarkose zur optimalen Relaxation gelingt die geschlossene Reposition meist ohne Schwierigkeiten. In den wenigen Fällen, in denen dies nicht möglich ist, kann je nach Luxationsform durch einen dorsalen, lateralen oder vorderen Zugang (s. oben) die offene Reposition des Hüftgelenkes erfolgen. Sie ist generell eine Notfallmaßnahme und soll mit Rücksicht auf die Durchblutung des Femurkopfes so schnell wie möglich durchgeführt werden. Es droht sonst die Gefahr einer posttraumatischen Femurkopfnekrose.
Bei Luxationsfrakturen mit begleitender Fraktur des Femurkopfes richtet sich die Therapie nach dem Befund der Femurkopffraktur (s. gesonderte Ausführung). Luxationsfrakturen sind häufig von einer Pfannenrandfraktur begleitet (s. Bd. 8, Kap. „Azetabulum").

Frakturen

Frakturen beim Erwachsenen

Femurkopffrakturen sind relativ selten. Sie ereignen sich besonders in Zusammenhang mit Frakturen des proximalen Femurs bei älteren Patienten (Involutionsosteoporose). In der Regel handelt es sich um Schenkelhals- oder pertrochantäre Frakturen. Aufgrund ihres Alters sind die Patienten nicht zur Teilbelastung fähig und nicht selten zusätzlich durch schmerzhafte Koxarthrosen des betreffenden Hüftgelenkes belastet.
Bei diesen Patienten ist – wie einleitend erwähnt – das Therapieziel die rasche Wiederherstellung der Bewegungs- und Gehfähigkeit, um die durch Immobilisation bedingten Komplikationen wie Thromboembolien, Pneumonien usw. zu vermeiden.
Ziele sind die rasche postoperative Mobilisierung des Patienten mit frühzeitiger Entlassung und Rückführung in die gewohnte häusliche Umgebung.

Femurkopffrakturen

Ziele und Methoden

Ziel der chirurgischen Therapie von Oberschenkelkopfbrüchen ist die vollständige Wiederherstellung und Erhaltung der Anatomie, insbesondere der kranialen Hälfte des Femurkopfes mit der Hauptbelastungszone. Außerdem müssen unbedingt intraartikuläre Fragmente, die zu Blokkierungen führen können, reponiert, refixiert oder entfernt werden.
Begleitende Frakturen von Schenkelhals oder Hüftpfanne werden, soweit erforderlich, ebenfalls mitversorgt. Prognostisch wichtig ist bei diesen Gelenkfrakturen eine funktionsstabile Versorgung.
Das Ziel ist jeweils das frühzeitige Erreichen einer ausreichenden Stabilität, welche postoperativ eine alsbaldige Bewegungstherapie erlaubt.
Mit Rücksicht auf die Erhaltung bzw. Verbesserung der Durchblutung des Femurkopfes sollte, vor allem bei jüngeren Patienten, in den ersten Wochen nur Teilbelastung erlaubt werden.

Indikationen

Wichtig für die Indikationsstellung sind Frakturform und Frakturlokalisation. Im wesentlichen werden drei Hauptformen unterschieden:
1. Abscherfraktur,
2. Impressionsfraktur,
3. knöcherne Ausrisse des Lig. capitis femoris.

Die AO-Klassifikation unterscheidet zwischen reinem Spaltbruch, reiner Impression und einer Kombination beider Frakturtypen (Abb. **29**).
Die Abscherfrakturen werden nach Pipkin nochmals unterteilt (Abb. **30**).

31-C = Femur proximal

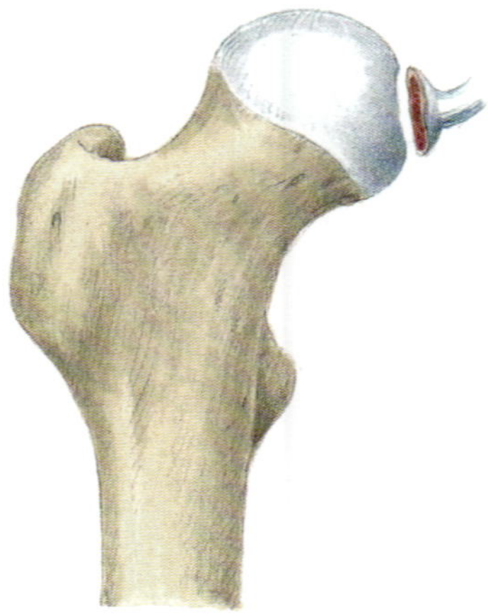

$C_{1.1}$ = Abrißfraktur des Lig. capitis femoris

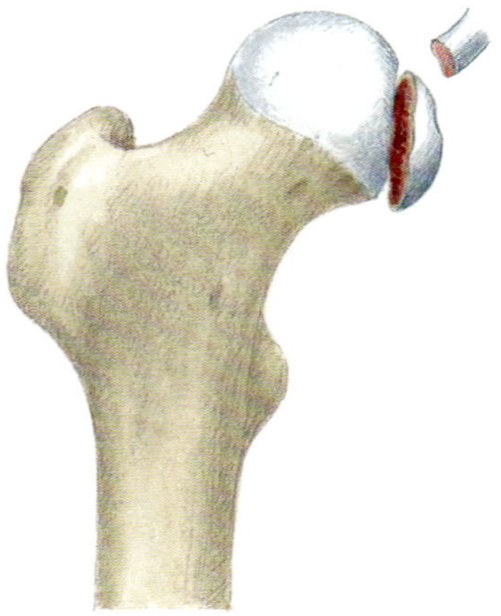

$C_{1.2}$ = Abscherfraktur kaudal der Fovea centralis

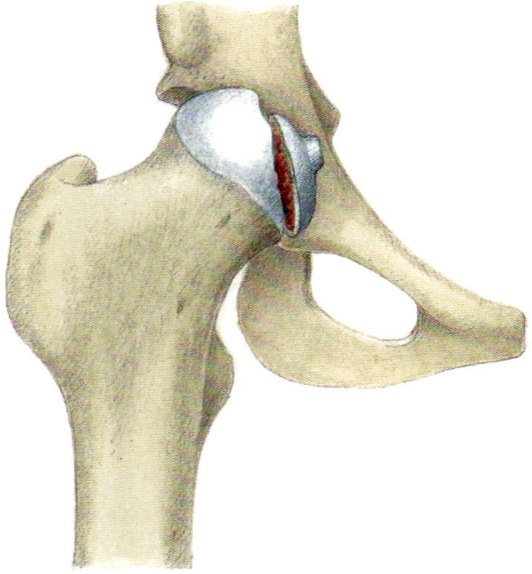

$C_{1.3}$ = Abscherfraktur bis kaudal der Fovea centralis

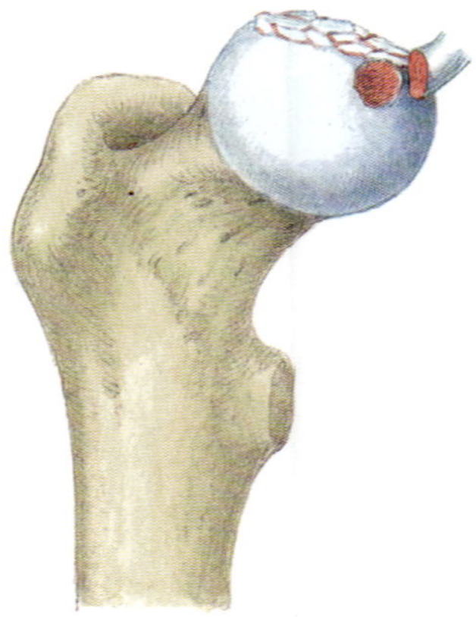

$C_{2.1}$ = postero-superior

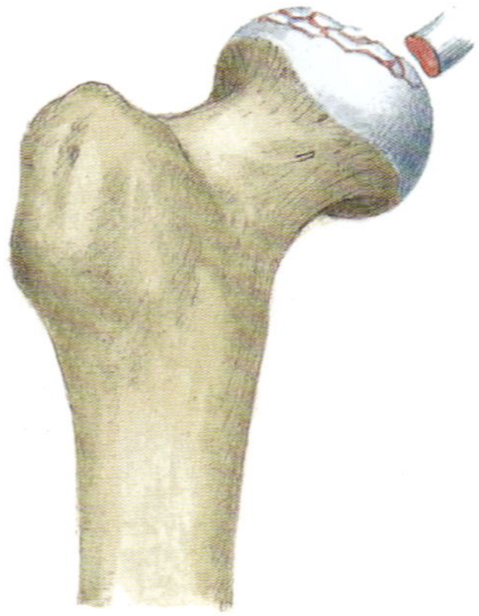

$C_{2.2}$ = antero-superior

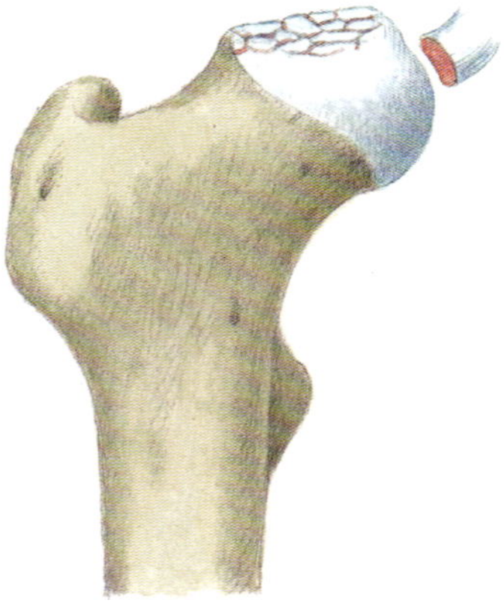

$C_{2.3}$ = supero-lateral

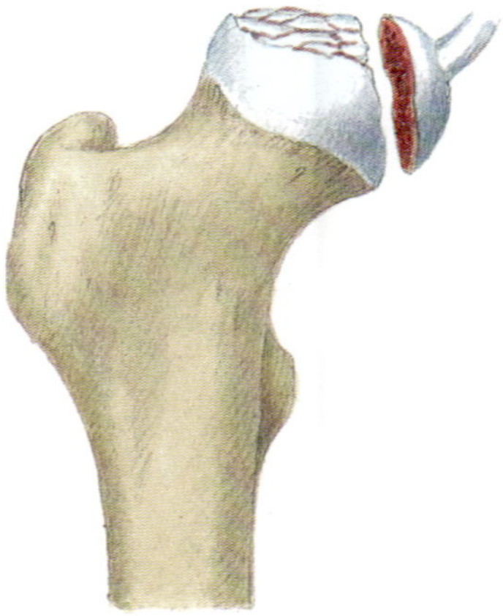

$C_{3.1}$ = Impressionsfraktur und Abscherfraktur

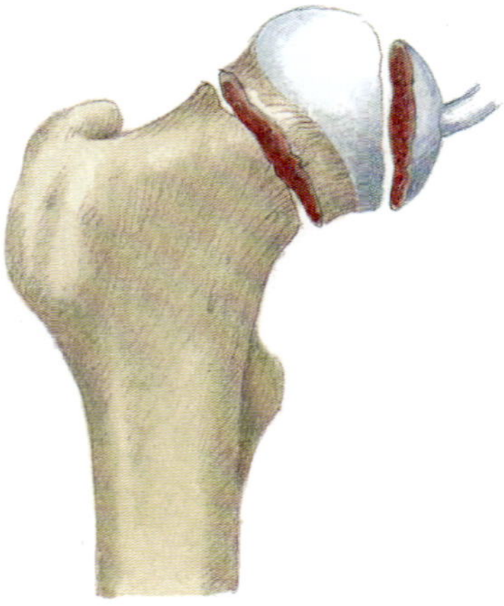

$C_{3.2}$ = Abscherfraktur und Schenkelhalsfraktur

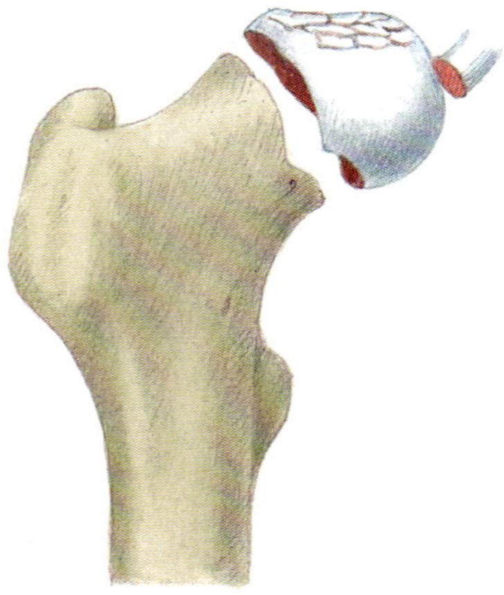

$C_{3.3}$ = Impressionsfraktur und Schenkelhalsfraktur

Abb. **29** AO-Klassifikation.

C_1 Spaltbruch.
C_2 Impressionsfraktur.
C_3 Kombinierte Frakturen.

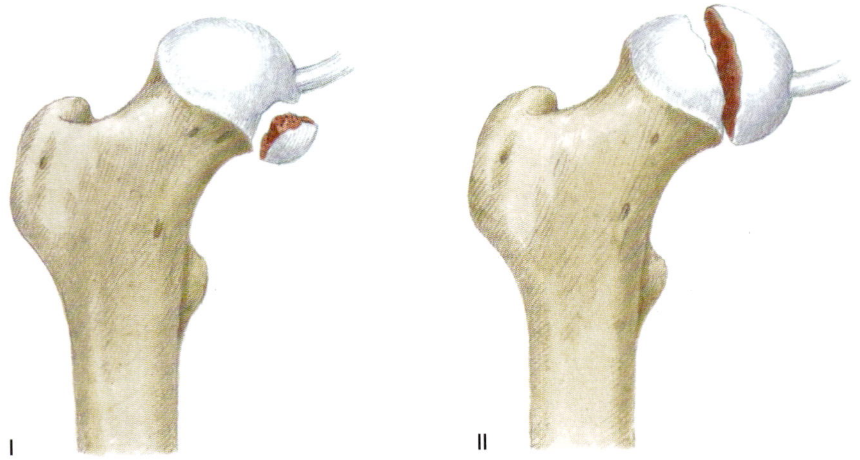

Abb. **30** Einteilung nach Pipkin.

Typ I: Kalottenfraktur kaudal der Fovea (außerhalb der Belastungszone).

Typ II: Fraktur reicht kranial über die Fovea (innerhalb der Belastungszone).

Typ III: Kombination von I und II mit einer Schenkelhalsfraktur.

Typ IV: Kombination von I oder II mit einer Azetabulumfraktur (meist hinterer Pfannenrandbruch).

Die Fragmente betreffen vorwiegend den anteromedialen Anteil der Kalotte. Meist handelt es sich um Luxationsfrakturen, wobei der Femurkopf in der Regel nach hinten luxiert ist.

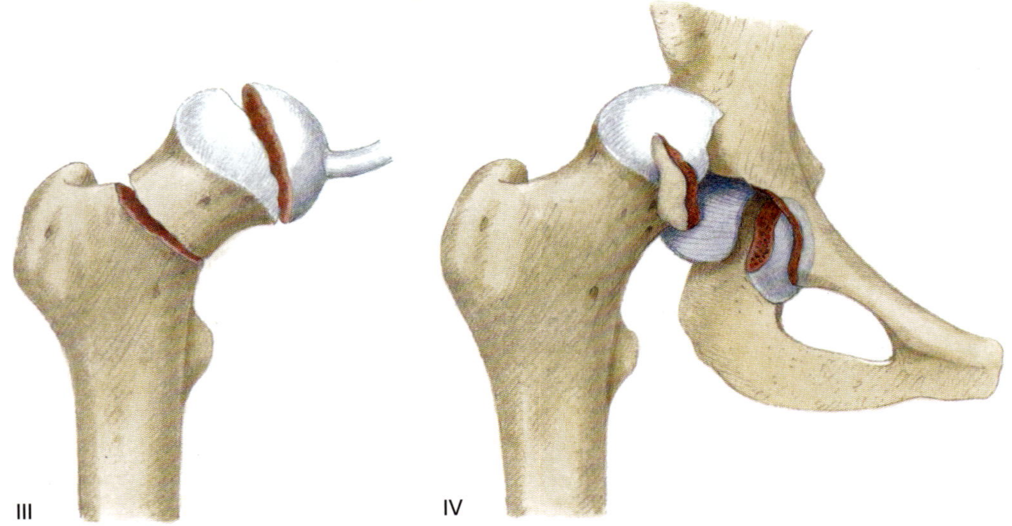

Absolute Indikationen

Dringend ist die schonende (!) Reposition des luxierten Femurkopfes. Sollte dies geschlossen nicht möglich sein, wird notfallmäßig die offene Reposition mit gleichzeitiger Versorgung der Fraktur durchgeführt. Nach einer erfolgreichen geschlossenen Reposition der Luxation kann die Frakturversorgung auch elektiv erfolgen.

Absolute Operationsindikationen sind ferner:

- dislozierte Frakturen des Femurkopfes, besonders in der Belastungszone,
- Impressionsfrakturen in der Belastungszone,
- kleines Fragment außerhalb der Belastungszone (Abrißfraktur in der Fovea), nur falls dieses zur Einklemmung neigt,
- wenn ohnehin durch die begleitende Schenkelhalsfraktur oder Azetabulumfraktur eine OP-Indikation gegeben ist (bei medialer Schenkelhalsfraktur Notfalloperation!),
- isolierte kleine Absprengungen (Abschlagfragmente) können schonend auch arthroskopisch entfernt werden.

Relative Indikation

Relative Indikationen liegen vor bei nicht dislozierten bzw. bei gering dislozierten Frakturen außerhalb der Belastungszone, wenn die Fraktur bzw. die Fragmente die Beweglichkeit des Hüftgelenkes nicht stören und nicht zu einer präarthrotischen Deformität führen. Die konservative Therapie besteht aus frühfunktioneller Behandlung mit Mobilisation und/oder unter Teilbelastung über ca. 8 Wochen für Frakturen, die die Belastungszone tangieren. Kommt es unter konservativer Behandlung zur sekundären Dislokation, dann resultiert daraus eine zwingende Operationsindikation.

Kontraindikationen

Allgemeine Kontraindikationen liegen nur bei Erkrankungen und schlechtem Allgemeinzustand des Verletzten vor. Die Luxation des Hüftgelenkes muß aber dennoch beseitigt werden!

Kontraindikationen aus lokalen Gründen – obgleich selten – können sich bei elektiv durchführbaren Eingriffen durch Weichteilschädigungen wie verschmutzte Schürfungen, Spannungsblasen usw. primär ergeben.

Operationsrisiko und Aufklärungshinweise

Intraoperative Risiken

Intraoperative Risiken ergeben sich aus den Zugängen, dem Frakturtyp und der Durchblutungssituation des Femurkopfes. Beim iliofemoralen Zugang kann es zur Schädigung des N. cutaneus femoris lateralis mit sensiblen Ausfällen im Versorgungsbereich kommen. Beim dorsalen Zugang nach Kocher-Langenbeck liegt die Gefahr in einer Druckschädigung des N. ischiadicus bzw. in der Verletzung des inferioren glutäalen Nerven-Gefäß-Bündels. Verbliebene Gelenkstufen oder Impressionen bzw. Defekte in der Knorpelfläche können Ursache und Ausgangspunkt für eine frühzeitige Degeneration (posttraumatische Arthrose) des betroffenen Hüftgelenkes sein. Luxation, Repositionsmanöver und operative Präparation an der Kapsel können zusätzlich die Durchblutung des Femurkopfes (A. circumflexa femoris medialis) schädigen und damit eine posttraumatische bzw. postoperative Femurkopfnekrose zur Folge haben.

Aufklärungsgespräch

Im Aufklärungsgespräch ist vor allen Dingen auf die Gefahr der Femurkopfnekrose und verbleibender Gelenkstufen mit der Entwicklung einer posttraumatischen Koxarthrose hinzuweisen. Des weiteren besteht die Gefahr periartikulärer Verkalkungen, vor allem beim dorsalen Zugang. Außerdem ist der Patient über die intraoperativen Risiken der Nerven-Gefäß-Schädigung und über allgemeine Operationsrisiken (Infekt, Blutung) aufzuklären.

Spezielle Vorbereitungen

Blutkonserven sollten bereitgestellt werden.

Versorgung von Femurkopffrakturen

Narkose

Generell ist auf eine gute Relaxation zu achten, damit Frakturen bzw. Luxationen reponiert werden können. Die Allgemeinnarkose ist zu bevorzugen. Bei Eingriffen in Bauch- oder Seitenlage ist die Allgemeinnarkose unverzichtbar.

Lagerung

Die Lagerung ist unabhängig vom Zugang. Der vordere und seitliche Zugang (iliofemoral, anterolateral) erfolgt in der Regel in Rückenlage.
Der hintere Zugang (Kocher-Langenbeck, südlicher Zugang) wird in Bauchlage durchgeführt. Im Falle einer Seitenlage müssen Thorax und Rücken gut gepolstert und der Patient stabil fixiert werden.

Zugangswege

Bei ventraler Lokalisation der Hauptfragmente wird der iliofemorale Zugang nach Smith-Peterson, bei dorsaler Lokalisation der dorsale Zugang nach Kocher-Langenbeck gewählt. Kombinierte Verletzungsbilder mit dorsal gelegener Femurkopffraktur und dorsaler Pfannenrandfraktur am Azetabulum können mit einem dorsalen Zugang nach Kocher-Langenbeck operiert werden. In Sonderfällen wird in mobiler Seitenlage (Kippen des OP-Tisches intraoperativ) ein sog. kombinierter Zugang gewählt.

Arbeitsschritte

1. Rückenlage mit frei beweglichem Bein.
2. Vorderer Zugang zum Hüftgelenk nach Smith-Peterson.
3. T-förmige Inzision der Kapsel unter Schonung der den Femurkopf versorgenden Blutgefäße.
4. Luxation des Femurkopfes, falls nicht ohnehin luxiert.
5. Darstellen der Fraktur.
6. Reposition der Fragmente und temporäre Fixation mittels Kirschner-Draht.
7. Einbringen kleiner Zugschrauben (Kortikalisschraube 3,5 mm oder Spongiosaschraube 4,0 mm)
8. Reposition des Hüftgelenkes nach Versorgung der Hüftpfannenfraktur (BV-Kontrolle).
9. Prüfung des Gelenkspiels.
10. Naht der Hüftgelenkkapsel.
11. Schichtweiser Wundverschluß.

Spezielle Technik

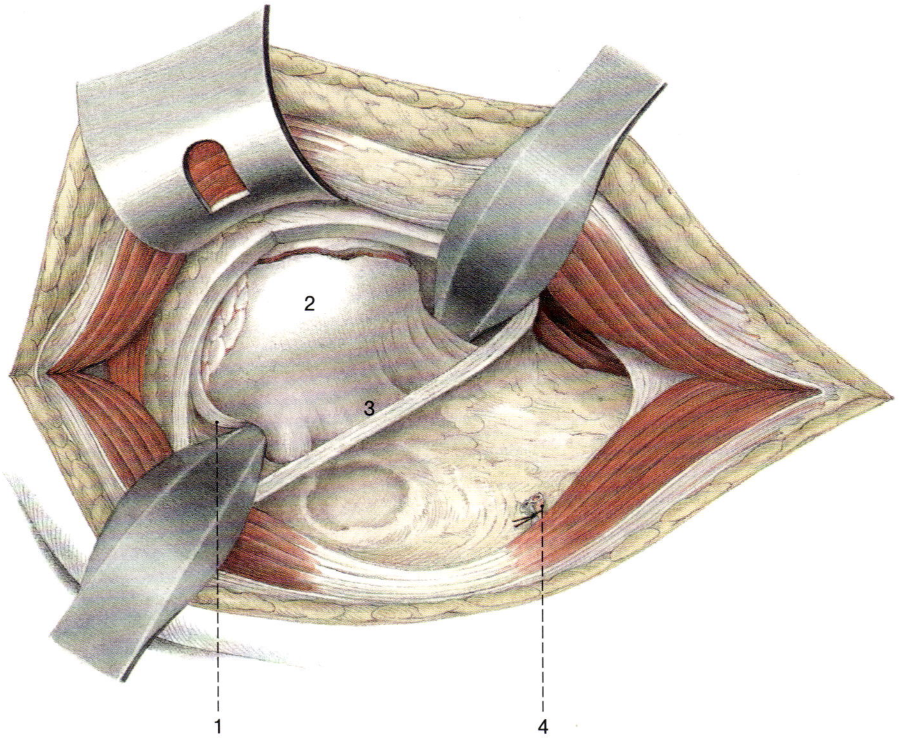

Abb. **31** Die dislozierte ventro-kraniale Femurkopffraktur ist über einen ventralen Zugang nach Smith-Peterson freigelegt. Die Fraktur wird unter Sicht reponiert.

1 Labrum acetabulare
2 Caput femoris
3 Collum femoris
4 A. circumflexa femoris lateralis

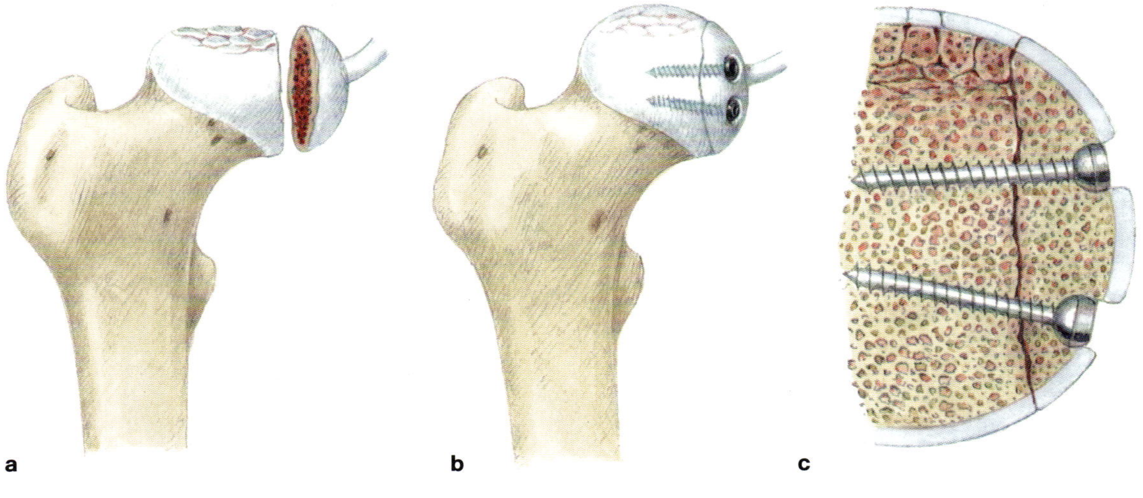

Abb. **32a–c** Das reponierte Fragment wird mit zwei Zugschrauben übungsstabil fixiert. Dabei werden die Schraubenköpfe unter die Knochenoberfläche – unter den Knorpel – versenkt. Eine gleichzeitig bestehende Impression kann gehoben und der entstandene Defekt durch autologe Spongiosa unterfüttert werden. Entnahme des Transplantats aus dem Trochanter major. **a** Femurkopfimpression oder/und Abscherfraktur in der Belastungszone. **b** Zustand nach der kompletten Versorgung. **c** Schematische Darstellung der Versorgung: Die Fraktur ist stufenfrei anatomisch reponiert, die Zugschraubenköpfe sind unter die Knorpeloberfläche versenkt, der Defekt nach Anheben der Impressionszone ist mit autologen Spongiosachips unterfüttert (Cave Verlagerung von Knochenmaterial in das Gelenk!). Ist das Fragment so groß, daß es mit einem kurzen Zugschraubengewinde sicher zu fassen ist, kann eine Schraube von lateral (am Übergang vom Femurkopf zum -hals) eingebracht werden.

Strategie bei Komplexverletzungen

Bei einer Pipkin-III-Fraktur erfolgt die Versorgung eines ventralen Fragmentes auf gleiche Weise. Die zusätzliche Schenkelhalsfraktur kann über die Darstellung des Trochanter major in typischer Weise durch drei durchbohrte (kanülierte) Spongiosaschrauben (7,0 mm) fixiert werden. Ist die Schenkelhalsfraktur mit einem dorsalen Femurkopffragment kombiniert, wird sie durch einen dorsalen Zugang zum Hüftgelenk nach Kocher-Langenbeck versorgt. Nach Eröffnung der Kapsel kann die Femurfraktur in typischer Weise versorgt werden; die Schenkelhalsfraktur wird vom lateralen Trochantermassiv aus mit 3 durchbohrten Spongiosazugschrauben stabilisiert.
Durch denselben Zugang kann eine Femurkopffraktur mit dorsaler Pfannenrandfraktur behandelt werden. Der Femurkopf wird luxiert, in der oben beschriebenen Weise versorgt und anschließend wieder reponiert. Die Azetabulumfraktur wird entsprechend den Hinweisen in Bd. 8, S. 520 ff reponiert und stabilisiert. Abschließend überprüft man unter leichtem Zug am Bein bei eröffnetem Hüftgelenk das Repositionsergebnis von der Pfannenseite her.
Notfallindikationen sind die Luxation des Hüftgelenkes mit begleitender dislozierter medialer Schenkelhalsfraktur und eventuell begleitender Nerven- oder Gefäßschädigung.

Komplikationen

Intraoperative Komplikationen

Beim ventralen Zugang zum Hüftgelenk nach Smith-Peterson und zu weit medialer Schnittführung oder durch Hakendruck kann der N. cutanaeus femoris lateralis geschädigt werden, wodurch ventro-lateral am Oberschenkel ein Sensibilitätsausfall auftritt.
Beim dorsalen Zugang nach Kocher-Langenbeck ist eine Schädigung des N. ischiadicus durch Hakendruck möglich. Hierbei können vorübergehend sowohl sensible als auch motorische Ausfälle entstehen. Bei sehr kranial gewähltem Zugang kann ausnahmsweise das inferiore glutäale Nerven-Gefäß-Bündel, das die Glutäalregion versorgt, gefährdet sein.
Mögliche Komplikationen entstehen durch unsachgemäße Manipulationen und Instrumenteneinsatz sowie falsche Implantatwahl. Dabei kann es zu iatrogenen Schädigungen des Knorpels bei Reposition und Fixation, ein Herausragen der Zugschrauben über die Knorpeloberfläche mit konsekutiver Schädigung des Knorpels bei Bewegungen im Hüftgelenk während der Weiter- und Nachbehandlung kommen. In diesen Fällen muß revidiert, nachreponiert und das passende Implantat gewählt werden.

Postoperative Komplikationen

Postoperative Komplikationen können durch Nachsintern aufgerichteter und gehobener Impressionsfrakturen sowie Redislokation nicht sicher gefaßter Fragmente nach Schraubenosteosynthese am Femurkopf entstehen.
Postoperativ können ferner Wundheilungsstörungen und Infektionen auftreten. Bei dorsalen Zugängen besteht die Gefahr der Entstehung ektoper paraartikulärer Ossifikationen.
Die größte Gefahr stellt im weiteren Verlauf die Entwicklung einer Femurkopfnekrose dar, die sich bei einer Störung der Blutversorgung des Femurkopfes über die A. circumflexa femoris medialis ergeben kann.
Als Spätkomplikation gilt infolge primärer, d. h. traumatischer oder intraoperativ/postoperativer Knorpelschädigung, die posttraumatische Koxarthrose.

Wiederholungseingriffe, Korrekturoperationen

Revisions- oder Korrektureingriffe können infolge Sekundärdislokation und nach Sintern von gehobenen Impressionsfrakturen notwendig werden. Diese Revisionen sind technisch meist sehr anspruchsvoll und bedürfen eines erfahrenen Operateurs. Ziel ist die anatomische Wiederherstellung der Gelenkflächen und Fixation der Fraktur mit übungsstabiler Osteosynthese.
Bei Weichteil-Heilungsstörungen bzw. Infektionen kommt die Revision mit ausgiebiger Nekrektomie, Spülung, Drainage und lokaler Antibiotikaapplikation in Frage.
Sind nach einem dorsalen Zugang paraartikuläre Verkalkungen entstanden, so sollte zunächst abgewartet werden, bis diese in ein szintigraphisch „kaltes" Stadium übergegangen sind. Dann können die Verkalkungen operativ entfernt und bei entsprechender Bewegungseinschränkung gleichzeitig eine Arthrolyse durchgeführt werden.
Zur primären Prophylaxe und Vermeidung eines Rezidivs nach der Revision empfiehlt sich der Einsatz von Medikamenten (Diclophenac usw.) oder eine Röntgenbestrahlung.
Bei Femurkopfnekrosen und posttraumatischen Koxarthrosen kommen Umstellungsosteotomien, mikrovaskuläre Spanverpflanzungen zur Revaskularisation und schließlich Gelenkersatzoperationen (Teil/Total) zum Einsatz. Nur ganz ausnahmsweise ist die Hüftgelenkarthrodese als Alternative zur Arthroplastik in Erwägung zu ziehen. Hierbei handelt es sich um spezielle Operationstechniken, die andernorts abgehandelt werden.

Begleit-, Nachbehandlung

Durch die Operation wird in der Regel eine bewegungsstabile Osteosynthese erreicht. Auch nach Anhebung und Unterfütterung einer Impressionsfraktur mit autologer Spongiosa ist Übungsstabilität mit Teilbelastung möglich. Das Nachbehandlungsprotokoll hat sich prinzipiell an der individuellen Situation zu orientieren.
Bei Abscherbrüchen in der Belastungszone sollte in den ersten Wochen (6–8) nur Teilbelastung im Sinne der Abrollung erlaubt werden. Nach Impressionsfrakturen empfiehlt es sich, die Abrollbelastung bis zur 12. Woche aufrechtzuerhalten und danach auf Vollbelastung überzugehen. Bei Komplexfrakturen muß von diesem Schema unter Berücksichtigung aller Frakturen abgewichen und ein der speziellen Situation angepaßtes Nachbehandlungsschema aufgestellt werden.
Im Hinblick auf die Röntgenkontrollen ist ein Stufenplan, der sich am Verletzungsbild und der jeweiligen Versorgung orientiert, festzulegen und einzuhalten.

Mediale Schenkelhalsfrakturen

Ziele und Methoden

Ältere, vor allem weibliche Patienten, erleiden infolge einer sog. Involutionsosteoporose schon bei leichtem Sturz mit relativ geringer Gewalteinwirkung häufig einen medialen Schenkelhalsbruch. Aber auch bei jüngeren Patienten kann es bei adäquatem Trauma zur Fraktur kommen.

Generell ist bei medialen Schenkelhalsfrakturen zu entscheiden, ob der Femurkopf erhalten werden kann. Je älter der Patient ist und je stärker das Hüftgelenk im Rahmen einer Koxarthrose vorgeschädigt ist, desto eher kommt ein kopfersetzendes Verfahren im Sinne einer Hüftendoprothese in Frage. Bei jüngeren Patienten sollte man sich wenn möglich für eine kopferhaltende Operation durch Osteosynthese usw. entscheiden.

Therapieziel bei älteren Patienten ist die frühzeitige Mobilisierung mit Gehfähigkeit unter Teil- oder Vollbelastung. Dieses Ziel ist in der Regel am besten mit einer Endoprothese zu erreichen. Im Hinblick auf die Indikation wird man sich an der verbleibenden Lebenserwartung orientieren. Dennoch verbleibt auch hier ein Ermessensspielraum, der die Spätkomplikationen der Hüftendoprothese nicht außer acht lassen darf. Die Entscheidung sollte daher kritisch erwogen werden.

Indikationen

Wichtig für Indikationsstellung und Entscheidungsfindung sind die Frakturklassifikationen der AO (Abb. **33**), nach Pauwels (Abb. **34**) sowie nach Garden (Abb. **35**) und die Kenntnis der Blutversorgung des Femurkopfes.

31-B

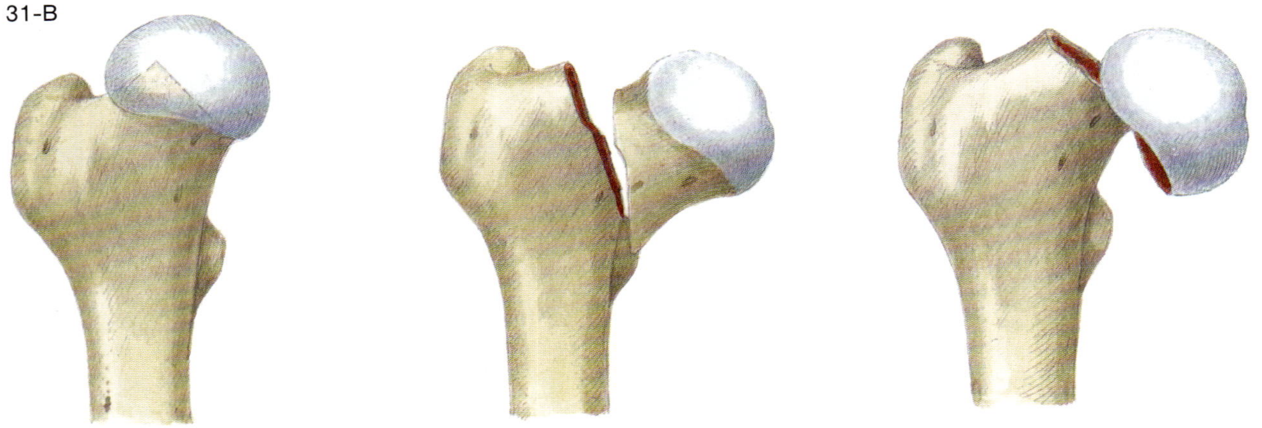

B_1 = subkapital proximal, wenig disloziert (Schenkelhalsfraktur)

B_2 = proximal transzervikal (laterale oder intermediäre Schenkelhalsfraktur)

B_3 = proximal subkapital, disloziert (Femurkopffraktur)

Abb. **33** AO-Klassifikation.

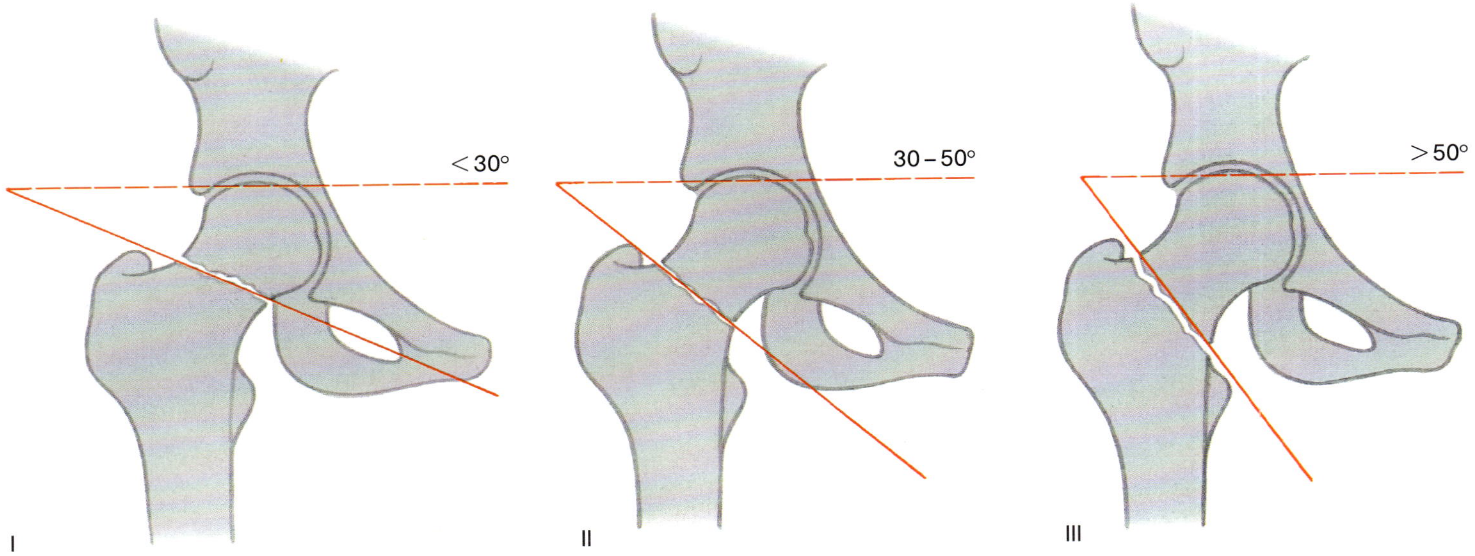

Abb. **34** Einteilung nach Pauwels.

Pauwels I: Winkel zwischen der Horizontalen und der Frakturlinie bis zu 30°.

Pauwels II: Winkel zwischen Horizontale und Frakturlinie 30° bis 50°.

Pauwels III: Winkel zwischen Horizontale und Frakturlinie über 50°.

Die Einteilung nach Pauwels berücksichtigt den Grad der Instabilität aufgrund des Frakturlinienverlaufes. Je steiler die Fraktur – je größer der Winkel zwischen Horizontaler und Frakturlinie – desto instabiler ist die Fraktur. Dieser biomechanische Aspekt verdient sowohl bei der operativen Versorgung als auch im Rahmen der Nachbehandlung Berücksichtigung.

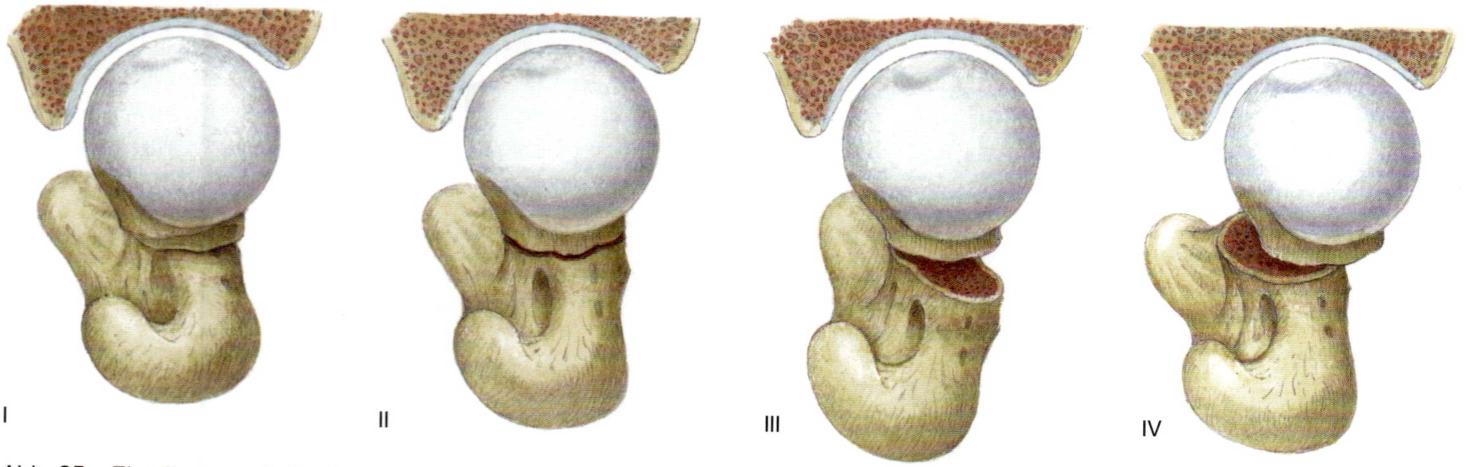

Abb. **35** Einteilung nach Garden.

Garden I: eingestauchte Fraktur.
Garden II: nicht dislozierte Fraktur.
Garden III: Fraktur mit teilweiser Dislokation.
Garden IV: vollständig dislozierte Fraktur.

Absolute Indikation

Mediale Schenkelhalsfrakturen bei Erwachsenen stellen in aller Regel eine absolute Operationsindikation dar.

– Dislozierte instabile Fraktur.
– Unzureichend impaktierte Abduktionsfraktur.
– Kombinationsfrakturen (Schenkelhalsfraktur und Femurschaftfraktur, Kettenfraktur).
– Sekundäre Dislokation einer anfänglich konservativ behandelten, medialen Schenkelhalsfraktur.

Indikation zur Osteosynthese

Wenn immer möglich und vertretbar, sollte eine kopferhaltende Operation mit entsprechender Reposition und Osteosynthese durchgeführt werden. Ist die Lebenserwartung des Patienten mehr als 10 Jahre, bestehen keine nennenswerten Zeichen einer Koxarthrose des betroffenen Hüftgelenkes und ist der Patient im Hinblick auf die Anästhesie notfallmäßig operabel, dann ist die Indikation zur Osteosynthese mit Kopferhaltung zu stellen.

Indikation zur Alloarthroplastik

Bei Patienten im fortgeschrittenen Lebensalter (z.B. über 70 Jahre!), schlechter Allgemeinzustand und Begleiterkrankungen, ungünstige örtliche Verhältnisse im Frakturbereich (Frakturtyp – Knochenfestigkeit usw.), vorbestehender Koxarthrose ist der primäre oder postprimäre Gelenkersatz (Teil/Total) indiziert.

Relative Indikationen

Eine relative oder Ausnahmeindikation zur konservativen Therapie bei medialer Schenkelhalsfraktur ist der eingestauchte Abduktionsbruch (Pauwels I, Garden I). Allerdings empfiehlt es sich, auch diesen Frakturtyp prophylaktisch zu stabilisieren, um die Gefahr einer sekundären Dislokation zu umgehen.

Kontraindikationen

Kontraindikationen bestehen nur bei schlechtem Allgemeinzustand mit Narkose- und Operationsunfähigkeit. Generell muß jedoch bei konservativer Therapie in einem hohen Prozentsatz mit einem letalen Ausgang gerechnet werden. Deshalb sollte, wenn immer möglich und vertretbar, die rasche definitive Versorgung der Fraktur angestrebt werden.

Operationsrisiko und Aufklärungshinweise

Intraoperative Risiken

Zu unterscheiden ist zwischen allgemeinen und operationsbedingten Risiken.
Intraoperative Risiken beinhalten beispielsweise eine unzureichende Reposition und Fehlplazierung des Osteosynthesematerials. Daraus resultiert eine instabile Situation mit Sekundärdislokation und der Notwendigkeit einer Revisionsoperation.
Bei unzureichender Reposition und instabiler Osteosynthese ist die Knochenbruchheilung gestört und langfristig die Gefahr einer Pseudarthrose gegeben.
Fehlplazierung des Osteosynthesematerials mit Beeinträchtigung der Femurkopfdurchblutung (A. circumflexa femoris medialis) kann zur Femurkopfnekrose führen.
Bei Prothesenimplantationen ist die korrekte Plazierung des Schaft- und Pfannenanteiles zu beachten, damit es vor allem in der frühen postoperativen Phase nicht zu Sekun-

därdislokationen des Gelenkes kommt. Weiterhin ist bei der Versorgung mit Endoprothesen, aber auch bei primären Umstellungsosteotomien, eine mögliche Beinlängendiskrepanz zu beachten. Peroperative Nerven- und Gefäßschäden infolge inkorrekten Zuganges oder Hakendrucks etc. gehören ebenfalls zu den operationsbedingten Risiken.

Aufklärungsgespräch

Bei einer Osteosynthese müssen die Möglichkeiten einer Femurkopfnekrose, einer Pseudarthrose, eines Implantatversagens (Ermüdungsbruch) sowie allgemeine Risiken wie Infektion, Blutung, thromboembolische Komplikationen, angesprochen werden. Letztere sind vor allem bei Begleiterkrankungen (Diabetes, Herz-Kreislauf-Erkrankungen usw.) zu beobachten.
Risiken und Spätfolgen in Zusammenhang mit der endoprothetischen Versorgung von medialen Schenkelhalsfrakturen bestehen in einer Luxation der Totalendoprothese sowie langfristig hauptsächlich in der Auslockerung der Endoprothese. Beim hemialloarthroplastischen Ersatz kann es zur Protrusion des Femurkopfes kommen.

Spezielle Vorbereitungen

Bei geschlossener Reposition der medialen Schenkelhalsfraktur empfiehlt sich die Verwendung eines Extensionstisches. Vorteilhaft ist außerdem der Einsatz von zwei senkrecht zueinander positionierten Bildwandlern, die eine Röntgenkontrolle in beiden Ebenen beim Einbringen des Osteosynthesematerials erleichtern und damit das Risiko einer Fehlpositionierung vermindern. Der Eingriff kann auch in Rückenlagerung auf dem Normaltisch durchgeführt werden.
Im Falle einer Osteosynthese sollte die Operation so früh wie möglich, d. h. innerhalb der ersten 6 Stunden, erfolgen. Die postoperativen Risiken lassen sich so auf ein Minimum beschränken.
Ist eine Endoprothese geplant, so besteht aus lokalen Gründen keine Eile zur Operation. Da es sich aber meist um sehr betagte Patienten handelt, sollte dennoch unter dem Aspekt einer Frühmobilisierung der Eingriff möglichst bald erfolgen. Für eine endoprothetische Versorgung empfiehlt es sich, Blutkonserven bereitzustellen.

Versorgung von medialen Schenkelhalsfrakturen durch Osteosynthese

Narkose

Sowohl Spinal- oder Periduralanästhesie als auch Allgemeinnarkose sind möglich. Bei Verwendung des Extensionstisches ist eine Allgemeinnarkose ratsam.

Lagerung

In der Regel wird in Rückenlage auf dem Normaltisch operiert.
Im Falle einer perkutanen oder halboffenen Osteosynthese mit geschlossener Reposition ist der Extensionstisch hilfreich und das Repositionsergebnis besser zu halten. Bei Operationen auf dem Normaltisch wird das Bein frei beweglich abgedeckt.
In Rückenlagerung empfiehlt es sich, den Arm der zu operierenden Seite über den Thorax des Patienten zu fixieren.

Zugangswege

Standardzugang für die Osteosynthese bei medialer Schenkelhalsfraktur ist der laterale Zugang, vor allem bei spezieller Osteosynthesetechnik und Implantatwahl (Zugschraubenosteosynthese, Winkelplatte, primäre Umstellung).

Arbeitsschritte

1 Rückenlage, Arm an der zu operierenden Seite über dem Thorax des Patienten gelagert. Bei geschlossener Reposition möglichst Extensionstischlagerung.
2 Lateraler Zugang.
3 Freilegen und T-förmige Inzision der Hüftgelenkkapsel. Bei geschlossener Reposition kleine Kapseleröffnung zur Entleerung des Hämatoms.
4 Endgültige Reposition mit leichter Überkorrektur und Einstauchung der Fragmente (Cave Durchblutung!).
Zugschraubenosteosynthese: Einbringen des Zieldrahtes mit Hilfe des Zielgerätes; Vorbohren, bei nicht osteoporotischem Knochengewebe, Gewinde schneiden über den Führungsdrähten, Einbringen der kanülierten Spongiosaschrauben unter Beachtung der korrekten Länge, Entfernen der Führungsdrähte.
Winkelplatte bzw. Korrekturosteotomie-Platte: Lokalisation und Vorbereiten des Knochenfensters, Vorbereiten des Klingenlagers mit dem Sitzinstrument, Einschlagen der Platte mit korrekter Klingenlänge, bei primärer Umstellungsosteotomie Keilentnahme, Fixation der Platte durch Schrauben am Femurschaft.
5 Prüfung der korrekten Lage des Osteosynthesematerials und des ungestörten Gelenkspiels unter dem Röntgen-Bildwandler.
6 Schichtweiser Wundverschluß.

Auswahlkriterien für verschiedene Implantate und Operationstechniken

– **Drei durchbohrte Zugschrauben 7,0 mm:** Bei guter Knochenkonsistenz und stabiler Frakturform (Pauwels I) kann eine übungsstabile Osteosynthese mit 3 kanülierten Zugschrauben erreicht werden.
– **130°-Winkelplatte:** Bei Frakturen Typ Pauwels I und II (gegebenenfalls auch III) kann eine Osteosynthese mit einer 130°-Winkelplatte als 4-Loch-Platte verwendet werden.
– Bei primärer Umstellungsosteotomie erfolgt die Stabilisierung mittels einer 120°-Osteotomie-Platte (Valgisation): Bei instabilen Frakturen vom Typ Pauwels III ist – vor allem bei jüngeren Patienten – die Stabilisierung in Verbindung mit einer primären Umstellungsosteotomie zu empfehlen. Diese Methode dient der Valgisation des Schenkelhalses mit Umwandlung von Scher- in Druckkräfte im Bereich der Frakturfläche.
– **Dynamische Hüftschraube (DHS):** Bei ausreichend großem Femurkopffragment kann auch die Dynamische

Hüftschraube (DHS) verwendet werden. Hier empfiehlt sich zur zusätzlichen Rotationsstabilisierung eine proximale Spongiosazugschraube.

– UFN (unaufgebohrter Femurnagel) in Miss-A-Nail-Technik: Wenn eine Femurkopffraktur mit einer Femurschaftfraktur kombiniert vorliegt.

Wichtig ist für alle genannten Implantate, daß Schrauben und Klingen jeweils in den unteren Quadranten des Femurkopfes plaziert werden.

Gemeinsam sind für alle kopferhaltenden Verfahren die Lagerung, Abdeckung, Zugang, Prinzip und Taktik einschließlich des Repositionsmanövers. Bei der primären Umstellungsosteotomie werden die Keilentnahme und Umstellung (Valgisation) ergänzt. Bei UFN in Miss-A-Nail-Technik werden zusätzlich der Zugang und die Technik für die Marknagelung erforderlich (s. Kap. „Oberschenkelschaft“, S. 106 f.).

Drei durchbohrte Schrauben

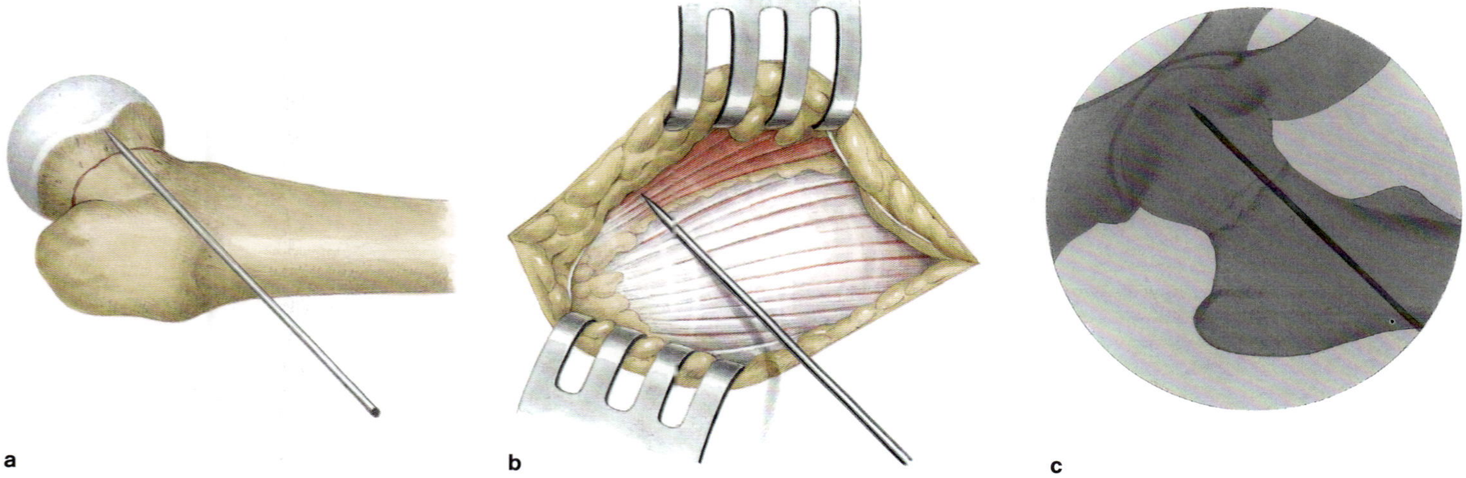

a b c

Abb. **36a–c** Der Zugang zur Osteosynthese kann in typischer Weise lateral oder transmuskulär durch den M. vastus lateralis proximal am Ansatz erfolgen. Die Längsinzision ist dabei relativ kurz und von der Dicke des Weichteilmantels im Operationsgebiet abhängig. Zur Orientierung und Lokalisation wird ein Kirschner-Draht auf den Schenkelhals gelegt und parallel zu diesem in den Femurkopf eingeschlagen. Er soll die Schenkelhalsantetorsion festlegen. Die primäre korrekte Plazierung des Führungsdrahtes ist für den weiteren Operationsablauf vor allem bei reduzierter Durchleuchtung besonders wichtig.

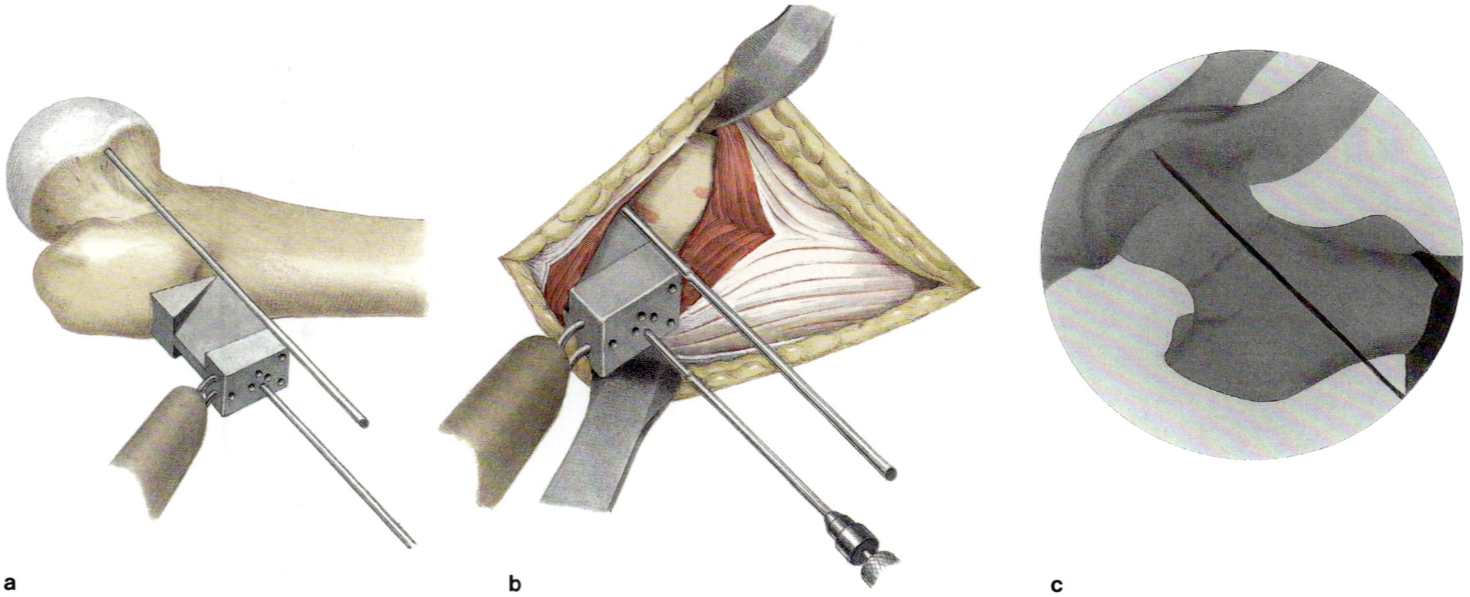

a b c

Abb. **37a–c** Der zentrale Führungsdraht für das Zielgerät wird etwas kaudal des Zentrums des Schenkelhalses eingebracht. Dabei wird der Winkel in a.-p. Richtung durch das korrekt plazierte Zielgerät vorgegeben. Der zuvor plazierte Kirschner-Draht dient der Bestimmung der Schenkelhalsantetorsion, so daß der zentrale Führungsdraht in der seitlichen Ebene parallel zu diesem eingebracht werden kann. Dann wird die korrekte Lage des Führungsdrahtes in beiden Ebenen überprüft.

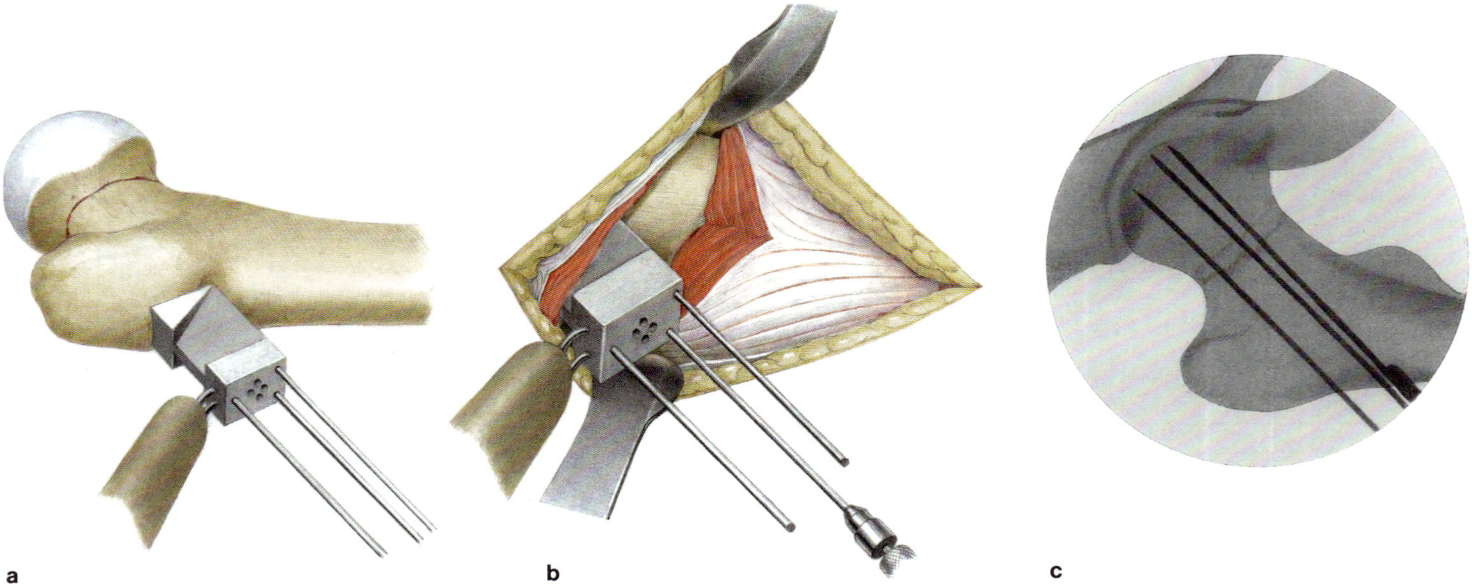

a b c

Abb. **38a – c** Nach korrekter Plazierung des zentralen Führungsdrahtes können mit Hilfe des unterhalb des sog. „Tuberculum innominatum“ am proximalen Femurschaft angebrachten Zielgerätes die zusätzlichen Kirschner-Drähte zur späteren Schraubenführung eingebracht werden. Entsprechend der Vorgabe des Zielgerätes werden 3 Schrauben verwendet und damit 3 Schraubenführungsdrähte plaziert. Von diesen sind einer proximal und 2 distal einzubringen. Die Führungsdrahtspitze wird bis an die Knochengrenze des Femurkopfes herangeführt.

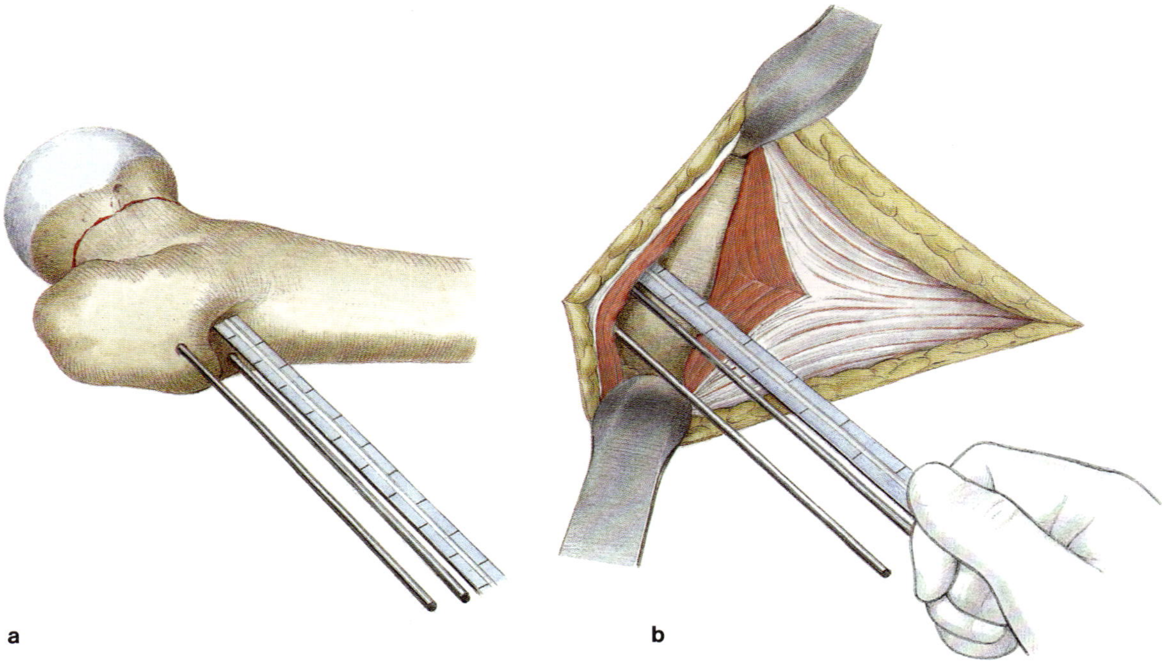

a b

Abb. **39a** u. **b** Entfernen des zentralen Führungsdrahtes und Ausmessen der Schraubenlänge über die Schraubenführungsdrähte mit Hilfe des Meßgerätes. Zur Ermittlung der korrekten Schraubenlänge werden vom gemessenen Wert jeweils 10 mm subtrahiert.

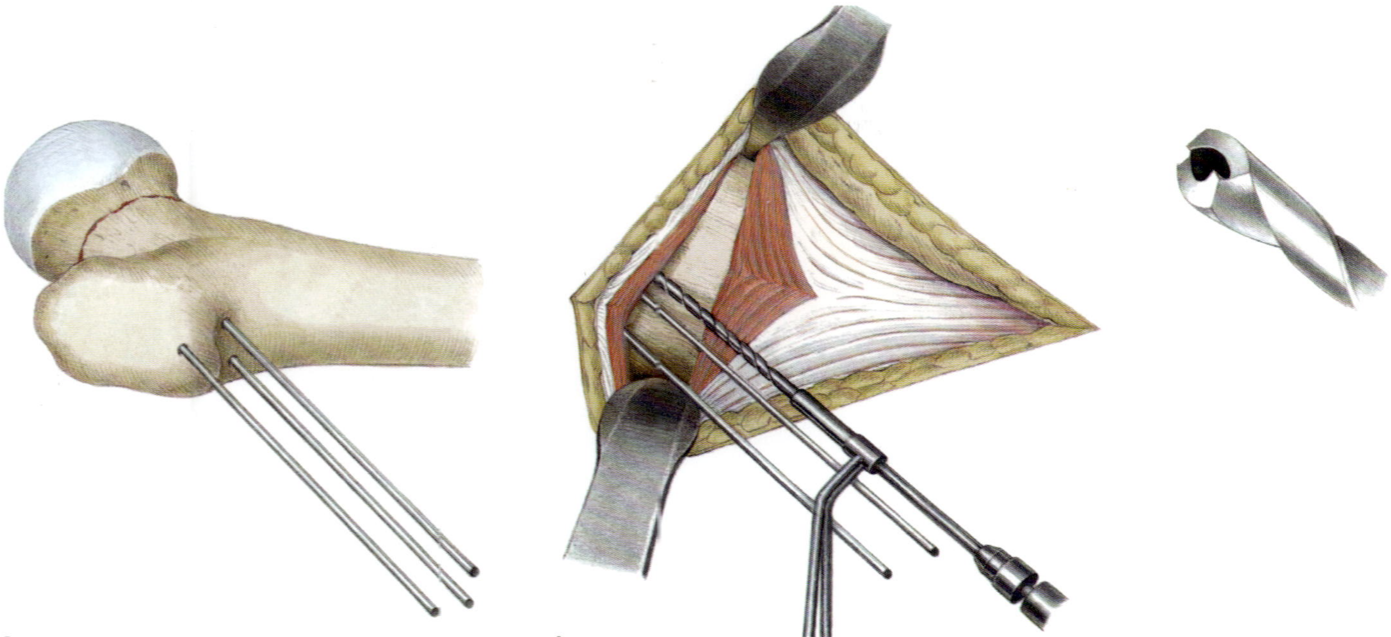

a b c

Abb. **40a–c** Mit dem kanülierten Bohrer wird drahtgeführt aufgebohrt. Bei sehr osteoporotischem Knochen genügt lediglich die Aufbohrung der Kortikalis, bei hartem Knochen sollte über die ganze Schraubenlänge gebohrt werden. Beim Zurückdrehen des Bohrers ist darauf zu achten, daß der Führungsdraht nicht mitentfernt wird.

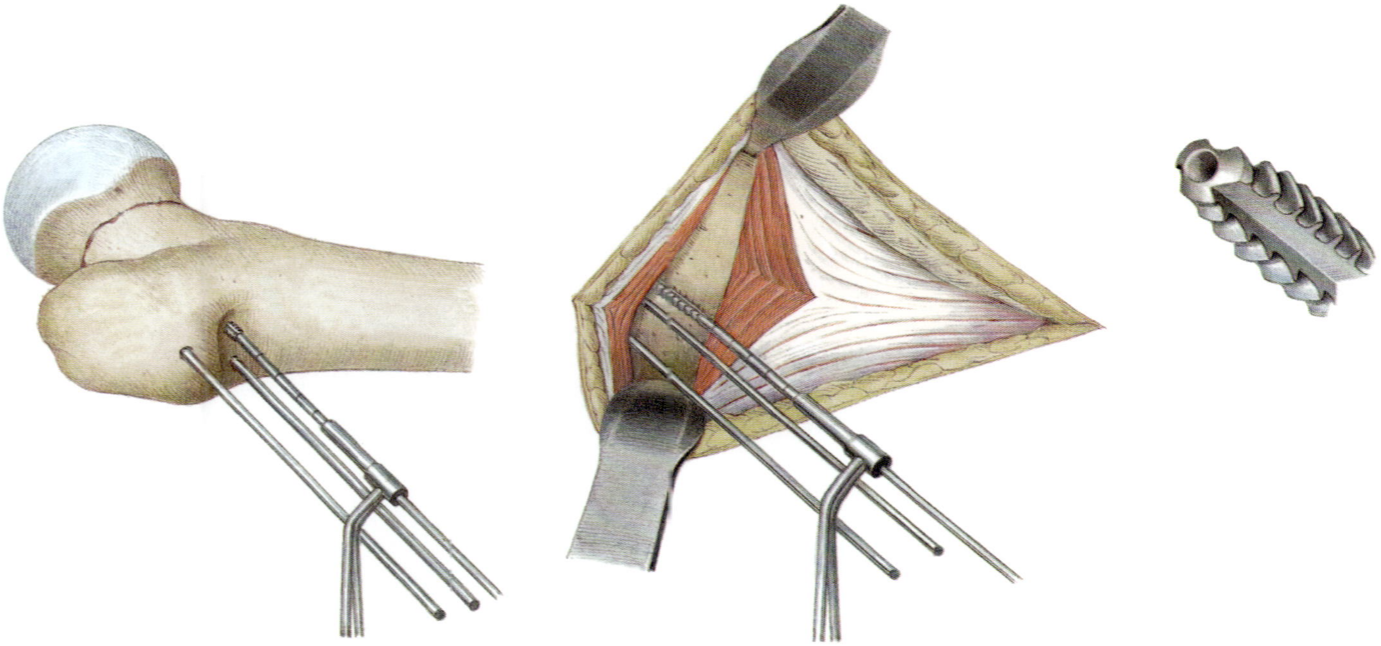

a b c

Abb. **41a–c** Mit dem durchbohrten Gewindeschneider wird unter Drahtführung das Gewinde geschnitten. Bei osteoporotischem Knochen wird nur die Femurkortikalis, sonst das Gewinde auf ganzer Länge vorgeschnitten.

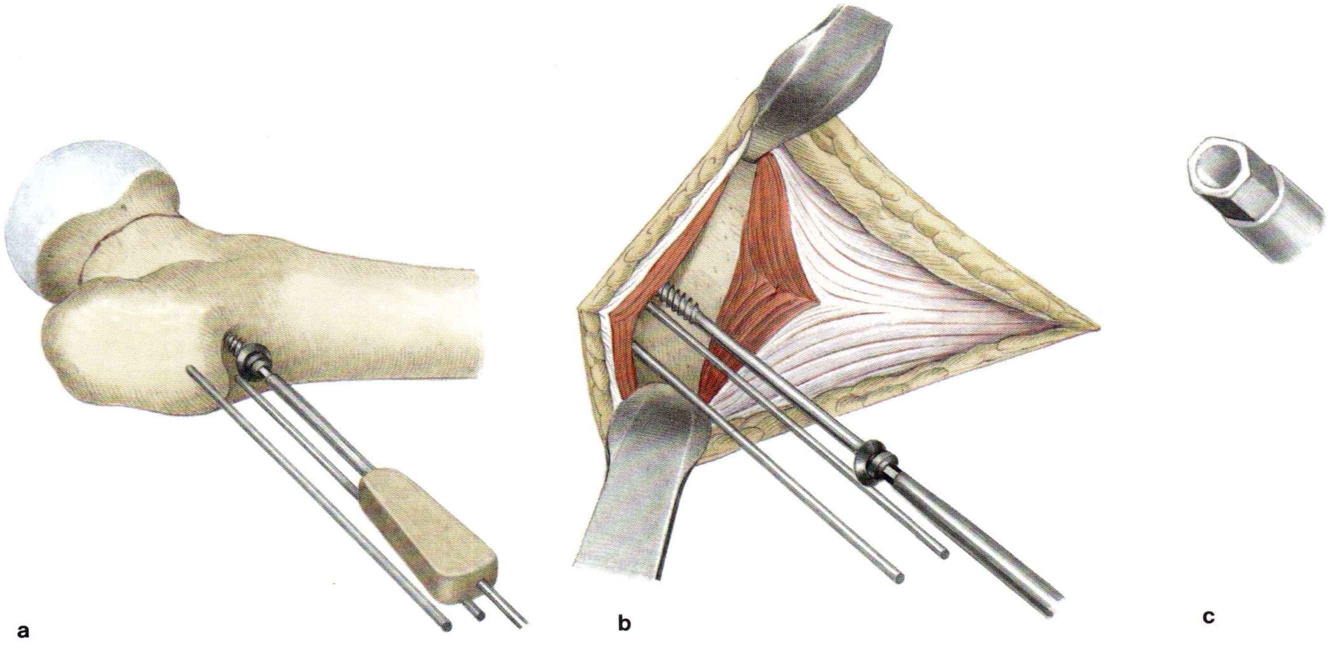

Abb. **42a–c** Die 3 durchbohrten Spongiosazugschrauben werden nach korrekter Längenmessung mit dem durchbohrten Schraubendreher ebenfalls drahtgeführt eingebracht. Dabei ist die Gewindelänge so zu wählen, daß die Gewindegänge der Schrauben im proximalen Fragment zu liegen kommen, um das Zugschraubenprinzip zu gewährleisten. Es empfiehlt sich, zur besseren Kraftaufnahme alle 3 Schrauben mit Unterlegscheiben zu versehen. Bei korrekter Durchführung der Osteosynthese und ausreichender Knochenkonsistenz läßt sich auf diese Weise eine übungs- und teilbelastungsstabile Osteosynthese erreichen.

130°-Platte

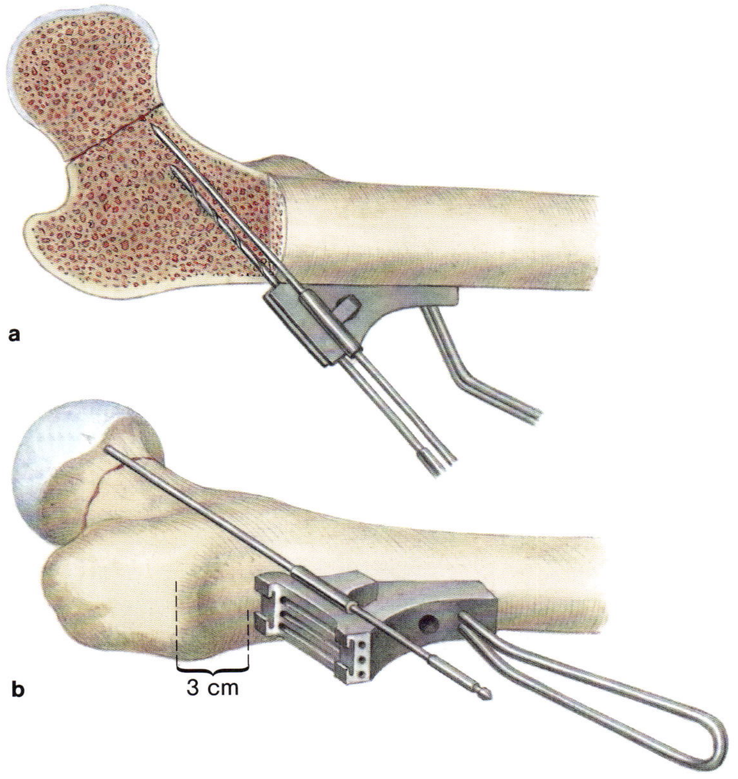

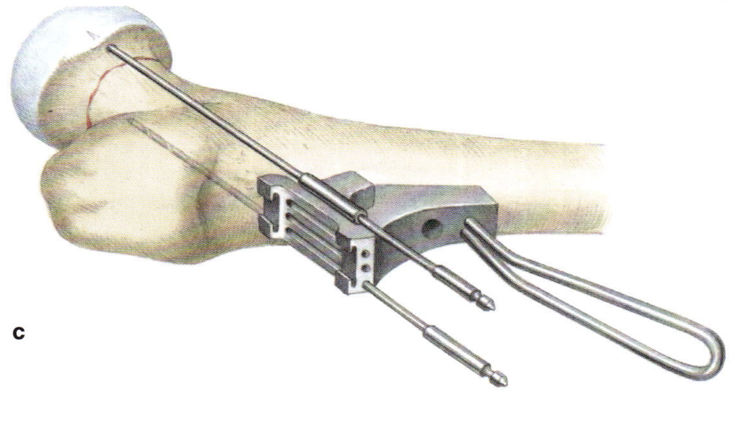

Abb. **43a–c** Für die Osteosynthese mittels 130°-Winkelplatte wird mit Hilfe des 130°-Zielgerätes der Führungsspickdraht über der Ventralseite des Schenkelhalses zur Festlegung des Schenkelhals-Antetorsionswinkels eingebracht (analog der Schraubenosteosynthese). Für die Ausrichtung des Spickdrahtes in der a.-p. Ebene ist zu beachten, daß der Draht relativ kaudal plaziert wird. Anschließend wird das Zielgerät an die laterale Kortikalis des Femurs angepreßt und über die drei Bohrführungen im Zielgerät mittels eines 4,5-mm-Bohrers das Kortikalisfenster vorgebohrt. Bei relativ osteoporotischem Knochen ist die Bohrung der Kortikalis ausreichend, bei festem Knochen wird mit einer Zapfenfräse erweitert und die untere Kante mittels eines kleinen Meißels abgerundet.

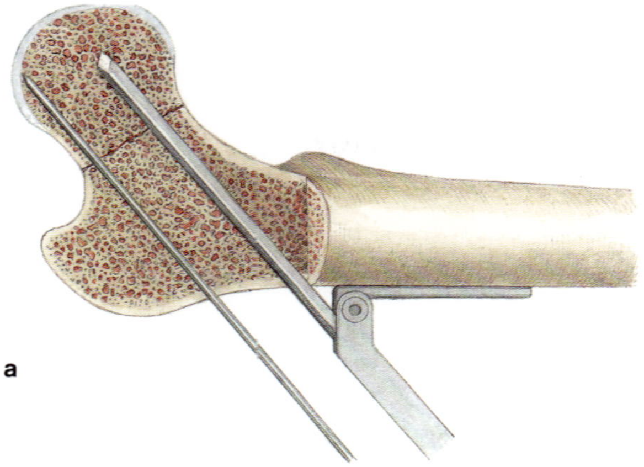

a

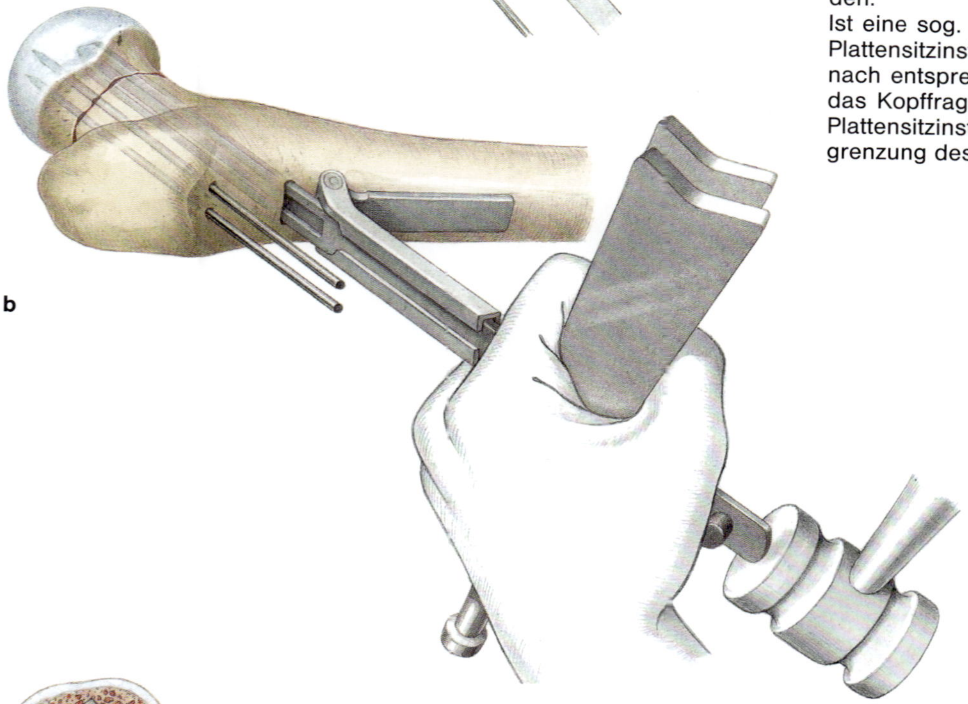

b

Abb. **44a** u. **b** Der Führungswinkel für das Plattensitzinstrument wird auf 50° eingestellt, (180°–130°), die Klinge des Plattensitzinstrumentes durch das Knochenfenster eingeführt und die Führungsplatte auf der Kortikalis des Femurschaftes ausgerichtet. In der seitlichen Ebene muß die Achse der Führungsplatte mit der des Femurschaftes übereinstimmen, damit später der Plattenanteil der Winkelplatte einen achsengerechten Kontakt mit dem Femurschaft findet. Mit vorsichtigen Hammerschlägen wird die Klinge des Plattensitzinstruments in korrekter Richtung (drei Ebenen) vorgeschlagen.
Bei geschlossener Reposition mit Retention auf dem Extensionstisch kann die Klingenspitze unmittelbar bis ca. 1 cm vor die knöcherne Begrenzung des Femurkopfes plaziert werden.
Ist eine sog. offene Reposition vorgesehen, dann wird das Plattensitzinstrument lediglich bis zur Fraktur vorgeführt und nach entsprechender Reposition unter Sicht des Auges in das Kopffragment (unterer Quadrant!) eingeschlagen. Das Plattensitzinstrument soll bis ca. 1 cm vor die knöcherne Begrenzung des Femurkopfes geführt werden.

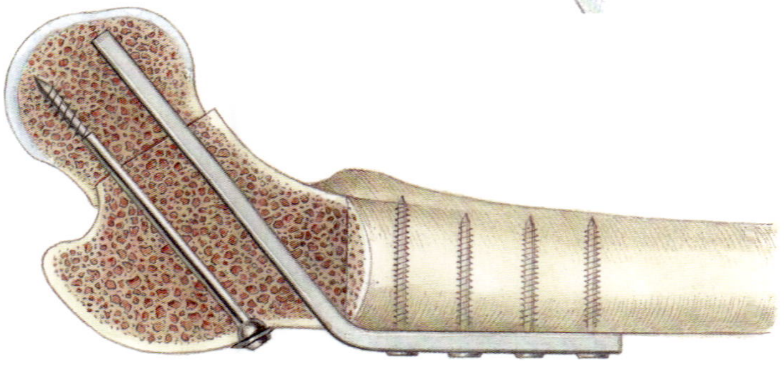

a

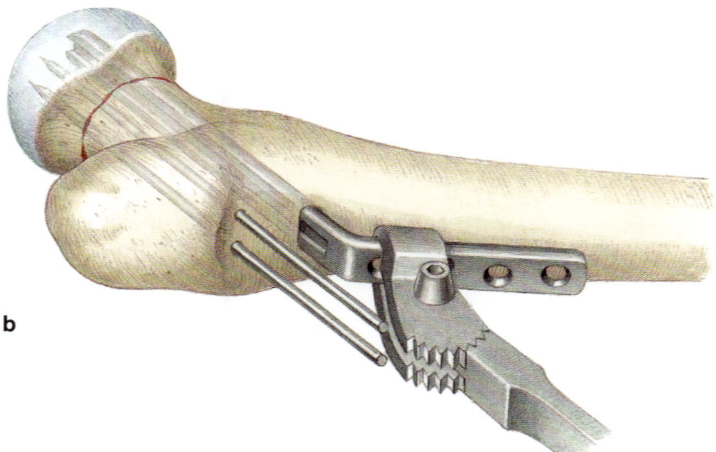

b

Abb. **45a** u. **b** Biomechanisch günstig ist die Reposition mit leichter Valgisierung und Einstauchung des Femurkopfes, indem die kraniale Kortikalis des proximalen Fragmentes über die des distalen Fragmentes einhakt. Auf diese Weise wird der sog. Mechanismus des „Hutes über dem Haken" erfüllt und eine zusätzliche Stabilisierung der Fraktur gewährleistet.
Nach Vorbereiten des Klingenbettes mit dem Plattensitzinstrument wird dieses mit vorsichtigen Schlägen mittels des Schlitzhammers wieder entfernt und anschließend die entsprechende 130°-4-Loch-Platte mit dem Einschlaginstrument armiert. Unter Kontrolle der Rotation mit dem Schlitzhammer wird die Platte in das vorbereitete Plattenlager vorgeschoben und die letzten cm mit leichten Hammerschlägen verankert. Nach Entnahme des Einschlaginstrumentes wird mit Hilfe des Nachschlagbolzens die Platte bis an den Femurschaft herangeführt.

Abb. **45b** zeigt das endgültige Ergebnis nach zusätzlicher Plazierung einer Spongiosazugschraube mit kurzem Gewinde kranial der Winkelplatte zur zusätzlichen Rotationsstabilisierung.

Spezielle Technik bei primärer Umstellungsosteotomie

Bei Bruchformen, die aufgrund des steilen Bruchlinienverlaufs zu instabil sind (Pauwels III), um mit reiner Schrauben- oder Winkelplattenosteosynthese eine ausreichende Stabilität zu erzielen, empfiehlt sich die primäre Umstellungsosteotomie im Rahmen der Erstversorgung und Stabilisierung mittels 120°-Umstellungsplatte. Das Ziel ist, die Frakturfläche so flach zu gestalten, daß durch Umwandung der Scher- in Druckkräfte eine günstige biomechanische Konstellation mit verbesserten Bedingungen für die Frakturheilung erzielt wird.
Das technische Vorgehen entspricht im Prinzip demjenigen bei der Winkelplattenosteosynthese. Abweichungen davon s. Abb. **46–48**.

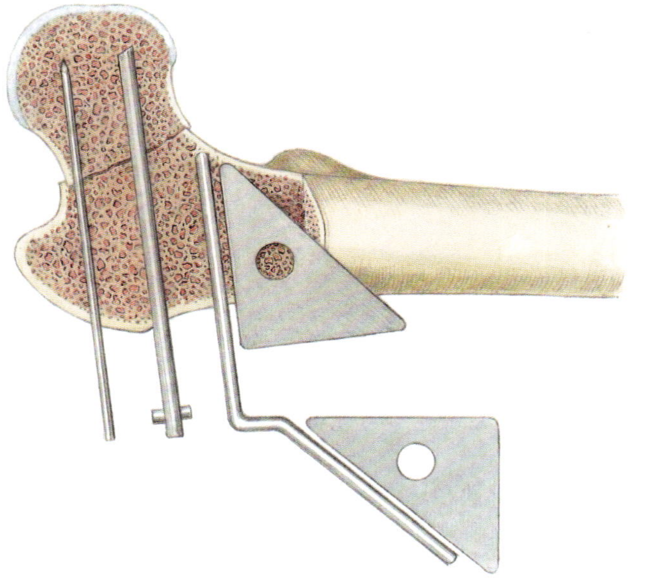

Abb. **46** Die Fraktur wird anatomisch reponiert und temporär mit zwei weiter kranial eingebrachten 2,5-mm-Kirschner-Drähten fixiert. Das Plattensitzinstrument wird vom sog. „Tuberculum innominatum" in den Schenkelhals eingeschlagen. Entsprechende Technik siehe bei Winkelplatten-Osteosynthese (Abb. **43–45**). Die Klingenspitze wird wiederum in den unteren Quadranten des Femurkopfes plaziert. Provisorisch kann die doppelt abgewinkelte 120°-Winkelplatte (Osteotomieplatte) parallel zum Plattensitzinstrument angehalten werden. Der Winkel zwischen der Platte und der Femurschaftachse entspricht dem Winkel des zu entnehmenden Knochenkeils.

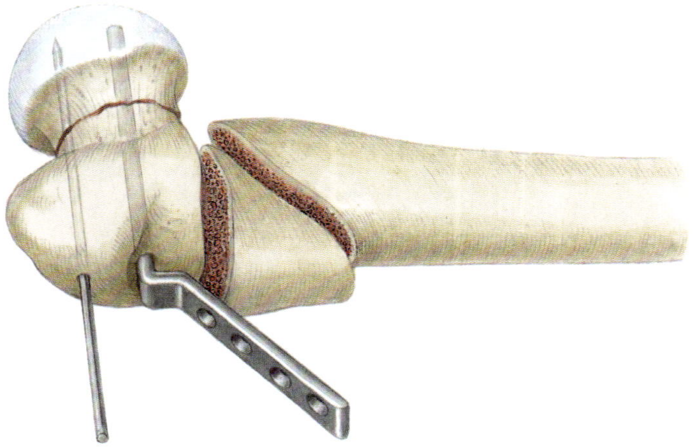

Abb. **47** Der Knochenkeil wird entfernt. Dann erfolgt die Einführung der Plattenklinge mit dem Einschlaginstrumentarium in das vorbereitete Plattenlager.

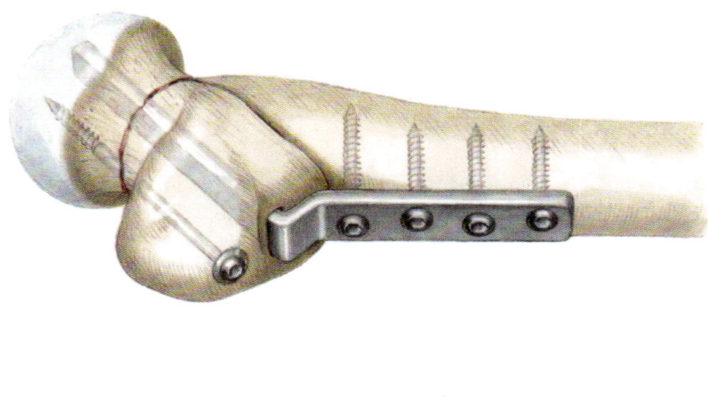

Abb. **48** Nach Entnahme des Knochenkeiles wird die Osteotomie durch Heranführen der Platte an das Femur geschlossen und die Platte durch Besetzen der Schraubenlöcher von distal nach proximal fixiert. Ergänzend wird in der Regel kranial und parallel der Plattenklinge eine 6,5-mm-Spongiosaschraube mit Unterlagscheibe zur Rotationsstabilisierung eingebracht. Durch die Osteotomie wird die Frakturfläche abgeflacht und dadurch die Heilungschance aus biomechanischer Sicht verbessert. Von der Umstellungsosteotomie sollte nur bei instabilen medialen Schenkelhalsfrakturen Gebrauch gemacht werden, da durch Medialisierung des Femurschaftes und starke Valgisierung des Schenkelhalses mit zwangsläufiger Verlagerung des Trochanter major und der Muskelansätze für die Hüftaußenrotation sowie die Glutäalmuskulatur die Statik des proximalen Femurs verändert wird. Zusätzlich kommt es zu einer Beinverlängerung.

Spezielle Technik der DHS bei medialen Schenkelhalsfrakturen

Soll eine mediale Schenkelhalsfraktur durch DHS stabilisiert werden, dann kommt prinzipiell das gleiche technische Vorgehen in Frage wie bei der Osteosynthese der pertrochantären Femurfraktur mittels DHS (s. Versorgung von pertrochantären Frakturen).

Komplikationen

Intraoperative Komplikationen

Als intraoperative Komplikationen kennt man in erster Linie Fehllagen der Implantate insbesondere bei Winkelplatten. Diese können zur Perforation der Klinge durch den Kopf mit Störung der Durchblutung und späterer Femurkopfnekrose führen. Außerdem kann eine Fehllage der Plattenklinge (zu weit dorsal oder kranial usw.) zur Instabilität mit sekundärer Dislokation bei einliegendem Implantat führen. Auch kann die Klinge zu lang gewählt sein, so daß sie teilweise mit ihren Kanten in das Gelenk hineinragt (Femurkopfrundung!) und Sekundärschäden verursacht.
All diese Möglichkeiten müssen intraoperativ bedacht, am Ende der Operation überprüft und verhindert werden. Allenfalls hat eine frühzeitige Sekundärkorrektur zu erfolgen.

Postoperative Komplikationen

Unter den postoperativen Komplikationen ist die sekundäre Dislokation der Fragmente durch Fehllage der Implantate oder durch zu hohe Belastung des operierten Beines durch den Patienten zu nennen. In diesem Fall muß alsbald eine Revisionsoperation mit entsprechender Korrektur (Reosteosynthese, eventuell Umstellungsosteotomie) durchgeführt werden. Bei älteren Patienten oder nicht erhaltbarem Femurkopf kommt die Implantation einer Hüfttotalendoprothese in Frage.
Eine weitere Komplikation ist die gestörte, verzögerte Knochenbruchheilung mit späterer Pseudarthrose des Schenkelhalses. Die Ursache ist meist eine biomechanisch ungünstige Konstellation, die sich mit einer konventionellen Osteosynthese nicht ausreichend lösen läßt. Ist die Femurkopfdurchblutung erhalten, so kann eine Umstellungsosteotomie mit Verbesserung der biomechanischen Bedingungen durchgeführt und damit die Ausheilung der Fraktur erreicht werden.Eine folgenschwere postoperative Komplikation ist die Entstehung einer Femurkopfnekrose. Ist diese partiell und lokalisiert, so kann durch eine Umstellungsosteotomie mit veränderter Kopfeinstellung (Valgisation/Drehung usw.) in wenigen Fällen eine zumindest vorübergehende Kopferhaltung erzielt werden. Hierbei handelt es sich um anspruchsvolle Operationen, die besonderer Erfahrung bedürfen.
In allen anderen Fällen mit ausgedehnter Nekrose ist der Femurkopf nicht zu erhalten und muß durch eine Endoprothese (Teil/Total) ersetzt werden.

Unter den Komplikationen ist die postoperative Infektion in ihrer Auswirkung gravierend. Sie erfordert eine schnelle Revision, Débridement, ausgiebige Spülung, Drainage und eventuell lokale Antibiotika oder Antiseptika. Im Falle einer Implantatlockerung muß ein Implantatwechsel mit Restabilisierung erfolgen.

Wiederholungsoperationen, Korrektureingriffe

Wie unter den Komplikationen beschrieben, ergeben sich die Indikationen zu diesen Eingriffen aus verschiedenen Ursachen wie Sekundärdislokation, Pseudarthrose, Femurkopfnekrose und Infekt. Die einzelnen Maßnahmen sind im Vorkapitel bereits beschrieben, so daß darauf verwiesen werden kann.

Begleit-, Nachbehandlung

Bei sicherer Stabilisierung mittels Osteosynthese, bei solidem Knochen und bei unproblematischen Weichteilverhältnissen kann der Patient frühzeitig (erster postoperativer Tag) mobilisiert werden und sich mit Hilfe von Gehstützen unter Teilbelastung fortbewegen. Die Teilbelastung beginnt in der Regel mit ca. 20 kp. In speziellen Fällen (Trümmerzone, Osteoporose usw.) muß ein individuelles Nachbehandlungsprotokoll erstellt werden, welches sich neben dem klinischen Befund an postoperativen Röntgenkontrollen nach einer, fünf, acht und zwölf Wochen orientiert.
Die Teilbelastung mit Zunahme bis zur Vollbelastung sollte jeweils in Abhängigkeit von der individuellen Situation festgelegt werden. Bei ungestörtem Verlauf ist in der Regel ab der 12. Woche Vollbelastung möglich. Wichtig und hilfreich ist insbesondere während der Frühphase eine krankengymnastische Gangschulung mit Überwachung der Statik und des Gangbildes.

Versorgung von medialen Schenkelhalsfrakturen durch Endoprothese

Narkose

Allgemeinnarkose oder Spinal- oder Periduralanästhesie.

Lagerung

Rückenlagerung auf dem Normaltisch.

Zugangswege

Der üblichen präoperativen Planung für den Eingriff folgend wird als Zugang in der Regel der transglutäale Zugang nach Bauer verwendet.

Arbeitsschritte

1 Rückenlage mit frei beweglichem, abgedecktem Bein.
2 Lateraler, transglutäaler Zugang nach Bauer.
3 Eröffnen und evtl. Entfernung der ventralen Gelenkkapsel.
4 Osteotomie an der durch präoperative Planungsskizze ermittelten Stelle des Schenkelhalses.
5 Entfernen des Schenkelhalses und des Femurkopfes mit Inspektion der Hüftpfanne.
6 Evtl. Entfernen der dorsalen Hüftkapsel mit dorsalen Restfragmenten.
7 Entknorpelung mit sparsamem Fräsen der Pfanne.
8 Implantation der Pfannenprothese.
9 Unter Außenrotation und Adduktion des Beines Darstellen der Trochanterregion.
10 Eröffnen des Femurschaftes.
11 Fixation des Femurteiles der Prothese.
12 Auswahl des passenden Kopfes mit korrekter Halslänge.
13 Reposition, Überprüfen der Beweglichkeit, Hüftstabilität und Beinlänge.
14 Schichtweiser Wundverschluß.

Bei der Implantation einer (bipolaren) Kopfprothese entfallen die Schritte, die sich auf die Implantation der Hüftpfanne beziehen.
Hemiarthroplastiken sollten unter strenger Berücksichtigung des Alters und der Lebenserwartung des Patienten Verwendung finden.

Spezielle Technik

Implantation einer Hüfttotalendoprothese

Die Hemiprothese (alleiniger Ersatz des Femurkopfes) ist angezeigt, wenn der Allgemeinzustand des Patienten die Implantation einer Totalendoprothese nicht zuläßt, der Patient weitgehend immobil oder gar bettlägerig ist (dann nur einfache Kopfprothese).
Wird die Lebenserwartung des Patienten unter 8–10 Jahren eingeschätzt und besteht keine Koxarthrose, dann kann man sich zur bipolaren Kopfprothese entschließen. In der Mehrzahl der Fälle ist die Implantation einer Hüfttotalendoprothese (Kopf und Pfanne) zu empfehlen, insbesondere bei jüngeren Patienten mit längerer Lebenserwartung. Bei einer Lebenserwartung von ca. unter 15 Jahren kann die Hüfttotalendoprothese nach der zementierten Technik eingesetzt werden. In allen anderen Fällen ist einer zementfrei implantierten Hüfttotalendoprothese der Vorzug zu geben.

*Zementierte Hüfttotalendoprothese**
(Beispiel sog. Geradschaft)

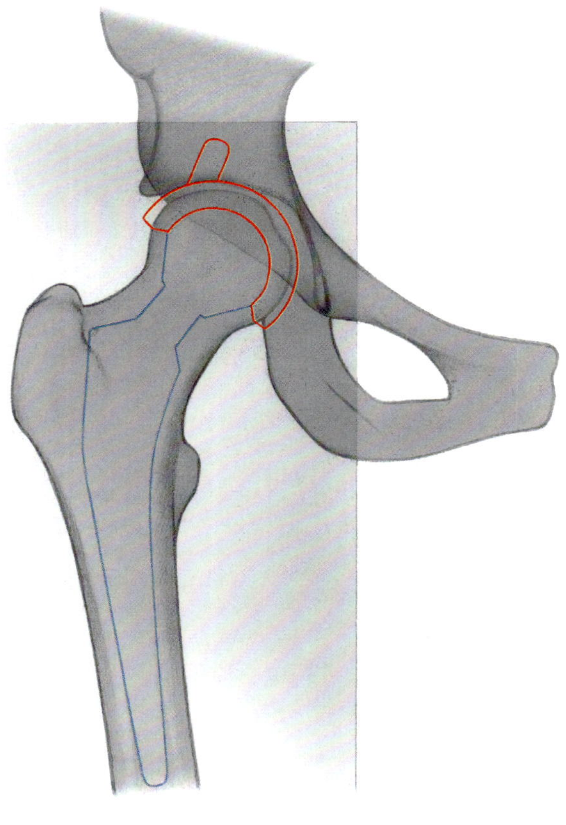

Abb. **49** Anhand der für jeden Prothesentyp mitgelieferten Pfannen- und Schaftschablonen wird die präoperative Planung mit Festlegung der Pfannengröße anhand des Röntgenbildes der zu operierenden Seite und der anatomisch korrekte Sitz der Pfanne bestimmt. Der Pfannenmittelpunkt wird eingezeichnet. Anschließend erfolgt die Bestimmung der Größe des Prothesenschaftes in analoger Weise mit der Schaftschablone. Hierbei empfiehlt es sich, häufig Röntgenaufnahmen der Gegenseite zu verwenden, weil die verletzte Seite mit der Schenkelhalsfraktur meist in typischer Rotationsfehlstellung auf dem Röntgenbild zur Darstellung kommt. Auf Transparentpapier wird der Umriß der Femurschaftprothese eingetragen und der Kopfmittelpunkt des geplanten Prothesenschaftes eingezeichnet. Anschließend werden Pfannen- und Kopfmittelpunkt in Übereinstimmung gebracht und damit die Gesamtplanung beendet.

* Der endoprothetische Ersatz wird am Beispiel einer zementverankerten Geradschaftprothese dargestellt. Für die zementfreie Verankerung sind jeweils implantatspezifische Besonderheiten zu beachten.

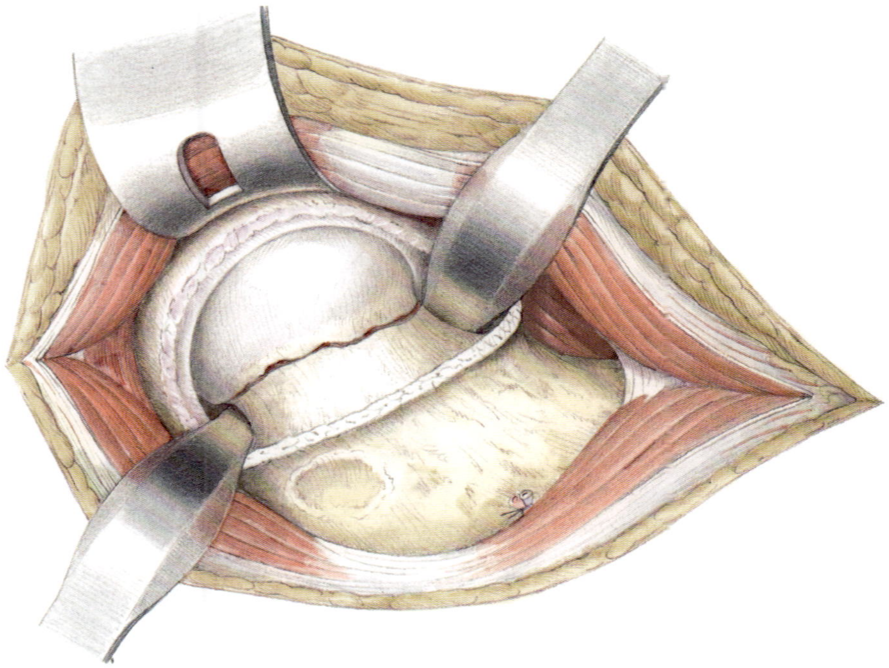

Abb. **50** In der Regel wird der transglutäale Zugang nach Bauer gewählt und, soweit erforderlich, die ventrale Gelenkkapsel entfernt. Die mediale Schenkelhalsfraktur wird sichtbar und entsprechend der Planung eine Osteotomie vorgenommen.

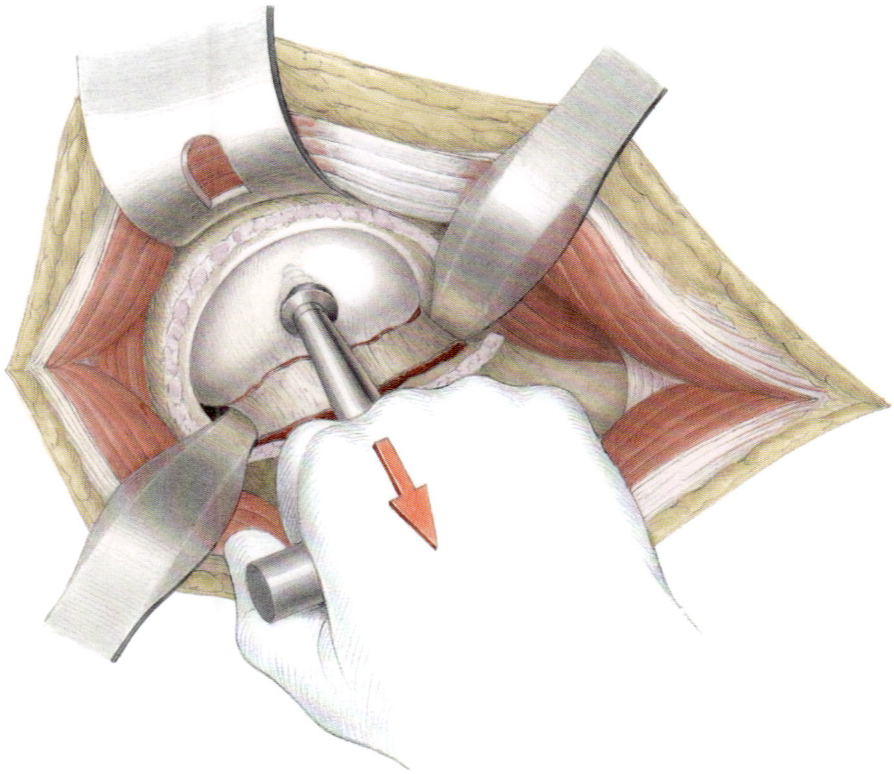

Abb. **51** Die Bruchstücke des Schenkelhalses und die nach der Osteotomie entstandene Knochenscheibe sowie der Femurkopf werden entfernt. Die Luxation des Femurkopfes mit dem medialen Schenkelhalsteil läßt sich mit Hilfe des Kopfbohrers („Korkenziehers") bewerkstelligen.

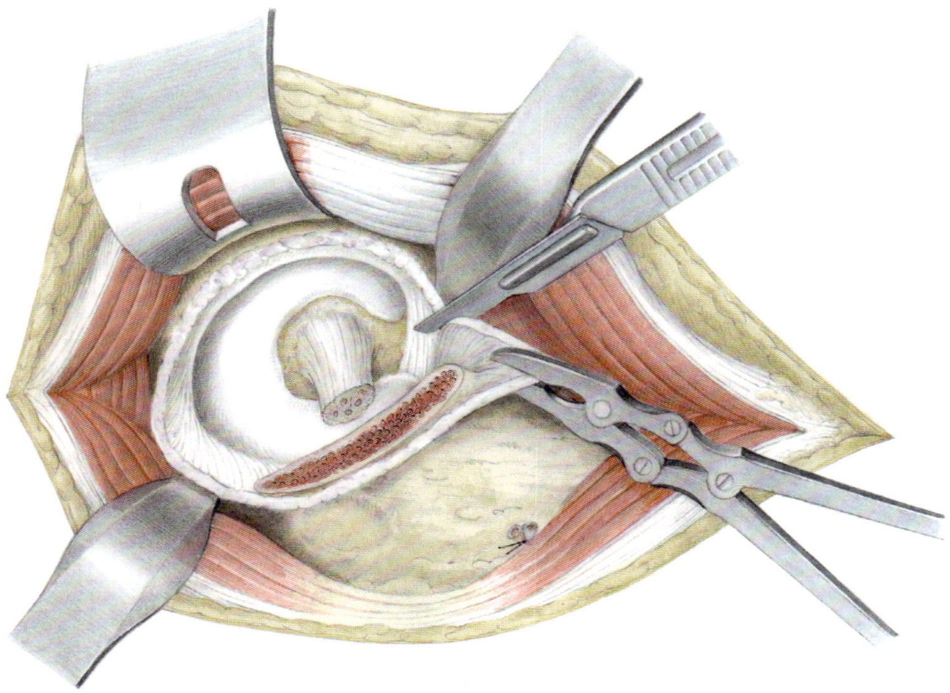

Abb. **52** Die gesamten Kapselreste und die Weichteile in der Fossa acetabuli werden einschließlich restlicher Fragmente entfernt.

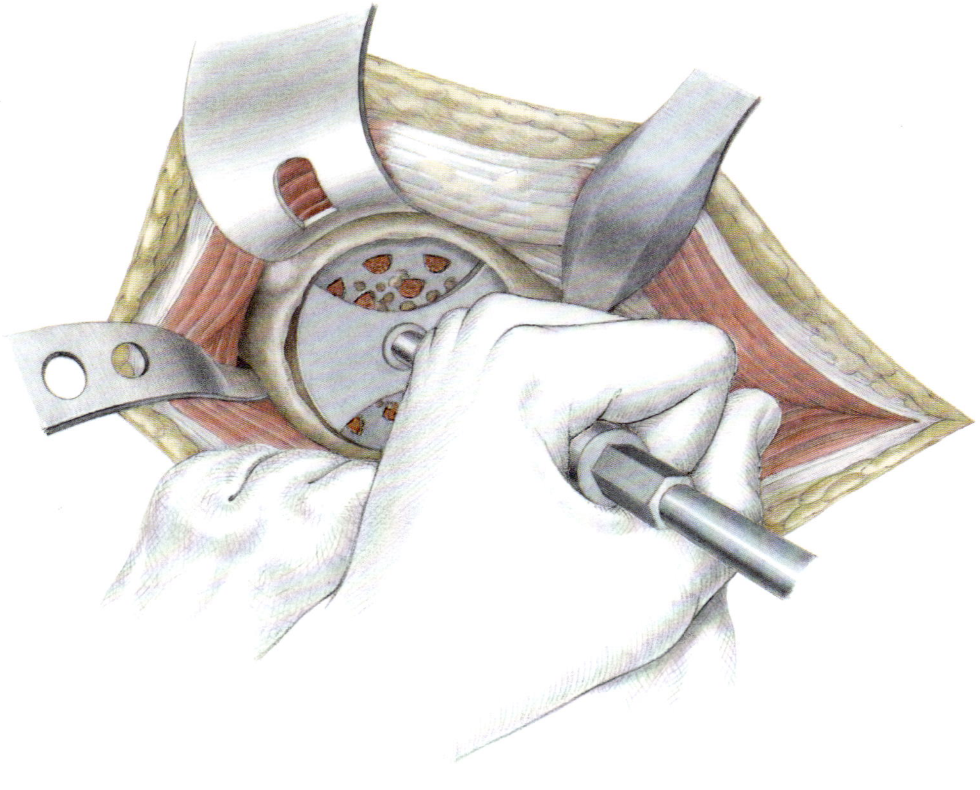

Abb. **53** Die Hüftpfanne wird mit der motorbetriebenen Pfannenfräse entknorpelt und sparsam aufgefräst. Das Fräsen erfolgt parallel zur Pfanneneingangsebene. Es sollte möglichst viel subchrondraler Knochen erhalten werden. Bei dysplastischen, flachen Pfannen ist ggf. ein Pfannenaufbau vorzunehmen (spezielle Techniken s. Orthopädische Operationslehre).

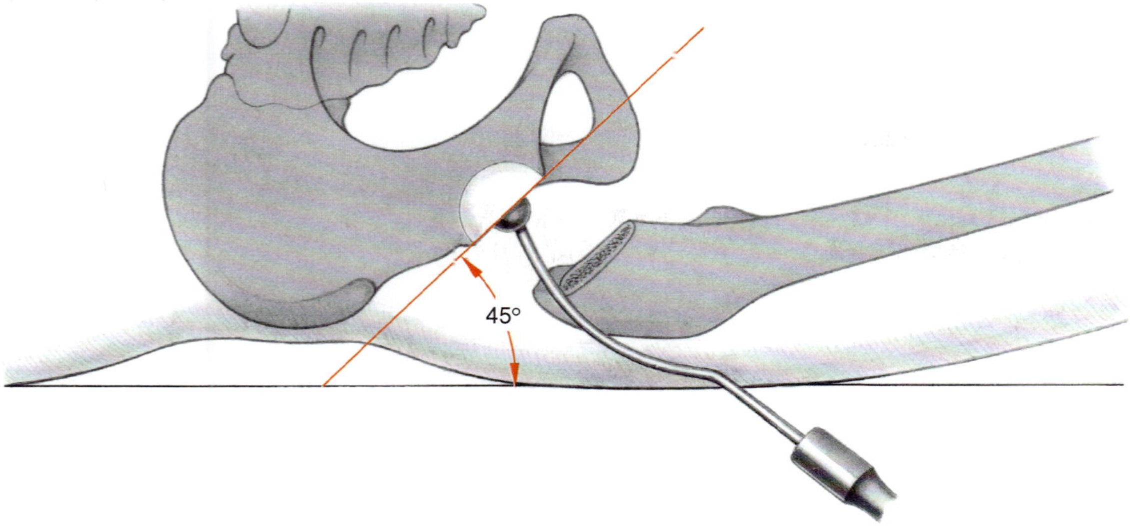

Abb. **54a** Einsetzen der Probepfanne und Überprüfung auf Stabilität. Positionierung der Pfanne unter Beachtung einer Inklination von 45° zur Längsachse des Patienten und leichter Anteversion (Zielgeräte am Handgriff zur besseren Orientierung!).

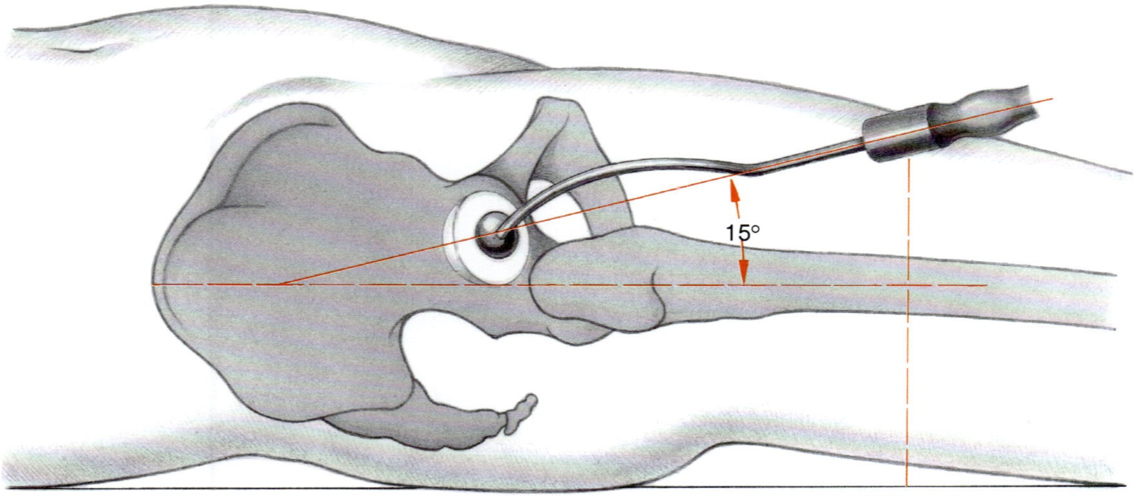

Abb. **54b** In der seitlichen Ebene ist die Probepfanne so auszurichten, daß ca. 10–20° Anteversion erreicht werden. Nach dieser Orientierung kann dann die endgültige Pfanne implantiert werden.

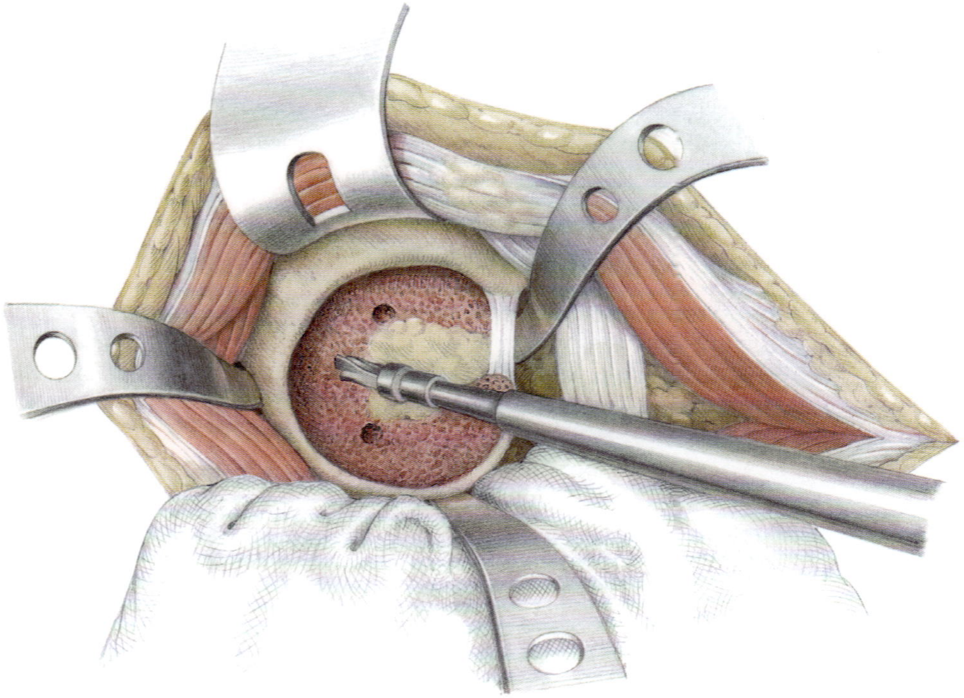

Abb. **55** Für die zementierte Technik werden am Pfannendach 3–4 Löcher mit einem Zapfenbohrer angelegt, um die Zementverankerung zu verbessern.
Das Azetabulum wird gespült, leergesaugt und mit Stieltupfern getrocknet. Dann wird der Knochenzement manuell eingebracht und mittels eines großen Löffels in die Pfanne eingepreßt.

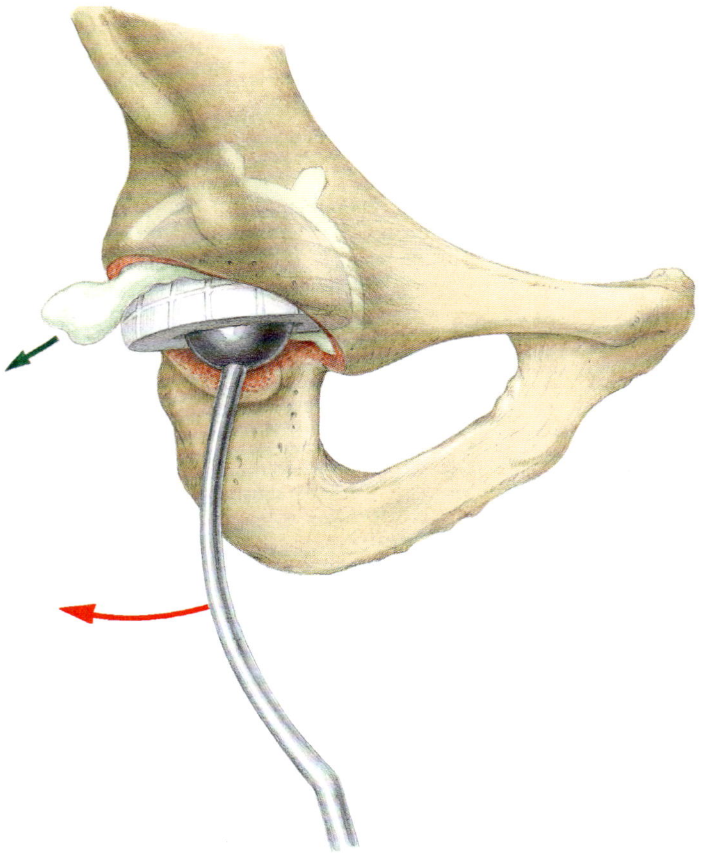

Abb. **56a** Die Polyäthylenpfanne wird unter Beachtung der korrekten Winkelstellung zur Pfanneneingangsebene (45° Inklination und 10–20° Anteversion) in den Pfannengrund eingebracht und mit Hilfe des Pfannensitzinstruments ausgerichtet.

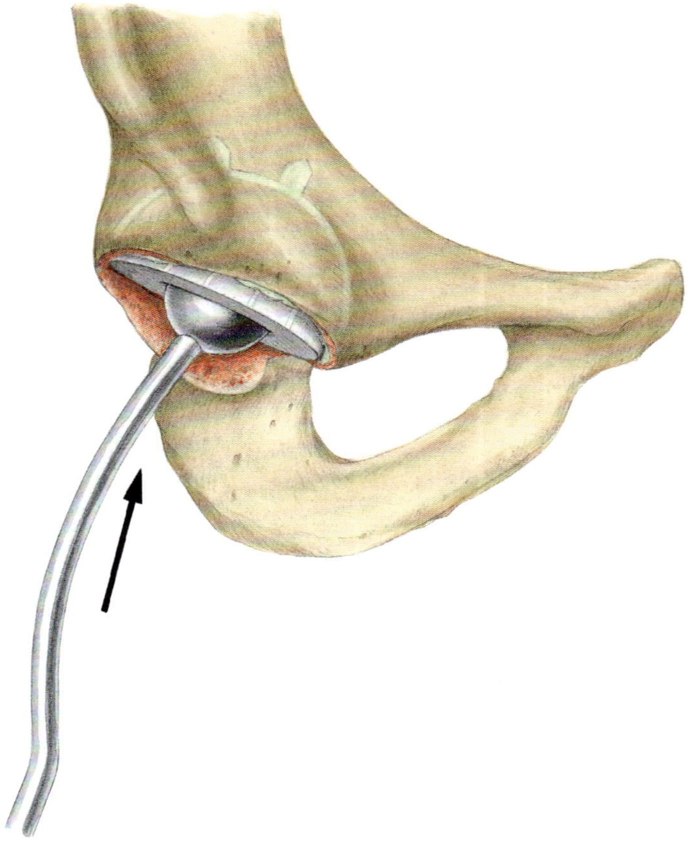

Abb. **56b** Die Pfanne wird eingepreßt und etwas nachgeschlagen. Nochmals wird die korrekte Ausrichtung der Pfanneneingangsebene überprüft und dann überschüssiger Zement entfernt. Nach Aushärtung des Zements wird das Pfannensitzgerät entfernt.

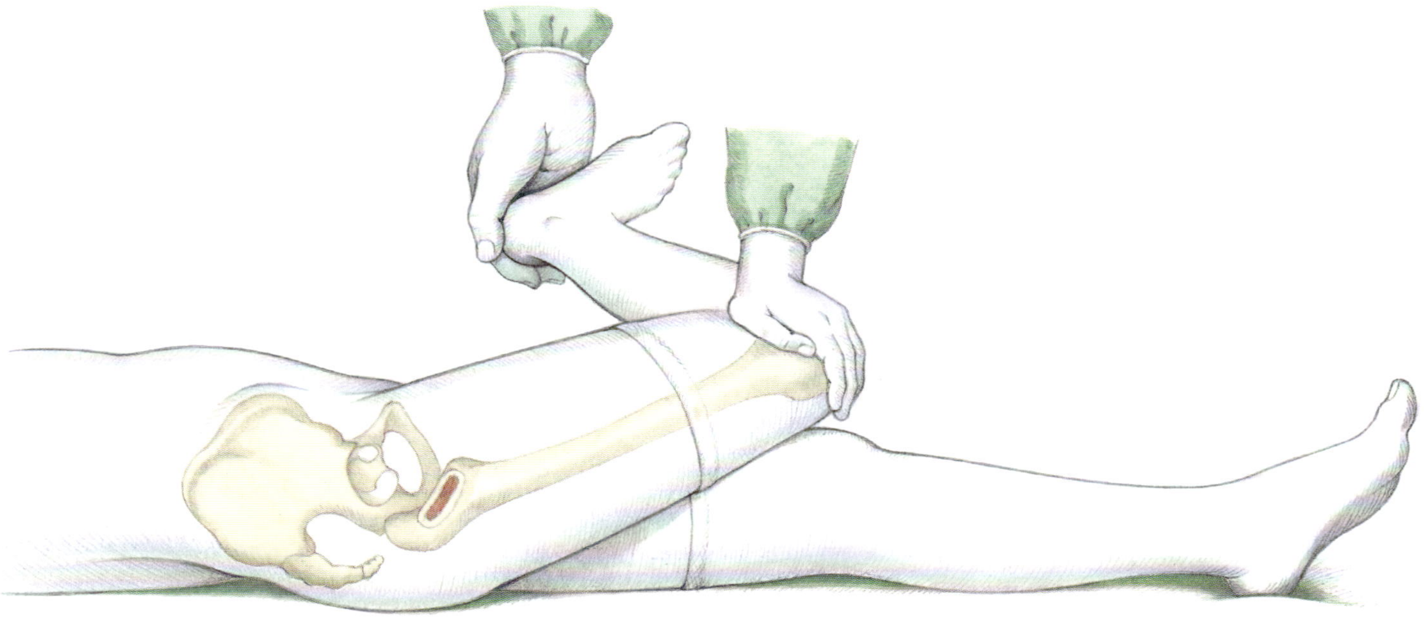

Abb. **57** Nach Implantation der Pfanne wird unter Außenrotation und Adduktion bei möglichst geringer Flektion die Trochanterregion mit der Schenkelhalsosteotomie dargestellt.

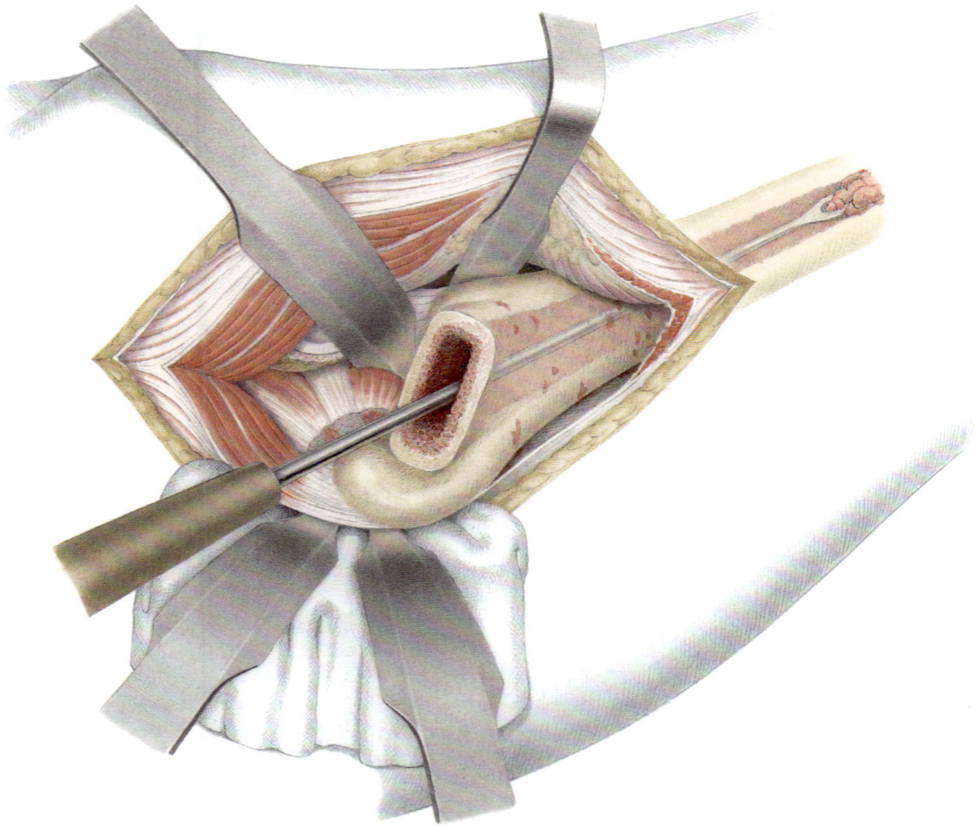

Abb. **58** Die korrekte Lage der Osteotomie wird überprüft und, falls erforderlich, entsprechend der präoperativen Planung mit der Säge korrigiert. Der Markraum des proximalen Femurs kann mit Hilfe eines scharfen Löffels eröffnet werden. Durch Einsetzen von Hohmann-Hebeln lassen sich die Weichteile weghalten und der Zugang übersichtlich darstellen.

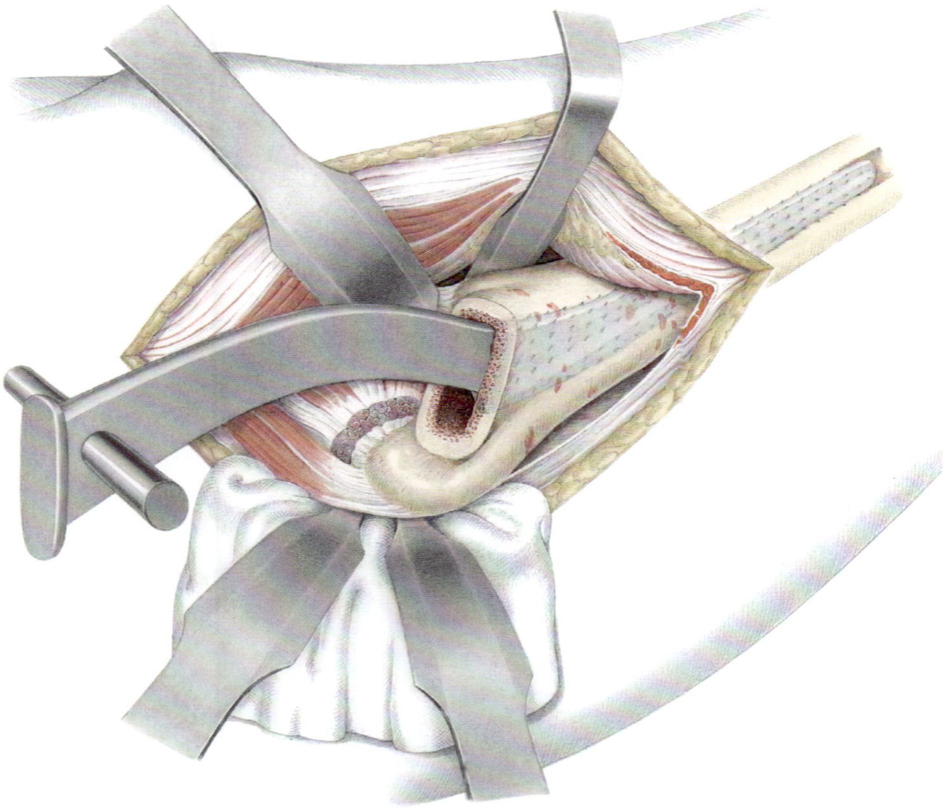

Abb. **59** Der Femurmarkraum wird mit entsprechenden Raspeln schrittweise erweitert. Die Raspeln müssen so ausgerichtet werden, daß sie 10° Antetorsion gegenüber dem Femurschaft aufweisen. Wird mit der letzten Raspel ein fester Sitz erzielt, hat die Raspeloberfläche die Kortikalis erreicht, wodurch eine gute Verankerungsmöglichkeit zu erwarten ist.

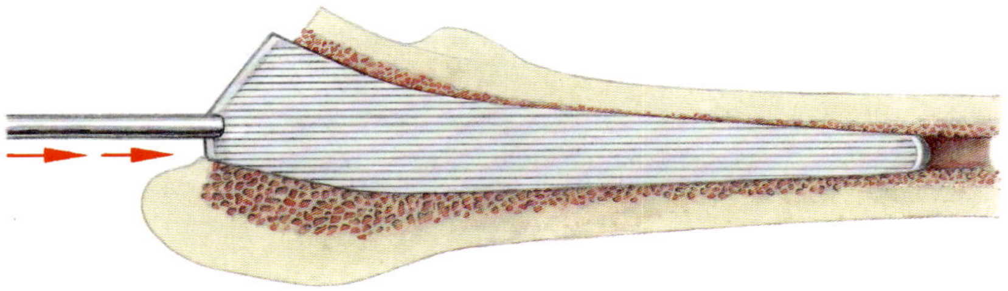

Abb. **60a** Probeweise wird die Testprothese der entsprechenden Größe impaktiert.

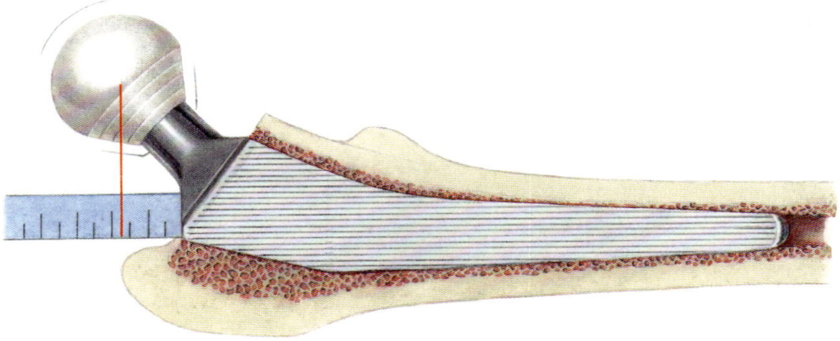

Abb. **60b** Auf die Testprothese können sog. Testköpfe mit drei verschiedenen Halslängen aufgesteckt werden.

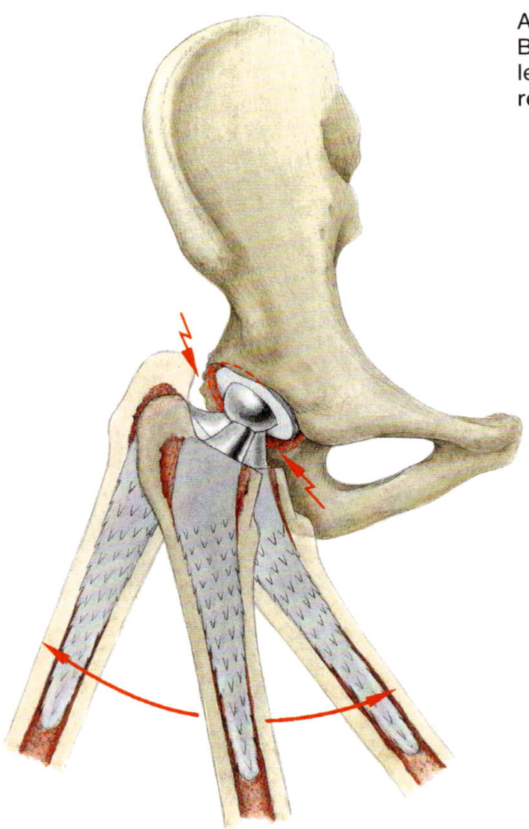

Abb. **61** Probereposition der Prothese mit Überprüfen der freien Beweglichkeit in allen Bewegungsgraden sowie einer stabilen Gelenkführung. Liegen Bewegungseinschränkungen vor, müssen deren Ursachen beseitigt werden (Exophyten, falsche Halslänge usw.).

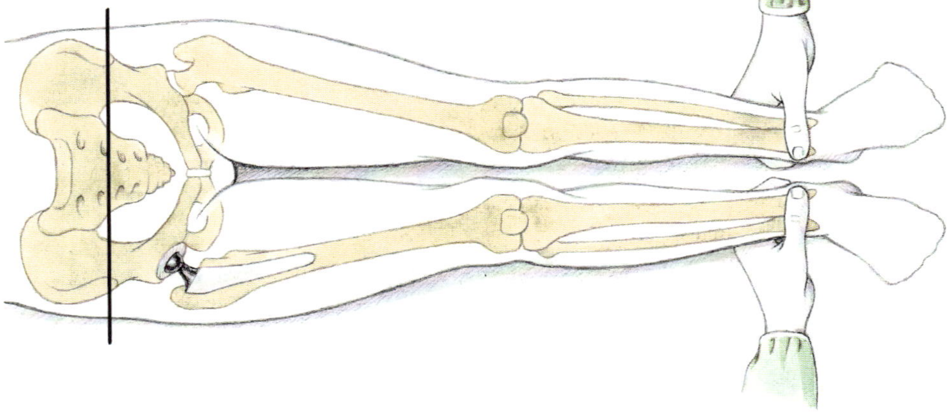

Abb. **62** Die Beinlänge wird durch parallele Ausrichtung beider Beine unter manueller Markierung der vorderen oberen Darmbeinstachel sowie der Innenknöchel verglichen und geprüft. Normalerweise sollte keine Beinlängendiskrepanz bestehen. Meist besteht eine Tendenz zu geringer Verlängerung des operierten Beines.

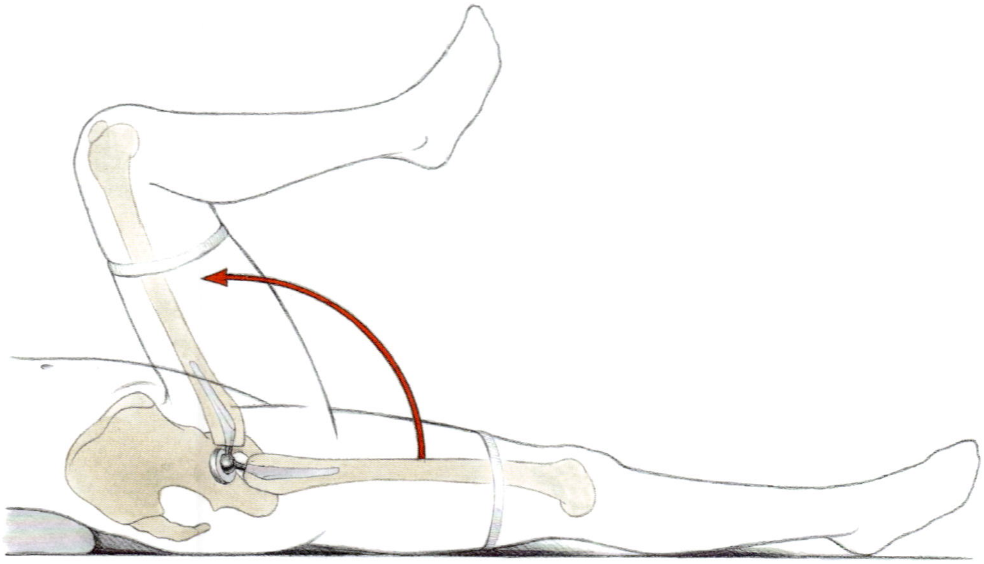

a

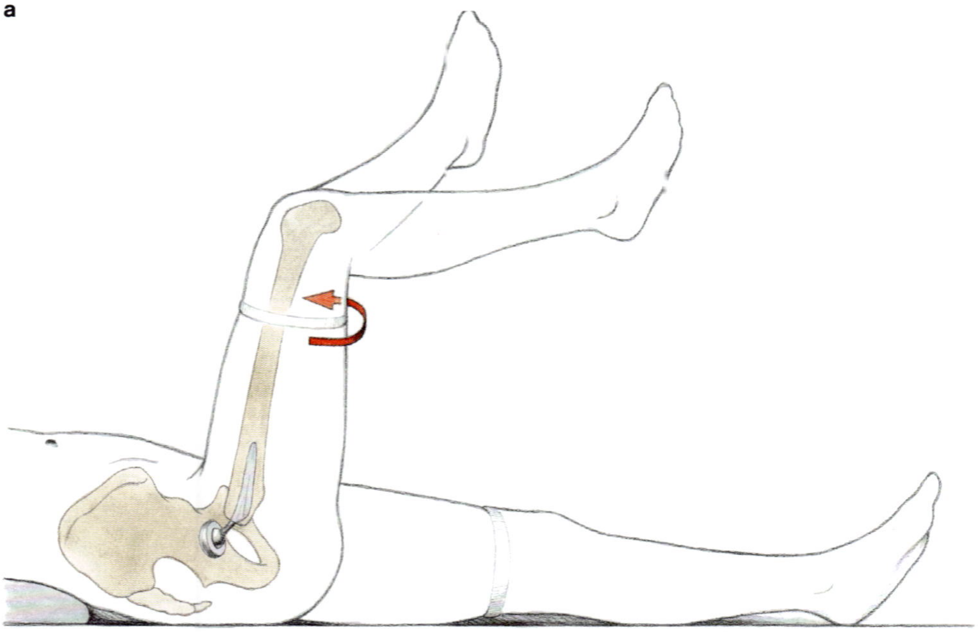

b

Abb. **63a** u. **b** Endgültiger Stabilisationstest der Hüfte. Unter Beugung bis 100° (**a**) wird in Innen- und Außenrotation (**b**) die Luxationstendenz des Hüftgelenkes getestet. Kommt es unter diesen extremen Bewegungsgraden nicht zur Luxation des Hüftgelenkes, so ist eine postoperative Luxation des ersetzten Hüftgelenkes nicht zu befürchten. Jetzt können der entsprechende Schaft und Prothesenkopf endgültig ausgewählt werden.

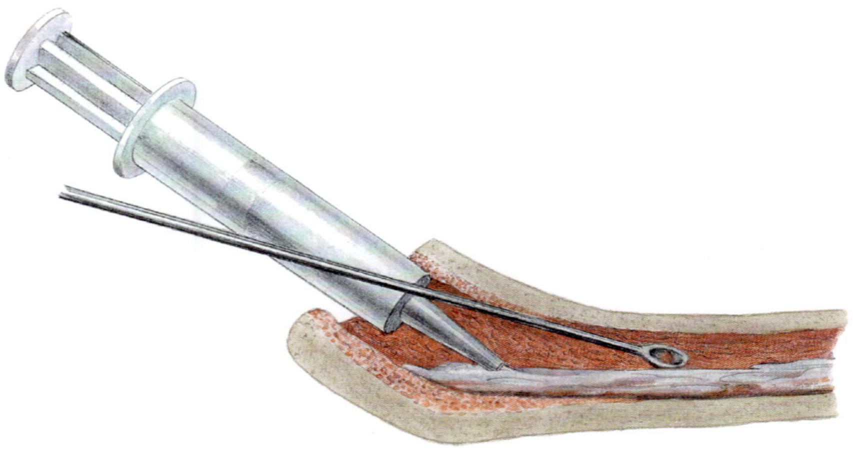

Abb. **64** Entfernen der Testprothese aus dem Femurmarkraum und Ausspülung.

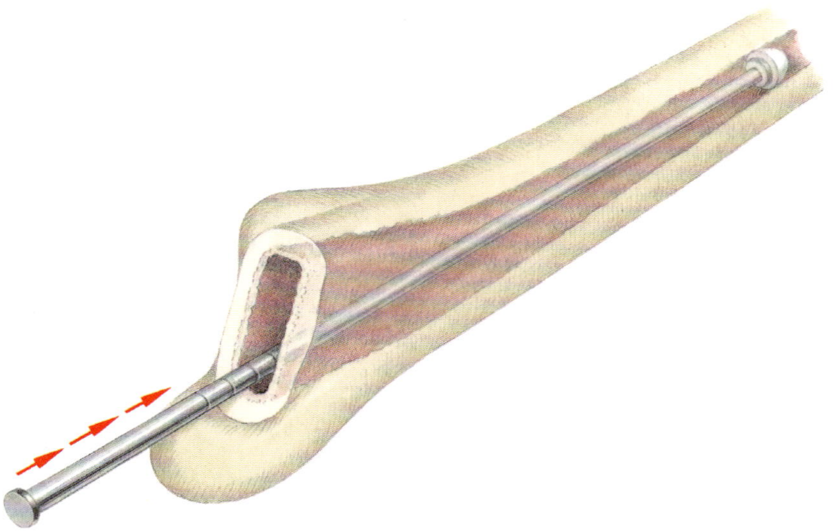

Abb. **65** In den Markraum wird ein Markraumsperrer eingebracht. Dieser muß seine endgültige Position dicht unterhalb der Spitze des einzementierten Prothesenschaftes finden.
Als Markraumsperrer kommen in Frage ein Spongiosazylinder (entnommen aus dem entfernten Femurkopfpräparat), ein nicht resorbierbarer Kunststoff-Markraumsperrer oder ein Markraumsperrer aus resorbierbarem Material (z.B. Polydioxanon, Polylactid).

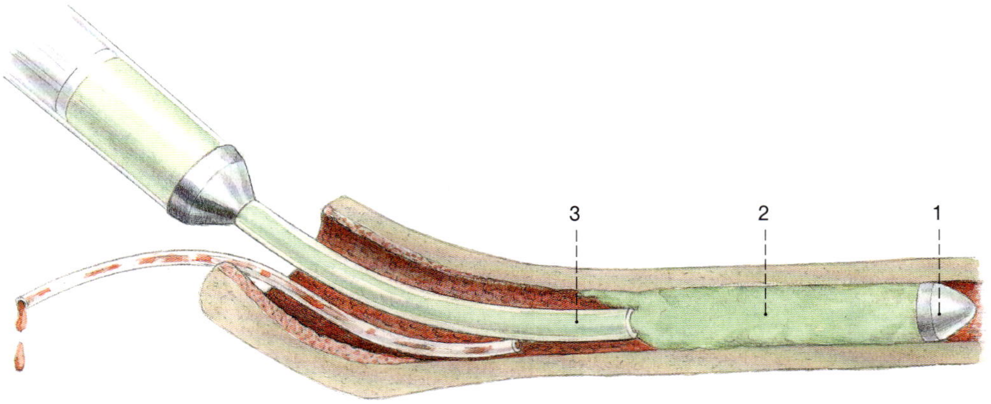

Abb. **66** Es wird ein Redon-Ring in den verbliebenen Markraum eingeführt und mit der Zementpistole manuell oder mit Druckluft der Zement direkt über den konischen Ansatz der Zementpatrone oder über einen aufgesetzten „Schnorchel" von der Tiefe aus in den Markraum für die Femurprothese eingefüllt. Ausgetretenes Blut und Markgewebe werden bei Einfüllen des Zements über den Redon-Drain aus dem Markraum herausgepreßt.

1 Markraumsperrer
2 Zement
3 „Schnorchel"

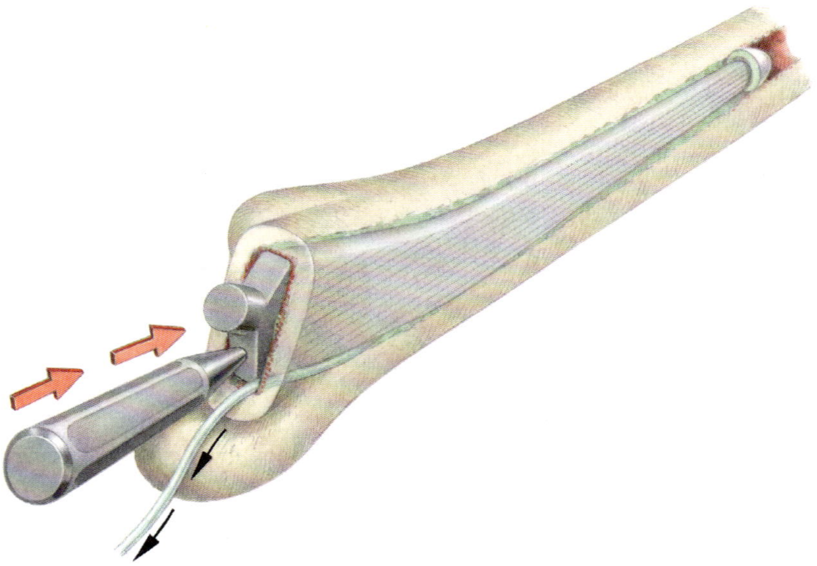

Abb. **67** Die Schaftprothese wird in korrekter a.-p. Position und Rotation in den vorbereiteten Markraum zunächst manuell eingeschoben und dabei den Redon-Drain entfernt. Für den endgültigen Sitz wird die Prothese durch leichte Hammerschläge eingetrieben. Abschließend wird erneut die Position der Prothese überprüft und mit dem Repositeur die Stellung der Schaftprothese zum Femur so lange stabil gehalten, bis der Knochenzement ausgehärtet ist. Während des Aushärtungsvorganges muß das proximale Femur gekühlt werden, um Knochennekrosen durch die dabei entstehende Wärmeentwicklung zu vermeiden.

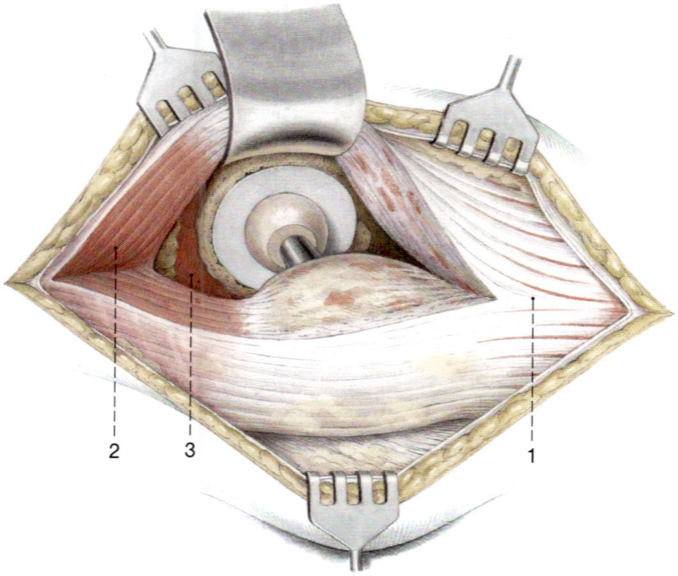

Abb. **68** Nach Aushärten des Zements und Entfernen überschüssiger Zementanteile wird der Prothesenhalskonus gesäubert, der ausgewählte Prothesenkopf aus Keramik oder Metall mit der korrekten Halslänge aufgesetzt und durch sanfte Hammerschläge mit dem Repositeur auf dem Femurkopf endgültig verankert. Die Hüftpfanne wird nochmals durchgespült, leergesaugt und getrocknet. Jetzt erfolgt die endgültige Reposition durch leichten Zug am Bein und Druck mit dem Repositeur auf den Femurkopf.

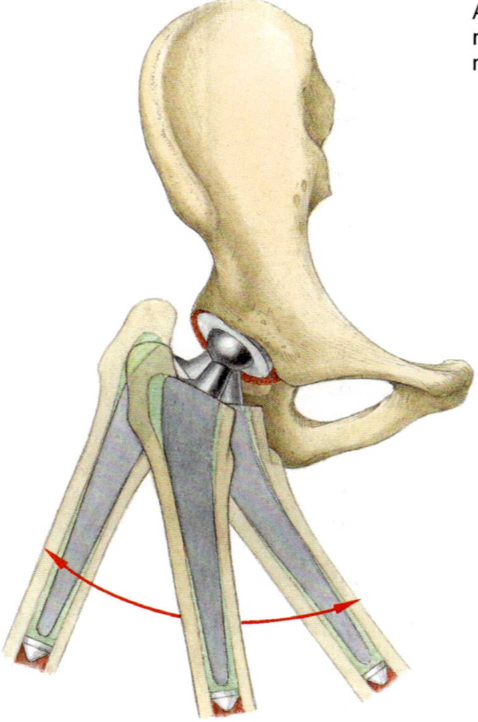

Abb. **69** Nach der Reposition wird die Hüftgelenkbeweglichkeit erneut kontrolliert. Ausgiebige Spülung des Hüftgelenkes zur Entfernung allfälliger Zement- oder Knochenreste in den Weichteilen.

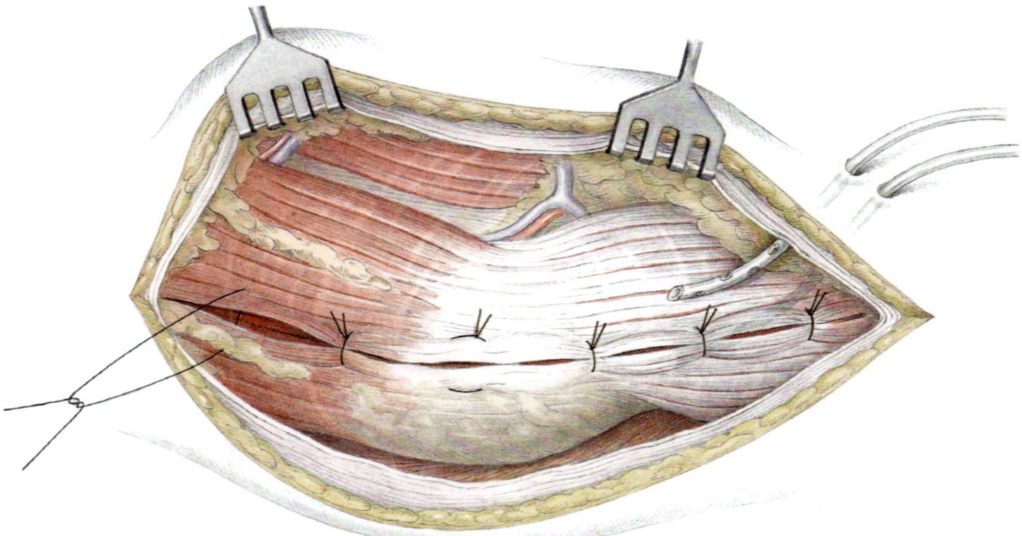

Abb. **70** Schichtweiser Wundverschluß mit Einlage von Redon-Drainagen in das Gelenk und die Weichteile sub- und epifaszial. Naht der Fascia lata.

Zementfreie Hüfttotalendoprothese

Es sollen nur diejenigen Schritte beschrieben werden, die gegenüber der Implantation einer zementierten Totalendoprothese abweichen.

Es steht eine Reihe verschiedener Endoprothesenmodelle für die zementfreie Verankerung zur Verfügung. Für ihren Einsatz sind jeweils implantatspezifische Besonderheiten zu beachten.

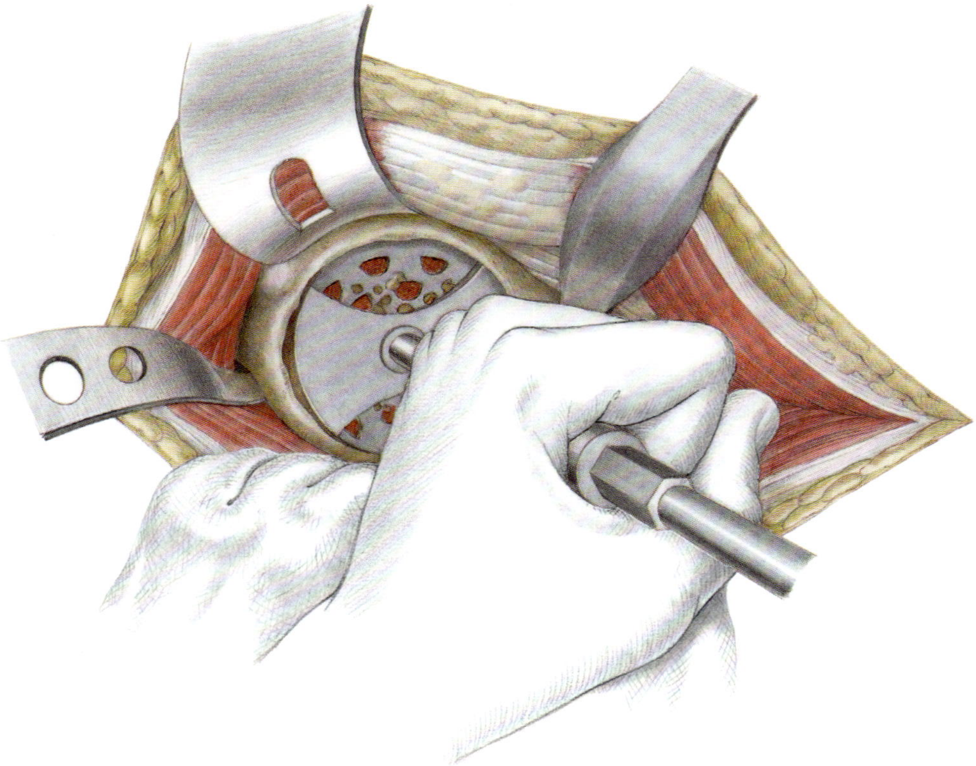

Abb. **71** Der Zugang und die Präparation der Weichteile erfolgt wie bei der zementierten TEP (s. Abb. **50**–**52**).
Die Pfanne wird mit der speziellen hemisphärischen Pfannenfräse paßgerecht, sparsam angefrischt und aufgefräst. Die Größenabstufung hierbei ist in der Regel feiner als bei der zementierten Pfannenprothese.
Die Positionierung der Pfanne erfolgt entsprechend Abb. **54a** u. **b**.

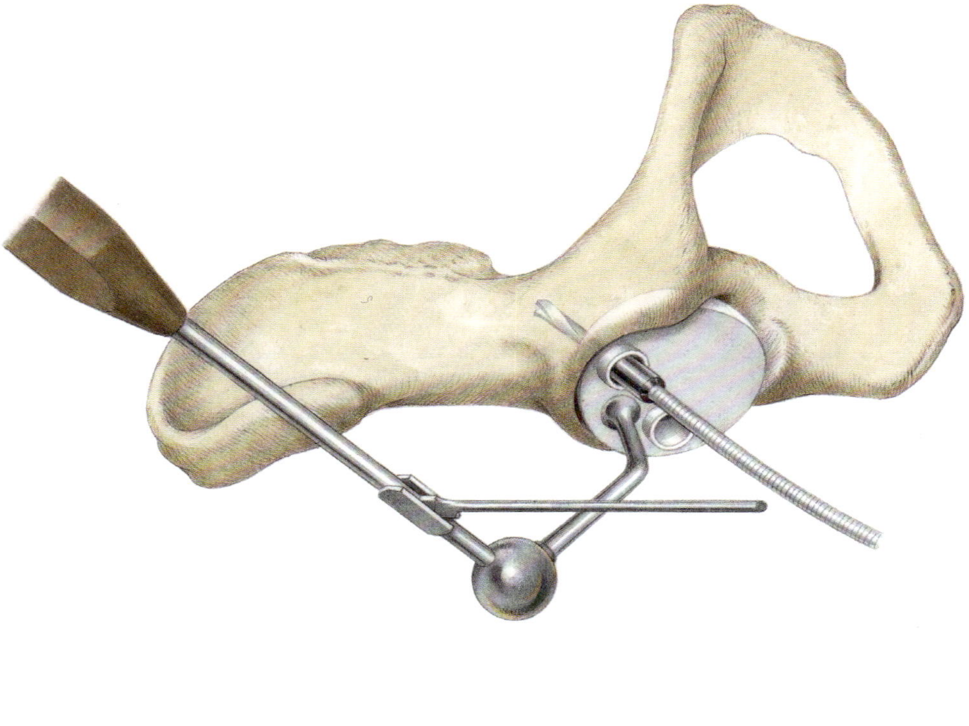

Abb. **72** Der Einsatz der Pfanne erfolgt mit Hilfe des Zielinstrumentariums unter Beachtung einer Inklination von 45° und einer Anteversion von 10–20° zur Pfanneneingangsebene.
Entsprechend der Wahl der zementfrei zu implantierenden Pfanne erfolgt die Vorbereitung der angefrischten Pfannenhöhle. Zusätzliche Verankerungslöcher lassen sich mit Hilfe eines Zielgerätes mit Bohrkopf und flexibler Welle anbringen. Bei der Wahl eines anderen Pfannenimplantats mit unterschiedlicher Verankerungstechnik (zusätzliche Schraubenverankerung, Pressfit-Pfannen, Schraubpfannen usw.) sind die jeweiligen technischen Besonderheiten zu beachten.

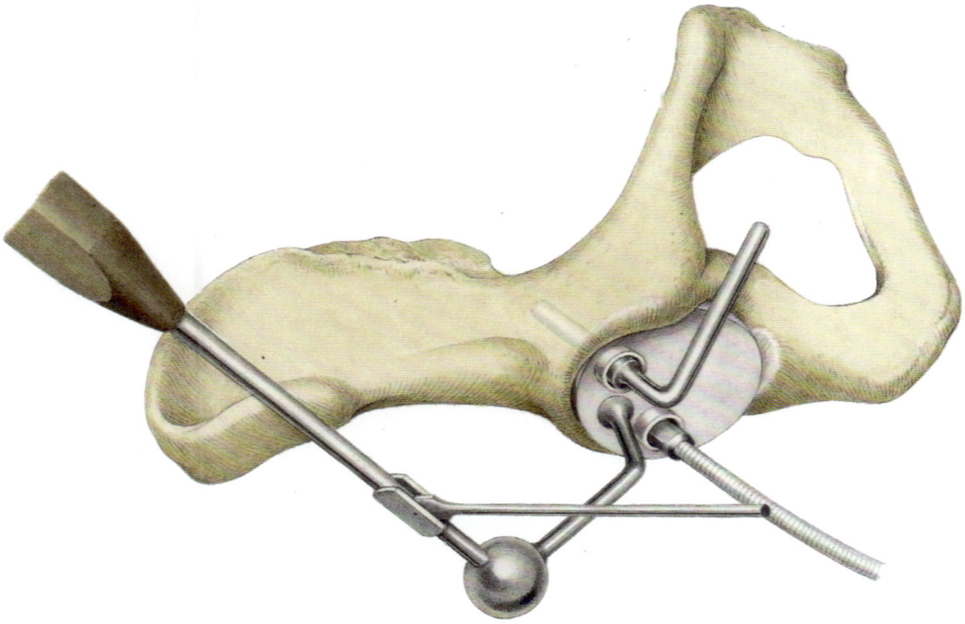

Abb. **73** Beim dargestellten Modell wird das Zielinstrumentarium durch das obere Zapfenloch mit dem speziellen Zentrierbolzen so fixiert, daß eine Verschiebung durch Rotation um die Pfannenachse vermieden wird. Dann wird das hintere Zapfenloch gebohrt.

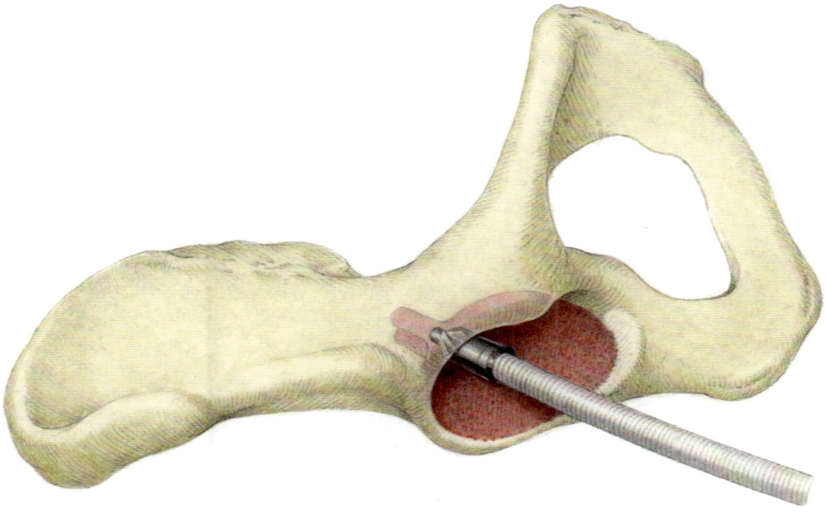

Abb. **74** Nach Entfernen des Zielgeräts mit Bolzen wird mit der Ansenkfräse mit flexibler Welle der Rand der Zapfenlöcher entgratet bzw. angesenkt. Die Pfanne wird gespült, freigesaugt und eventuelle Unregelmäßigkeiten bzw. Defekte am Pfannenboden (Zysten usw.) mit autologer Spongiosa aus dem Femurkopfpräparat ausgefüllt.

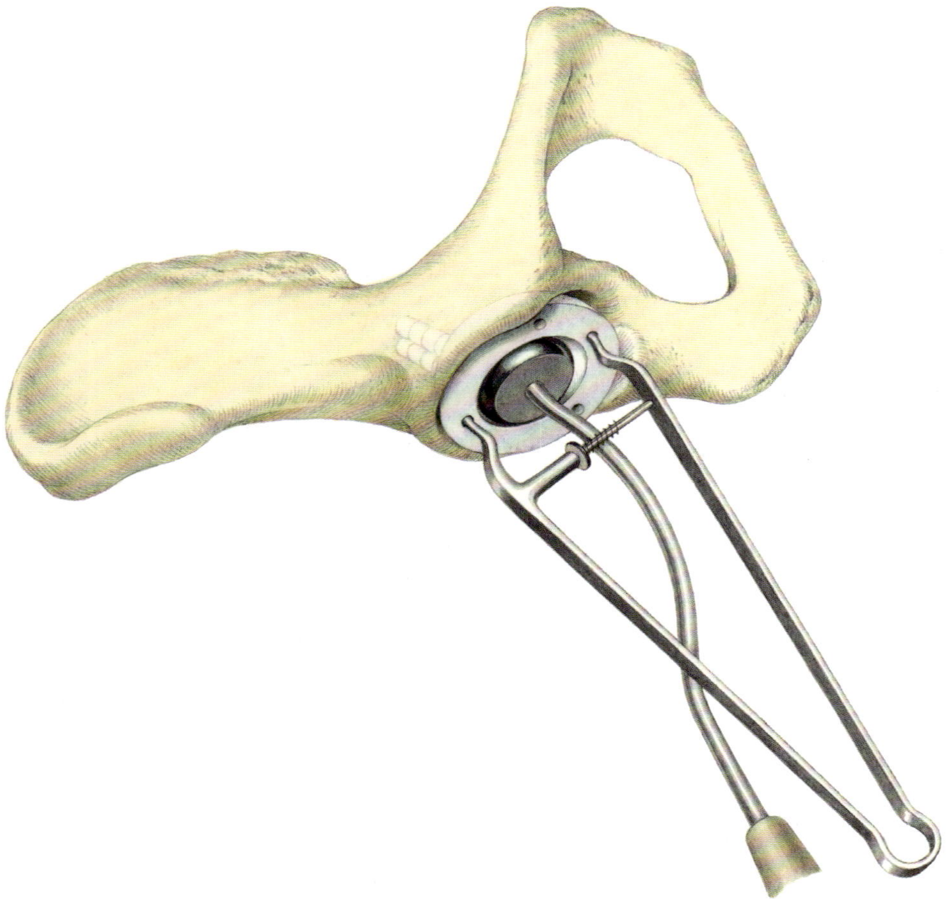

Abb. **75** Die Hüftpfanne wird mit armiertem Pfannenhaltegriff so eingesetzt, daß die Zapfen der Kunstpfanne in die Bohrungen des Azetabulums einsinken. Dann wird die Pfanne mit mäßig kräftigen Hammerschlägen eingetrieben, bis sie einen guten Kontakt erreicht hat und dann mit weiteren kräftigen Hammerschlägen endgültig verkeilt. Es kommt zu einem Pressfit der Kunststoffpfanne in der gefrästen Pfannenhöhle.

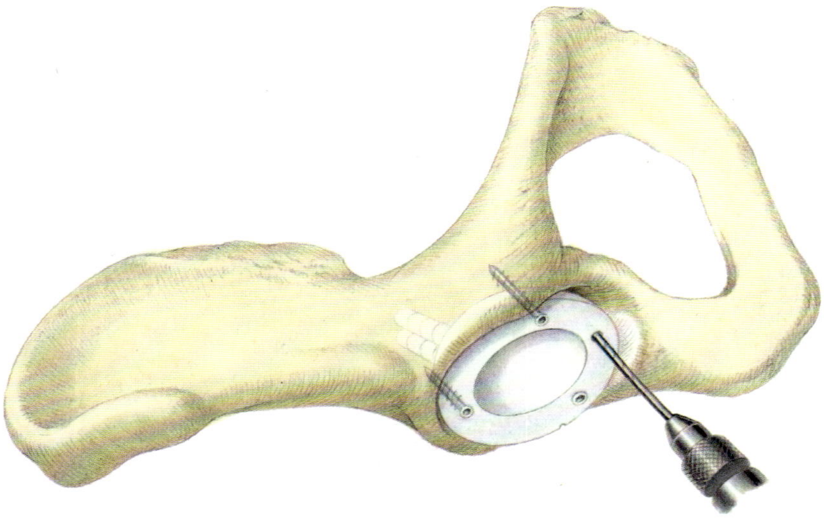

Abb. **76** Abschließend werden durch die vorbereiteten Bohrungen in der Pfanne für eine zusätzliche Fixation mehrere Schrauben eingesetzt.

Zementfreier Geradschaft

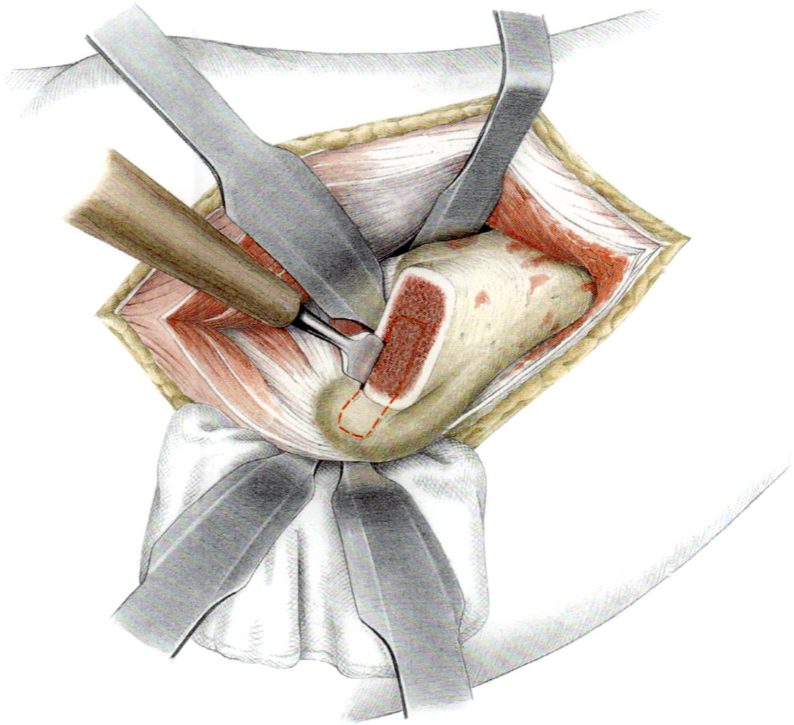

Abb. **77** Nach Vorbereitung entsprechend Abb. **57** wird ein kortikospongiöses Knochentrapez mit dem Meißel oder der oszillierenden Säge aus der Trochanterregion entfernt.

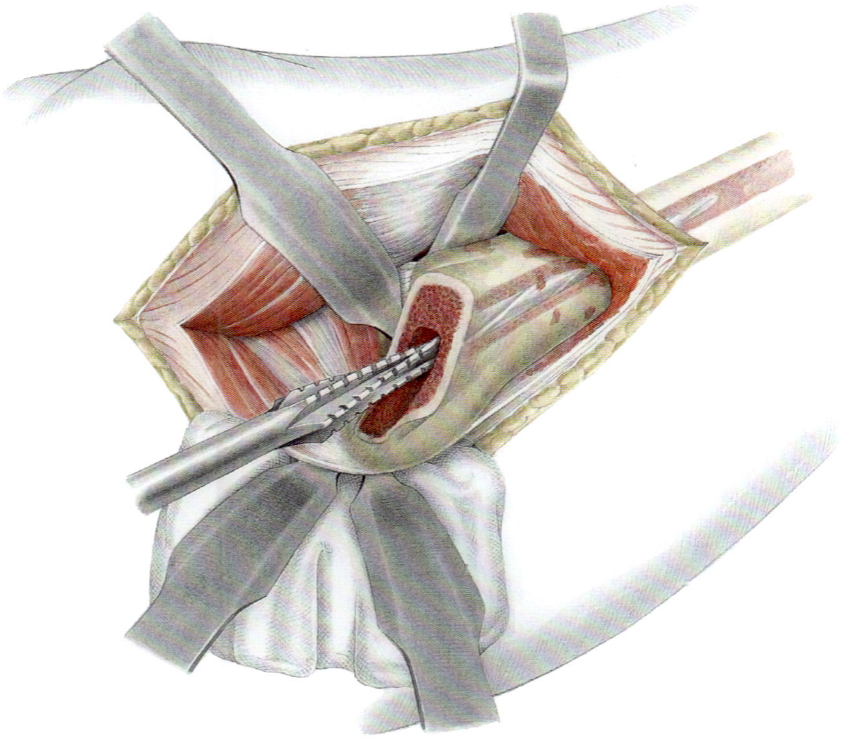

Abb. **78** In der Tiefe wird die Markhöhle mit der runden langen Reibahle eröffnet.

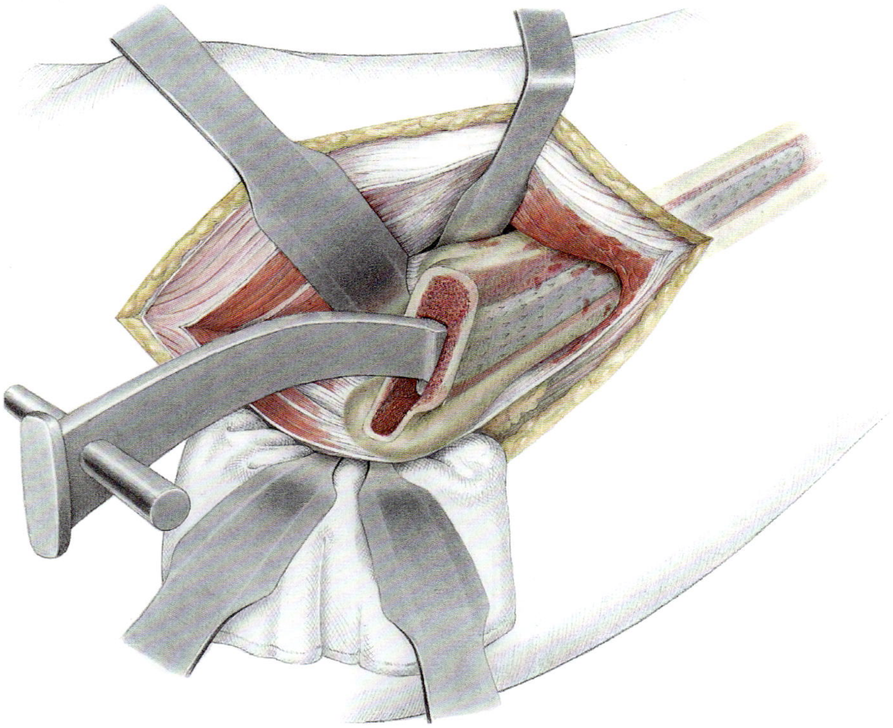

Abb. **79** Der Markraum wird mit speziellen Raspeln von aufsteigender Größe schrittweise erweitert, bis es zu einem satten Sitz (press fit) im proximalen Femuranteil kommt. Es ist darauf zu achten, daß insbesondere lateral am Trochanter major genügend ausgeraspelt wird, um einer Tendenz zum vermehrten Abgleiten nach medial mit ungünstiger Varusstellung der endgültigen Prothese entgegenzuwirken.

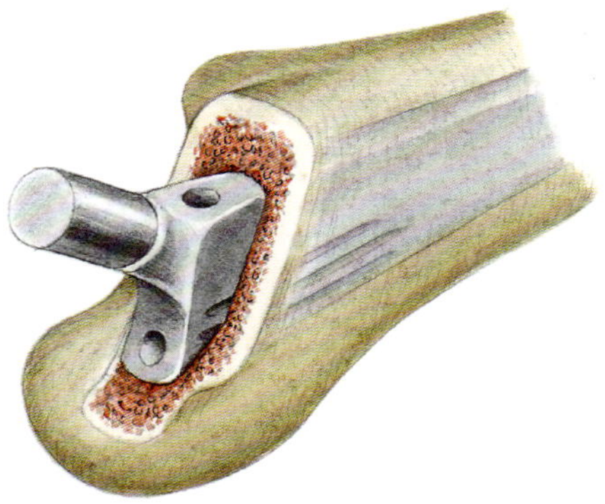

Abb. **80a** Der endgültig gewählte Titanschaft wird zementfrei in das proximale Femur eingeschlagen. Abschließend wird der korrekte Sitz des Schaftes überprüft.

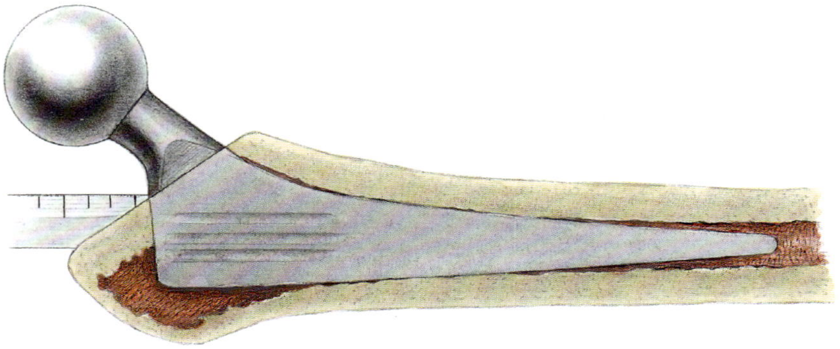

Abb. **80b** Korrekterweise soll der Abstand von der Spitze des Trochanter major bis zur Schulter der Schaftprothese ca. 2 cm betragen. Dieses ist anhand der präoperativen Planungsskizze zu überprüfen. Eventuelle Zwischenräume zwischen Prothesenschulter und Knochen können mit autologer Spongiosa aus dem Femurkopf aufgefüllt werden. Das weitere Vorgehen entspricht demjenigen der Abb. **61 – 63** und **68 – 70.**

Implantation einer Hemiprothese: Bipolare Hüftkopfendoprothese

Es werden auch hier lediglich die Besonderheiten besprochen, die von dem Vorgehen der Implantation einer zementierten Schaftprothese abweichen.

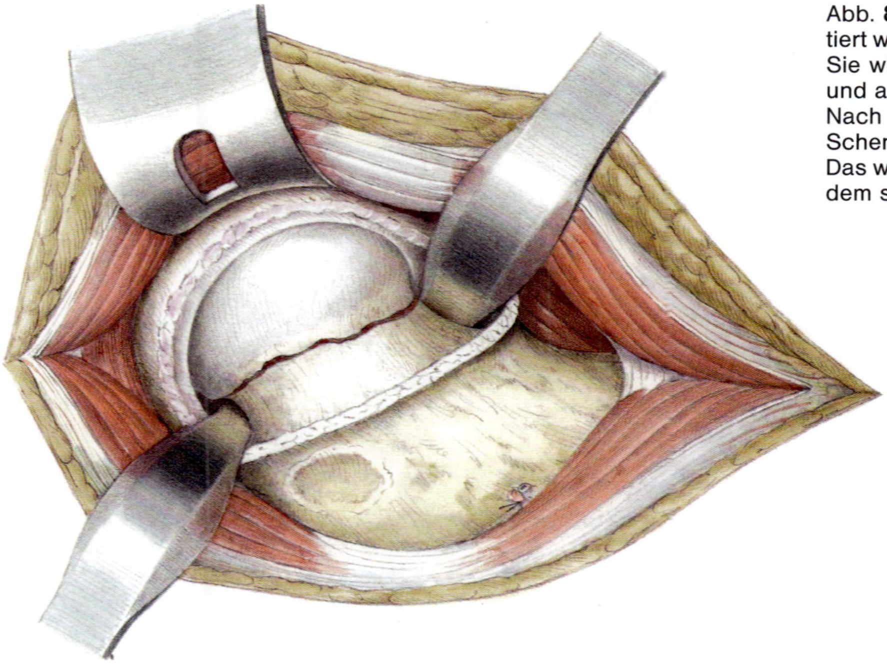

Abb. **81** Da bei diesem Prothesentyp keine Pfanne implantiert wird, wird in der Regel auch die Gelenkkapsel belassen. Sie wird umgekehrt T-förmig inzidiert, mit Haltefäden fixiert und auseinandergehalten.
Nach der üblichen Osteotomie werden Femurkopf und das Schenkelhalsfragment wie in Abb. **51** gezeichnet, entfernt. Das weitere Vorgehen entspricht Abb. **57** - **70** entsprechend dem speziell gewählten Implantat.

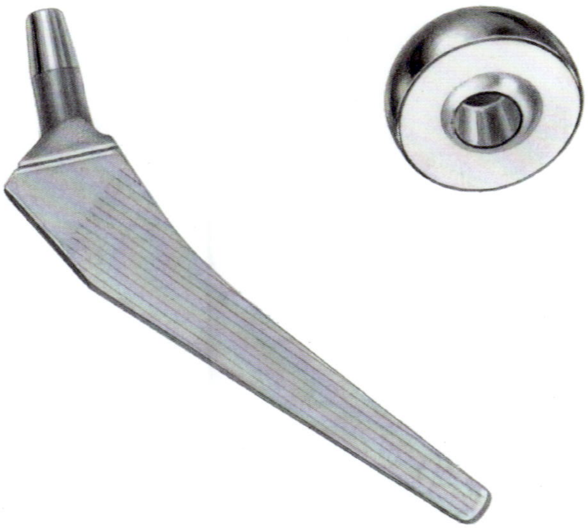

Abb. **82** Bipolare Hüftendoprothese.

Komplikationen

Intraoperative Komplikationen

Bei der Exzision der dorsalen Kapselanteile im Rahmen einer Gelenkersatzoperation können Blutungen aus der A. circumflexa femoris medialis auftreten. Bei zu tiefen Bohrungen am Pfannendach zur Implantation zementierter Pfannen kann das Darmbein perforieren, und es können Blutungen aus der A. glutaealis superior entstehen. Bei zu energischem Pfannenfräsen bzw. ausgeprägter Osteoporose ist eine Perforation des Pfannenbodens mit den Fräsen möglich. Läsionen des N. femoralis und der Gefäße können durch zu starken Druck des ventralen Hohmann-Hebels am vorderen Pfannenrand verursacht werden. Schäden des N. ischiadicus sind in der Mehrzahl Folge der Präparation beim transglutäalen Zugang mit übermäßigem Zug und Überdehnung des Nerven. Bei der zementfreien Implantation der Pfanne können infolge anatomischer Variationen beim Ausfräsen der Zapfen Verletzungen dorsaler Gefäße (A. glutaealis superior usw.) mit erheblichen Blutungen zustande kommen.

Im Schaftbereich kann es beim Eröffnen und Erweitern des Markraumes mit der Raspel insbesondere bei osteoporotischem Knochen zur Perforation kommen. Bei der reinen Perforation mit geringer Ausdehnung muß darauf geachtet werden, daß kein Zement aus dem Schaft austritt. Bei ausgedehnteren Perforationen ist gegebenenfalls ein längeres Schaftmodell zu wählen, und bei Frakturen muß zusätzlich eine Osteosynthese oder ein langschäftiges Prothesenmodell mit zusätzlicher distaler Verankerung gewählt werden. Beim Aufraspeln ist besonders darauf zu achten, daß genügend nach lateral eröffnet wird, da die Prothese sonst in eine biomechanisch ungünstige Varusposition gelangen kann. Bei zementfrei eingebrachten Schaftprothesen sind zusätzliche Fissuren oder Frakturen am proximalen Femur bzw. im Trochanter-major-Massiv möglich. Dieses läßt sich durch eine sachgerechte Vorbereitung des Femurschaftes vermeiden. Notwendigenfalls ist eine zusätzliche Stabilisierung durch Drahtcerclage (Stärke 1,2 mm) erforderlich.

Postoperative Komplikationen

Die häufigste postoperative Komplikation ist die Luxation des künstlichen Gelenkes bei extremer Beugung, Adduktion und Innenrotation. Ursache ist meist eine zu tief oder in ungenügender Anteversion und mit zu steilem Inklinationswinkel implantierte Pfanne. Die intraoperative Prüfung der Stabilität des Hüftgelenkes ist aus diesem Grund unverzichtbar.

Kommt es in Streckstellung und Außenrotation zur Luxation, dann liegt meist eine ungenügende Vorspannung der Glutäalmuskulatur vor oder die Pfanne ist fehlpositioniert.

In den Fällen der intraoperativen Luxation muß deren Ursache analysiert und diese gezielt beseitigt werden. Bei Luxation in Streckstellung und Außenrotation kann ein Femurkopf mit langem oder überlangem Hals verwendet werden.

Begleit-, Nachbehandlung

Wichtig ist die bereits unmittelbar postoperativ begonnene medikamentöse und mechanische Thromboseprophylaxe. Die Mobilisation erfolgt, wenn möglich, bereits ab dem ersten postoperativen Tag, je nach Belastbarkeit der meist alten Patienten entweder durch Steh- oder kurze Gehübungen.

Werden Pfanne und Schaft oder auch nur der Schaft zementiert implantiert, so kann primäre Vollbelastung mit Gangschulung unter Zuhilfenahme von zwei Gehstützen aufgenommen werden. Ist die Schaftimplantation zementfrei durchgeführt worden, dann erfolgt primär Teilbelastung mit ca. 20 kg über 6 Wochen, kontinuierliche Belastungssteigerung bis zur Vollbelastung nach 8–10 Wochen.

Laterale Schenkelhalsfrakturen und pertrochantäre Femurfrakturen

Da die lateralen Schenkelhalsfrakturen und die pertrochantären Femurfrakturen biomechanisch ähnliche Probleme aufweisen, können sie gemeinsam behandelt werden, zumal auch die Therapie in der Regel gleich ist.

Ziele und Methoden

Die Ziele und Methoden der chirurgischen Therapie lateraler Schenkelhalsfrakturen und pertrochantärer Femurfrakturen bei den meist alten Patienten sind:

- rasche Wiedererlangung der Mobilität einschließlich Gehfähigkeit,
- Stabilisierung nach anatomischer Reposition bzw. leichter Valgusstellung mit Erreichung einer Teil- oder Vollbelastungsfähigkeit nach Anforderungen des Patienten und Möglichkeiten der Fraktur sowie des Knochens (Osteoporose!),
- Wiederherstellung voller Funktions- und Belastungsfähigkeit der betroffenen Extremität,
- Schmerzfreiheit.

Einleitung

Zur Klassifikation der lateralen Schenkelhalsfrakturen s. S. 32, Abb. **33**.

Die AO-Klassifikation der pertrochantären Femurfrakturen ist in Abb. **83** dargestellt.

A_1 = einfache Zweifragmentfraktur

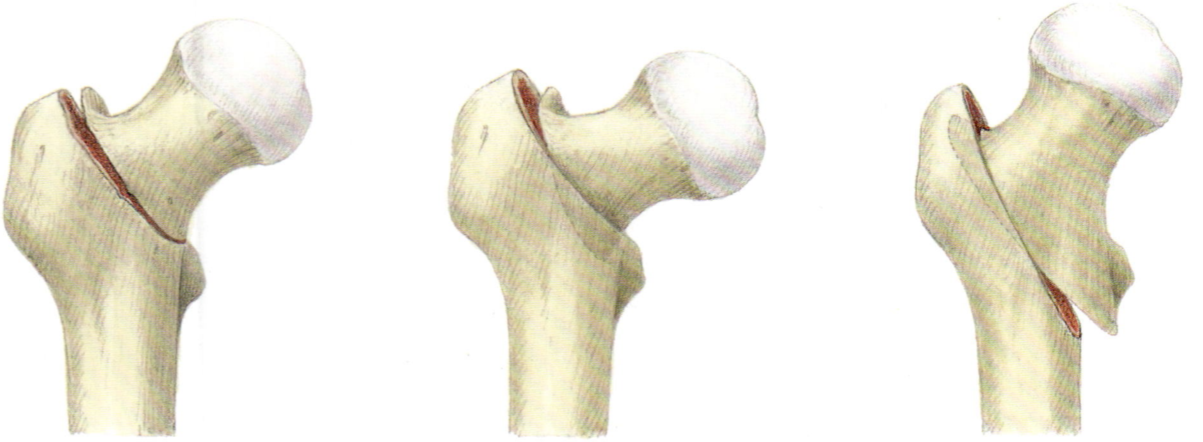

A_2 = Mehrfragmentfrakturen

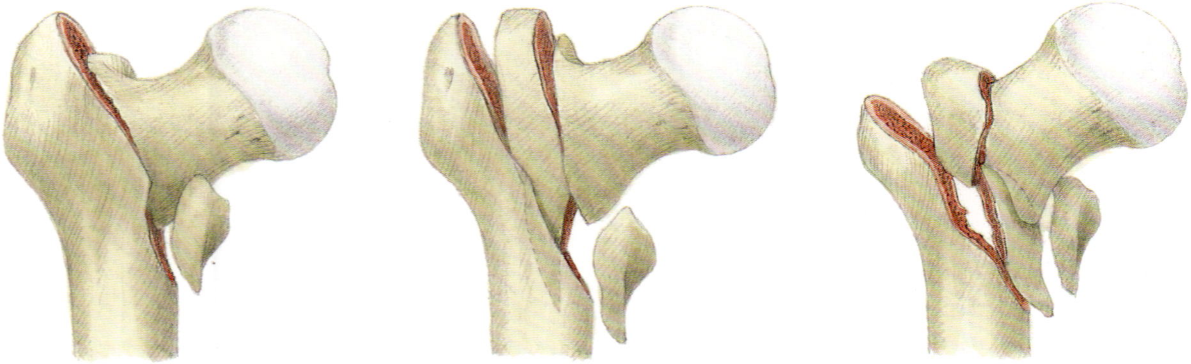

A_3 = intertrochantäre Femurfrakturen

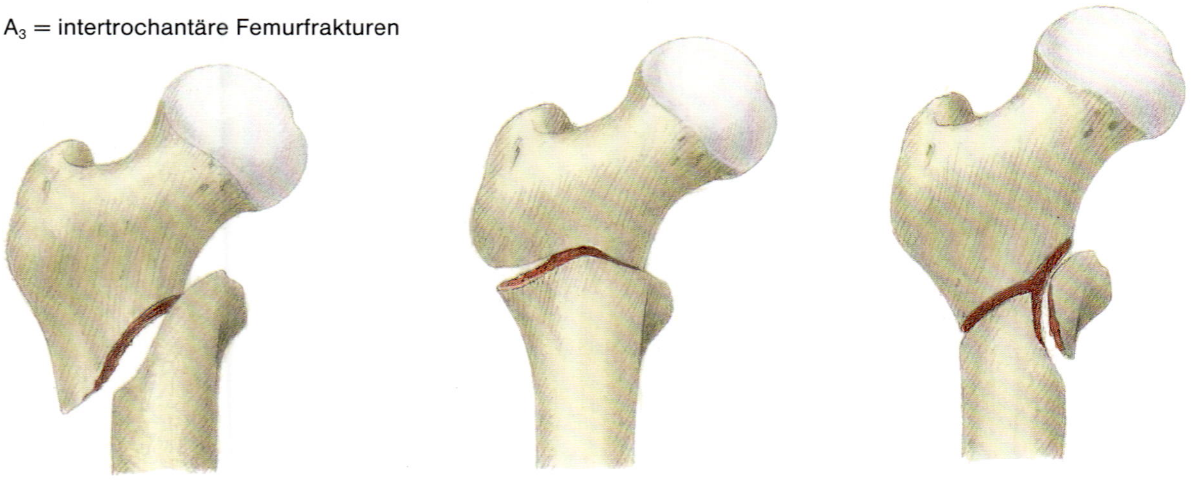

Abb. **83** Klassifikation der pertrochantären Femurfrakturen.

Indikationen

Laterale Schenkelhalsfrakturen und pertrochantäre Femurfrakturen stellen in der Regel eine Indikation zur operativen Behandlung dar. Nur ausnahmsweise ist heute noch eine konservative Behandlung angezeigt. Je älter und risikobehafteter der Patient ist, desto rascher muß die operative Stabilisierung erfolgen. Kontraindikationen ergeben sich nur bei Inoperabilität aufgrund eines massiv reduzierten Allgemeinzustandes (Grunderkrankungen).Unter den zahlreichen Osteosyntheseverfahren bei lateralen Schenkelhalsfrakturen und pertrochantären Frakturen finden heute:
- die Dynamische Hüftschraube (DHS),
- der UFN (Solider Femurmarknagel, unaufgebohrte Technik) mit Spiralplatte (s. Kap. „Oberschenkelschaft, S. 106 ff.),
- PFN-Nagel (proximaler Femurmarknagel),
- Winkelplatte (Kondylenplatte)

häufige Anwendung.
Bei zusätzlicher Koxarthrose des Hüftgelenkes bzw. bei pertrochantären Trümmerfrakturen alter Menschen, die zur Teilbelastung nicht fähig sind,besteht als Alternative ausnahmsweise die Indikation zur primären Alloarthroplastik des Hüftgelenkes mit einer Langschaftprothese.

Operationsrisiko und Aufklärungshinweise

Intraoperative Risiken

Intraoperative Risiken liegen in einer fehlerhaften Positionierung des Osteosynthesematerials mit Penetration in das Gelenk besonders bei osteoporotischem Knochen sowie Destruktion der inneren Begrenzungslinie des Schenkelhalses (Adamschen Bogen) durch zu dichte Plazierung des Implantates am Calcar femorale.
Die Gefahr von Nervenläsionen bei korrektem Zugang ist gering. Bei weichteilschonender Operationstechnik mit korrekt plazierten Retraktoren und Halteinstrumenten ist auch eine Schädigung der femoralen Gefäße sehr selten.
Eine operative Versorgung durch Alloarthroplastik des Hüftgelenkes schließt die bereits bei diesem Verfahren beschriebenen Komplikationen (Druckschädigung des N. femoralis bzw. N. ischiadicus usw.) ein.

Postoperative Risiken

Das Hauptrisiko postoperativ besteht bei alten Patienten mit Osteoporose, wo es unter postoperativer Mobilisierung und Vollbelastung zur Lockerung oder zum Ausbruch des Osteosynthesematerials kommen oder eine sekundäre Penetration der Implantate in das Hüftgelenk (z.B. bei der Winkelplatte) auftreten kann. In diesem Fall muß reoperiert werden. Es kommt dann eine Reosteosynthese oder endoprothetische Versorgung in Frage.

Aufklärungsgespräch

Im Aufklärungsgespräch ist unbedingt auf die intra- und postoperativen Risiken hinzuweisen. Sozialmedizinische Aspekte stehen im Vordergrund. Bei älteren Patienten sind insbesondere die Nachbehandlungserfordernisse mit dem Patienten und seinen Angehörigen zu besprechen. Wichtig dabei ist, eine genaue Anamnese der prätraumatischen Mobilität und Versorgung (häuslich, Heim) zu erfragen. Dabei ist darauf hinzuweisen, daß ein gutes Rehabilitationsergebnis vor allem bei rascher postoperativer Mobilisation erreicht werden kann. Trotzdem ist häufig eine Rückkehr in die häusliche Umgebung aus Gründen des Allgemeinzustandes nicht mehr möglich.

Spezielle Vorbereitungen

Nach abgeschlossener Diagnostik soll die rasche Vorbereitung auf die Operation erfolgen. Hierbei sind zusätzliche Risiken durch Nebenerkrankungen mitzuberücksichtigen (s. Aufklärungsgespräch).
Zur intraoperativen Kontrolle der Implantate ist ein Röntgenbildverstärker wünschenswert.
Blutkonserven sind bereitzustellen.

Dynamische Hüftschraube (DHS)

Narkose

Die Eingriffe können entweder in Allgemeinnarkose oder Spinal- bzw. periduraler Anästhesie durchgeführt werden.

Lagerung

Alle Eingriffe werden normalerweise in Rückenlage durchgeführt. Die geschlossene Reposition dislozierter Frakturen kann vorteilhaft auf dem Extensionstisch erfolgen. Implantation der DHS und intraoperative Kontrolle der korrekten Lage auch anderer Implantate sind besonders vorteilhaft unter Durchleuchtungsmöglichkeit mit zwei senkrecht aufeinanderstehenden Bildwandlern. Die DHS kann auch auf dem Normaltisch unter Kontrolle mit einem Bildwandler sicher versorgt werden. Dabei wird die zweite Röntgenebene durch Bewegen des Oberschenkels in der Lauenstein-Projektion überprüft.

Zugang

Alle lateralen Schenkelhalsfrakturen und pertrochantären Femurfrakturen können durch den lateralen Zugang am besten versorgt werden.

Arbeitsschritte

1 Rückenlage und Operation unter Bildwandlerkontrolle.
2 Lateraler Zugang zum proximalen Femur.
3 Fragmente im Weichteilverbund lassen und nur minimale Darstellung der Fraktur.
4 Reposition und temporäre Fixation des Repositionsergebnisses mit 2 dicken Kirschner-Drähten kranial.
5 Wahl des Zielgerätes entsprechend der in der präoperativen Planung ermittelten Laschen-Winkelung.
6 Plazierung des zentralen Führungsdrahtes mit Hilfe des Zielgerätes, leicht kaudal der Mitte des Schenkelhalses in der a-p. Ebene und zentral im Schenkelhals in der Lauenstein-Ebene.
7 Längenmessung, Einstellung des Dreistufenbohrers, Aufbohren und Gewindeschneiden mit den Spezialinstrumenten. Letzteres erübrigt sich bei vermehrter Osteoporose des Knochens. 8 Einbringen der ausgemessenen DHS-Schraube, Aufsetzen der von der Winkelstellung und Plattenlänge korrekt vorgewählten DHS-Platte.
9 Fixation der DHS-Platte, Einstauchen der Fraktur, Einbringen der Kompressionsschraube.
10 Gegebenenfalls zusätzlich kraniale Zugschraube oder Zuggurtung bzw. Cerclage für Trochanter major und minor oder Trochanter-Abstützplatte.
11 Schichtweiser Wundverschluß.

Spezielle Technik

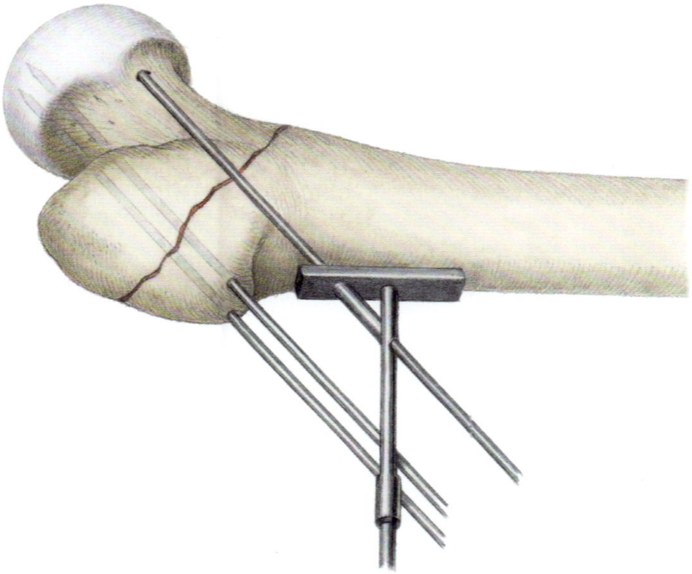

Abb. **84** Temporäre Fixation der reponierten pertrochantären Femurfraktur durch zwei kräftige Spickdrähte (2-2,5 mm) positioniert im kranialen Schenkelhals.
Ein 1,7 mm dicker Kirschner-Draht wird auf den Schenkelhals ventral tangential aufgelegt und in den ventralen Teil des Femurkopfes zur Fixation mit leichten Hammerschlägen wenige Millimeter eingetrieben. Auf diese Weise wird die Schenkelhalsantetorsion bestimmt.

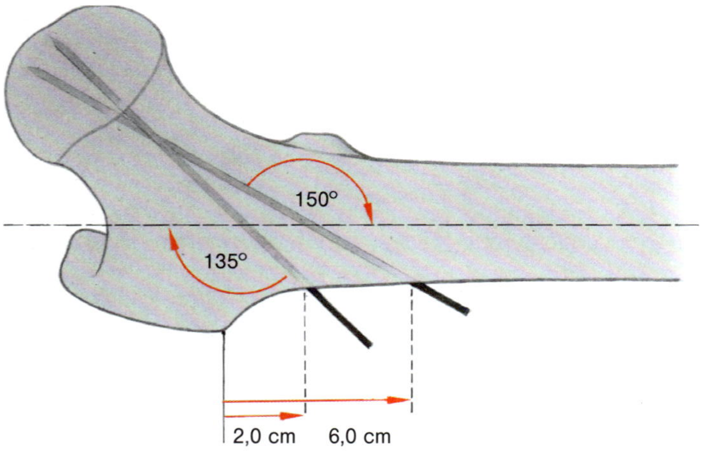

Abb. **85** Abschließende Planung der Wahl des Winkels der DHS-Platte. Der Winkel sollte so gewählt werden, daß die Schraube weitgehend senkrecht zur Frakturlinie liegt und zum anderen genügend Abstand zwischen kranialem Rand der späteren DHS und kranialer Begrenzung des proximalen Femurfragments verbleibt. Der Winkel der DHS-Platte variiert zwischen 135 und 150°, dementsprechend muß der Abstand der Bohrdrahtinsertion am lateralen Femur 2,5–6 cm vom sog. „Tuberculum innominatum“ betragen.

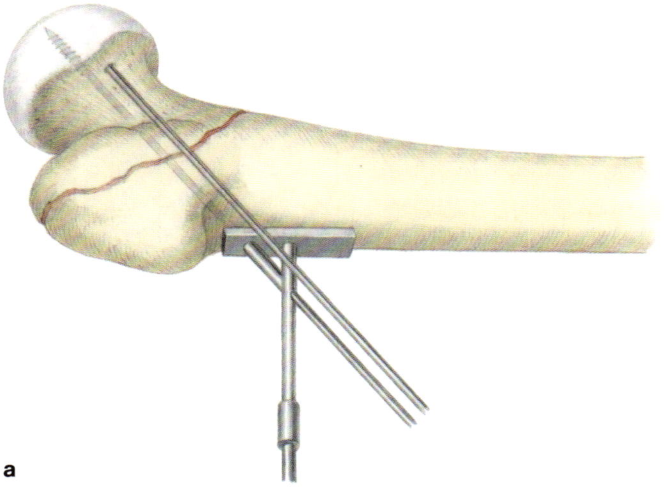

a

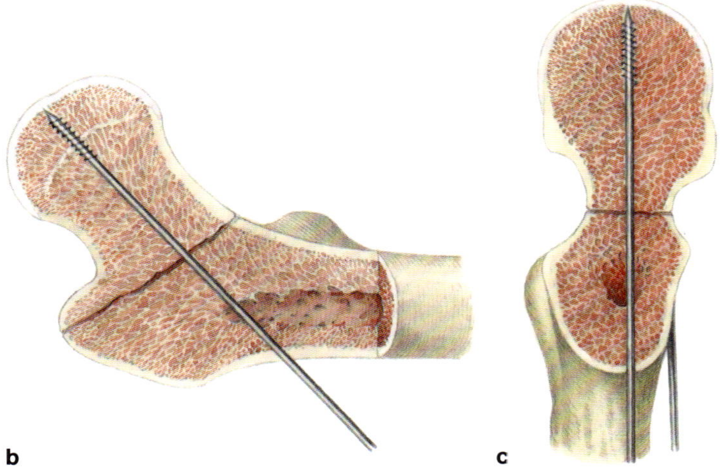

b c

Abb. **86a** Aufsetzen des Zielgerätes auf den lateralen Femurschaft, Aufbohren der äußeren Kortikalis mit dem 2,0-mm-Bohrer und Einbringen des Führungsgewindedrahtes bis subchondral an den Femurkopf. Der Bohrdraht soll ca. 1 cm oberhalb des Adamschen Bogens im unteren Quadranten des Femurkopfes zu liegen kommen und die Antetorsion berücksichtigen. (In diesen und folgenden Abbildungen sind die beiden kranialen Spickdrähte zur temporären Fixation des Repositionsergebnisses jeweils nicht mehr mitgezeichnet. Diese Spickdrähte bleiben liegen, bis die Einstauchung der Fraktur geplant ist und sie dann vor diesem Vorgang entfernt werden.)

Abb. **86b** u. **c** Korrekte Positionierung des zentralen Bohrdrahtes, der als Führungsdraht für die weiteren Schritte zur Implantation der DHS dient.

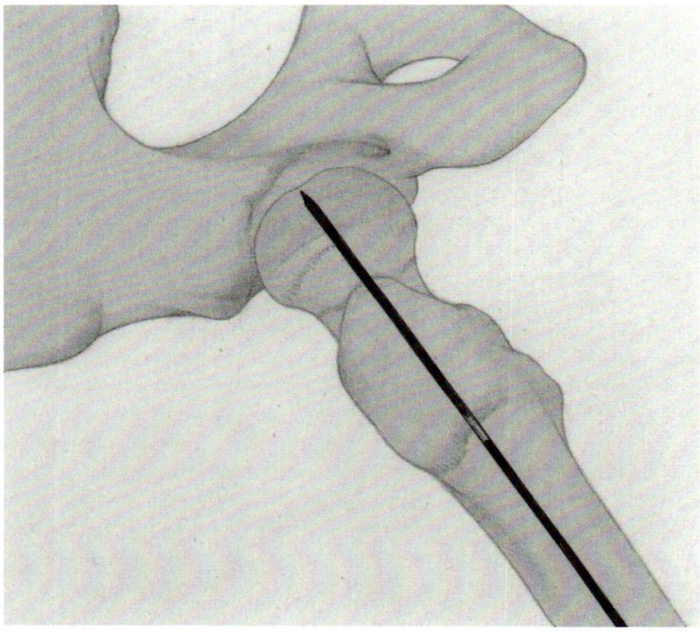

a

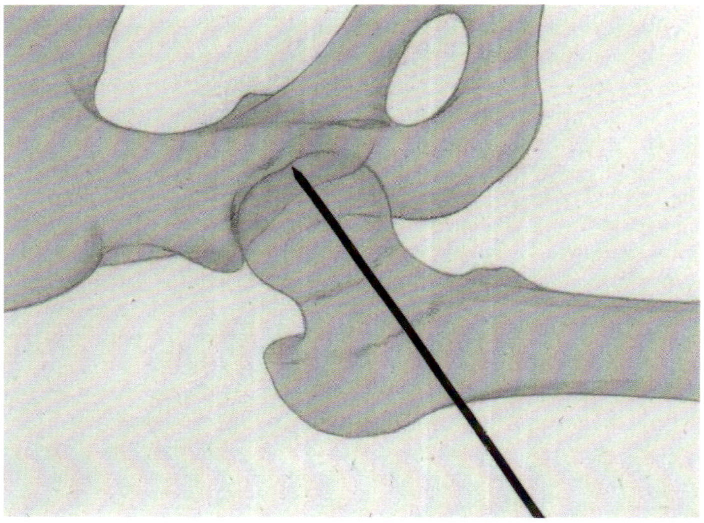

b

Abb. **87a** u. **b** Überprüfung der korrekten Lage des Bohrdrahtes mit Hilfe des Bildwandlers in a.-p. Projektion (**a**) und Lauenstein-Position (**b**).

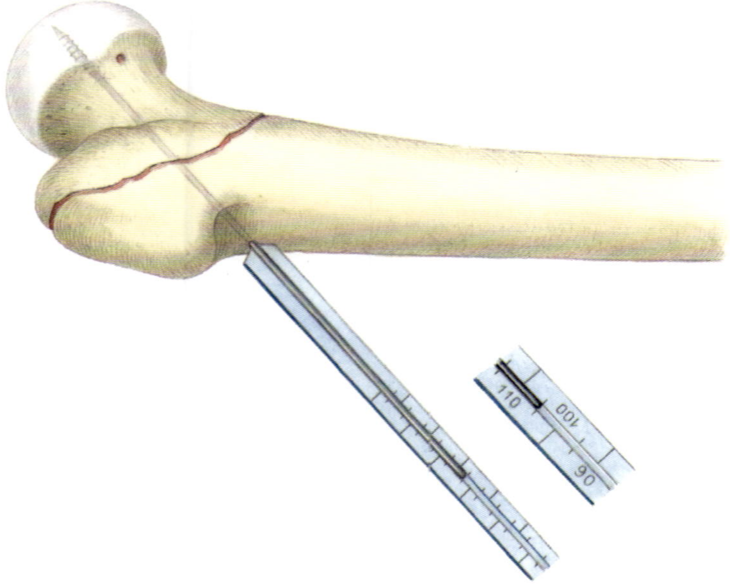

Abb. **88a** Messen der Schraubenlänge mit speziellem Meßgerät.

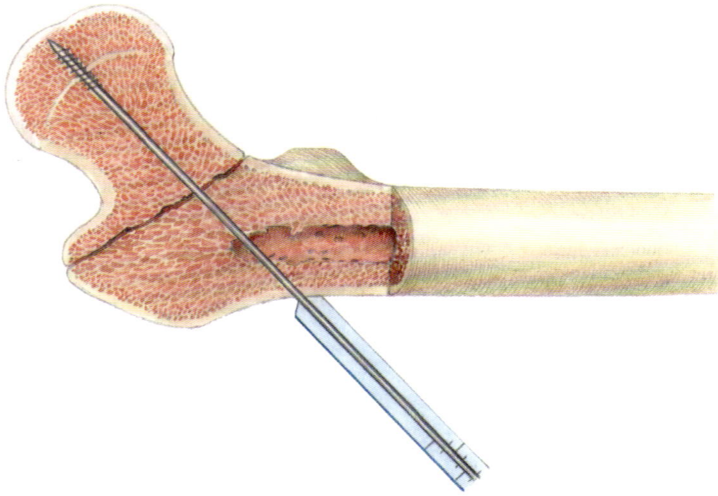

Abb. **88b** Für eine korrekte Längenmessung ist die Positionierung der Bohrdrahtspitze unmittelbar subchondral im Femurkopf und das Heranführen des Meßstabes über den Bohrdraht bis an den Knochen der lateralen Femurkortikalis wichtig. Am Ende des ungekürzten Bohrdrahtes kann die korrekte Länge des im Knochen befindlichen Bohrdrahtanteiles bestimmt werden.

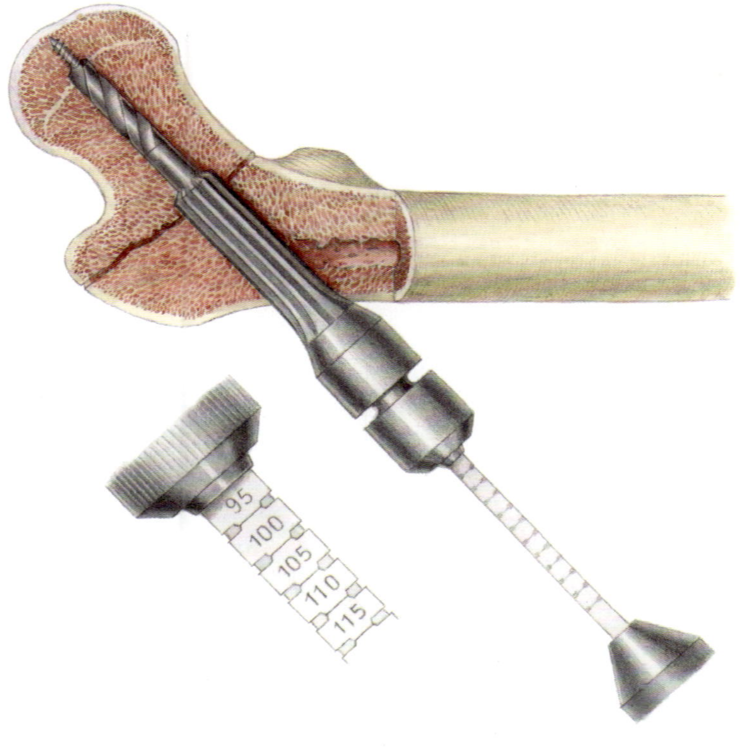

Abb. **89** Der DHS-Dreistufenbohrer wird auf eine Länge eingestellt, die 10 mm kürzer als die mit dem Maßstab ermittelte Länge ist. Auf diese Weise wird die endgültige DHS-Schraube 10 mm vor der Gelenkfläche zu liegen kommen. Mit dem 3-Stufen-Bohrer wird in einem Arbeitsgang das Lager für die DHS-Schraube und die Plattenlasche mit drei verschiedenen Durchmessern (drei Stufen!) gebohrt. Bei harter Spongiosa – nicht jedoch bei osteoporotischem Knochen – kann mit einem speziellen Gerät ein Gewinde in den Knochen vorgeschnitten werden.

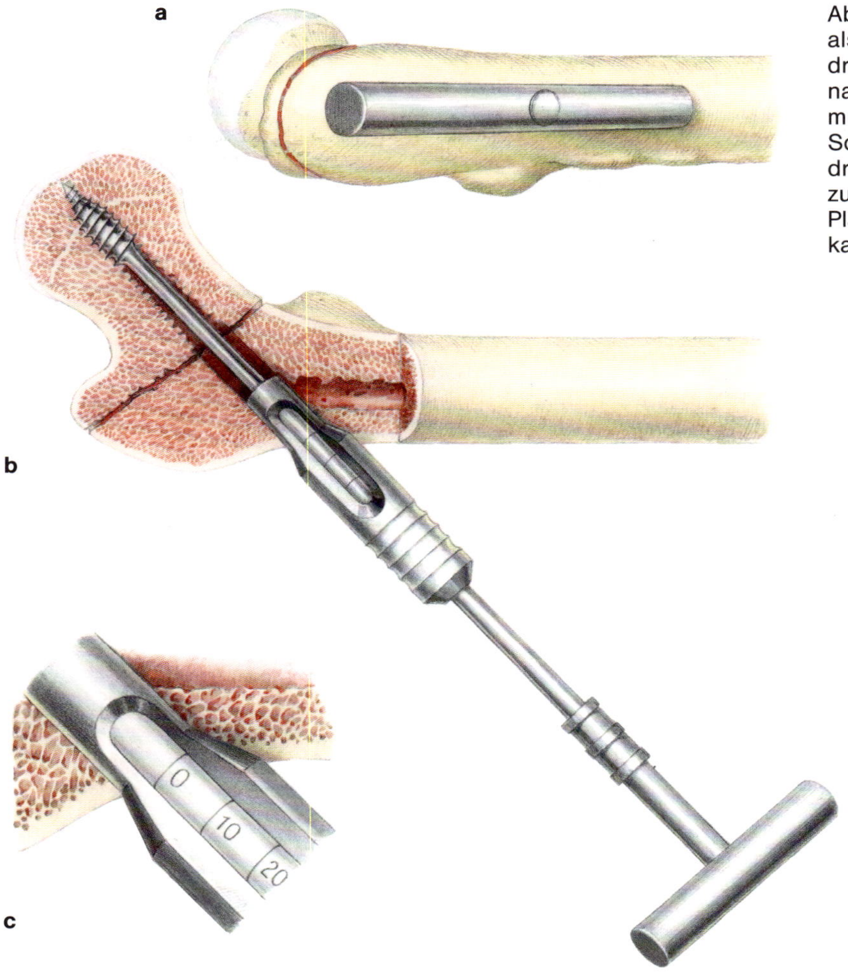

Abb. **90a–c** Die korrekt gewählte Schraube (10 mm kürzer als mit dem Maßstab gemessen) wird mit dem speziellen Eindreher über dem Führungsdraht in den vorbereiteten Bohrkanal eingedreht, bis die Null-Marke mit der Kortikalis des Femurs abschneidet. Bei osteoporotischem Knochen kann die Schraube 5 mm weiter eingedreht werden. Am Ende des Eindrehvorganges muß der Handgriff des Instruments parallel zum Oberschenkel ausgerichtet werden, damit die DHS-Platte an den Femurschaft achsengerecht angelagert werden kann.

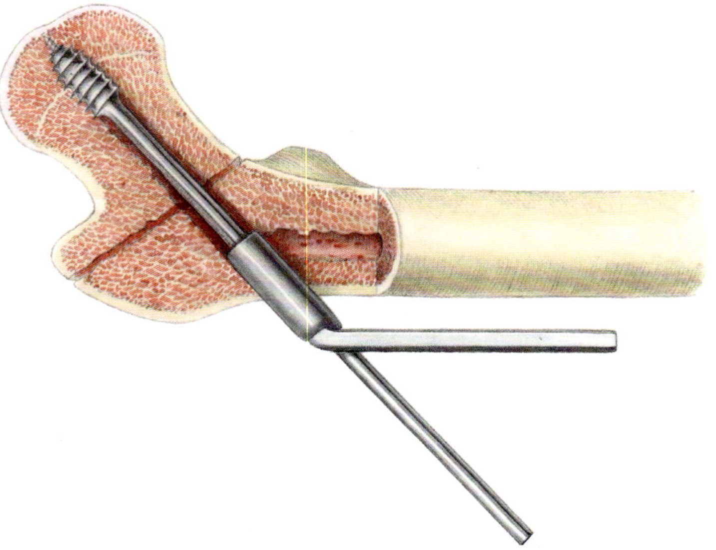

Abb. **91** Nach Entfernung des Eindrehinstruments wird die DHS-Platte mit dem korrekten Winkel und der richtigen Länge (Plattenlochanzahl) über dem Führungsstab mit dem Zylinder der Platte auf die DHS-Schraube aufgesteckt und eingepreßt. Dieses kann durch leichte Hammerschläge über den Einschlagbolzen unterstützt werden.

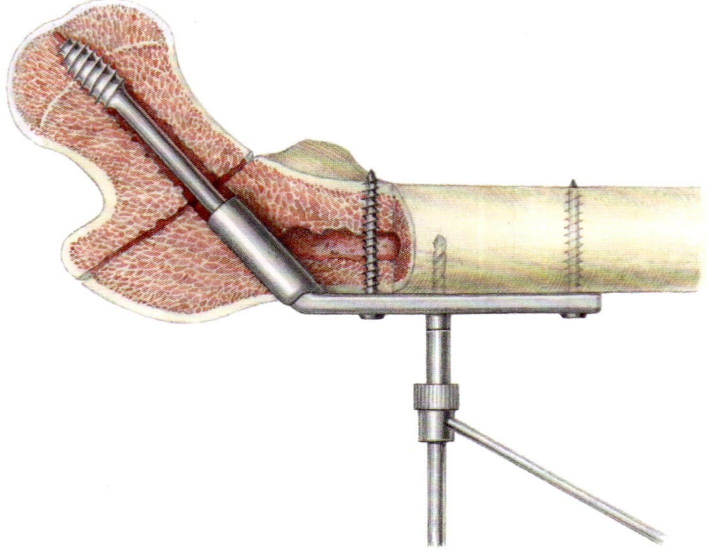

Abb. **92** Im nächsten Arbeitsgang werden in typischer Weise die Schraubenlöcher der DHS-Platte mit 4,5-mm-Kortikalisschrauben besetzt, so daß die DHS-Platte mit dem Femurschaft sicher verbunden ist. Anschließend wird die Kompressionsschraube in die DHS eingebracht und die Fraktur unter Druck gesetzt. Außerdem kann sie durch leichte Hammerschläge auf die Trochanterregion zuvor eingestaucht werden. Die Kompressionsschraube kann belassen oder auch entfernt werden.

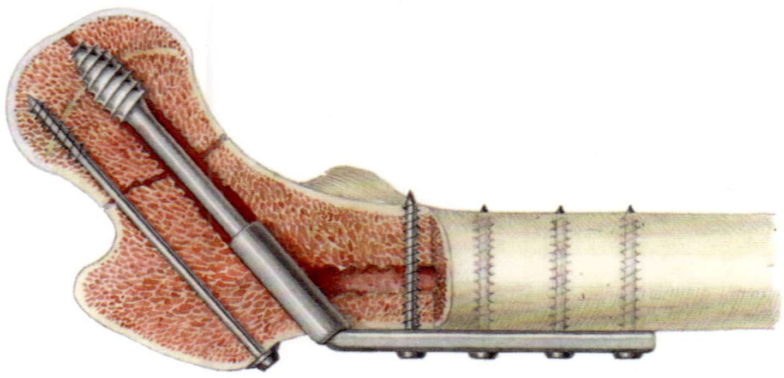

Abb. **93** Falls erforderlich, kann kranial der DHS eine zusätzliche 6,5-mm-Spongiosaschraube mit Unterlagscheibe eingebracht werden. Dasselbe ist auch mittels einer kanülierten Spongiosaschraube (7 mm) möglich. Je nach individueller Situation der Fraktur werden zusätzliche Cerclagen, eine Zuggurtung am Trochanter major oder eine sog. Trochanterabstützplatte erforderlich. Nach abschließender Röntgenkontrolle erfolgt der schichtweise Wundverschluß.

Winkelplattenosteosynthesen

Die Technik der Osteosynthese mit 130°-Winkelplatte entspricht derjenigen, wie sie bei den medialen Schenkelhalsfrakturen beschrieben wurde (s. S. 38 f.). Die Anwendung der Kondylenplatten wird bei den subtrochantären Femurfrakturen beschrieben (s. S. 112 ff.).

Endoprothetik bei pertrochantären Femurfrakturen

Die prinzipielle Technik der Implantation von Totalendoprothesen oder Femurschaftendoprothesen wurde bei den medialen Schenkelhalsfrakturen bereits abgehandelt. Bei den pertrochantären Femurfrakturen ist zu berücksichtigen, daß der frakturierte Trochanterbereich für die Verankerung der Endoprothese primär nicht zur Verfügung steht. Diese Fragmente müssen reponiert und gegebenenfalls durch zusätzliche Drahtcerclage vorfixiert werden. Der Prothesenschaft muß entsprechend länger sein, da er primär auf eine weiter distal gelagerte diaphysäre Verankerung (Rotation!) angewiesen ist und die Konsolidierung der Trochanterfragmente erst sekundär bei liegender Prothese zu erwarten ist. Als Endoprothesenschaft kommen entweder zementierte Langschaftprothesen oder auch nichtzementierte, sog. Revisionsschäfte (evtl. mit Verriegelung) in Frage. Diese Eingriffe sind anspruchsvoll und verlangen besondere Erfahrung.

Strategie bei Besonderheiten

Verbundosteosynthesen

Knochenmetastasen sind häufig im proximalen Femur lokalisiert und können ebenso wie eine hochgradige Involutionsosteoporose als systemische Veränderung Ursache einer pathologischen proximalen Femurfraktur im Trochanterbereich sein.

In diesen Fällen kann die Osteosynthese in gleicher Form vorgenommen werden wie beschrieben, jedoch sind Verhalten und Veränderung des Osteosynthesematerials im Knochen als nicht hinreichend sicher zu betrachten. Aus diesem Grunde müssen zusätzliche Maßnahmen zur Verbesserung der Stabilität wie Auffüllen des Markraumes bzw. des Tumordefektes im proximalen Femur mit Knochenzement bei liegendem Osteosynthesematerial durch ein kleines angebrachtes Knochenfenster zum Einsatz kommen. Liegt das Hauptproblem beispielsweise darin, daß die Schrauben zur Fixation der DHS-Schraube nicht ausreichend ziehen, so kann es genügen, bei liegender DHS-Schraube die vorgebohrten Schraubenlöcher für die Kortikalisschrauben mit Knochenzement auszuspritzen, die Schrauben einzubringen und erst nach Aushärten des Zements endgültig die letzten wenigen Touren festzudrehen.

Komplikationen

Intraoperative Komplikationen

Intraoperative Komplikationen können durch Fehlplazierung der DHS oder Winkelplatte mit Perforation des Femurkopfes und osteochondraler Läsion verursacht sein. Letztere Läsion ist eine präarthrotische Deformität und kann zusätzlich die endgültige Osteosynthese destabilisieren. Des weiteren ist darauf zu achten, daß die Femurkopfdurchblutung nicht durch Fehlplazierung des Osteosynthesematerials oder durch Operationsinstrumente geschädigt wird und dann sekundär eine Femurkopfnekrose entsteht. Ist der Winkel zwischen dem Führungsdraht und der lateralen Femurkortikalis nicht durch korrektes Aufsetzen des Zielinstrumentariums eingehalten worden, so steht die DHS-Platte nach dem Einbringen vom lateralen Femurschaft ab. Wird das Anpressen der DHS-Platte an den Femurschaft erzwungen, so kann der Trochanter major gesprengt werden. Exaktes Einhalten der einzelnen OP-Schritte kann diese Komplikation vermeiden.

Postoperative Komplikationen

Eine wichtige postoperative Komplikation – insbesondere bei osteoporotischem Knochen von Patienten mit mangelnder Fähigkeit zur Teilbelastung - ist das Ausbrechen oder Ausreißen der Implantate aus dem Knochen mit sekundärer Frakturdislokation.
Daneben ist der postoperative Infekt die häufigste Frühkomplikation. Postoperativ kann es auch zur Femurkopfnekrose durch posttraumatische oder artifizielle Beeinträchtigung der Femurkopfdurchblutung kommen.

Wiederholungsoperationen, Korrektureingriffe

Kommt es postoperativ zum Infekt, so ist nach den üblichen Regeln eine Weichteilrevision mit Débridement, Spülung, Drainage und Antibiotikagabe durchzuführen und die Stabilität der Osteosynthese zu überprüfen. Im allgemeinen können dadurch Infekt und Fraktur zur Ausheilung gebracht werden.

Ist postoperativ die Osteosynthese durch Überlastung bei osteoporotischem Knochen gesprengt und instabil, dann ist ein erneuter Osteosyntheseversuch im allgemeinen nicht erfolgversprechend. In diesem Fall sollte bei den meist älteren Patienten eine endoprothetische Versorgung im Sinne einer bipolaren Femurlangschaftprothese durchgeführt werden.
Ist der Grund für ein Implantatversagen, wie das Nachsintern einer Fraktur nach primärer Osteosynthese in eine biomechanisch ungünstige Varusposition, so können durch Korrektur mit Valgisation und gegebenenfalls zusätzlicher Umstellungsosteotomie entsprechend den früheren Beschreibungen bei der medialen Schenkelhalsfraktur biomechanisch günstige Voraussetzungen für eine endgültige Ausheilung der Fraktur geschaffen werden. Diese Eingriffe sind anspruchsvoll und verlangen besondere Erfahrung.

Begleit-, Nachbehandlung

Da die Patienten mit lateraler Schenkelhalsfraktur und pertrochantärer Femurfraktur meist im fortgeschrittenen Alter sind, ist eine rasche postoperative Mobilisierung anzustreben. Die primäre Belastbarkeit der Osteosynthese hängt von der Knochenfestigkeit (Grad der Osteoporose) und vom Frakturtyp ab. Der Operateur kann intraoperativ den Grad der Stabilität seiner Osteosynthese am besten beurteilen und muß daher am Ende der Operation das Protokoll der Weiterbehandlung besonders im Hinblick auf die Belastung festlegen.
Nach endoprothetischer Versorgung einer pertrochantären Femurfraktur sollte – wenn immer möglich – eine primäre Vollbelastungsfähigkeit erreicht werden.

Frakturen beim Kind und Jugendlichen

Traumatische Epiphysiolyse (Aitken 0, Salter 1)

Ziele und Methoden

Ziel der Operation ist, eine exakte anatomische Reposition zu erreichen und durch ausreichende Retention so zu sichern, daß die Epiphysenfugen möglichst nicht zusätzlich geschädigt werden. Auf diese Weise kann das Risiko eines vorzeitigen Epiphysenfugenschlusses oder eines Fehlwachstums minimiert werden.

Indikationen

Alle (traumatischen) Epiphysiolysen stellen eine absolute Operationsindikation dar.

Operationsrisiko und Aufklärungshinweise

Beim Erwachsenen besteht das Risiko einer Durchblutungsstörung des Femurkopfes mit anschließender Femurkopfnekrose. Dieses Risiko ist jedoch bei noch nicht abgeschlossenem Skelettwachstum nicht so groß, da ein erheblicher Teil der Femurkopfdurchblutung bei Kindern noch durch die Arterie im Lig. capitis femoris erfolgt.
Wenn keine anatomische Reposition erreicht wird, kann es durch die Fehlstellung in der Epiphysenfuge zu einem Fehlwachstum mit zunehmendem Abkippen des Femurkopfes im weiteren Wachstum kommen.
Ein zusätzliches Risiko besteht darin, daß sowohl durch das Trauma als auch durch die Operation die Wachstumsfuge gestört werden kann, und es dadurch zu einem teilweisen oder kompletten Wachstumsausfall im Schenkelhalsbereich kommen kann. Bei einem teilweisen, vorzeitigen Schluß der Epiphysenfuge resultiert ein Fehlwachstum mit konsekutivem Achsenknick im Schenkelhals, da die verödete Epiphysenfuge nicht mehr zum Wachstum beiträgt, während der intakte Anteil der Fuge weiterwächst.
Im Aufklärungsgespräch sind diese speziellen Risiken neben den allgemeinen wie Infektionsgefahr und Funktionsbeeinträchtigung anzusprechen und vor allem auch den Eltern und Angehörigen darzulegen.

Spezielle Vorbereitungen

Generell erfolgt die Operation ähnlich dem Vorgehen wie bei der Schenkelhalsverschraubung des Erwachsenen. Dementsprechend sind die speziellen Vorbereitungen identisch. Dies bedeutet für Kinder, daß der Eingriff in Rükkenlage vorgenommen wird und die kleinen Patienten möglichst nahe an den OP-Tischrand gelagert werden, damit die einzelnen Schritte gut durchführbar sind. Ein Bildwandler muß zur Verfügung stehen, der aber mit Rücksicht auf die Strahlenbelastung so sparsam wie möglich zum Einsatz kommt (Strahlenschutzmaßnahmen!).

Spezielle Operationsverfahren

Als Operationsverfahren kommt die Fixation der Femurkopfepiphyse an den Schenkelhals mit Spickdrähten, die vom Trochanter major aus eingebracht werden, in Frage.

Narkose

In der Regel Allgemeinnarkose.

Lagerung

Rückenlage an der Tischkante, so daß OP-Tischteile eine notwendige operative Durchleuchtung nicht behindern.

Zugangswege

Der Zugangsweg ist eine kleine laterale Längsinzision, wie sie beim Erwachsenen allerdings etwas ausgedehnter zur Versorgung der Schenkelhalsfrakturen durch Verschraubung geschildert wurde. Es müssen lediglich das Hüftgelenk und die Trochanter-major-Region dargestellt werden. Die weiter distalen, subtrochantären Abschnitte müssen nicht eröffnet werden, da hier keine Fixation durch Platten usw. erfolgt.

Arbeitsschritte

1 Rückenlage mit frei beweglichem Gelenk.
2 Kleiner lateraler Zugang über den Trochanter major.
3 Freilegen der Hüftgelenkkapsel.
4 T-förmige Eröffnung der Hüftgelenkkapsel zur Druckentlastung (Hämatomentleerung).
5 Reposition der Fraktur bzw. der Epiphysenfuge.
6 Retention des Repositionsergebnisses mit 2–3 Kirschner-Drähten durch den Schenkelhals von der lateralen Kortikalis des proximalen Femurs unter Bildwandlerkontrolle (Gonadenschutz!) eingebracht. Die Kirschner-Drähte werden bis unmittelbar subchondral unter der Femurkopfepiphyse plaziert.
7 Überprüfen des Repositionsergebnisses einschließlich der Lage der Spickdrähte unter Bildwandlerkontrolle in der a.-p. Ebene und in Lauenstein-Position. Die Reposition muß in beiden Ebenen anatomiegerecht sein. Die Spickdrähte sind ebenfalls in beiden Ebenen im Schenkelhals parallel zur Schenkelhalsachse lokalisiert und dürfen den Knorpel des Femurkopfes nicht penetrieren.
8 Prüfung des Gelenkspieles.
9 Schichtweiser Wundverschluß.

Spezielle Technik

Das technische Verfahren entspricht demjenigen der Schenkelhalsverschraubung beim Erwachsenen, nur, daß anstelle von Schrauben hier 2 bis 3 parallel laufende Kirschner-Drähte zur Stabilisierung verwendet werden. Aus diesem Grund wird bei der bildlichen Darstellung auf die Abb. **36**–**42** verwiesen.

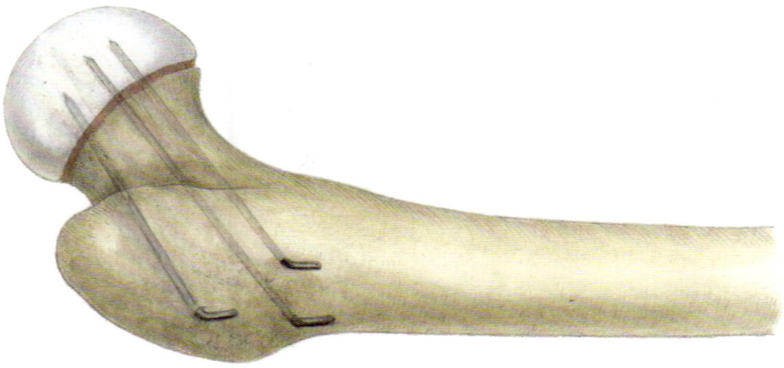

Abb. **94** Endergebnis nach Osteosynthese: anatomiegerechte Reposition in der a.-p. Projektion, 3 parallel ausgerichtete Spickdrähte im Verlauf der Schenkelhalsachse, Erhaltung der Femurkopfdurchblutung durch Entlastungsinzision der Hüftgelenkkapsel.

Komplikationen

Komplikationen können sein:
Störung der Femurkopfdurchblutung durch Verletzung der Kapselgefäße oder Torquierung bzw. Verletzung der Arterie im Lig. capitis femoris; nicht anatomisch exakte Reposition des Femurkopfes, unzureichende Stabilisierung der Kopfkalotten durch zu kurz eingebrachte Kirschner-Drähte oder Schädigung der Epiphysenfuge durch wiederholte Versuche der Retention mit multiplen Perforationen der Epiphysenfuge durch Kirschner-Drähte.
Postoperative Komplikationen sind die Lockerung oder der Bruch der Kirschner-Drähte unter Mobilisierung; langfristig eine Femurkopfnekrose oder Fehlwachstum infolge Teilschädigung der Epiphysenfuge.

Wiederholungsoperationen, Korrektureingriffe

Im Falle einer frühzeitigen Materiallockerung mit Redislokation in der Epiphysenfuge müssen eine Materialentfernung, erneute Reposition und Stabilisierung erfolgen. Sollte die Dislokation erst entdeckt werden, wenn die Fraktur schon verheilt ist bzw. sollte im weiteren Verlauf ein Fehlwachstum des Schenkelhalses eintreten, dann kommt sekundär nur eine Umstellungsosteotomie zur Korrektur von Achsenfehlern in Frage. Diese sollte möglichst erst nach Epiphysenfugenschluß durchgeführt werden. Es handelt sich dabei um seltene und anspruchsvolle posttraumatische Korrektureingriffe.

Begleit- und Nachbehandlung

Ca. zwei- bis dreiwöchige Ruhigstellung mit Bettruhe und voller Entlastung. Anschließend vorsichtige Mobilisation ohne Belastung bzw. Entlastung mit Hilfe eines Thomas-Splintes.

Laterale Schenkelhalsfraktur

Ziele und Methoden

Schenkelhalsfrakturen bei Kindern sind im allgemeinen laterale Schenkelhalsfrakturen. Das Ziel ist die anatomische Reposition und funktionsstabile Fixierung mittels Zugschrauben-Osteosynthese. Im Gegensatz zum Erwachsenen ist dabei zu beachten, daß die Schrauben die Epiphysenfuge wegen der Gefahr von Wachstumsfugenschädigungen mit Störungen des weiteren Wachstums nicht kreuzen dürfen.

Indikationen

Jede dislozierte Schenkelhalsfraktur beim Kind und Jugendlichen stellt eine Operationsindikation dar.

Operationsrisiko und Aufklärungshinweise

Es bestehen in der Hauptsache die Risiken einer Störung der Femurkopfdurchblutung mit nachfolgender Femurkopfnekrose oder Fehlwachstum durch Schädigung der Wachstumsfuge. Über diese Risiken muß ebenso wie über allgemeine Operationsrisiken wie Infektion, Gefäß- und Nervenverletzungen aufgeklärt werden.

Spezielle Vorbereitungen

Die speziellen Vorbereitungen entsprechen denjenigen, die bei der traumatischen Epiphysiolyse bereits erwähnt wurden.

Spezielle Operationsverfahren

Entsprechend den Ausführungen bei der traumatischen Epiphysiolyse sollte die Operation in Allgemeinnarkose erfolgen. Sie wird in Rückenlage durchgeführt, wobei der Patient wegen der Notwendigkeit der peroperativen Durchleuchtung mit der Hüfte an der OP-Tischkante liegen sollte. Als Zugangsweg wird ein lateraler Zugang zum Hüftgelenk gewählt. Die Hüftgelenkkapsel wird eröffnet, um so offen die Reposition vornehmen und den intraartikulären Druck durch das Hämatom entlasten zu können. Die Schrauben werden distal des „Tuberculum innominatum" eingebracht, so daß nur dieser Bereich vom lateralen Femur dargestellt werden muß, und der Zugang insgesamt relativ klein ausfallen kann.

Arbeitsschritte

1 Rückenlage mit frei beweglichem Hüftgelenk.
2 Kleiner lateraler Zugang zum Hüftgelenk und proximalen Femurabschnitt.
3 Freilegen der Hüftgelenkkapsel.
4 T-förmige Inzision der Gelenkkapsel.
5 Reposition der Fraktur mit vorübergehender Fixierung mittels Kirschner-Drähten ohne Tangieren der Epiphysenfuge.
6 Kontrolle des Repositionsergebnisses unter dem Bildverstärker in zwei Ebenen (Gonadenschutz!).
7 Endgültige Fixation der Schenkelhalsfraktur in der Regel mit zwei Spongiosaschrauben. Die Epiphysenfuge am Schenkelhals darf dabei nicht tangiert werden, d.h., das Gewinde kommt nur im proximalen Fragment zu liegen, damit die Schrauben als Zugschrauben eine interfragmentäre Kompression gewährleisten.
8 Es empfiehlt sich die Nutzung von Unterlegscheiben.
9 Abschließende Röntgenkontrolle zur Überprüfung der korrekten Schraubenlage.
10 Prüfung des Gelenkspiels.
11 Schichtweiser Wundverschluß.

Spezielle Technik

Die technische Durchführung entspricht derjenigen der Schenkelhalsverschraubung beim Erwachsenen (s. Abb. **36–42**).
Zu den Besonderheiten zählt, daß die Epiphysenfuge von den Schrauben nicht tangiert werden darf und im allgemeinen zwei Zugschrauben ausreichend sind.

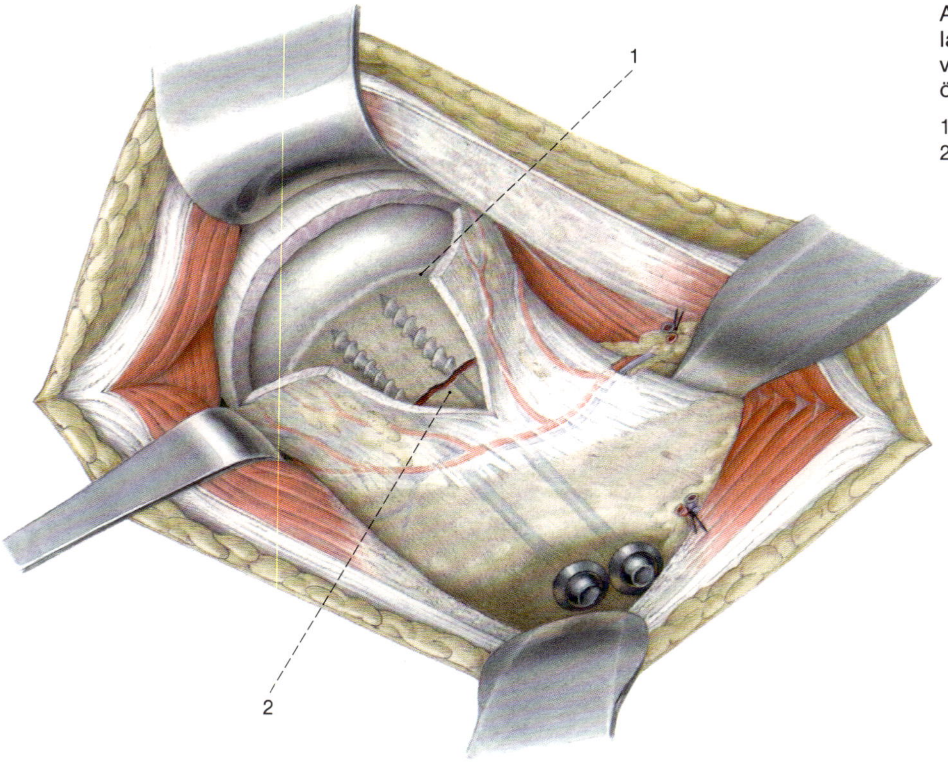

Abb. **95** Darstellung der Fraktur mit intraartikulärem Hämatom und der Femurkopfdurchblutung von lateral. Markierung der T-förmigen Kapseleröffnung.

1 Epiphysenfuge
2 Fraktur

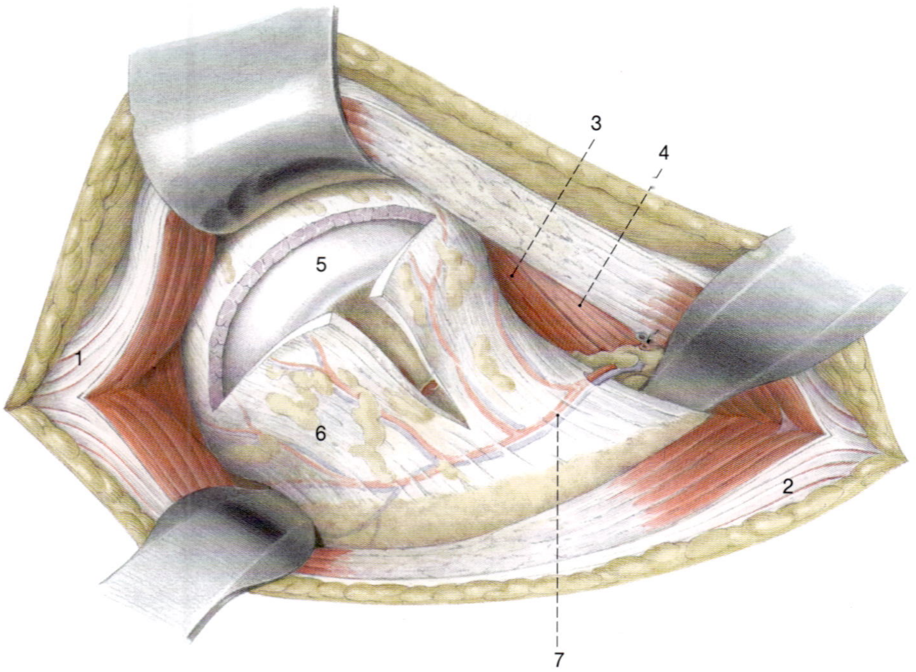

Abb. **96** Ergebnis des Osteosyntheseverfahrens. Beide Spongiosaschrauben mit Unterlegscheiben sind unterhalb des „Tuberculum innominatum" in Richtung der Schenkelhalsachse eingebracht, ohne die Epiphysenfuge zu tangieren. Die Gewindeteile kommen im proximalen Fragment zu liegen, damit die Schaftschrauben als Zugschrauben eine interfragmentäre Kompression erzeugen.

1 M. glutaeus medius
2 M. vastus lateralis
3 M. psoas major
4 M. vastus intermedius
5 Caput femoris
6 Capsula articularis
7 A., V. circumflexa femoris lateralis (R. ascendens)

Komplikationen

An speziellen Komplikationen können eine Lockerung des Materials mit Redislokation der Fraktur oder ein Schraubenbruch auftreten. Des weiteren, wie bereits erwähnt, die Störung der Femurkopfdurchblutung mit konsekutiver Femurkopfnekrose und Fehlwachstum.

Wiederholungsoperationen, Korrektureingriffe

Bei Schraubenlockerung oder -bruch erfolgt die Materialentfernung und Reosteosynthese mit zurückhaltender Mobilisierung. Bei Achsenfehlstellungen und Fehlwachstum wird die Korrekturosteotomie notwendig. Im allgemeinen sollte dies erst nach Abschluß des Wachstums, d.h. Schluß der Epiphysenfuge, durchgeführt werden.

Begleit-, Nachbehandlung

Bei größeren Kindern mit Verständnis für die Situation kann nach wenigen Tagen eine Mobilisierung im Gehwagen oder an Gehstützen mit Abrollbelastung bis zum Durchbau der Fraktur erfolgen. Bei Kleinkindern ist eine differenzierte Belastung nicht möglich. Das Material wird nach vollständigem knöchernem Durchbau der Fraktur (ca. nach einem halben Jahr) entfernt.

Verletzungsfolgen

An Verletzungsfolgen sind hauptsächlich zu nennen die posttraumatische Femurkopfnekrose, Koxarthrose oder Schenkelhalspseudarthrose.

Die Behandlung der Schenkelhalspseudarthrose erfolgt durch Materialentfernung und sekundäre Umstellungsosteotomie mit Reosteosynthese (s. Abb. **46–48**). Die Situation ändert sich nur insofern, daß generell die Probleme eines Sekundäreingriffes erschwert sind. Eine gründliche präoperative Planung des Gesamtablaufs, der mit der Materialentfernung beginnt, ist daher notwendig. Es handelt sich in der Regel um ein anspruchsvolles Verfahren, das besondere Erfahrung verlangt.

Die Therapie der posttraumatischen Femurkopfnekrose oder der posttraumatischen Arthrose endet letztlich im Ersatz des geschädigten Hüftgelenkes durch eine Totalendoprothese (für die zementierte Hüfttotalendoprothese, s. Abb. **49 - 70**, für die zementfreie Technik s. Abb. **71 - 80**).

Generell sollte man vor allem bei jüngeren Patienten mit dem künstlichen Gelenkersatz so lange wie möglich zuwarten. Erfahrungsgemäß haben gerade junge Patienten mit Kopfnekrosen über lange Zeit relativ wenig Beschwerden. Die Indikation zu einer Hüftgelenkarthrodese ist bei diesen Patienten nur selten gegeben. Der Verletzte würde dadurch einen erheblichen Funktionsverlust erleiden und die Maßnahme infolge Veränderung der Gesamtstatik langfristig auch Auswirkungen auf die Wirbelsäule mit entsprechenden Sekundärschäden haben. Damit würde auch das Alltags- und Berufsleben entsprechend beeinträchtigt. Die Indikation zur Hüftgelenkarthrodese ist somit bei sehr jungen Patienten nur in Ausnahmefällen gegeben. Für diese Ausnahmesituation wird im folgenden die operative Technik dargestellt.

Hüftgelenkarthrodese*

Rückenlage, wobei beide Beine frei zugänglich sind, um insbesondere auch die Längenbestimmung bei der Arthrodese vornehmen zu können.

Spezielle Technik

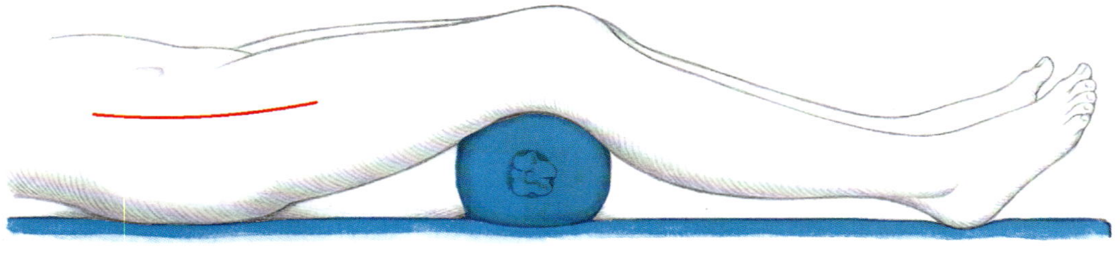

Abb. **97** Der Patient befindet sich in Rückenlage. Unter die Kniegelenke wird eine Rolle mit 15 cm Durchmesser gelegt, um die Einstellung der erforderlichen Beugestellung in den Hüftgelenken zu erreichen. Beide Beine einschließlich des Beckens sind beweglich abgedeckt, damit ein Beinlängenvergleich während der Operation stets möglich ist.

*Abb. **97–106** aus Bauer, R., F. Kerschbaumer, S. Poisel: Operative Zugangswege in Orthopädie und Traumatologie. Thieme, Stuttgart 1990

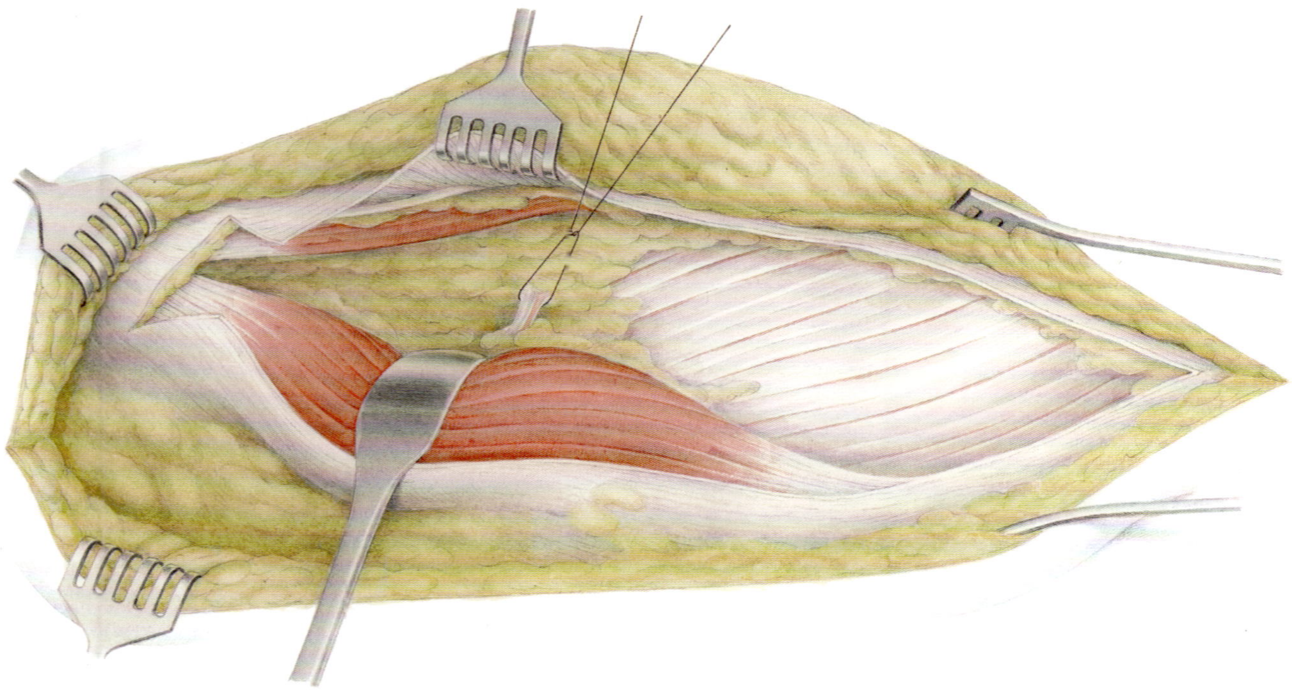

Abb. **98** Nach Durchtrennung von Haut und Subkutis wird die Fascia lata in Faserrichtung bis zur Crista iliaca gespalten und, soweit nötig, T-förmig von der Crista abgelöst. Der M. tensor fasciae latae wird nach lateral abgezogen und der R. ascendens der A. circumflexa femoris lateralis mit seinen Begleitgefäßen ligiert und durchtrennt.

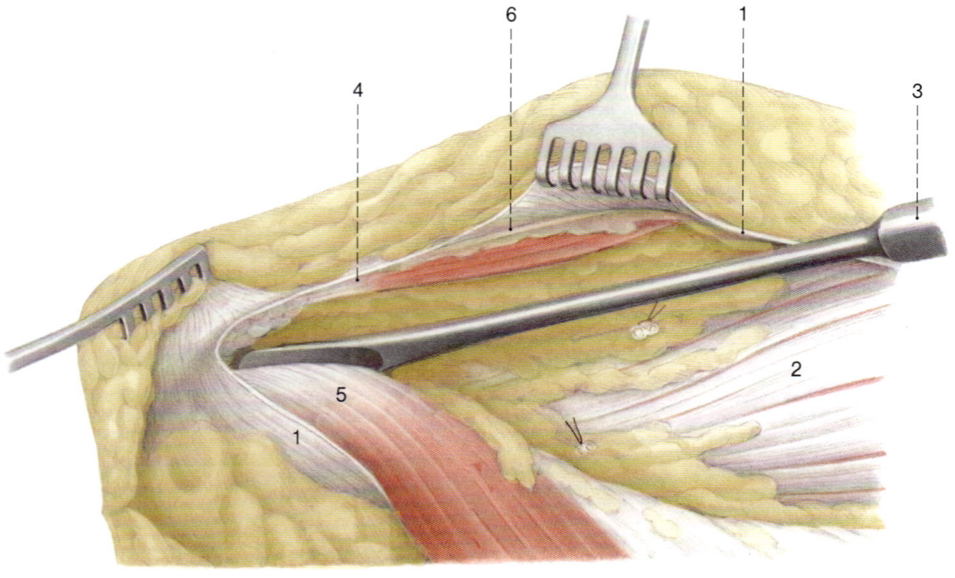

Abb. **99** Der M. tensor fasciae latae wird periostal von der Außenfläche der Ala ossis ilii so weit nach laterodorsal abgelöst, daß der Trochanter major dargestellt werden kann.

1 Fascia lata
2 M. vastus lateralis
3 Raspatorium
4 M. sartorius
5 M. tensor fasciae latae
6 N. cutaneus femoris lateralis

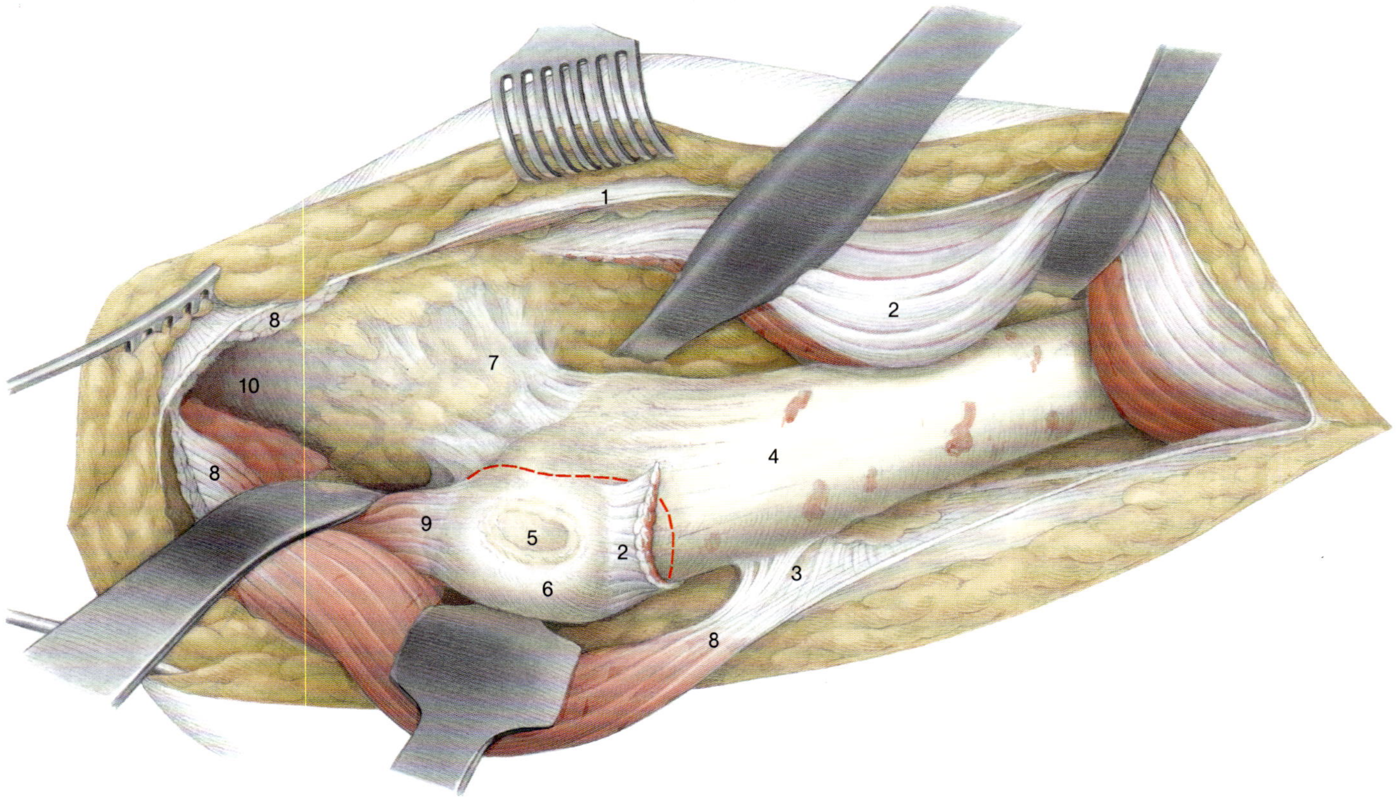

Abb. **100** Dorsal des Trochanter major wird ein breiter Hohmann-Haken eingesetzt und damit der M. tensor fasciae latae nach dorsal abgedrängt. Der M. vastus lateralis wird vom „Tuberculum innominatum" und dem Septum intermusculare scharf abgelöst und vom Femurschaft mit dem Raspatorium abgeschoben. Mit Hohmann-Haken läßt sich der M. vastus lateralis nach ventro-medial und der M. glutaeus medius nach dorsal weghalten. Jetzt ist das Hüftgelenk breit dargestellt. Die Hüftgelenkkapsel wird reseziert und der Trochanter major an der Basis osteotomiert (gestrichelte rote Linie).

1 Fascia lata
2 M. vastus lateralis
3 Septum intermusculare laterale
4 Femur
5 Trochanter major
6 Tuberculum innominatum
7 Capsula articularis
8 M. tensor fasciae latae
9 M. glutaeus medius
10 Ala ossi ilii

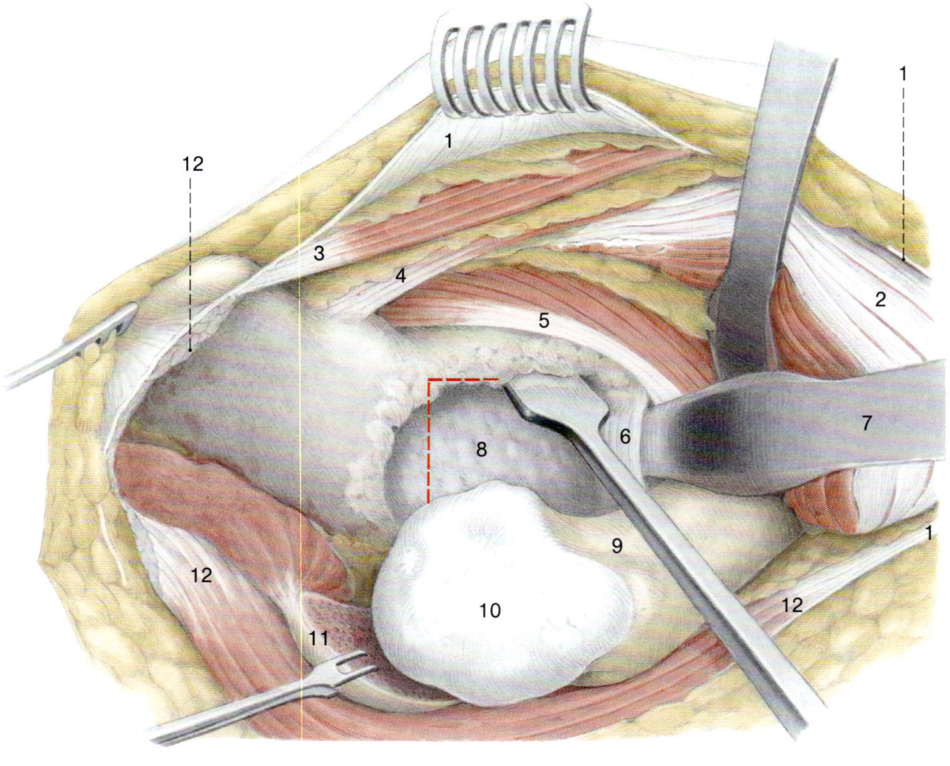

Abb. **101** Der osteotomierte Trochanter major wird nach kranial abgedrängt, anschließend der Hüftkopf aus dem Gelenk luxiert. Das Azetabulum wird mit dem Meißel entknorpelt und kastenförmig präpariert (gestrichelte Linie).

1 Fascia lata
2 M. vastus lateralis
3 M. sartorius
4 M. rectus femoris
5 M. iliopsoas
6 Lig. transversum acetabuli
7 Elevatorium im Foramen obturatum
8 Azetabulum
9 Collum femoris
10 Caput femoris
11 Trochanter major
12 M. tensor fasciae latae

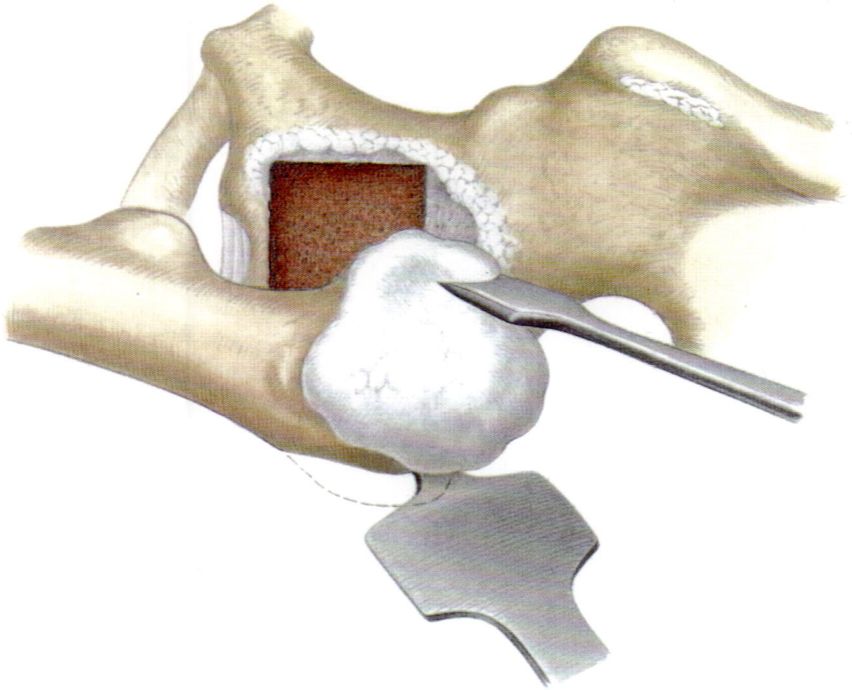

Abb. **102** Der Femurkopf wird mit dem Meißel entknorpelt und in eine Quaderform gebracht, die der Kastenform des Azetabulums entspricht. Die Rotationseinstellung des Beines im Hüftgelenk ist exakt zu berücksichtigen, damit infolge eines Rotationsfehlers keine späteren Auswirkungen auf das Gangbild resultieren. Vor der endgültigen Stabilisierung der Arthrodese muß die exakte Einstellung sorgfältig und sicher überprüft werden.

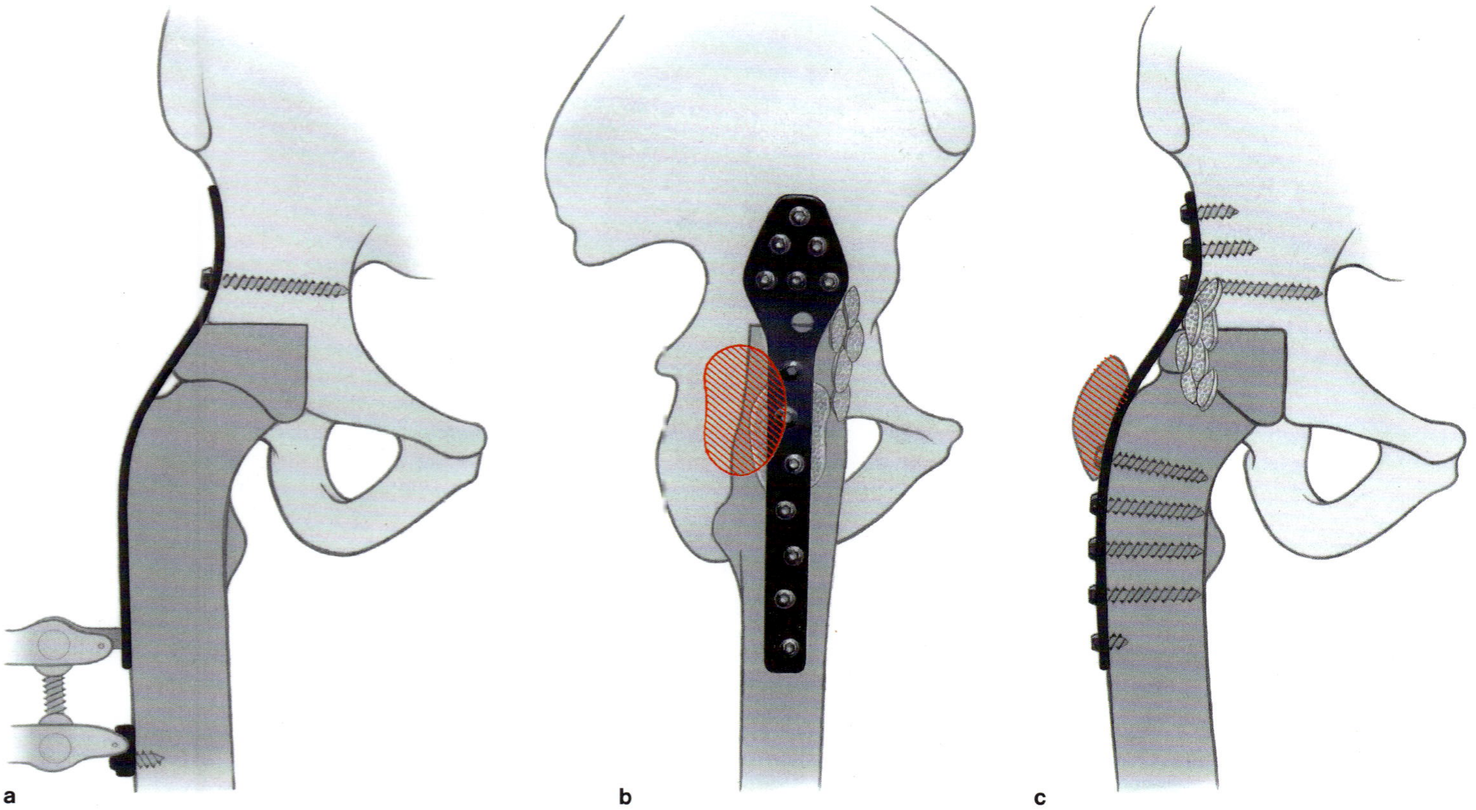

a b c

Abb. **103a – c** Der Femurkopf wird nach korrekter Ausrichtung in das vorbereitete Azetabulum eingestellt und die Position temporär durch dicke Kirschner-Drähte gehalten. Dann wird die Arthrodesenplatte für das Hüftgelenk – sog. Kobraplatte (nach Schneider) – an die Außenfläche von Os ilii und Femur angepaßt. Dabei ist darauf zu achten, daß die Platte überall guten Kontakt hat. Eventuell muß die Knochenfläche nachbearbeitet oder die Platte etwas anmodelliert bzw. eine Beckenosteotomie durchgeführt werden. Nach Fixierung des proximalen Plattenendes oberhalb des Pfannendaches wird am distalen Plattenende ein sog. Plattenspanner befestigt (**a**). Mit dem Spanner wird eine Kompression in der Arthrodesenfläche erzeugt und anschließend die endgültige Verschraubung der Platte am Femurschaft durchgeführt. An den Arthrodesenspalt können anschließend noch Knochenspäne angelagert werden. Sollte bei dysplastischen Hüftgelenkverhältnissen die Arthrodesenfläche zwischen Azetabulum und Femurkopf nicht groß genug sein, wird ausnahmsweise eine Beckenosteotomie mit Medialverschiebung des unteren und vorderen Beckenanteils mit dem Femurkopf notwendig.
Der Trochanter major wird abschließend an seine normale anatomische Position zurückgebracht und mittels Schrauben oder Zuggurtung refixiert (**b** u. **c**).

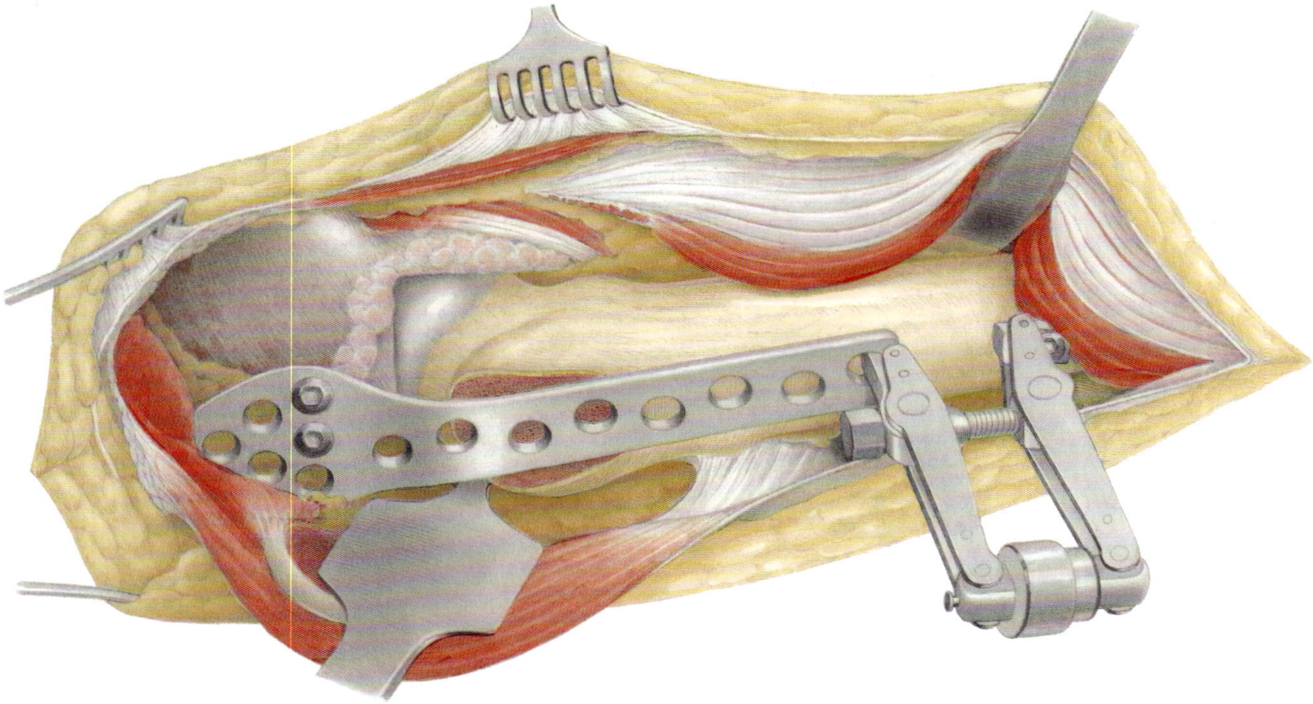

Abb. **104** Dreidimensionaler Situs der zweidimensionalen Skizze **103a**.

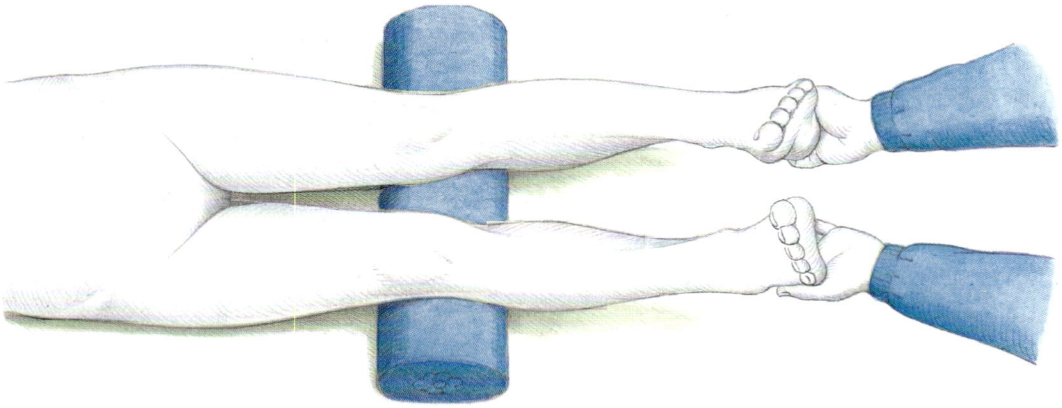

Abb. **105** Nach Anlegen und Spannen der Kobraplatte muß vor der endgültigen Schraubenfixation noch einmal sorgfältig die Beinstellung überprüft werden. Angestrebt werden eine Hüftbeugung von 15°, eine Außendrehung in der Hüfte entsprechend den physiologischen Verhältnissen der Gegenseite und Beinlängengleichheit.

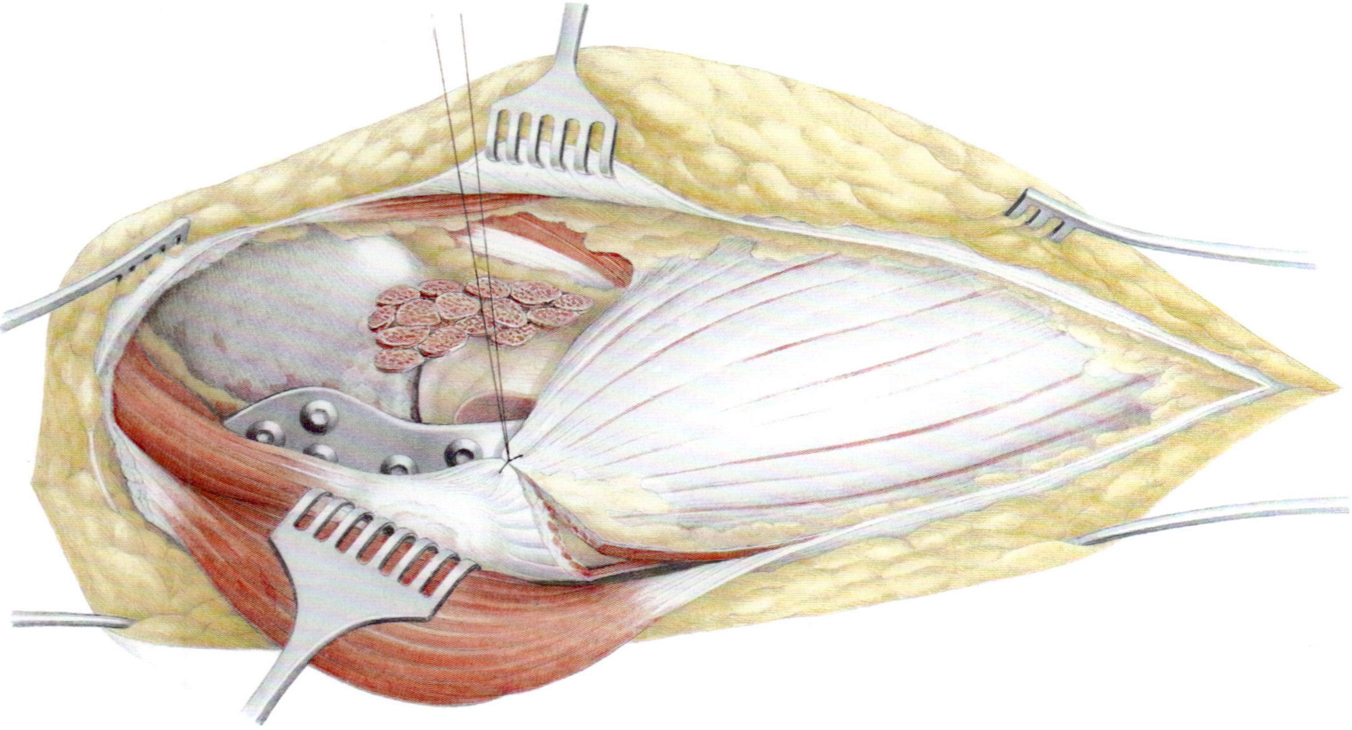

Abb. **106a** Re-Adaptation des M.-vastus-lateralis-Ursprunges.

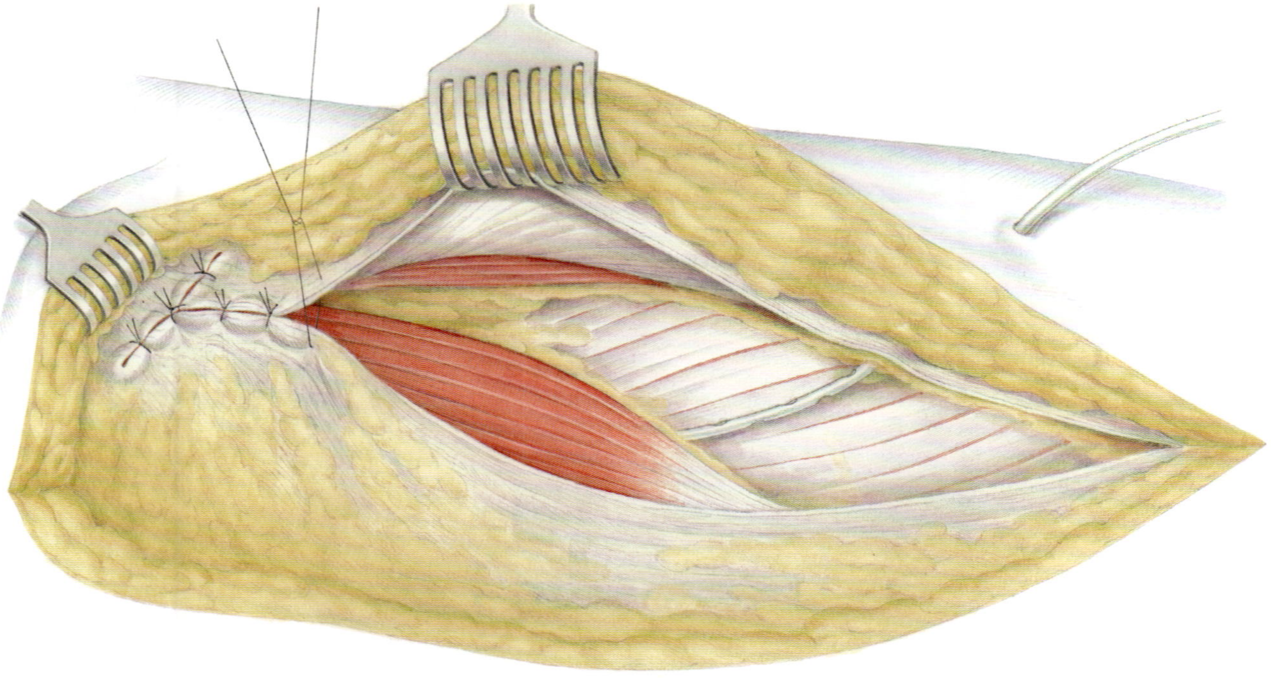

Abb. **106b** Re-Insertion des M. tensor fasciae latae nach Einlegen einer Redon-Drainage. Dann Verschluß von Fascia lata sowie Subkutis und Haut in typischer Weise.

Erkrankungen

Metastasen bzw. pathologische Frakturen durch Metastasen

Knochenmetastasen mit oder ohne pathologische Frakturen sind Zeichen der hämatogenen Ausbreitung eines malignen Tumors. Je nach Primärtumor und Ausdehnung der Metastasierung ist die Lebenserwartung solcher Patienten verkürzt.

Die Osteosynthese von pathologischen Frakturen durch Metastasen entspricht prinzipiell dem Vorgehen bei normalen Frakturen, d. h. der Verwendung von Winkelplatten, Kondylenplatten, DHS, Endoprothesen usw. Strebt man eine Osteosynthese an, so wird in der Regel die Knochenmetastase mit dem scharfen Löffel ausgeräumt und kürettiert. Der dadurch entstandene Defekt wird mit Knochenzement ausgefüllt.

Die Kombination aus Knochenzement im Markraum des proximalen Femurs bzw. im Metastasendefekt am Schenkelhals oder in der Trochanterregion wird als Verbundosteosynthese bezeichnet. Dabei kommen entsprechend der Indikation die üblichen Implantate zum Einsatz, wie sie in den entsprechenden Kapiteln zum proximalen Femur beschrieben wurden. Zusätzlich wird entweder vor Einbringen der Osteosynthese oder durch ein sog. Knochenfenster Knochenzement in den Defekt- und Markraum eingepreßt. Das Osteosyntheseimplantat einschließlich der Schrauben findet nach Aushärten des Zements eine solide Verankerung und gewährleistet in der Regel eine stabile Osteosynthese.

Werden Metastasen im proximalen Femur ohne Fraktur, d. h. prophylaktisch durch Osteosynthese versorgt, so ist dieses technisch einfach und mit weniger Blutverlust durchzufahren. Das Osteosynthesematerial wird am intakten Knochen vorbereitet, anschließend ein Knochenfenster über der Metastase angelegt und durch dieses das Metastasengewebe entfernt. Dann wird Knochenzement eingepreßt und die Osteosynthese endgültig fertiggestellt.

Die Verbundosteosynthese ermöglicht bei guter Stabilität eine Sofortbelastung.

Läßt sich aufgrund der Lokalisation der Metastasen im Schenkelhals oder Femurkopfbereich keine gelenkerhaltende Operation durchführen, dann ist der endoprothetische Gelenkersatz angezeigt. Liegt die Metastase ausschließlich medial der typischen Osteotomiestelle für die Endoprothese, kann die Technik der Implantation nach der Standardmethode durchgeführt werden. In der Regel kommt eine Prothese mit Zementverankerung zum Einsatz.

Dehnt sich die Metastase nach lateral und distal der Osteotomiestelle aus, so wird sie ausgeräumt, kürettiert und der Defekt bei der ohnehin vorgesehenen zementierten Totalendoprothese mit Zement ausgefüllt.

Umfaßt der Defekt die gesamte Trochanterregion, muß aus Stabilitätsgründen eine spezielle Tumorprothese (Krückstockprothese) implantiert werden.

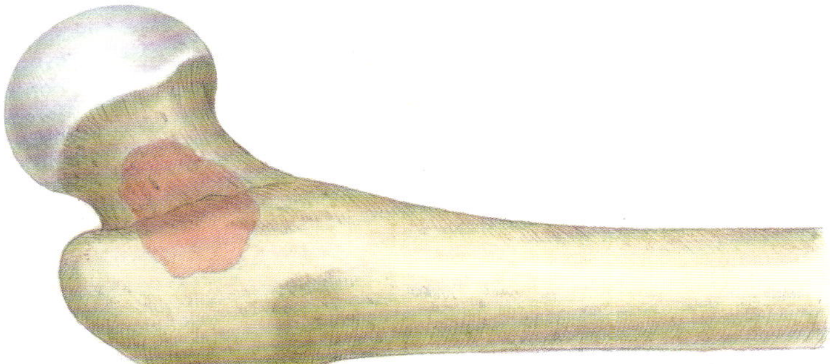

a

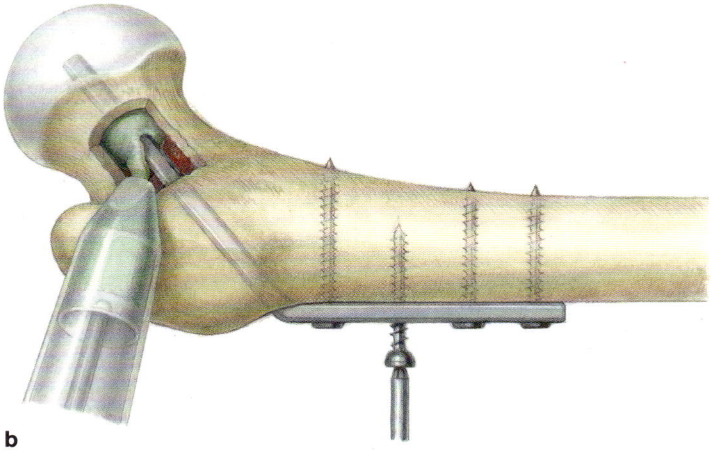

b

Abb. **107a** u. **b** Metastase am Übergang vom Schenkelhals zur Trochanterregion. Es droht eine pathologische Fraktur (**a**). Als Osteosyntheseform wird eine Winkelplattenosteosynthese geplant und entsprechend der Technik der Osteosynthese einer Fraktur bei gesundem Knochen durchgeführt. Vor Einbringen der Platte und der Schrauben wird die Metastase ausgeräumt und die Defektzone einschließlich proximalem Femurschaft mit Knochenzement ausgefüllt. Erst nach Aushärten des Zements werden die Schrauben endgültig festgezogen (**b**).

Oberschenkelschaft

Von P.-M. Hax und G. Hierholzer

Allgemeines

Operative Strategie

Auch ohne begleitende Fraktur können geschlossene und offene Weichteilverletzungen unterschiedliche Schweregrade vom Bagatellschaden bis zur lebensgefährlichen Verletzung haben. Neben allen offenen bedürfen meist nur die schweren geschlossenen Weichteilverletzungen der operativen Behandlung. Bezüglich ihres Schweregrades können gerade die geschlossenen Verletzungen leicht unterschätzt werden. Insbesondere eine Gefäßverletzung und ein Kompartmentsyndrom müssen sofort erkannt und behandelt werden.

Die risikoreiche und langwierige konservative Behandlung von Oberschenkelschaftfrakturen gilt heute als obsolet. Für die operative Behandlung von Frakturen und Pseudarthrosen sowie für Korrekturosteotomien stehen heute verschiedene leistungsfähige und risikoarme Osteosyntheseverfahren zur Verfügung.

Ziele der Eingriffe:
- Erhaltung bzw. Wiederherstellung der Funktion,
- Reposition und übungsstabile Fixierung von Schaftfrakturen und Pseudarthrosen,
- Korrektur und Stabilisierung bei posttraumatischen Achsenabweichungen bzw. Verkürzungen,
- Verhütung von Immobilisationsschäden (Druckulkus, Thrombose, Muskelverschmächtigung, Bewegungseinschränkung),
- Verhütung pulmonaler Komplikationen (Pneumonie, Embolie, ARDS),
- Verhütung einer Infektion.

Spezielle Anatomie

s. S. 3

Topographie der Zugangswege

Laterale Zugänge

Lateraler proximaler Zugang zum Markraum

Zur Marknagelung wird der Markraum nach Darstellung der Fossa trochanterica proximal an der Trochanterspitze eröffnet. Der Zugang erfolgt von lateral in Seiten- oder Rückenlage. Die Seitenlagerung erleichtert die exakte Präparation der Nageleintrittstelle und das Einführen des Nagels, besonders bei übergewichtigen Patienten, ist aber aufwendig und bei Mehrfachverletzten nicht immer möglich.

Bei Rückenlagerung kann das gesunde Bein die seitliche Durchleuchtung behindern. Vorzugsweise sollte eine suprakondyläre Nagelextension angelegt werden, möglichst weit distal und ventral, damit ausreichend Platz für die Spitze des Marknagels bleibt. Eine Tibiakopf- oder Schuhextension sind ebenfalls möglich, erschweren aber die Reposition. Das Bein wird so desinfiziert und abgedeckt, daß distal Verriegelungsbolzen eingebracht werden können und beim Mißlingen einer geschlossenen Nagelung die Fraktur vom lateralen Zugang (s. u.) offen reponiert werden kann.

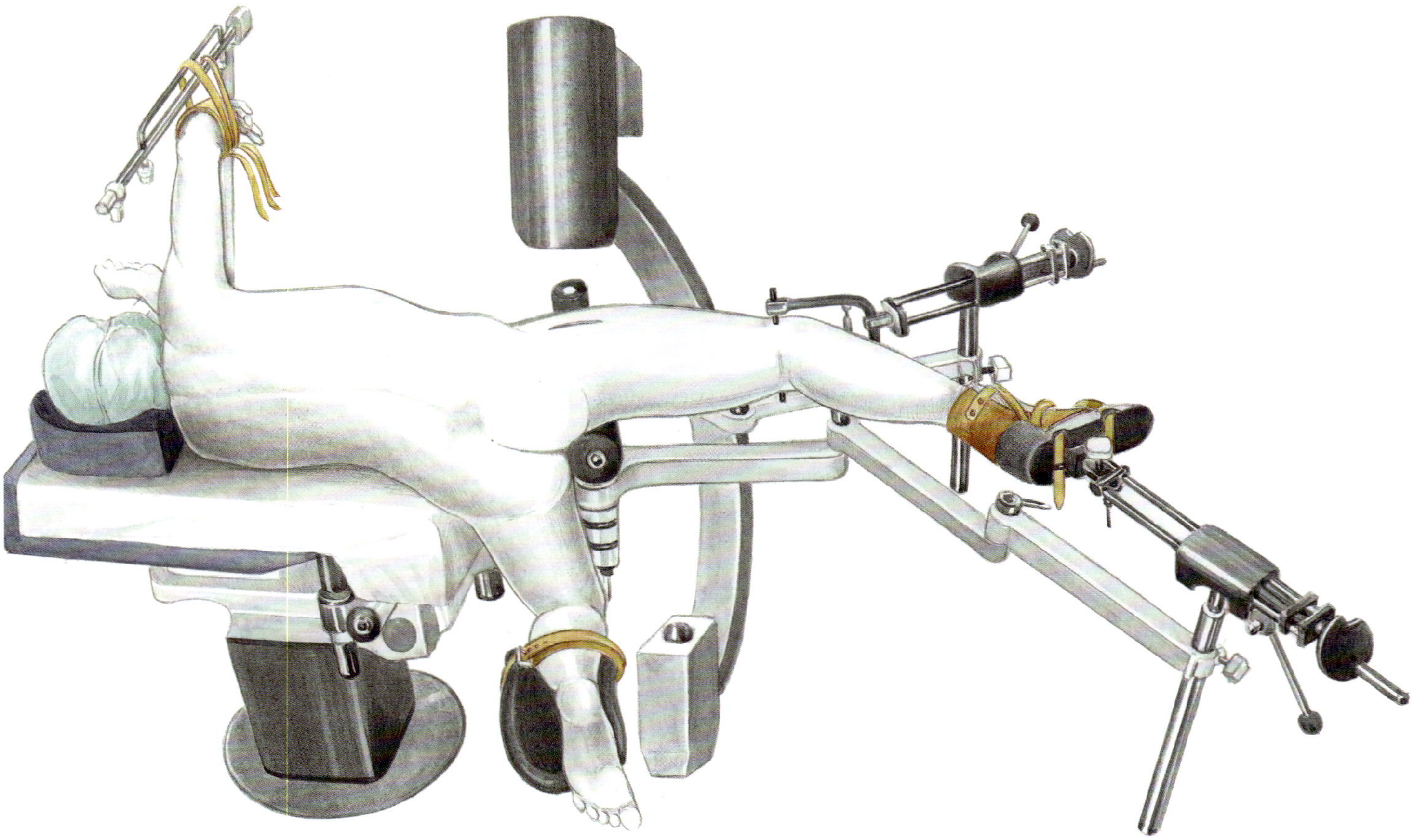

Abb. **1** Lagerung zur Oberschenkelmarknagelung in Seitenlage auf dem Extensionstisch. Längszug über einen Steinmann-Nagel mit Extensionsbügel (suprakondylär, nur ausnahmsweise am Tibiakopf). Am Damm ist eine gepolsterte Stütze angebracht. Der verletzte Oberschenkel ist parallel zum Fußboden ausgerichtet, Hüft- und Kniegelenk jeweils etwa 30° gebeugt. Das gesunde Bein wird im Hüftgelenk überstreckt und nach unten abgespreizt, so daß der C-Bogen des Bildwandlers sowohl für die a.-p. als auch die seitliche Durchleuchtung eingestellt werden kann. Hautschnitt beginnend über der Trochanterspitze etwa 8 cm leicht schräg nach proximal und dorsal, parallel zu den Fasern des M. glutaeus maximus.

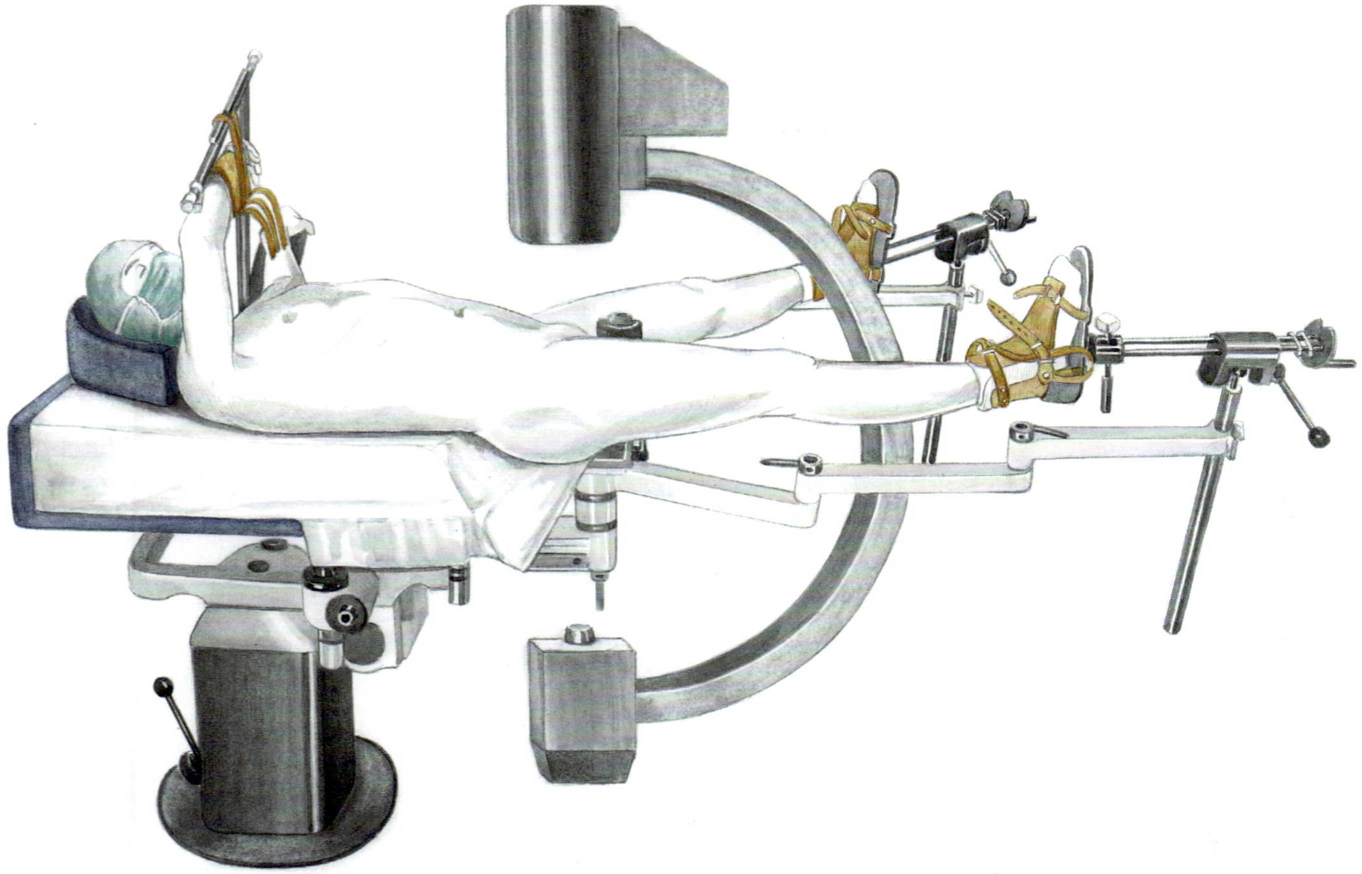

Abb. **2** Lagerung zur Oberschenkelmarknagelung in Rückenlage auf dem Extensionstisch. Das verletzte Bein wird im Hüftgelenk adduziert, um die Darstellung der Nageleintrittstelle und das Einführen des Marknagels zu erleichtern. Zum späteren Durchleuchten für die distale Verriegelung muß der Bildwandler von der verletzten Seite an das Bein herangefahren werden. Alternativ kann man das kontralaterale Bein im Hüftgelenk gebeugt auf einer Stütze lagern, um die seitliche Durchleuchtung nicht zu behindern.

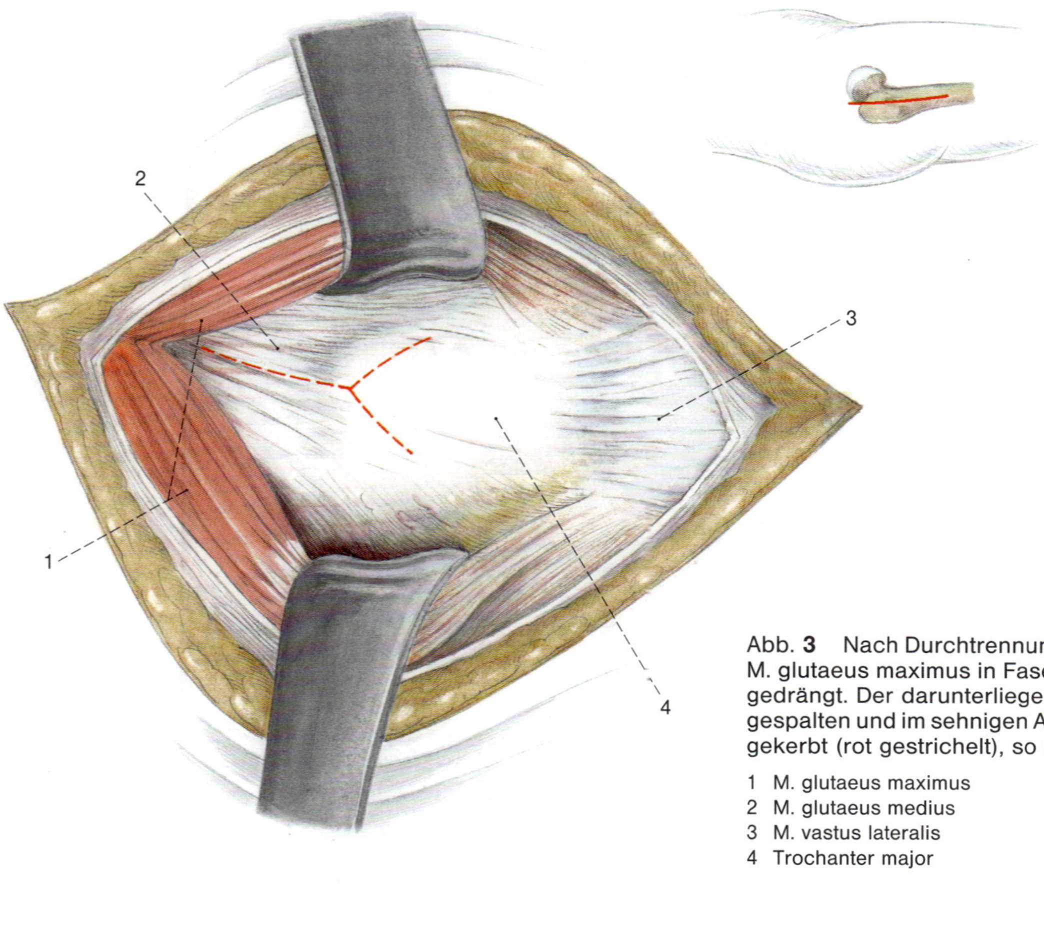

Abb. **3** Nach Durchtrennung der Subkutis und der Faszie wird der M. glutaeus maximus in Faserrichtung gespalten und auseinandergedrängt. Der darunterliegende M. glutaeus medius wird ebenfalls gespalten und im sehnigen Ansatz in Form eines umgekehrten Y eingekerbt (rot gestrichelt), so daß die Trochanterspitze freiliegt.

1 M. glutaeus maximus
2 M. glutaeus medius
3 M. vastus lateralis
4 Trochanter major

Lateraler Zugang zum Femurschaft*

Der Patient wird auf dem Rücken gelagert, mit einem Kissen unter dem Gesäß. Die Hautinzision folgt einer gedachten Linie vom Trochanter major zum Epicondylus lateralis femoris. Nach Durchtrennung von Haut und Subkutis wird die Fascia lata parallel zum Hautschnitt gespalten.

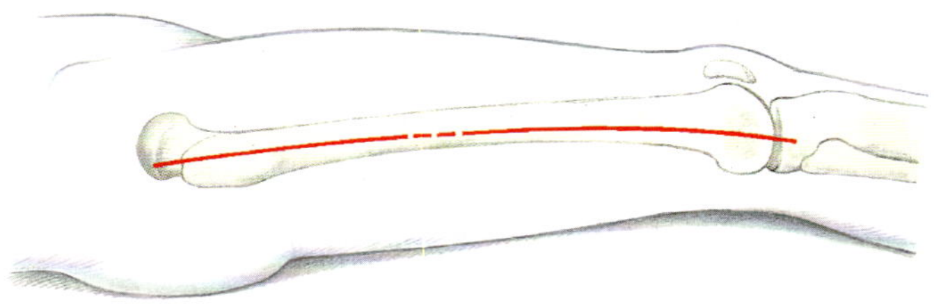

Abb. **4** Seitlicher Zugang zum Femurschaft. Lagerung und Schnittführung. Die ausgezogene Linie zeigt die Schnittführung für die Darstellung des proximalen bzw. des distalen Femurabschnittes an. Bei Bedarf können beide Zugänge kombiniert werden (gestrichelte Linie).

Zur Darstellung des proximalen Femuranteiles wird vorerst der dorsale Anteil der Fascia lata vom M. vastus lateralis möglichst weit nach hinten abgelöst. Der M. vastus lateralis wird anschließend L-förmig mit dem Diathermiemesser bis zum Knochen inzidiert (Abb. **5**). Die Muskulatur kann nun mit dem Raspatorium vom Septum intermusculare laterale nach vorn abgeschoben werden (Abb. **6**). Es werden dann Hohmann-Hebel eingesetzt, die die Muskulatur nach medial weghalten. Perforierende Arterien sind sorgfältig darzustellen und zwischen Ligaturen zu durchtrennen (Abb. **7**).

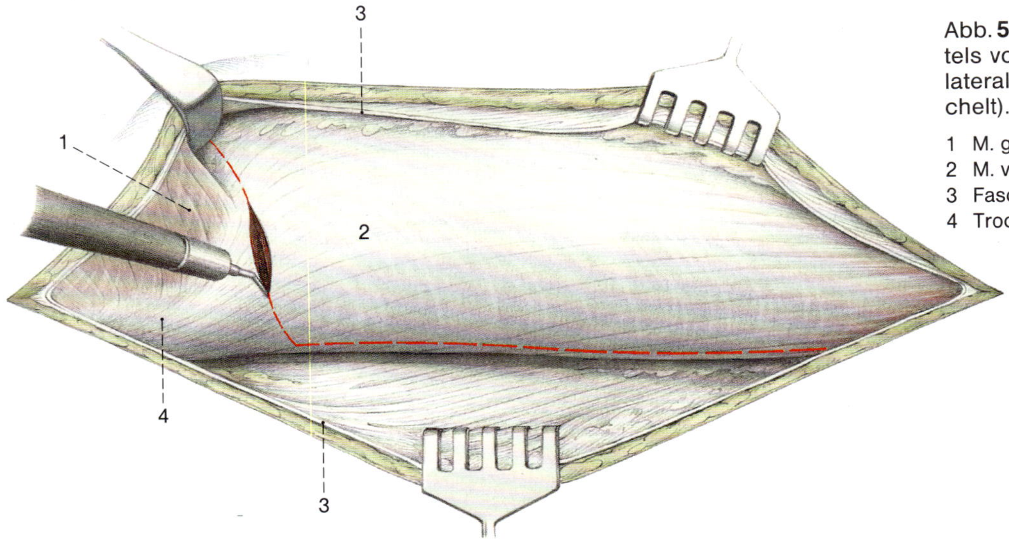

Abb. **5** Darstellung des proximalen Femurdrittels von lateral. L-förmige Inzision des M. vastus lateralis mit dem Diathermiemesser (rot gestrichelt).

1 M. glutaeus medius
2 M. vastus lateralis
3 Fascia lata, Schnittrand
4 Trochanter major

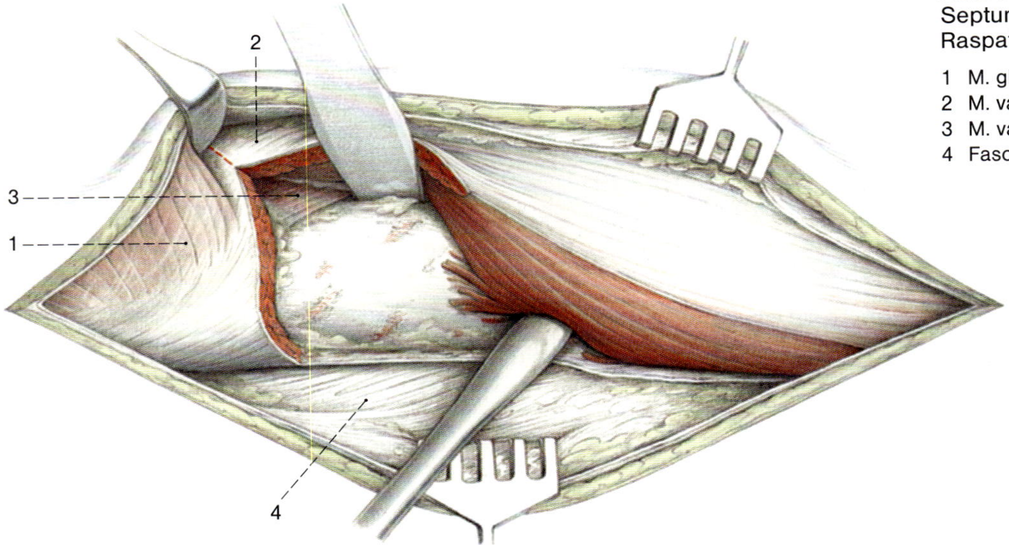

Abb. **6** Abschieben des M. vastus lateralis vom Septum intermusculare und vom Femur mit dem Raspatorium.

1 M. glutaeus medius
2 M. vastus lateralis
3 M. vastus intermedius
4 Fascia lata

* Abb. **4–11** aus Bauer, R., F. Kerschbaumer, S. Poisel: Operative Zugangswege in Orthopädie und Traumatologie. Thieme, Stuttgart 1990.

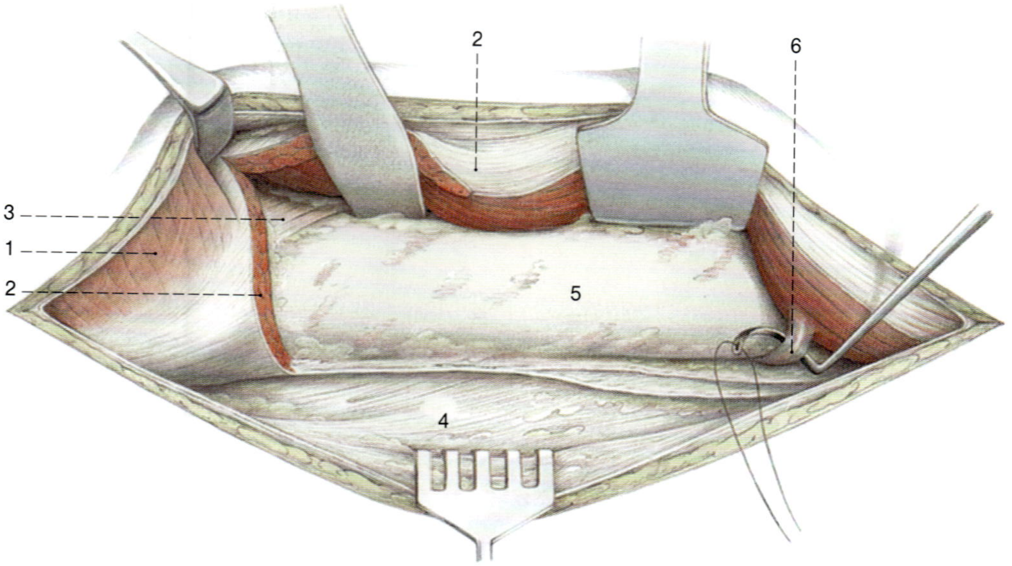

Abb. **7** Darstellung des Femurs von lateral. Ligatur der Vasa perforantia.

1 M. glutaeus medius
2 M. vastus lateralis
3 M. vastus intermedius
4 Fascia lata
5 Corpus femoris
6 Vasa perforantia

Ist eine Freilegung des distalen Oberschenkelschaftes notwendig, so wird der Hautschnitt bis knapp proximal des Gerdyschen Tuberkels verlängert. Der Tractus iliotibialis wird parallel zur Hautinzision gespalten (Abb. **8**). Ist eine Darstellung des Condylus lateralis femoris erforderlich, so müssen die A. und V. genus superior lateralis ligiert und durchtrennt werden (Abb. **9**). Danach wird mit dem Zeigefinger von distal zwischen M. vastus lateralis und Oberschenkelperiost eingegangen und der Muskel vorsichtig hochgehoben. Das weitere Abpräparieren des Muskels nach proximal erfolgt mit dem Raspatorium. Perforierende Gefäße müssen ligiert und durchtrennt werden (Abb. **10**). Der in dieser Weise abgelöste M. vastus lateralis wird mit Hohmann-Hebeln nach medial weggehalten. Bei Bedarf kann auch dorsal ein Hohmann-Hebel eingesetzt werden, wobei jedoch eine subperiostale Freilegung der Hinterseite des Femurs bzw. an der Linea aspera sehr sparsam vorzunehmen ist, um die Durchblutung des Knochens nicht zu gefährden (Abb. **11**). Die beiden Aa. nutriciae, welche den Femurschaft jeweils an der Grenze vom proximalen zum mittleren und vom mittleren zum distalen Drittel versorgen, sollten geschont werden.

Die synoviale Kniegelenkkapsel sollte nach Möglichkeit nicht eröffnet werden. Bei entsprechend vorsichtiger Präparation ist die Kapselumschlagfalte sowohl lateral als auch im Bereich der Bursa suprapatellaris zu erkennen, und die Kapsel kann vom Knochen abgehoben werden.

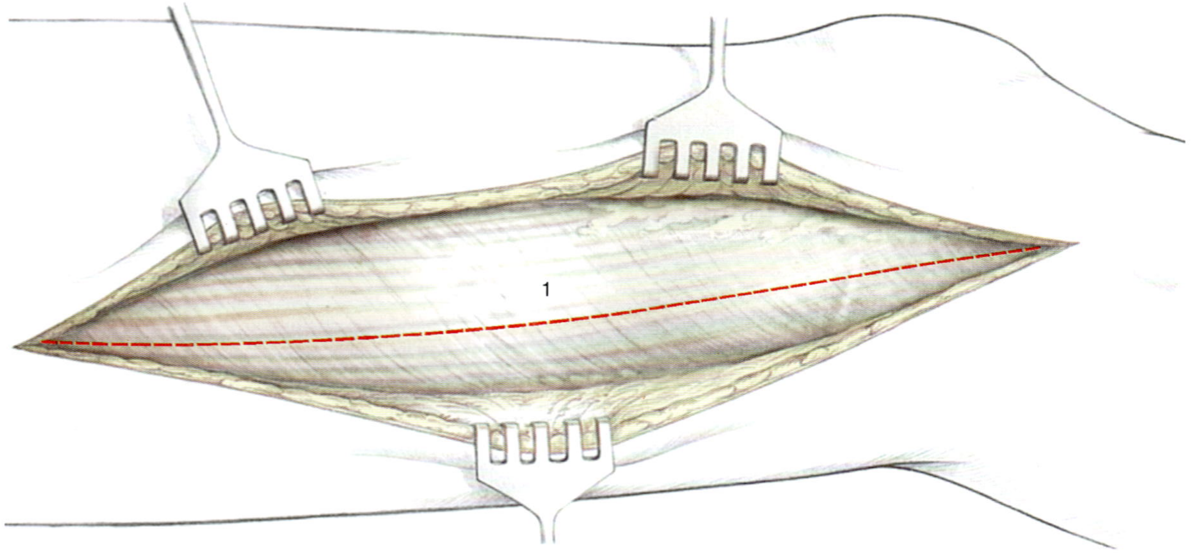

Abb. **8** Darstellung des mittleren und distalen Femurdrittels von lateral. Inzision des Tractus iliotibialis.

1 Tractus iliotibialis fasciae latae

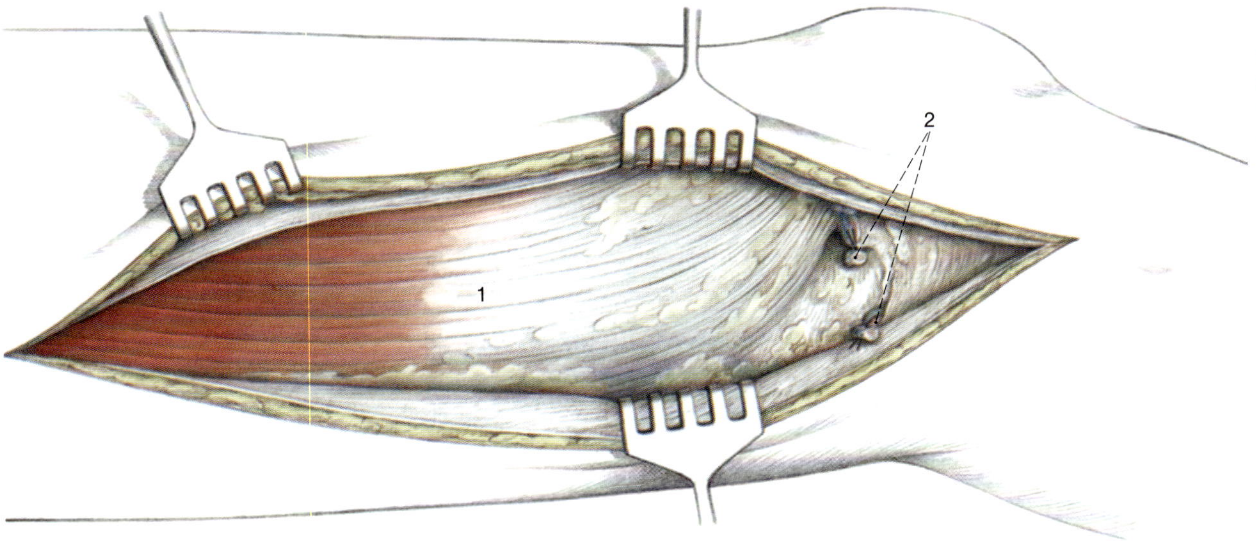

Abb. **9** Ligatur der A. und V. genus superior lateralis, Mobilisierung des M. vastus lateralis.

1 M. vastus lateralis
2 A., V. genus superior lateralis

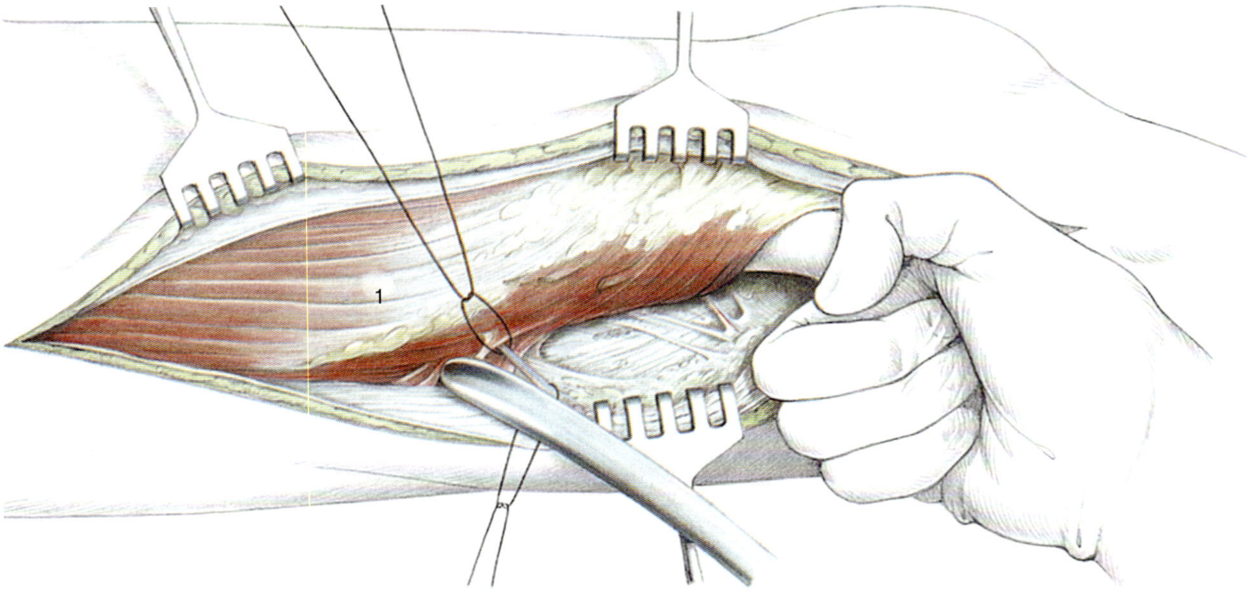

Abb. **10** Abschieben des M. vastus lateralis vom Septum intermusculare laterale, Ligatur von perforierenden Gefäßen.

1 M. vastus lateralis

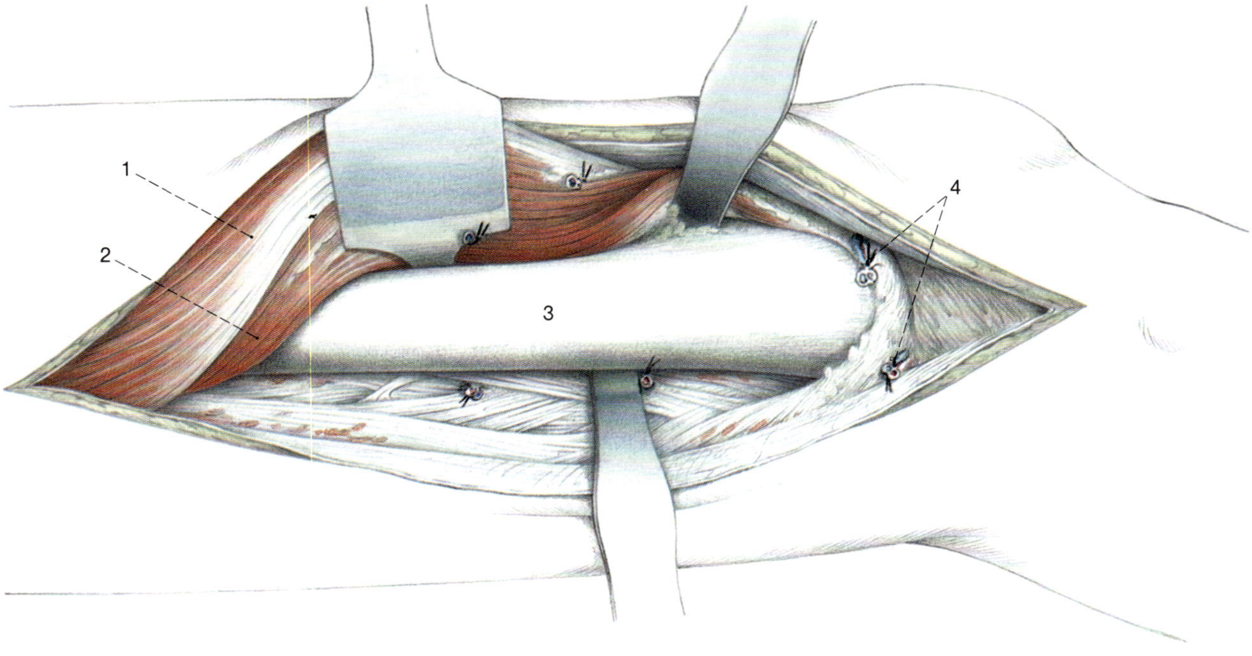

Abb. **11** Darstellung des mittleren und distalen Femurschaftdrittels von lateral.

1 M. vastus lateralis
2 M. vastus intermedius
3 Corpus femoris
4 A., V. genus superior lateralis

Medialer Zugang zum Femur*

Der mediale Zugang zum Femur wird fast ausschließlich für Osteosynthesen und Osteotomien am distalen Schaftdrittel benötigt. Die Indikationen zur Darstellung des mittleren Schaftdrittels vom medialen Zugang sind so selten, daß darauf hier nicht eingegangen wird.
Der Patient wird auf dem Rücken gelagert, mit einem Kissen unter dem Gesäß und dem Oberschenkel, so daß das zu operierende Bein gegenüber dem anderen etwas höher liegt (Abb. **12**). Der Hautschnitt beginnt zwei Querfinger distal des Epicondylus medialis femoris und wird 15 cm nach proximal gezogen. Nach Inzision von Haut und Subkutis wird die Faszie über dem M. vastus medialis parallel zum Hautschnitt gespalten. Ein Durchtrennen der Retinacula patellae ist für diesen Zugang normalerweise nicht notwendig (Abb. **13**).

Der M. vastus medialis wird mit dem Zeigefinger von distal beginnend vom Knochen und vom Septum intermusculare mediale abgelöst. Dies gelingt auf der medialen Seite leichter als lateral, da der M. vastus medialis mit dem Septum intermusculare mediale im distalen Abschnitt nicht verwachsen ist (Abb. **14**). Der M. vastus medialis wird von Ästen der A. genus descendens (A. descendens genicularis) versorgt, die durchtrennt werden (Abb. **15** u. **16**). Anschließend wird der M. vastus medialis nach lateral vom Periost abgeschoben, und es können Hohmann-Hebel eingesetzt werden. Eine Eröffnung des Recessus superior der Kniegelenkkapsel soll dabei vermieden werden.

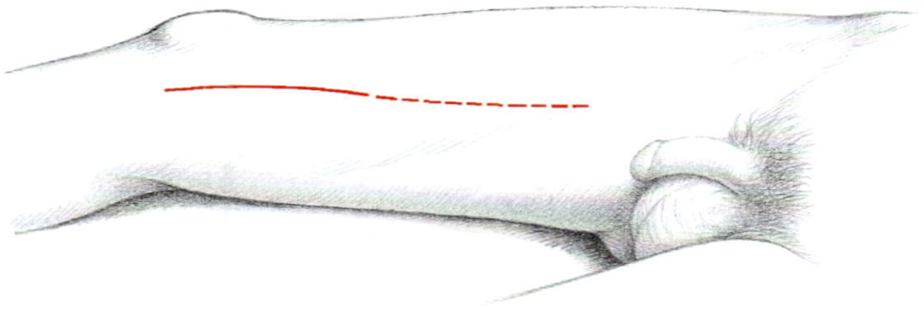

Abb. **12** Darstellung des distalen und mittleren Femurschaftdrittels von medial. Lagerung und Schnittführung.

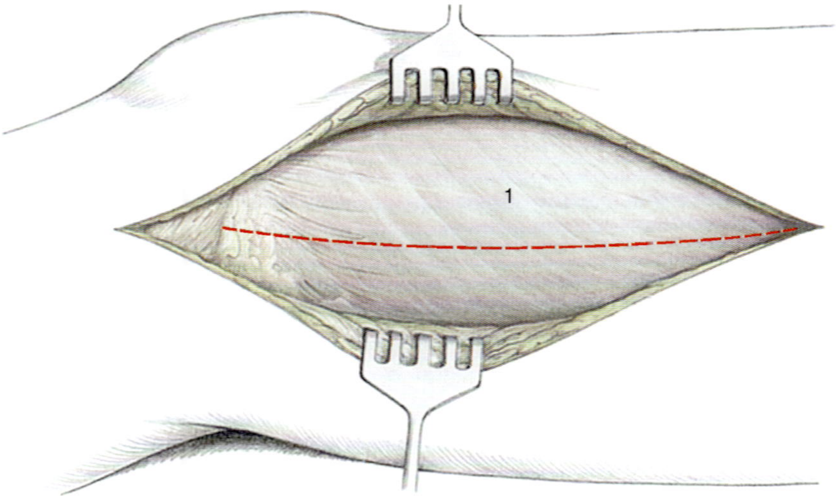

Abb. **13** Spaltung der Faszie über dem M. vastus medialis.

1 M. vastus medialis

* Abb. **12–16** aus Bauer, R., F. Kerschbaumer, S. Poisel: Operative Zugangswege in Orthopädie und Traumatologie. Thieme, Stuttgart 1990.

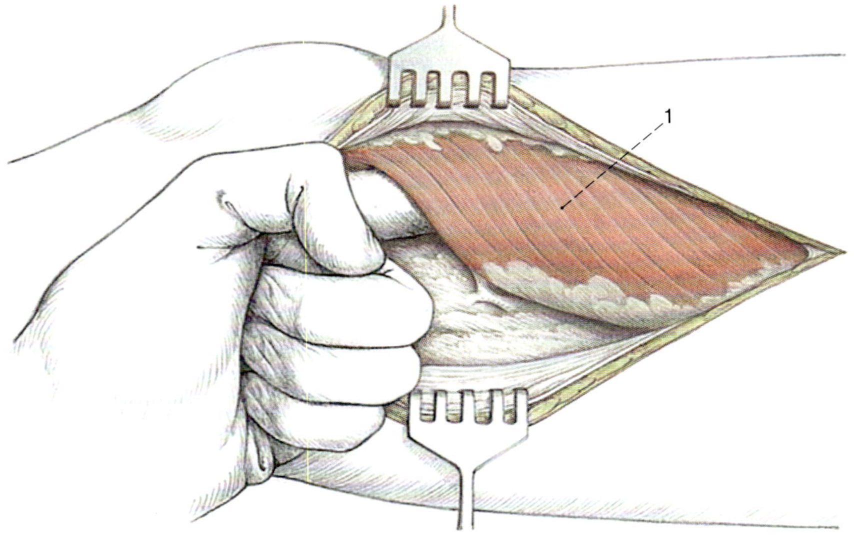

Abb. **14** Ablösung des M. vastus medialis vom Septum intermusculare mediale femoris.

1 M. vastus medialis

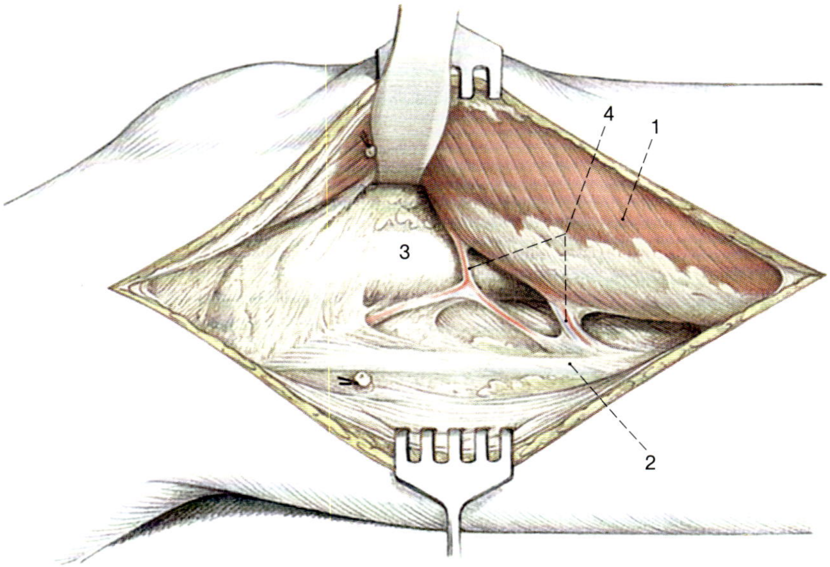

Abb. **15** Ablösen des M. vastus medialis vom Knochen und Einsetzen eines Hohmann-Hebels.

1 M. vastus medialis
2 Tendo m. adductoris magni
3 Corpus femoris
4 A. genus descendens, Rr. musculares

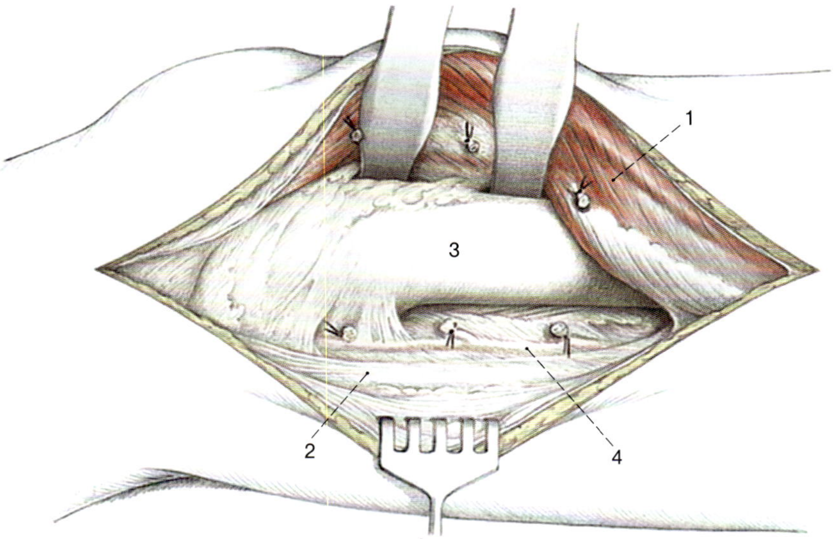

Abb. **16** Zustand nach Ligatur von Muskelästen der A. genus descendens.

1 M. vastus medialis
2 Tendo m. adductoris magni
3 Corpus femoris
4 A. genus descendens

Verletzungen, spezielle Erkrankungen und Behandlungsmethoden

Verletzungen

Weichteilverletzungen

Geschlossene Weichteilverletzungen

Ziele und Methoden

Geschlossene Weichteilverletzungen am Oberschenkel sind in den meisten Fällen Bagatellverletzungen wie Prellungen oder Zerrungen, die keiner spezifischen Therapie bedürfen. Mittelschwere geschlossene Weichteilverletzungen wie Prellungen mit Hämatom oder Muskelfaserrisse werden physiotherapeutisch behandelt. Eine operative Therapie ist nur bei größeren Hämatomen, Muskelrissen mit funktionellen Defiziten oder beim manifesten Kompartmentsyndrom angezeigt. Ziel ist die Erhaltung bzw. Wiederherstellung der Funktion. Eine exakte Diagnostik durch subtile Funktionsprüfung, Sonographie und evtl. Gewebedruckmessung mit Erkennung von Art und Ausmaß der verletzten Strukturen ist Voraussetzung für die Indikation zur adäquaten Therapie.

Indikationen

Große Hämatome lassen sich sonographisch hinsichtlich Lokalisation und Ausdehnung exakt beurteilen. Sie müssen entleert und drainiert werden. Intraoperativ sind anhaltende Blutungen aus der Muskulatur zu lokalisieren und zu stillen. Die Schnittführung richtet sich nach der Lokalisation des Hämatoms und kann von den Standardinzisionen abweichen. Die Indikation zur Muskelnaht ist daher zurückhaltend zu stellen, wenn nicht eindeutige Funktionsausfälle vorliegen. Andererseits ist eine operative Revision ohnehin schon wegen des begleitenden Hämatoms angezeigt, so daß eine Adaptation über die Muskelfaszie, die häufig eine befriedigende Verankerung von Nahtmaterial erlaubt, versucht werden kann.
Das manifeste Kompartmentsyndrom stellt eine absolute Indikation zur sofortigen Dekompression durch Fasziotomie dar. Das Krankheitsbild wird in erster Linie klinisch diagnostiziert. Leitsymptome sind die brettharte Gewebespannung und der durch Analgetika nicht zu beeinflussende Schmerz. Die Kompartmentdruckmessung ist hauptsächlich bei bewußtlosen Verletzten und drohendem Kompartmentsyndrom in Form der kontinuierlichen Messung angezeigt. Die Haut wird nach der Dekompression sekundär durch kontinuierlichen tangentialen Zug verschlossen. Gelegentlich müssen Restdefekte mit Spalthauttransplantaten gedeckt werden.

Kontraindikationen

Allgemeine Inoperabilität.

Operationsrisiko und Aufklärungshinweise

Intraoperative Risiken

Es liegen die bekannten allgemeinen Risiken der Weichteilchirurgie, wie z.B. Nekrose, Infektion, vor. Darüber hinaus besteht bei dorsaler oder medialer Inzision die Gefahr einer Nerven- und Gefäßschädigung.

Postoperative Risiken

Häufigste Komplikation an den unteren Extremitäten ist die Thrombose. Revisionspflichtige Nachblutungen können ebenso wie posttraumatische Weichteilverknöcherungen auftreten. Ein Kompartmentsyndrom kann erst sekundär manifest werden.

Aufklärungsgespräch

Es ist besonders darauf hinzuweisen, daß sich die Notwendigkeit von Folgeeingriffen ergeben kann, z. B. zur Entfernung nekrotischen Muskelgewebes, zur Sekundärnaht oder Spalthauttransplantation. Nach Entlastung größerer Hämatome können Nachblutungen oder Serome zu Revisionseingriffen zwingen. Je nach verwendetem Zugang verdient das Risiko eines Gefäß- oder Nervenschadens mehr oder minder große Beachtung. Nach Dekompression bei Kompartmentsyndrom und Sekundärnaht können verbreiterte Narben zurückbleiben bzw. flächenhafte Narben nach Spalthautdeckung von Restdefekten, u. U. auch mit Faszienlücken. Bei Muskelrissen ist über einen möglichen bleibenden Kraftverlust aufzuklären. Bleibende funktionelle Defizite des M. quadriceps femoris führen langfristig zu Beschwerden, evtl. auch zu einer Arthrose im Femoro-Patellargelenk. Posttraumatische Weichteilverknöcherungen können Bewegungseinschränkungen und Beschwerden beim Sitzen zur Folge haben.

Spezielle Vorbereitungen

Keine.

Versorgung einer stumpfen Verletzung

Narkose: Allgemeinnarkose, bei isolierter Verletzung auch Regionalanästhesie.

Lagerung: Rückenlage bei geplantem lateralem oder medialem Zugang, Bauchlage bei dorsaler Inzision. Beim Abdecken ist ein ausreichend großes Operationsfeld vom Becken bis zum Knie für eine eventuelle Erweiterung des Eingriffs vorzusehen.

Zugangswege: Zur Faszienspaltung bei Kompartmentsyndrom seitlicher Standardzugang (s. Abb. **4** u. **17**). Bei Hämatomen Inzision unmittelbar über der Vorwölbung unter Beachtung von großen Gefäßen und Nerven.

Arbeitsschritte

Kompartmentspaltung

1 Rückenlage, Operationsfeld vom Becken bis zum Knie.
2 Seitlicher Standardzugang, ausreichend lang, bis die Wundwinkel spannungsfrei sind.
3 Spalten der Fascia lata von der Hüfte bis zum Kniegelenk.
4 Eröffnung und Entlastung eines ggf. vorhandenen Hämatoms.
5 Ggf. Blutstillung durch Ligatur oder Umstechung.
6 Wundabdeckung mit feuchten Kompressen oder synthetischem Hautersatz.
7 Vorlegen spannungsfreier Sekundärnähte für verzögerten dynamischen Hautverschluß.

Spezielle Technik

Technik der dynamischen Hautnaht

Nach Mobilisation der Wundränder erfolgt die Anlage von Donati-Rückstichnähten mit monofilen atraumatischen Fäden der Stärke 2,0, wobei die wundrandfernen Hautperforationen in 1 cm Abstand zum Wundrand liegen, die wundrandnahen Stiche die Haut in 5 mm Abstand zum Rand senkrecht durchlaufen. Der Abstand der Nähte zueinander beträgt ca. 2 cm. Ein Fadenende wird mit einem endständigen Knoten markiert. Parallel zum Wundrand unter den Fadenschlaufen bzw. vor den späteren Knoten kommt jeweils ein auf die notwendige Länge zugeschnittener Redon-Drainage-Schlauch Charr 16 oder ein Silikonstab entsprechender Dicke zu liegen. Der mit dem Knoten markierte Fadenteil dient als Haltefaden, mit dem anderen Fadenende werden jeweils drei gleichlaufende Einhandknoten gelegt (Abb. **18**). Bei korrekter Durchführung lassen sich diese Knoten ohne großen Kraftaufwand verschieben. Vor Operationsende ist diese Verschieblichkeit zu prüfen. Anschließend wird die Naht nur leicht angezogen und die Wunde normal verbunden. Nach 2 – 3 Tagen haben sich die Nähte durch Abschwellen des traumatisierten Gewebes meistens gelockert, und es ist dann leicht möglich, sie durch Verschieben der Knoten nachzuziehen. Hierdurch wird eine schrittweise Verkleinerung des Defektes erreicht. Im Rahmen der obligaten täglichen Wundinspektion kann dann jeweils entschieden werden, wann ein Nachspannen der Fäden erforderlich ist. Das Nachziehen der Fäden wird erleichtert, indem eine Hilfsperson mit den Handflächen die der Wunde benachbarte Haut in die gewünschte Zugrichtung drückt. Im allgemeinen ist die Wundrandadaptation nach 7 – 14 Tagen erreicht. Die Nähte sollten anschließend für weitere 7 Tage belassen werden.

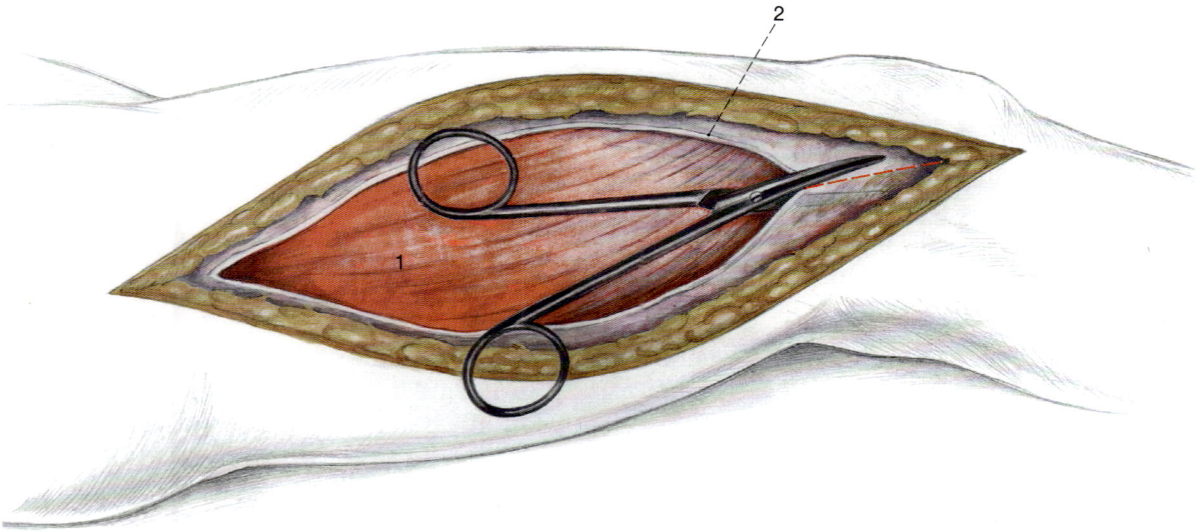

Abb. **17** Faszienspaltung bei Kompartmentsyndrom. Nach kurzer Längsinzision mit dem Skalpell in Schaftmitte wird die Fascia lata durch Vorschieben einer halbgeöffneten Präparierschere nach proximal und distal in voller Länge des Hautschnittes gespalten. Beim manifesten Kompartmentsyndrom weichen die Faszienränder sofort mehrere Zentimeter auseinander, und die Muskulatur quillt aus der Faszienlücke hervor.

1 M. vastus lateralis
2 Fascia lata, Schnittrand

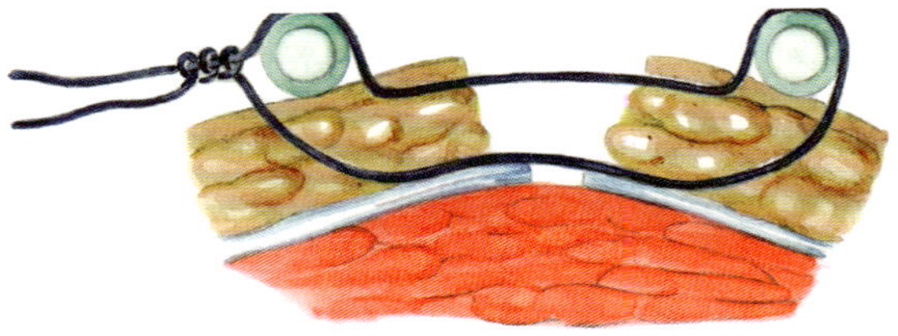

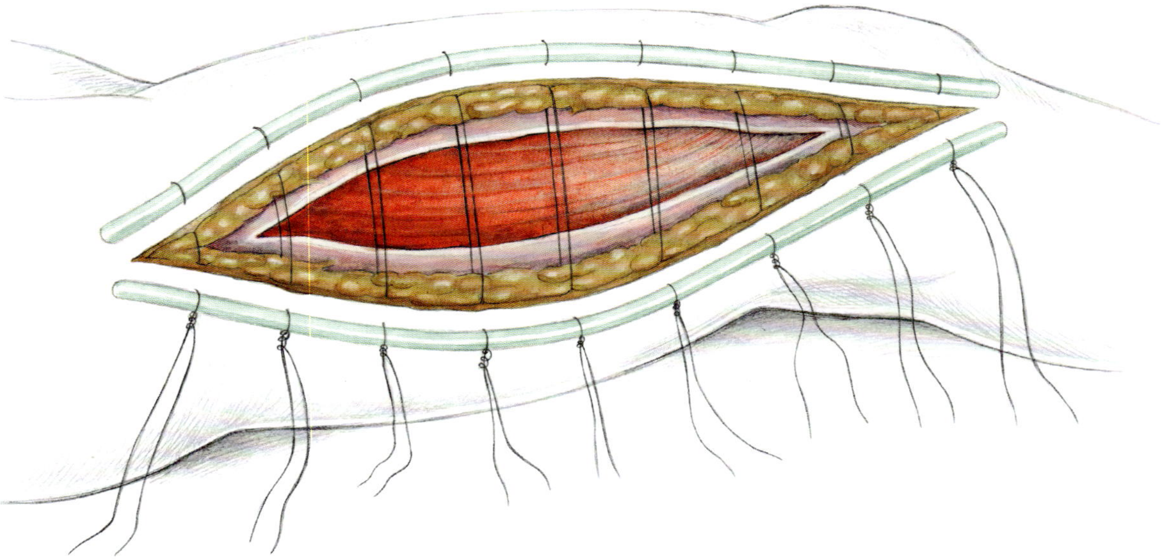

Abb. **18** Dynamische Hautnähte. Die zunächst nur leicht angezogenen Fäden können bei entsprechender Knotentechnik nach Rückgang der Schwellung durch Verschieben der Knoten nachgezogen werden, so daß der Inzisionsdefekt über die Hautnaht schrittweise verkleinert und in der Regel auch wieder vollständig verschlossen werden kann.

Strategie bei Komplexverletzungen

Auch hinter der Bezeichnung „geschlossen" kann sich bei entsprechender stumpfer Gewalteinwirkung eine erhebliche und ausgedehnte Weichteilverletzung verbergen, deren Ausdehnung und Schwere nicht genau beurteilbar ist und häufig auch unterschätzt wird. Vorrangig ist eine begleitende arterielle Gefäßläsion auszuschließen und ggf. die Perfusion durch Gefäßnaht/-Interponat wiederherzustellen. Ist die gesamte Muskelmasse des Oberschenkels betroffen, sind systemische Auswirkungen bis hin zum Crush-Syndrom nicht ausgeschlossen. Die Bestimmung muskelspezifischer Enzymwerte im Serum und der Myoglobinnachweis im Harn sind diagnostisch und prognostisch verwertbar. Bei der primären operativen Revision ist das genaue Verletzungsausmaß häufig noch nicht abzuschätzen. Mit sekundären Nekrosen der Muskulatur, des subkutanen Fettgewebes und der Haut muß gerechnet werden. Daraus ergibt sich die Notwendigkeit einer Second-Look-Intervention, bei der alle erkennbaren Nekrosen zu exzidieren sind. Durch regelmäßige sonographische Kontrollen sind Flüssigkeitsansammlungen, die einer weiteren chirurgischen Therapie bedürfen, nachzuweisen. Fieber und Leukozytose sind Symptome, die auf eine Abszedierung hinweisen und denen nachgegangen werden muß. Auch an die Möglichkeit eines Gasbrandes oder eines Wundstarrkrampfes ist zu denken. Sekundär auftretende arterielle Durchblutungsstörungen können nach Intimaläsionen auftreten und lassen sich durch kontinuierliche perkutane Pulsoximetrie frühzeitig erkennen.

Gleichzeitig erlittene Frakturen sind, sofern es der Weichteilschaden zuläßt, mit dem gleichen Implantat zu stabilisieren, das auch bei einer vergleichbaren Fraktur ohne größeren Weichteilschaden zur Anwendung gekommen wäre. Bei erheblicher Traumatisierung der Weichteile ist dem Fixateur externe der Vorzug zu geben, zumindest vorübergehend.

Komplikationen

Gerade nach stumpfen Weichteilverletzungen ist von einem erheblich erhöhten Thromboserisiko auszugehen. Eine entsprechend intensive physikalische und medikamentöse Prophylaxe ist ebenso durchzuführen wie regelmäßige sonographische Kontrollen.
Eine unzureichende Faszienspaltung führt gelegentlich zum Rebound-Kompartmentsyndrom. Auf die Möglichkeiten eines sekundären Gefäßverschlusses, das Auftreten eines Crush-Syndroms oder die Ausbildung von Weichteilverknöcherungen mit Bewegungseinschränkungen wurde bereits hingewiesen.

Wiederholungseingriffe, Korrekturoperationen

Gefäßverletzungen, Nachblutungen oder ein Rebound-Kompartmentsyndrom sind Indikationen zur notfallmäßigen operativen Revision. Sekundär erkannte Weichteilnekrosen müssen exzidiert werden. Dadurch können Gewebsdefekte entstehen, die durch plastische Eingriffe geschlossen werden müssen. Wurden bei einer Faszienspaltung primär dynamische Hautnähte vorgelegt, ist zunächst kein Folgeeingriff notwendig; die Fäden werden vom 4.–6. Tag an schrittweise angezogen. Andernfalls sind die dynamischen Sekundärnähte in einem weiteren Eingriff am 4.–6. Tag anzubringen. Sofern Restdefekte verbleiben, die mit diesem Verfahren nicht geschlossen werden konnten, müssen sie mit einem Spalthauttransplantat, vorzugsweise als Meshgrafttransplantat 1:1,5 gedeckt werden. Bei größeren posttraumatischen Weichteilverknöcherungen kann sich wegen einer Bewegungseinschränkung eines der angrenzenden Gelenke oder wegen Sitzbeschwerden die Indikation zur Entfernung der Ossifikationen ergeben. Bei Vernarbung und Schrumpfung der Muskulatur, beispielsweise nach einem verspätet entlasteten Kompartmentsyndrom, können Beugekontrakturen oder Bewegungseinschränkungen zurückbleiben, die eine Adhäsiolyse und evtl. Z-förmige Sehnenverlängerung erfordern.

Begleit-, Nachbehandlung

Wegen der Thrombosegefahr ist eine entsprechende physikalische und medikamentöse Prophylaxe durchzuführen und eine Immobilisierung auf das unbedingt nötige zeitliche Maß zu beschränken. Beugekontrakturen des Hüft- und Kniegelenkes sowie Verklebungen der Weichteilschichten muß durch möglichst früh einsetzende aktive, bei Bewußtlosen auch passive Übungsbehandlung, durch den Einsatz von motorgetriebenen Bewegungsschienen und entsprechende Lagerung vorgebeugt werden.

Offene Weichteilverletzungen

Ziele und Methoden

Offene Weichteilverletzungen sind am Oberschenkel häufig mit Frakturen kombiniert. Sie kommen aber auch isoliert, d. h. ohne begleitende Fraktur bei entsprechender stumpfer oder scharfer Gewalteinwirkung vor, z. B. als Decollement bei Überrolltraumen, als Stich- und Schußverletzungen oder bei Explosionen.
Vorrangige Behandlungsziele sind die Schockbehandlung und Blutstillung bei äußeren Blutverlusten, die Vermeidung einer Infektion, insbesondere eines Gasbrandes oder eines Tetanus, sowie die Vermeidung ischämischer Spätschäden bei Gefäßverletzungen und/oder Kompartmentsyndrom. Nach zunächst evtl. provisorischer Blutstillung erfolgen ein gründliches Wunddebridement mit Exzision allen verschmutzten und gequetschten Gewebes und eine ausgiebige Spülung. Dabei müssen Wundtaschen sowie Stich- und Schußkanäle besonders sorgfältig exploriert und drainiert werden, evtl. Gegeninzisionen angebracht werden. Ein großflächiges Decollement darf insbesondere wegen der Gasbrandgefahr nicht zurückgenäht werden. Nach endgültiger Blutstillung und ggf. Gefäßnaht bzw. -rekonstruktion ist eine suffiziente periphere Durchblutung zu verifizieren und, falls erforderlich, primär eine Kompartmentspaltung durchzuführen. Es erfolgt grundsätzlich eine offene Wundbehandlung. Knochen sowie Gefäßnähte bzw. -anastomosen müssen mit vitalem Muskelgewebe bedeckt sein, was am Oberschenkel in der Regel unproblematisch ist. Verbliebene Hautdefekte werden zunächst mit synthetischen Hautersatzstoffen abgedeckt und sekundär durch dynamischen Weichteilzug und/oder Spalthautverpflanzung geschlossen. Bei stärkerer Verschmutzung oder Quetschung sowie insbesondere bei erst verzögert möglicher Versorgung sind eine Kurzzeitprophylaxe (2–3 Einzeldosen) mit einem Cephalosporin der 1. oder 2. Generation sowie trotz vorhandenem Impfschutz die Gabe von Tetanusimmunglobulin angezeigt. Nur kleine, relativ oberflächliche Verletzungen lassen sich in Lokalanästhesie versorgen. Ansonsten ist die Allgemeinnarkose vorzuziehen.

Indikationen

Jede offene Weichteilverletzung am Oberschenkel bedarf der sofortigen operativen Revision.

Kontraindikationen

Sofern keine erhebliche Blutung vorliegt, kann die Behandlung anderer, u. U. lebensbedrohlicher Verletzungen Vorrang haben oder eine aus sonstigen Gründen bestehende Einschränkung der Operabilität Aufschub gebieten. Die definitive Versorgung ist dann aber zum frühestmöglichen Zeitpunkt nachzuholen. Ansonsten gibt es keine Kontraindikationen.

Operationsrisiko und Aufklärungshinweise

Intraoperative Risiken

Neben den bereits für die Behandlung geschlossener Weichteilverletzungen genannten Risiken besteht hauptsächlich die Gefahr eines unzureichenden Debridements mit Belassen durchblutungsgestörten oder verschmutzten Gewebes und Fremdkörperpartikeln sowie unzureichender Drainage von Wundtaschen.

Postoperative Risiken

Bei verletzungsbedingt durchblutungsgestörten und kontaminierten Weichteilen ist die Infektion die am meisten zu befürchtende postoperative Komplikation. Je nach Ausmaß des Weichteilschadens besteht sogar die Gefahr eines Gasbrandes. Es können sich weitere Nekrosen bilden. Daneben ist auch in diesem Zusammenhang auf die bereits für die Behandlung geschlossener Weichteilverletzungen genannten Risiken zu verweisen.

Aufklärungsgespräch

Es muß besonders auf die Infektionsgefahr hingewiesen werden, daneben auf die bei solchen Verletzungen fast immer notwendigen Folgeeingriffe. Je nach Schweregrad der Verletzung muß u. U. auch über den möglichen Verlust der Extremität aufgeklärt werden. Ein Second-Look-Eingriff nach 48 Stunden ist meistens erforderlich. Größere traumatische Hautdefekte müssen später mit Spalthauttransplantaten gedeckt werden.

Spezielle Vorbereitungen

Wie bei allen offenen Verletzungen erfolgen die Abnahme des Notverbandes, die Fotodokumentation, die Entnahme eines Abstriches und die Rasur sowie die nachfolgende mechanische Reinigung des Operationsgebietes erst im Vorbereitungsraum zum Operationssaal.

Versorgung einer offenen Verletzung

Narkose: Nur bei kleinen, relativ oberflächlichen Verletzungen Lokalanästhesie, ansonsten Allgemeinnarkose, bei isolierter, nicht zu ausgedehnter Verletzung auch Regionalanästhesie.

Lagerung: Rückenlage, nur bei überwiegend dorsal lokalisiertem Weichteilschaden Bauchlage.

Zugangswege: Vorgegeben durch die traumatische Hauteröffnung, Erweiterung unter Einbeziehung der Wunde entsprechend den Standard-Zugangswegen, evtl. auch atypisch.

Arbeitsschritte

1 Provisorische Blutstillung bei größeren Blutungen.
2 Wundausschneidung, gründliches Debridement, ausgiebige Spülung, evtl. Jet-Lavage.
3 Handschuh- und Instrumentenwechsel, neues Abdecktuch.
4 Exploration und Drainage von Wundtaschen, bei tiefen Taschen mit Gegeninzision.
5 Definitive Blutstillung, ggf. Gefäßnaht, -rekonstruktion.
6 Faszienspaltung bei begleitendem Kompartmentsyndrom (s. bei geschlossener Verletzung).
7 Bedecken von freiliegendem Knochen, insbesondere von Osteosynthesematerial, sowie von Gefäßnähten, -anastomosen mit Muskelgewebe durch lokale Verschiebelappen.
8 Geplante Second-look-Operation.
9 Offene Wundbehandlung mit synthetischem Hautersatzmaterial, frühsekundärer Weichteilverschluß durch dynamischen Hautzug und/oder Spalthauttransplantat.

Strategie bei Komplexverletzungen

Bei sehr ausgedehnten Verletzungen kann auch ohne begleitende Fraktur allein aus Weichteilgründen das Anbringen eines Fixateur externe angezeigt sein, häufig auch kniegelenküberbrückend. Das verletzte Bein kann am Fixateur hochgehängt werden, wodurch Druckschäden bei der Lagerung vermieden werden. Eine vorübergehende Gelenkimmobilisierung durch einen Fixateur kann je nach Gelenkstellung Gefäß-, Nerven- und Muskelnähte entlasten. Second-look-Eingriffe unter Operationsbedingungen sind bei schweren Verletzungen stets einzuplanen, damit sekundär entstandene Hämatome entlastet und erst später sichtbar gewordene Nekrosen abgetragen werden können.

Komplikationen

Im weiteren Verlauf können sich zusätzliche Nekrosen zeigen, insbesondere bei primär unzureichendem Débridement, unzureichender oder unterlassener Kompartmentspaltung, sekundärem Gefäßverschluß bei Intimaläsion oder sekundärem Kompartmentsyndrom. Wichtigste und u. U. gefährlichste Komplikation ist jedoch die Infektion, die ebenfalls mit weiteren Gewebsnekrosen einhergeht, bis zur Ausbildung eines Gasbrandes oder eines Wundstarrkrampfes mit lebensbedrohenden Allgemeinsymptomen. Daneben ist auf die bereits für die Behandlung geschlossener Weichteilverletzungen genannten Komplikationen zu verweisen.

Wiederholungseingriffe, Korrekturoperationen

Second-look-Eingriffe sind bei ausgedehnten offenen Weichteilverletzungen obligat, nicht selten zunächst täglich. Ansonsten s. bei geschlossener Verletzung.

Begleit-, Nachbehandlung

Neben der physikalischen und medikamentösen Thromboseprophylaxe ist bei allen offenen Verletzungen, die mit einer relevanten Verschmutzung und/oder Quetschung der Weichteile einhergehen oder die nicht innerhalb der ersten 4 Stunden operativ behandelt werden können, eine systemische intravenöse Antibiotikaprophylaxe mit einem Cephalosporin der 1. oder 2. Generation in Kombination mit Metronidazol mit je 2–3 perioperativen Einzeldosen durchzuführen. Die prophylaktische Wirkung einer darüber hinausgehenden Applikation ist nicht belegt. Bei begründetem Verdacht auf Gasbrand oder Tetanus sollte sofort eine hochdosierte Therapie mit Penicillin G (20–40 Mill. E/Tag in 3–4 i. v. Kurzinfusionen) eingeleitet werden (bei Penicillin-Allergie alternativ Metronidazol oder Imipenem).

Frakturen

Frakturen beim Erwachsenen

Oberschenkelschaftfrakturen sind absolute Operationsindikationen. Nur durch eine möglichst frühzeitige übungsstabile Osteosynthese und – sofern nicht andere Verletzungen dagegenstehen – Frühmobilisation können Immobilisationsschäden wie z. B. Druckulzera, Thrombosen/Embolien vermieden werden. Durch Extensionsbehandlung, die allenfalls kurzfristig bis zum Erreichen der Operationsfähigkeit durchgeführt werden darf, kann die stets hochgradig schmerzhafte Instabilität, die die Folgen eines Schocks verstärken und das Auftreten pulmonaler Komplikationen begünstigen kann, nur ungenügend beseitigt werden

Ziele und Methoden

Neben dem Hauptziel der zeitgerechten knöchernen Konsolidierung in achsengerechter Stellung und unter Beibehaltung der ursprünglichen Beinlänge sind primäre Übungsstabilität und nach Möglichkeit auch sofortige Teilbelastbarkeit anzustreben. Die möglichst frühzeitige funktionelle Beanspruchung beugt thromboembolischen Komplikationen vor und ist die wichtigste Voraussetzung für eine rasche Wiederherstellung von Gelenkbeweglichkeit und Muskelkraft.

Implantat der Wahl bei Schaftfrakturen ist der Marknagel. Durch die Einführung der Verriegelungstechnik konnte der Indikationsbereich auf alle Frakturen im 2.–4. Schaftfünftel ausgedehnt werden. Die Gefahr der Verursachung pulmonaler Komplikationen durch das Aufbohren der Markhöhle wird durch die Verwendung des ungebohrten Verriegelungsnagels deutlich verringert, so daß damit auch eine Marknagelung beim Polytraumatisierten durchgeführt werden kann. Auch offene Frakturen stellen je nach Ausmaß des Weichteilschadens nicht grundsätzlich eine Kontraindikation zur Marknagelung dar. Intramedulläre Osteosynthesen sind Plattenosteosynthesen gerade am Oberschenkelschaft wegen des geringeren Abstandes zwischen Implantat und Belastungsachse biomechanisch überlegen und daher in der Regel wesentlich früher belastbar.

Eine Osteosynthese mit einer breiten DC- bzw. LC-DC-Platte oder einer Winkelplatte ist indiziert, wenn eine Marknagelung technisch nicht möglich ist, beispielsweise bei gelenknahen Frakturen, bei noch offenen Wachstumsfugen, bei bereits manifester pulmonaler Komplikation oder wenn zuvor an demselben Bein eine Hüft- oder Kniegelenkendoprothese implantiert worden ist. Bei der im Vergleich zur Marknagelung ungünstigeren biomechanischen Konstellation muß die Indikation zur ergänzenden medialen Spongiosaanlagerung großzügig gestellt werden.

Plattenosteosynthesen bei Stückfrakturen sind in überbrückender Technik durchzuführen, also ohne Ablösung der Muskulatur im Frakturbereich. Auf eine exakte anatomische Reposition um den Preis einer zusätzlichen Devitalisierung der einzelnen Fragmente soll bewußt verzichtet werden. Statt dessen ist die Osteosynthese lediglich unter Beachtung von Länge, Achse und Rotation im überbrükkenden Sinne durchzuführen. In ausgewählten Fällen mit langstreckiger Frakturzone oder bei Etagenbrüchen kann eine maximale Schonung der Weichteile erreicht werden, indem man die Haut nur noch proximal und distal über den Befestigungspunkten der Platte inzidiert und die Platte unter der dazwischenliegenden Haut- und Muskelbrücke durchschiebt.

Der Fixateur externe kommt für Oberschenkelschaftfrakturen nur als vorübergehendes Osteosyntheseverfahren in Betracht, bei höhergradig offenen Frakturen mit starker Verschmutzung der Weichteile oder beim Polytraumatisierten zur schnellen, provisorischen Stabilisierung ohne größeren Blutverlust. Die aus anatomischen Gründen allein mögliche laterale Montage ist biomechanisch ungünstig, gewährleistet deshalb meistens keine ausreichende Stabilität und beeinträchtigt langfristig die Kniefunktion. Daher ist nach einer Fixateur-externe-Osteosynthese am Oberschenkel möglichst frühzeitig auf ein internes Osteosyntheseverfahren umzusteigen.

Indikationen

Grundlage für die Indikationsstellung ist die AO-Klassifikation (Abb. **19**).

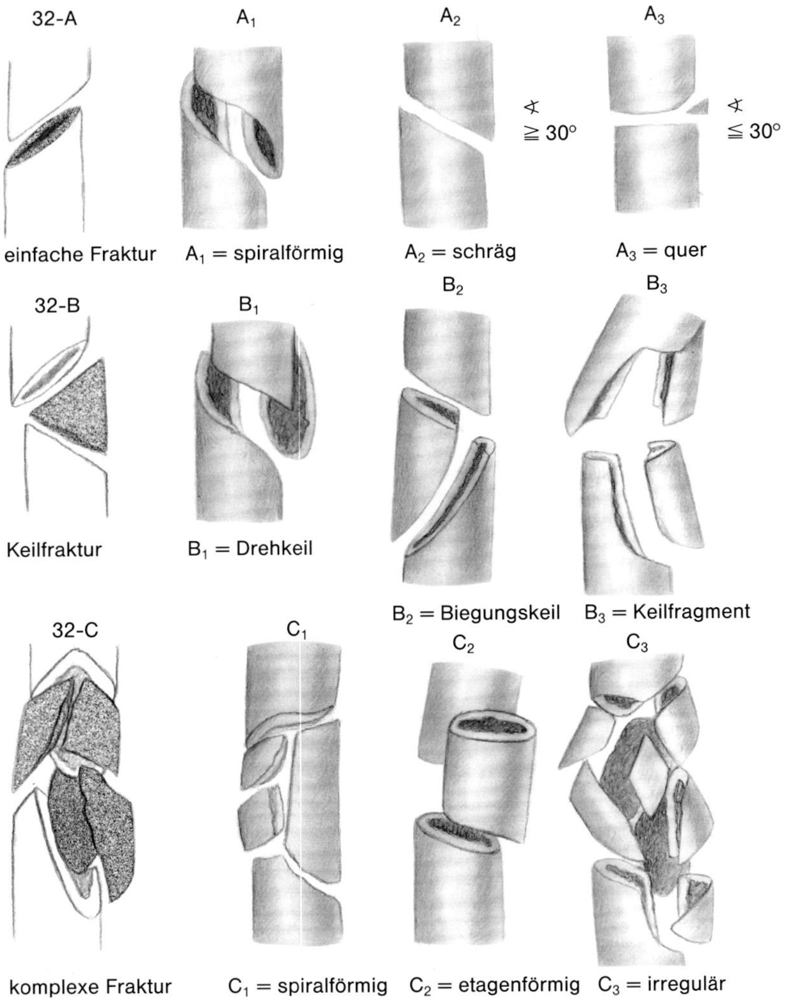

Abb. **19a** 32 – Femur Diaphyse.

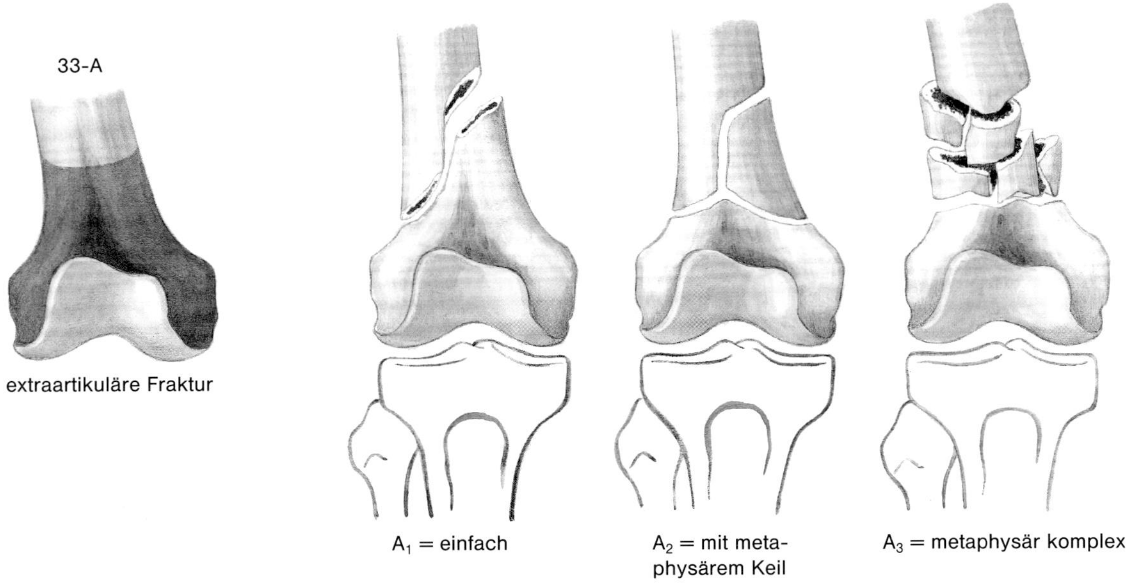

Abb. **19b** 33 – Femur distal.

Absolute Indikationen

Alle Oberschenkelschaftfrakturen beim Erwachsenen sind absolute Indikationen zur Osteosynthese.

Relative Indikationen

Keine.

Kontraindikationen

Durch eingeschränkte Operabilität kann eine zeitliche Verschiebung der Operation resultieren. Eine absolute Kontraindikation ist selten.

Operationsrisiko und Aufklärungshinweise

Intraoperative Risiken

Hoher Blutverlust, besonders bei offener Marknagelung oder Plattenosteosynthese, da meistens keine Blutsperre angelegt werden kann. Stabilisierung in Rotationsabweichung, besonders bei Marknagelung oder überbrückender Plattenosteosynthese von Stückfrakturen. Beim Aufbohren der Markhöhle kann intraoperativ akut eine pulmonale Komplikation eintreten. Bei den fast immer benutzten lateralen Zugängen sind intraoperative Gefäß- oder Nervenverletzungen sehr selten. Beim medialen Zugang zum distalen Femur ist der N. saphenus gefährdet.

Postoperative Risiken

Hämatom, Wundheilungsstörung, Knocheninfektion, Thrombose, Embolie, Kompartmentsyndrom, verzögerte Knochenheilung/Pseudarthrose. Weichteilverknöcherungen an der Einschlagstelle eines Marknagels oder in Frakturhöhe mit Behinderung der Beweglichkeit angrenzender Gelenke. Beugehemmung des Kniegelenkes durch Verwachsungen zwischen M. quadriceps und Frakturzone oder nach Fixateur-externe-Osteosynthese. Hepatitis- bzw. HIV-Übertragung bei erforderlicher Bluttransfusion.

Aufklärungsgespräch

Auf die absolute OP-Indikation mit den Vorteilen der exakten Reposition, der Übungsstabilität sowie ggf. der frühzeitigen Teilbelastbarkeit nach Marknagelung ist hinzuweisen. Bei Plattenosteosynthesen kann eine primäre Spongiosaplastik angezeigt sein. Es sollte auch schon bei Beginn der Behandlung besprochen werden, daß sich im weiteren Verlauf und insbesondere beim Auftreten von Komplikationen die Notwendigkeit von Folgeeingriffen (Hämatomausräumung, Wundrevision, Kompartmentspaltung mit sekundärem Weichteilverschluß, Spongiosaanlagerung, Dynamisierung nach Marknagelung, Wechsel des Osteosyntheseverfahrens) ergeben kann. Mit einer längeren Behandlungsdauer ist insbesondere nach einer offenen Fraktur und nach dem Auftreten einer Infektion zu rechnen. Vorbestehende Risikofaktoren (hohes Alter, Diabetes mellitus, AVK, konsumierende Grunderkrankung, erhebliches Übergewicht) sind mit einer größeren Gefahr postoperativer Komplikationen verbunden. Aus einer nicht beherrschbaren Infektion kann sich letztlich die Indikation zur Amputation bzw. Exartikulation im Hüftgelenk ergeben.

Spezielle Vorbereitungen

In der Regel primäre, möglichst frühzeitige definitive Osteosynthese, nur bei Schock oder Lungenkontusion verzögerte frühsekundäre Operation nach primärer provisorischer Stabilisierung mit Fixateur externe oder Extensionsbehandlung. Rasur des Operationsgebietes vom Beckenkamm bis zum proximalen Unterschenkel. Bereitstellung von Blutkonserven. Eine Blutsperre kann nur ausnahmsweise bei distalen Frakturen angelegt werden. Abklärung der Verfügbarkeit geeigneter Implantate, einer evtl. Chrom-/Nickelallergie und des Vorhandenseins von Röntgenaufnahmen, die beide angrenzenden Gelenke zeigen. Ein Bildwandler ist bei Plattenosteosynthesen hilfreich, bei Osteosynthesen mit Marknagel, Winkelplatte, dynamischer Hüftschraube (DHS) oder dynamischer Condylenschraube (DCS) obligat. Perioperative Antibiotikaprophylaxe mit 2–3 Einzeldosen eines Cephalosporins der 1. oder 2. Generation bei offenen Frakturen oder bei Risikopatienten. Eine Spongiosaentnahme ist für alle Plattenosteosynthesen vorzubereiten, die nicht in überbrückender Technik durchgeführt werden sollen.

Narkose

Spinal-/Periduralanästhesie oder Intubationsnarkose.

Lagerung

- Gedeckte Marknagelung:
  Seitenlage auf dem Extensionstisch mit suprakondylärer Steinmann-Nagel-Extension (s. Abb. **1**) oder Rückenlage auf dem Extensionstisch mit Ledermanschettenzug am Fuß (s. Abb. **2**).
- Offene Marknagelung:
  Wie oben, alternativ Seitenlage auf normalem Tisch.
- Winkelplattenosteosynthese bei subtrochantärer Fraktur:
  Rückenlage auf dem Extensionstisch mit Ledermanschettenzug am Fuß oder Rückenlage auf normalem Tisch, evtl. mit Verwendung des großen Distraktors.
- Plattenosteosynthese, Fixateur-externe-Osteosynthese:
  Rückenlage auf normalem Tisch, evtl. mit Verwendung des großen Distraktors (überbrückende Plattenosteosynthese).

Bei Operationen ohne Extension wird das Bein frei beweglich abgedeckt. Auf eine gute Polsterung des Genitalbereiches und die Möglichkeit der intraoperativen Durchleuchtung in 2 Ebenen ist bei Verwendung des Extensionstisches zu achten.

Zugangswege

- Gedeckte Marknagelung:
  Lateraler proximaler Zugang zum Markraum (s. Abb. **3**).
- Offene Marknagelung:
  Wie oben, zusätzlich lateraler Zugang zum Femurschaft (s. Abb. **4–11**).
- Plattenosteosynthesen, DHS-/DCS-Osteosynthesen:
  Lateraler Zugang zum Femurschaft (s. Abb. **4–11**).
- Fixateur-externe-Osteosynthese:
  Stichinzisionen an den Eintrittstellen der Schanz-Schrauben.

Femurmarknagelung mit Universalnagel

Indikationen

- Geschlossene und erstgradig offene Quer- oder kurze Schrägfrakturen des mittleren Schaftdrittels ohne gravierende Begleitverletzung, insbesondere respiratorische Störung. Wenn möglich, als Elektiveingriff. Alle Formen der Marknagelung sollten vorzugsweise in gedeckter Technik durchgeführt werden. Das offene Vorgehen ist nur bei Irreponibilität angezeigt.

Das Prinzip der Stabilisierung durch elastische Verklemmung eines intramedullären Implantates setzt das Aufbohren der Markhöhle mit den damit verbundenen Nachteilen (Druckerhöhung in der Markhöhle mit Einschwemmung von Knochenmarkbestandteilen in die Lungenstrombahn, Teilnekrose der inneren Kortikalis) voraus und wird deshalb heute zunehmend verlassen zugunsten einer bloßen Markraumschienung mit einem dünneren Implantat und zusätzlicher Rotationssicherung durch Verriegelung. Außerdem eignen sich ohnehin nur Quer- oder kurze Schrägfrakturen des mittleren Schaftdrittels zur ausschließlichen Marknagelung ohne Verriegelung. Die Operationstechnik wird trotzdem im folgenden dargestellt, da alle anderen Formen der Marknagelung auf ihr aufbauen, jede Verriegelungsnagelung mit einer konventionellen Nagelung beginnt (allerdings mit weniger aggressivem Aufbohren) und bei der Marknagelosteosynthese hypertropher Pseudarthrosen (s. u.) das Aufbohren und die Verwendung eines dickeren Nagels nach wie vor angezeigt sind.

Arbeitsschritte

1 Extensionstisch, Seitenlage oder Rückenlage, Zug über suprakondylären Steinmann-Nagel, bei Rückenlage alternativ Schuhextension, Durchleuchtungsmöglichkeit in 2 Ebenen.
2 Lateraler proximaler Zugang zum Markraum.
3 Markraumeröffnung, Einführen des Bohrdornes mit Olive, Passieren der Frakturzone, Plazieren des Bohrdornes im distalen Fragment unter Durchleuchtung, Längenmessung.
4 Aufbohren der Markhöhle in Schritten von 0,5 mm mit flexiblen Wellen und Bohrköpfen.
5 Austausch des Bohrdornes gegen den Führungsstab mit Hilfe des Markraumrohres.
6 Einschlagen des Marknagels mit Einschlagbügel, hohler Führungsstange und Schlaggewicht.
7 Einlegen einer tiefen Redon-Drainage 12 – 14 Ch. **ohne** Vakuum, Wundverschluß.

Spezielle Technik

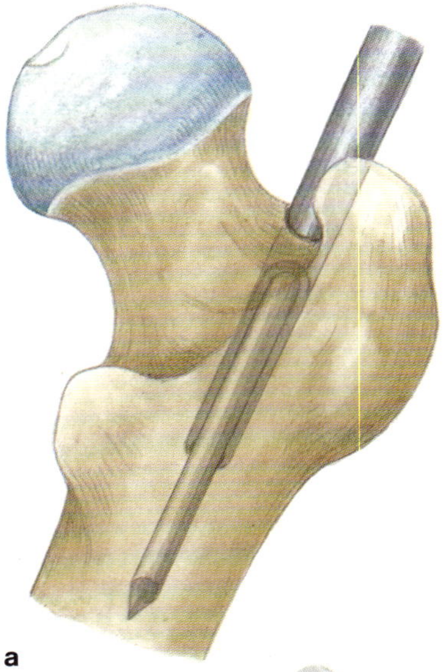

a

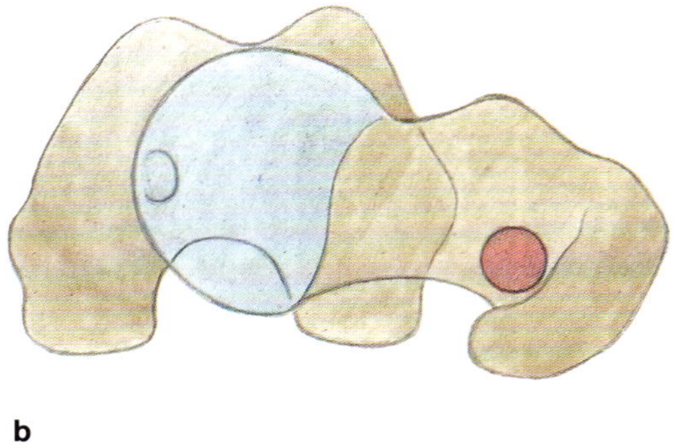

b

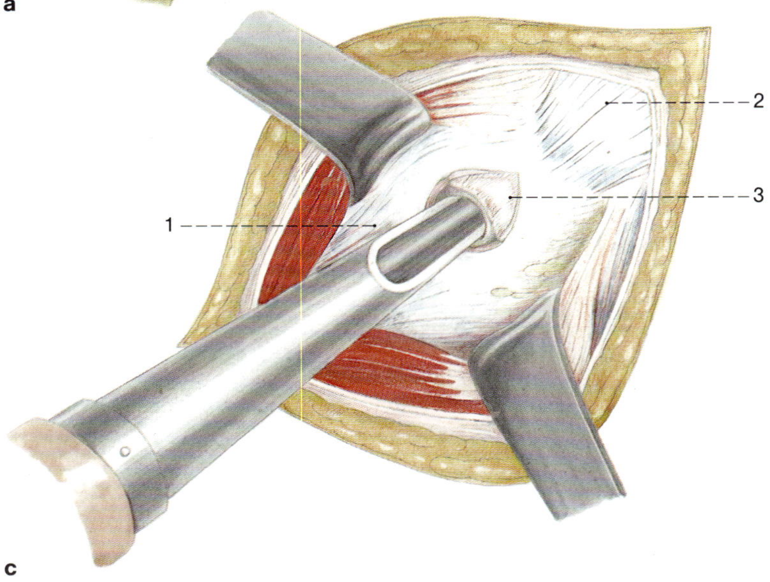

c

Abb. **20a – c** Eröffnung des Markraumes: die korrekte Nageleinschlagstelle liegt in der Verlängerung der Markhöhle nach proximal etwas medial der Trochanterspitze im dorsalen Anteil der Fossa trochanterica (**a**). Wegen der Antekurvation des Femurschaftes und der entsprechenden Biegung des Nagels muß die Einschlagstelle geringfügig nach dorsal versetzt werden (**b**). Zunächst wird der Zentrierstift mit dem Handgriff gut 5 cm tief eingebohrt und die korrekte Lage und Richtung in 2 Ebenen mit dem Bildwandler kontrolliert. Danach erfolgt die eigentliche Eröffnung durch Drehbewegungen mit dem über den Zentrierstift geschobenen 11-mm-Markraum-Eröffnungsinstrument (Hohlmeißel) (**c**). Zum Schutz der Weichteile empfiehlt sich die Verwendung einer Gewebeschutzhülse.

1 M. glutaeus medius
2 M. vastus lateralis
3 Trochanter major

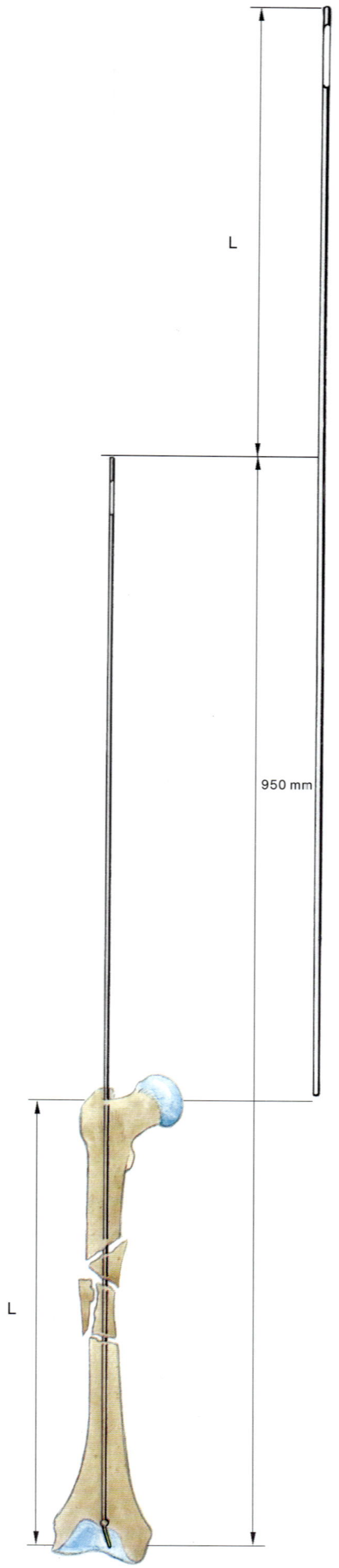

a

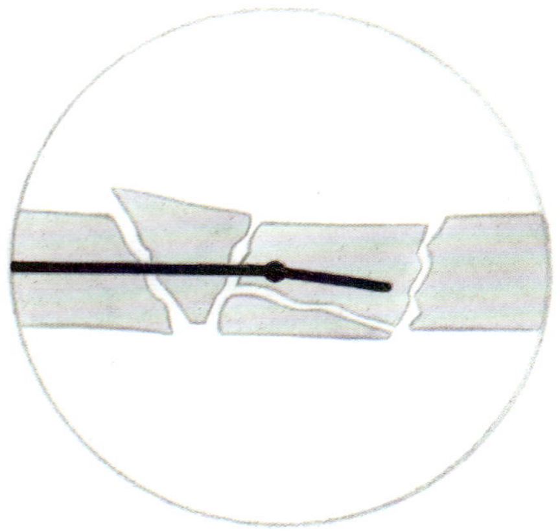

b

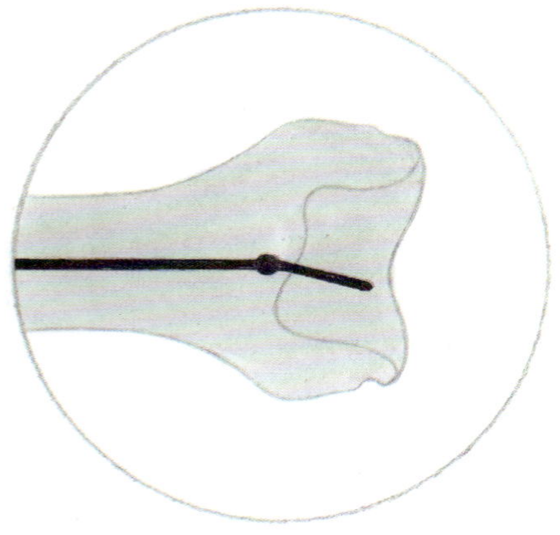

c

Abb. **21a–c** Einführen des 950 mm langen und 3 mm dicken Bohrdornes mit zurückversetzter Olive (**a**). Das Passieren der Frakturstelle ist durch Bildwandlerdurchleuchtung in 2 Ebenen zu kontrollieren. Evtl. muß der Dorn dabei durch Druck von außen gegen die Fragmente dirigiert werden. Um dies zu erleichtern, ist sein Ende leicht gebogen: durch Drehen des Bohrdornes kann dessen Spitze in eine für das Auffädeln eines Fragmentes günstigere Position gebracht werden (**b**). Die Olive, die ein zu weites Vorschieben des Bohrkopfes verhindert und das Ausschlagen eines festgefressenen Markraumbohrers ermöglicht, soll schließlich in Höhe der distalen Femurepiphysenlinie zu liegen kommen (**c**). Die benötigte Nagellänge (L) ergibt sich aus der Gesamtlänge des Dornes abzüglich der Länge des überstehenden Teils.

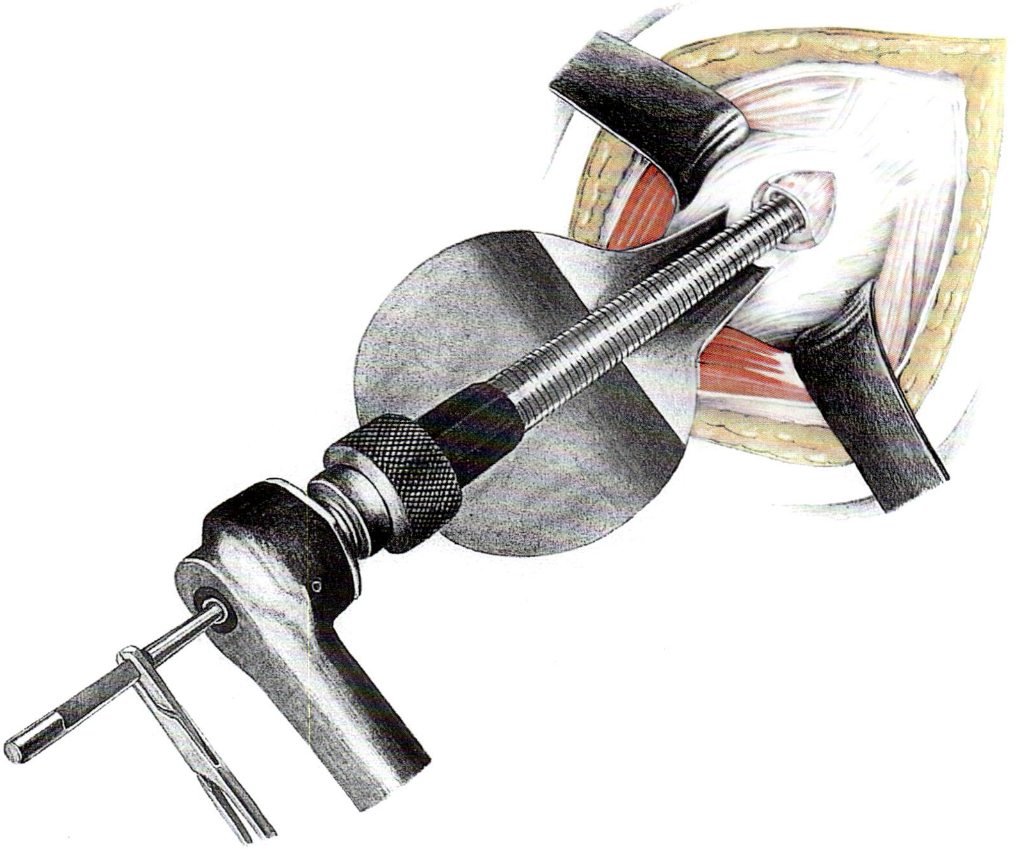

Abb. **22** Das stufenweise Aufbohren der Markhöhle beginnt mit der flexiblen Bohrwelle mit festem, vorn schneidendem 9-mm-Bohrkopf, der über den Bohrdorn in die Markhöhle geführt wird. Als Antrieb dient entweder die Markraumbohrmaschine oder die große Preßluftpistole mit aufgesetztem Winkelgetriebe. Das Gewebeschutzblech schützt die Weichteile. Der Bohrdorn wird vom Assistenten mit einer am proximalen Ende angebrachten speziellen Zange in situ fixiert, damit er insbesondere beim Zurückziehen nicht disloziert wird.

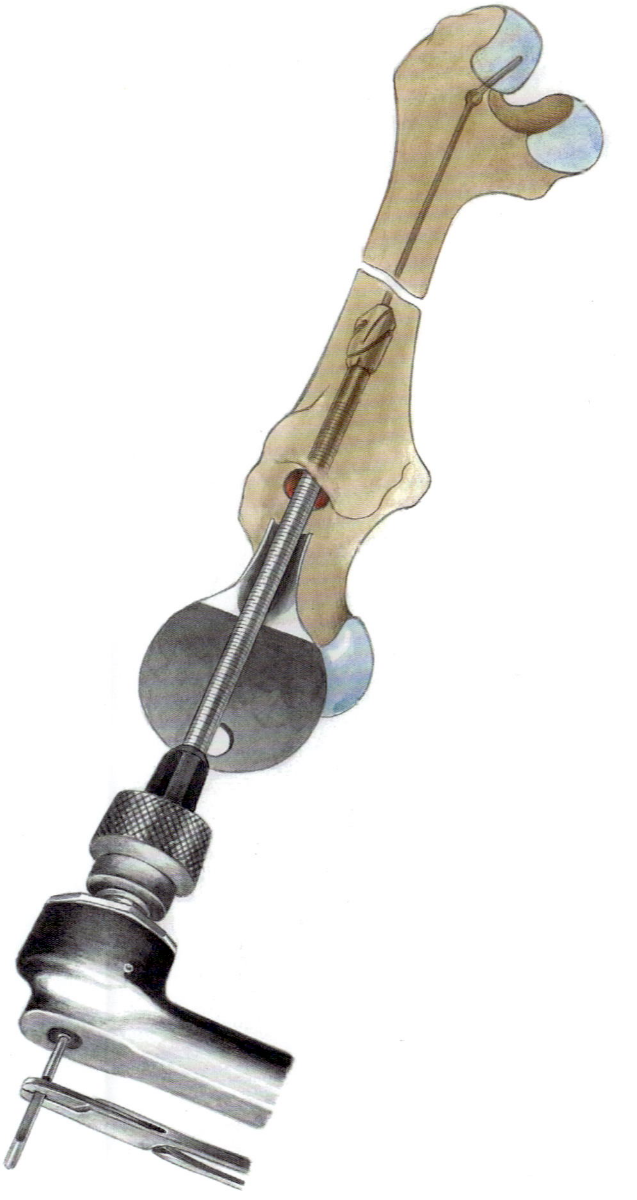

Abb. **23** Nach dem ersten Bohrvorgang ersetzt man die Welle mit dem fest angebrachten scharfen Bohrkopf durch die flexible 8,0-mm-Bohrwelle für die aufsetzbaren, vorn stumpfen Bohrköpfe und bohrt in 0,5-mm-Schritten weiter auf. Ab einem Durchmesser von 13 mm wird die 10 mm dicke Bohrwelle benötigt. Es wird stets mit maximaler Drehzahl gebohrt. Sobald man merkt, daß der Bohrkopf oberhalb und unterhalb der Fraktur auf eine Länge von etwa 5 cm guten Kontakt mit der inneren Kortikalis hat, ist weit genug aufgebohrt. Ein verklemmter Bohrkopf kann wieder gelockert und entfernt werden, indem man das Schlaggewicht über den Bohrdorn führt, an dessen oberem Ende die Haltezange anbringt und mit dem Schlaggewicht von unten gegen die Backen der Zange schlägt.

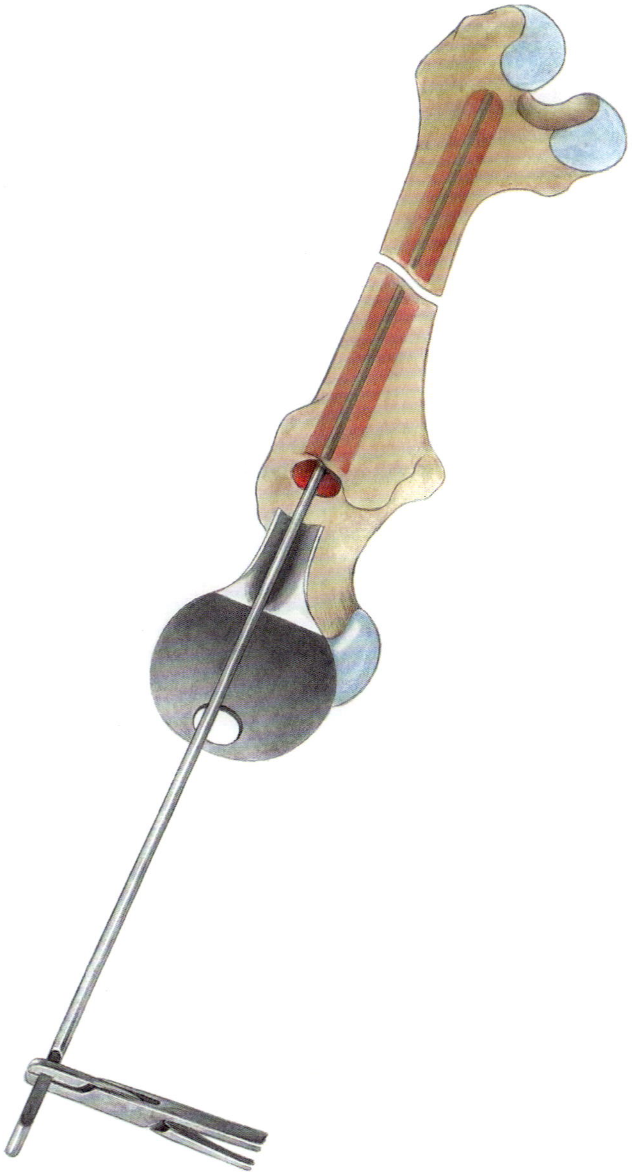

Abb. **24** Vor dem Einschlagen des Nagels muß der Bohrdorn mit Olive gegen den 4-mm-Führungsstab ausgetauscht werden. Dazu schiebt man das Markraumrohr über den Bohrdorn, entfernt diesen und führt den Führungsstab durch das in situ belassene Markraumrohr ein, das danach entfernt werden kann.

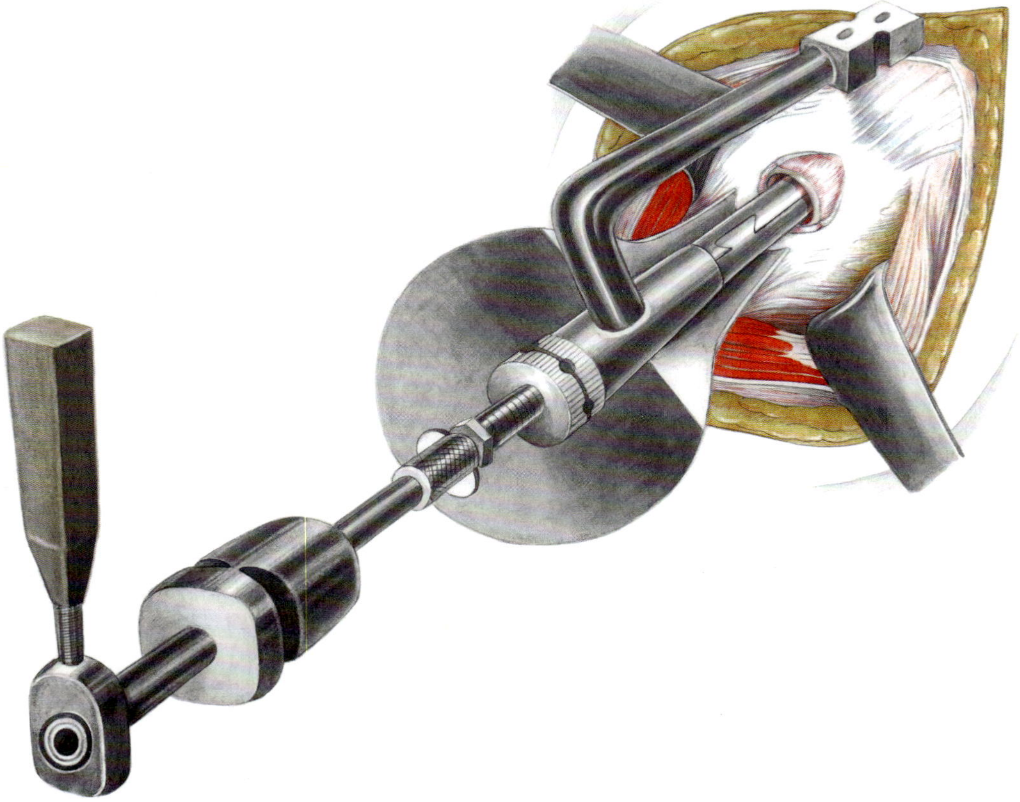

Abb. **25** Einschlagen des Marknagels. Der benötigte Nageldurchmesser entspricht der Dicke des zuletzt verwendeten Bohrkopfes. Kontrolle des Nageldurchmessers mit der Nagelmeßlehre. Ein zu dem ausgewählten Nagel passender Einschlagbügel wird mit dem entsprechenden konischen Gewindebolzen und einer Rändelmutter am Nagel befestigt. Auf das andere Ende des Gewindebolzens wird die hohle Führungsstange geschraubt und an deren oberem Ende schließlich der elastische Griff befestigt. Das so vorbereitete Einschlagset wird über den Führungsstab geschoben. Der nach lateral gerichtete Einschlagbügel, welcher in einer Ebene mit der natürlichen Antekurvation des Femurs steht, dient zugleich als Handgriff zur Führung des Nagels beim Einschlagen und als Zielvorrichtung für die proximalen Verriegelungsbolzen. Nachdem der Nagel soweit wie möglich von Hand in die Markhöhle gestoßen worden ist, treibt man ihn unter dosierten Schlägen mit dem Schlaggewicht vollständig ein, bis sein oberes Ende mit der Kortikalis der Einschlagstelle abschließt. Das Passieren der Bruchstelle und die endgültige Lage des Nagels sind abschließend mit Bildwandlerdurchleuchtung in 2 Ebenen zu prüfen. Der Einschlagbügel mit konischem Gewindebolzen und die Führungsstange werden entfernt. Eine in das obere Nagelende eingelegte Redon-Drainage wird an eine Flasche ohne Vakuum angeschlossen. Danach schichtweiser Wundverschluß und Verband.

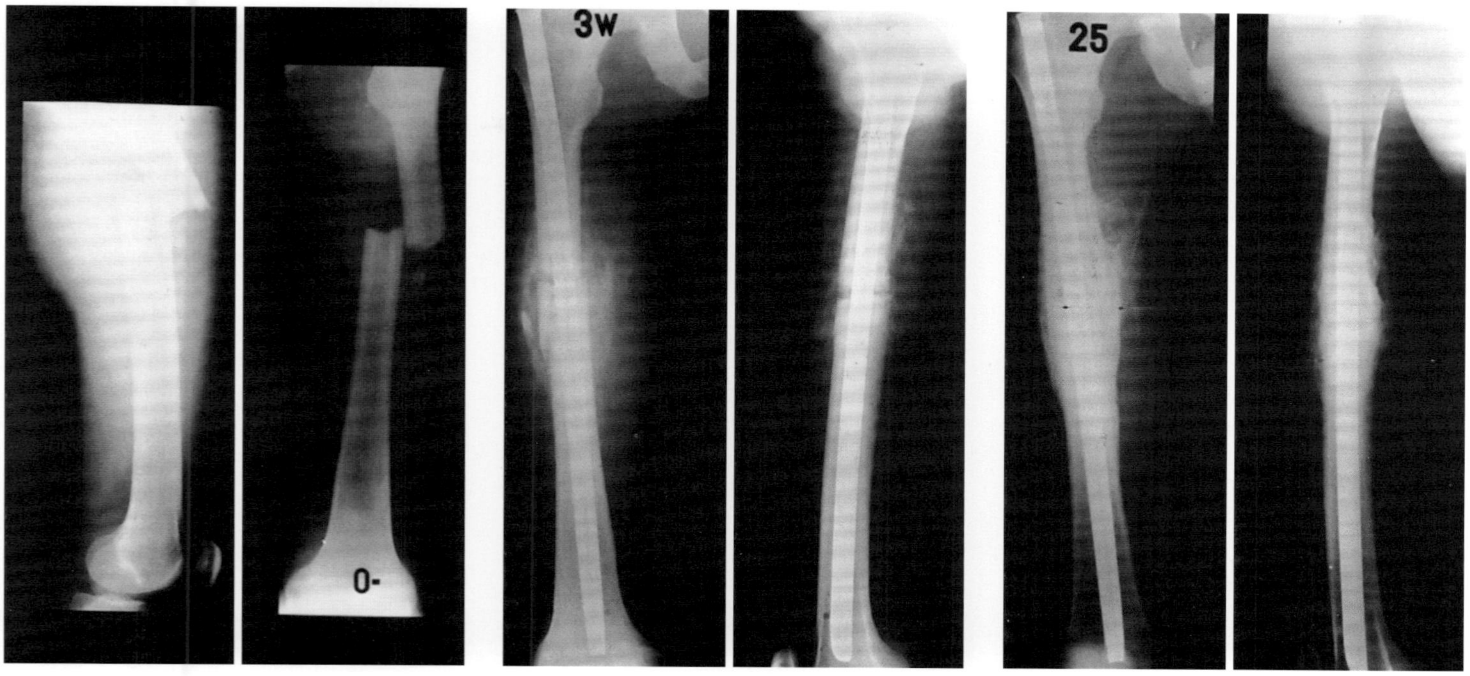

a b c

Abb. **26a–c** 32-$A_{3.2}$-Fraktur (**a**). Gedeckte Nagelung, aufgebohrt, mit Universalnagel; Röntgenkontrollen nach 3 Wochen (**b**) mit deutlicher Kallusreaktion und vor Nagelentfernung nach 25 Monaten (**c**).

Verriegelungsnagelung des Femurs mit Universalnagel

Indikationen

- Alle geschlossenen und erstgradig offenen Oberschenkelschaftfrakturen, bei denen das proximale und distale Hauptfragment ausreichend fixiert werden können. Das Einbringen von Verriegelungsbolzen ist nicht obligat, sondern nur dort erforderlich, wo das jeweilige Hauptfragment vom Nagel allein nicht ausreichend stabilisiert wird. Auch das Aufbohren ist nicht zwingend erforderlich und sollte, wenn überhaupt, nur sparsam erfolgen. Damit eignet sich das Verfahren auch zur notfallmäßigen Anwendung beim Mehrfachverletzten.
- Drohende pathologische Frakturen.

Arbeitsschritte

1 Sparsames Aufbohren der Markhöhle, soweit überhaupt nötig, und Einschlagen des Nagels, wie oben beschrieben, Einschlagbügel belassen.
2 Einbringen der distalen Verriegelungsbolzen (immer zuerst!) unter seitlicher Durchleuchtung und Verwendung des speziellen distalen Zielgerätes oder des röntgenstrahlendurchlässigen Winkelgetriebes.
3 Abschließende Kontrolle und ggf. noch Korrektur der Rotationsstellung; Frakturkompression durch axiale Stauchung, soweit indiziert.
4 Proximale Verriegelung mit einem (dynamisch, ovales Nagelloch) oder zwei (statisch) Bolzen ohne Durchleuchtung unter Verwendung des Einschlagbügels als Zielgerät.

Spezielle Technik

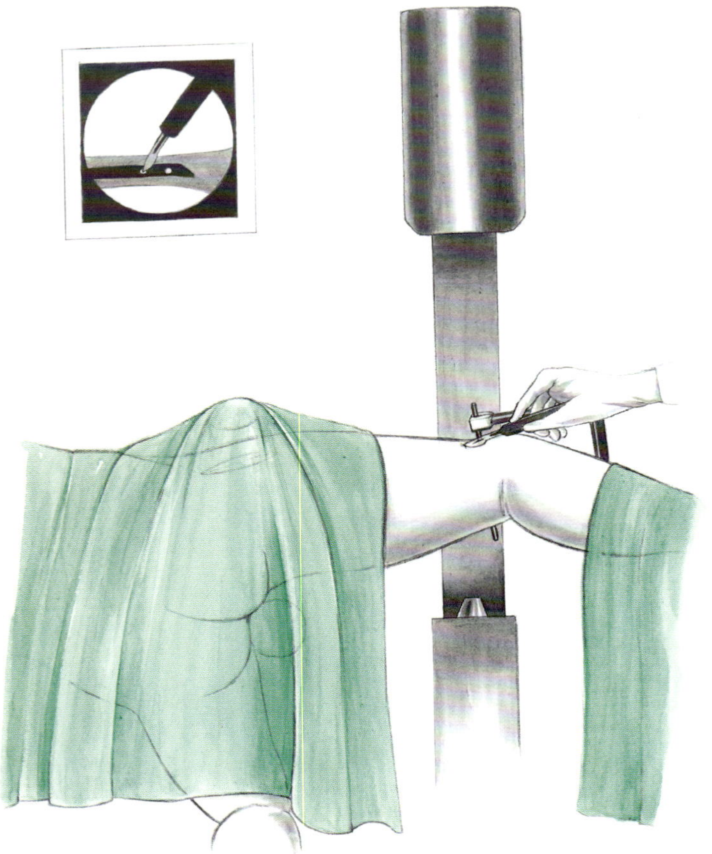

Abb. **27** Distale Verriegelung in Seitenlage. Seitliche Durchleuchtung mit steril abgedecktem C-Bogen. Möglichst großer Abstand zwischen Außenseite des Oberschenkels und Strahlenempfänger, um genügend Platz für Instrumente zu haben. Fixieren des C-Bogens, nachdem das proximale Verriegelungsloch als perfekter Kreis etwas unterhalb der Bildmitte eingestellt ist. Hautinzision über dem proximalen Verriegelungsloch.

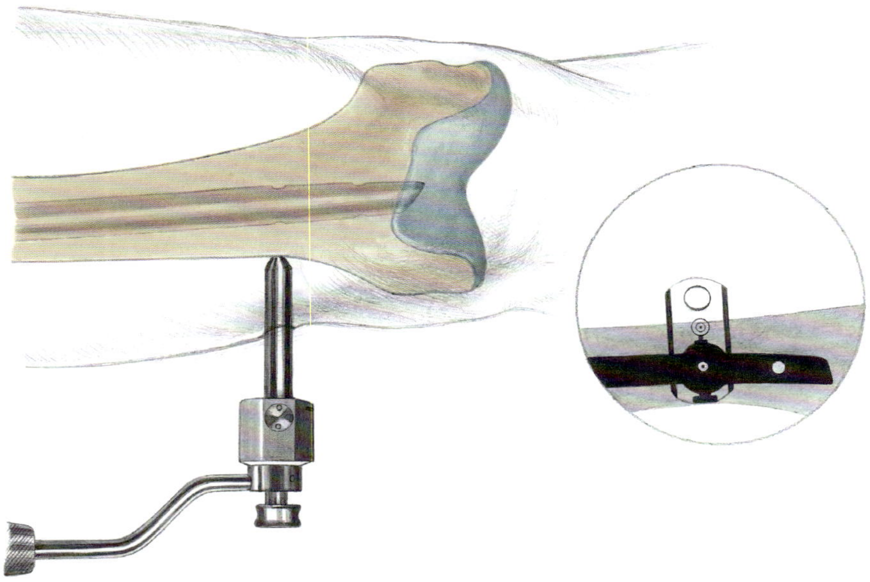

Abb. **28** Das distale Zielgerät mit dem Zieltrokar wird in Knochenkontakt gebracht und so lange verschoben und geschwenkt, bis sich der zentrale Punkt des Zieltrokars exakt in die Mitte des Verriegelungslochs projiziert. Der kleine Punkt im Kontrollkreis, der dann ebenfalls zentriert sein muß, erlaubt auch bei verdecktem Verriegelungsloch (Bohrvorgang) eine Richtungskontrolle. Festes Andrücken des Zielgerätes in dieser Position, Austausch des Zieltrokars gegen die 4,5-mm-Gewebeschutzhülse und Bohren mit dem 4,0-mm-Spiralbohrer (4,5 mm Schaftdicke) durch beide Kortikales und das Verriegelungsloch.

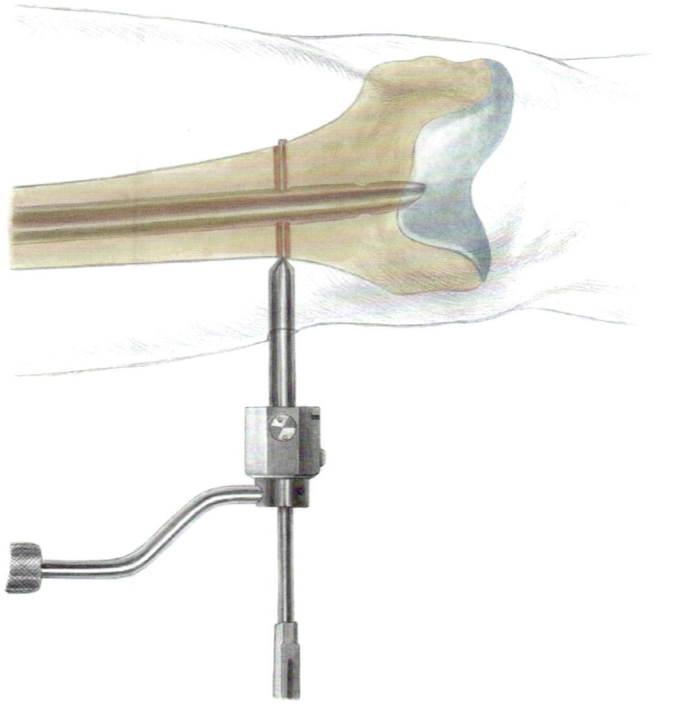

Abb. **29** Längenmessung durch das möglichst unverändert gehaltene Zielgerät hindurch nach Entfernung der Gewebeschutzhülse. Zur gemessenen Länge müssen immer 2 mm addiert werden.

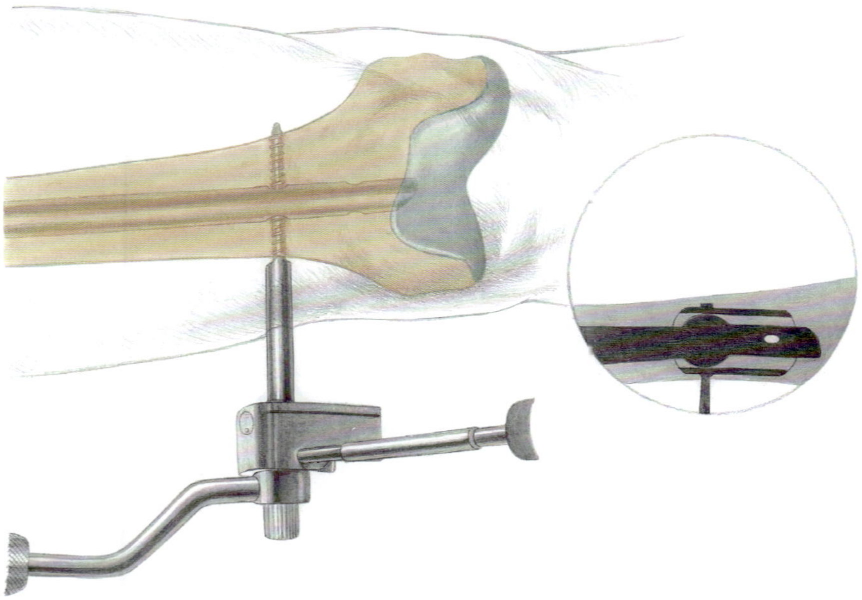

Abb. **30** Einschrauben des selbstschneidenden Femurfixationsbolzens; das Zielgerät ist nun am Knochen fixiert. Lösen der Madenschraube an der Seite des Zielgerätes und Drehen der Zieleinrichtung um ca. 90°, bis die seitlichen Markierstäbe auf dem Durchleuchtungsbild parallel zum Nagel ausgerichtet sind. Die Madenschraube wird wieder festgezogen.

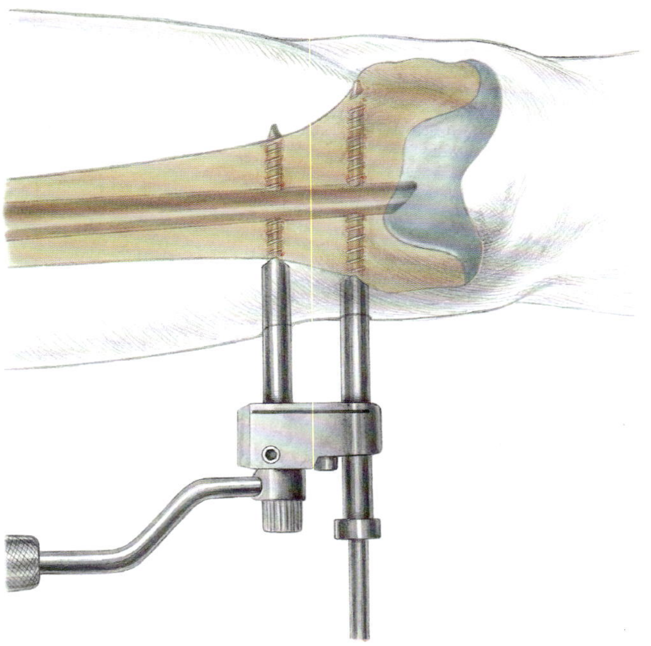

Abb. **31a** Der Bildwandler ist für das Bohren des zweiten Bolzenlochs nicht mehr erforderlich. Nach Hautinzision Einsetzen der ineinandergeschobenen Gewebeschutzhülsen mit 8 und 4,5 mm Innendurchmesser, Bohren des Loches mit dem 4,0-/4,5-mm-Bohrer und Entfernen der inneren Gewebeschutzhülse. Längenmessung und Eindrehen des distalen Bolzens durch die 8-mm-Gewebeschutzhülse.

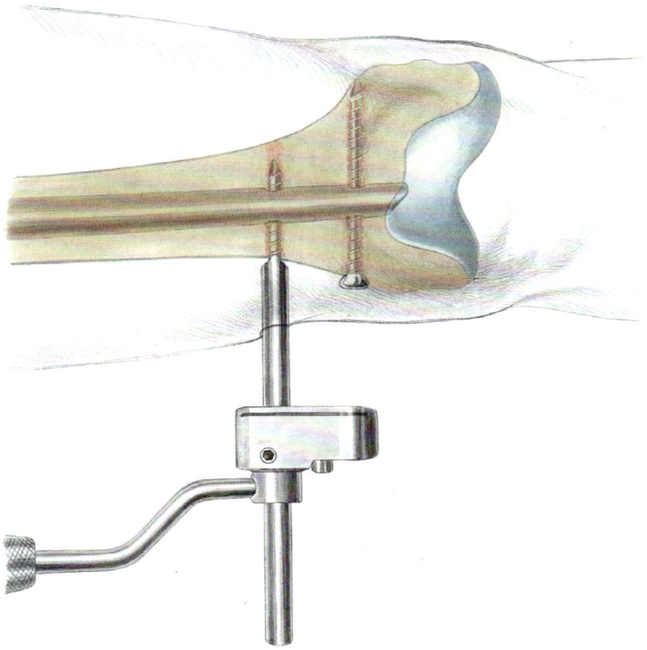

Abb. **31b** Eindrehen des proximalen Verriegelungsbolzens nach Entfernung des Femurfixationsbolzens.

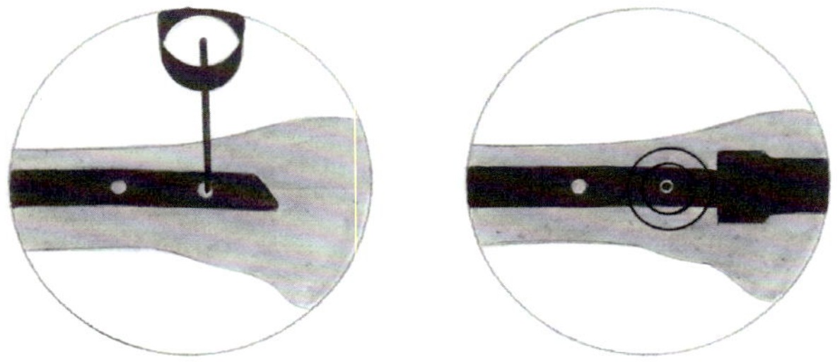

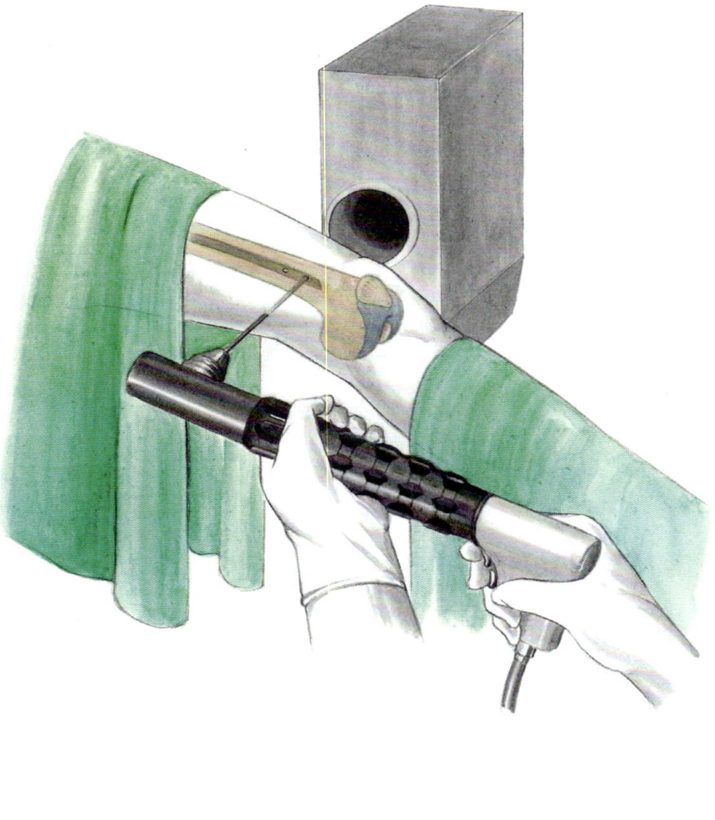

Abb. **32** Distale Verriegelung in Rückenlage mit dem röntgenstrahlendurchlässigen Winkelgetriebe. Seitliche Durchleuchtung und Ausrichten des C-Bogens, bis das zu besetzende Verriegelungsloch kreisrund erscheint, danach Hautinzision über dem Verriegelungsloch. Der in das röntgenstrahlendurchlässige Winkelgetriebe eingesetzte 4,0-mm-Spiralbohrer mit Zentrierspitze wird durch die Inzision bis zum Knochenkontakt vorgeschoben. Unter wiederholter kurzzeitiger Durchleuchtung wird die Spitze des zunächst schräg angesetzten Bohrers auf das Verriegelungsloch zentriert (linke BV-Skizze). Nun schwenkt man das Getriebe in den Strahlengang, so daß der Bohrer als Punkt exakt in der Mitte des Verriegelungslochs erscheint. Die Zielringe am Getriebegehäuse dienen als zusätzliche Zentrierhilfen (rechte BV-Skizze). Die speziell geschärfte Spitze des Bohrers wird gegen die Knochenoberfläche gepreßt, um ein Abrutschen zu verhindern. Es kann nun durch beide Kortikales gebohrt werden. Die Hände des Operateurs bleiben dabei außerhalb der Hauptstrahlung. Zu der mit dem Längenmeßgerät gemessenen Länge des Verriegelungsbolzens sind 2 mm hinzuzufügen, damit die gegenüberliegende Kortikalis sicher gefaßt wird und der Bolzen etwa 2 mm übersteht. Nach Eindrehen eines selbstschneidenden Bolzens der benötigten Länge wird das zweite Verriegelungsloch in gleicher Weise besetzt.

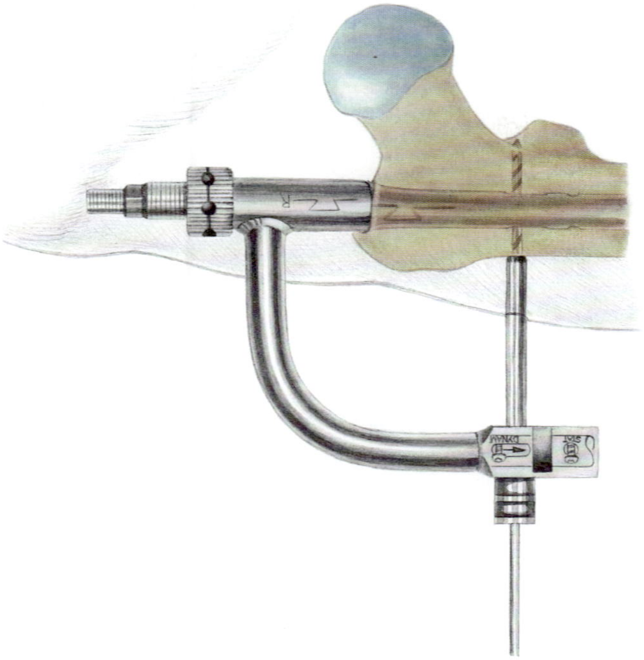

Abb. **33** Für das Auffinden und Bohren der proximalen Verriegelungslöcher dient der Einschlagbügel als Zielgerät. Bei primär vorgesehener dynamischer Verriegelung wird nur das proximale, längsovale Nagelloch besetzt. Einsetzen der ineinandergeschobenen Gewebeschutzhülsen mit 8 und 4,5 mm Innendurchmesser und Durchbohren beider Kortikales mit dem 4,0-/4,5-mm-Bohrer.

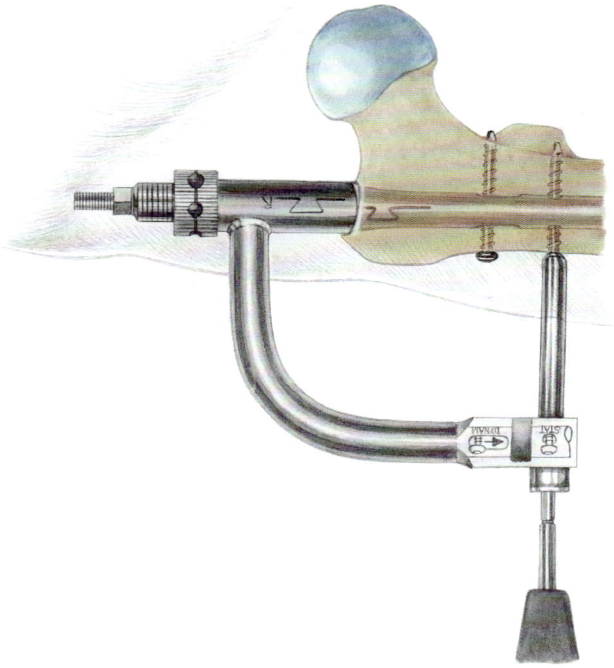

Abb. **34** Bei statischer Verriegelung wird auch das distale, runde Verriegelungsloch besetzt. Eindrehen des selbstschneidenden Bolzens durch die Gewebeschutzhülse mit 8 mm Innendurchmesser. Bei einer späteren Dynamisierung muß nur dieser Bolzen entfernt werden.

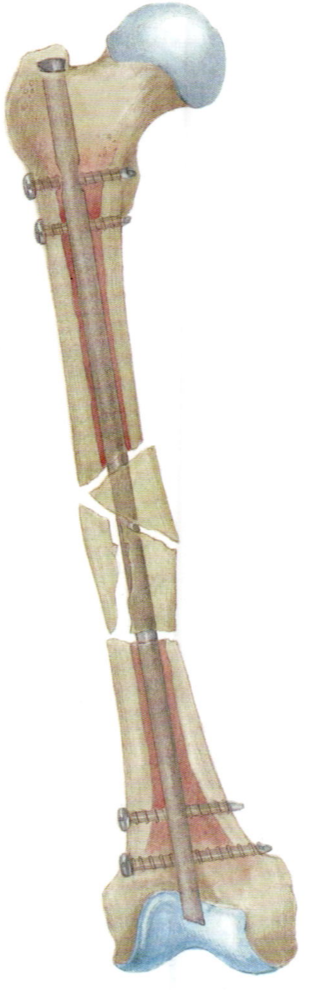

Abb. **35** Statische Verriegelungsnagelung mit Universalnagel bei 32-$C_{3.1}$-Fraktur.

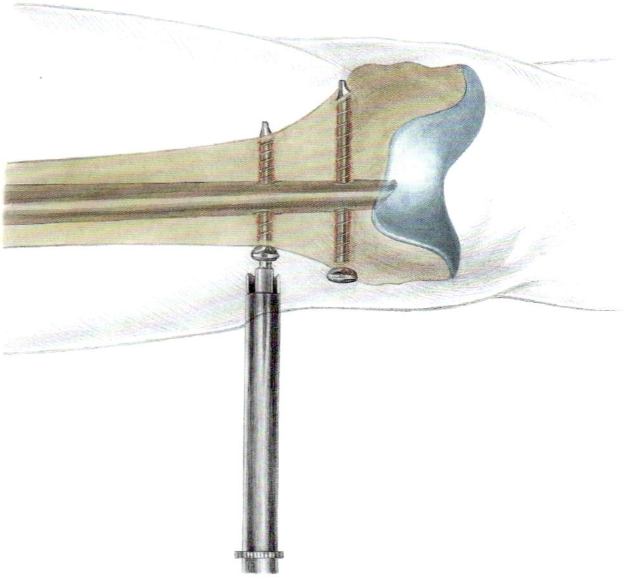

Abb. **36** Zum Entfernen eines Bolzens durch Stichinzision wird die Haltehülse auf den großen Sechskant-Schraubendreher aufgesetzt. Sie fixiert den Bolzenkopf am Schraubendreher, so daß dieser auch herausgedreht bzw. herausgezogen werden kann, wenn er sich gelockert hat, und verhindert, daß man den Bolzen in den Weichteilen verliert.

Verriegelungsnagelung mit UFN

Indikationen

- Alle geschlossenen und maximal zweitgradig offenen Schaft- und subtrochantären Frakturen, bei denen das proximale und distale Hauptfragment ausreichend fixiert werden können, auch beim Mehrfachverletzten als Notfalloperation. Proximale und distale Verriegelung sind bei ungebohrter Technik obligat.
- Drohende pathologische Frakturen.

Gegenüber dem verriegelten Universalnagel hat der UFN ein noch einmal erweitertes Indikationsspektrum, einerseits wegen der bei Verzicht auf das Aufbohren verringerten Gefahr der pulmonalen Embolisation und der Infektion, andererseits wegen der erweiterten Möglichkeiten der proximalen Verriegelung (antegrade 130°-Verriegelung, Spiralplatte) und der Möglichkeit, zusätzliche Schenkelhalsfrakturen in der „Miss-A-Nail"-Technik vor der intramedullären Fixation der Schaftfraktur zu verschrauben. Außerdem sind Blutverlust und Operationstrauma geringer als bei gebohrter Technik. Die geschlossene Reposition der Fraktur ist weniger schwierig als bei konventioneller Technik, weil das proximale Fragment über den bis zur Fraktur vorgeschobenen und mit dem Zielbügel verschraubten Nagel gut dirigiert werden kann. Anspruchsvoller ist dagegen die Festlegung der Eintrittstelle: der solide, nicht durch einen Bohrdorn geführte Nagel kann bei zu weit lateral gelegener Eintrittstelle auf die mediale Kortikalis auflaufen und das proximale Fragment sprengen. Zusätzliche Indikation des UFN aus Titan bei Metallallergien.

Arbeitsschritte

1 Extensionstisch, Seitenlage oder Rückenlage, Zug über suprakondylären Steinmann-Nagel, bei Rückenlage alternativ über gepolsterten Schuh, Durchleuchtungsmöglichkeit in 2 Ebenen.

2 Bestimmung der erforderlichen Nagellänge und des Durchmessers präoperativ an der unverletzten Gegenseite und/oder mit der UFN-Meßlehre unter Durchleuchtung.

3 Lateraler proximaler Zugang zum Markraum; Einbringen des 3,2-mm-Führungsdrahtes ca. 100 mm tief, BV-Kontrolle, Aufbohren ca. 100 mm tief über den Führungsdraht mit dem kanülierten 13-mm-Spiralbohrer.

4 Bei vorgesehener Verwendung einer Nagelhülse (antegrade 130°-Verriegelung: rosafarben, Spiralklingenverriegelung: blau): Aufsetzen der benötigten Hülse auf das obere Nagelende und Aufweiten des proximalen Nagellagers auf 16 mm mit dem Pfriem.

5 Befestigen des Zielbügels am Nagel, Einführen des Nagels in die Markhöhle, manuelles Vorschieben oder vorsichtiges Einschlagen bis zur Frakturzone.

6 Auffädeln der Fragmente unter wiederholter kurzzeitiger Durchleuchtung, dabei Dirigieren des proximalen Fragmentes über den als Handgriff benutzten und mit dem Nagel verbundenen Einschlagbügel, des distalen Fragmentes durch Druck oder Zug von außen.

7 Nach Passage der Frakturzone Überprüfung und ggf. Korrektur von Rotation und Achse.

8 Vollständiges Einschlagen des Nagels; Ermitteln der Einschlagtiefe mit dem durch ein entsprechendes Loch am Zielbügel geschobenen 3,2-mm-Führungsstab.

9 Distale Verriegelung unter Durchleuchtung mit strahlendurchlässigem Winkelgetriebe (s. Abb. **32**); bei Standardverriegelung vor, ansonsten nach Schritt 11.

10 Abschließende Kontrolle und ggf. noch Korrektur der Rotationsstellung; Frakturkompression durch vorsichtiges Zurückschlagen des Nagels möglich, wenn vorher distal verriegelt wurde.

11 Anbringen des für das gewählte Verriegelungsverfahren jeweils passenden Zielaufsatzes am Zielbügel und proximale Verriegelung mit Bolzen bzw. Spiralklinge.

12 Entfernen des Zielbügels und Aufschrauben einer (nach Farbe und Länge) passenden Verschlußschraube.

Spezielle Technik

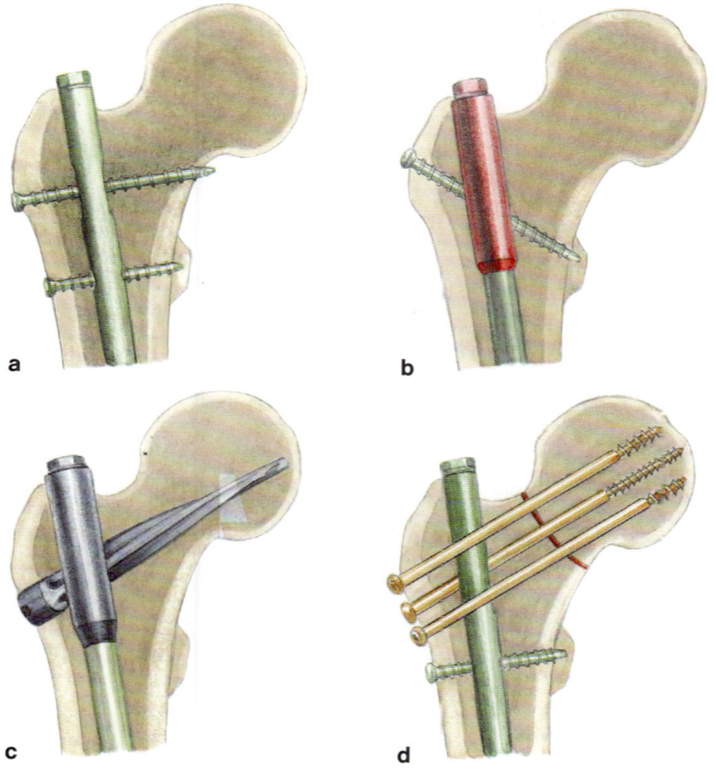

Abb. **37a–d** Die vier proximalen Verriegelungsmöglichkeiten des UFN: Standardverriegelung statisch oder dynamisch (**a**), antegrade 130-Verriegelung (**b**), Spiralklingenverriegelung (**c**) und „Miss-A-Nail"-Verriegelung bei gleichseitiger Schenkelhalsfraktur (**d**). Durch das dynamische Verriegelungsloch ist eine 5,0-mm-Schaftschraube eingebracht, die gleichzeitig zur proximalen Verriegelung und zur Stabilisierung der Schenkelhalsfraktur dient.

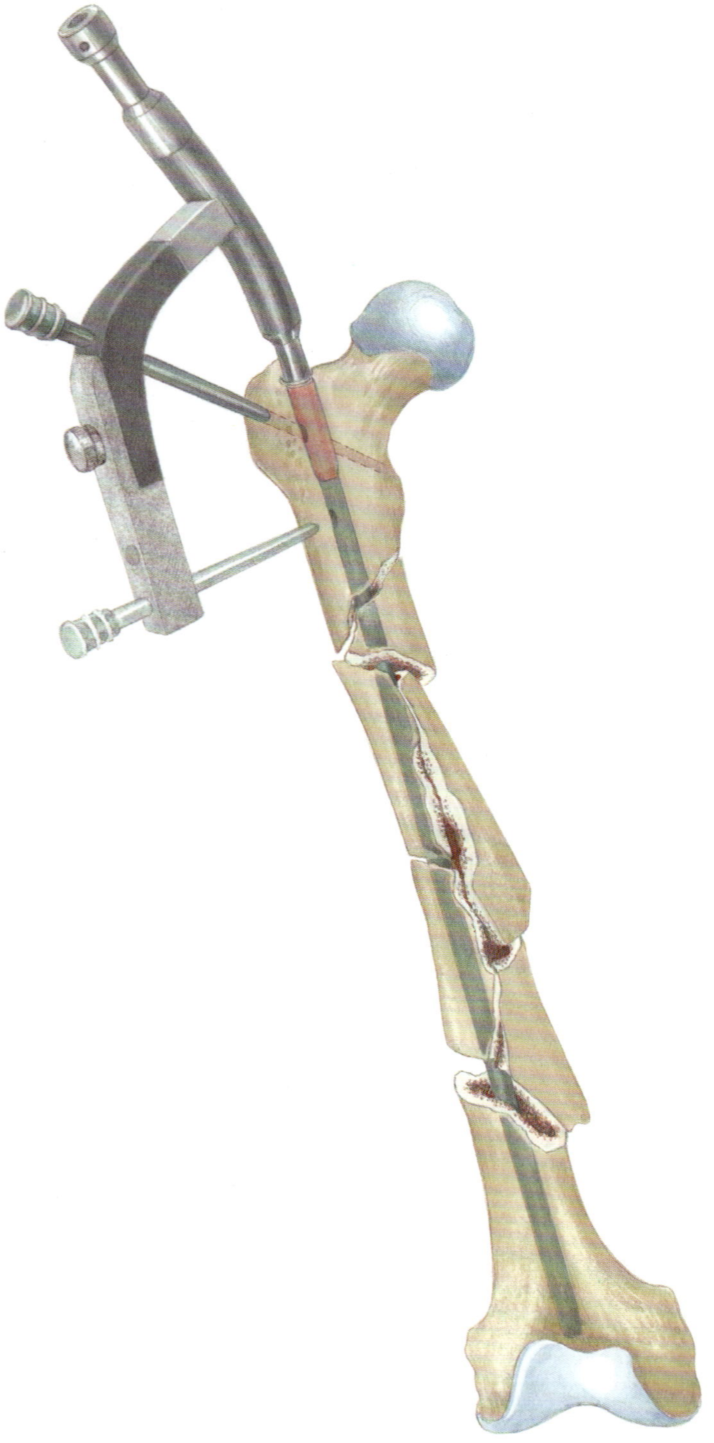

Abb. **38** Statische Verriegelungsnagelung mit UFN bei 32-$C_{3.3}$-Fraktur. Für ein kurzes proximales Hauptfragment bieten sich die antegrade 130°-Verriegelung (rosafarbene Nagelhülse) oder die Spiralklingenverriegelung (blaue Nagelhülse) an. Die hier gezeigte antegrade 130°-Verriegelung setzt eine Verbindung des Trochanter minor mit dem proximalen Hauptfragment voraus. Sie erlaubt die Plazierung des Verriegelungsbolzens durch die für die Nagelimplantation verwandte Hautinzision und kann auch routinemäßig bei weiter distal gelegenen Frakturen durchgeführt werden, sofern nicht primär oder sekundär dynamisiert werden soll. Die passende Hülse muß vorher auf das obere Nagelende aufgesetzt werden. Der Zielbügel verfügt über eine entsprechend gekennzeichnete Führung für die Bohrhülse. Für eine proximale Standardverriegelung (dann **ohne** Hülse) muß der passende Zielaufsatz am Zielbügel befestigt werden.

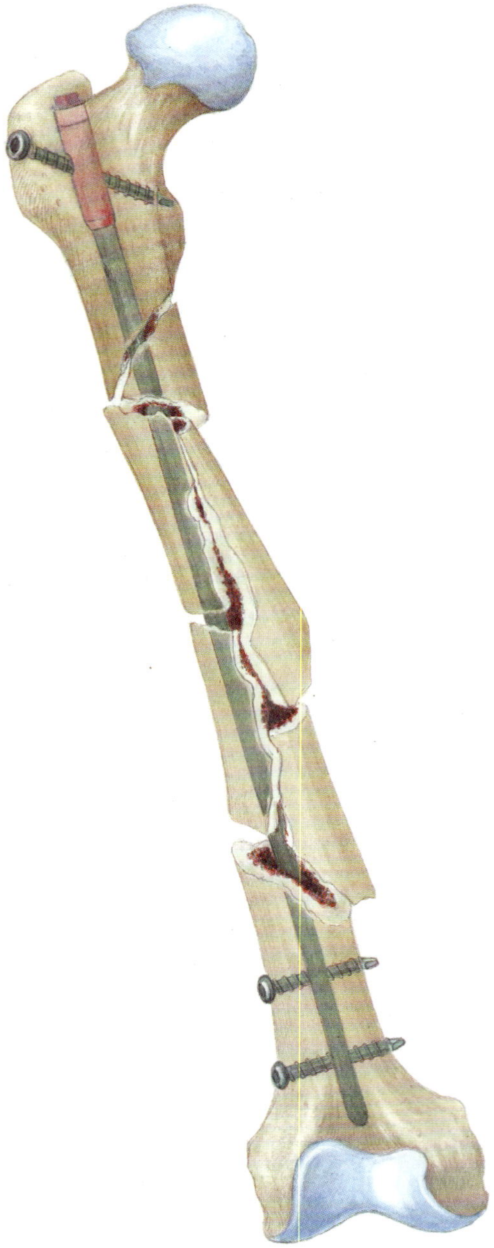

Abb. **39** UFN distal und proximal verriegelt, Verschlußschraube aufgeschraubt.

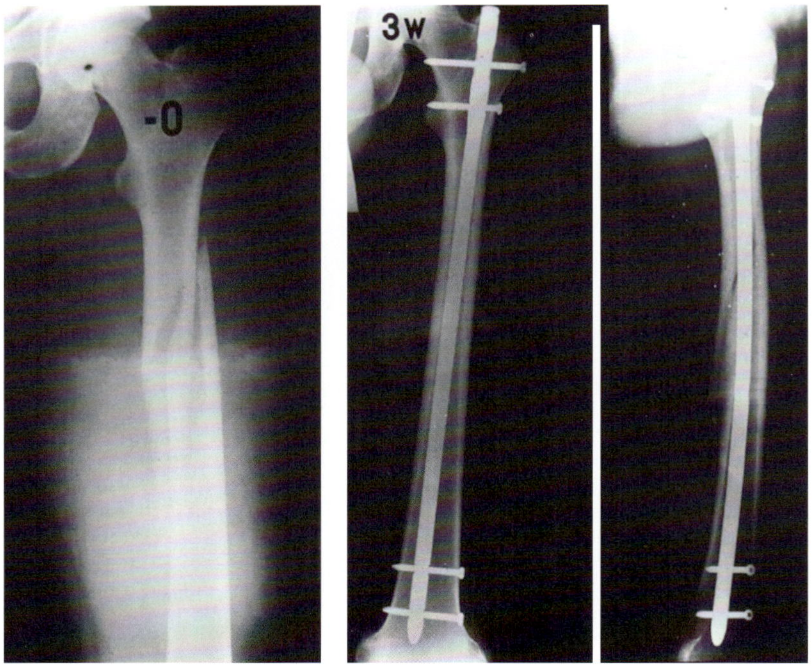

a b

Abb. **40a – b** 32-$A_{1.2}$-Fraktur (**a**). Unaufgebohrte gedeckte Nagelung mit UFN, statisch verriegelt (**b**).

Plattenosteosynthese mit breiter LC-DC-Platte

Indikationen

– Alternativverfahren bei geschlossenen und maximal zweitgradig offenen Schaftfrakturen, wenn eine Marknagelung kontraindiziert oder nicht möglich ist.

Bei allen Plattenosteosynthesen ist sorgfältig darauf zu achten, daß Muskulatur und Periost nur soweit abgelöst werden, wie es für die Reposition und das Anbringen der Platte unbedingt notwendig ist. Bei korrekter Achse, Länge und Rotation muß eine anatomische Reposition nicht erzwungen werden. Sie erfordert häufig eine ausgedehnte Devitalisierung der Fragmente mit der Gefahr einer Durchblutungsstörung und verzögerter Heilung bis hin zur Ausbildung von Knochennekrosen und -Sequestern. Freie Zugschrauben sollten deshalb sparsam verwendet werden, und es müssen nicht alle Plattenlöcher mit Schrauben besetzt werden. Bei unzureichend erscheinender medialer Abstützung ist eher großzügig die Indikation zur medialen Spongiosaanlagerung zu stellen. Die besondere Technik der überbrückenden Plattenosteosynthese (s. u.) stellt die konsequente Weiterverfolgung dieses Behandlungsprinzips dar.

Standardimplantat ist die breite Platte (versetzte Plattenlöcher), als normale DC-Platte aus Stahl oder Titan oder als LC-DC-Platte aus Titan.

Arbeitsschritte

1 Standardtisch, Rückenlage.
2 Lateraler Zugang (s. Abb. **4–11**).
3 Säubern der Frakturflächen, Reposition und provisorisches Befestigen der (leicht vorgebogenen) Platte mit Haltezangen.
4 Besetzen eines Plattenloches am proximalen oder distalen Plattenende (abhängig vom Frakturverlauf) mit einer Schraube.
5 Interfragmentäre Zugschraube(n), frei oder durch Plattenloch/-Löcher, abhängig vom Frakturtyp.
6 Axiale Kompression mit dem Plattenspanner oder durch Nutzung des DC-Prinzips, soweit indiziert.
7 Besetzen der restlichen Plattenlöcher mit Schrauben, 4 Schrauben (8 Kortikales) pro Hauptfragment ausreichend; bei längeren Platten nicht grundsätzlich alle Plattenlöcher besetzen.
8 Großzügige Indikationsstellung zur medialen Spongiosaanlagerung.

Spezielle Technik

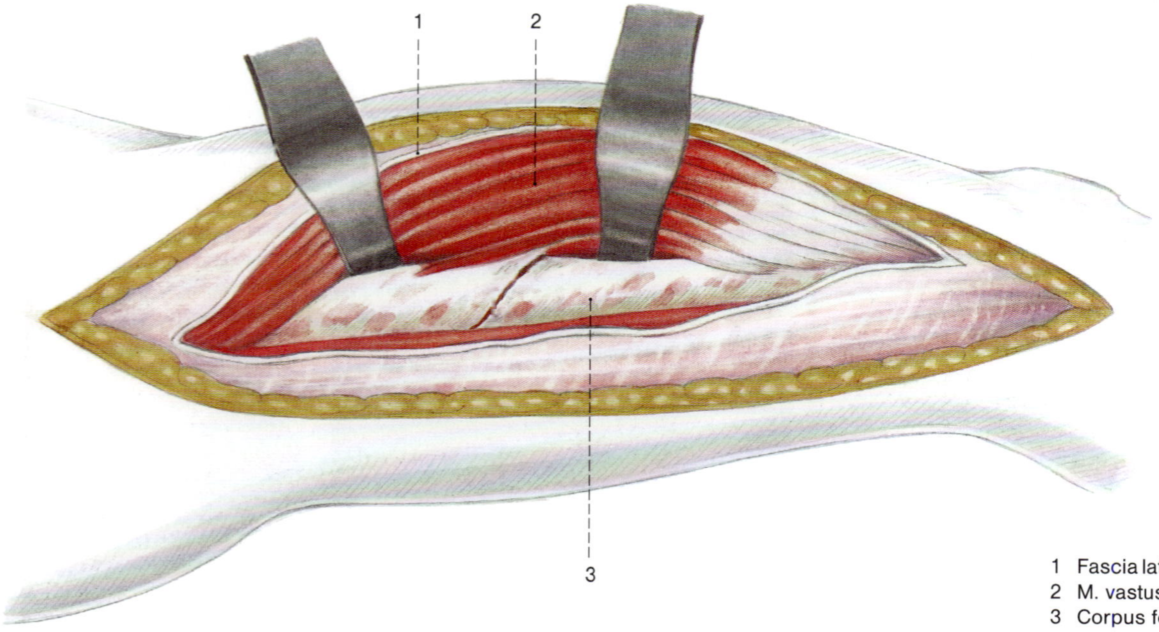

1 Fascia lata, Schnittrand
2 M. vastus lateralis
3 Corpus femoris

Abb. **41** 32-$A_{2.2}$-Fraktur, vom lateralen Zugang freigelegt und näherungsweise reponiert. Muskulatur und Periost dürfen nur sparsam abgelöst werden, soweit es gerade für die Reposition und das Anbringen der Platte erforderlich ist.

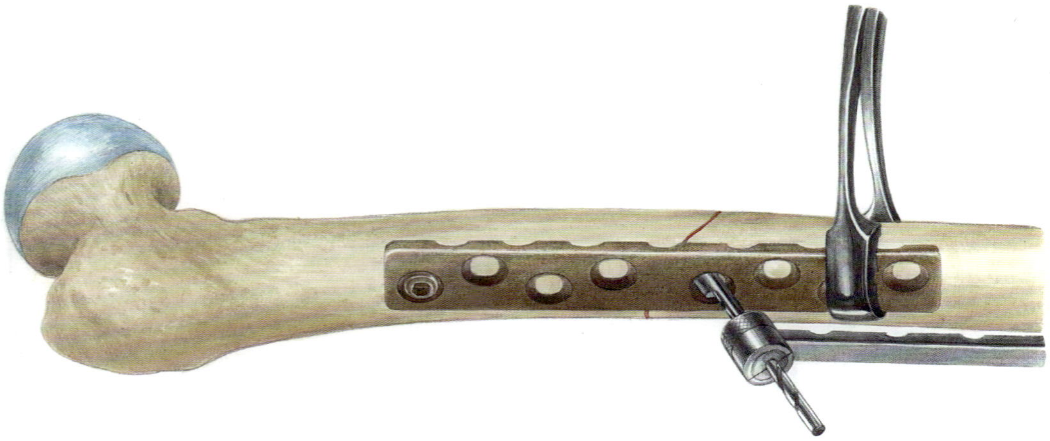

Abb. **42** Eine breite LC-DC-Platte wird leicht vorgebogen, so daß sie in Frakturhöhe 1–2 mm vom Knochen absteht, und bei der hier gezeigten Fraktur zunächst am äußersten proximalen Plattenloch mit einer Schraube befestigt. Danach Feinreposition auf die Platte und provisorisches Fixieren des distalen Plattenendes am Schaft mit einer Verbrugge-Zange. Die dargestellte Fraktur eignet sich für das Einbringen einer interfragmentären Zugschraube durch ein frakturnahes Plattenloch. Dazu wird in der plattennahen Kortikalis des distalen Hauptfragmentes mit dem 4,5-mm-Bohrer ein Gleitloch angebracht. Das plattenferne 3,2-mm-Loch mit Gewinde liegt im proximalen Fragment.

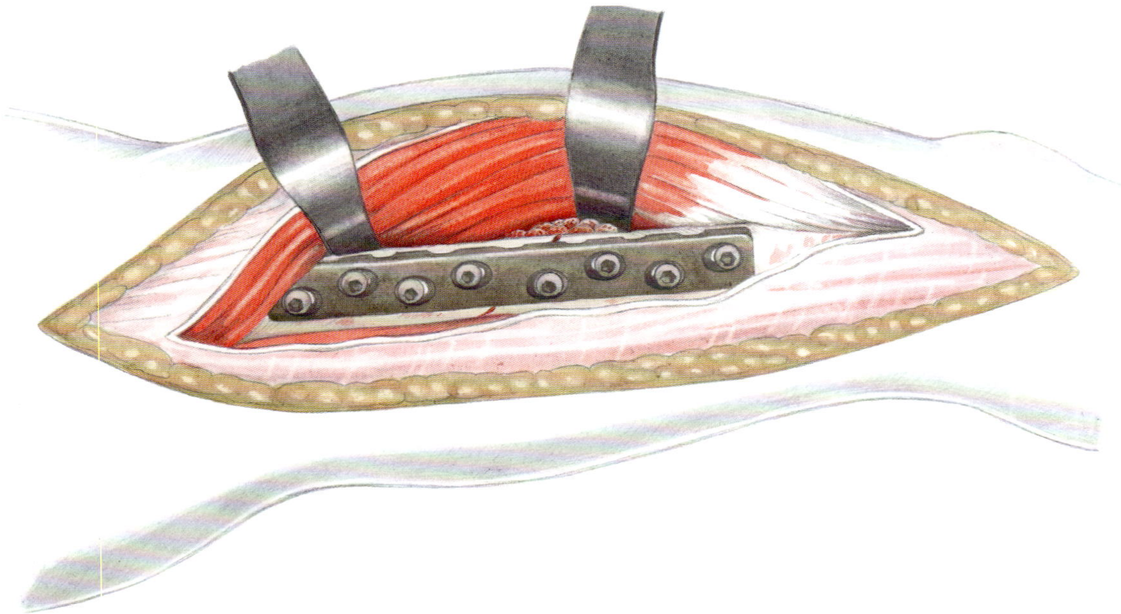

Abb. **43** Pro Hauptfragment sind 4 Plattenlöcher mit Schrauben besetzt. Medial ist autologe Beckenkammspongiosa angelagert. Auf die ergänzende Spongiosaplastik sollte nur bei einfachen Frakturformen mit optimaler Abstützung an der plattenfernen Kortikalis und bei der überbrückenden Osteosynthesetechnik (s. u.) verzichtet werden.

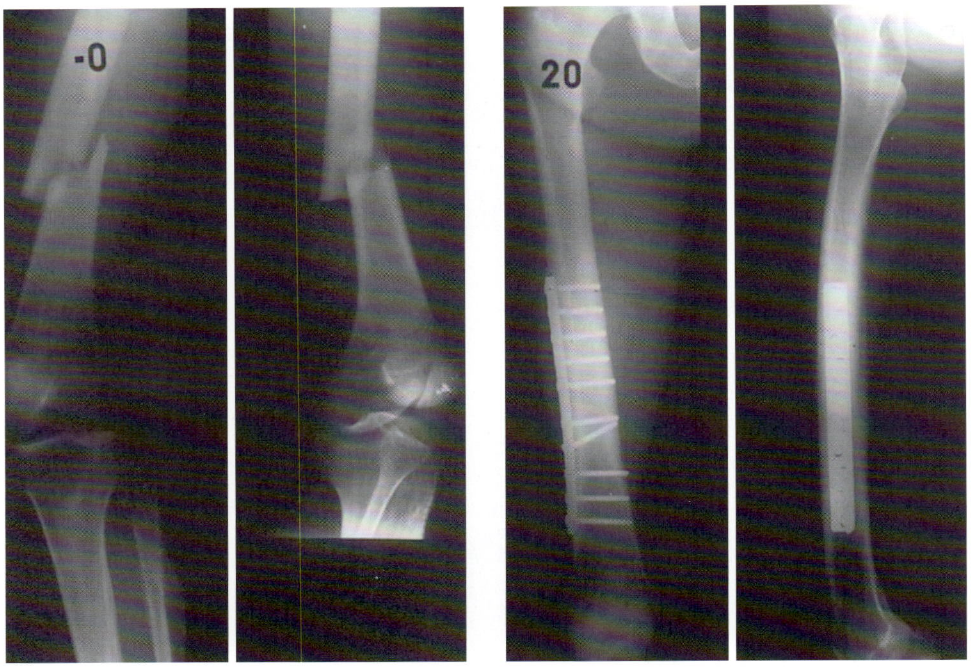

a b

Abb. **44a – b** 32-$A_{2.3}$-Fraktur (**a**). Osteosynthese mit breiter 10-Loch-DC-Platte (**b**).

Plattenosteosynthese bei Schaftfraktur und liegender Hüftendoprothese

Indikationen

– Femurfrakturen in Höhe des Schaftes einer zuvor implantierten Hüftendoprothese oder unterhalb der Prothesenspitze.

Der abrupte Spannungsübergang in Höhe der Spitze eines Hüftprothesenschaftes begünstigt das Auftreten von Frakturen in diesem Bereich, häufig nach nur geringem, nicht adäquatem Trauma und fast immer nach Implantation von zementierten Prothesen, da die Knochendurchblutung durch den intramedullären Zement beeinträchtigt ist und der Knochen durch Resorption an der Grenzschicht zum Zement zusätzlich geschwächt werden kann. Der Prothesenschaft kann schon vor Auftreten der Fraktur gelockert gewesen sein, durch die Fraktur gelockert werden oder im günstigsten Fall trotz der Fraktur fest verankert bleiben. Je nach Konstellation und Allgemeinzustand sind die alleinige Plattenosteosynthese oder die Osteosynthese und der

Prothesenwechsel (einzeitig oder zweizeitig) indiziert. Eine intramedulläre Osteosynthese ist bei liegender Endoprothese nicht möglich. In diesem Kapitel wird lediglich die Plattenosteosynthese ohne Prothesenwechsel abgehandelt.

Arbeitsschritte

1 Standardtisch, Rückenlage.
2 Lateraler Zugang (s. Abb. **4–7**).
3 Säubern der Frakturflächen, ggf. Entfernung von Zementbruchstücken, Prüfung der Verankerung des Prothesenschaftes.
4 Bei Fraktur durch das Schaftlager mit Beschädigung und Teilverlust des Zementköchers: Auffüllen der Defekte mit neuem Knochenzement, sofortige Reposition und provisorisches Befestigen einer geeigneten breiten (LC-)DC-Platte mit Verbrugge-Zangen.
5 Bei Fraktur ohne Beschädigung des Zementköchers: Reposition und provisorisches Befestigen einer geeigneten breiten (LC-)DC-Platte mit Verbrugge-Zangen.
6 Besetzen des äußersten proximalen oder distalen Plattenlochs in Abhängigkeit vom Frakturverlauf.
7 Interfragmentäre Kompression durch Nutzung des DC-Prinzips oder mit dem Plattenspanner und/oder Einbringen von Zugschraube(n), soweit indiziert.
8 Besetzen der restlichen Plattenlöcher: in Höhe des Prothesenschaftes müssen die Schraubenlöcher abwechselnd ventral und dorsal am Metallschaft vorbei tangential durch die Kortikalis und evtl. auch durch den ausgehärteten Zement gebohrt werden. In den Zement läßt sich auch ein Gewinde schneiden. Bei längeren Platten nicht grundsätzlich alle Plattenlöcher besetzen!
9 Großzügige Indikationsstellung zur medialen Spongiosaanlagerung.

Spezielle Technik

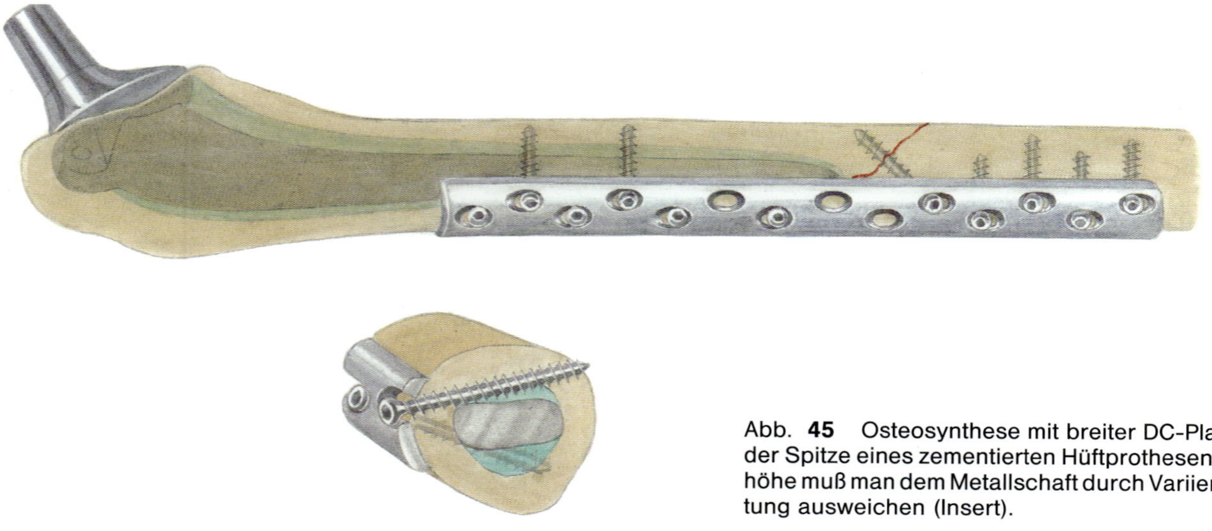

Abb. **45** Osteosynthese mit breiter DC-Platte bei Fraktur in Höhe der Spitze eines zementierten Hüftprothesenschaftes. In Prothesenhöhe muß man dem Metallschaft durch Variieren der Schraubenrichtung ausweichen (Insert).

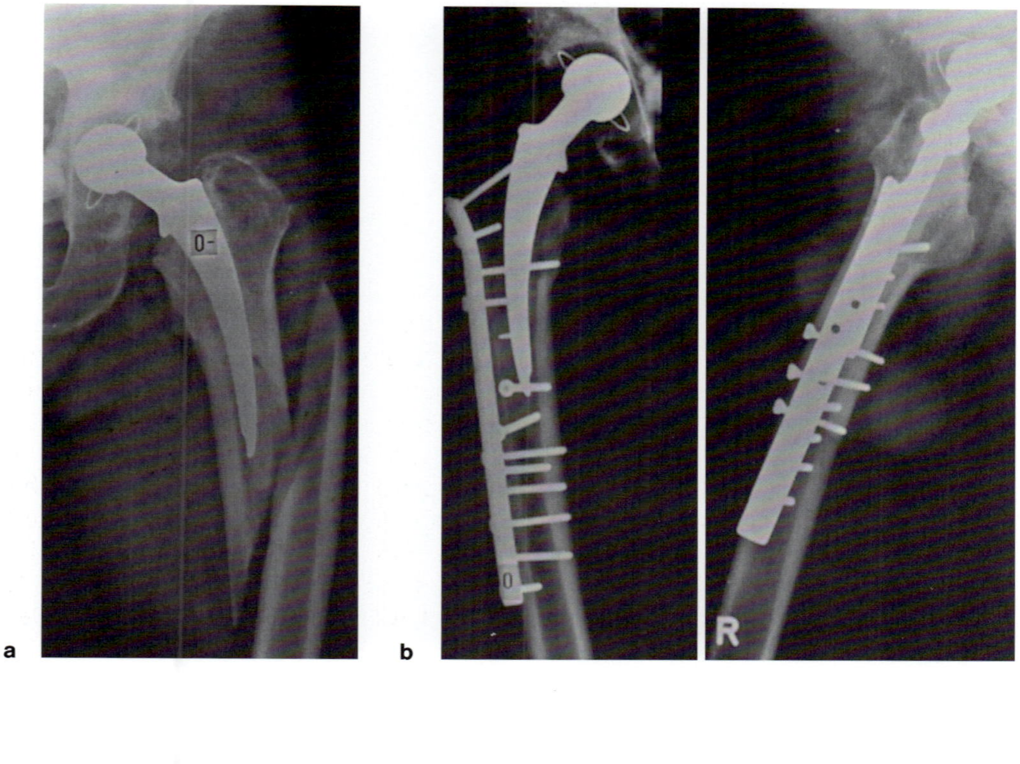

Abb. **46a–b** 32-A$_{1.1}$-Fraktur in Höhe der Spitze eines zementierten Hüftprothesenschaftes (**a**). Osteosynthese mit breiter 12-Loch-DC-Platte (**b**).

Kondylenplattenosteosynthese bei subtrochantärer Fraktur

Indikationen

– Subtrochantäre Femurfrakturen, bei denen eine Verriegelungsnagelung nicht möglich ist bzw. Alternativverfahren zur Verriegelungsnagelung.

Arbeitsschritte

1 Standardtisch, Rückenlage, bei starker Dislokation auch Extensionstisch mit Schuhextension.
2 Lateraler Zugang zum proximalen Femur (s. Abb. **4–7**), Ablösen der Weichteile über dem Trochanter (Klingeneintritt).
3 Säubern der Frakturflächen, Reposition, provisorische Fixation mit Haltezange(n).
4 Interfragmentäre Zugschraube(n), abhängig vom Frakturtyp.
5 Markierung der Klingenhöhe und der Klingenrichtung in der Frontal- und Horizontalebene mit einem Bohrdraht.
6 Vorbereiten des Klingensitzes durch Anbringen eines ovalären Kortikalisfensters und Einschlagen des Plattensitzinstrumentes mit Durchleuchtungskontrolle und Längenbestimmung.
7 Einschlagen der Kondylenplatte, axiale Kompression mit dem Plattenspanner oder durch Nutzung des DC-Prinzips, soweit indiziert.
8 Besetzen der Plattenlöcher.

Spezielle Technik

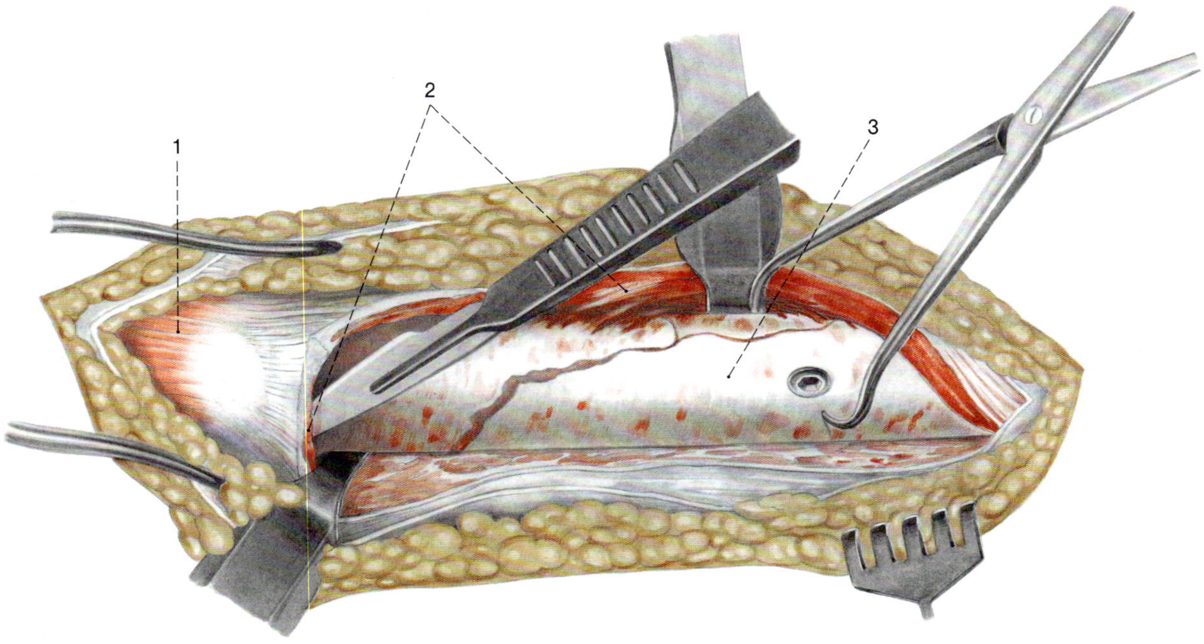

Abb. **47** 32-$B_{2.1}$-Fraktur. Nach lateralem Standardzugang zum proximalen Femur Reposition und Fixierung des medialen Biegungskeils mit einer freien Kortikalis-Zugschraube. Die Weichteile über dem Trochanter werden scharf abgelöst, da dort das Kortikalisfenster für den Klingeneintritt angebracht werden muß.

1 M. glutaeus medius
2 M. vastus lateralis
3 Corpus femoris

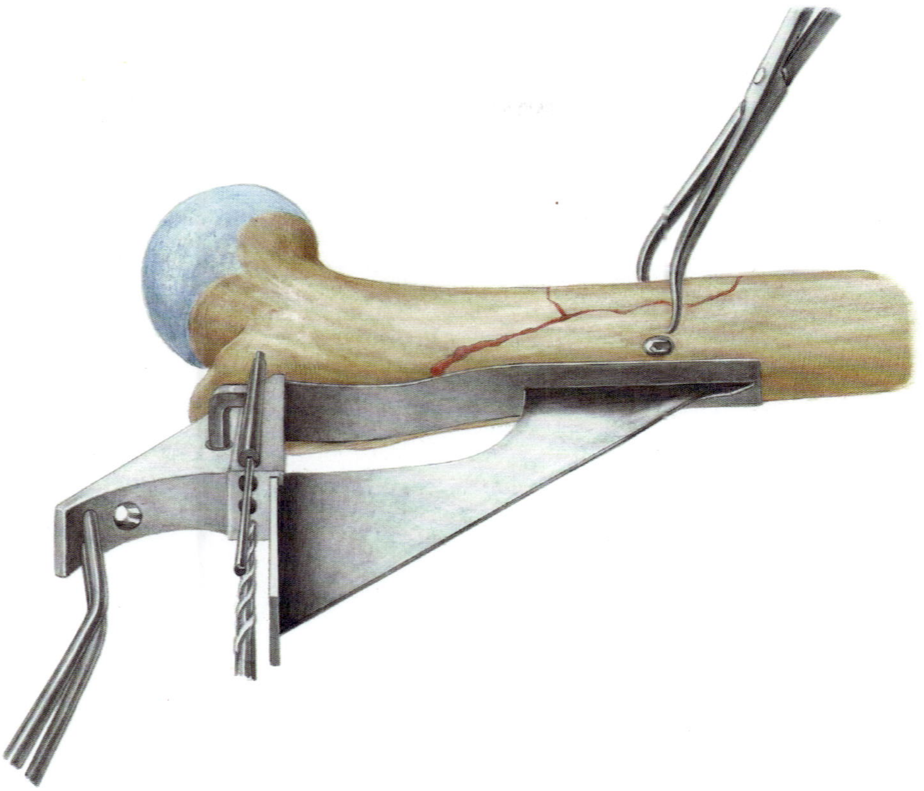

Abb. **48** In der Nähe der späteren Klingeneintrittstelle wird vorübergehend ein Kirschner-Draht eingebohrt, der die Klingenrichtung sowohl in der Frontal- als auch in der Horizontalebene markiert. In der Frontalebene muß der Winkel zwischen Draht und Femurschaftachse 85° betragen bzw. geringfügig mehr, wenn – wie häufig und hier auch gezeigt – noch eine leichte Varuskippung des proximalen Fragments vorhanden ist. Der Draht wird dazu parallel zum kürzeren horizontalen Schenkel des lateral angelegten Kondylenzielgerätes ausgerichtet. In der Horizontalebene zeigt der Draht die Anteversion des Schenkelhalses an, die durch vorübergehendes Auflegen eines zweiten Bohrdrahtes auf die Vorderseite des Schenkelhalses ermittelt wird. Die Höhe des Klingeneintritts ist unter Durchleuchtung zu bestimmen: die Klingenspitze soll später im unteren medialen Kopfquadranten liegen. Die Vorbereitung des Klingensitzes beginnt mit dem Anbringen eines querovalen Fensters in der lateralen Kortikalis. Es werden zunächst mit dem 4,5-mm-Bohrer hintereinander 3 Löcher ca. 5 cm tief gebohrt. Das Zielgerät mit Aufsatz besitzt zwar einen festen Winkel von 50° für das Anbringen der Bohrungen bei der Osteosynthese mit der 130°-Winkelplatte, verfügt aber zusätzlich am oberen Ende über 2 Nute, mit denen es um 180° gedreht über das Kondylenzielgerät geschoben und als Parallelbohrbüchse eingesetzt werden kann. Nach dem Anbringen des mittleren Bohrlochs ist die Richtung des Bohrers mit dem Bildwandler in 2 Ebenen zu kontrollieren. Erst danach sollten die beiden anderen Löcher gebohrt werden.

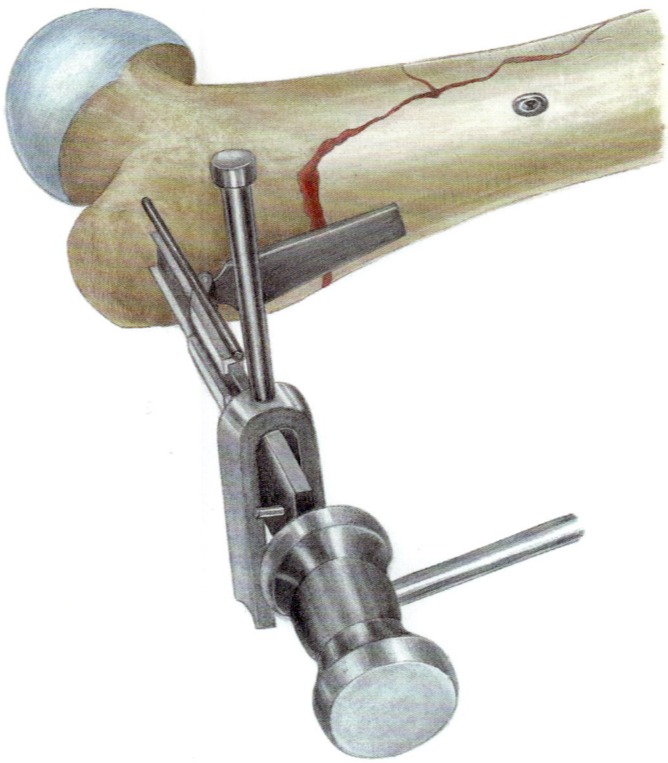

Abb. **49** Nachdem die 3 Bohrlöcher mit der Zapfenfräse zu einem querovalen Fenster vereinigt worden sind, wird das Klingensitzinstrument unter wiederholter Durchleuchtungskontrolle parallel zum Bohrdraht eingeschlagen. Der von oben aufgesetzte Schlitzhammer dient zur Drehung des Sitzinstrumentes um dessen Längsachse und zum späteren Ausschlagen. Durch die Drehung wird der Flügel der Führungsplatte parallel zur Femurschaftachse ausgerichtet, damit auch der Schaft der später eingesetzten Platte vollständig der lateralen Kortikalis aufliegt und nicht nach ventral oder dorsal abweicht. Die Einschlagtiefe und damit die erforderliche Klingenlänge ist an einer Skala auf dem Sitzinstrument abzulesen, das anschließend mit dem Schlitzhammer ausgeschlagen wird.

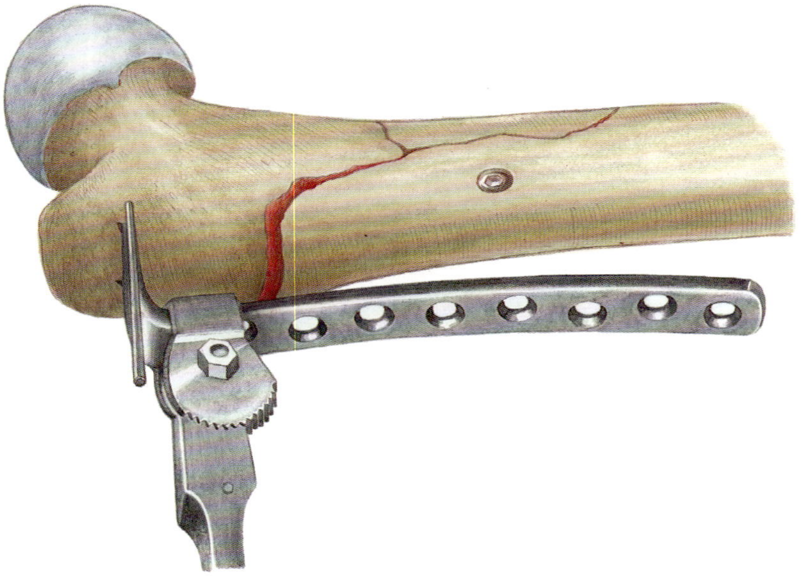

Abb. **50** Eine Kondylenplatte mit der erforderlichen Klingenlänge und Lochanzahl wird am Ein- und Ausschlaginstrument befestigt, so daß Instrument und Klinge in einer Achse verlaufen. Die Platte wird in den vorbereiteten Klingensitz eingeschlagen, wobei die Rotationskontrolle wiederum mit dem aufgesetzten Schlitzhammer erfolgt. Nach Entfernung des Ein- und Ausschlaginstruments wird die Klinge mit dem Nachschlagbolzen vollständig versenkt. Entsprechend der noch vorhandenen leichten Varuskippung des proximalen Fragments steht der Plattenschaft noch etwas von der lateralen Kortikalis ab.

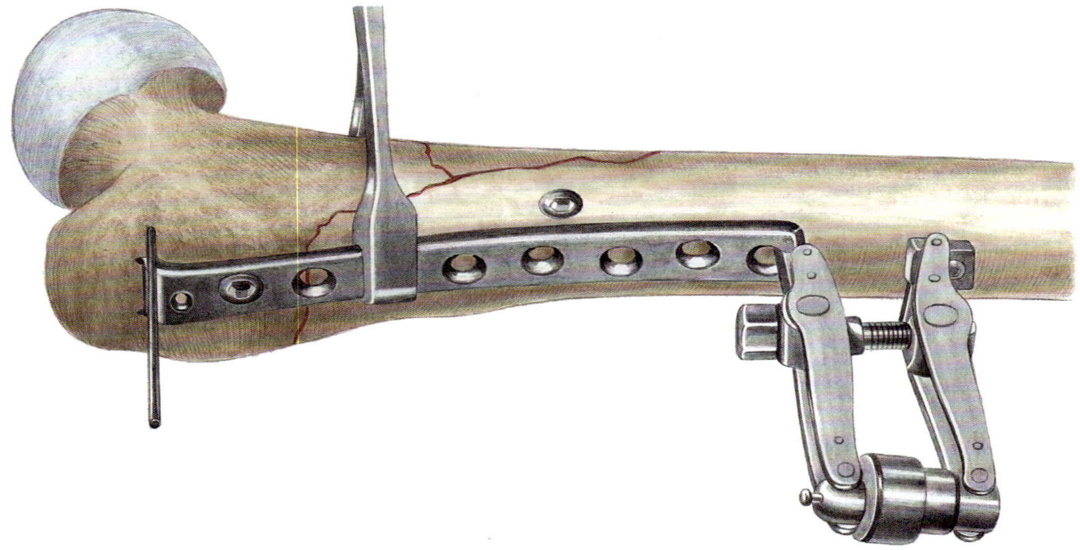

Abb. **51** Mit einer Verbrugge-Zange erfolgt die Reposition der Platte auf die laterale Kortikalis. Nun schließt sich auch der zuletzt noch lateral etwas klaffende Frakturspalt. Das Plattenloch unterhalb der Klinge wird mit einer Spongiosaschraube mit langem Gewinde besetzt. Sofern die Frakturform es erlaubt, wird axiale Kompression mit dem Plattenspanner oder unter Ausnutzung des DC-Prinzips erzeugt. Nach Entfernung der Haltezange und des Spanners können die übrigen Plattenlöcher besetzt werden.

Überbrückende Kondylenplattenosteosynthese bei langstreckiger distaler Stückfraktur unter Einsatz des großen Distraktors

Indikationen

– Bis in Gelenknähe reichende C_3-Frakturen des Femurschaftes, bei denen eine Verriegelungsnagelung nicht möglich ist bzw. Alternativverfahren zur Verriegelungsnagelung.

Bei der überbrückenden Osteosynthesetechnik wird bewußt auf die Freilegung und exakte anatomische Einpassung der einzelnen Fragmente einer Stückfraktur verzichtet und damit deren zusätzliche Devitalisierung vermieden. Stattdessen wird eine lange Platte nach Wiederherstellung der korrekten Länge, Achse und Rotation am proximalen und distalen Hauptfragment befestigt und die Trümmerzone ohne Freilegung überbrückt. Der M. vastus lateralis sollte in Frakturhöhe nicht abgelöst und mobilisiert, sondern lediglich untertunnelt werden, wobei in geeigneten Fällen die Platte submuskulär **und** epiperiostal eingeschoben werden kann. Eine derartige Osteosynthese ist zwar übungsstabil, erlaubt aber in den ersten Wochen bestenfalls eine geringe Teilbelastung von ca. 10 kg. Andererseits ist bei Erhaltung der Fragmentdurchblutung mit einer raschen Konsolidierung über Kallusbildung ähnlich wie bei einer Verriegelungsnagelung innerhalb von 8–10 Wochen zu rechnen. Die korrekte Einstellung von Länge, Achse und Rotation wird durch den intraoperativen Einsatz des großen Distraktors wesentlich erleichtert. Je nach Lage der Trümmerzone kann die Klinge einer Kondylenplatte proximal oder distal eingesetzt werden.

Arbeitsschritte

1 Standardtisch, Rückenlage.
2 Lateraler Zugang (s. Abb. **8–11**) ohne Ablösung und Mobilisierung des M. vastus lateralis über der Frakturzone.
3 Anbringen des großen Distraktors, Einstellung von Länge, Achse und Rotation.
4 Vorbereiten des Klingensitzes und Ermitteln der erforderlichen Klingenlänge.
5 Untertunneln des M. vastus lateralis über dem Frakturbereich.
6 Einschlagen einer langen Kondylenplatte, deren Schaft unter dem untertunnelten M. vastus lateralis durchgeschoben wird.
7 Besetzen von 2–3 Plattenlöchern in Klingennähe und 4–5 Löchern am gegenüberliegenden Plattenende.
8 Entfernen des Distraktors

Spezielle Technik

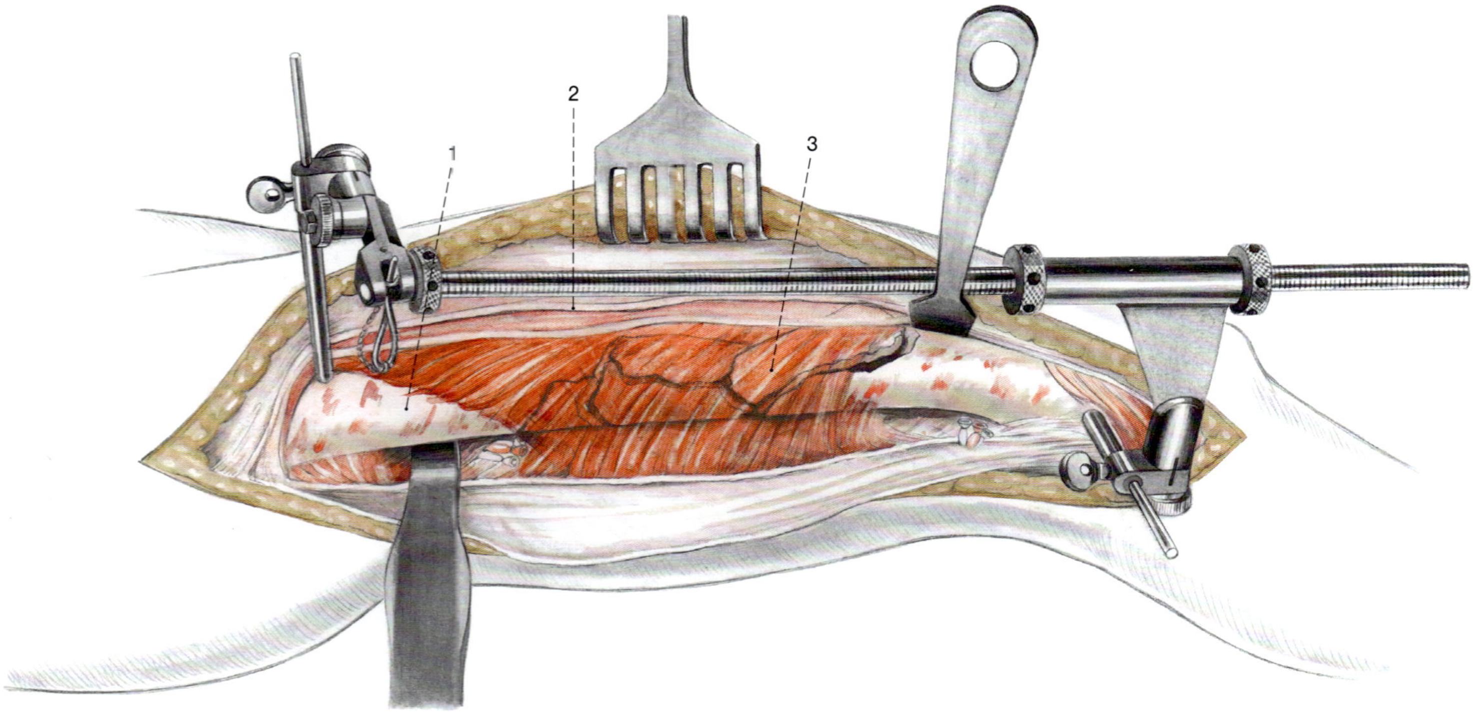

Abb. **52** 32-$C_{3.3}$-Fraktur, vom lateralen Zugang freigelegt. Der M. vastus lateralis wird nur proximal und distal des Stückbruchbereichs abgelöst und nach ventral mobilisiert. Befestigen des großen AO-Distraktors am proximalen und distalen Hauptfragment mit je einer Schanz-Schraube. Bei der Positionierung der distalen Schanz-Schraube ist die später zu präparierende Klingeneintrittstelle zu berücksichtigen. Nach möglichst korrekter Einstellung von Länge, Achse und Rotation werden alle Schrauben und Muttern des Distraktors fest angezogen.

1 Corpus femoris
2 Fascia lata, Schnittrand
3 M. vastus lateralis

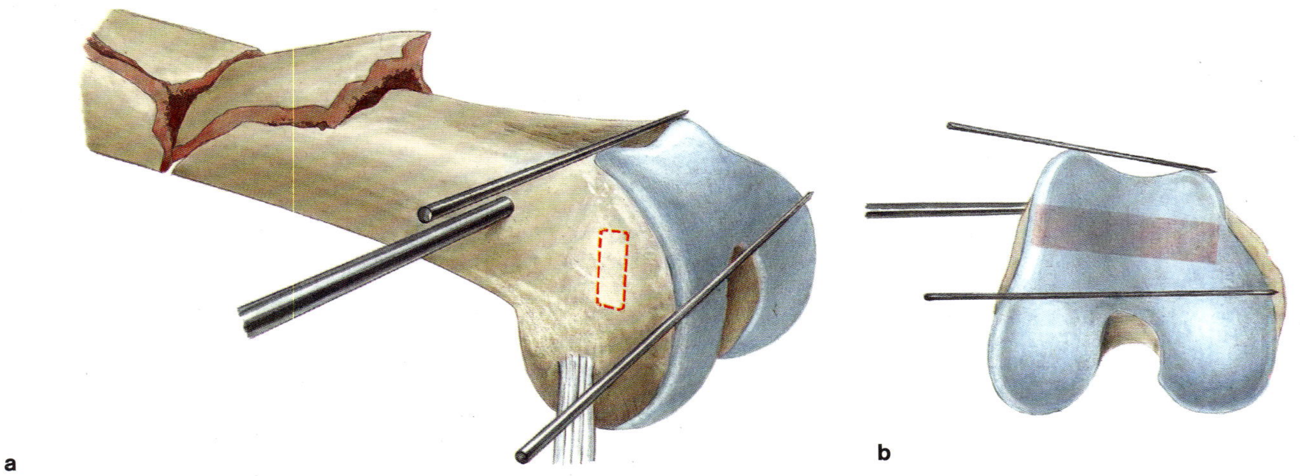

Abb. **53a** u. **b** Vorbereiten des Klingensitzes: bei gebeugtem Kniegelenk wird von lateral ein Kirschner-Draht in den Gelenkspalt eingeschoben, der den Oberschenkelrollen aufliegt und die Kondylenebene markieren soll (**a**). Ein zweiter Kirschner-Draht wird vorn über die laterale und mediale Kondyle gelegt, so daß er die Neigung des Femoropatellargelenkes nach medial anzeigt (**b**). Die korrekte Klingeneintrittstelle liegt im ventralen Anteil des Kondylenmassivs in der Verlängerung der Femurschaftachse und ca. 1,5 cm vom Kniegelenk entfernt. Das Klingenbett muß entsprechend der Neigung des Kniescheibengleitlagers leicht nach medial abfallen. Beim späteren Ermitteln der Klingenlänge ist zu berücksichtigen, daß das Kondylenmassiv ventral schmaler ist als dorsal. Wenn das Plattensitzinstrument unter a.-p. Durchleuchtung bis an die mediale Kortikalis heranreicht, ist diese in Wirklichkeit schon perforiert.

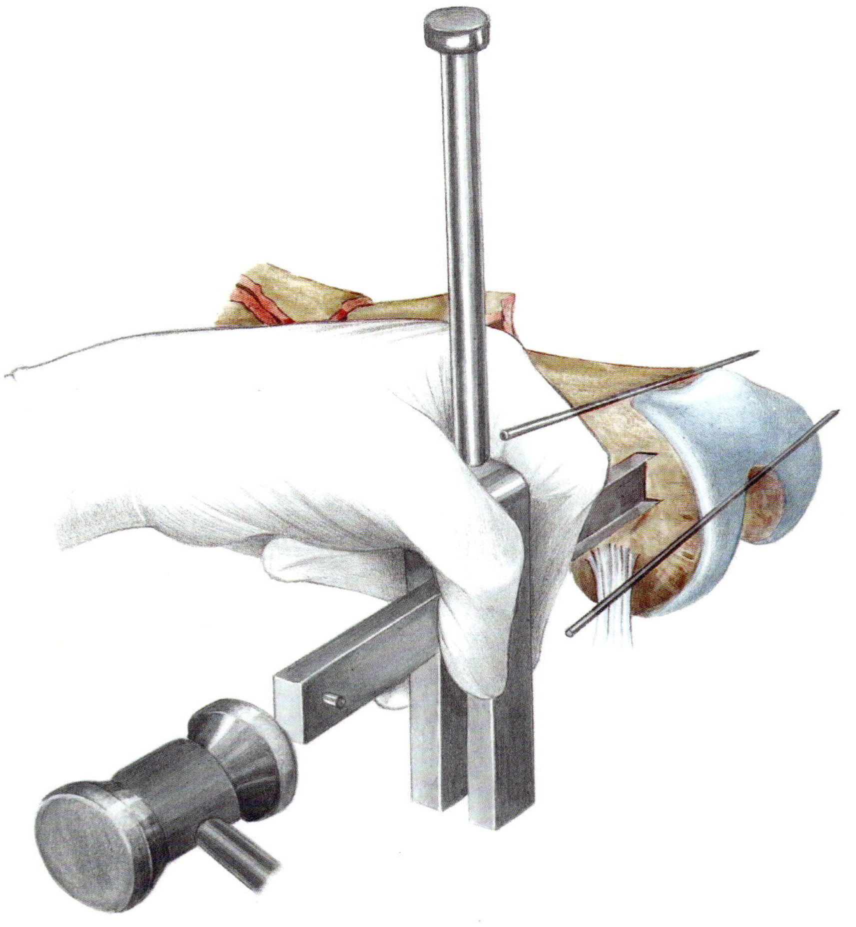

Abb. **54** Einschlagen des Plattensitzinstrumentes parallel zu beiden Bohrdrähten. Zuvor wurde ein querovales Kortikalisfenster in der zu Abb. **48** u. **49** beschriebenen Technik angebracht. Der aufgesetzte Schlitzhammer dient zur Rotationskontrolle und zum späteren Ausschlagen des Sitzinstrumentes. Auf einen exakt parallelen Verlauf zur Kniegelenkebene unter a.-p. Durchleuchtung ist besonders zu achten, da bei weit nach distal reichenden Stückfrakturen eine Orientierung an der Femurschaftachse schwierig bzw. unsicher sein kann. Bei korrekter Einschlagtiefe, die der erforderlichen Klingenlänge entspricht, ist die Spitze des Sitzinstrumentes unter Durchleuchtung noch knapp 1 cm von der medialen Kortikalis entfernt (s. o.).

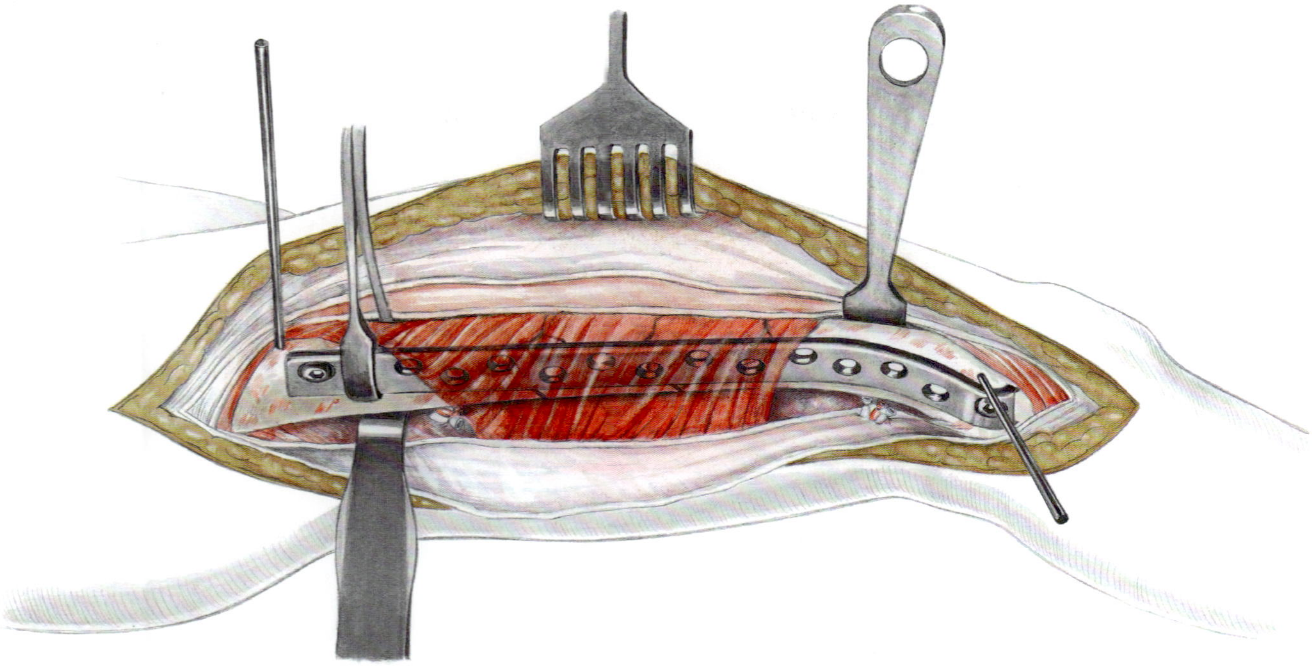

Abb. **55** Eine lange Kondylenplatte wird unter dem untertunnelten M. vastus lateralis durchgeschoben, ihre Klinge in das vorbereitete Bett eingeschlagen und das proximale Plattenende mit einer Verbrugge-Zange provisorisch am Schaft fixiert. Feinkorrekturen von Länge und Rotation sind nun noch möglich. Danach wird die Platte oberhalb der Klinge mit 2 – 3, proximal mit 4 – 5 Schrauben befestigt. Die dazwischenliegenden Plattenlöcher bleiben unbesetzt. Der Distraktor kann entfernt werden.

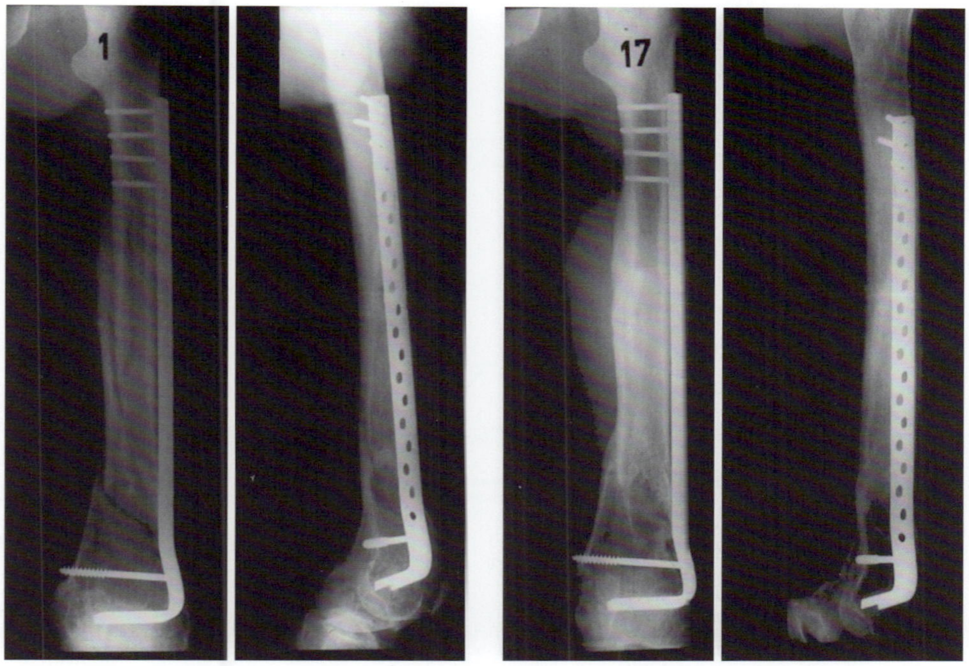

a **b**

Abb. **56a – b** 32-$C_{1.1}$-Fraktur. Überbrückende Osteosynthese mit überlanger Kondylenplatte (**a**) und Röntgenkontrolle nach 17 Monaten (**b**).

Kondylenplattenosteosynthese bei suprakondylärer Fraktur

Indikationen

– Geschlossene und erst- bis maximal zweitgradig offene distale Femurfrakturen der Typen 33-A_1 - A_3 aber auch 33-C_1 - C_2 (s. Kap. Kniegelenk).

Charakteristisch für diese Frakturen ist eine Rekurvationsstellung des Oberschenkelrollenfragmentes durch den Zug des M. gastrocnemius. Begleitverletzungen des in der Kniekehle verlaufenden Gefäßnervenbündels durch Druck oder Aufspießung sind möglich. Daher ist eine besonders sorgfältige prä- und postoperative Kontrolle von Durchblutung und Sensibilität angezeigt und eine möglichst frühzeitige Beseitigung der Dislokation, vorzugsweise durch offene Reposition und stabile Osteosynthese anzustreben. Auf dem OP-Tisch wird die Reposition erleichtert, indem man das Bein über eine beugeseitig in Frakturhöhe als Hypomochlion angebrachte Tuchrolle beugt. Ist eine primäre Osteosynthese nicht möglich, muß das Bein bis zur Operation unter Extension auf einer Schiene gelagert werden, die direkt unter der Fraktur um ca. 60° abgewinkelt ist.

Je nach Ausdehnung der Fraktur in die Diaphyse und individueller Oberschenkellänge und -dicke kann eine Oberschenkelblutsperre angelegt werden, die vor dem Wundverschluß wieder geöffnet werden muß.

Arbeitsschritte

1 Standardtisch, Rückenlage, große beugeseitige Tuchrolle in Frakturhöhe, evtl. Blutsperre.
2 Lateraler Zugang zum distalen Femur (s. Abb. **8 – 11**).
3 Näherungsweise Reposition.
4 Bei Gelenkbeteiligung laterale parapatellare Eröffnung des Kniegelenkes und exakte Reposition und Verschraubung der Gelenkfragmente (s. Kap. Kniegelenk); Plazierung der Schrauben ventral und dorsal der späteren Klingeneintrittstelle.
5 Vorbereiten des Klingensitzes und Ermitteln der erforderlichen Klingenlänge (s. Abb. **53** u. **54**)
6 Einschlagen einer passenden Kondylenplatte und Besetzen des klingennahen Plattenlochs mit Spongiosaschraube.
7 Axiale Kompression mit dem Plattenspanner oder durch Nutzung des DC-Prinzips, soweit indiziert.
8 Besetzen von 3 – 5 Plattenlöchern proximal der Fraktur.
9 Primäre mediale Spongiosaanlagerung bei unzureichender medialer Abstützung.

Spezielle Technik

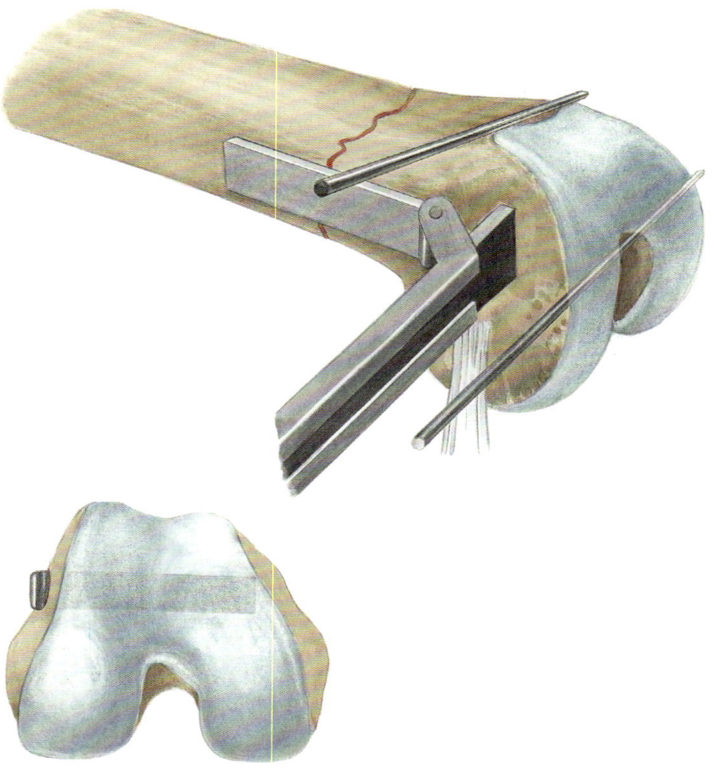

Abb. **57** 33-$A_{1.3}$-Fraktur. Kondylenebene und Neigung des Femoropatellargelenkes sind durch Bohrdrähte markiert (s. Abb. **53**). Nach Präparation der Klingeneintrittstelle Einschlagen des Plattensitzinstrumentes. Rotationskontrolle mit dem aufgesetzten Schlitzhammer, so daß der Flügel der Führungsplatte parallel zur Femurschaftachse ausgerichtet ist (Insert). Durchleuchtungskontrolle, Längenbestimmung und Ausschlagen des Plattensitzinstrumentes.

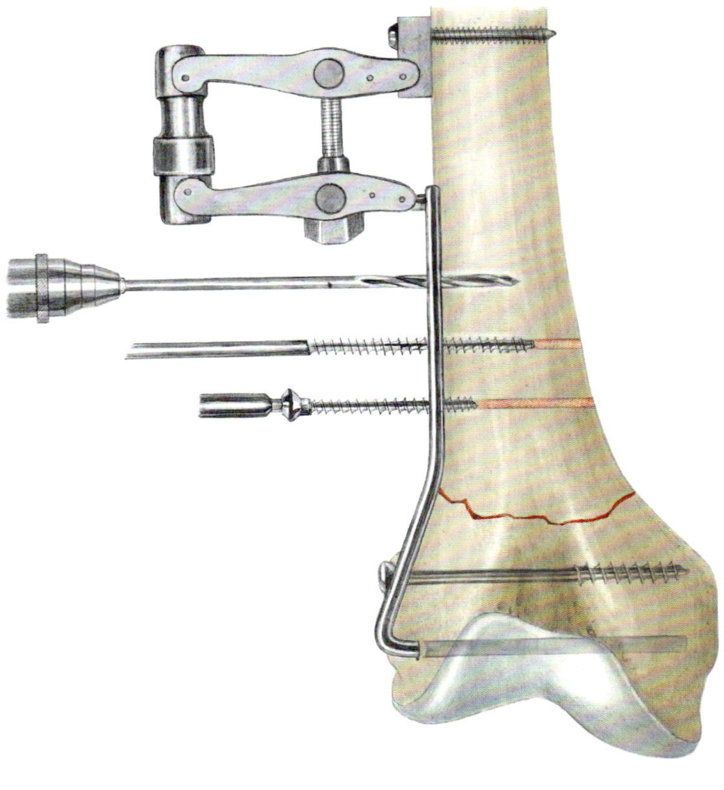

Abb. **58** Das oberhalb der Klinge gelegene Plattenloch wird mit einer langen Spongiosaschraube besetzt. Axiale Kompression der suprakondylären Querfraktur mit dem Plattenspanner. Danach Besetzen der Plattenlöcher proximal der Fraktur mit Kortikalisschrauben (Bohren, Gewindeschneiden, Eindrehen der Schraube). Nach Entfernung des Spanners kann auch das oberste Plattenloch besetzt werden.

Fixateur-externe-Osteosynthese bei offener Schaftfraktur (AO-Rohrsystem)

Indikationen

- Offene Schaftfrakturen mit höhergradigem Weichteilschaden (II° und höher), insbesondere bei gleichzeitiger Kontamination durch primäre Verschmutzung oder Zeitverzögerung.
- Geschlossene oder offene Schaftfrakturen bei Polytrauma und eingeschränkter Operabilität.

Bei den oben angegebenen Verletzungen sind interne Stabilisierungsverfahren wegen der Infektionsgefahr und/oder des höheren Operationstraumas mit erhöhtem Zeitaufwand und größerem Blutverlust kontraindiziert. Andererseits ist eine Stabilisierung der Fraktur zur Infektprophylaxe und Erleichterung von Wundpflege und Lagerung zwingend notwendig. Eine Fixateur-externe-Osteosynthese ist schnell und ohne nennenswerte zusätzliche Traumatisierung durchführbar. Mit dem Rohrsystem der AO lassen sich aus nur wenigen Grundelementen die verschiedensten Montageformen realisieren und je nach Bedarf auch modular erweitern oder verkleinern. Der typische Fixateur externe für den Oberschenkel des Erwachsenen besteht aus je 3 Schanz-Schrauben pro Hauptfragment, 2 Rohrstangen und der entsprechenden Anzahl von Verbindungsbacken. Mit dem alternativ zu verwendenden Unifix-System (s. u.: Stabilisierung einer Schaftfraktur im Kindesalter) sind spätere Stellungskorrekturen leichter durchführbar. Eine modulare Erweiterbarkeit ist bei diesem Typ jedoch nicht gegeben.

Aus anatomischen Gründen kommt nur die laterale Montage eines Klammerfixateurs in Betracht, die angesichts der breiten, von den Schrauben zu penetrierenden Weichteilschicht meistens keine ausreichende Stabilität gewährleisten kann und zudem langfristig die Kniefunktion beeinträchtigt. Außerdem sind eine korrekte Achsenstellung und eine ausreichende Fragmentadaptation nur selten zu erreichen. Daher ist zumindest beim Erwachsenen nach einer Fixateur-externe-Osteosynthese des Oberschenkels auf ein internes Stabilisierungsverfahren (Marknagel oder Platte) umzusteigen, sobald es der Zustand der Weichteile und/oder der Allgemeinzustand des Patienten erlauben.

Arbeitsschritte

1 Standardtisch, Rückenlage.
2 Bei offener Fraktur: Wunddebridement (s. Arbeitsschritte bei offener Oberschenkelverletzung S. **15f.**).
3 Bestmögliche geschlossene Reposition durch Längszug u. evtl. untergelegte Tuchrollen.
4 Einbringen je einer Schanz-Schraube pro Hauptfragment (möglichst parallel!) nach Stichinzision und Bohrung 3,5 mm durch Bohrhülsenkombination.
5 Anbringen der ersten Rohrstange mit 6 Universalbacken, endgültige Reposition unter BV-Durchleuchtung und Festziehen der Muttern an den 2 bis dahin mit Schrauben besetzten Backen.
6 Aufsetzen der zweiten Rohrstange mit 6 Universalbacken.
7 Einbringen der restlichen 4 Schanz-Schrauben nach Stichinzision und Bohrung 3,5 mm, Benutzen der durch jeweils ein Backenpaar geführten langen Bohrhülsenkombination als Zielgerät.
8 Intrafragmentäre Vorspannung der Schrauben und Festziehen aller Backenmuttern.
9 Mehrfaches Durchbewegen des Kniegelenkes noch in Narkose.

Spezielle Technik

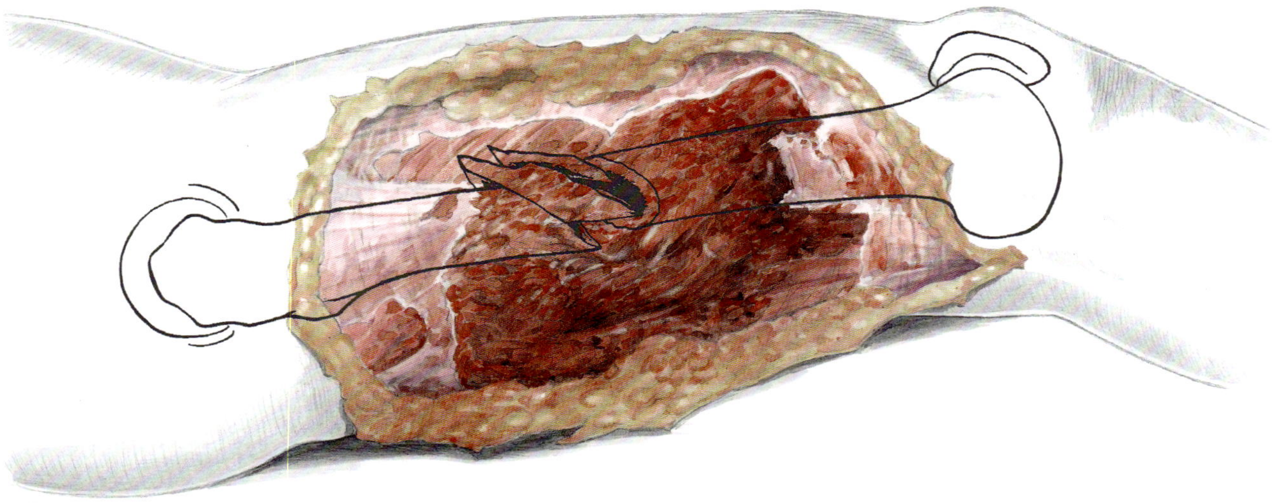

Abb. **59** Drittgradig offene 32-$C_{3.1}$-Fraktur mit großflächigem Hautdefekt und Verschmutzung. Ein internes Osteosyntheseverfahren ist zumindest vorläufig kontraindiziert.

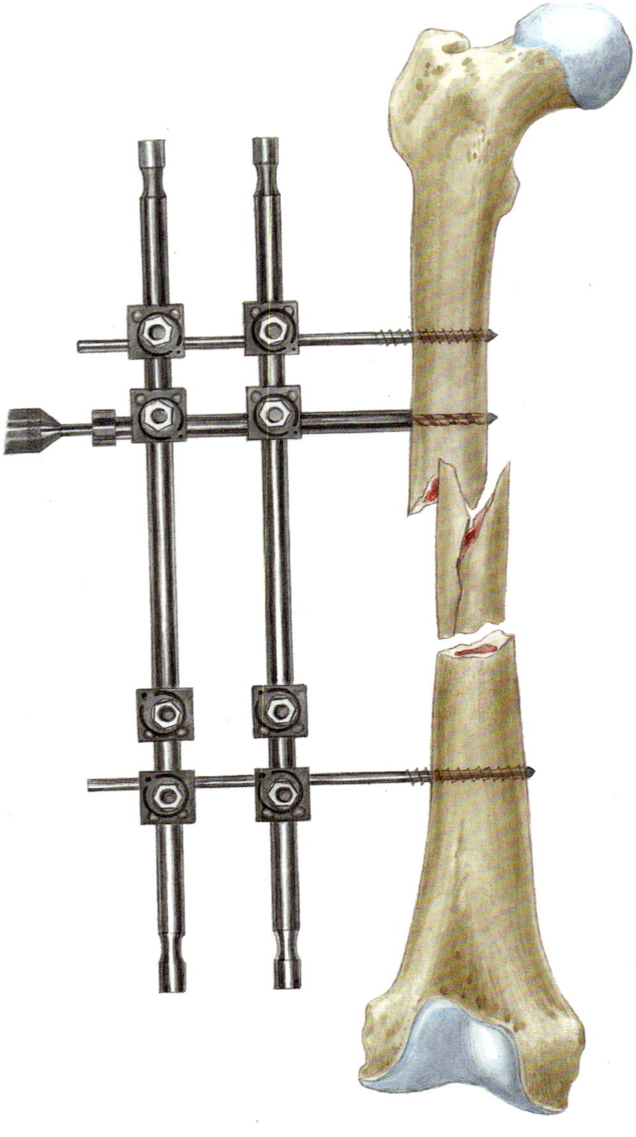

Abb. **60** Osteosynthese mit unilateralem Rohrfixateur. Die Fraktur wird reponiert, soweit geschlossen bzw. – bei offener Fraktur – ohne zusätzliche Freilegung der Fragmente möglich. Die Kombination aus ineinandersteckbaren Bohrbüchsen mit 3,5 bzw. 5,0 mm Innendurchmesser und 3,5-mm-Trokar wird (ggf. nach Stichinzision der Haut) durch die Muskulatur bis zum Knochenkontakt vorgeschoben und der Trokar entfernt. Mit dem 3,5-mm-Bohrer wird die Diaphyse durchbohrt, danach die innere der beiden Bohrbüchsen entfernt. Durch die äußere Bohrbüchse mit 5,0 mm Innendurchmesser kann nun mit dem Handfutter eine 5,0-mm-Schanz-Schraube mit selbstschneidendem Gewinde eingedreht werden. Die dreieckförmige Spitze der Schraube sollte vollständig aus dem Bohrloch herausragen. Für weniger Geübte steht zur Kontrolle der Eindrehtiefe ein spezielles Längenmeßgerät zur Verfügung. Pro Hauptfragment wird zunächst eine Schraube eingebracht. Danach Aufsetzen der ersten Rohrstange, Nachreposition, falls erforderlich und Festziehen der Backenmuttern. Aufsetzen der zweiten Rohrstange. Einbringen der restlichen Schrauben, indem die durch jeweils ein Backenpaar geführte Bohrbüchsenkombination als Zielgerät benutzt wird.
Der Rohrfixateur kann auch in der sog. Drei-Rohr-Modulartechnik mit Doppelbacken verwendet werden.

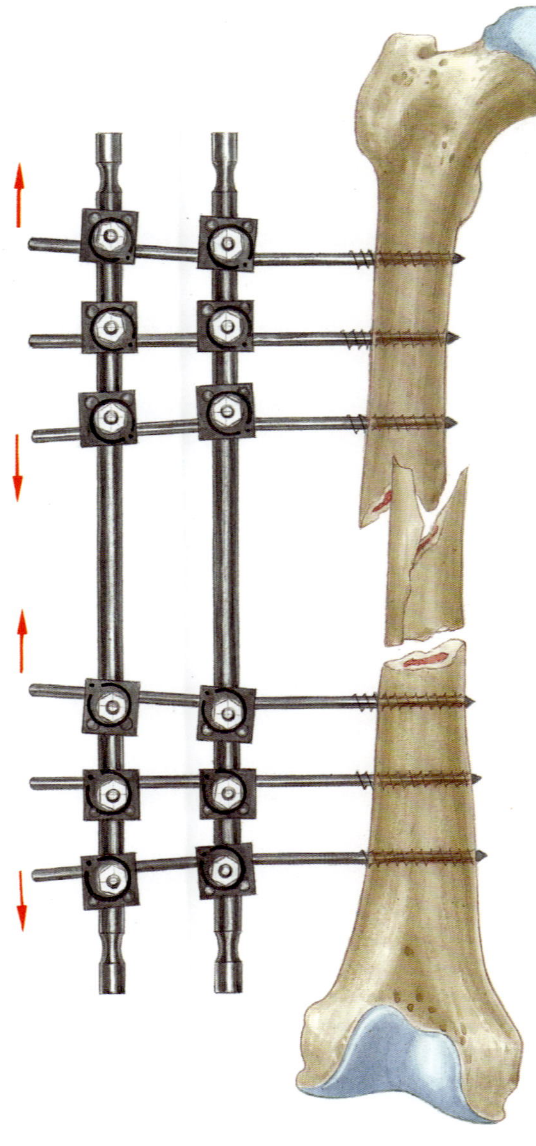

Abb. **61a** Fertiggestellte Fixateur-externe-Osteosynthese. Die Schanz-Schrauben werden unter geringe intrafragmentäre Vorspannung gebracht, um einer Lockerung vorzubeugen. Eine exakte Reposition ist häufig nicht möglich und auch nicht zwingend notwendig, da ein möglichst frühzeitiger Verfahrenswechsel grundsätzlich angestrebt werden sollte.

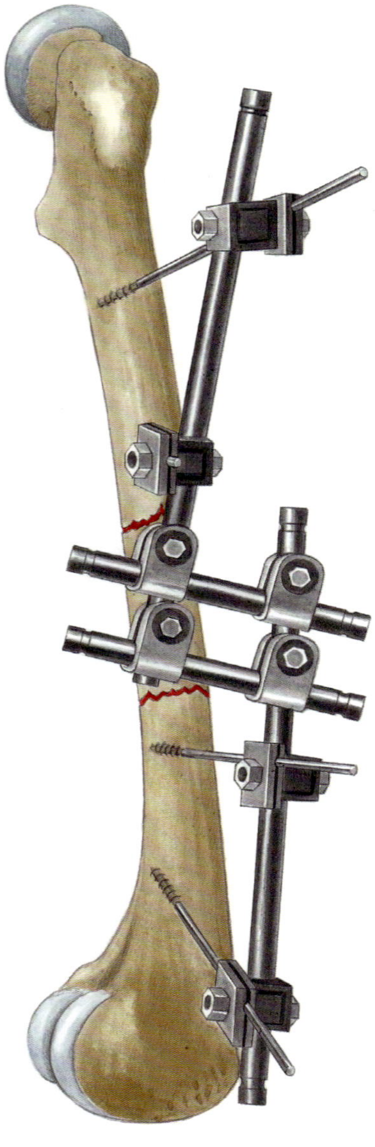

Abb. **61b** Alternative Stabilisierung in Modulartechnik. Pro Hauptfragment werden in beliebiger Richtung 2 Schanz-Schrauben eingebracht und jeweils zunächst nur untereinander mit je einem kurzen Rohr verbunden. Bei der anschließenden Reposition lassen sich die Fragmente über diese beiden Klammern gut dirigieren, so daß trotz geschlossener Technik in vielen Fällen eine nahezu anatomische Stellung erreicht werden kann. Endgültige Fixierung in Repositionsstellung über Rohr-zu-Rohr-Verbinder. Diese Montage erlaubt, falls erforderlich, auch sekundäre Stellungskorrekturen, ohne Schanz-Schrauben umsetzen zu müssen. Bei Bedarf kann aus Stabilitätsgründen in einer zweiten Ebene eine zusätzliche Klammer aus 2 Schanz-Schrauben und einer Rohrstange angebracht und mit dem Modularfixateur verstrebt werden.

Strategie bei Komplexverletzungen

Wenn nicht gerade eine größere Blutung bei offener Fraktur vorliegt, ergibt sich bei einem Polytrauma aus einer Oberschenkelfraktur nur selten eine unmittelbare vitale Gefährdung. Die Behandlung lebensbedrohlicher Schädel/Hirn-, Thorax- oder Abdominalverletzungen hat fast immer Vorrang. Die Möglichkeit einer Simultanoperation ist jedoch zu prüfen. Aus Lagerungs- und Platzgründen kann sich dann beispielsweise die Indikation zur Plattenosteosynthese ergeben, auch wenn ansonsten eine Marknagelung vorzuziehen wäre.

Bei Mehrfachfrakturen richtet sich die Dringlichkeit der Operation nach der Durchblutung der betreffenden Extremität und danach, ob es sich um offene oder geschlossene Frakturen handelt. Die Versorgung einer Fraktur mit begleitender offener oder geschlossener Gefäßverletzung oder mit begleitendem Kompartmentsyndrom hat stets Vorrang, ebenso in der Regel die Osteosynthese offener gegenüber geschlossenen Frakturen. Hinsichtlich des Vorgehens bei begleitenden offenen oder geschlossenen Weichteilverletzungen s. S. 88 ff.

Bei Kettenfrakturen der unteren Extremität kann keine allgemeingültige Empfehlung für die Reihenfolge der Osteosynthesen gegeben werden. Hier sollte man sich nach den individuellen Gegebenheiten richten. Eine primäre, wenn auch nicht immer definitive Stabilisierung von Femur (einschließlich Schenkelhals!) und Tibia ist auf jeden Fall anzustreben, während die operative Versorgung von Azetabulumfrakturen, Kniebandverletzungen und peripheren Frakturen mit aufgeschobener Dringlichkeit erfolgen kann. Unmittelbar nach Stabilisierung der langen Röhrenknochen sollte man sich der Stabilität des Kniegelenkes vergewissern, da sonst begleitende Bandverletzungen leicht übersehen werden können. Nach provisorischer Fixateur-externe-Osteosynthese sollte möglichst innerhalb von 3 Wochen der Wechsel auf ein internes Verfahren erfolgen.

Die Gefahr einer sekundären pulmonalen Komplikation nach Marknagelung konnte durch den weitgehenden bzw. vollständigen (UFN) Verzicht auf das Aufbohren verringert werden. Ein hämorrhagischer Schock oder eine Lungenkontusion stellen daher keine Kontraindikation zur Verriegelungsnagelung dar. Mit dem UFN ist sogar eine primäre, notfallmäßige Osteosynthese ohne nennenswert erhöhtes Risiko möglich. Frische zweitgradig offene Frakturen ohne wesentliche Verschmutzung stellen eine Grenzindikation zur Marknagelung dar. In jedem Fall sollte der aus Titan gefertigte UFN benutzt werden. Vorzuziehen ist dann allerdings meistens die LC-DC-Platte (Titan), da Infekte nach Marknagelung schwerwiegender und schwieriger zu behandeln sind als nach Plattenosteosynthese, die Vorteile der geschlossenen Nagelung bei primär traumatisch eröffnetem Frakturhämatom relativiert sind und der Zugang zur Fraktur durch die traumatische Wunde ohnehin vorgegeben bzw. erleichtert ist. Auch bei größeren traumatischen Weichteildefekten ist am Oberschenkel fast immer eine Implantatdeckung durch vitales Muskelgewebe möglich.

Komplikationen

Intraoperative Komplikationen

Bei der Marknagelung entscheiden häufig schon Lagerung und präoperative Röntgendiagnostik darüber, ob es zu intraoperativen Komplikationen kommt oder nicht. Eine falsche Lagerung kann zu Problemen beim Einführen des Nagels, bei der Reposition und bei der Durchleuchtung führen. Fehlplazierungen oder Fragmentaussprengungen können die Folge sein. Bei unzureichender präoperativer Röntgendiagnostik besteht die Gefahr, daß bis in die Meta-/Epiphysen reichende Längsfissuren oder gleichzeitig erlittene Schenkelhalsfrakturen übersehen werden. Liegt die Nageleintrittstelle nicht exakt in der Verlängerung der Markhöhle, sondern zu weit lateral, verwindet sich der elastischere Universalnagel beim gewaltsamen Einschlagen, wodurch es zu Achsenabweichungen oder Rotationsfehlern kommen kann. Der weniger elastische UFN kann sich nicht verwinden und läuft auf die Kortikalis auf, so daß das proximale Fragment perforiert oder gesprengt werden kann. Durch eine zu weit medial gelegene Nageleinschlagstelle können die femurkopfernährenden Gefäße verletzt werden, oder es kann zu einer Schenkelhalsfraktur kommen.

Bei Schwierigkeiten, den Bohrdorn oder die Spitze eines UFN geschlossen unter Durchleuchtung in das distale Hauptfragment einzufädeln, kann man vorübergehend in das distale Fragment 2 Schanz-Schrauben einbringen, die außen über 2 Backen und eine lange Rohrstange verbunden werden. Mit Hilfe dieser Rohrstange läßt sich dann das Fragment dirigieren, ohne daß die Hände in den Strahlengang geraten. Rotationsfehler zählen zu den häufigsten Komplikationen nach Oberschenkelmarknagelung. Unter Berücksichtigung einer evtl. Beckenkippung sind die Stellung der Kniescheibe und des Fußes bei der Lagerung und vor dem Abdecken im Seitenvergleich zu prüfen, intraoperativ ebenfalls mehrfach, zuletzt vor dem Verriegeln. Wenn der Nagel sich sehr gut in der Markhöhle verklemmt hat, kann es notwendig werden, ihn zur Rotationskorrektur vorübergehend noch einmal ein Stück zurückzuschlagen. Achsenabweichungen in der Frontalebene sind insbesondere bei einem relativ kurzen distalen Hauptfragment zu befürchten. Bei Verwendung des Universalnagels ist darauf zu achten, daß der Bohrdorn genau in der Mitte der distalen Epiphyse liegt. Stellt man beim Einschlagen eines UFN fest, daß die Nagelspitze einen falschen Weg in das distale Fragment nimmt, kann man die Laufrichtung des Nagels durch Eindrehen sog. „Pollerschrauben" beeinflussen. Ein festgefressener Bohrkopf muß mit Hilfe des Bohrdornes mit Olive rückwärts ausgeschlagen werden. Bei der Marknagelung von Frakturen dürfte dies heute jedoch selten vorkommen, da nur sparsam aufgebohrt wird.

Bei der distalen Verriegelung können sich Bohrer oder Bolzen verklemmen, wenn das Verriegelungsloch nicht exakt rechtwinklig, sondern leicht schräg getroffen wird. Der Bohrer kann dabei abbrechen. Ein verklemmter Verriegelungsbolzen dürfte beim gewaltsamen Eindrehen mit dem Handschraubendreher zwar kaum brechen. Der Innensechskant des Titanbolzens wird jedoch relativ leicht durchgedreht, so daß sich der Bolzen dann weder vor- noch zu-

rückdrehen und allenfalls noch mit einer Flachzange entfernen läßt.
Eine unsichere distale Verriegelung kann bei einer Grenzindikation mit relativ kurzem distalem Fragment das Scheitern der Osteosynthese bedeuten und zum Verfahrenswechsel zwingen.
Intraoperative Verletzungen großer Gefäße sind bei allen Osteosyntheseverfahren am Oberschenkel sehr selten. Bei Plattenosteosynthesen können schwer zu stillende Blutungen auftreten, wenn Vasa perforantia sehr weit dorsal abreißen. Ggf. muß das Septum intermusculare laterale dicht am Knochen geschlitzt werden, um den blutenden Gefäßstumpf sicher ligieren oder umstechen zu können. Bei fortgeschrittener Osteoporose im hohen Lebensalter kann die sichere Verankerung von Plattenschrauben schwierig sein, so daß eine stabile Osteosynthese nur im Verbund mit Knochenzement gelingt.
Eine Klingenfehllage bei Winkelplattenosteosynthese kann durch intraoperative Durchleuchtungskontrollen in 2 Ebenen vermieden werden.

Postoperative Komplikationen

Nach lateralem Zugang zum Femurschaft können Nachblutungen aus Vasa perforantia mit revisionspflichtigen Hämatomen auftreten. Bei Infektzeichen sollte frühzeitig revidiert werden. Damit wird die Chance gewahrt, die Wunde nach gründlichem Debridement und Drainage wieder verschließen zu können (s. auch Band 8, Kap.: Grundlagen der septischen Chirurgie). Auf ein postoperatives Kompartmentsyndrom ist nach primärer Marknagelung oder Plattenosteosynthese zu achten, insbesondere bei stark dislozierten Frakturen mit einem höhergradigen geschlossenen Weichteilschaden, nach erschwerter Reposition und bei verminderter arteriovenöser Druckdifferenz durch Blutverlust/Schock. Durch Druckerhöhung in der Markhöhle beim Aufbohren können Zellaggregate und thromboplastische Substanzen in die Lungenstrombahn eingeschwemmt werden und zu pulmonalen Komplikationen führen.
Wenn ein Universalnagel unter Verwindung eingeschlagen wurde, kann durch elastische Rückstellkräfte auch noch postoperativ verzögert eine Rotationsabweichung auftreten. Bolzenbrüche sind nach ungebohrter Nagelung nicht selten, da die dünnen Nägel kaum inneren Kortikaliskontakt haben und die Kraftübertragung fast ausschließlich über die Bolzen erfolgt. Die Bolzenlänge muß so gewählt werden, daß die Bolzenspitze die mediale Kortikalis um etwa einen Gewindegang überragt. Der mediale Teil eines gebrochenen Bolzens kann dann mit der Zange vom medialen Zugang entfernt werden. Verzögerte Heilungen/Pseudarthrosen sind entweder Folge einer instabilen Osteosynthese (zu dünner, unverriegelter Nagel, insuffiziente Verriegelung, zu kurze Platte, Osteoporose) oder einer gestörten Fragmentdurchblutung nach ausgedehnter Devitalisierung bei Plattenosteosynthese. Ein Ermüdungsbruch des Nagels ist möglich, wenn sich nach einer Marknagelung eine verzögerte Heilung ergibt und bei Beschwerdearmut fälschlicherweise weitere Vollbelastung erlaubt wird. Eine ungenügende mediale Abstützung nach einer Plattenosteosynthese führt infolge Wechselbiegebeanspruchung zum Ermüdungsbruch des Implantats.

Wiederholungseingriffe, Korrekturoperationen

Eine ungenügende primäre Reposition oder eine instabile Osteosynthese erfordern die frühzeitige, übungsstabile Reosteosynthese mit exakter Wiederherstellung von Länge, Achse und Rotationsstellung. Gerade nach Verriegelungsnagelung von Mehrfragmentbrüchen sind Rotationsfehler nicht selten. Zur Korrektur muß der Nagel distal entriegelt und nach Beseitigung der Rotationsabweichung neu verriegelt werden. Wenn die Rotationskorrektur nicht gelingt, ohne den Nagel vorübergehend etwas zurückzuschlagen, müssen dazu auch die proximalen Verriegelungsbolzen temporär entfernt werden.
Ein Wechsel des Osteosyntheseverfahrens kann angezeigt sein. Die Indikation ist sehr sorgfältig zu prüfen, da das Umsteigen von einem extramedullären auf ein intramedulläres Osteosyntheseverfahren oder umgekehrt mit einer zusätzlichen Beeinträchtigung der Knochendurchblutung verbunden ist.
Insbesondere bei Plattenosteosynthesen sollte anläßlich eines Revisionseingriffes medial autogene Spongiosa angelagert werden. Als Ultima ratio kann beim alten Menschen eine Verbundosteosynthese mit Knochenzement notwendig werden.

Begleit-, Nachbehandlung

Nach übungsstabiler Osteosynthese wird das Bein in einer flachen Schaumstoffschiene gelagert. Postoperativ mehrfach Kontrolle von Durchblutung, Sensibilität und Motorik, möglichst durch den Operateur. Soweit es nicht andere Verletzungen verbieten, wird der Patient noch am Abend des Operationstages erstmals vor das Bett gestellt, zunächst ohne Belastung des operierten Beines. Beginn der aktiven Übungsbehandlung unter physiotherapeutischer Anleitung am 1. postoperativen Tag und kontinuierliche passive Bewegung des Kniegelenkes durch Motorschiene. Redon-Drainagen werden am 1. Tag angezogen und am 2.–3. Tag entfernt. Bei ungestörter Wundheilung kann nach Marknagelung frühzeitig teilbelastet werden, nach (Winkel-)-Plattenosteosynthese in der Regel zunächst nur mit maximal 20 kg bzw. entsprechend der Vorgabe des Operateurs. Der Patient darf nicht entlassen werden, solange nicht technisch einwandfreie postoperative Röntgenaufnahmen in 2 Ebenen vorliegen, die den Oberschenkel mit mindestens einem angrenzenden Gelenk, nach Marknagelung zwingend mit beiden angrenzenden Gelenken abbilden. Auch bei Beschwerdefreiheit und unauffälligem Heilungsverlauf sind Röntgenkontrollen alle 6 Wochen zu empfehlen.

Frakturen beim Kind und Jugendlichen

Ziele und Methoden

Im Kleinkindesalter werden isolierte, geschlossene Oberschenkelschaftfrakturen in der Regel konservativ behandelt (Vertikalextension oder auf dem Extensionsgerät nach Weber). Ausnahmen bilden subtrochantäre Frakturen mit starker Dislokation, die offen reponiert und mit Platte stabilisiert werden. Bei Mehrfachverletzungen und bei mehrgradig offenen Frakturen ist auch in diesem Alter die Indikation zur operativen Stabilisierung zu stellen (Fixateur externe, alternativ mit Platte). Gleiches gilt für geschlossene Frakturen bei größeren Schulkindern und Jugendlichen. Bei der kurzen Konsolidierungszeit (3–6 Wochen), der Möglichkeit spontaner Achsenkorrekturen und der in diesem Alter zu vernachlässigenden Funktionsbeeinträchtigung ist der Fixateur empfehlenswert. Das Verfahren ist weniger traumatisierend und ermöglicht die Einstellung und damit Frakturheilung unter einer erwünschten, geringen Verkürzung. Nach Plattenosteosynthesen ist mit einem überschießenden Längenwachstum zu rechnen. Intramedulläre Osteosynthesen sind bei Kindern und Jugendlichen wegen der noch offenen Wachstumsfugen kontraindiziert. Von dieser Einschränkung ausgenommen entspricht die Behandlungsstrategie (ab ca. 14 Jahren) der bei Erwachsenen.

Indikationen

Die Indikation zur operativen Behandlung wird um so eher gestellt, je älter das Kind ist. Ausschlaggebend können darüber hinaus folgende Faktoren sein:

- starke Dislokation und ungenügende Retinierbarkeit bzw. Irreponibilität, besonders bei kurzem proximalem Fragment,
- Mehrfachverletzung/Polytrauma, insbesondere begleitendes Schädel/Hirn-Trauma,
- drohendes oder manifestes Kompartmentsyndrom,
- offene Frakturen sowie Frakturen mit Gefäß- bzw. Nervenschaden.

Kontraindikationen

Keine.

Operationsrisiko und Aufklärungshinweise

Überschießendes Längenwachstum, besonders nach Plattenosteosynthese. Unvollständige Spontankorrektur mit Achsabweichung, ansonsten s. bei „Frakturen beim Erwachsenen - Oberschenkelschaft“, S. 95.

Narkose

Bei Kindern und Jugendlichen vorzugsweise Vollnarkose.

Spezielle Technik

Plattenosteosynthese bei subtrochantärer Fraktur

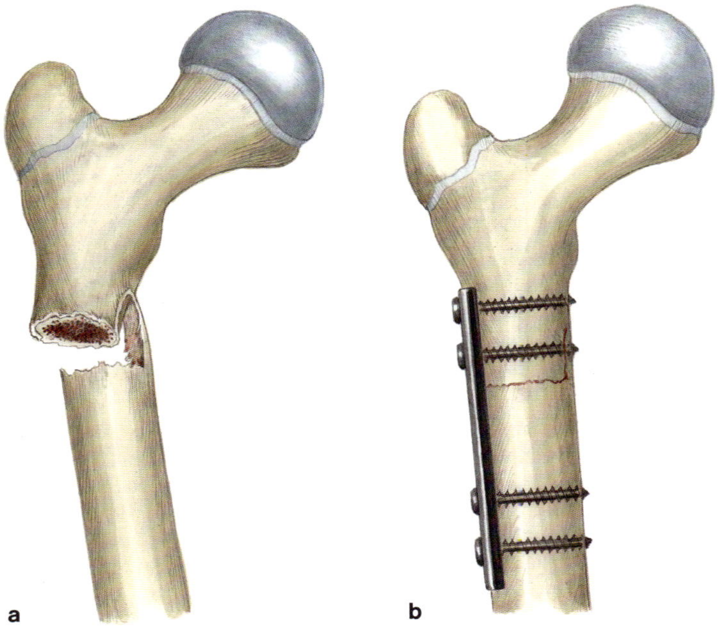

Abb. **62a** u. **b** Im Kindesalter sind subtrochantäre Frakturen (überwiegend Querfrakturen) häufig stark disloziert. Der M. iliopsoas, die kleinen Glutäen und die Außenrotatoren ziehen das kurze proximale Fragment in Flexion, Abduktion und Außenrotation. Das mediale Periost ist häufig noch intakt (**a**). Da sich diese Frakturen selten geschlossen reponieren und vor allem retinieren lassen, ist selbst im Kleinkindesalter die Osteosynthese mit einer schmalen DC- oder Halbrohrplatte angezeigt (**b**). Bei querem Frakturverlauf, medialer Zuggurtung durch das erhaltene Periost und interfragmentärer Kompression genügt die Fixation der Platte mit 2 Schrauben pro Hauptfragment.

Osteosynthese mit AO-Unifix bei Oberschenkelschaftfraktur

Oberschenkelfrakturen können bei Kindern und Jugendlichen wegen der kurzen Konsolidierungszeit auch mit einem Fixateur externe zur Ausheilung gebracht werden. Die von den Schrauben zu penetrierende Weichteilschicht ist in der Regel noch dünner als beim Erwachsenen, wodurch die freie Biegestrecke der Schrauben kürzer ist und weniger Weichteilprobleme an den Schraubenkanälen auftreten. Dauernde funktionelle Beeinträchtigungen sind in diesem Alter ebenfalls nicht zu erwarten. Bei Mehrfachverletzung oder Polytrauma stellt die Osteosynthese mit einem Fixateur externe einen raschen, wenig belastenden Eingriff dar. Sie ermöglicht Lagerung, Pflege und funktionelle Nachbehandlung wie bei einem internen Stabilisierungsverfahren.

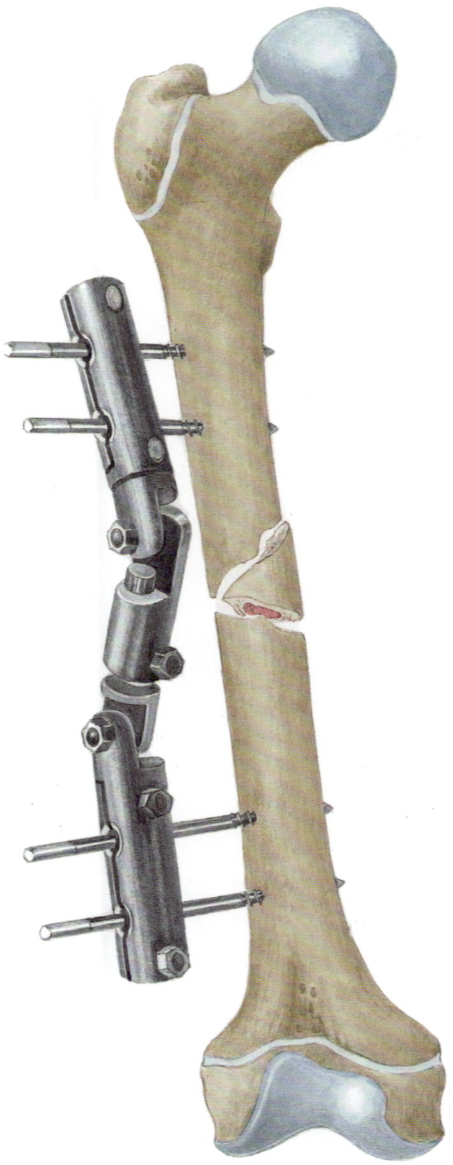

Abb. **63** 32-$B_{2.2}$-Fraktur im Wachstumsalter, geschlossen reponiert und stabilisiert mit AO-Unifix-System. Dieser Typ eines Fixateurs ermöglicht in begrenztem Umfang postoperative Längen-, Achsen- und sogar Rotationskorrekturen ohne Umsetzen von Knochenschrauben.

Strategie bei Komplexverletzungen

s. „Frakturen beim Erwachsenen - Oberschenkelschaft“, S. 122.

Komplikationen

Überschießendes Längenwachstum; ungenügende Spontankorrektur von verbliebenen Achsabweichungen. Progrediente Achsabweichungen sind nach Schaftfrakturen ohne Beteiligung der Wachstumsfugen nicht zu befürchten. Mit einer vorübergehenden Bewegungseinschränkung des Kniegelenkes ist nach Fixateur-externe-Osteosynthese zu rechnen. Bleibende Funktionsbeeinträchtigungen sind nach Schaftfrakturen im Kindesalter selten. Im übrigen siehe „Frakturen beim Erwachsenen - Oberschenkelschaft“.

Wiederholungseingriffe, Korrekturoperationen

Sofern nach Frakturheilung noch Längendifferenzen oder Achsabweichungen bestehen, sollte über operative Korrekturmaßnahmen erst nach Abschluß des Längenwachstums entschieden werden. Die verbleibenden Abweichungen sind meistens so gering, daß sich daraus keine Operationsindikation ergibt.

Begleit-, Nachbehandlung

Da die Frakturheilung bei Kindern und Jugendlichen rascher abläuft, kann die Belastung je nach Alter früher gesteigert werden als bei Erwachsenen. Die Nachuntersuchungs- und Röntgenintervalle sind entsprechend abzukürzen. Im übrigen wie bei „Frakturen beim Erwachsenen - Oberschenkelschaft“, S. 123.

Verletzungsfolgen

Knochen

Achsenabweichungen

Ziele und Methoden

Hauptziele operativer Achsenkorrekturen sind die Prävention von Sekundärschäden an angrenzenden Gelenken und der Wirbelsäule, die Beseitigung von Funktionseinschränkungen und die Schmerzlinderung durch möglichst exakte Wiederherstellung der anatomischen Form und Funktion. Die Korrekturen erfordern eine Osteotomie, entweder mit Interposition von Knochenmaterial in den aufgeklappten Osteotomiespalt (additive Osteotomie) oder unter Entnahme eines Knochenkeiles (subtraktive Osteotomie). Die Stabilisierung der Osteosynthese erfolgt mit (Verriegelungs-)Nagel oder Platte. Unabdingbar sind eine exakte präoperative Diagnostik, Operationsplanung und Dokumentation: anhand einer im Stehen angefertigten Beinganzaufnahme ist eine 1:1-Skizze auf transparentem Zeichenpapier anzufertigen, auf der die Achsenabweichung vermessen und eingezeichnet wird, ebenso die vorgesehene Osteotomie und ein ggf. zu entfernender oder einzusetzender Knochenkeil. Anschließend wird die Osteotomie durch entsprechendes Zerschneiden der Skizze, Verschieben der Papierteile und erneutes Zusammenkleben simuliert, so daß die Auswirkung auf die Gesamtstatik des Beines geprüft werden kann. Für die Planung verschiedener Osteotomien am Computer existieren teilweise speziell modifizierte Grafikprogramme. Sie setzen jedoch eine Digitalisierung der Beinganzaufnahme voraus. Dringend zu empfehlen sind auch präoperative klinische Fotos einschließlich Funktionsaufnahmen zur Dokumentation.

Indikationen

Achsen- und Rotationsabweichungen ab etwa 10° sollten grundsätzlich korrigiert werden. Bei Varusabweichungen ist die Indikation etwas strenger zu stellen. Die Operationsindikation ist im Einzelfall von mehreren Faktoren abhängig. Häufig handelt es sich auch um komplexe Abweichungen in mehr als einer Ebene. Neben geometrisch/mechanischen Gesichtspunkten sind das Beschwerdebild, das Alter, die körperliche Aktivität, ggf. das Ausmaß bereits eingetretener sekundärarthrotischer Veränderungen und nicht zuletzt kosmetische und psychische Gesichtspunkte bei der Indikationsstellung zu berücksichtigen.

Absolute Indikationen

Keine.

Relative Indikationen

Höheres Lebensalter mit bereits eingetretenen sekundären Gelenkschäden.

Kontraindikationen

Reduzierter Allgemeinzustand.

Operationsrisiko und Aufklärungshinweise

Ist es bereits zu sekundären Gelenkschäden gekommen, muß damit gerechnet werden, daß zumindest ein Teil der darauf zurückzuführenden Beschwerden verbleibt. Trotzdem kann eine Korrekturosteotomie angezeigt sein, um einen weiteren Gelenkverschleiß aufzuhalten oder zu verzögern. Im übrigen s. „Frakturen beim Erwachsenen – Oberschenkelschaft“ S. 95.

Spezielle Technik

Valgisierende Korrekturosteotomie im Schaftbereich mit Universal-Marknagel

Nach Korrekturosteotomie im mittleren Schaftdrittel bietet sich die biomechanisch günstigere und früher belastbare Osteosynthese mit einem (Verriegelungs-)Nagel an.

Arbeitsschritte

1 Anfertigen einer Zeichnung zur Ermittlung des Korrekturwinkels und der Osteotomiehöhe.
2 Standardtisch, Rückenlage.
3 Lateraler Zugang zum Schaft (s. Abb. **4 – 11**), Osteotomie mit lateraler Keilentnahme.
4 Zuklappen des Osteotomiespaltes, provisorische Stabilisierung mit kurzer Platte und Haltezangen.
5 Lateraler proximaler Zugang zum Markraum (s. Abb. **3**), Eröffnen des Markraumes, Einführen des Bohrdornes mit Olive (s. Abb. **20** u. **21**) und Aufbohren der Markhöhle (s. Abb. **22** u. **23**).
6 Einschlagen des Marknagels (s. Abb. **25**) und dynamische Verriegelung zur Rotationssicherung (s. Abb. **27 – 33**).
7 Entfernen der lateral provisorisch am Schaft befestigten Platte und Wundverschluß.

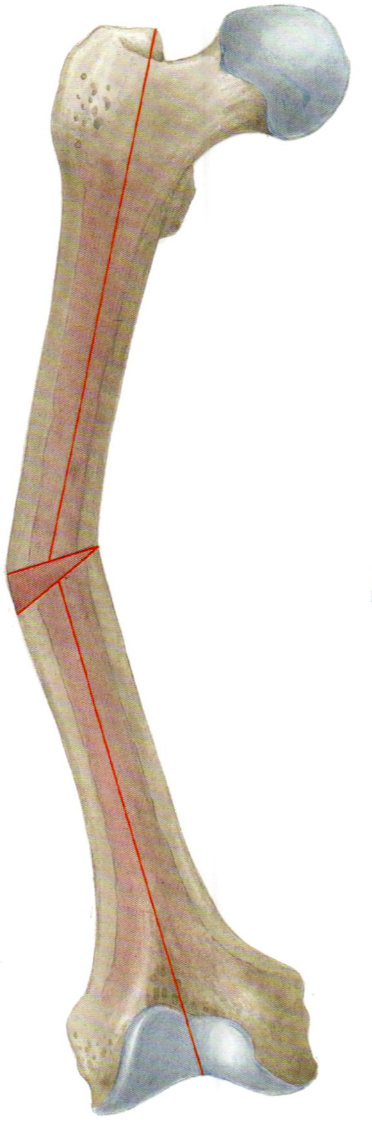

Abb. **64** Posttraumatische Varusdeformität in Schaftmitte. Die Längsachsen des proximalen und distalen Schaftanteiles markieren den Korrekturwinkel. Der lateral zu entnehmende Knochenkeil ist eingezeichnet.

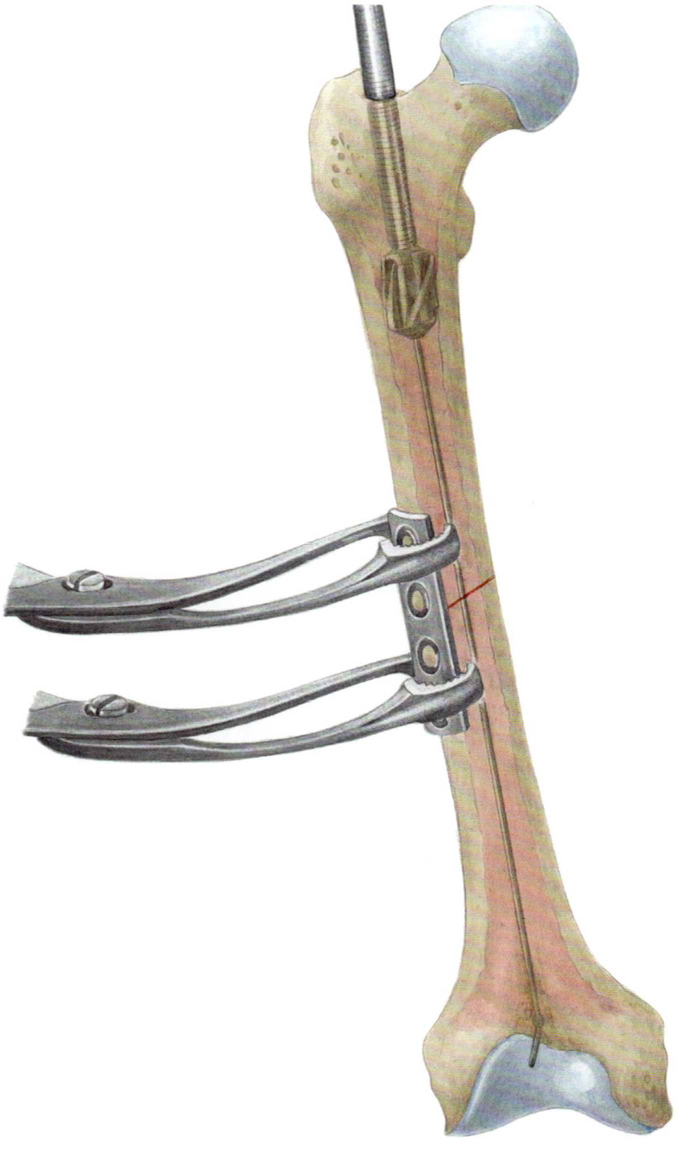

Abb. **65** Nach Osteotomie und Keilentnahme über einen lateralen Zugang werden die Osteotomieflächen aufeinander- und damit die physiologische Knochenachse wiederhergestellt. Provisorische Stabilisierung mit einer kurzen schmalen DC- oder Halbrohrplatte, die mit zwei Haltezangen am Knochen fixiert wird. Proximales Eröffnen des Markraumes wie zur Marknagelung, Einführen des Bohrdornes mit Olive und stufenweises sparsames Aufbohren der Markhöhle (s. Abb. **3** u. **20 – 23**).

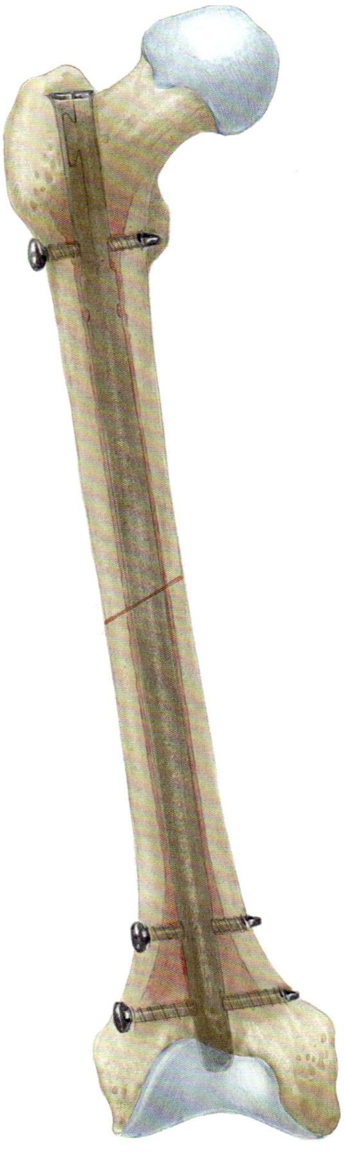

Abb. **66** Endgültige Stabilisierung mit einem Universalnagel, der zur Rotationssicherung dynamisch verriegelt wird.

Achsen- und Längenkorrektur im Schaftbereich mit Platte

Bei komplexeren Deformitäten kann eine Marknagelung unter exakter Beibehaltung der gewünschten Repositionsstellung technisch sehr schwierig sein. Hier bietet sich als Alternativverfahren die Plattenosteosynthese an, die Feinkorrekturen durch entsprechendes Zurechtbiegen der Platte zuläßt. Höhe und Richtung der Osteotomie sowie die Größe des zu entnehmenden Knochenkeils sind bei solchen mehrdimensionalen Korrekturen besonders sorgfältig durch präoperative Planung und Simulation zu ermitteln.

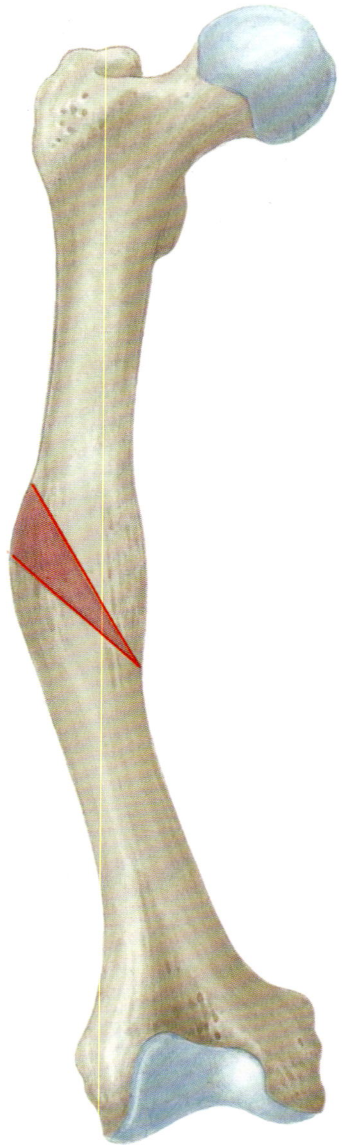

Abb. **67** Posttraumatische Varusabweichung mit geringer Verkürzung. Über eine möglichst steile Osteotomieebene läßt sich gleichzeitig mit der Achsenabweichung in begrenztem Maß durch Längsverschiebung auch eine Verkürzung ausgleichen. Es kommt dabei allerdings zu einer geringen Medialisierung des distalen Schaftanteiles.

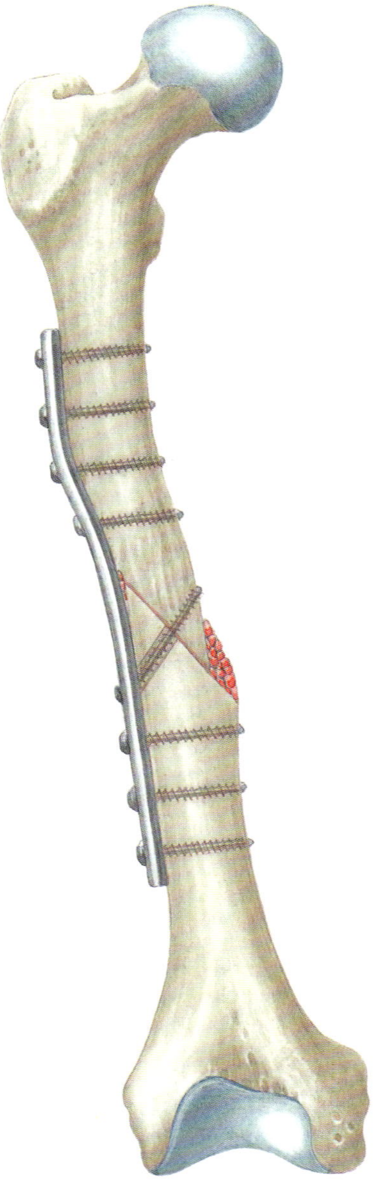

Abb. **68** Osteosynthese mit breiter DC-Platte, die treppenförmig zurechtgebogen werden muß. Die den Osteotomiespalt kreuzende Plattenschraube wird als Zugschraube eingebracht. Anlagerung von Knochenmaterial aus dem entnommenen Keil.

Valgisierende suprakondyläre Korrekturosteotomie

Indikationen sind posttraumatische oder anlagebedingte suprakondyläre Varusdeformitäten. Implantat der Wahl ist die 95°-Kondylenplatte.

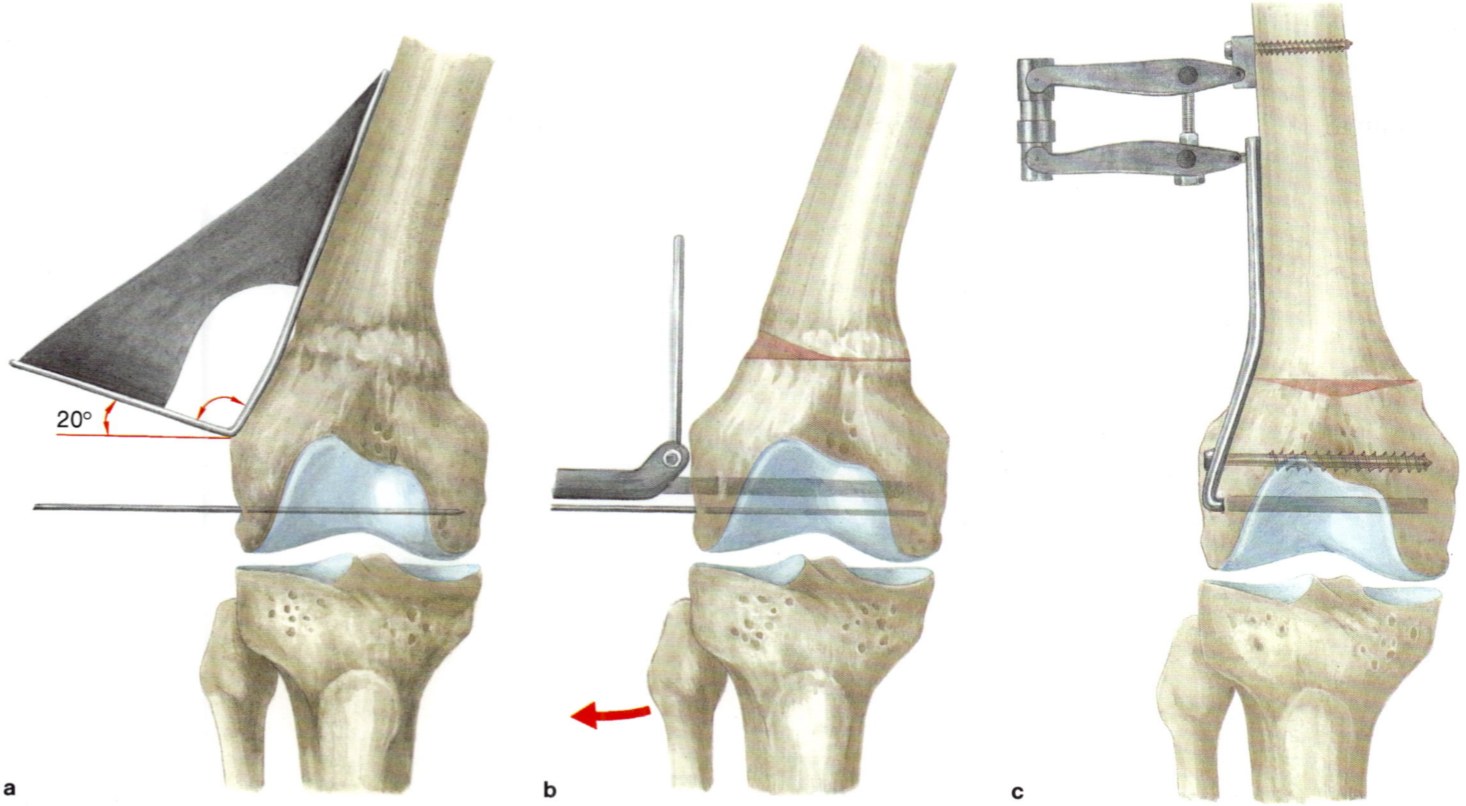

Abb. **69a – c** Suprakondyläre Varusdeformität. Der den Klingensitz markierende Bohrdraht wird nicht in einem Winkel von 95° zur Schaftachse eingebohrt, sondern in einem Winkel, der um den Betrag des ermittelten Korrekturwinkels, in diesem Fall 20°, größer ist. Der Draht muß dann exakt parallel zur Kondylenebene verlaufen (**a**). Nach Einschlagen des Plattensitzinstrumentes parallel zum Kirschner-Draht osteotomiert man etwa 2,5 cm oberhalb des Sitzinstrumentes und wiederum parallel dazu und entnimmt einen Halbkeil mit lateraler Basis (**b**). Ausschlagen des Sitzinstrumentes und Einsetzen einer Kondylenplatte, die am distalen Hauptfragment mit einer Spongiosaschraube befestigt wird. Man reponiert nun durch Zuklappen der Osteotomie und bringt proximal den Spanner an, mit dem die Osteotomieflächen unter Druck gesetzt werden. Dabei staucht sich das proximale Fragment in das Kondylenmassiv ein. Nach Besetzen eines Plattenlochs am Schaftfragment entfernt man den Spanner und besetzt die übrigen Plattenlöcher (**c**).

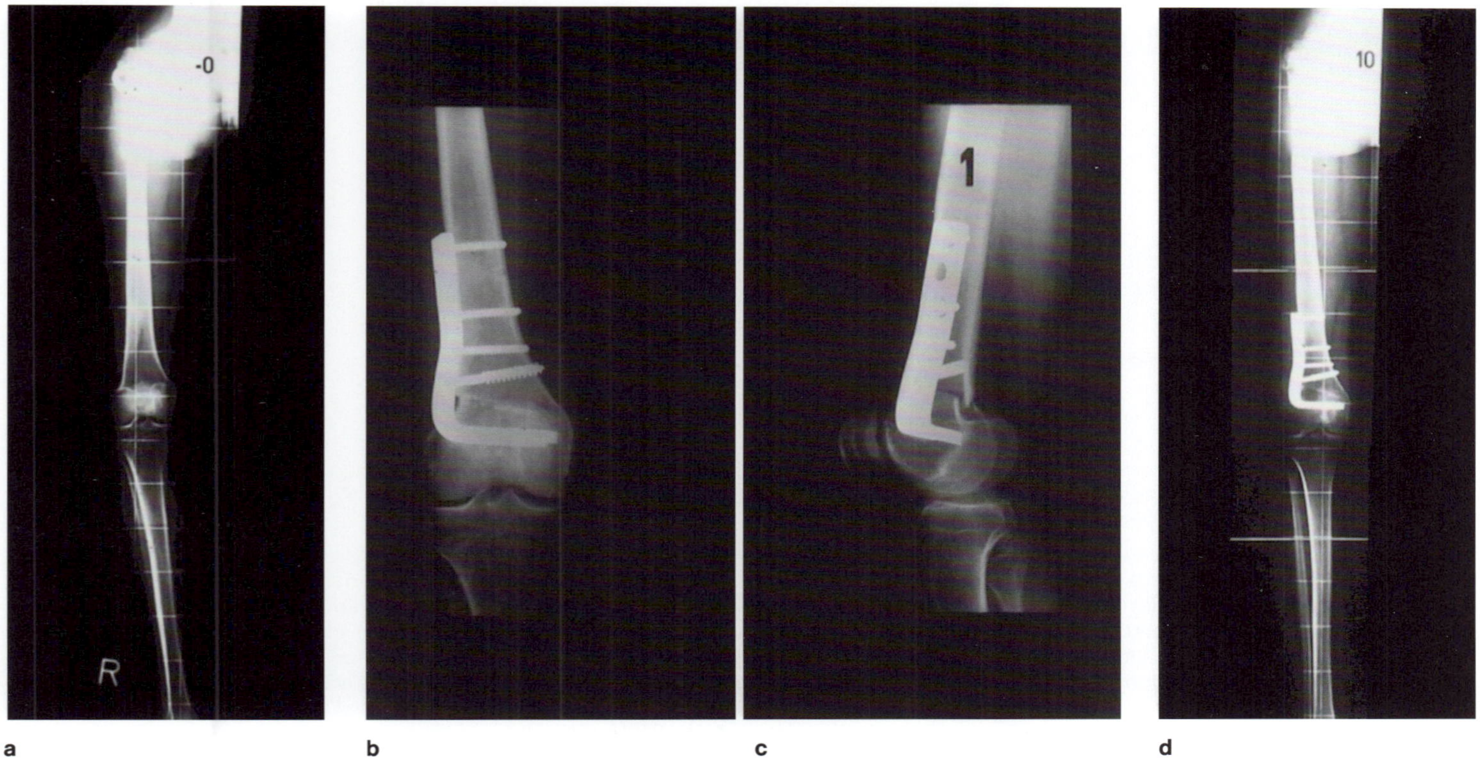

Abb. **70a – c** Suprakondyläre Varusdeformität. Valgisierende suprakondyläre Osteotomie und Osteosynthese mit Kondylenplatte (**b**, **c**). Beinganzaufnahmen dokumentieren das präoperative Ausmaß der Achsabweichung (**a**) und die postoperativ wiederhergestellte physiologische Beinachse (**d**).

Varisierende suprakondyläre Korrekturosteotomie

Indikationen sind posttraumatische oder anlagebedingte suprakondyläre Valgusdeformitäten. Wegen der stärker geschwungenen Kontur des distalen medialen Oberschenkels ist hier eine Rechtwinkelplatte mit geeigneter Medialisierungstiefe zu verwenden.

Extendierende suprakondyläre Korrekturosteotomie

Eine Beugekontraktur des Kniegelenkes nach Bandverletzung oder als Folge eines Fehlwachstums nach Fraktur im Kindesalter stellt, sofern sie sich nicht durch einen Weichteileingriff beseitigen läßt, eine Indikation zur suprakondylären extendierenden Osteotomie dar. Korrekturen bis etwa 20° können damit vorgenommen werden. Die Beugefähigkeit ist anschließend um den Betrag des Korrekturwinkels reduziert. Für die Gehfähigkeit und zur Prophylaxe sekundärer Wirbelsäulenschäden ist jedoch eine volle Streckung des Beines wichtiger.

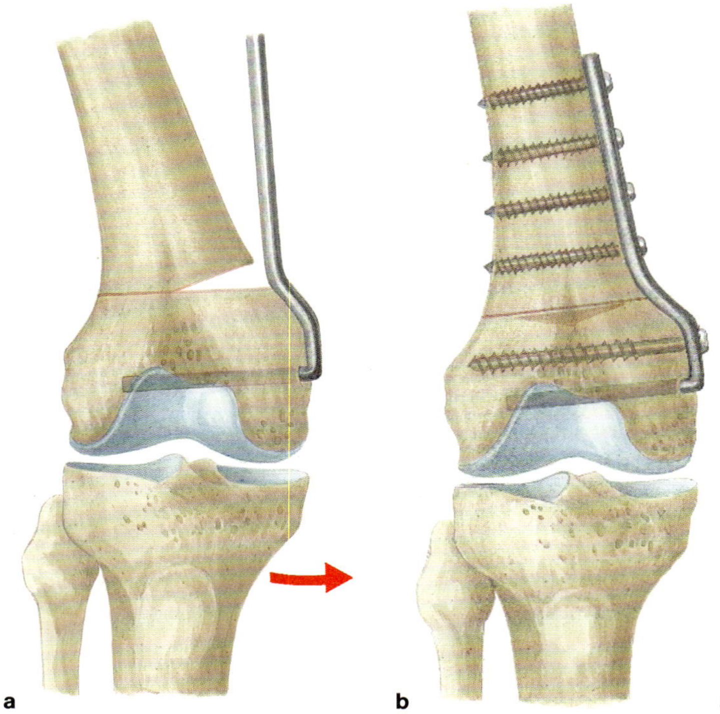

a b

Abb. **71a** u. **b** Suprakondyiäre Valgusdeformität. Das Plattensitzinstrument wird unter einem nach medial offenen Winkel zur Femurschaftachse eingeschlagen, der um den Betrag des Korrekturwinkels größer ist als 90°. Nach querer suprakondylärer Osteotomie und Entnahme eines Halbkeiles mit medialer Basis wird eine Rechtwinkelplatte eingesetzt (**a**). Befestigen der Platte am distalen Hauptfragment mit einer Spongiosaschraube, Reposition durch Zuklappen der Osteotomie und Ineinanderstauchen der Fragmente durch axiale Kompression mit dem Spanner, danach Besetzen der proximalen Plattenlöcher (**b**).

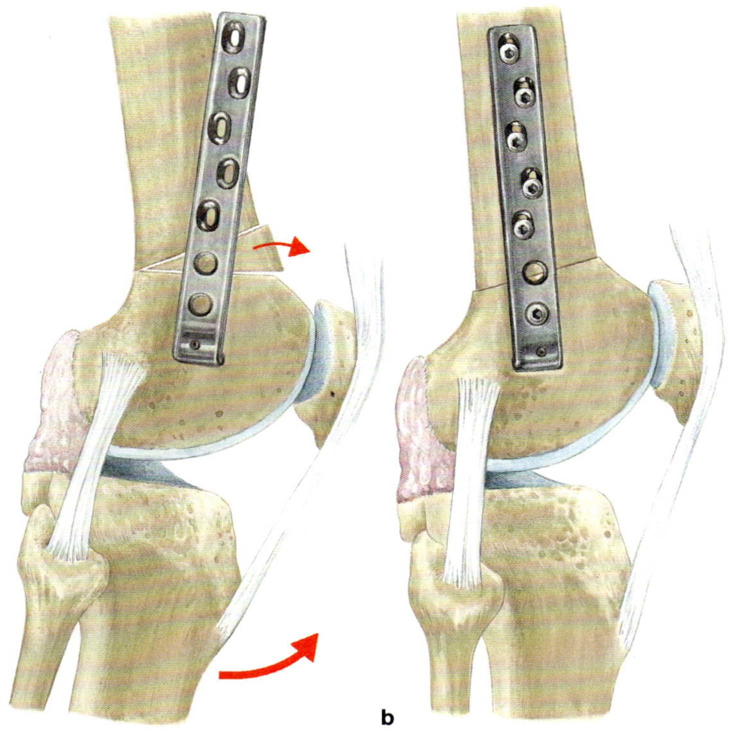

a b

Abb. **72a** u. **b** Extendierende suprakondyläre Osteotomie. Bei der Präparation des Klingensitzes wird das Plattensitzinstrument um den Korrekturwinkel gedreht (am rechten Oberschenkel im Uhrzeigersinn, links umgekehrt), so daß der Flügel der Führungsplatte bzw. später der Plattenschaft nach ventral abstehen. Osteotomie suprakondylär und Entnahme eines Keils mit ventraler Basis (**a**). Nach dem Zuklappen des Osteotomiespalts ist der Plattenschaft parallel zur Femurlängsachse ausgerichtet, das Kniegelenk gestreckt. Axiale Kompression mit Plattenspanner oder unter Nutzung des DC-Prinzips und Besetzen der Plattenlöcher (**b**).

Verlängerungsosteotomie in Schaftmitte mit Verriegelungsnagel

Verkürzungen bis ca. 3 cm lassen sich durch einzeitige Verlängerung ausgleichen. Nach Osteotomie und Distraktion ist der entstandene Knochendefekt mit autogener Spongiosa aufzufüllen. Die biomechanisch günstigere und früher belastbare Osteosynthese mit einem Verriegelungsnagel ist vorzuziehen.

Subtrochantäre Verlängerungsosteotomie mit Kondylenplatte (Alternativmethode)

Die Osteosynthese nach einzeitiger Verlängerung kann alternativ mit einer Platte erfolgen. Insbesondere wenn gleichzeitig eine Achsenabweichung korrigiert werden muß, kann die achsengerechte Einstellung mit der Platte technisch einfacher sein. Die treppenförmige Osteotomie sollte wegen der zuverlässigeren Knochenheilung metaphysennah, also subtrochantär oder suprakondylär durchgeführt werden mit anschließender Stabilisierung durch eine Kondylenplatte.

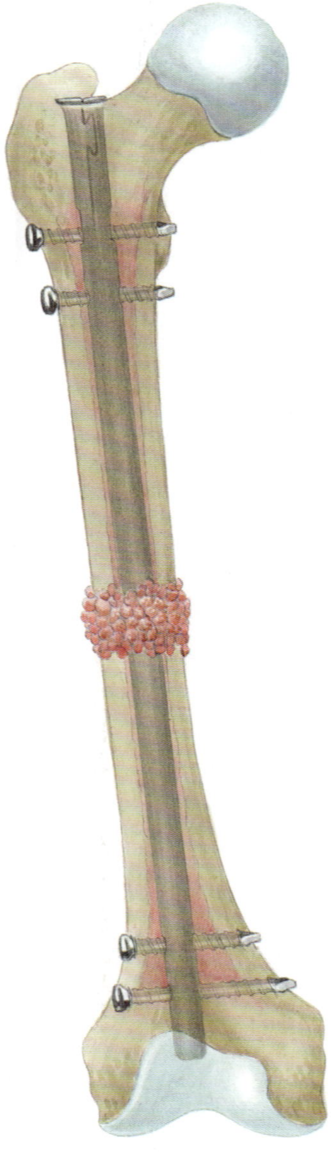

Abb. **73** Einzeitige Verlängerungsosteotomie mit Verriegelungsnagel. Nach querer Osteotomie und provisorischer Stabilisierung (s. Abb. **65**) sparsames Aufbohren und statische Verriegelungsnagelung unter Distraktion. Auffüllung des Knochendefekts mit autogener Beckenkammspongiosa, die zirkulär um das freiliegende Nagelstück angelagert wird.

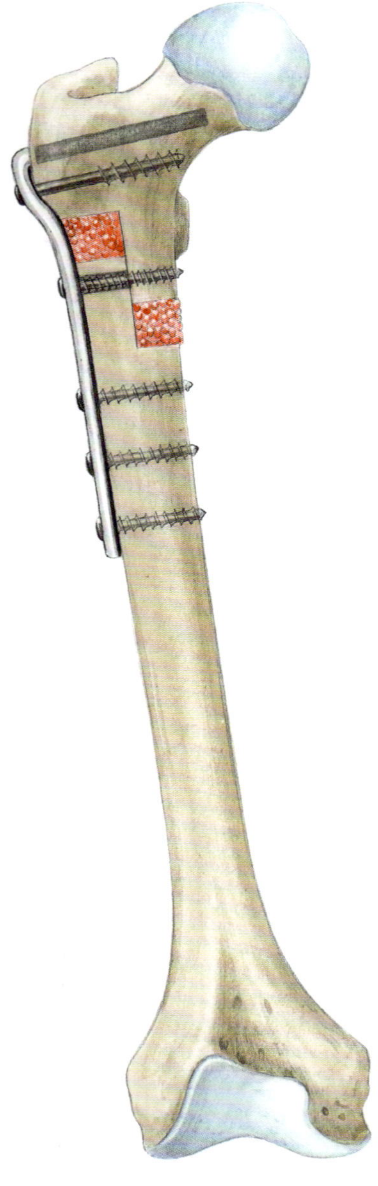

Abb. **74** Einzeitige subtrochantäre Verlängerungsosteotomie mit Kondylenplatte. Treppenförmige Osteotomie, so daß auch nach Distraktion noch Kontakt zwischen den Fragmenten besteht. Osteosynthese mit Kondylenplatte (s. Abb. **47**–**51**), wobei die Schraube in Höhe der Osteotomie als Zugschraube eingebracht wird. Auffüllen der Knochendefekte mit autogener Beckenkammspongiosa oder kortikospongiösem Block.

Pseudarthrosen

Spezielle Technik

Reosteosynthese mit Marknagel bei hypertropher Oberschenkelschaftpseudarthrose

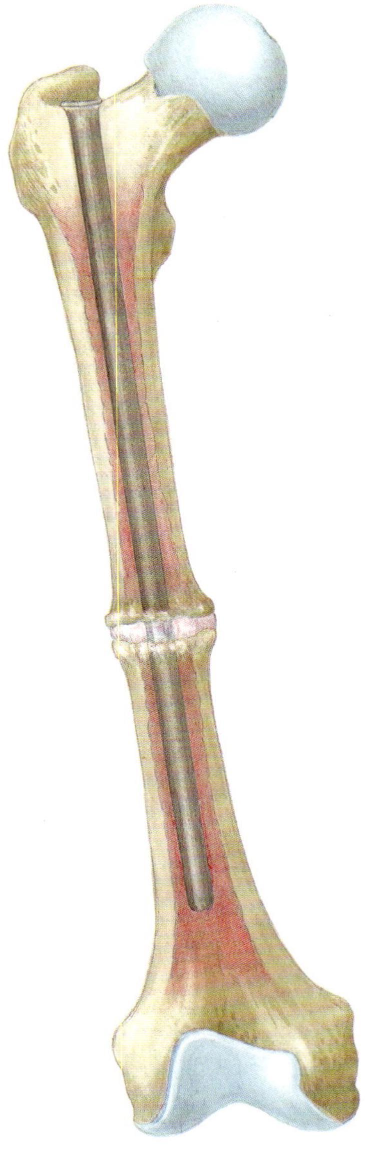

Abb. **75** Hypertrophe Pseudarthrose in Schaftmitte nach instabiler Osteosynthese mit zu dünnem und zu kurzem, unverriegeltem Marknagel.

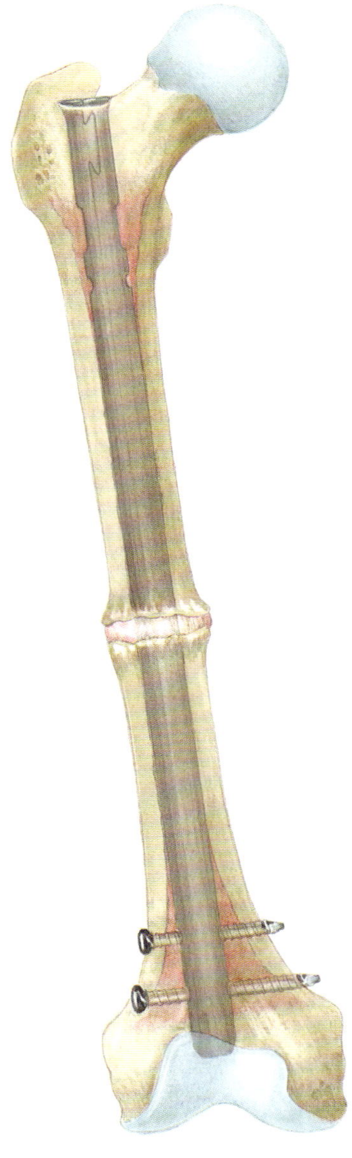

Abb. **76** Nach Nagelentfernung Aufbohren unc gedeckte Reosteosynthese mit einem möglichst dicken und ausreichend langen Marknagel. Bei langstreckigem, festem Kontakt des Nagels mit der inneren Kortikalis kann auch auf die hier gezeigte distale, primär dynamische Verriegelung verzichtet werden. Eine Knochenplastik ist nicht erforderlich. Voraussetzung für die knöcherne Konsolidierung bei einer Pseudarthrose mit gut durchbluteten Fragmentenden ist lediglich die mechanische Ruhe.

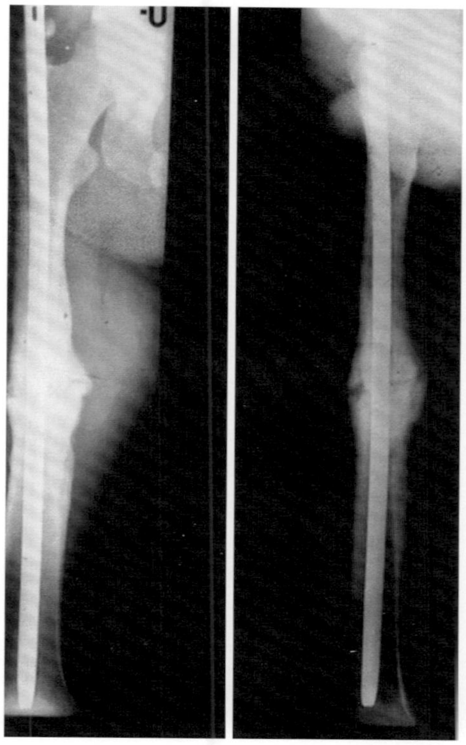

a

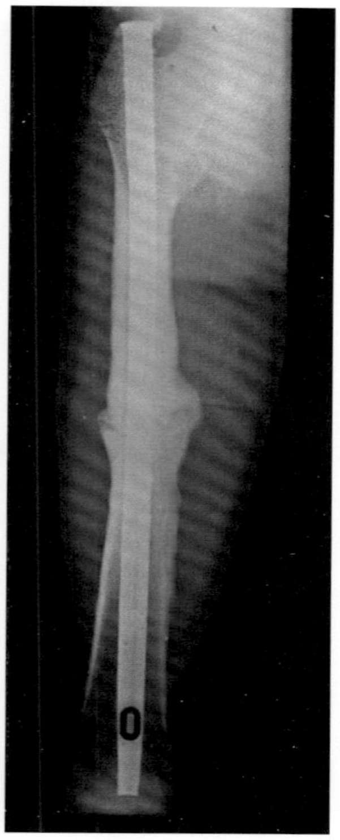

b

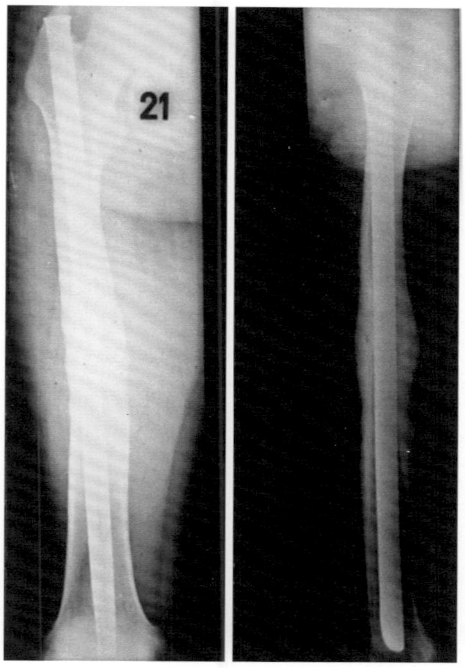

c

Abb. **77a – c** Hypertrophe Schaftpseudarthrose nach unverriegelter Nagelung mit zu dünnem Nagel (**a**). Reosteosynthese mit dickerem Universalnagel nach weiterem Aufbohren (**b**) und Ausheilungsbild (**c**).

Reosteosynthese mit Kondylenplatte bei subtrochantärer atropher Pseudarthrose mit Plattenbruch

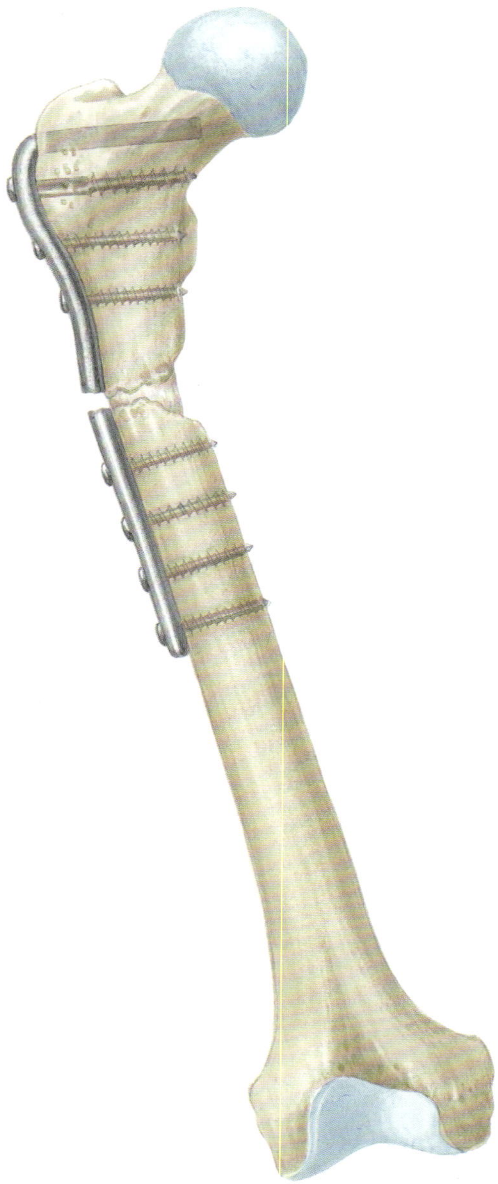

Abb. **78** Atrophe subtrochantäre Pseudarthrose. Bei primär fehlender medialer Abstützung ist es durch Wechselbiegebeanspruchung zum Ermüdungsbruch der Kondylenplatte gekommen.

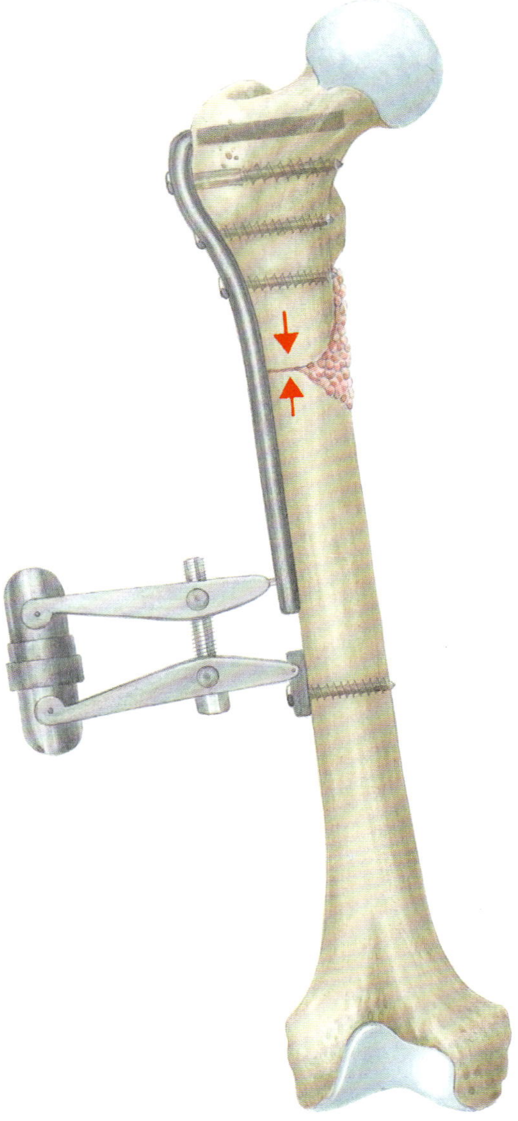

Abb. **79** Reosteosynthese mit neuer Kondylenplatte. Beseitigung der Varusabweichung und axiale Kompression mit dem Plattenspanngerät. Um die knöcherne Konsolidierung bei den reaktionsarmen, schlecht durchbluteten Fragmentenden zu erreichen und einen erneuten Ermüdungsbruch des Implantats zu verhindern, muß medial Spongiosa angelagert werden.

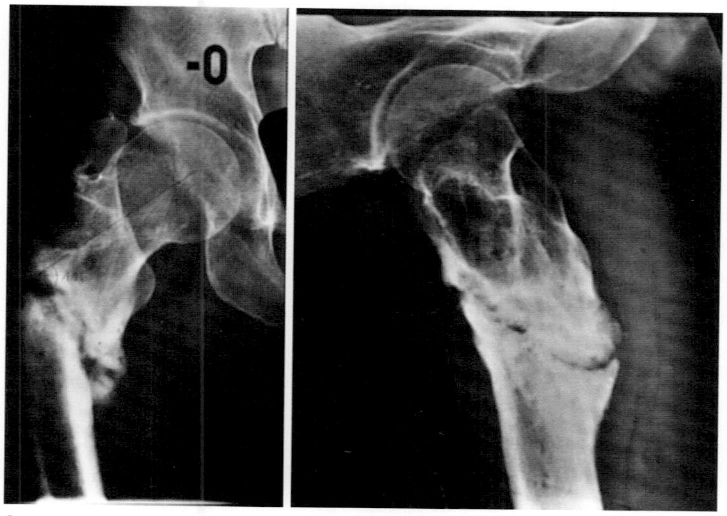

a

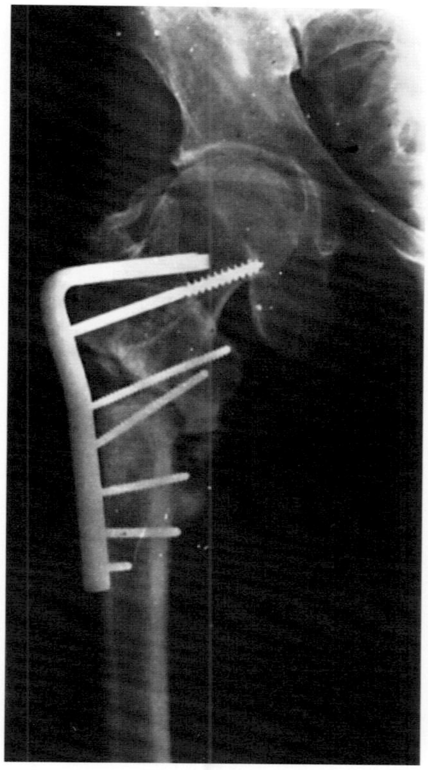

b

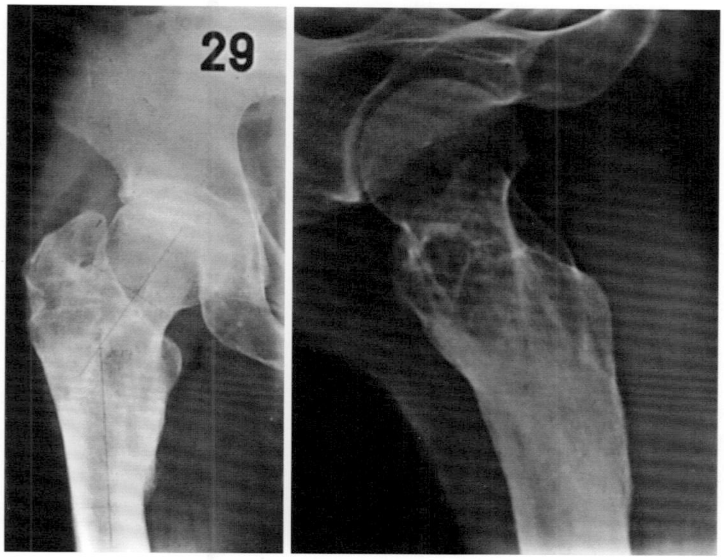

c

Abb. **80a–c** Subtrochantäre Pseudarthrose mit Varusabweichung (**a**). Die postoperative Röntgenkontrolle nach Osteosynthese mit Kondylenplatte und Spongiosaanlagerung zeigt einen physiologischen Schenkelhalsschaftwinkel (**b**). Bild nach Plattenentfernung im geheilten Zustand (**c**).

Kondylenplattenosteosynthese bei suprakondylärer Pseudarthrose

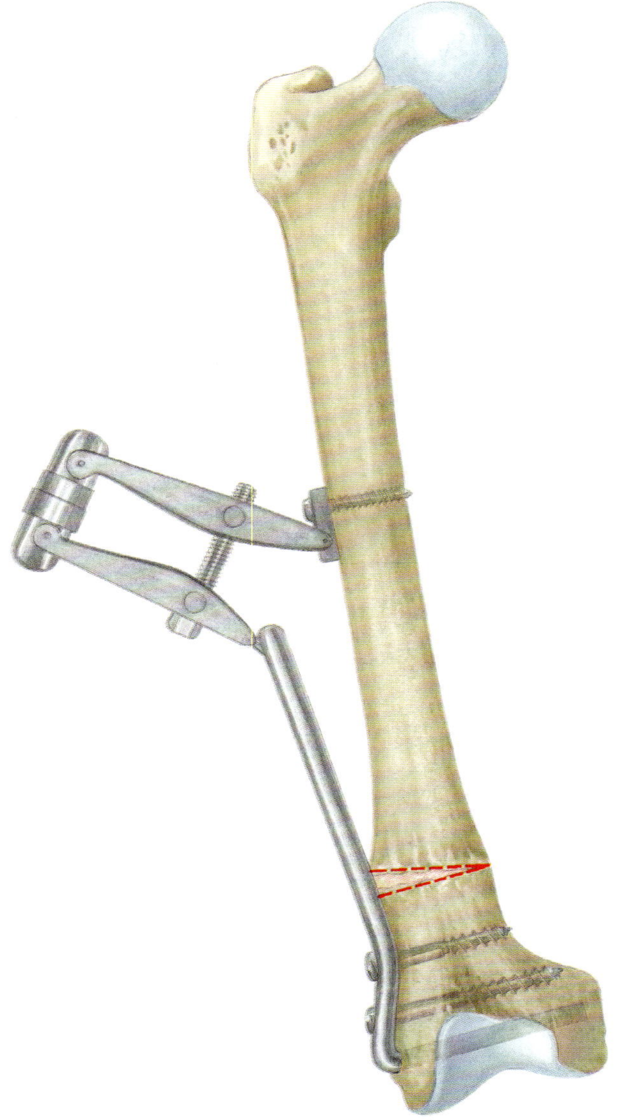

Abb. **81** Hypertrophe suprakondyläre Pseudarthrose mit geringer Varusabweichung. Eine Kondylenplatte wird so eingeschlagen, daß die Klinge parallel zur Kondylenebene liegt und der Plattenschaft um den Betrag der Varusabweichung vom Knochen absteht. Distal Befestigen der Platte mit Spongiosaschrauben, proximal Anbringen des Plattenspanngerätes.

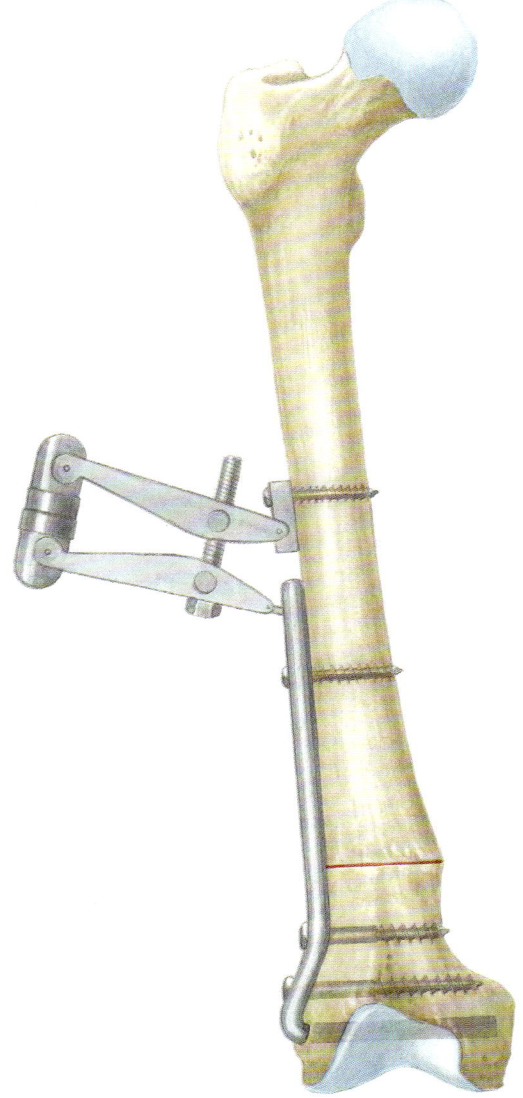

Abb. **82** Mit dem Spanner kann die Varusabweichung beseitigt und gleichzeitig axiale Kompression bewirkt werden. Der Plattenschaft liegt nun dem Knochen an und wird mit Kortikalisschrauben befestigt.

Entzündungen

Postoperative Infektionen nach Verletzungen bzw. Osteosynthesen unterliegen den üblichen Regeln der septischen Chirurgie (s. Band 8).

Kniegelenk

Von O. Gaber, B. Griener und J. Müller-Färber

Distales Femur, Patella

Von O. Gaber, B. Griener und J. Müller-Färber

Allgemeines

Operative Strategie

Ziel der operativen Behandlung distaler artikulärer Femurfrakturen ist die anatomische Wiederherstellung des Kondylus als Gelenkpartner von Tibia und Patella. Die operative Behandlung dislozierter Patellafrakturen hat die Wiederherstellung der Patella als Bestandteil des femoropatellaren Gelenkes einerseits und des Kniestreckapparates andererseits zum Ziel.

Die *distalen Femurfrakturen* reichen von einfachen monokondylären bis zu den komplexen artikulär und metaphysär mehrfragmentären Frakturen. Ausgehend von den positiven Erfahrungen mit der intramedullären Schienung von Trümmerfrakturen im dia- und metaphysären Bereich mit dem Verriegelungsnagel, hat die operative Strategie bei den komplexen distalen Femurfrakturen des C-Typs in den letzten Jahren einen grundlegenden Wandel erfahren, der durch zwei Prinzipien bestimmt wird. Zum einen durch die *direkte* anatomische Rekonstruktion des Kondylenblockes über eine großzügige transartikuläre Exposition zum anderen durch die *indirekte*, geschlossene Reposition der metaphysären Trümmerfrakturen und Fixation mit Hilfe einer retrograd, submuskulär durchgeschobenen, die metaphysäre Frakturzone überbrückenden Platte im Sinne einer extramedullären Schienung.

Die Vorteile dieses Behandlungkonzeptes liegen in dem unbehinderten *gelenkorientierten* transartikulären Zugang, der die Forderung nach der exakten anatomischen Gelenkrekonstruktion sehr viel besser unterstützt als der bisher als Standard geltende *schaftorientierte* laterale Zugang. Des weiteren bleiben die von der Nekrose bedrohten Schaftfragmente unberührt, indem auf deren exakte Reposition bewußt verzichtet und damit eine Weichteilentblößung der Fragmente vermieden und das Risiko der Frakturheilungsstörung und Infektion mit der Notwendigkeit erneuter Eingriffe und Knochenverpflanzungen vermindert wird.

Nicht dislozierte *Patellafrakturen* mit vorwiegend längsorientiertem Frakturverlauf und mit einer gewissen Einschränkung, nicht *dislozierte Querfrakturen* werden konservativ funktionell behandelt. Dislozierte Patellafrakturen werden operativ behandelt. Die operative Strategie besteht in der anatomiegerechten Wiederherstellung der Gelenkfläche und übungsstabilen Fixation der Fragmente. Bei einfachen Frakturformen wird die Schraubenosteosynthese als Methode der Wahl oder die Drahtzuggurtung angewandt. Bei Mehrfragmentfrakturen empfiehlt es sich, unterschiedliche, auf die Komplexität der Fraktur abgestimmte Osteosyntheseverfahren miteinander zu kombinieren, wobei stets die ventrale Zuggurtung zur Protektion vor den einwirkenden Flexions- und Distraktionskräften integriert werden sollte.

Die *distalen Femurfrakturen* im *Wachstumsalter* unterliegen einem besonderen Behandlungskonzept. Die konservative Behandlung steht ganz im Vordergrund. Die Indikation zur operativen Behandlung wie auch die operative Strategie orientieren sich danach, inwieweit die vulnerable Wachstumszone in das Frakturgeschehen miteinbezogen ist. Für eine Operation spricht, wenn eine durch die Fraktur bedingte Wachstumsstörung vermindert werden kann! Eine weitere Indikation zur Operation kann sich daraus ergeben, daß eine direkte Beteiligung der Wachstumsfugen zwar nicht vorliegt, aber die Fraktur konservativ nicht reponiert und eine ausreichende spontane Achsenkorrektur wegen erheblicher Fehlstellung oder aber gegen Ende des Wachstums nicht mehr erwartet werden kann.

Spezielle Anatomie

Gelenkkörper

Das Kniegelenk ist das größte Gelenk des menschlichen Körpers mit einem sehr komplexen Aufbau.

Die Grundbausteine sind die Gelenkkörper und zwar die Kondylen des Femurs, die Kondylen der Tibia sowie die Patella. (Abb. **1**).

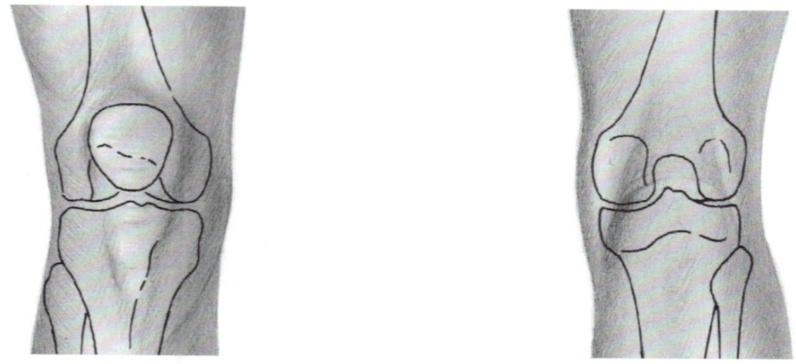

Abb. **1** Knochen und Weichteile des Kniegelenkes.

Klinisch gliedert sich das Kniegelenk in ein Femorotibialgelenk und in ein Femoropatellargelenk. Im ersteren artikulieren die Condyli femoris mit den von den Menisci bedeckten Condyli tibiae. Das Femoropatellargelenk ist die Verbindung zwischen den Gelenkflächen der Patella mit der Facies patellaris femoris.

Die von hyalinem Knorpel überzogenen konvexen Condyli femoris divergieren nach distal und hinten und lassen unterschiedliche Krümmungen erkennen. In transversalen Ebenen sind sie um eine sagittale Achse leicht gekrümmt, während eine andere Krümmung in der sagittalen Ebene nach hinten zunimmt, so daß die Längen der Krümmungsradien nach dorsal zu abnehmen. Der mediale Femurkondyl hat zusätzlich noch eine Krümmung um eine longitudinale Achse in der Transversalebene (Rotationskrümmung).

Die Tibia hingegen weist zwei ungleich große, eher längsovale Gelenkflächen (Facies articularis superior) auf, die durch die Eminentia intercondylaris und durch Areae intercondylares anterior et posterior getrennt sind. Die Knorpelauflagen der Femurkondylen sind besonders reichlich (bis 7 mm Dicke) im dorsalen Krümmungsbereich. Die stärkste Knorpelauflage an den Tibiakondylen befindet sich im Bereich der medialen Gelenkfacette nahe der Eminentia intercondylaris. Die bestehende Inkongruenz zwischen den Femurkondylen und den Gelenkfacetten am Tibiaplateau erfordert als besondere Einrichtung die Einschaltung der beiden Menisci, welche sich keilförmig zwischen Femur und Tibia schieben. Dadurch läßt sich klinisch das Femorotibialgelenk in ein „Meniskotibialgelenk" und ein „Meniskofemoralgelenk" unterteilen (Abb. **2**).

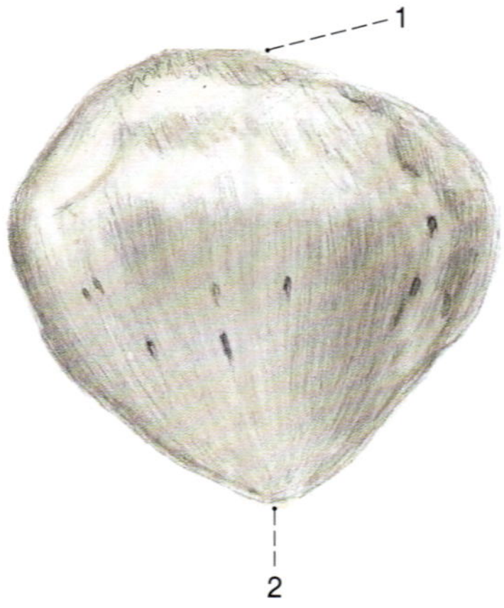

Abb. **2a** Patella von vorne.

1 Basis patellae
2 Apex patellae

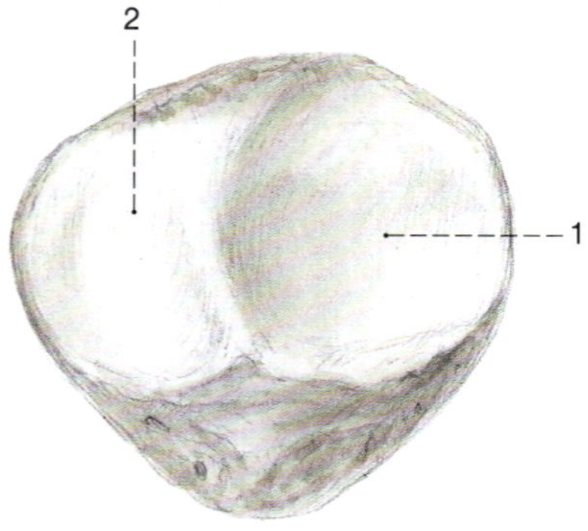

Abb. **2b** Patella von hinten.

1 laterale Facette
2 mediale Facette

Beim Femoropatellargelenk ist die Gelenkfläche der Patella durch einen First in eine größere laterale und eine kleinere mediale Facette getrennt. Die Patella hat im medianen Bereich eine bis zu 7 mm dicke Knorpelauflage.
Aufgrund der Form seiner Gelenkkörper entspricht das Kniegelenk funktionell einem Drehscharniergelenk (Trochoginglymus). An Bewegungen sind Flexion und Extension um transportable Gelenkachsen (Getriebegelenk) möglich. In gebeugter Stellung sind Innen- und Außenrotation durchführbar. Ausgehend von der Neutral-Nullstellung beträgt der Exkursionswinkel für die Flexion 120 - 140 Grad. Passiv ist eine geringe Hyperextension von etwa 5 - 10 Grad möglich. Bei rechtwinkelig gebeugtem Knie ist eine Außenrotation von 25 - 40 Grad möglich. Das Ausmaß der Innenrotation beträgt etwa 10 Grad.

Gelenkkapsel

Die beiden Schichten der weiten Gelenkkapsel, die Membrana synovialis und die Membrana fibrosa, sind durch Fett- und Bindegewebseinlagerungen besonders an der Vorder- und Hinterseite des Gelenkes, voneinander getrennt (Abb. **3**).
Die Membrana synovialis entspringt an der Knorpel-Knochen-Grenze vorn an den Tibiakondylen. Nahe der Area intercondylaris posterior verläuft die Ursprungslinie entlang der Begrenzung der Gelenksfacetten im Bogen nach vorn, die Area intercondylaris anterior umfassend. Von dort verläuft die Membrana synovialis zur Fossa intercondylaris des Femurs, wo sie an der Innenseite der Femurkondylen ansetzt. Von der weiteren Knorpel-Knochen-Grenze des Tibiaplateaus zieht sie zum Unterrand der Menisci, die vorn und seitlich mit der Kapsel verwachsen sind und setzt sich vom Oberrand dieser fort, um zum Femur zu gelangen. An der Vorderseite des Kniegelenkes ist die Patella in die Synovialmembran eingelassen. Eine hier von der Knorpel-Knochen-Grenze abgehende Umschlagfalte verläuft entlang des periostalen Bindegewebes des Femurs nach proximal und bildet die Bursa suprapatellaris (klinisch auch als Recessus superior bezeichnet).
Die Membrana fibrosa ist an der Tibia ca. 1 cm distal der Gelenkflächenränder befestigt. Sie ist mit den Meniskusbasen verwachsen und zieht von dort dorsal zu den Femurkondylen sowie, die Fossa intercondylaris überbrückend, zur Linea intercondylaris. Seitlich setzt sie unterhalb der Epicondyli femoris an. Vorn ist sie von den Kapselverstärkungen des „Quadrizeps-Streckapparates“ nicht abzugrenzen. Im vorderen Bereich des Gelenkes ist distal der Patella, zwischen Membrana synovialis und Membrana fibrosa, das Corpus adiposum infrapatellare (Hoffa-Fettkörper) als Druckpolster eingelassen. Der Fettkörper reicht von der Kniescheibe bis zur Plica synovialis infrapatellaris. Diese zieht mit ihrem freien Rand durch den Gelenkraum zu den Kreuzbändern und umhüllt diese vorn. Seitlich des Corpus adiposum infrapatellare finden sich zwei weitere Baufettwülste, die Plicae alares.

Konstant vorkommende kommunizierende Bursen sind die Bursa suprapatellaris, der Recessus subpopliteus, die Bursa des M. semimembranosus sowie die Bursa subtendinea m. gastrocnemii medialis.

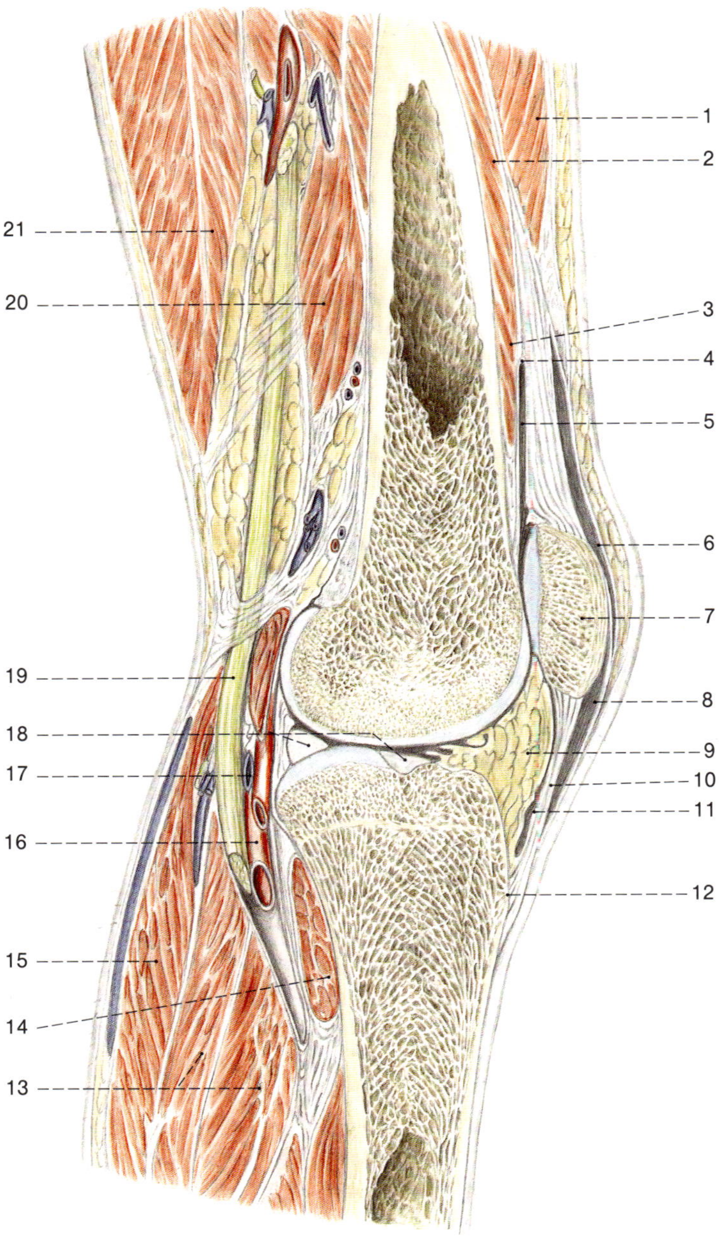

Abb. **3** Längsschnitt durch das Kniegelenk.

1 M. rectus femoris
2 M. vastus intermedius
3 M. articularis genus
4 Umschlagstelle der Membrana synovialis
5 Bursa suprapatellaris
6 Bursa praepatellaris (künstlich erweitert)
7 Patella
8 Bursa subcutanea infrapatellaris
9 Corpus adiposum infrapatellare
10 Lig. patellae
11 Bursa infrapatellaris profunda
12 Tuberositas tibiae
13 M. soleus
14 M. popliteus
15 M. gastrocnemius (Caput laterale)
16 A. poplitea
17 V. poplitea
18 Meniscus lateralis
19 N. tibialis
20 M. adductor magnus
21 M. biceps femoris

Kniegelenkstabilisierende Faktoren

Zahlreiche Einrichtungen des Kniegelenkes dienen der funktionellen Stabilität. Diese wird durch ein Zusammenspiel von statisch und dynamisch, von allen Seiten auf das Kniegelenk einwirkenden Strukturen ermöglicht, die in drei Hauptebenen ihre Wirkung entfalten. In der Sagittalebene verhindern sie die Verschiebung von Femur und Tibia in dorsoventraler Richtung (vorderes bzw. hinteres Schubladenphänomen).

In der Frontalebene werden mediale Aufklappbarkeit („Abduktion" des Unterschenkels, Valgusstreß) bzw. laterale Aufklappbarkeit („Adduktion" des Unterschenkels, Varusstreß) unterbunden; Bewegungen also, die physiologisch nicht möglich sind.

In der Transversalebene wird die Außen- bzw. Innenrotation stabilisiert.

Statische Stabilisatoren

Ligg. cruciata

Die Kreuzbänder, ein entwicklungsbedingter Rest einer vertikalen Scheidewand, bilden die zentralen Pfeiler (pivot central) des Gelenkes.

Sie liegen zwischen den beiden Schichten der Gelenkkapsel zwar intrakapsulär, aber bezogen auf den Gelenkraum, extraartikulär (Abb. **4** u. **5**).

Das Lig. cruciatum anterius entspringt fächerförmig, annähernd sagittal gestellt, im hinteren Drittel der Innenfläche des Condylus lateralis femoris. Es setzt, annähernd frontal gestellt, zwischen den Vorderhörnern der Menisci im Bereich der Area intercondylaris anterior an der Tibia an. Sein Verlauf durch die Fossa intercondylaris ist schräg von oben, hinten, lateral nach unten, vorn, medial. Die Faserbündel des vorderen Kreuzbandes sind je nach Gelenkstellung mehr oder weniger torquiert. Zwei Faserbündel lassen sich unterscheiden. Ein anteromediales Bündel mit langen Fasern sowie ein kurzfaseriges, posterolaterales Bündel. In Abhängigkeit von der Gelenkstellung zeigen sich unterschiedliche Spannungszustände dieser Bündel.

Die stabilisierende Funktion des vorderen Kreuzbandes wirkt in zwei Hauptrichtungen. Es verhindert in der Sagittalebene, unabhängig von der Gelenkstellung, eine Verschiebung der Tibia nach ventral (vorderes Schubladenphänomen). In der Transversalebene beendet die Anspannung des vorderen Kreuzbandes Außen- und Innenrotation.

Bei den letzten 10 Grad der Streckung verursacht die Anspannung des Lig. cruciatum anterius, begünstigt durch die Form des medialen Femurkondyls sowie unterstützt durch den Tractus iliotibialis , die zwangsläufige Schlußrotation im Ausmaß von 5 Grad.

Das Lig. cruciatum posterius entspringt fächerförmig, nahezu sagittal gestellt, im hinteren Teil der Innenfläche des Condylus lateralis femoris. Es setzt etwa frontal gestellt dorsal der Hinterhörner der Menisci an der Area intercondylaris posterior tibiae an. Oberflächliche Fasern dieses Bandes erreichen die Hinterfläche der Tibia. In seinem Verlauf von vorn, oben, medial nach hinten, unten, lateral verdrehen sich die Faserbündel. Es läßt sich ein anterolaterales Bündel, mit langen kräftigen Fasern und ein posteromediales Bündel mit kurzen Fasern sowie ein hinteres Schrägbündel unterscheiden. Letzteres zeigt bei den Bewegungen keine nennenswerten Spannungsänderungen (= isometrisches Bündel). Bei der Streckung im Kniegelenk verläuft das hintere Kreuzband eher transversal eingestellt, mit zunehmender Beugung jedoch wird es aufgerichtet und damit zum Drehpfeiler für die Rotationsbewegung.

In der Sagittalebene verhindert das hintere Kreuzband eine Dorsalverschiebung der Tibia gegen das Femur (hinteres Schubladenphänomen).

Grundsätzlich sichern beide Kreuzbänder in Beugestellung des Kniegelenkes den gelenkigen Kontakt und übernehmen die Führung im Gelenk.

Die Ansatzstellen sowie die Längen der Kreuzbänder ermöglichen einen typischen Ablauf des Rollgleitens bzw. Drehgleitens der Kondylen. Geringfügige Änderungen in diesem System führen zu einer Diskrepanz zwischen Kondylenform und Bewegungsbahn.

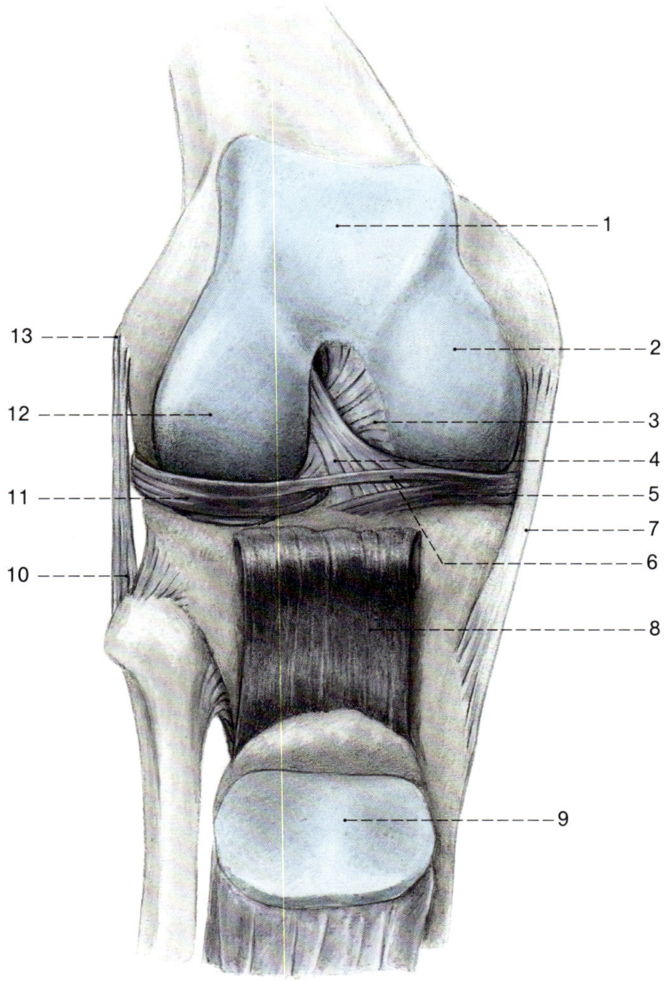

Abb. **4** Rechtes Kniegelenk, Kreuzbänder von vorne.

1 Facies articularis patellaris
2 Condylus medialis femoris
3 Lig. cruciatum posterius
4 Lig. cruciatum anterius
5 Meniscus medialis
6 Lig. transversum genus
7 Lig. collaterale tibiale
8 Lig. patellae
9 Facies articularis patellae
10 Lig. collaterale fibulare
11 Meniscus lateralis
12 Condylus lateralis femoris
13 Epicondylus lateralis femoris

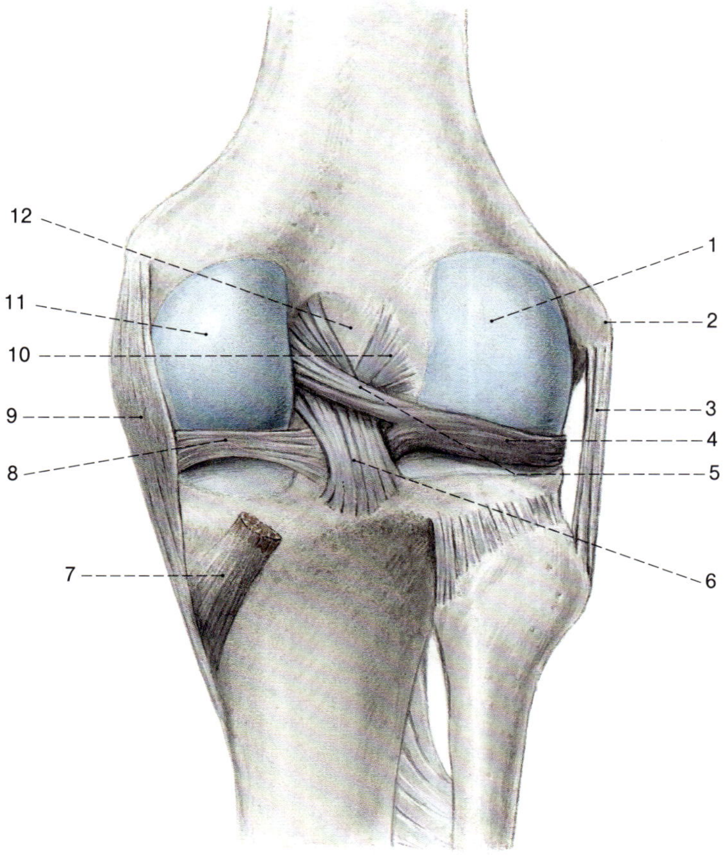

Abb. **5** Rechtes Kniegelenk, Kreuzbänder von hinten.

1 Condylus lateralis femoris
2 Epicondylus lateralis femoris
3 Lig. collaterale fibulare
4 Meniscus lateralis
5 Lig. meniscofemorale posterius
6 Lig. cruciatum posterius
7 Sehne des M. semimembranosus
8 Meniscus medialis
9 Lig. collaterale tibiale
10 Lig. cruciatum anterius
11 Condylus medialis femoris
12 Fossa intercondylaris

Ligg. meniscofemoralia

Die Meniskofemoralbänder ziehen vom Hinterhorn des Meniscus lateralis zur Innenfläche des medialen Femurkondyls. Sie verlaufen annähernd parallel zum hinteren Kreuzband.

Das Lig. meniscofemorale posterior setzt dorsal, das Lig. meniscofemorale anterior ventral am Condylus medialis des Femurs an. Beide Bänder finden sich in 54 % der Fälle. Das hintere Meniskofemoralband ist einzeln in 24 %, das vordere Meniskofemoralband einzeln in 22 % der Fälle vorhanden.

Die Ligg. meniscofemoralia verhindern durch eine stabilisierende Wirkung auf das Hinterhorn des Meniscus lateralis dessen Einklemmung (Abb. **6**).

Ligg. collateralia

Das Lig. collaterale tibiale ist ein in die Membrana fibrosa der Kapsel eingelassenes, etwa 10 cm langes, dreieckiges Band. Drei Faserrichtungen lassen sich unterscheiden. Vordere, lange Fasern entspringen am Epicondylus medialis des Femurs und ziehen longitudinal zum Margo medialis der Tibia. Im Ansatzbereich sind diese Fasern von den schräg verlaufenden Fasern des Pes anserinus superficialis bedeckt. Die vorderen, langen Fasern sind durch lockeres Bindegewebe, manchmal auch durch eine Bursa, in eine oberflächliche und tiefe Schichte unterteilt. Die tiefe Schichte wird auch als „mediales Kapselband" bezeichnet. Hintere, obere, kurze Fasern (klinisch auch posterior oblique ligament bzw. Lig. collaterale mediale posterius superius genannt) ziehen schräg vom Epicondylus medialis des Femurs zum Hinterhorn des Meniscus medialis und sind über die Gelenkkapsel mit diesem fest verwachsen.

Hintere, untere Fasern (auch „Lig. coronarium" genannt) ziehen vom Hinterhorn des medialen Meniskus schräg zur Tibia und werden von der Ansatzsehne des M. semimembranosus unterkreuzt.

Sowohl in Streck- als auch in Beugestellung stabilisiert das Band gegen „Valgusstreß" und Außenrotationskräfte in Frontal- bzw. Transversalebene (Abb. **7**).

Das annähernd runde *Lig. collaterale fibulare* zieht extrakapsulär vom Epicondylus lateralis femoris zum Caput fibulae.
Es wird von der Sehne des M. biceps femoris zangenförmig umfaßt. Zwischen Band und Gelenkkapsel schiebt sich unterkreuzend die Sehne des M. popliteus ein.
Die stabilisierende Wirkung dieses Bandes in der Frontalebene wirkt, vor allem in Streckstellung, gegen „Varusstreß". In Beugestellung ist es insuffizient.

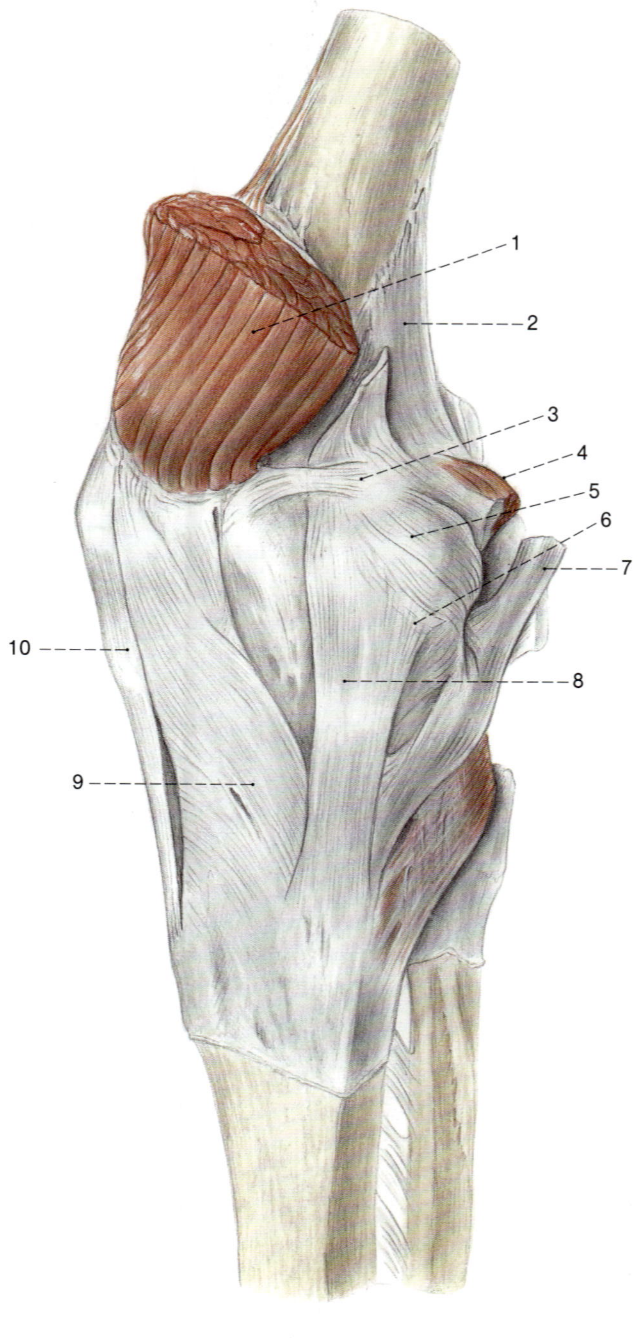

Abb. **6** Rechtes Kniegelenk von medial.

1 M. vastus medialis
2 Capsula articularis
3 Epicondylus medialis
4 Caput mediale m. gastrocnemii
5 hintere, obere, kurze Fasern des Lig. collaterale tibiale
6 hintere, untere Fasern des Lig. collaterale tibiale
7 Sehne des M. semimembranosus
8 vordere, lange Fasern des Lig. collaterale tibiale
9 Retinaculum patellae mediale
10 Lig. patellae

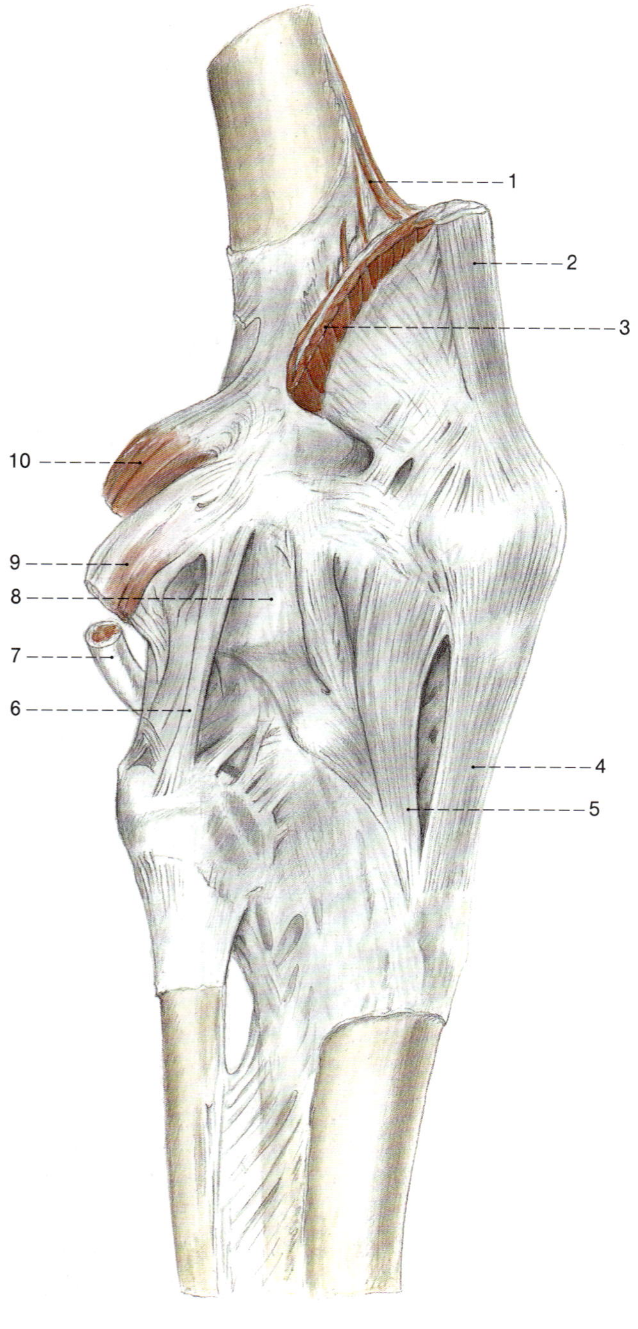

Abb. **7** Rechtes Kniegelenk von vorn lateral.

1 M. articularis genus
2 Ansatzsehne des M. rectus femoris
3 M. vastus lateralis
4 Lig. patellae
5 Retinaculum patellae laterale
6 Lig. collaterale fibulare
7 Sehne des M. semimembranosus
8 Capsula articularis
9 Caput laterale m. gastrocnemii
10 M. plantaris

Dorsale Kapsel-Band-Strukturen

Die dorsalen Kapsel-Band-Strukturen stellen sowohl statisch als auch dynamisch eine funktionelle Einheit dar. Sie verstärken außerdem die Gelenkkapsel im dorsalen Bereich.

Dazu gehören die sehnigen Ansätze des M. semimembranosus (Pes anserinus profundus), die hinteren, oberen, kurzen Fasern des Lig. collaterale tibiale, das Lig. popliteum arcuatum sowie die Sehnenkappen der Ursprungsköpfe des M. gastrocnemius (Abb. **8**).

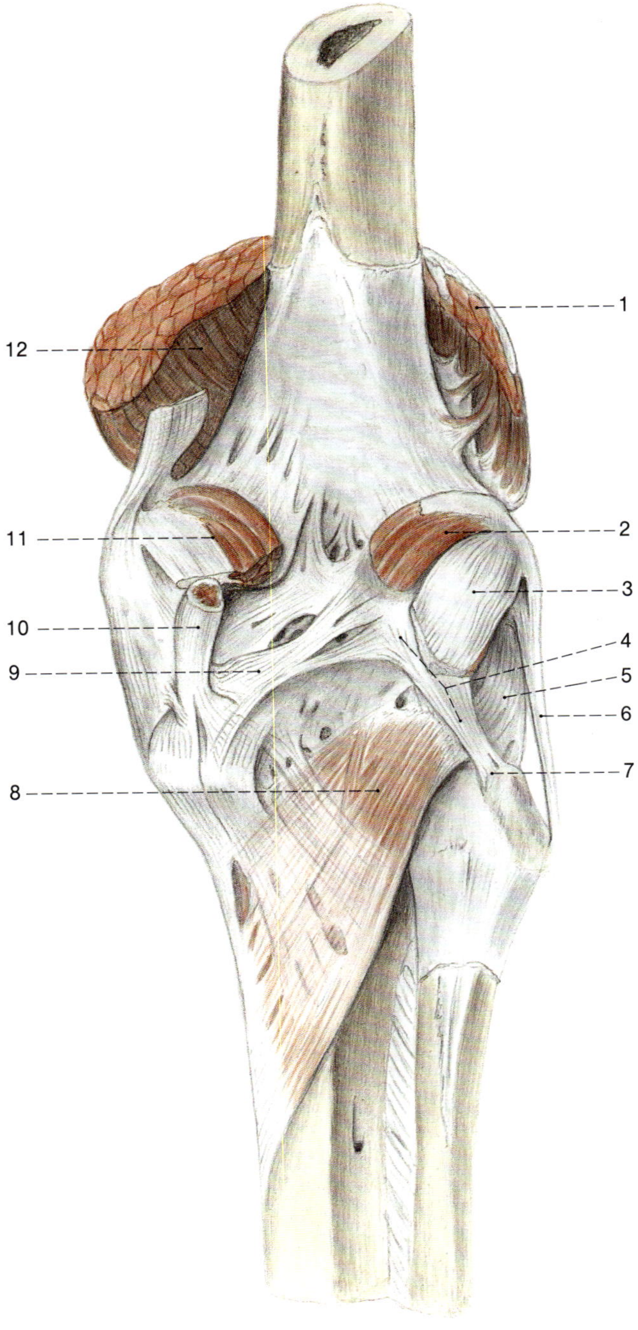

Abb. **8** Rechtes Kniegelenk von hinten.

1 M. vastus lateralis
2 M. plantaris
3 Caput laterale m. gastrocnemii
4 Lig. popliteum arcuatum
5 Sehne des M. popliteus
6 Lig. collaterale fibulare
7 Apex capitis fibulae
8 M. popliteus
9 Lig. popliteum obliquum
10 Sehne des M. semimembranosus
11 Caput mediale m. gastrocnemii
12 M. vastus medialis

Der M. semimembranosus setzt als Pes anserinus profundus in der posteriomedialen Gelenkecke („Semimembranosusecke“) an. Seine Sehne spaltet sich in drei Teile auf. Ein Teil zieht nach vorne zum Condylus medialis tibiae, ein zweiter Teil strahlt in die Faszie des M. popliteus ein, während ein dritter Teil die Hinterwand der Gelenkkapsel als Lig. popliteum obliquum verstärkt. Eine weitere Verstärkung der dorsalen Kapselwand bildet das Lig. popliteum arcuatum, das vom Apex capitis fibulae, die Sehne des M. popliteus überkreuzend, in die dorsale Kapsel einstrahlt.

Lig. popliteum arcuatum, Popliteussehne, und Lig. collaterale fibulare werden funktionell als „Arcuatumkomplex“ zusammengefaßt.

Die dorsalen Kapsel-Band-Strukturen stabilisieren das Kniegelenk in Streckstellung in der Sagittalebene, gegen Hyperextension in der Transversalebene, gegen übermäßige Rotation und in der Frontalebene gegen mediale und laterale Aufklappbarkeit. Der sog. „Arcuatumkomplex“ stabilisiert die posterolaterale Gelenkecke („Popliteusecke“) gegen laterale Aufklappbarkeit unter Varusstreß und übermäßige „Außenrotation“ (Abb. **9**).

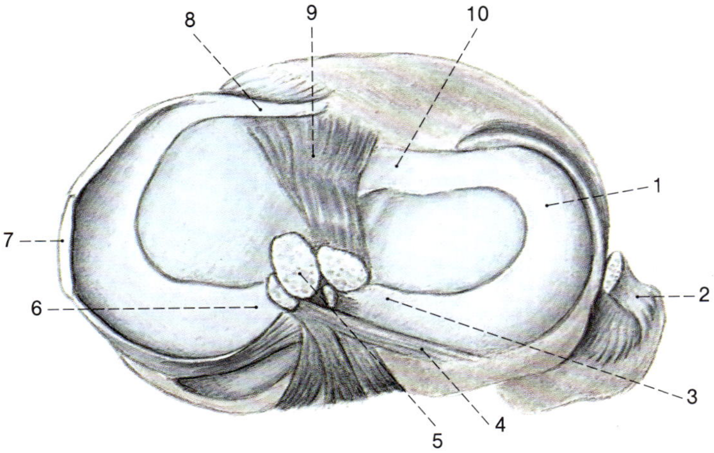

Abb. **9** Menisci, Ansicht der oberen Fläche.

1 Meniscus lateralis
2 Lig. collaterale fibulare
3 Crus posterius des Meniscus lateralis
4 Lig. meniscofemorale posterius
5 Lig. cruciatum posterius
6 Crus posterius des Meniscus medialis
7 Lig. collaterale tibiale
8 Crus anterius des Meniscus medialis
9 Lig. cruciatum anterius
10 Crus anterius des Meniscus lateralis

Menisci

Die Menisci sind besondere Gelenkeinrichtungen zum Ausgleich der Inkongruenz der Gelenkkörper. An der Tibia verschieblich befestigt, verbessern sie als transportable Gelenkpfannen den Gelenkkontakt. Zur flächenhaften Druckverteilung sind sie keilförmig an ihrer Innenseite abgeplattet. An ihrer Außenfläche sind sie mit der Membrana synovialis verwachsen. Ihre Fasern sind in Richtung der größten Zugbeanspruchung ausgerichtet. Längsfasern und radiäre Fasern durchfechten sich. Mikroskopisch sind drei Zonen feststellbar. Eine gefäßlose, durch Diffusion ernährte Knorpelzone, etwa Dreiviertel des inneren Anteiles einnehmend, eine kapillarhaltige Faserzone sowie eine parameniskeale Zone aus lockerem Bindegewebe, als Gleitschicht nahe dem gefäßreichen Kapselansatz. Die gute Vaskularisation der basisnahen Zone, insbesondere der Hinterhörner ermöglicht eine Refixation von Meniskusabrissen.

Der *Meniscus medialis* ist halbmondförmig. Sein Crus anterius ist vor dem Lig. cruciatum anterius an der Area intercondylaris anterior befestigt. Das Crus posterius setzt zwischen Eminentia intercondylaris und Lig. cruciatum posterius an der Area intercondylaris posterior an.

Der mediale Meniskus ist mit den hinteren, kurzen, oberen Fasern und den hinteren, unteren Fasern des Lig. collaterale tibiale verwachsen und dadurch in seiner Beweglichkeit eingeschränkt. Der eher kreisförmige *Meniscus lateralis* inseriert mit seinem Crus anterius zwischen Eminentia intercondylaris und Lig. cruciatum anterius an der Area intercondylaris anterior. Sein Crus posterius setzt zwischen Eminentia intercondylaris und dem Lig. cruciatum posterius an der Area intercondylaris posterior an. Von seinem Hinterhorn entspringen die Meniskofemoralbänder.

Vorn sind beide Menisci durch das Lig. transversum genus verbunden.

Die Meniskushinterhörner sind wichtige Stabilisatoren in der Transversalebene (Rotationsstabilisierung). Das Hinterhorn des medialen Meniskus kontrolliert die Außenrotation, indem es bei dieser Bewegung wie ein Bremsklotz zwischen Femur und Tibia gepreßt wird. In analoger Weise wirkt das Hinterhorn des lateralen Meniskus bei der Innenrotation.

Dynamische Stabilisatoren des Kniegelenkes

Quadrizeps-Streckapparat

M. quadriceps femoris, Patella, Lig. patellae und Retinacula patellae bilden funktionell gesehen den Quadrizeps-Streckapparat.

Der M. quadriceps femoris gliedert sich in den zweigelenkigen M. rectus femoris sowie in die eingelenkigen Mm. vastus medialis, vastus intermedius und vastus lateralis (Abb. **10**).

Der M. rectus femoris hat seinen Ursprung mit seinem Caput rectum an der Spina iliaca anterior inferior und mit dem Caput reflexum am Oberrand der Hüftgelenkpfanne im Sulcus supraacetabularis.

Der M. vastus medialis entspringt vom Labium mediale der Linea aspera des Femurs, der M. vastus intermedius von der vorderen und lateralen Femurfläche. Der M. vastus lateralis hat seinen Ursprung an der lateralen Fläche des Trochanter major, an der Linea intertrochanterica, an der Tuberositas glutealis und am Labium laterale der Linea aspera.

Diese vier Anteile des M. quadriceps femoris inserieren mit einer gemeinsamen Sehne an der Basis und den Seitenteilen der Patella. In Fortsetzung dieser Fasern verläuft das Lig. patellae vom distalen Rand der Kniescheibe bis zur Tuberositas tibiae.

Ansatzfasern des M. vastus medialis und wenige Fasern des M. rectus femoris bilden das Retinaculum patellae mediale. Fasern des M. vastus lateralis und des M. rectus femoris bilden das Retinaculum patellae laterale, in das auch Fasern des Tractus iliotibialis einstrahlen. Die Ansatzgebiete dieser Retinacula sind an der Vorderfläche des medialen bzw. lateralen Tibiakondyls.

Das kräftige, 5 – 6 cm lange, 2 – 3 cm breite und bis zu 0,5 cm dicke Lig. patellae, die Retinacula patellae sowie die Faszie bilden mit dem M. quadriceps femoris ein vertikales und transversales Verspannungssystem für das „Femoropatellargelenk".

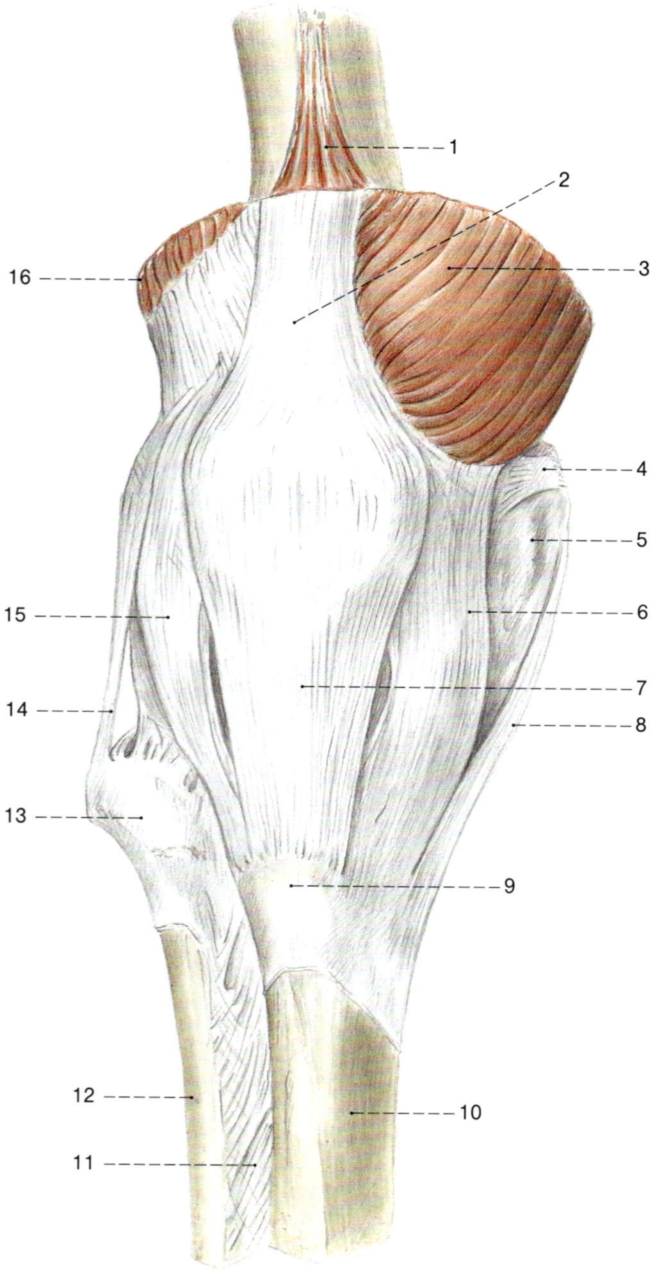

Abb. **10** Rechtes Kniegelenk von vorn.

1 M. articularis genus
2 Sehne des M. quadriceps femoris
3 M. vastus medialis
4 Transversal verlaufende Fasern
5 Capsula articularis
6 Retinaculum patellae mediale
7 Lig. patellae
8 Lig. collaterale tibiale
9 Tuberositas tibiae
10 Tibia
11 Membrana interossea
12 Fibula
13 Caput fibulae
14 Lig. collaterale fibulare
15 Retinaculum patellae laterale
16 M. vastus lateralis

Der Quadrizeps-Streckapparat stabilisiert das Kniegelenk in der Sagittal- und Transversalebene. Als kräftiger Strecker verhindert der M. quadriceps femoris in der Sagittalebene eine vordere Subluxation des Femurs. Durch diese Funktion ist er ein dynamischer Partner des hinteren Kreuzbandes.
In der Transversalebene wird die Außenrotation vom M. vastus medialis, die Innenrotation vom M. vastus lateralis kontrolliert.
Alle an der Patella angreifenden Muskel verteilen aufgrund des Verspannungssystems den Gelenkdruck.

Ischiokrurale Muskeln

Die ischiokrurale Muskelgruppe, bestehend aus dem Caput longum des M. biceps femoris, M. semimembranosus und M. semitendinosus, entspringen mit einem Caput commune am Tuber ischiadicum und setzen an den Unterschenkelknochen an.
Der M. biceps femoris entspringt zusätzlich mit seinem Caput breve am mittleren Drittel der lateralen Lippe der Linea aspera des Femurs und am Septum intermusculare laterale. Der Ansatz dieses Muskels ist am Caput fibulae, wo er das Lig. collaterale fibulare zangenförmig umfaßt. In seinem Ansatzgebiet hat er auch Verbindungen zum lateralen Tibiakondyl sowie zur Unterschenkelfaszie. Eine Bursa subtendinea m. bicipitis femoris findet sich zwischen seinem Ansatzgebiet und dem Lig. collaterale fibulare.
Der M. semitendinosus setzt, über den Pes anserinus superficialis, gemeinsam mit dem M. gracilis und M. sartorius an der Facies medialis der Tibia an. Zwischen Tibia und dem Pes anserinus superficialis liegt die Bursa anserina.
Das Ansatzgebiet des M. semimembranosus als Pes anserinus profundus wurde bereits beschrieben.
Über ihre Ansätze stabilisieren die ischiokruralen Muskeln das Kniegelenk in allen drei Hauptebenen. In der Sagittalebene besteht eine antagonistische Wirkung zum Quadrizeps-Streckapparat. Der M. semimembranosus wirkt synergistisch zum Lig. cruciatum anterius einer vorderen Subluxation der Tibia entgegen. Ferner hemmen die ischiokruralen Muskeln eine Hyperextension.
In der Frontalebene wirkt der M. biceps femoris einer lateralen Aufklappbarkeit unter Varusstreß entgegen, während M. semitendinosus und M. semimembranosus die mediale Aufklappbarkeit unter Valgusstreß verhindern.
In der Transversalebene sind M. semitendinosus und M. semimembranosus als Innenrotatoren Stabilisatoren der Außenrotation, während der M. biceps femoris als einziger Außenrotator des Kniegelenkes eine überschießende Innenrotation kontrolliert.

Muskeln mit Ansatz als Pes anserinus superficialis

Der Pes anserinus superficialis ist gemeinsames Ansatzgebiet von M. sartorius, M. gracilis und M. semitendinosus an der Facies medialis tibiae in Höhe der Tuberositas tibiae. Der M. sartorius entspringt an der Spina iliaca anterior superior, der M. gracilis am Ramus inferior ossis pubis und der M. semitendinosus am Tuber ischiadicum.
Die Muskeln des Pes anserinus superficialis stabilisieren das Kniegelenk in allen drei Hauptebenen.
In der Sagittalebene wird einer vorderen Subluxation der Tibia entgegengewirkt und eine Hyperextension begrenzt. In der Frontalebene wird die mediale Aufklappbarkeit verhindert sowie in der Transversalebene die Außenrotation kontrolliert.

M. gastrocnemius, M. plantaris

Der M. gastrocnemius entspringt mit einem Caput mediale proximal vom Condylus medialis femoris und mit einem Caput laterale proximal vom Condylus lateralis femoris. Er setzt über die gemeinsame Endsehne des M. triceps surae (Achillessehne) am Tuber calcanei an. Die Ursprungssehnen seiner Köpfe sind mit der Kapsel des Kniegelenkes fest verbunden und bilden die sog. Kondylenkappen. In 10–20% der Fälle findet sich in der Ursprungssehne des lateralen Kopfes ein Sesambein (Fabella).
Zwischen Gelenkkapsel und Ursprung des medialen Kopfes liegt die mit dem Gelenk kommunizierende Bursa subtendinea m. gastrocnemii medialis. Diese kann mit der Bursa m. semimembranosi in Verbindung stehen. In 15% der Fälle findet sich auch eine Bursa subtendinea m. gastrocnemii lateralis, die nur selten mit dem Gelenk kommuniziert.
Der M. plantaris entspringt proximal vom Condylus lateralis des Femurs und setzt mit einer langen schmalen Endsehne am Tuber calcanei an. In 5% der Fälle kann er fehlen.
Als Beuger im Kniegelenk stabilisieren diese Muskeln in der Sagittalebene, indem sie einer Hyperextension entgegenwirken. Das Caput mediale des M. gastrocnemius verhindert eine mediale Aufklappbarkeit unter Valgusstreß, das Caput laterale die laterale Aufklappbarkeit unter Varusstreß.

M. popliteus

Der am Epicondylus lateralis entspringende M. popliteus zieht eingebettet in der Kniegelenkkapsel, im Sulcus popliteus des Femurs, medial vom Lig. collaterale fibulare zur Linea m. solei der Tibia.
In Höhe des Tibiaplateaus ist die Sehne des M. popliteus mit dem Crus posterius des lateralen Meniskus verwachsen, so daß dieser dynamisch gesteuert werden kann. An dieser Stelle bildet eine Aussackung der Gelenkkapsel den Recessus subpopliteus.
Der M. popliteus ist ein wichtiger dynamischer Stabilisator im „Popliteuseck". Er kontrolliert in der Transversalebene als Innenrotator die Außenrotation. In der Sagittalebene wirkt er einer vorderen Subluxation des Femurs, in Synergie mit dem hinteren Kreuzband, entgegen. In der Frontalebene wird die laterale Aufklappbarkeit unter Varusstreß unterbunden.

Tractus iliotibialis

Der Tractus iliotibialis verstärkt im lateralen Abschnitt des Oberschenkels die Fascia lata. Er setzt an der anterolateralen Fläche des lateralen Tibiakondyls am Tuberculum tractus iliotibialis (Gerdy-Tuberculum) an. Er wird durch die von kranial einstrahlenden Fasern des M. tensor fasciae latae und M. glutaeus maximus zu einer dynamischen Struktur.
Er stabilisiert das Gelenk in Abhängigkeit vom Exkursionswinkel der Bewegung in allen drei Hauptebenen.

Regionen des Kniegelenkes

Abgrenzung

Die Regionen des Kniegelenkes sind die Regio genus anterior und die Regio genus posterior mit der Fossa poplitea.
Die Abgrenzung nach proximal-ventral ist etwa die Höhe der Umschlagfalte der Bursa suprapatellaris. Proximal-dorsal besteht eine fließende Grenze zur Regio femoris posterior etwa in Höhe des Hiatus tendineus des Canalis adductorius.
Distal-ventral bildet die Grenze die Höhe der Tuberositas tibiae, distal-dorsal der Arcus tendineus m. solei.

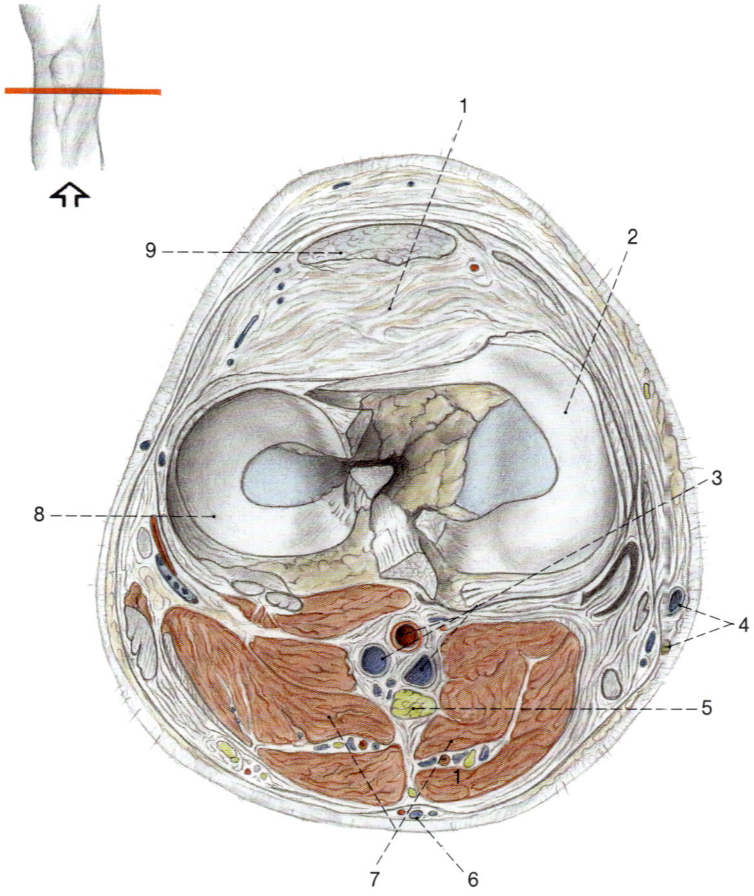

Abb. **11** Horizontalschnitt durch ein rechtes Kniegelenk, Ansicht von distal.

1 Corpus adiposum infrapatellare
2 Meniscus medialis
3 A. poplitea, Vv. popliteae
4 V. saphena magna, N. saphenus
5 N. tibialis
6 V. saphena parva
7 M. gastrocnemius
8 Meniscus lateralis
9 Lig. patellae

Regio genus anterior

Oberflächliche Gebilde und Faszie

Die Haut über der Patella ist verschieblich, aber derb. Seitlich der Patella ist sie dünner. Die Fascia lata ist an den prominenten Knochenteilen fest verwachsen (Verstärkungszüge sowie Gleitbeutel s. oben).
Im epifaszialen Gewebe finden sich nur kleinere Hautgefäße.
Die Nervenversorgung der Haut erfolgt proximal durch die Rr. cutanei anteriores des N. femoralis, lateral durch den N. cutaneus femoris lateralis sowie medial durch den R. cutaneus n. obturatorii.
Distal verzweigt sich der R. infrapetallaris des N. saphenus, der als sensibler Anteil des Patellarsehnenreflexes (Quadrizepsreflex) auch das Lig. patellae versorgt.
Subfaszial findet sich ein ausgeprägtes arterielles Rete articulare genus, welches im Bereich der Kniescheibe als Rete patellare bezeichnet wird. Das Rete articulare genus wird von sechs Hauptarterien gespeist. Es sind dies die A. genus superior lateralis, die A. genus superior medialis, die A. genus inferior lateralis, die A. genus inferior medialis, die A. genus media und A. genus descendens. Die fünf erstgenannten Arterien entstammen der A. poplitea, die A. genus descendens kommt aus der A. femoralis.
Das Rete articularis genus versorgt nicht nur die subkutanen Gebilde, sondern übernimmt auch die Blutversorgung aller Gelenkanteile wie Gelenkkörper und besonderer Einrichtungen des Gelenkes.

Regio genus posterior, Fossa poplitea

Epifasziale Gebilde

In der Subkutis finden sich am medialen Rand der Regio genus posterior die V. saphena magna, welche am Unterschenkel vom N. saphenus begleitet wird. Am Unterrand der Fossa poplitea kann, begleitet vom N. cutaneus surae medialis, die V. saphena parva die Faszie durchbrechen. Die laterale Seite dieser Region wird von rückläufigen Ästen des N. cutaneus surae lateralis versorgt. In der Mitte der Region erfolgt die Innervation durch die Endäste des N. cutaneus femoralis posterior (Abb. **11** u. **12**).

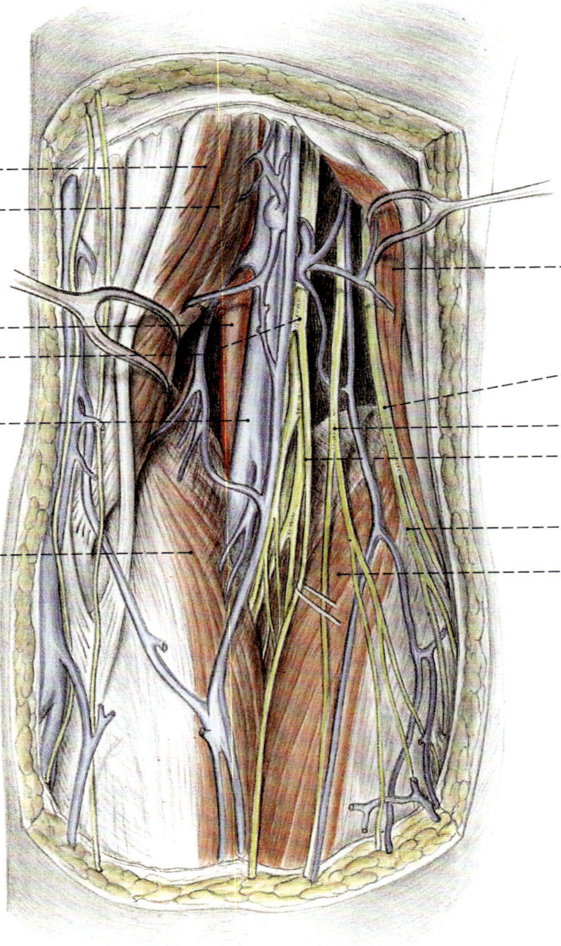

Abb. **12** Rechte Fossa poplitea, tiefe Schicht.

1 M. biceps femoris
2 N. peronaeus communis
3 N. cutaneus surae lateralis (hoher Abgang)
4 N. cutaneus surae medialis
5 Rr. musculares
6 Caput laterale m. gastrocnemii
7 Caput mediale m. gastrocnemii
8 V. poplitea
9 N. tibialis
10 A. poplitea
11 M. semimembranosus
12 M. semitendinosus

Die subfaszial gelegene, rautenförmige Fossa poplitea wird medial-proximal vom M. semimembranosus, lateral-proximal vom M. biceps femoris sowie distal von den Köpfen des M. gastrocnemius begrenzt.
Proximal laufen zwischen M. semimembranosus und M. biceps femoris der N. ischiadicus bzw. seine Äste. Der eine Ast, N. peronaeus communis, zieht in weiterer Folge entlang des Hinterrandes des M. biceps femoris nach distal und gelangt am Fibulakopf vorbei zum M. peronaeus longus. Etwa in der Mitte der Fossa poplitea gibt er den N. cutaneus surae lateralis ab, der oberhalb des Caput fibulae durch die Faszie hindurch tritt. Der zweite Ast des N. ischiadicus der N. tibialis gelangt zwischen Caput mediale und Caput laterale des M. gastrocnemius nach distal. Innerhalb der Fossa poplitea entläßt er Rr. musculares und den N. cutaneus surae medialis, der sich am Unterschenkel mit dem R. communicans peronaeus zum N. suralis vereinigt.
In der Tiefe der Fossa poplitea liegt die A. poplitea, begleitet von den Vv. popliteae. In unterschiedlicher Höhe entläßt die A. poplitea die A. tibialis anterior.
Varietäten der Arterienverzweigung sind möglich. Zu 90% gibt die A. poplitea dorsal des M. popliteus als ersten Ast die A. tibialis anterior ab und teilt sich erst weiter distal in die A. tibialis posterior und A. peronaea. Zu 4% findet sich jedoch ein gemeinsamer Abgang der Arterien. In einem Prozent der Fälle gibt es einen gemeinsamen Ursprung der A. tibialis anterior und der A. peronaea (Truncus peronaeotibialis anterior) am distalen Rand des M. popliteus. In 3% der Fälle entläßt die A. poplitea die A. tibialis anterior bereits proximal des M. popliteus. Zu 1% kann ein hoher Abgang der A. tibialis anterior vorkommen, wobei einmal ein Truncus peronaeotibialis anterior vorhanden ist, das andere Mal die A. tibialis anterior ventral vom M. popliteus verläuft.
Die V. saphena parva mündet meist innerhalb der Region in die V. poplitea.

Topographie der Zugangswege

Zur Versorgung der distalen artikulären Femurfrakturen werden zwei Zugangswege verwendet, der *anterolaterale* (s. Beitrag „Weichteilmantel, Kapsel-Band-Apparat" S. 201 f. und der *mediale* Zugang.

Medialer Zugang

Über den medialen Zugang werden die artikulären Frakturen des Condylus medialis (B_2- u. B_3-Frakturen) versorgt. M. vastus medialis und Quadrizepssehne werden in *einer* Schicht nach lateral mobilisiert und nicht wie beim nach proximal erweiterten anteromedialen Zugang voneinander getrennt. Er ist deshalb schonender. Der laterale Kondylus kann von diesem Zugang aus nur unzureichend dargestellt werden.

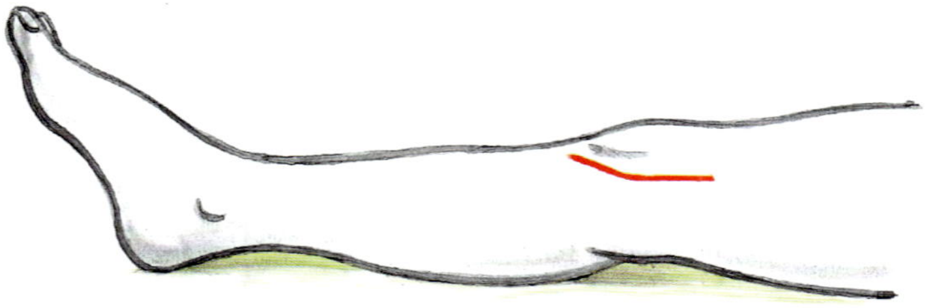

Abb. **13** Der Hautschnitt beginnt medial der Tuberositas tibiae und verläuft leicht geschwungen entlang des medialen Randes des M. vastus medialis bis etwa 5 cm proximal des gut tastbaren Tuberculum adductorium.

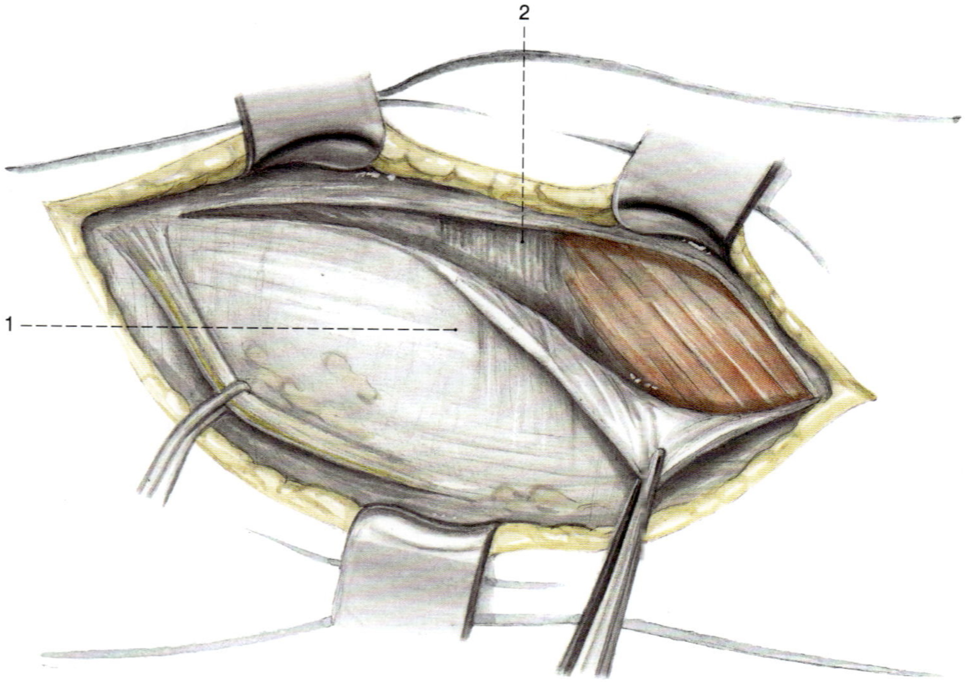

Abb. **14** Längsspalten der Subkutis und epifasziale Präparation des medialen Hautlappens nach dorsal. Der subkutan verlaufende R. infrapatellaris n. sapheni wird mit einem Nervenbändchen angeschlungen und geschont. Das Retinaculum patellae mediale und die Faszie über dem M. vastus medialis werden parallel zur Hautinzision gespalten, d.h. die Inzision verläuft am Übergang zur Muskelfaszie ebenfalls leicht nach dorsal geschwungen, entlang des medialen Randes des M. vastus medialis nach proximal. Ligatur oder Koagulation der kleinen Äste der A. poplitea, soweit notwendig. Den Übergang vom derberen Retinakulumkomplex zur zarten Muskelfaszie bilden die in der tiefen Schicht quer zum Epikondylus verlaufenden Fasern des Retinaculum patellae transversale.

1 Condylus medialis femoris
2 Retinaculum patellae mediale transversale

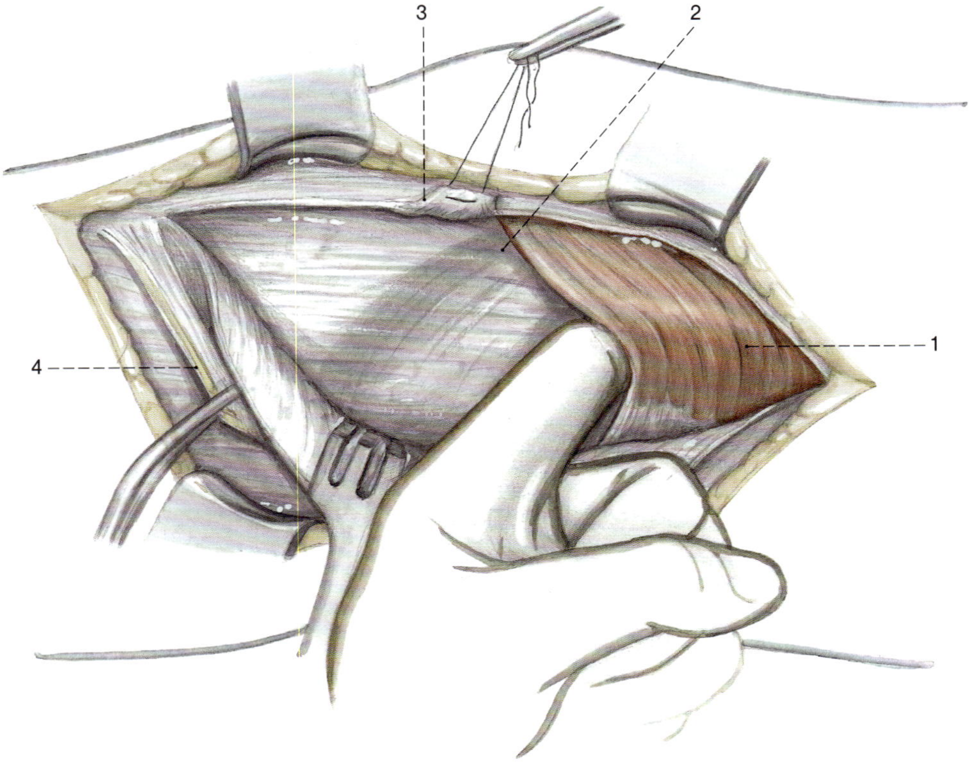

Abb. **15** Der M. vastus medialis wird an seinem Unterrand freipräpariert und stumpf, am besten mit dem Finger unterminierend von der Gelenkkapsel abgeschoben und ebenfalls stumpf und nur gelegentlich mit einem Scherenschlag nachhelfend, vom Septum intermusculare mediale abgelöst.

1 M. vastus medialis
2 Retinaculum patellae mediale transversale
3 Retinaculum patellae mediale longitudinale
4 R. infrapatellaris n. sapheni

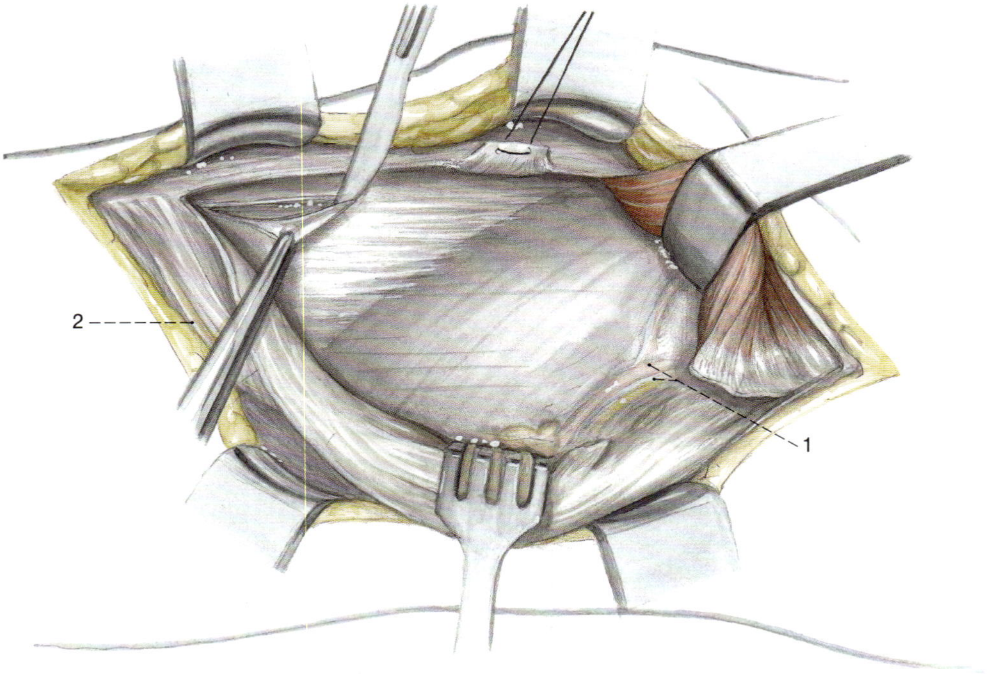

Abb. **16** Der mobilisierte M. vastus medialis wird mit einem breiten Weichteilhaken nach proximal lateral weggehalten. Längsspalten der Gelenkkapsel. Die Eröffnung des Gelenkes muß genügend weit nach proximal unter den M. vastus medialis erfolgen. Ggf. muß der Muskel noch weiter nach proximal vom Septum intermusculare mediale abgelöst werden, was meist stumpf mit dem Finger gelingt.

1 A., V. genus descendens
2 R. infrapatellaris n. sapheni

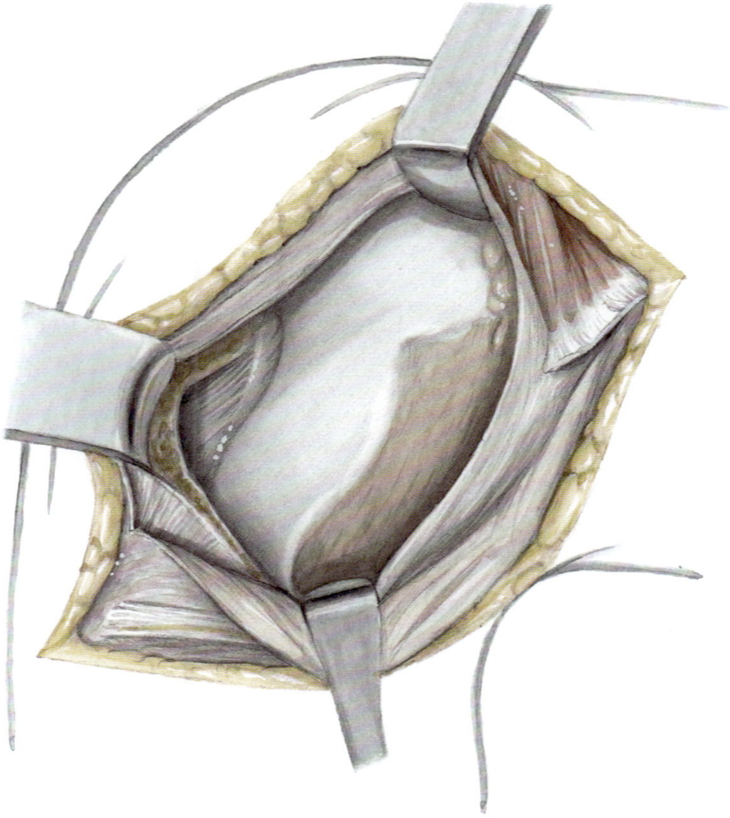

Abb. **17** Mit einem Roux- oder Langenbeck-Haken werden Muskulatur und Streckapparat nach lateral weggehalten. Das Kniegelenk wird um 90 Grad gebeugt. Ein zweiter Langenbeck-Haken wird unter das mediale Seitenband gesetzt. In verschiedenen Beugestellungen können der Condylus medialis und der mediale Bereich des Condylus lateralis dargestellt werden. Bedarfsweise kann der Streckapparat mit der Patella über den lateralen Kondylus hinweg mobilisiert werden.

Frakturen, Achsenfehlstellungen und Behandlungsmethoden

Frakturen

Frakturen beim Erwachsenen

Distales Femur

Die AO-Klassifikation der distalen Femurfrakturen, die sich auf den Schweregrad der Fraktur bezieht, bietet zugleich Grundlage für die Art der Versorgung (Abb. **18**).

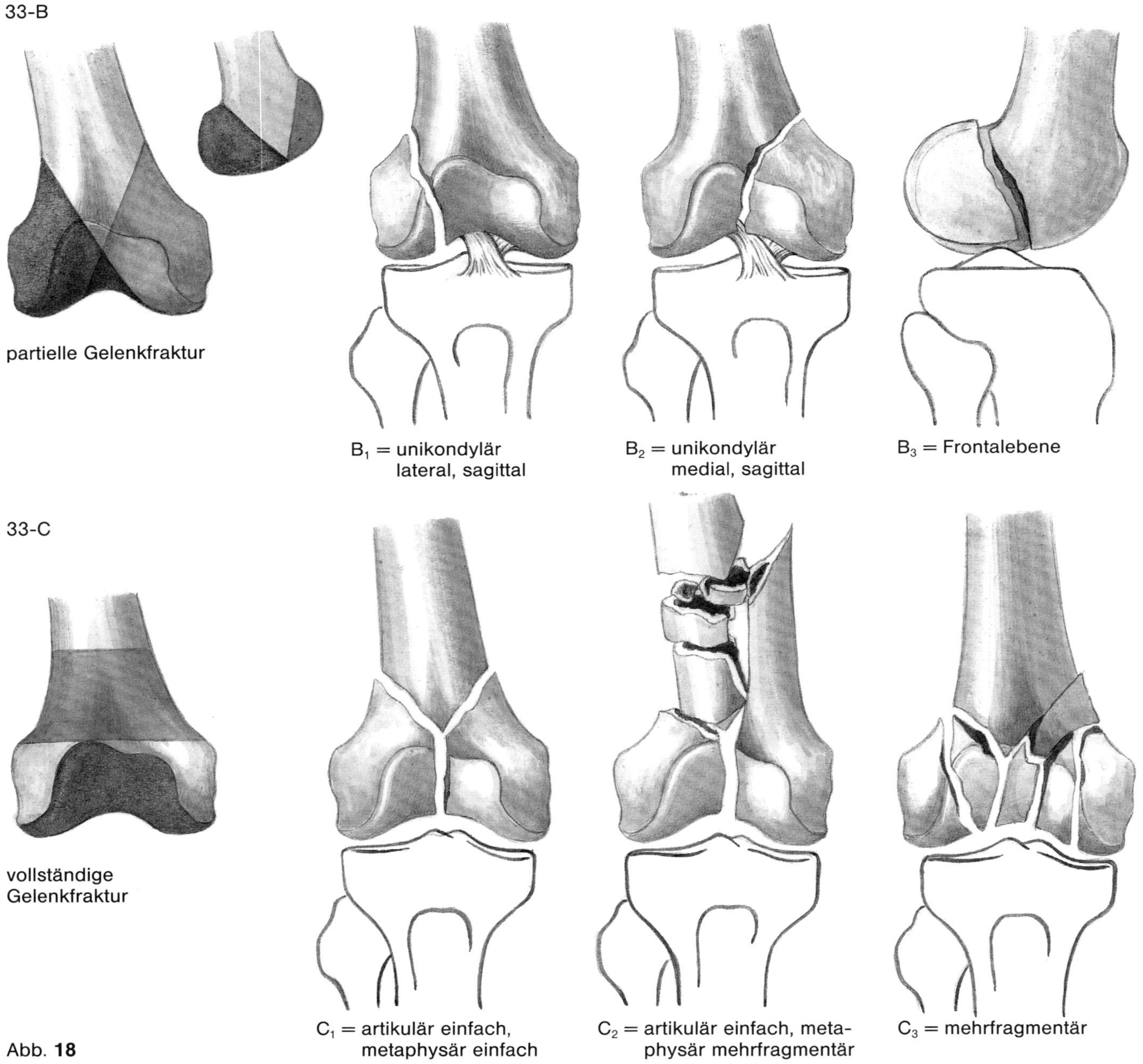

Abb. **18**

Monokondyläre Frakturen (B_{1-3}-Frakturen)

Ziele und Methoden

Zu den monokondylären oder partiell artikulären Frakturen zählen die sagittalen lateralen und medialen Kondylenfrakturen (B_1- u. B_2-Frakturen), die tangentialen dorsalen medialen und lateralen Kondylenfrakturen ($B_{3.2}$-, Hoffa-Frakturen) sowie die osteochondralen anterolateralen Frakturen ($B_{3.1}$-Frakturen). Ziel der Behandlung ist die stufenfreie exakte Rekonstruktion der Gelenkfläche, Wiederherstellung der regelrechten Beinachse und frühzeitige Bewegungstherapie, die nur durch eine stabile Osteosynthese gewährleistet wird. Da es sich um eine Gelenkfraktur handelt, erfolgt die Versorgung über einen transartikulären Zugang, entsprechend der Lokalisation und der Fraktur über den anterolateralen bzw. medialen Zugangsweg. Zur Stabilisierung der monokondylären sagittalen Frakturen vom B_1- u. B_2-Typ eignen sich die 6,5-mm-Spongiosaschrauben, die nach dem Zugschraubenprinzip eingebracht werden. Bei osteoporotischem Knochen wird eine Abstützplatte verwendet.

Bei den tangentialen dorsalen Kondylenfrakturen (Hoffa-Frakturen) entscheidet die Größe des dorsalen Rollenfragmentes über die Größe der Implantate. Wenn immer möglich, sollten die 4,0-mm-Kleinfragment-Spongiosaschrauben gewählt werden, die von vorn eingebracht an der Knorpel-Knochen-Grenze besser plaziert werden können. Zur Stabilisierung einer osteochondralen anterolateralen Fraktur ($B_{3.1}$-Fraktur) sind Kleinfragmentschrauben zwingend, da sie innerhalb der Gelenkfläche eingebracht werden müssen.

Indikationen

Nach konservativer Behandlung monokondylärer Femurfrakturen kommt es häufig zur Varus- oder Valgusdeformität, selbst bei anfänglich geringer Fragmentdislokation. Deshalb gilt heute, unabhängig vom Ausmaß der Dislokation, die operative Behandlung als Methode der Wahl.

Operationsrisiko und Aufklärungshinweise

Die Versorgung der sagittalen Kondylenfrakturen bereitet meist keine besonderen technischen Schwierigkeiten. Dagegen besteht bei der Fixation der dorsalen Kondylenfrakturen und der frontalen osteochondralen Frakturen die Gefahr der Gefäß- und Nervenläsion, vor allem beim Bohren in sagittaler Richtung.

Beim Aufklärungsgespräch muß auf folgende Risiken hingewiesen werden: intraoperative Verletzung der Gefäße und Nerven in der Kniekehle, postoperativer Gelenkerguß mit der Notwendigkeit der Kniegelenkpunktion, Wund- und Kniegelenkinfektion, sekundäre Dislokation des Kondylenfragmentes mit der Folge einer Valgus- bzw. Varusdeformität. Ferner müssen die Patienten darauf hingewiesen werden, daß es langfristig zu einer posttraumatischen Arthrose kommen kann, insbesondere bei größeren Knorpelschäden (osteochondrale Frakturen).

Spezielle Vorbereitungen

In der Regel reichen Röntgenbilder in den beiden Standardebenen aus, um den Frakturtyp zu klassifizieren. Diagnostische Schwierigkeiten bereiten gelegentlich die wenig dislozierten anterolateralen und dorsalen Kondylenfrakturen ($B_{3.1}$- u. $B_{3.2}$-Frakturen), die primär übersehen werden können. Hier sind zusätzliche Schrägaufnahmen (s. Abb. **26a**) oder konventionelle Tomographieaufnahmen (Abb. **25a**) hilfreich. Für die operative Versorgung sollte der Röntgenbildverstärker bereitgestellt werden.

Versorgung einer lateralen Kondylenfraktur (B_1-Fraktur)

Narkose: Allgemeinnarkose oder Regionalanästhesie.

Lagerung: Rückenlagerung auf durchleuchtbarem OP-Tisch.

Zugangswege: Anterolateraler Zugang (s. u.).

Arbeitsschritte

1 Ausspülen des Hämarthros.
2 Beurteilung des Frakturverlaufes.
3 Exploration der Gelenkstrukturen.
4 Exakte, stufenlose Reposition des Kondylenfragmentes bei 30 – 60 Grad-Kniebeugung.
5 Temporäre Fixation mit Repositionszange oder Kirschner-Drähten.
6 Definitive Fixation mit zwei Spongiosaschrauben (6,5 mm) mit Unterlagscheiben nach dem Zuschraubenprinzip.
7 Bei osteoporotischem Knochen Fixation des Kondylenfragmentes mit der Abstützplatte.
8 Schichtweiser Gelenk- und Wundverschluß, intraartikuläre und subkutane Redon-Drainage.
9 Intrakutane Naht.

Spezielle Technik

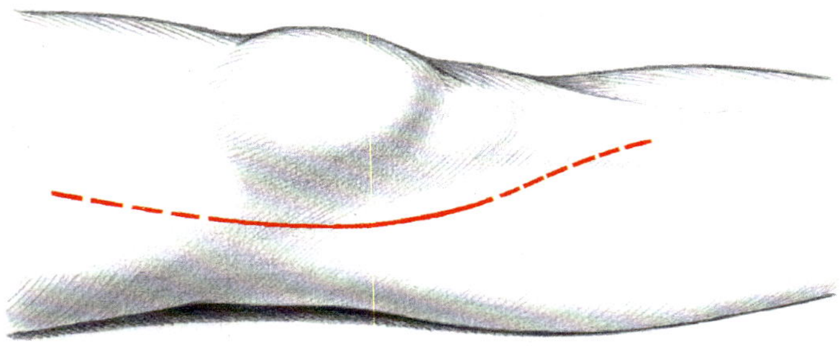

Abb. **19** Hautinzision beim anterolateralen Zugang.

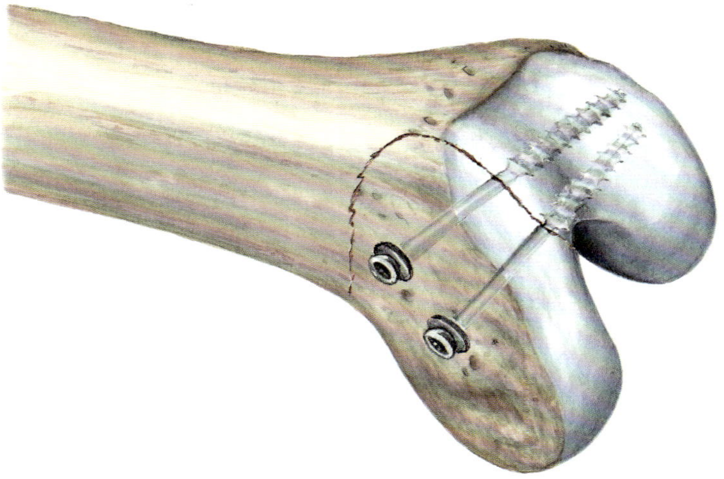

Abb. **21** Reposition des Kondylenfragmentes, entsprechend seiner Größe mit Kugelspieß oder spitzer Repositonszange und temporäre Fixation mit zwei möglichst senkrecht zur Frakturebene eingebrachten Kirschner-Drähten (2,0 mm). Die Reposition erfolgt am besten bei 30-60 Grad-flektiertem Kniegelenk. In dieser Stellung ist das Caput laterale m. gastrocnemii, das proximal des Condylus lateralis entspringt und das Fragment in Hyperextension zieht, entspannt. Definitive Fixation mit zwei Spongiosaschrauben (6,5 mm), die möglichst senkrecht zur Frakturebene nach dem Zugschraubenprinzip eingebracht werden. Bei osteoporotischem Knochen kann die Auflagefläche der Schraubenköpfe durch Unterlagscheiben vergrößert werden. Wenn immer möglich, d. h. bei kleinem Fragmentdurchmesser, sollten Schrauben mit langem Gewinde verwendet werden. Bei der Bohrrichtung muß die räumliche Konfiguration des Kondylus berücksichtigt werden (Abb. **27c**). Die Schrauben, insbesondere die ventralen, dürfen nicht zu lang sein. Eine mediale überstehende, durch die Haut tastbare Schraubenspitze führt zu schmerzhaften Irritationen über dem medialen Kondylus. Bei größeren proximalen kortikalen Frakturausläufern kann eine dritte, meist Kortikaliszugschraube eingebracht werden. Anschließend wird das Kniegelenk bewegt, um die Stabilität der Osteosynthese zu überprüfen.

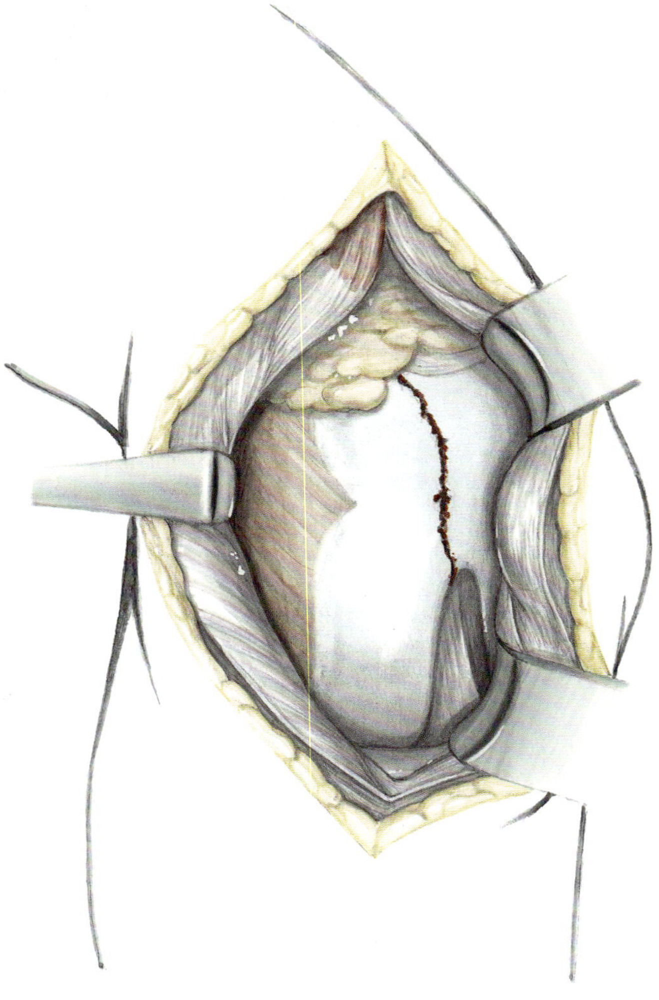

Abb. **20** Die laterale Kondylenfraktur wird über den nach proximal erweiterten anterolateralen Zugang freigelegt: Das Retinaculum patellae laterale wird längsgespalten. Der sehnige Ansatz des M. vastus lateralis wird von der Quadrizepssehne abgetrennt. Die Gelenkkapsel wird bis zum Recessus superior eröffnet. Nach Ausspülen des Hämarthros werden Frakturform und -verlauf in bezug auf Gelenkfläche und kortikale Ausläufer beurteilt. Exploration der erreichbaren Gelenkstrukturen (vorderes Kreuzband, Menisken).

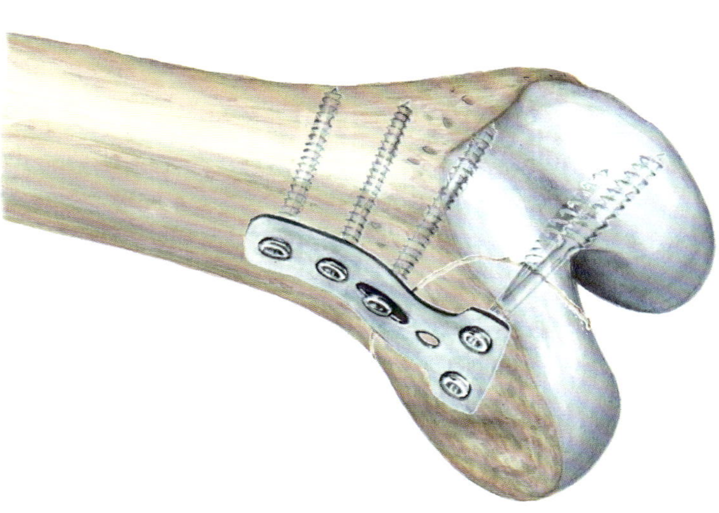

Abb. **22** Bei osteoporotischem Knochen droht ein sekundäres Nachsintern der Fraktur, was durch eine Verschraubung allein nicht verhindert werden kann. In diesem Fall wird die Kondylenfraktur mit einer Platte (z. B. T-Platte) in der Funktion als Abstütz- oder Antigleitplatte fixiert. Die T-Platte muß der Kondylenoberfläche anmodelliert werden. Ggf. müssen die proximalen Schrauben über Stichinzisionen eingebracht werden.

Versorgung einer medialen Kondylenfraktur (B_2-Fraktur)

Narkose: Allgemein- oder Regionalanästhesie.

Lagerung: Rückenlage. Durchleuchtbarer OP-Tisch.

Zugangswege: Medialer Zugang (s. Abb. **13-17**).

Die Technik der Reposition und Fixation entspricht im wesentlichen derjenigen der Versorgung der *lateralen* Kondylenfraktur (s. S. 160).

Versorgung einer dorsalen medialen Kondylenfraktur ($B_{3.2}$-Fraktur, Hoffa-Fraktur)

Narkose: Allgemein- oder Regionalanästhesie.

Lagerung: Rückenlagerung.

Zugangswege: Medialer Zugang (s. Abb. **13-17**).

Arbeitsschritte

1 Darstellen der dorsalen Kondylenfraktur über den medialen Zugang. Kniegelenk 90 Grad gebeugt.
2 Exploration der erreichbaren Gelenkstrukturen (vorderes Kreuzband, Menisken).
3 Exakte, stufenlose Reposition des Gelenkfragmentes in Überstreckstellung.
4 Temporäre Fixation mit zwei in sagittaler Richtung eingebrachten 2,0-mm-Kirschner-Drähten.
5 Definitive Fixation mit zwei 6,5-mm-Spongiosaschrauben mit Unterlagscheiben (bei kleinen Fragmenten 4,0-mm-Spongiosaschrauben), außerhalb der Gelenkfläche nach dem Zugschraubenprinzip.
6 Überprüfen der Stabilität unter Bewegen des Kniegelenkes.
7 Schichtweiser Gelenk- und Wundverschluß, intra- und extraartikuläre Redon-Drainage, intrakutane Naht.

Spezielle Technik

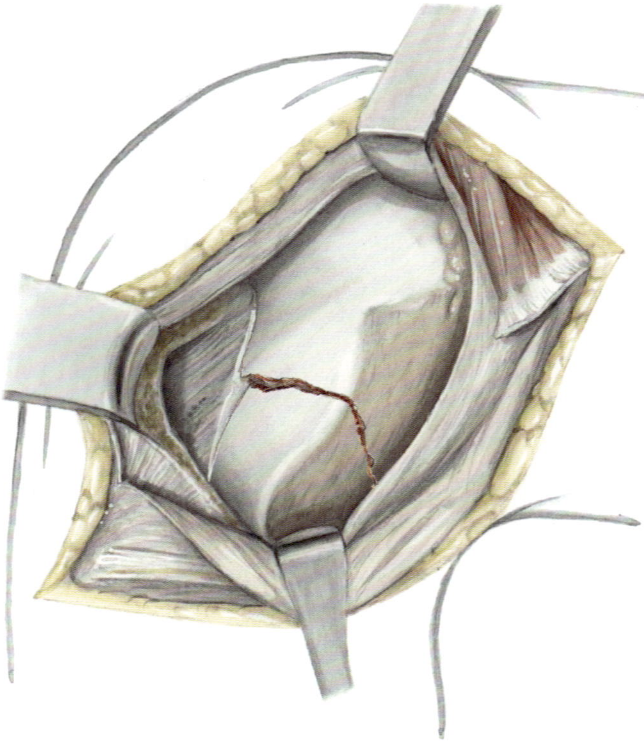

Abb. **23** Die dorsale Tangentialfraktur der medialen Femurrolle wird über den medialen Zugang bei rechtwinklig gebeugtem Kniegelenk dargestellt. Nur bei einem sehr weit dorsal gelegenen Kondylenabbruch und kleinem Fragment ist ein zusätzlicher Zugang *hinter* dem Lig. collaterale tibiale erforderlich. Ausspülen des Hämarthros, Beurteilung von Frakturform und -verlauf. Exploration der erreichbaren Kniebinnenstrukturen.

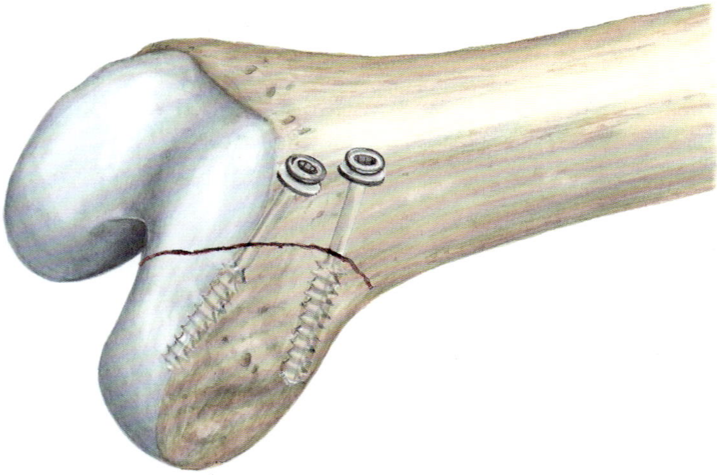

Abb. **24** Das dorsale Kondylenfragment wird exakt reponiert und mit zwei in anterior-posteriorer Richtung eingebrachten 2,0-mm-Kirschner-Drähten temporär fixiert. Meist läßt sich das dorsale Kondylenfragment besser in Überstreckstellung des Kniegelenks reponieren. Die definitive Fixation wird mit zwei Spongiosaschrauben (6,5 mm, 16-mm-Gewindelänge) erreicht, die idealerweise senkrecht zur Frakturebene in anterior-posteriorer Richtung, etwa senkrecht zur Femurschaftachse eingebracht werden sollten. Da die Schraubenköpfe möglichst außerhalb der Gelenkfläche liegen sollen, wird man oft einen Kompromiß in bezug auf die Bohrrichtung eingehen müssen. Bei „weicher" Knochenoberfläche werden Unterlagscheiben verwendet. Das Schraubengewinde muß vollständig im dorsalen Fragment liegen, um eine interfragmentäre Kompression zu gewährleisten (s. Abb. **25b**). Bei kleinen dorsalen Kondylenfragmenten und ausreichender Knochenfestigkeit können auch 4,0-mm-Spongiosaschrauben mit Unterlagscheiben verwendet werden. Falls bei ungünstigem Frakturverlauf eine Plazierung der Schrauben innerhalb der Gelenkfläche nicht zu vermeiden ist, müssen die Schraubenköpfe unter das Knorpelniveau versenkt werden (Kopfraumfräse).

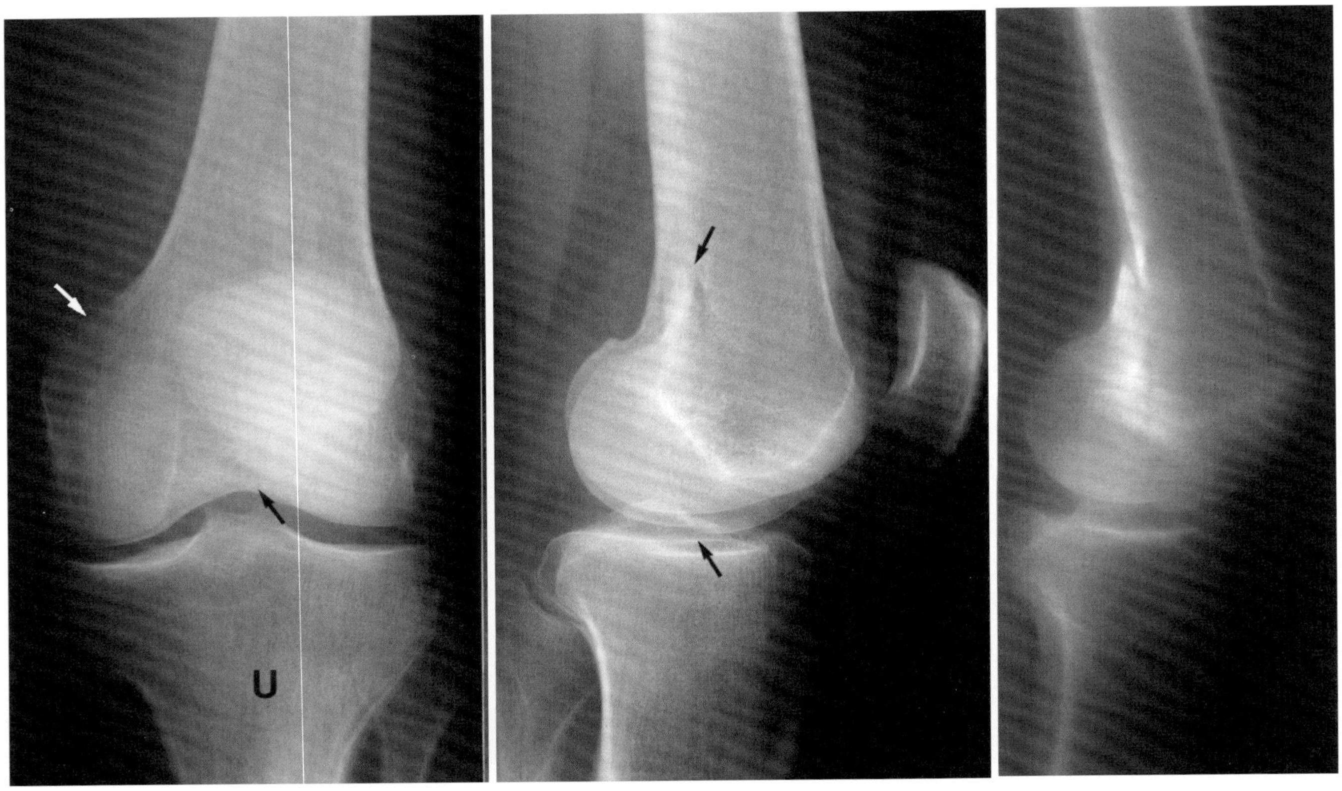

a b c

Abb. 25a–g Tangentiale dorsale Fraktur des medialen Femurkondylus (Hoffa-Fraktur) bei einem 61jährigen Patienten. Die Fraktur ist auf den Standard-Röntgenaufnahmen (Pfeile) schwer, auf der seitlichen Schichtaufnahme deutlich zu erkennen. Intraartikuläre Verschraubung (6,5-mm-Spongiosaschrauben, 16-mm-Gewindelänge, Unterlagscheiben). Zeitgerechte knöcherne Konsolidierung. Die beiden Schrauben mit Unterlagscheiben wurden 6 Monate postoperativ arthroskopisch entfernt. Nebenbefund: Verkalkung im femoralen Kapsel-Band-Ansatz ohne funktionelle Beeinträchtigung.

a–c Unfallbilder a.-p. (**a**), seitliche Projektion (**b**) und seitliche Schichtaufnahme (**c**) (Pfeile markieren den Frakturverlauf).

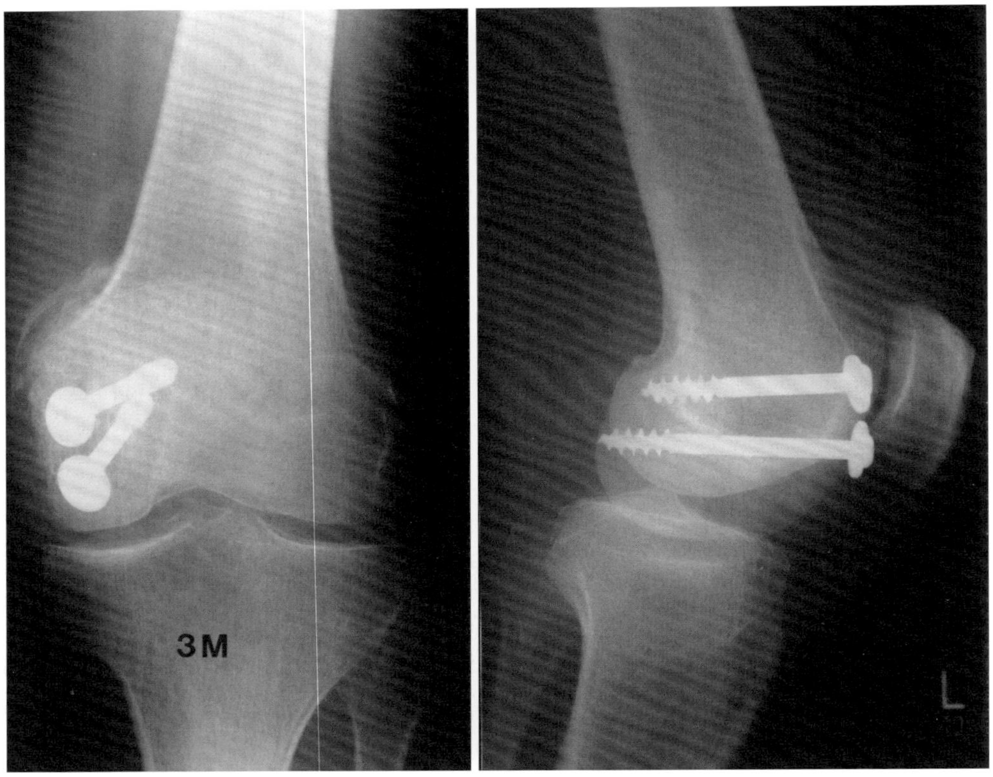

d e

d u. **e** Versorgungsbilder 3 Monate nach Operation a.-p. (**d**) und seitliche Projektion (**e**).

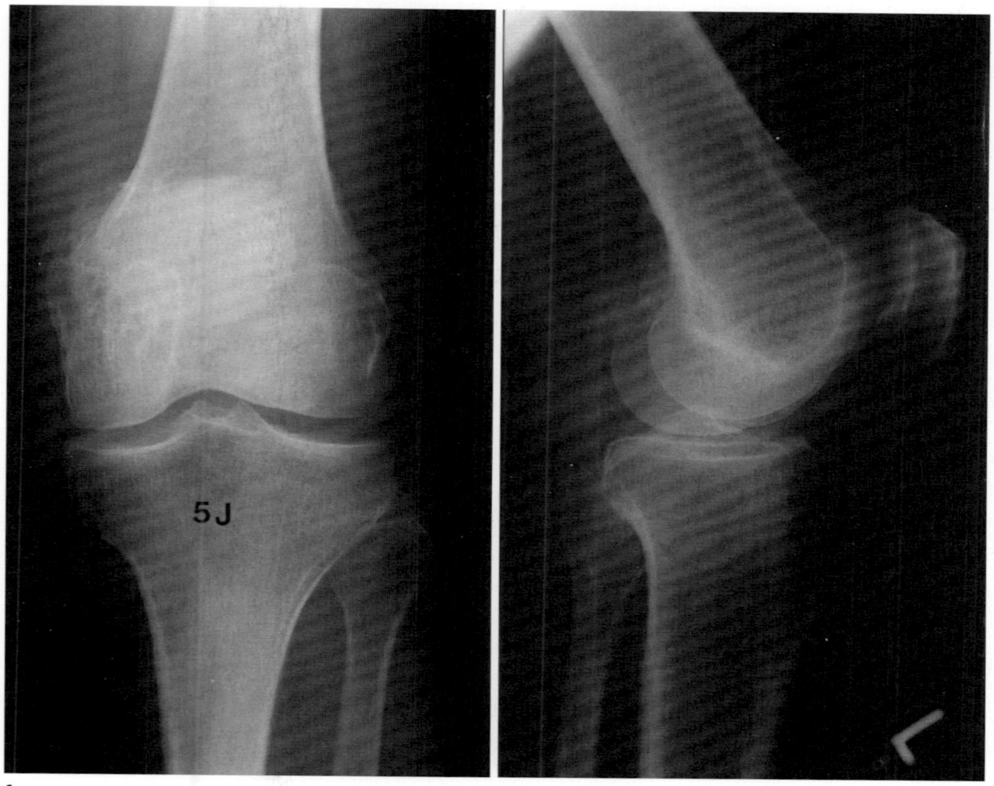

f g

f u. **g** Röntgenkontrolle, 5 Jahre nach Operation a.-p. (**f**) und seitliche Projektion (**g**).

Versorgung einer osteochondralen, anterolateralen Kondylenfraktur ($B_{3.1}$-Fraktur)

Es handelt sich um eine Abscherung der Gelenkfläche des lateralen Kondylus (Abb. **26a**). Narkose, Lagerung und Zugang entsprechen der Versorgung von B_1-Frakturen (s. S. 159). Das flache Gelenkfragment wird exakt eingepaßt, mit 1,0 - 1,2-mm-Kirschner-Drähten temporär retiniert und mit Klein- oder Minifragment-Schrauben (4,0 und 2,0 mm) definitiv fixiert.

Da der Fragmentdurchmesser sehr kurz ist, gelingt es nur selten, die Schrauben außerhalb der Gelenkfläche zu plazieren. Die Schraubenköpfe müssen deshalb unter das Knorpelniveau versenkt werden. Als geeignete Implantate hierfür haben sich die „kopflosen" Doppelgewindeschrauben nach Herbert erwiesen (vgl. Abb. **31**).

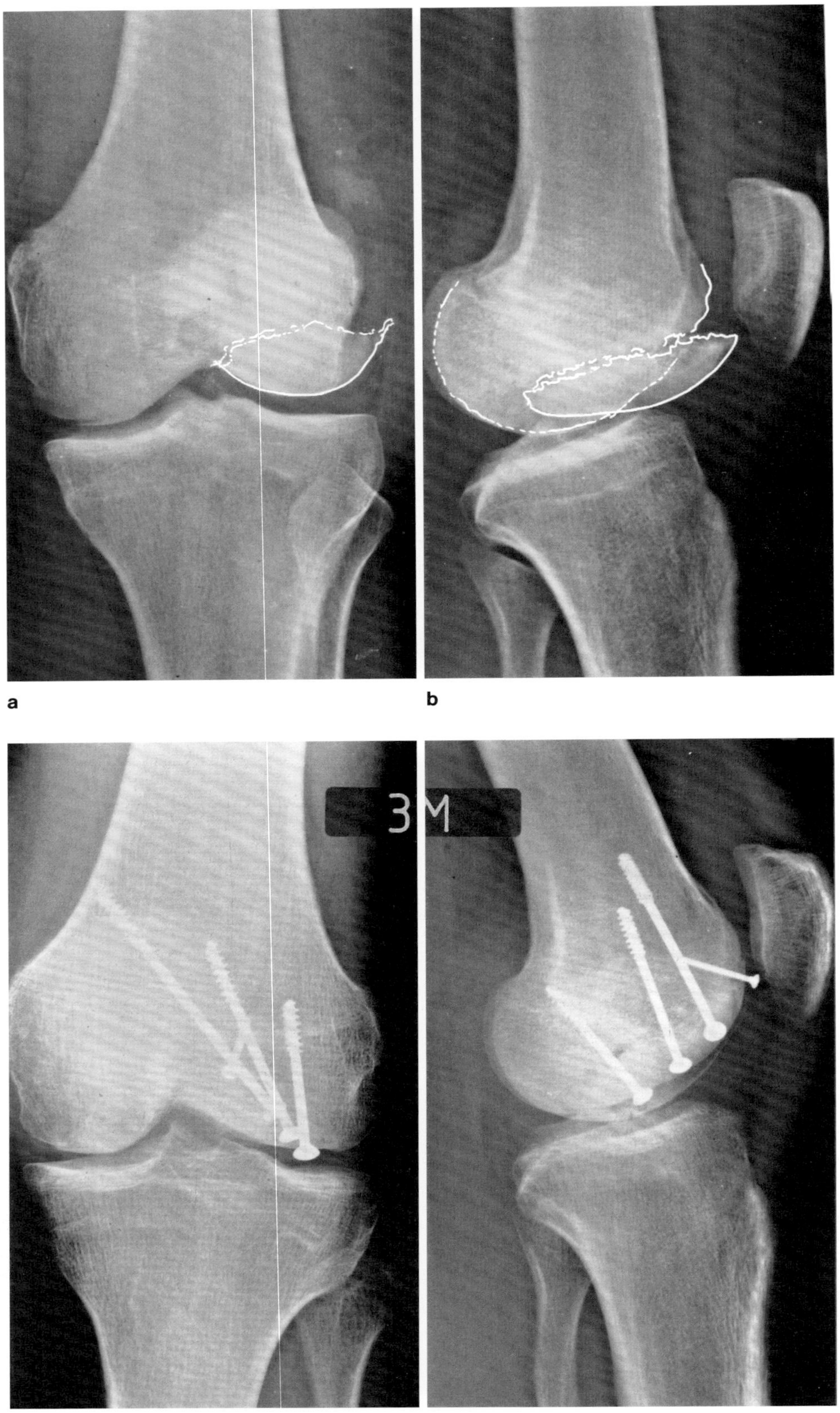

a b c d

Abb. **26a – d** Osteochondrale Abscherfraktur am lateralen Kondylus ($B_{3.1}$-Fraktur) bei einem 19jährigen Patienten. Über einen anterolateralen Zugang wird das Gelenkfragment anatomisch eingepaßt und mit drei Spongiosaschrauben (4,0 mm) und einer 2,0-mm-Schraube fixiert, deren Köpfe unter das Knorpelniveau versenkt werden.

a u. **b** Unfallbilder, a.-p. Projektion bei 20-Grad-Außenrotation (**a**) und seitliche Projektion (**b**).

c u. **d** Versorgungsbilder, 3 Monate nach Operation, a.-p. (**c**) und seitliche Projektion (**d**).

Bikondyläre Frakturen (C_{1-3}-Frakturen)

Ziele und Methoden

Die bikondylären Femurfrakturen reichen von den „einfachen“ Y-Frakturen ($C_{1.1}$-Frakturen) bis zu den komplexen artikulären, meta- und diaphysär mehrfragmentären Frakturen ($C_{3.3}$-Frakturen). Ziel bei der Versorgung der distalen Femurfrakturen vom C-Typ ist die exakte Rekonstruktion des kondylären Gelenkblockes durch eine stabile Osteosynthese, die eine frühfunktionelle Behandlung ermöglicht und die Wiederherstellung der korrekten Beinachse. Die operative Strategie bei den komplexen Femurfrakturen vom C-Typ unterlag in den letzten Jahren einem Wandel, der sich durch zwei Prinzipien auszeichnet: *Direkte* Rekonstruktion der Femurgelenkfläche über eine großzügige transartikuläre Exposition und *indirekte* geschlossene Reposition der metaphysären Fraktur und Fixation mit Hilfe einer perkutanen retrograden Verplattung bzw. Nagelung. Der lange Zeit als Standard geltende, schaftorientierte laterale Zugang erschwert die Gelenkrekonstruktion außerordentlich, zumal bei der für die Reposition erforderlichen Kniebeugung, bei der Patella und Streckapparat gegen die Kondylen gepreßt werden. Vorteile der gelenkorientierten Strategie: Unbehinderter Zugang zum Gelenk mit der Möglichkeit, die komplexen Gelenkfragmente exakt einzupassen und die Plazierung der Implantate allein nach dem Frakturverlauf zu orientieren und nicht einem zugangsbedingten Zwang zu unterwerfen, bessere Übersicht zur Beurteilung möglicher Zusatzverletzungen (Kreuzbänder, Menisken), Schonung der metaphysären Fragmentdurchblutung durch gedeckte extramedulläre oder intramedulläre Schienung in Form der Überbrückungsplatte bzw.transkutanen retrograden Nagelung, Verzicht auf die nicht erforderliche, mit erhöhtem Zeitaufwand und Blutverlust verbundene exakte anatomiegerechte Reposition der meta- und diaphysären Fragmente, dadurch Verringerung der Frakturheilungsstörungen, septischen Komplikationen und sekundären Eingriffe (Knochentransplantation). Die Nachteile ergeben sich vor allem durch die indirekte geschlossene Reposition der Schaftfraktur, wodurch das Risiko von Achsenfehlern, insbesondere Rotationsfehlern und Beinlängendifferenzen erhöht ist.

Für die Verbindung zwischen rekonstruierten Femurkondylen und proximalem Hauptfragment werden als Implantate außer dem retrograden Verriegelungsnagel, Winkelplatte, dynamische Kondylenschraube (DCS) und Kondylenabstützplatte verwendet. Winkelplatte und dynamische Kondylenschraube (DCS) eignen sich vor allem für die Versorgung von C_1- und C_2-Frakturen (s. Abb. **18**). Die DCS besitzt gegenüber der „sperrigen“ Winkelplatte den Vorteil, daß sie als zweiteiliges Implantat getrennt und damit besser manipulierbar und weichteilschonender eingebracht, und nach Positionierung wieder zusammengesetzt werden kann.

Für die Versorgung der artikulären Mehrfragmentfrakturen eignet sich besonders die Kondylenabstützplatte. Die Form des Plattenkopfes ermöglicht es, die Spongiosaschrauben in unterschiedlicher Position und Richtung einzubringen. Nachteilig ist die fehlende Winkelstabilität, weswegen der Verankerung im kondylären Gelenkblock besondere Aufmerksamkeit geschenkt werden muß.

Operationsrisiko und Aufklärungshinweise

Intraoperative Risiken

Verletzung der Gefäße und Nerven der Kniekehle beim Bohren in sagittaler Richtung. Inkorrekte Ausrichtung von Beinachse, -länge und -rotation bei der Fixation des Kondylus am Femurschaft. Fehlstellungen in der Frontalebene führen zur Valgus- bzw. Varusdeformität und langfristig zur Arthrose aufgrund einer exzentrischen Fehlbelastung des Kniegelenkes. Fehlstellungen in der Sagittalebene, in der Regel Rekurvationsfehler, führen zu einer relativen Bandinsuffizienz aufgrund mangelnder Anspannung von Kreuz- und Seitenbändern in Kniestreckung und damit zur Knieinstabilität, obgleich keine Bandverletzung vorlag.

Postoperative Risiken

Intra- und extraartikuläre Hämatombildung. Erhöhtes Thromboserisiko.

Aufklärungsgespräch

Das Aufklärungsgespräch muß Hinweise auf folgende Risiken beinhalten: Verletzung von Gefäßen und Nerven der Kniekehle, Achsen- und Rotationsfehler, größere nicht rekonstruierbare Knorpelschäden mit der Gefahr einer späteren Arthrose, sekundäre Achsenabweichung aufgrund von Implantatlockerung insbesondere, wenn sich die Schrauben im Kopfteil der Kondylenabstützplatte lockern und dadurch die Winkelstabilität verlorengeht, postoperative intra- und extraartikuläre Hämatombildung, Frakturheilungsstörungen und septische Komplikationen mit der Notwendigkeit von Folgeeingriffen.

Spezielle Vorbereitungen

Bereitstellen des Röntgenbildverstärkers. Bei artikulär und metaphysär komplexen Frakturen ($C_{3.2}$- und $C_{3.3}$-Frakturen) kann es schwierig werden, die richtige Beinlänge wiederherzustellen. Bei diesen Frakturformen empfiehlt es sich, die Beinlänge präoperativ anhand von definierten Meßbedingungen auf der kontralateralen Seite zu bestimmen. Ein Beckenkamm sollte für die Entnahme von Spongiosa für eine mögliche Unterfütterung in die sterile Abdeckung mit einbezogen werden.

Versorgung einer Y-förmigen bikondylären Femurfraktur ($C_{1.2}$-Faktur)

Narkose: Allgemeinnarkose.

Lagerung: Rückenlagerung auf strahlentransparentem Standardtisch. Das kontralaterale Bein wird soweit abgesenkt, bis das verletzte distale Femur im seitlichen Strahlengang ohne Behinderung dargestellt werden kann (Probelauf mit dem Röntgenbildverstärker *vor* der sterilen Abdeckung). Gleichseitige Leistenregion wird in die sterile Abdeckung mit einbezogen (Markierung des Hüftkopfzentrums).

Zugangswege: Erweiterter anterolateraler Zugang (s. Abb. **19** u. **20**).

Arbeitsschritte

1 Ausspülen des Hämarthros, Beurteilung der Frakturform und Exploration der erreichbaren Gelenkstrukturen (Kreuzbänder und Menisken).
2 Exakte Reposition der dislozierten Kondylenfragmente und temporäre Fixation mit 2,0-mm-Kirschner-Drähten unter Berücksichtigung der späteren Eintrittsstelle der Kondylenschraube.
3 Markierung der Neigung der Kondylengelenkfläche in der Frontal- und Transversalebene mit Kirschner-Drähten als Orientierungshilfe für die Positionierung der Schrauben.
4 Definitive Fixation der Kondylenfragmente mit zwei 6,5-mm-Spongiosaschrauben mit Unterlagscheiben nach dem Zugschraubenprinzip.
5 Einbringen der Kondylenschraube (DCS) mit Hilfe von Zielgerät und den Orientierungsdrähten.
6 Durchschieben der Plattenkomponente unter dem M. vastus lateralis am Femurschaft entlang nach proximal und Freilegen des proximalen Plattenendes über eine kurzstreckige Inzision.
7 Konnektion von Plattenkomponente und Kondylenschraube.
8 Reposition der Schaftfraktur unter Beachtung der Achsen- und Rotationsstellung und Fixation der Platte mit einer Schraube. Kontrolle der Beinachse und Rotation.
9 Besetzen von drei bis vier Schraubenlöchern im proximalen Plattenabschnitt.
10 Schichtweiser Gelenk- und Wundverschluß, intra- und extraartikuläre Redon-Drainagen.
11 Verschluß der proximalen Wunde, Naht des Tractus iliotibialis. Intrakutane Nähte.

Spezielle Technik

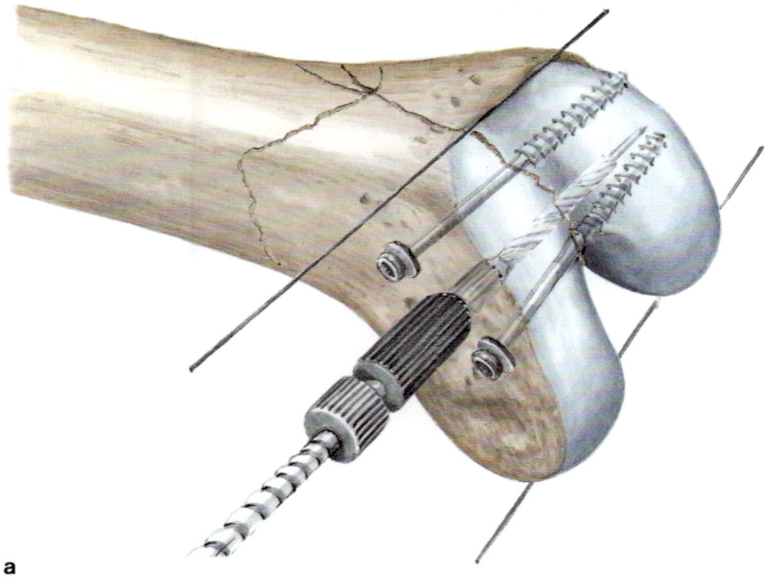

a

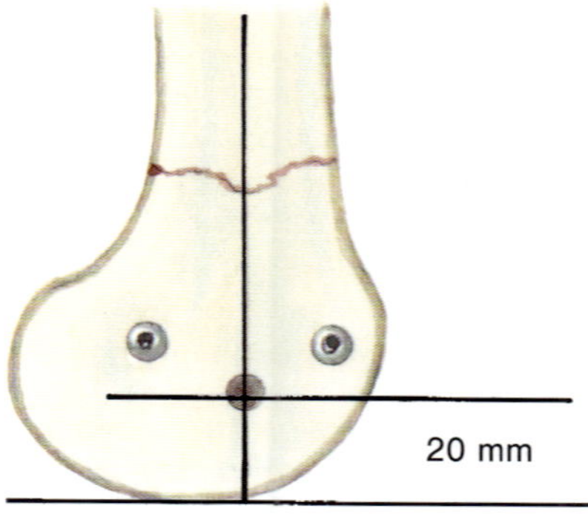

b

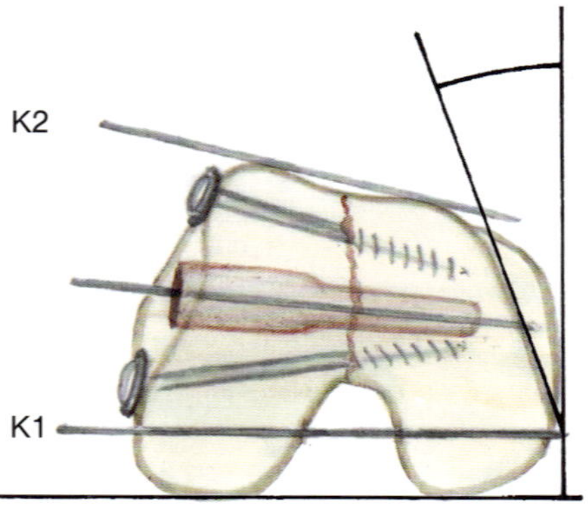

c

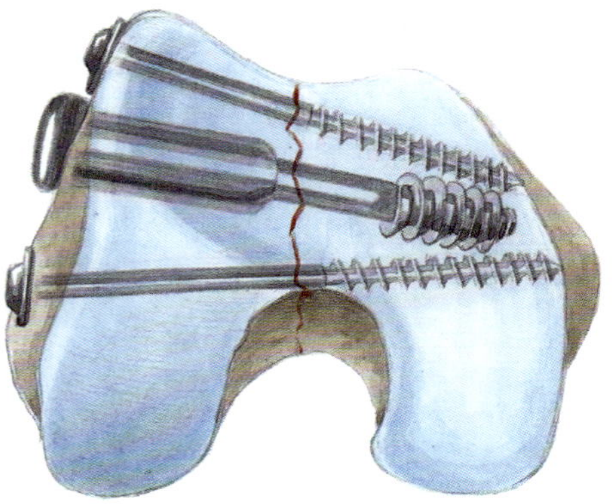

d

Abb. **27a–d** Der erste Schritt besteht in der Reposition und Fixation der Kondylenfraktur über den erweiterten anterolateralen Zugang (Abb. **19** u. **20**). Beurteilung von Frakturform und -verlauf. Ausspülen des Gelenkes zur Entfernung von kleineren Knorpel- und Knochenfragmenten. Nach vorsichtigem Aufkippen der Fragmente werden die Blutkoagel mit dem scharfen Löffel und durch Ausspülen aus der Frakturzone entfernt. Exakte Reposition der Kondylen, was an der Kongruenz der Gelenkflächen kontrolliert werden kann. Temporäre Fixation mit 2,0-mm-Kirschner-Drähten, die unter der Berücksichtigung der Position der nachfolgend eingesetzten Kondylenschrauben und Platte (DCS) eingebracht werden. Die Eintrittsstelle der Kondylenschraube liegt in der Sagittalebene auf Höhe des größten Durchmessers des lateralen Kondylus und der verlängerten Schaftachse, etwa 20 mm proximal der Kniegelenkebene (**b**). Die Kirschner-Drähte werden durch 6,5-mm-Spongiosaschrauben mit Unterlagscheiben ersetzt. Für die Lage der Schrauben und insbesondere der Kondylenschraube ist die räumliche Konfiguration des Kondylus zu beachten, was durch zwei Positionsdrähte erleichtert wird. Der erste Kirschner-Draht (K1) markiert die Richtung des Gelenkspaltes in Höhe der Kondylen und bestimmt die Schraubenrichtung in der Frontalebene. Der zweite Kirschner-Draht (K2) wird ventral auf die Kondylen gelegt und markiert die Neigung des femoropatellaren Gelenkes in der Transversalebene bzw. im axialen Strahlengang. Der Führungsdraht mit Gewinde für die Kondylenschraube wird parallel zu den beiden Positionsdrähten in der Frontal- und Transversalebene und in Verlängerung der Schaftachse bis zur medialen Kortikalis eingebohrt (**c**). Die Positionierung des Führungsdrahtes kann erleichtert werden, wenn das DCS-Zielgerät mit modifiziertem Griffansatz verwendet wird. Das Originalzielgerät erwies sich bei der intraartikulären Positionierung als zu sperrig.
Längenmessung mit Abzug von 5 mm, Aufbohren des Kondylenmassivs mit dem Dreistufenbohrer, Gewindeschneiden bei „hartem" Knochen und Eindrehen der Kondylenschraube. Der Griff des Schraubenschlüssels muß am Ende des Eindrehvorganges parallel zum Femurschaft ausgerichtet sein. Eindrehen der Kondylenschraube und Entfernung des Führungsdrahtes mit Verbindungsschraube (**d**).

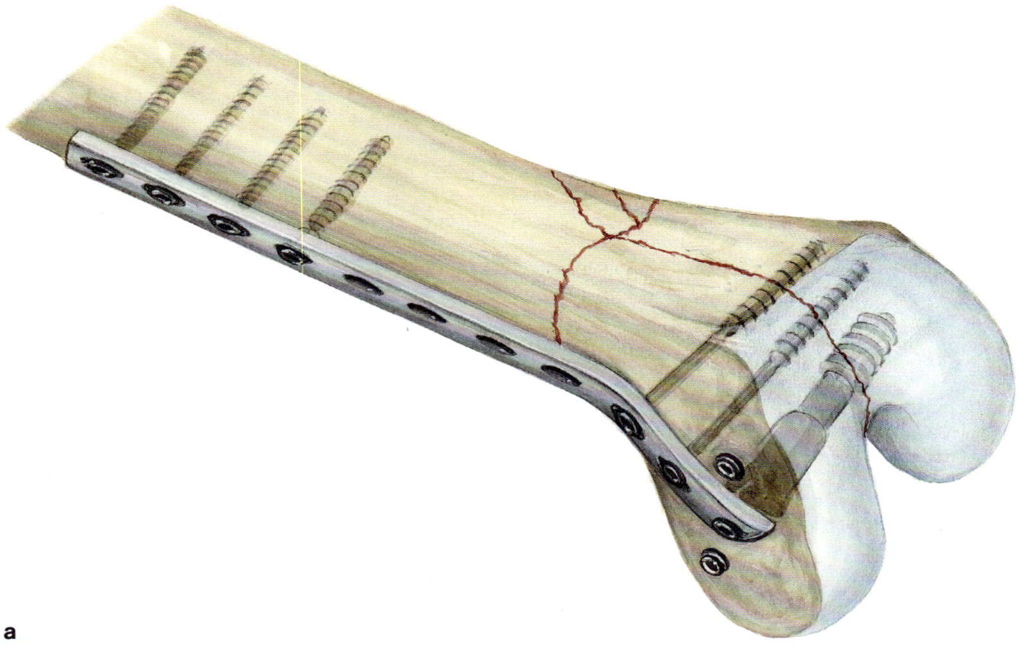

a

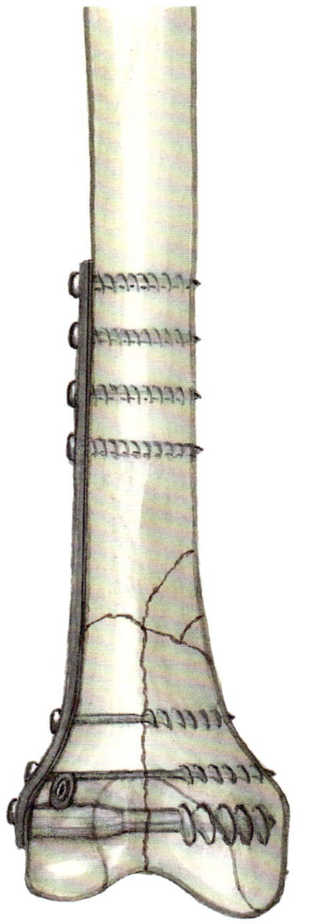

b

Abb. **28a** u. **b** Der zweite Schritt besteht in der Reposition und Fixation der rekonstruierten Oberschenkelrolle zum Femurschaft. Im lateralen Gelenkrezessus wird mit der spreizenden Schere nach proximal ein Durchgang geschaffen, durch den eine ausreichend lange Plattenkomponente (z. B. 10-Loch-Platte) unter dem M. vastus lateralis hindurch, in Kontakt mit der Femurschaftoberfläche nach proximal geschoben wird, wobei die Platte um 180 Grad gedreht wird, so daß der Plattenzylinder nach lateral zeigt. Das proximale Ende der Platte (Bildwandlerkontrolle) wird über eine 5–7 cm lange laterale Inzision und nach Spalten des Tractus iliotibialis und des M. vastus lateralis gewebeschonend freigelegt. Die Platte wird vorsichtig um 180 Grad zurückgedreht, so daß der Zylinder wieder nach medial zeigt. Plattenkomponente und Kondylenschraube werden miteinander verbunden, indem der Plattenzylinder über die Schraube gesteckt wird. Falls der T-Handgriff des Schraubenschlüssels und damit die Nute an der Schraube am Ende des Eindrehvorganges nicht exakt parallel zum Femurschaft ausgerichtet worden ist, kann die Platte nicht parallel zur Schaftachse auf die Kondylenschraube gesteckt werden. Geringe Abweichungen können mit Hilfe der in Abweichung aufgesteckten und nach vorn oder hinten gedrehten Platte korrigiert werden. Größere Abweichungen müssen durch erneutes Ausrichten mit Hilfe des T-Handgriffes des Schraubenschlüssels, der direkt auf die Schraube montiert wird, korrigiert werden. Der Femurschaft wird unter Beachtung der Achsen- und Rotationsausrichtung auf die Platte reponiert und zunächst mit zwei Kortikalisschrauben im proximalen Plattenabschnitt fixiert. Die Fraktur ist nun soweit stabilisiert, daß Achsen- und Rotationsstellung endgültig kontrolliert werden können. Die mechanische Beinachse kann mit einem Koagulationskabel bestimmt werden, das zwischen Femurkopfzentrum und erstem Zwischenzehenspalt gespannt wird. Hüft- und Kniegelenk sind gestreckt, der Fuß wird in Dorsalextension im oberen Sprunggelenk fixiert. Das Kabel sollte sich über das Kniezentrum projizieren. Die Beinachsenvermessung kann noch genauer mit Hilfe des Bildverstärkers durchgeführt werden: horizontaler Tisch und exakte a.-p.Einstellung des Bildverstärkers. Die Zentren von Femurkopf und Talus werden auf der Haut markiert. Das zwischen den beiden Markierungen gespannte strahlendichte Kabel des Elektrokauters projiziert auf das Kniegelenk die mechanische Traglinie. Die Rotation kann entweder klinisch durch Überprüfung des Rotationsumfanges im Hüftgelenk nach außen und innen bei gebeugtem Hüft- und Kniegelenk oder radiologisch kontrolliert werden. Bei der radiologischen Kontrolle wird die Darstellung des Trochanter minor im Seitenvergleich bei symmetrischer Position beider Kniescheiben zu Hilfe genommen. Eine vermehrte Prominenz des Trochanter minor spricht für eine Außenrotation des proximalen Femurs, eine verminderte Prominenz für eine Innenrotation. Gegebenenfalls müssen die proximalen Schrauben nach Korrektur der Rotationsstellung neu besetzt werden. Die Platte wird proximal mit insgesamt 3–4 Kortikalisschrauben fixiert. Die distale Schaftstrecke bleibt schraubenfrei. Der Kondylenblock wird durch Besetzen der beiden Rundlöcher im distalen Plattenbereich mit Spongiosaschrauben fixiert, deren Gewindeteil vollständig im medialen Kondylus liegen muß. Die Anwendung der DCS-Kompressionsschraube erübrigt sich, wenn bereits eine interfragmentäre Kompression der Gelenkfraktur durch die plattenunabhängigen Spongiosaschrauben erzielt wurde.

Versorgung einer komplexen distalen Femurfraktur mit mehrfragmentärer Gelenk- und Schaftfraktur ($C_{3.2}$-Fraktur)

Operationsprinzip: Direkte, anatomiegerechte Rekonstruktion des kondylären Gelenkblockes über einen transartikulären anterolateralen Zugang und indirekte, nicht anatomische, aber in bezug auf Achse, Rotation und Länge exakte Reposition und Fixation der mehrfragmentären Schaftfraktur mit der retrograd submuskulär durchgeschobenen Kondylenabstützplatte.

Narkose: Allgemeinnarkose

Lagerung: Rückenlagerung auf strahlendurchlässigem Operationstisch. Beinlängenmessung auf der kontralateralen Seite. Danach wird das kontralaterale Bein so weit abgesenkt, bis das verletzte distale Femur im seitlichen Strahlengang ohne Behinderung dargestellt werden kann (Probelauf mit dem Röntgenbildverstärker *vor* der sterilen Abdeckung). Beckenkamm und die Leistenregion derselben Seite werden in die sterile Abdeckung mit einbezogen (Spongiosaentnahme, Markierung des Femurkopfzentrums).

Zugangswege: Erweiterter anterolateraler Zugang (s. Abb. **19** u. **20**).

Arbeitsschritte

1 Exposition der Femurkondylen durch erweiterten anterolateralen Zugang.
2 Beurteilung des Frakturkomplexes und Exploration der übrigen Gelenkstrukturen.
3 Festlegen der operativen Strategie und Reihenfolge der Reposition und Fixation der Gelenkfragmente sowie Wahl der Implantate entsprechend der Größe und Konfiguration der Fragmente.
4 Rekonstruktion der Gelenkfläche. Anheben von spongiösen Impressionszonen und Unterfütterung mit autogener Beckenkammspongiosa.
5 Durchschieben einer langen Kondylenabstützplatte retrograd vom lateralen Gelenkrezessus aus, unter dem M. vastus lateralis hindurch, am Femurschaft entlang nach proximal. Kurzstreckige Freilegung des proximalen Plattenendes.
6 Stabile Fixation der Platte am lateralen Kondylenblock mit 6,5-mm-Spongiosaschrauben mit *durchgehendem* Gewinde (Winkelstabilität!).
7 Indirekte Reposition der meta- und diaphysären Frakturen unter Beachtung von Beinachse, -rotation und -länge und Fixation mit zwei Kortikalisschrauben am proximalen Plattenende. Bei Repositionsschwierigkeiten oder älteren Frakturen Einsetzen des großen Distraktors zwischen Tibiakopf und proximalem Femur.
8 Nochmalige Kontrolle von Achse, Rotation und Länge.
9 Besetzen der proximalen Schraubenlöcher mit insgesamt 3–4 Kortikalisschrauben. Alternativ können die Kortikalisschrauben einzeln über Stichinzisionen eingebracht werden.
10 Reposition der Patella mit Streckapparat und Bewegen des Kniegelenkes, Überprüfen von Stabilität der Osteosynthese, störungsfreier Artikulation im femorortibialen und femoropatellaren Gelenk sowie der Bandstabilität.
11 Schichtweiser Gelenk- und Wundverschluß. Intra- und extraartikuläre Redon-Drainage. Intrakutane Naht.

Spezielle Technik

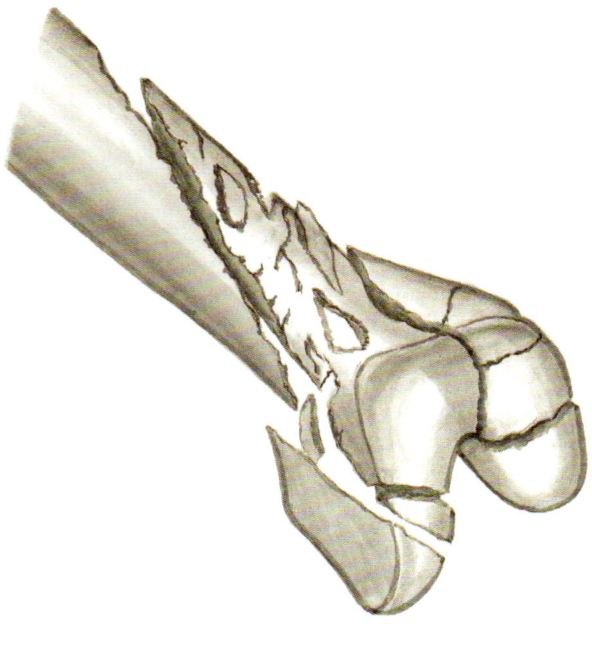

Abb. **29** Schematische Darstellung einer artikulär und metaphysär mehrfragmentären distalen Femurfraktur (33-$C_{3.2}$-Fraktur nach der AO-Klassifikation).

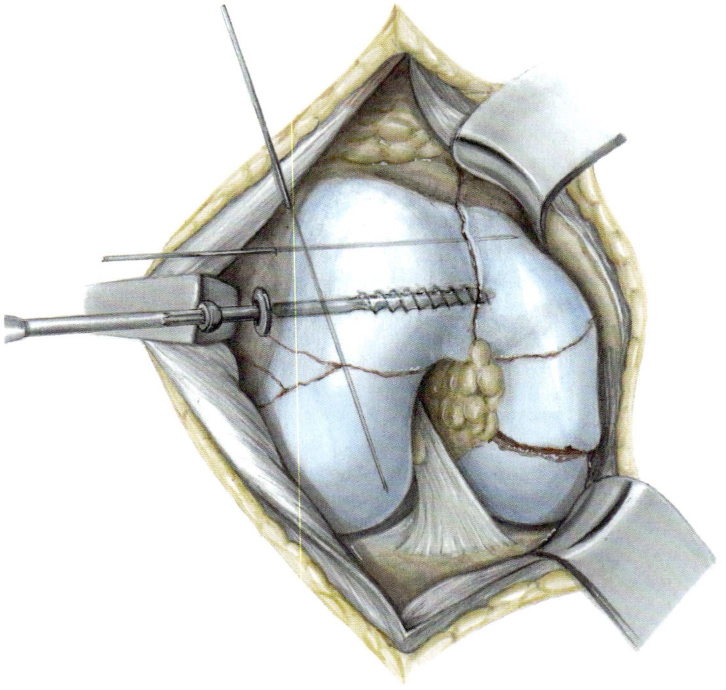

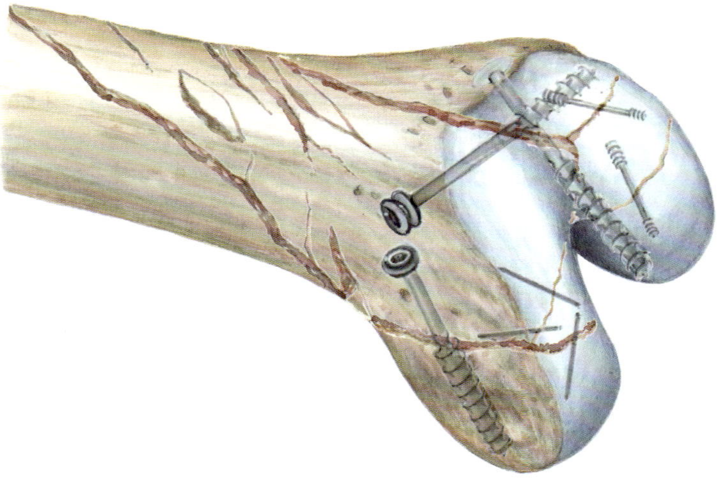

Abb. **30** Transartikuläre Rekonstruktion der komplexen Gelenkfraktur über den erweiterten anterolateralen Zugang. Nach Abtrennen des M. vastus lateralis von der Quadrizepssehne und weiter proximal vom M. rectus femoris läßt sich der gesamte Streckapparat mit Patella über den medialen Kondylus hinweg mobilisieren. Exploration der Kreuzbänder und Menisken. Ausspülen des Hämarthros und der kleinen Knorpel- und Knochenfragmente. Beurteilung der komplexen Gelenkfraktur und Festlegen der operativen Strategie. Über die Reihenfolge der Reposition und Fixation der Gelenkfragmente entscheidet die jeweilige Fraktursituation. Vor Einpassen der Fragmente werden diese vorsichtig aufgeklappt und durch Spülen und mit dem kleinen scharfen Löffel von Blutkoageln befreit.

Reposition des dislozierten lateralen dorsalen Kondylenfragmentes und temporäre Fixation mit einem in anterior-posteriorer Richtung eingebrachtem 2,0-mm-Kirschner-Draht. Reposition und temporäre Fixation des ventralen medialen Kondylenfragmentes. Da hier keine weiteren Gelenkfragmente eingepaßt werden müssen, kann die definitive Schraubenfixation (6,5-mm-Spongiosaschraube mit Unterlagscheibe) parallel zum Kirschner-Draht erfolgen.

Abb. **31** Vor der definitiven Fixation des lateralen dorsalen Kondylenfragmentes mit einer außerhalb der Gelenkfläche eingebrachten Kleinfragment-Spongiosaschraube (4,0 mm) wird das kleinere, intermediäre Gelenkfragment eingepaßt und mit 1,2-mm-Kirschner-Drähten vorübergehend fixiert. Die endgültige Fixation wird in diesem Fall, der Größe des Fragmentes entsprechend, mit resorbierbaren Knochenstiften erreicht (z. B. Polydioxanon-Stifte). Bei Knochensubstanzverlust muß das Fragment bis zum Gelenkflächenniveau angehoben und mit autogenem oder allogenem Knochengewebe oder auch mit Knochenersatzmaterial unterfüttert werden.

Spongiöse Impressionszonen mit intaktem Knorpelüberzug sind oft schwer zu erkennen, verhindern aber eine genaue Einpassung der zugehörigen Fragmente. In diesem Fall wird die Impressionszone mit einem Meißel in einem Abstand von 10 mm zum Knorpel breitflächig angehoben. Der entstandene Defekt wird mit Knochengewebe unterfüttert.

Das mediale dorsale Kondylenfragment wird ebenfalls mit einer Kleinfragment-Spongiosaschraube (4,0 mm) in anterior-posteriorer Richtung fixiert. Ein größeres intermediäres osteochondrales Fragment wird mit zwei Doppelgewindeschrauben, die vollständig unter das Gelenkniveau versenkt werden können, stabilisiert.

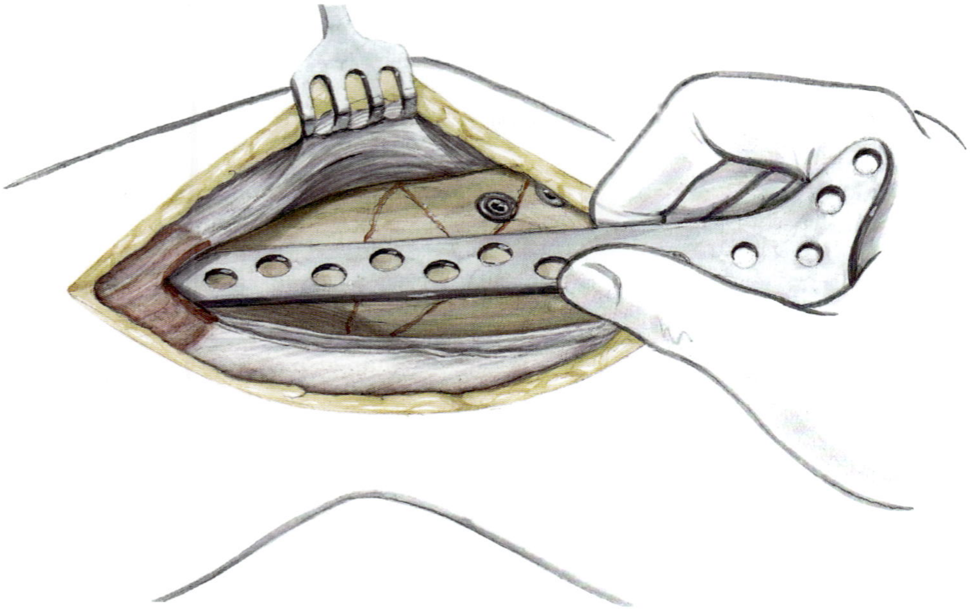

Abb. **32** Das rekonstruierte Kondylenmassiv wird mit Hilfe einer Kondylenabstützplatte mit dem Femurschaft verbunden, ohne die metaphysäre Trümmerzone freizulegen.
Das Knie wird in leichte Beugestellung gebracht. Der distale Oberschenkel wird mit einer Tuchrolle unterpolstert, um der Rekurvationstendenz entgegenzuwirken. Unter Längszug werden die Trümmerfraktur approximativ reponiert und die Beinachse ausgerichtet. Im oberen lateralen Rezessus wird mit der spreizenden Schere ein submuskulärer Tunnel geschaffen, durch den eine Kondylenabstützplatte ausreichender Länge (beachte Rechts-/Linksausführung) unter dem M. vastus lateralis hindurch, am Femurschaft entlang nach proximal geschoben wird. Das proximale Ende der Platte wird über eine kurze Inzision freigelegt, damit diese an ihren beiden Enden besser manövriert werden kann.

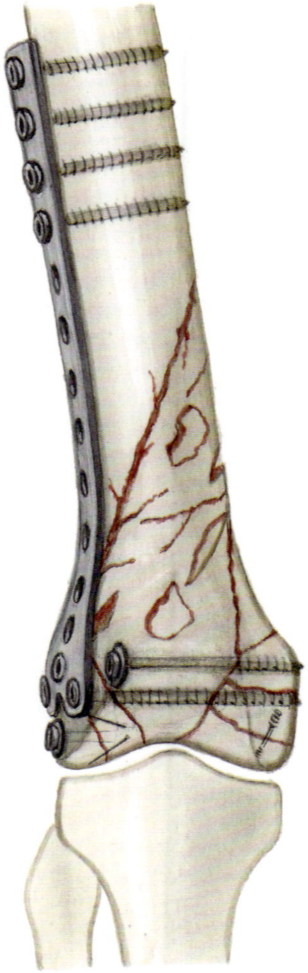

Abb. **33** Die Abstützplatte muß exakt an die laterale Kondylenoberfläche angepaßt werden. Bleibt ein Abstand zwischen Platte und Knochenoberfläche bestehen, so paßt sich beim Anziehen der Schraube nicht die Platte an den Epikondylus an, sondern umgekehrt, was eine Achsenfehlstellung zur Folge haben kann. Gelegentlich bereitet die Positionierung der Platte am Kondylus Schwierigkeiten. In diesem Fall wird zunächst eine leichte Valgusstellung belassen, die sich beim Anziehen der Schrauben im Kondylenblock bis zur Neutralachse korrigiert (Achsenkontrolle „Kabelmethode“, s. S. 168). Proximal wird die Platte vorübergehend mit einer Haltezange am Schaft fixiert.
Im Gegensatz zur Winkelplatte oder dynamischen Hüftschraube wird die Winkelstabilität allein durch die feste Verschraubung am Kondylenmassiv erreicht. Deshalb sollten 6,5-mm-Spongiosaschrauben mit *durchgehendem* Gewinde verwendet werden. Beim Ausweichen mit dem Bohrer vor den bereits einliegenden Implantaten dürfen die Kreuzbänder im Interkondylärbogen nicht verletzt werden. Die Schraubenspitzen sollten am medialen Kondylus nicht überstehen, da sie zu schmerzhaften Irritationen führen können. Ebenso ist darauf zu achten, daß der vordere Plattenfuß nicht das femoropatellare Gleitlager kompromittiert. Es folgt die indirekte Reposition der meta- und diaphysären Frakturen unter Beachtung von Beinachse, -rotation und -länge. Die Platte wird proximal zunächst mit zwei Kortikalisschrauben fixiert. Nach der endgültigen Kontrolle von Beinachse und Rotationsstellung (Techniken der Achsenkontrolle S. 168) wird die Platte proximal mit insgesamt drei bis vier Kortikalisschrauben fixiert. Alternativ kann die Platte mit einzelnen, über Stichinzisionen eingebrachten Kortikalisschrauben fixiert werden. Nach Reposition der Patella mit Streckapparat wird das Kniegelenk passiv bewegt. Dabei werden Stabilität der Osteosynthese, störungsfreie Artikulation im femorotibialen und femoropatellaren Gelenk (störende Implantate?) sowie Bandstabilität überprüft.

Strategie bei Komplexverletzungen

Die dargestellte operative Versorgung einer komplexen $C_{3.2}$-Fraktur läßt die sie verursachende Gewalteinwirkung unberücksichtigt, da nicht der Zusammenhang mit den Begleitverletzungen dargestellt wurde. Mögliche regionale Gefäß- und Nervenläsionen, geschlossene und offene Weichteilverletzungen, komplexe Kapsel-Band-Verletzungen, Kniegelenkluxation sowie Frakturen von Femur, Tibia und Patella dürfen nicht als Einzelverletzungen operativ aneinandergereiht werden. Sie sind vielmehr dem Management eines *komplexen Knietraumas* unterzuordnen. Unter Außerachtlassung der besonderen Anforderungen beim Vorliegen eines Polytraumas stehen bei der zeitlichen Koordination der operativen Maßnahmen begleitende Gefäß- und Weichteilverletzungen sowie Kniegelenkluxation im Vordergrund. In besonders schweren Fällen muß die Entscheidung über Erhalt oder Amputation der Gliedmaße quoad vitam vom Allgemeinzustand des Patienten abhängig gemacht werden.
Die dringlichen Maßnahmen umfassen gefäßrekonstruktive Eingriffe, Behandlung der Weichteilverletzungen einschließlich eines drohenden Kompartmentsyndroms und Reposition und Stabilisierung einer Gelenkluxation (s. Beitrag „Weichteilmantel, Kapsel-Band-Apparat", S. 208–213). Da eine Weichteildeckung in der primären Behandlungsphase dank der Vakuumversiegelung nicht erzwungen werden muß, ist jederzeit ein Rückzug möglich, wenn dies aufgrund patientenbezogener Risiken (Polytrauma, schlechter Allgemeinzustand, hohes Alter) oder ungünstiger organisatorischer personeller Voraussetzungen erforderlich ist. Das Kniegelenk wird mit Hilfe eines gelenkübergreifenden Fixateur externe stabilisiert, dessen Montageform frakturbezogen modifiziert werden muß, um sekundäre Maßnahmen nicht zu behindern (s. Beitrag „Weichteilmantel, Kapsel-Band-Apparat", S. 211). Aufwendige Rekonstruktionen gelenknaher Frakturen und des Kapsel-Band-Apparates werden nach Konsolidierung der allgemeinen und lokalen Situation sekundär durchgeführt.

Komplikationen

Intraoperative Komplikationen

Verletzung der Gefäße und Nerven der Kniekehle, besonders beim Bohren in sagittaler Richtung. Verletzung der Kreuzbänder im Interkondylärbogen bei Positionierung der Implantate. Fehlerhafte Achsenausrichtung in der Frontal- oder Sagittalebene und Rotationsfehler bei der indirekten Reposition und Fixation der Schaftfraktur. Häufigster Achsenfehler ist die Rekurvation des Kondylus zum Schaft (Zug des M. gastrocnemius), was eine relative Instabilität zur Folge haben kann. Das gestreckte Knie verbleibt in bezug auf den Kapsel-Band-Apparat in leichter Beugestellung, mit reduzierter Kapsel-Band-Spannung.

Postoperative Komplikationen

Als Frühkomplikationen sind zu nennen: intra- und extraartikuläre Hämatombildung, septische Komplikationen und tiefe Beinvenenthrombose.
Im Laufe der Nachbehandlung können am medialen Epikondylus überstehende Schraubenspitzen und ein am femoropatellaren Gleitlager überstehender Plattenrand schmerzhafte Irritationen verursachen. Implantatlockerungen, insbesondere nach monokondylärer Verschraubung sowie nach Fixation mit der Kondylenabstützplatte können zu sekundären Achsenfehlern, vor allem in der Frontalebene führen. Verzögerte Frakturheilung oder Pseudarthrosen im meta- und diaphysären Bereich sind aufgrund der „biologischen" Techniken seltener. Da mit zunehmender Komplexität der Gelenkfraktur die Wahrscheinlichkeit einer schweren Knorpelschädigung der Gelenkflächen steigt, muß mit posttraumatischen Arthrosen sowohl im femorotibialen als auch femoropatellaren Gelenk gerechnet werden.

Wiederholungseingriffe, Korrekturoperationen

Postoperative Hämatome werden frühzeitig operativ ausgeräumt. Bei offenen oder geschlossenen Weichteilverletzungen werden die geplanten Revisionseingriffe („Second-look") sowie die sekundäre Weichteildeckung entsprechend den Richtlinien für die Behandlung von Weichteilschäden durchgeführt (s. Beitrag „Weichteilmantel, Kapsel-Band-Apparat", S. 208–211). Wurde die Fraktur primär mit einem gelenkübergreifenden Fixateur externe stabilisiert, so folgt die geplante interne Osteosynthese, sobald die lokalen Verhältnisse konsolidiert, der Allgemeinzustand des Patienten stabilisiert und die personellen und technischen Voraussetzungen gegeben sind. Sekundär auftretende Achsenfehler aufgrund von Implantatlockerungen sollten frühzeitig im Rahmen einer Reosteosynthese korrigiert werden. Bei nachträglich festgestellten Achsenfehlern, insbesondere bei komplexen Frakturen sollte die Frakturkonsolidierung abgewartet werden. Danach werden die Achsenabweichungen exakt gemessen und bei gegebener Indikation entsprechend der Lokalisation der Fehlstellung durch eine suprakondyläre oder – seltener – intraartikuläre Umstellungsosteotomie (s. S. 196) korrigiert. Kann die Kniegelenkbeweglichkeit trotz adäquater physiotherapeutischer Maßnahmen über mehrere Wochen nicht verbessert werden oder ist sie rückläufig, so sollte eine arthroskopische oder offene Arthrolyse in Erwägung gezogen werden (s. Beitrag „Weichteilmantel, Kapsel-Band-Apparat", S. 264–267).
Eine verbleibende Knieinstabilität aufgrund von Kapsel-Band-Verletzungen wird entsprechend den bekannten Richtlinien in bezug auf Art und Ausmaß der Instabilität konservativ oder operativ durch einen bandplastischen Eingriff behandelt (s. Beitrag „Weichteilmantel, Kapsel-Band-Apparat", S. 229).

Begleit-, Nachbehandlung

Unmittelbar postoperativ beginnt die medikamentöse und physikalische Thromboseprophylaxe. Eine frühzeitige, intensive, aktive und passive Bewegungstherapie erübrigt die früher empfohlene postoperative Lagerung in 90-Grad-Knie- und Hüftbeugung. Das Bein wird auf einer Braunschen Schaumstoffschiene oder sogleich auf der Motorschiene in 30-Grad -Kniebeugung gelagert. Die krankengymnastische Behandlung (Quadrizepstraining und Bewegungstherapie) beginnt am 2. postoperativen Tag nach Entfernung der Wunddrainagen. Sie wird unterstützt durch eine in bezug auf Dauer und Frequenz individuell angepaßte passive Bewegungstherapie auf der Motorschiene. Eine verstärkte postoperative Ödembildung der Weichteile läßt sich durch eine frühzeitig einsetzende manuelle Lymphdrainage erfolgreich behandeln, wodurch die Voraussetzungen für die krankengymnastische Therapie verbessert werden. Mit Beginn der Krankengymnastik kann der Patient mit einer Teilbelastung des Beines von 15 – 20 kg mobilisiert werden. Die Dauer der Teilbelastung richtet sich im wesentlichen nach der Frakturform und wird vom Operateur festgelegt. In der Regel dauert sie bei monokondylären Frakturen 8 Wochen und bei bikondylären Frakturen je nach Komplexität 12 – 16 Wochen.

Patella

Ziele und Methoden

Patellafrakturen entstehen meist aufgrund einer Kombination von direktem und indirektem Trauma, wobei einerseits der direkte Anprall auf das gebeugte Knie und andererseits eine unerwartete plötzliche Beugung bei kontrahiertem Quadrizeps mit enormer Drei-Punkt-Biegebelastung für die Entstehung der Fraktur verantwortlich ist.
Patellafrakturen werden unterschieden in dislozierte und nicht dislozierte Frakturen. Die *dislozierten* Patellafrakturen werden entsprechend ihrer Frakturform und der damit verbundenen Zerstörung der ligamentären Verspannung im Streckapparat in drei Gruppen eingeteilt (Abb. **34**). Die Wahrscheinlichkeit begleitender Knorpelschäden oder ausgedehnter Knorpelkontusionen steigt mit zunehmender Komplexität der Fraktur. Eine Sonderform bilden die osteochondralen Patellafrakturen, überwiegend im Bereich der medialen Facette. Sie sind meist Folge einer Patellaluxation. Die funktionelle Einheit des Streckapparates ist dadurch nicht gestört (s. Beitrag „Weichteilmantel, Kapsel-Band-Apparat" S. 257).
An der Patella treten vorwiegend Biege- und Distraktionskräfte auf. Die Zugbelastung steigt mit zunehmender Beugung und erreicht bei 60-Grad-Knieflexion etwa das 10fache des Körpergewichtes. Insofern besteht ein erhöhtes Risiko bei der konservativ funktionellen Behandlung von nicht dislozierten Querfrakturen im Gegensatz zu nicht dislozierten Längsfrakturen.
Es gibt drei Möglichkeiten der konservativen Behandlung von nicht dislozierten Patellafrakturen:
Immobilisierung in Kunststoff-Tutor bei 10-Grad-Beugung für 5 – 6 Wochen. Diese Methode stellt heute wegen der bekannten Nachteile die Ausnahme dar.
Funktionelle Behandlung mit einer auf die Frakturform abgestimmten Limitierung der aktiven Bewegung, meist auf 40 – 60-Grad-Beugung und Teilbelastung des Beines bis 15 kg. Voraussetzung für eine primär funktionelle Therapie ist eine gesicherte ligamentäre Stabilisierung der nicht dislozierten Fraktur.
Kombination beider Methoden im Sinne einer *protegierten funktionellen* Behandlung. Sie eignet sich vor allem für ältere Patienten und solche, bei denen eine rein funktionelle Behandlung wegen mangelnder Zuverlässigkeit nicht möglich ist. Diese Patienten werden unter krankengymnastischer Anleitung funktionell behandelt und in einem abnehmbaren Kunststoff-Tutor oder einer Sperrorthese mobilisiert.
Zu Beginn der konservativen Behandlung wird das Hämarthros abpunktiert. Falls eine funktionelle Behandlung aufgrund einer kritischen Frakturform, z. B. einer nicht dislozierten Quer- oder Sternfraktur fraglich erscheint, kann die *Arthroskopie* als Entscheidungshilfe herangezogen werden. Unter arthroskopischer Sicht ist es möglich zu überprüfen, ob die Fragmente bei 40 – 60-Grad-Beugung auseinanderweichen.
Für die *operative* Behandlung der Patellafraktur stehen drei Methoden zur Verfügung, die sich in ihrem biomechanischen Prinzip wesentlich voneinander unterscheiden.
Die ventrale *Zuggurtung* gilt bis heute als Methode der Wahl. Um ihrem Leistungsvermögen und der an sie gestellten Forderung einer dynamischen interfragmentären Kompressionsosteosynthese gerecht zu werden, müssen zwei Voraussetzungen erfüllt werden: Der über die Patellavorderfläche geführte Zuggurtungsdraht darf nicht allein ligamentär verankert werden. Bei Kniebeugung würde sich der Draht infolge hoher Lastenaufnahme durch Einschneiden in der ligamentären Verankerung lockern, wodurch der Zuggurtungseffekt und damit die im Vergleich zur Schraubenosteosynthese ohnehin nur geringe interfragmentäre Kompression und die Stabilität verlorenginge. Der Zuggurtungsdraht muß um längs eingebrachte Kirschner-Drähte oder Schraubenenden herumgeführt werden. Die zweite Voraussetzung ist die Positionierung des Drahtes in direktem Knochenkontakt an Patellabasis und -spitze, um die elastische Verformbarkeit und plastische Längung des Drahtsystems zu vermindern.
Die stabile *Schraubenosteosynthese* stellt dasjenige Osteosyntheseverfahren dar, das den auf die Patella einwirkenden Biege-, Zug- und Scherkräften im Vergleich zu allen übrigen Fixationsmethoden den höchsten Widerstand entgegenzusetzen vermag und gleichzeitig eine dauerhafte interfragmentäre Kompression aufrechterhält. Deshalb sollte, wenn immer möglich, eine Schraubenosteosynthese angestrebt werden. Voraussetzung allerdings sind größere Fragmente und eine feste Knochenstruktur. Aber auch bei Mehrfragmentfrakturen lassen sich die Fragmente mit Zugschrauben untereinander fixieren. In diesen Fällen sollte die Schraubenosteosynthese vor den einwirkenden Biege-

und Distraktionskräften durch eine zusätzliche ventrale Drahtzuggurtung protegiert werden.
Die *äquatoriale Cerclage*, die nicht mit der ventralen Zuggurtung verwechselt werden darf, stellt die dritte Operationsmethode dar. Sie wird knochennah um die Patella gelegt, gleichsam wie „ein Reifen auf die Felge gezogen", und im Bandapparat gegen Abrutschen verankert. Die äquatoriale Cerclage eignet sich besonders bei Mehrfragmentfrakturen mit wechselndem Frakturlinienverlauf. Da die Biege- und Zugkräfte mit einer Cerclage allein nicht aufgefangen werden können, muß sie durch eine ventrale Zuggurtung ergänzt werden. Die Kombination einer äquatorialen Cerclage mit einer achterförmigen ventralen Zuggurtung vermag kleinere, gelenktragende Fragmente besser zu fixieren als die additive Einzelfragmentfixation mit Drähten oder Schrauben.
Einfache Frakturformen können über den queren präpatellaren Zugang versorgt werden. Die quer verlaufende Schnittführung ist kosmetisch vorteilhafter. Komplexe Frakturen werden über den parapatellaren lateralen Zugang versorgt, der eine bessere Übersicht ermöglicht. Bei offenen Frakturen wird die Wunde in die Schnittführung mit einbezogen.

A-Frakturen
Längsfrakturen

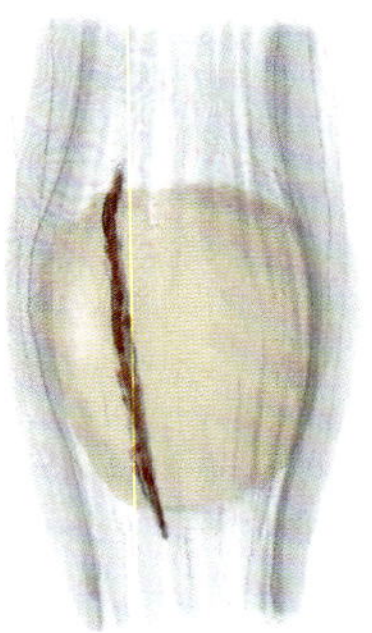

a Längsfraktur

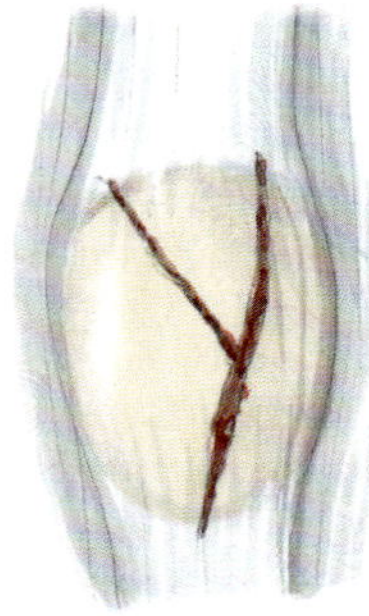

b Längsfraktur mit Zusatzfragment

B-Frakturen
Querfrakturen

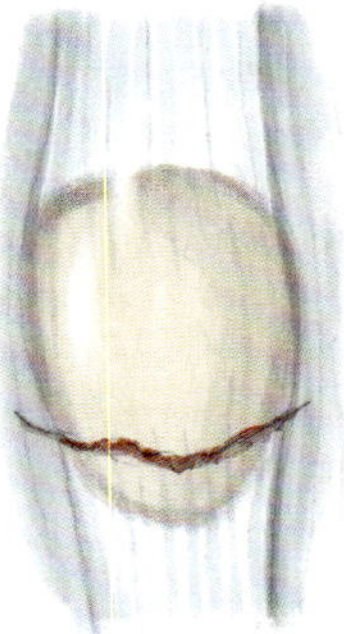

c Abrißfraktur Patellapol

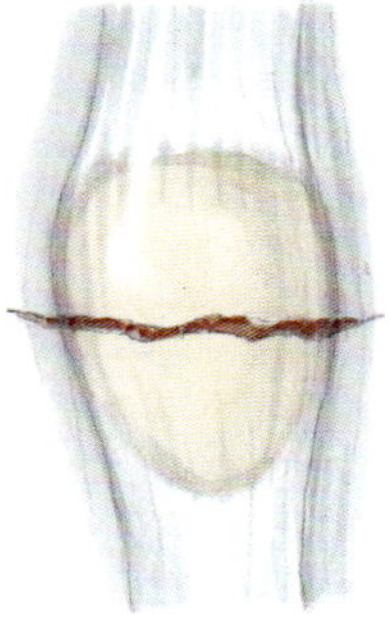

d Querfraktur

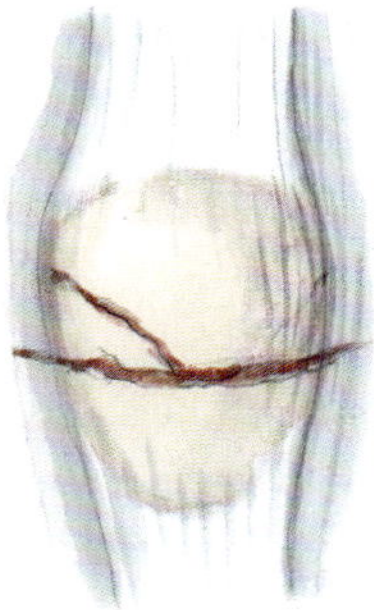

e Querfraktur mit Zusatzfragment

C-Frakturen
Mehrfragmentfrakturen

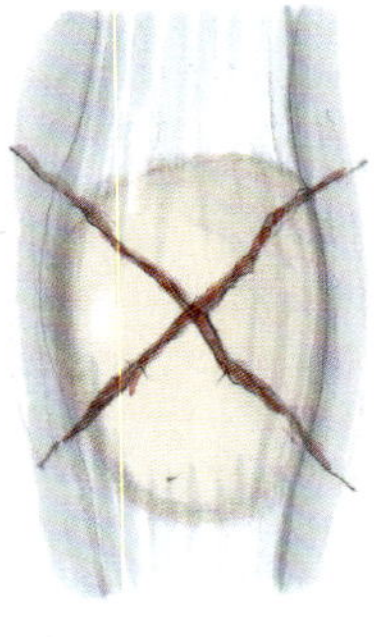

f Sternfraktur

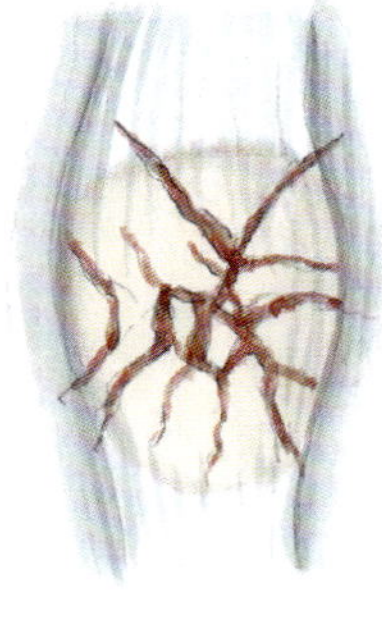

g Berstungsfraktur

Abb. **34a–g** Klassifikation der dislozierten Patellafrakturen in Anlehnung an Speck und Regazzoni.

Indikationen

Absolute Indikationen

Eine absolute Operationsindikation besteht bei allen offen und dislozierten Frakturen.

Relative Indikationen

Nicht dislozierte B- und C-Frakturen. Die operative Versorgung dieser Frakturen erlaubt jedoch eine risikolose funktionelle Nachbehandlung.

Kontraindikationen

Nicht oder gering dislozierte Längsfrakturen.

Operationsrisiko und Aufklärungshinweise

Intraoperative Risiken

Diese liegen vor allem in technischen Fehlern bei der Zuggurtungsosteosynthese: Ungenügende Kontrolle der Patellagelenkfläche, so daß Gelenkstufen verbleiben; der Zuggurtungsdraht wird in seiner transligamentären Passage nicht in unmittelbaren Knochenkontakt um Patellabasis und Patellaspitze gelegt mit der Folge einer sekundären Lockerung, Fragmentdislokation und verzögerter Frakturheilung; der Zuggurtungsdraht wird nicht über die Patellavorderfläche geführt (Cerclage), wodurch die Biege- und Distraktionskräfte bei Knieflexion nicht genügend aufgefangen werden, die Folgen sind Verkippung der Fragmente und Frakturheilungsstörungen.

Postoperative Risiken

Wundhämatome, Hämarthros, septische Komplikationen und die sich aus den operationstechnischen Fehlern ergebenden Risiken: Sekundäre Fragmentdislokation, vorzeitige Implantatlockerung, Frakturheilungsstörung.

Aufklärungsgespräch

Im Aufklärungsgespräch muß auf folgende Früh- und Spätkomplikationen hingewiesen werden: Postoperative Hämatome, Kniegelenkergüsse, Wundheilungsstörungen, Wundinfektion und Kniegelenkempyem als schwerste Komplikation, Lockerung des Osteosynthesematerials mit Verlust der Stabilität und der Notwendigkeit der Immobilisierung bzw. der Reosteosynthese, Bewegungseinschränkung, posttraumatische Arthrose. Bei Vorliegen komplexer Trümmerfrakturen mit ausgedehnten Knorpelschäden, insbesondere in Begleitung schwerer Weichteilschäden muß mit dem Patienten über die Vorteile einer primären Patellektomie gegenüber fraglichen Erhaltungsversuchen gesprochen werden.

Spezielle Vorbereitungen

Bei Mehrfragmentfrakturen ist gelegentlich eine Spongiosaplastik erforderlich, deshalb sollte ein Beckenkamm steril abgedeckt werden.

Versorgung einer dislozierten Patellalängsfraktur

(A-Fraktur, s. Abb. **34a**)

Narkose: Allgemein- oder Regionalanästhesie.

Lagerung: Rückenlagerung: Blutsperre ist nicht erforderlich.

Zugangswege: Quere präpatellare Inzision.

Arbeitsschritte

1 Gewebeschonende Freilegung der Patellavorderfläche durch Präparation in der unteren Schicht der Bursa praepatellaris.
2 Darstellen der Frakturränder.
3 Ausspülen des Gelenkes.
4 Entfernen der interfragmentären Blutkoagel durch Spülen und mit dem scharfen Löffel.
5 Anatomische Reposition und temporäre Fixation mit der Patella-Haltezange oder mit Kirschner-Drähten.
6 Definitive Fixation mit zwei in der Frontalebene eingebrachten 4,0-mm-Spongiosaschrauben.
7 Kontrolle der stufenfreien Reposition durch Palpation der Patellagelenkfläche.
8 Überprüfen der Stabilität der Osteosynthese bei Kniebeugung bis 90 Grad.
9 Naht der begleitenden Längsrisse in Quadrizepssehne und Lig. patellae.
10 Subkutane Redon-Drainage. Intrakutane Naht.

Spezielle Technik

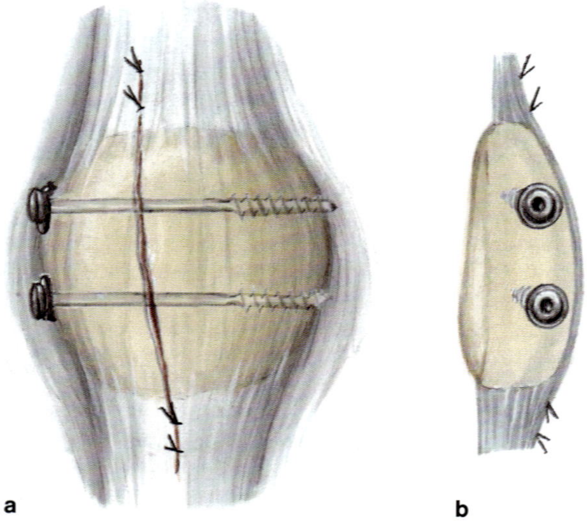

a b

Abb. **35a** u. **b** Quere präpatellare Hautinzision. Epifasziale Präparation des Kutislappens in der Schicht der Bursa praepatellaris. Entfernen der Blutkoagel aus der Frakturzone durch Spülen und mit dem kleinen scharfen Löffel. Die Periostschicht wird mit dem Skalpell jeweils 2–3 mm scharf vom Frakturrand abpräpariert, damit die exakte Reposition anhand der Paßgenauigkeit der ineinander greifenden Frakturzähnchen beurteilt werden kann. Reposition und temporäre Fixation mit Kirschner-Drähten oder einer speziellen Patella-Haltezange (s. Abb. **37**). Definitive Fixation mit zwei parallel zueinander und senkrecht zum Frakturverlauf eingebrachten Kleinfragment-Spongiosaschrauben (4,0 mm) mit Unterlagscheiben. Das Gewinde der Schrauben muß vollständig im gegenseitigen Hauptfragment liegen. Deshalb sollten die Schrauben stets vom kleineren Hauptfragment aus eingebracht werden (**a**). Sie sollten in der sagittalen Ebene möglichst im größten Patelladurchmesser positioniert werden und keinesfalls die Gelenkfläche perforieren. Gegebenenfalls kann die Patellarückfläche über eine parapatellare Arthrotomie palpiert werden (**b**).
Alternativ und insbesondere wenn der Bohrkanal länger als 50 mm ist, können 3,5-mm-Kortikalisschrauben verwendet werden, die die Gegenkortikalis fassen sollten (Bohren des Gewinde- und Gleitkanals).
Naht der begleitenden Längsrisse in Quadrizepssehne und Patellaband. Überprüfen der Stabilität unter Kniebeugung bis 90 Grad.

Versorgung einer dislozierten Querfraktur durch Verschraubung

(B-Fraktur, s. Abb. **34d**)

Narkose: Allgemein- oder Regionalanästhesie.

Lagerung: Rückenlagerung, Blutsperre ist nicht erforderlich.

Zugangswege: Quer verlaufende Inzision über der Patellamitte (kosmetisch besser als parapatellare laterale Inzision).

Arbeitsschritte

1 Ausspülen des Gelenkraumes.
2 Entfernen der interfragmentären Blutkoagel durch Spülen und mit dem kleinen scharfen Löffel.
3 Darstellen der Frakturränder.
4 Bohren von zwei parallelen Bohrkanälen (2,0 mm), retrograd von der Frakturfläche aus in das proximale Fragment.
5 Anatomische Reposition der Fragmente (Kontrolle durch Palpieren der Patellagelenkfläche) und temporäre Fixation mit der Patella-Haltezange. Zusätzliche Fixation mit einem durch den Bohrkanal im proximalen Fragment eingebrachten Kirschner-Draht.
6 Definitive Fixation mit zwei 4,0-mm-Spongiosaschrauben (Zugschraubenprinzip) mit Unterlagscheiben. Bei hartem Knochen Gewinde vorschneiden.
7 Überprüfen der Stabilität der Osteosynthese bei Kniebeugung bis 90 Grad.
8 Naht der Retinakula, subkutane Redon-Drainage. Intrakutane Naht.

Spezielle Technik

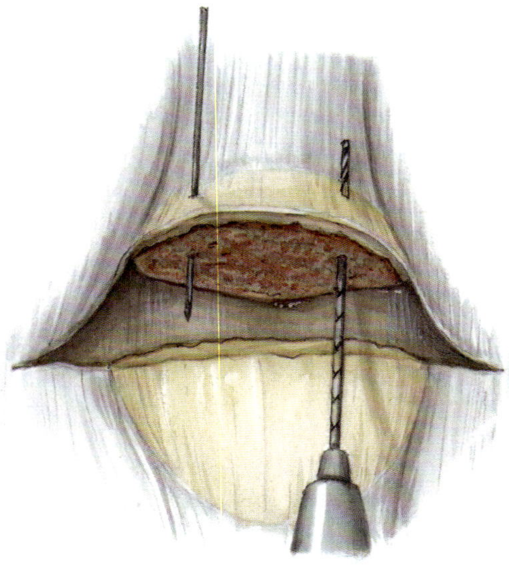

Abb. **36** Die exakte Positionierung der Schrauben in Längsrichtung ist oft schwieriger als in Querrichtung. Deshalb wird die Rückbohrtechnik empfohlen. Querer, präpatellarer Zugang. Ausspülen des Gelenkraumes über die Fraktur zur Entfernung von Blutkoageln und kleinerer Knochen- und Knorpelfragmenten. Das Periost wird mit dem Skalpell 2–3 mm von den Frakturrändern abpräpariert um später die exakte Reposition anhand der Paßgenauigkeit der ineinandergreifenden Frakturzähnchen beurteilen zu können. Entfernen der interfragmentären Blutkoagel durch Spülen und mit dem kleinen scharfen Löffel. Das Knie wird um 30 Grad gebeugt (Tuchrolle unter dem distalen Oberschenkel).
Von der Frakturfläche des proximalen Hauptfragmentes aus werden in einem Abstand von etwa 25–30 mm zwei 2,0-mm-Bohrkanäle nach proximal gebohrt, die in der Frontal- und Sagittalebene sowie zur Patellagelenkfläche parallel verlaufen sollten. Durch den ersten Bohrkanal wird ein 1,6-mm-Kirschner-Draht mit dem stumpfen Ende voraus nach proximal geschoben. Er dient zur Orientierung für die Richtung des zweiten Bohrkanales.

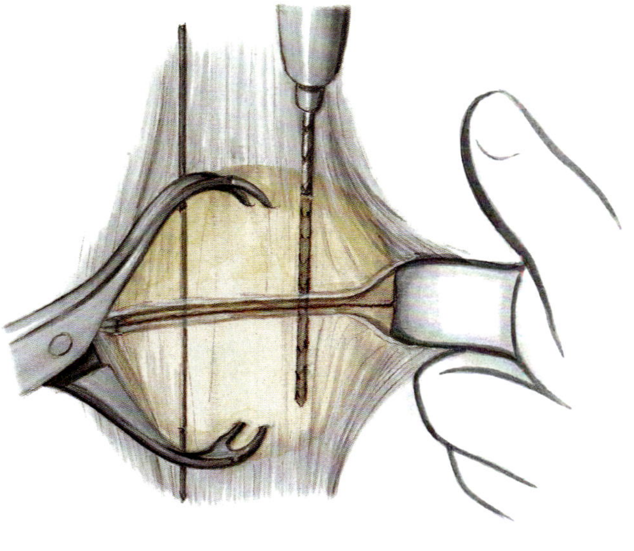

Abb. **37** Der Kirschner-Draht wird nach proximal zurückgezogen, bis die Drahtspitze in Höhe der Frakturebene liegt. Die Fragmente werden exakt reponiert, was einerseits durch die Paßgenauigkeit der Frakturzähnchen, andererseits durch Palpation der Patellagelenkfläche kontrolliert werden kann. Der Streckapparat muß dabei völlig entspannt sein (Tuchrolle unter die Ferse). Retention mit der speziellen Patella-Haltezange. Der Kirschner-Draht wird nun durch das distale Fragment gebohrt. Vom zweiten Bohrkanal aus wird mit dem 2,0-mm-Bohrer durch das distale Fragment gebohrt.

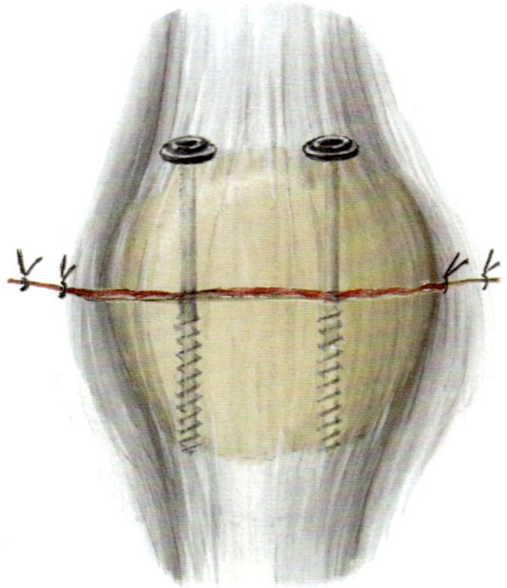

Abb. **38** Längenmessung. Gewindeschneiden nur bei hartem Knochen. Eindrehen einer 4,0-mm-Spongiosaschraube mit Unterlagscheibe. Der Gewindeanteil der Schraube muß vollständig im distalen Fragment liegen (interfragmentäre Kompression). Entfernen des Kirschner-Drahtes und Einsetzen der zweiten Spongiosaschraube mit Unterlagscheibe. Bei einer Schraubenlänge von über 50 mm sollten 3,5-mm-Kortikalisschrauben verwendet werden. In diesem Fall müssen die Bohrkanäle im proximalen Hauptfragment auf 3,5 mm aufgebohrt werden. Erleichtert wird die Technik durch Verwendung kanülierter Schrauben. Ausspülen des Gelenkraumes. Naht der Retinakula.
Falls der Knochen sich beim Anziehen der Schraube als weniger widerstandsfähig erweist als erwartet (Osteoporose), empfiehlt sich eine zusätzliche ventrale Zuggurtung, die den Distraktions- und Biegekräften bei Flexion des Kniegelenkes entgegenwirkt. Der Zuggurtungsdraht wird am proximalen Fragment durch die Quadrizepssehne an der Patellabasis entlang hinter den Schraubenköpfen, distal durch einen queren Bohrkanal (2,0 mm) geführt.

Versorgung einer dislozierten Querfraktur durch Zuggurtung

(B-Fraktur, s. Abb. **34d**)

Als Alternative zur Verschraubung und vor allem bei osteoporotischem Knochen, kann die Querfraktur durch eine Zuggurtung versorgt werden. Die ersten operativen Schritte entsprechen dem Vorgehen wie bei der Verschraubung (s. Abb. **36** u. **37**). Die beiden Kirschner-Drähte werden bei hartem Knochen über 2-mm-Bohrkanäle, bei osteoporotischem Knochen ohne Vorbohren, entweder in der Rückbohrtechnik (s. Abb. **36**) oder nach Reposition der Fraktur, direkt eingebracht.

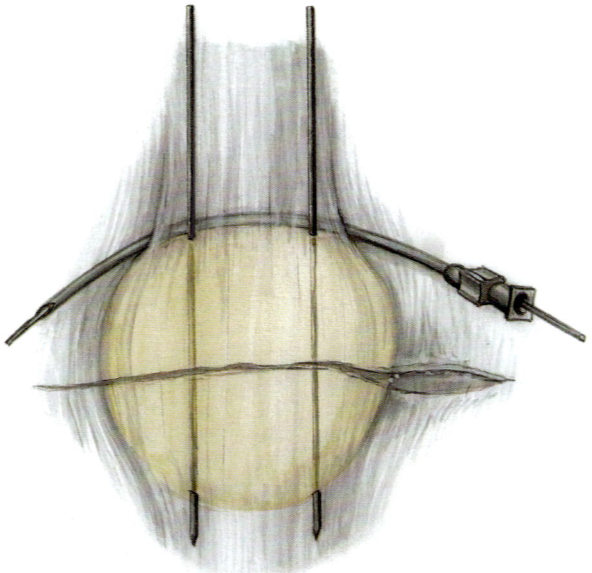

Abb. **39** Nach Reposition und temporärer Retention mit der Patella-Haltezange werden die beiden 1,6-mm-Kirschner-Drähte durch das distale Fragment gebohrt. Überprüfen der exakten Reposition anhand der Paßgenauigkeit der Frakturzähnchen und durch Palpation der Patellagelenkfläche bei vollkommen gestrecktem Knie (s. Abb. **37**). Ein 1,25 mm starker Draht wird unmittelbar hinter den beiden Kirschner-Drähten durch die Quadrizepssehne in engem Knochenkontakt an der Patellabasis entlanggeführt, was am besten über eine vorgebogene großkalibrige Kanüle geschieht. Nach der gleichen Technik wird der Draht durch das Patellaband hinter den Kirschner-Drähten dicht am Apex patellae entlang in umgekehrter Richtung wieder zurückgeführt.

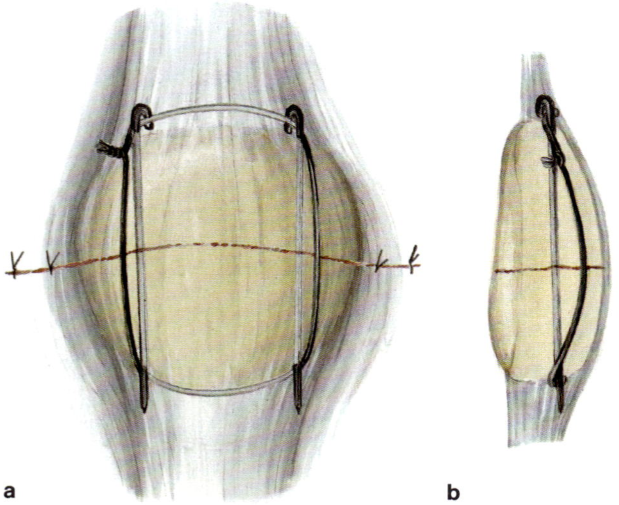

a

b

Abb. **40a** u. **b** Der Draht wird über die Patellavorderfläche – und nicht zirkulär um die Patella – geführt und durch Verdrillen seiner Enden gespannt. Der Drahtzwirbel sollte proximal lateral neben dem Kirschner-Draht liegen, damit er bei der Metallentfernung leichter aufgesucht werden kann. Die proximalen Enden der Kirschner-Drähte weden um 180 Grad nach hinten umgebogen und im Knochen versenkt. Falls die distalen Drahtenden den Patellarand weit überragen, werden Sie mit der Schneidezange gekürzt. Der Zuggurtungseffekt kann noch erhöht werden, wenn ein zweiter Draht, achterförmig über der Patellavorderfläche verspannt wird. Naht des Reservestreckapparates. Anschließend wird die Stabilität der Osteosynthese unter Bewegung des Kniegelenkes überprüft.

Versorgung einer dislozierten Abrißfraktur an der Patellaspitze

(B-Fraktur, s. Abb. **34c**)

Die Operationsmethode richtet sich nach Größe und Festigkeit der Fragmente. Wenn eine Trümmerfraktur vorliegt oder bei kleinen randständigen Fragmenten ist eine Osteosynthese im eigentlichen Sinne nicht möglich. In diesem Fall wird das Lig. patellae nach Exzision der Fragmente über transossäre Bohrkanäle oder mit speziellen Ankerschrauben (z. B. Orthofix) an der Patella fixiert. Die Naht wird mit einer überbrückenden Drahtgurtung gesichert (s. Beitrag „Weichteilmantel, Kapsel-Band-Apparat", Abb. **124** u. **125**).

Liegt ein größeres, „festes" Fragment vor, so wird es mit Kleinfragmentschrauben refixiert und mit einer zusätzlichen Drahtzuggurtung gesichert.

Spezielle Technik

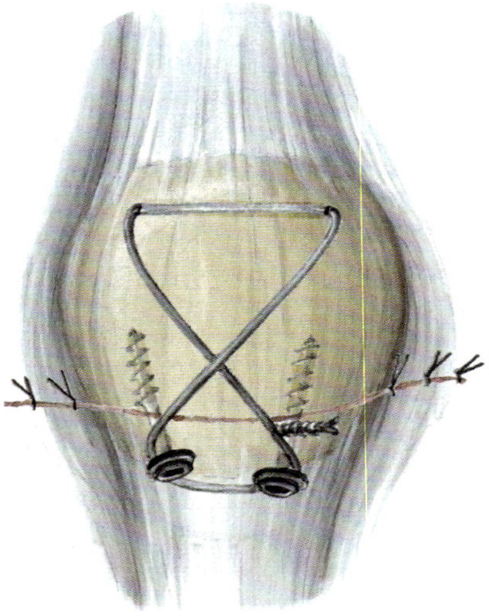

Abb. **41** Parapatellarer lateraler Zugang. Entfernen der Blutkoagel aus der Fraktur. Das Periost wird mit dem Skalpell 2–3 mm von den Frakturrändern abgeschoben. Anatomische Reposition (Paßgenauigkeit der Frakturzähnchen). Temporäre Fixation mit der Patella-Haltezange (s. Abb. **37**) oder mit 1,6-mm-Kirschner-Drähten. Vorbohren mit dem 2,0-mm-Bohrer. Einbringen von 4,0-mm-Spongiosaschrauben (interfragmentäre Kompression). Wenn die Schraubenköpfe einzusinken drohen, werden Unterlagscheiben verwendet. Die Schraubenosteosynthese wird durch eine zusätzliche Drahtzuggurtung gegen Distraktions- und Flexionskräfte, die bei Kniebeugung auftreten, gesichert. Ein 1,25 mm starker Draht wird proximal über einen queren Bohrkanal (2,0 mm) und distal hinter den Schraubenköpfen durch das Patellaband in engem Kontakt zum Apex patellae und achterförmig über die Patellavorderfläche geführt und durch Verdrillen seiner Enden gespannt. Der Drahtzwirbel sollte distal neben einer der Schraubenköpfe liegen, was das Wiederauffinden anläßlich der Implantatentfernung erleichtert. Die Stabilität der Osteosynthese wird unter Bewegung des Kniegelenkes überprüft. Naht der Retinakula.

Versorgung einer dislozierten Querfraktur mit Zusatzfragment

(B-Fraktur, s. Abb. **34e**)

Arbeitsschritte

1 Ausspülen des Gelenkraumes.
2 Säubern der Frakturflächen von Blutkoageln durch Spülen und mit dem kleinen scharfen Löffel.
3 Darstellen der Frakturränder.
4 Exakte Reposition und temporäre Fixation des Zusatzfragmentes an das proximale Hauptfragment mit Kirschner-Draht. Definitive Fixation mit einer 4,0-mm-Spongiosaschraube mit Unterlagscheibe.
5 Stufenlose Reposition der beiden Hauptfragmente und temporäre Fixation mit Kirschner-Drähten. Kontrolle des Repositionsergebnisses durch Palpation der Patellagelenkfläche.
6 Definitive Fixation mit zwei von distal nach proximal eingebrachten 4,0-mm-Spongiosaschrauben mit Unterlagscheiben.
7 Zusätzliche Sicherung durch ventrale Drahtzuggurtung: Legen eines 1,25 mm starken Drahtes über einen 2,0 mm queren Bohrkanal im proximalen Patelladrittel, über die Patellavorderfläche, und durch das Patellaband hinter den Schraubenköpfen in engem Kontakt mit der Patellaspitze und Spannen durch Verdrillen.
8 Überprüfen der Stabilität der Osteosynthese bei Knieflexion bis 90 Grad .
9 Naht der Retinakula, subkutane Redon-Drainage. Intrakutane Naht.

Spezielle Technik

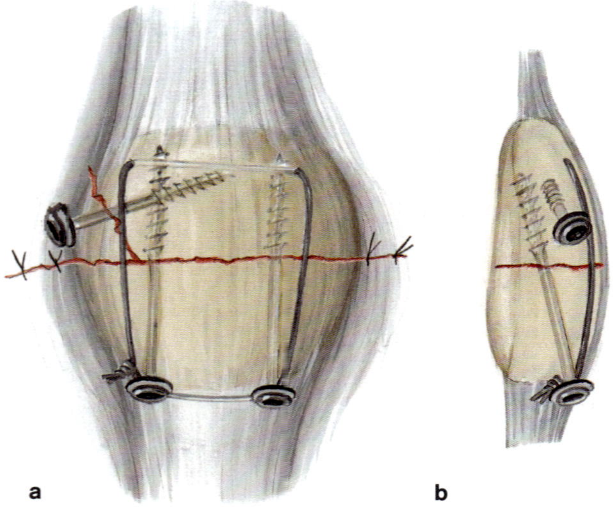

Abb. **42 a** u. **b** Parapatellarer lateraler Zugang. Die Fragmente werden vorsichtig aufgeklappt. Ausspülen des Gelenkes zur Entfernung des Hämarthros und kleiner Knorpel- und Knochenfragmente. Entfernen der Blutkoagel aus der Frakturzone durch Spülung und mit dem kleinen scharfen Löffel. Die Periostschicht wird mit dem Skalpell 2–3 mm von den Frakturrändern abgeschoben, um die exakte Reposition anhand der Frakturzähnchen beurteilen zu können. Reposition des Zusatzfragmentes an das proximale Hauptfragment und temporäre Fixation mit einem Kirschner-Draht. Definitive Fixation mit einer Kleinfragment-Spongiosaschraube (4,0 mm), deren Gewindeanteil vollständig im proximalen Hauptfragment liegen muß (Prinzip der Zugschraube). Reposition der Querfraktur, Retention mit Patella-Haltezange und temporäre Fixation mit Kirschner-Drähten. Überprüfen des Repositionsergebnisses durch Palpation der Patellagelenkfläche bei vollkommen gestrecktem Kniegelenk (Tuchrolle unter die Ferse). Definitive Fixation mit zwei parallel zueinander, von distal nach proximal in Längsrichtung eingebrachten Kleinfragment-Spongiosaschrauben (4,0 mm), deren Gewindeanteil vollständig im proximalen Hauptfragment liegen muß (interfragmentäre Kompression).Die Schraubosteosynthese wird durch eine zusätzliche ventrale Drahtzuggurtung gesichert, um die Distraktions- und Flexionskräfte bei Kniebeugung aufzufangen. Technik der Zuggurtung vgl. Abb. **41**. Der Drahtzwirbel wird distal lateral neben den Schraubenkopf gelegt, damit er bei der Implantatentfernung leichter aufgesucht werden kann. Überprüfen der Stabilität der Osteosynthese unter Bewegung des Kniegelenkes. Naht des Reservestreckapparates.

Versorgung einer dislozierten Berstungsfraktur

(C-Fraktur, s. Abb. **34g**)

Trümmerfrakturen der Patella sind häufig Folge einer erheblichen direkten Gewalteinwirkung und gehen daher meist mit einer Schädigung des dünnen Weichteilmantels einher.

Wenn immer möglich, sollte eine Rekonstruktion der Patella angestrebt werden. Eine primäre Patellektomie ist nur dann angezeigt, wenn die Gelenkfläche bei einer Trümmerfraktur nicht mehr wiederhergestellt werden kann (s. unten). Das Prinzip der Rekonstruktion einer Patellatrümmerfraktur liegt weniger in einem puzzleartigen Aneinanderfügen von Einzelfragmenten, als vielmehr darin, die Patella als ganzes zu „remodellieren" und mit Hilfe einer Implantatkombination zu stabilisieren. Die Wiederherstellung der Gelenkfläche und die Erlangung der Übungsstabilität stehen dabei ganz im Vordergrund.

Zur Fragmentfixation werden unterschiedliche Osteosynthesenprinzipien und Implantate miteinander kombiniert: Schrauben, Kirschner-Drähte, Zuggurtung und Cerclage. Unabhängig von der Art der eingesetzten Implantate muß die rekonstruierte Patella stets durch eine ventrale Zuggurtung vor den einwirkenden Biege- und Zugkräften geschützt werden.

Narkose: Allgemeinnarkose.

Lagerung: Rückenlagerung auf durchleuchtbarem OP-Tisch. Ein Beckenkamm sollte in die sterile Abdeckung mit einbezogen werden (Spongiosaentnahme).

Zugangswege: Laterale parapatellare Inzision.

Arbeitsschritte

1 Ausspülen des Gelenkraumes.
2 Vorsichtiges Aufkippen der Fragmente, ohne sie aus ihrer periostalen ligamentären Einbindung zu lösen und Entfernen der interfragmentären Blutkoagel durch Spülen und mit dem kleinen scharfen Löffel.
3 Stufenlose Reposition der einzelnen Fragmente und temporäre Fixation mit Kirschner-Drähten (Überprüfen des Repositionsergebnisses durch Palpation oder Inspektion der Patellagelenkfläche).
4 Fixation der Fragmente entsprechend ihrer Größe und Konfiguration mit Kleinfragmentschrauben, Kirschner-Drähten sowie durch eine äquatoriale Cerclage und einer ventralen achterförmigen Zuggurtung, die proximal und distal hinter zwei parallel zueinander in Längsrichtung eingebrachten Kirschner-Drähten verankert werden.
5 Überprüfen der Stabilität der Osteosynthese unter Kniebeugung.
6 Naht der begleitenden Rupturen des Reservestreckapparates.
7 Intraartikuläre und subkutane Redon-Drainagen. Intrakutane Naht.

Spezielle Technik

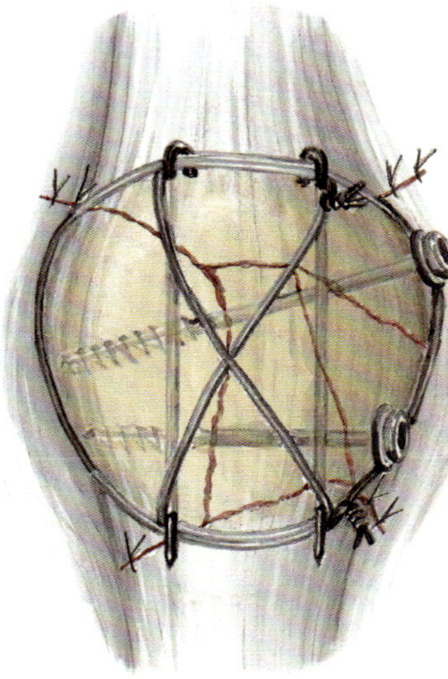

Abb. **43** Parapatellare laterale Inzision. Die Patellatrümmerfraktur wird schrittweise rekonstruiert, wobei darauf zu achten ist, daß die Fragmente ihre periostale ligamentäre Einbindung nicht verlieren. Die Frakturspalten werden vorsichtig mit dem Raspatorium oder Elevatorium distrahiert, um Blutkoagel und kleinere losgesprengte Knochenstückchen zu entfernen. Ausspülen des Gelenkraumes. Bei der Reposition und temporären Fixation wird großzügig von Kirschner-Drähten (1,0 mm) Gebrauch gemacht. Man überzeugt sich immer wieder von der stufenlosen Aneinanderfügung der Gelenkfragmente (Palpation). Größere Fragmente werden mit Kleinfragment-Spongiosaschrauben (4,0 mm) mit Unterlagscheiben fixiert. Kleinere, vor allem gelenktragende Fragmente werden mit Kirschner-Drähten fixiert. Größere Knochendefekte werden mit auto- oder allogener Spongiosa aufgefüllt, um einen Kollaps der Patellaoberfläche bei der nachfolgenden Drahtzuggurtung zu verhindern. Die „remodellierte" Patella wird anschließend durch Drähte verspannt. Zwei 1,6- oder 2,0-mm-Kirschner-Drähte werden parallel zueinander in Längsrichtung in der direkten Bohrtechnik von proximal nach distal eingebracht. Sie dienen einerseits dazu, Fragmente zusätzlich zu fixieren, andererseits als festes Widerlager für die Verankerung der Cerclage- und Zuggurtungsdrähte. Der 1,25 mm starke Cerclagedraht wird gleichsam wie ein Reifen auf die Felge gezogen, d. h. er wird in engem Knochenkontakt zirkulär um die Patella gelegt. Um ein sekundäres Durchschneiden oder Abrutschen zu verhindern, wird er durch die Quadrizepssehne bzw. das Lig. patellae in engem Knochenkontakt geführt und hinter den Kirschner-Drähten verankert (s. Abb. **39**). Die Enden der Drähte werden durch Verdrillen gespannt.

Die äquatoriale Cerclage allein vermag die ventrale Zug- und Biegebelastung nur begrenzt aufzunehmen, d. h. diese Konstruktion würde den enormen Biegekräften im Rahmen der funktionellen Nachbehandlung nicht standhalten. Deshalb muß das System durch eine ventrale Zuggurtung ergänzt werden.

Der 1,25-mm-Draht wird wie der Cerclagedraht im proximalen und distalen Streckapparat hinter den Kirschner-Drähten verankert, und dann achterförmig über die Patellavorderfläche gelegt und durch Verdrillen seiner Enden gespannt. Die Enden der Kirschner-Drähte werden um 180 Grad nach hinten umgebogen und im Knochen versenkt. Die distal herausragenden Drahtenden werden abgeschnitten.

Überprüfen der Stabilität der Osteosynthese unter Kniebewegung. Naht des Streckapparates.

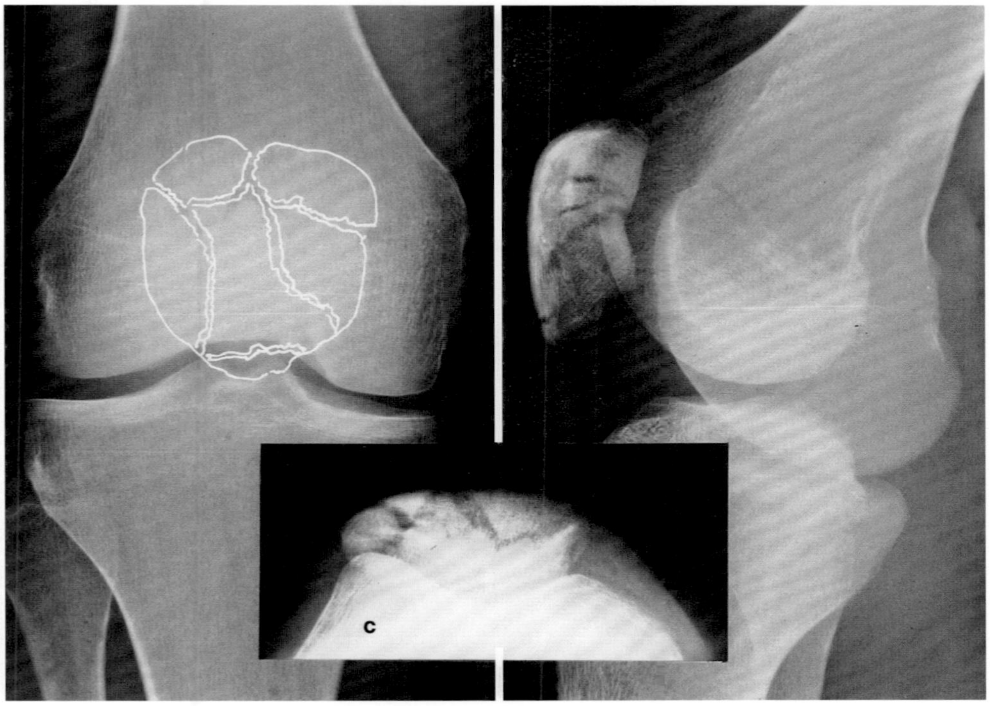

a b

Abb. **44a–e** Dislozierte Mehrfragmentfraktur der Patella bei einem 20-jährigen Patienten. Reposition und stufenlose Wiederherstellung der Patellagelenkfläche. Fixation durch eine Kombination von Verschraubung, Cerclage und Zuggurtung.

a – c Unfallaufnahmen in der a.-p. (**a**), seitlichen (**b**) und axialen (**c**) Projektion.

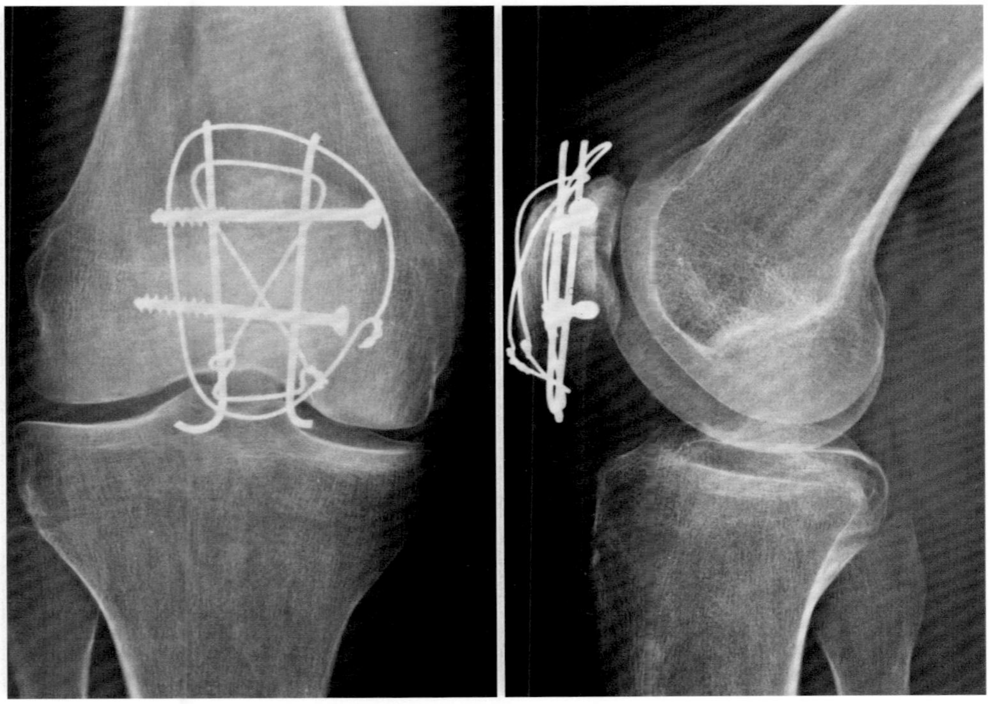

d e

d u. **e** Röntgenbefund 10 Monate nach der Operation, in der a.-p. (**d**) und seitlichen Projektion (**e**).

Die Kombination von äquatorialer Cerclage und ventraler achterförmiger Zuggurtung erfüllt einerseits die Funktion der dynamischen Verspannung und dient andererseits der Fixation von Fragmenten. Bei Berstungsfrakturen mit zahlreichen Fragmenten, die für eine Schraubenfixation zu klein sind, gelingt es, die Fraktur allein durch ein System von Kirschner-Drähten, Cerclage und Zuggurtung, gleichsam wie in einem „Drahtkorb" zusammenzuhalten und übungsstabil zu fixieren (Abb. **45**).

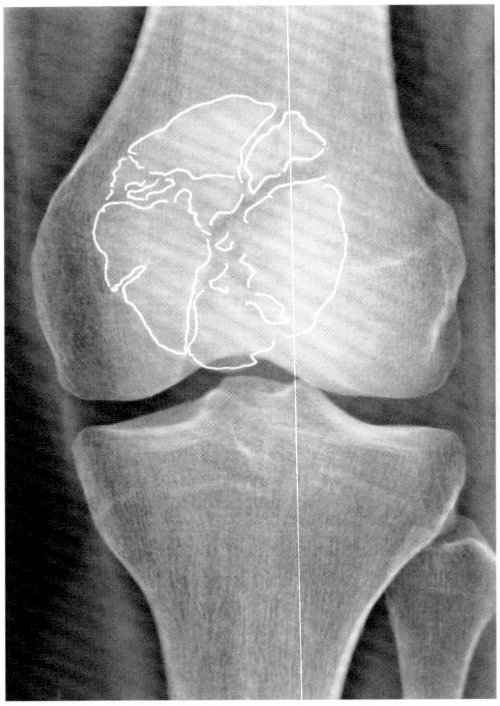

a

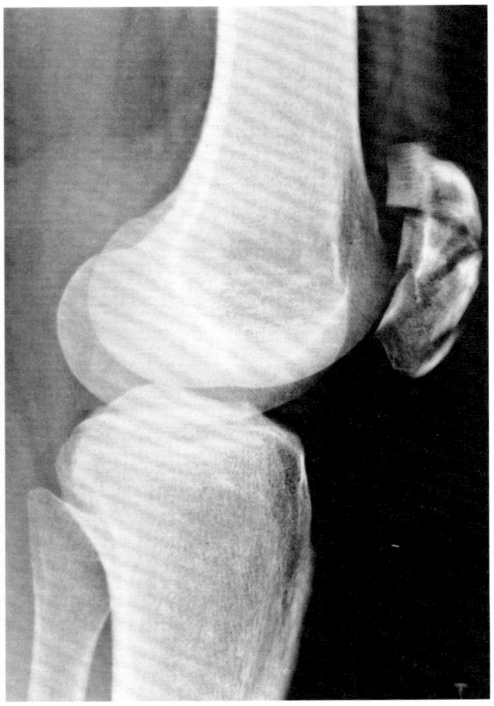

b

Abb. **45a – f** Dislozierte Patella-Berstungsfraktur bei einem 24jährigen Patienten. Anatomische Rekonstruktion und übungsstabile Fixation mit Hilfe einer Kombination von Kirschner-Drähten. Cerclage und ventraler achterförmiger Zuggurtung („Drahtkorb").

a u. **b** Unfallaufnahmen in der a.-p. (**a**) und seitlichen Projektion (**b**).

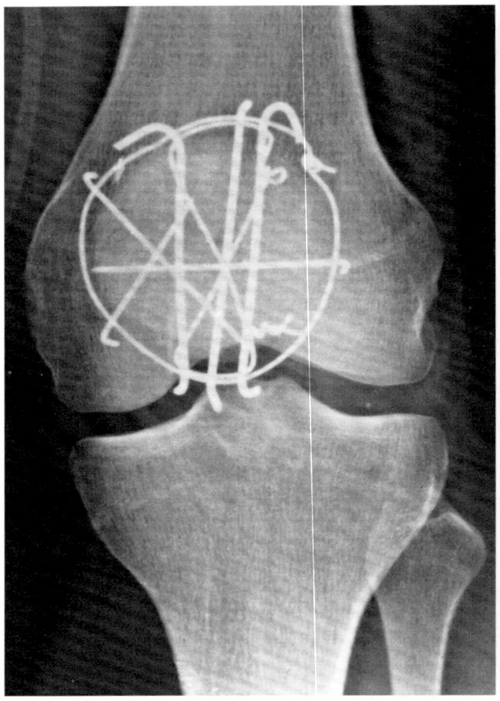

c

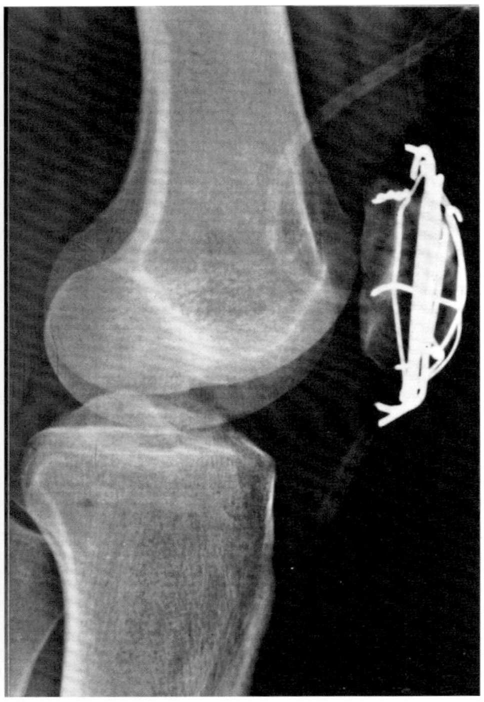

d

c u. **d** Postoperative Röntgenaufnahmen in der a.-p. (**c**) und seitlichen Projektion (**d**).

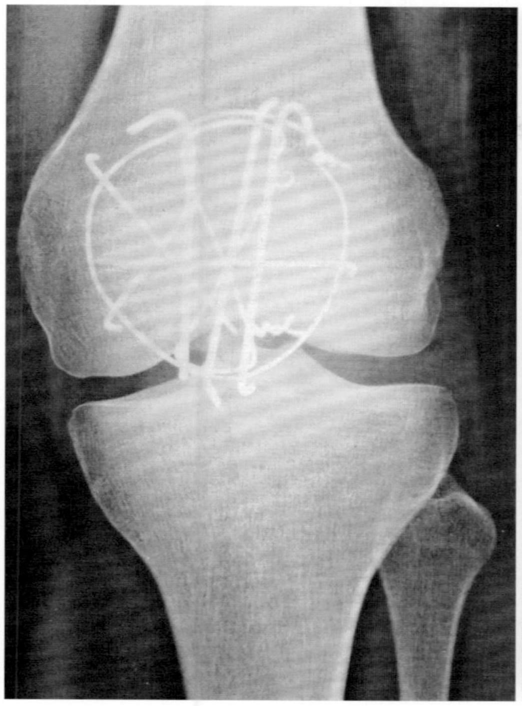

e

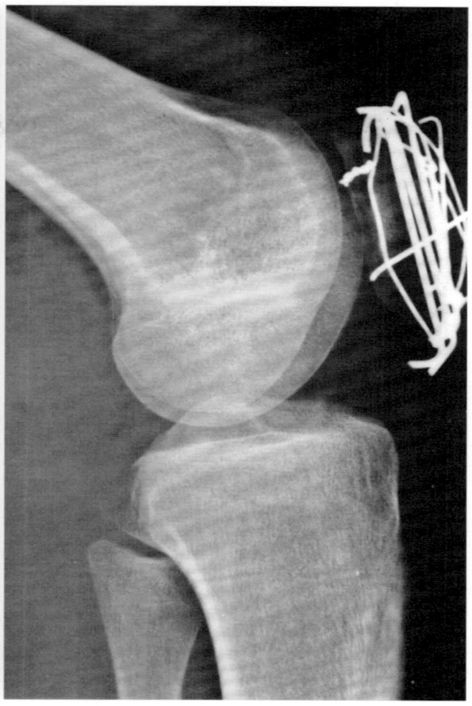

f

e u. f Röntgenkontrolle 5 Monate postoperativ unmittelbar vor der Implantatentfernung in der a.-p. (**e**) und seitlichen Projektion (**f**).

Strategie bei Komplexverletzungen

Komplexverletzungen der Knieregion werden durch eine erhebliche direkte Gewalteinwirkung verursacht und gehen mit schweren offenen oder geschlossenen Verletzungen des dünnen Weichteilmantels einher. Die Patellafrakturen reichen von einfachen bis zu Berstungsfrakturen. Häufige Begleitverletzungen sind kniegelenknahe Frakturen und Verletzungen des Kapsel-Band- und Streckapparates. Im Rahmen der dringlichen Versorgung der Weichteilverletzungen und offenen Kniegelenkverletzungen werden die Patellafrakturen wie auch die Verletzungen des Streckapparates mitversorgt. Mit der Möglichkeit der Vakuumversiegelung von Weichteildefekten und der Stabilisierung des Kniegelenkes mit dem Fixateur externe kann die Akutversorgung zunächst beendet und alle weiteren Maßnahmen nach Konsolidierung der lokalen und Allgemeinsituation in einer zweiten Behandlungsphase durchgeführt werden (s. Beitrag „Weichteilmantel, Kapsel-Band-Apparat", S. 208 – 213). Bei Trümmerfrakturen mit ausgedehntem Knorpelschaden gelingt es nicht immer, die Gelenkfläche zu rekonstruieren, so daß sich der Frage der partiellen oder gar totalen Patellektomie stellt.

Partielle Patellektomie

Bei schwerer Zertrümmerung der *Patellaspitze* wird diese reseziert. Das Lig. patellae wird mit transossären Nähten oder mit Ankerschrauben an das Hauptfragment fixiert. Die Naht wird mit einer Drahtcerclage zwischen Patellahauptfragment und Tuberositas tibiae gesichert (s. Beitrag „Weichteilmantel, Kapsel-Band-Apparat", Abb. **125**). *Zentral* gelegene, nicht mehr rekonstruierbare Patellateile werden herausgesägt. Proximales und distales Hauptfragment werden wie bei einer Querfraktur mit Schrauben oder Zuggurtung fixiert. Überschreitet der Verlust mehr als ein Drittel der Gelenkfläche, ist die totale Patellektomie indiziert.

Totale Patellektomie

Ein Patellaverlust ist mit Kraftminderung des M. quadriceps, Bewegungseinschränkung, aktivem Streckdefizit, Wegfall der Kniescheibenschutzfunktion und mit einer kosmetischen Veränderung der Gelenkkontur verbunden. Schließlich können als Spätfolgen arthrotische Veränderungen im Patellagleitlager auftreten. Deshalb sollte die primäre Patellektomie nur bei schweren Trümmerfrakturen, bei denen die Gelenkfläche nicht mehr rekonstruiert werden kann, als Ultima ratio durchgeführt werden.

Arbeitsschritte

1. Laterale parapatellare Inzision.
2. Darstellen der Trümmerfraktur und Entscheidung über den Erhalt oder die Entfernung der Kniescheibe.
3. Herausschälen der Fragmente mit dem Skalpell aus Lig. patellae, Quadrizepssehne und präpatellarem Gewebe unter Erhaltung dieser Strukturen.
4. Ausspülen des Gelenkes.
5. Naht des Reservestreckapparates und Verschluß des tendoligamentären Defektes durch Naht des gerafften prä- und parapatellaren Gewebes mit Annäherung des medialen und lateralen Retinakulums.
6. Überprüfen der Nahtstabilität bei 60-Grad -Kniebeugung und Festlegung des Bewegungsausmaßes für die funktionelle Nachbehandlung.
7. Intraartikuläre und subkutane Redon-Drainage. Schichtweiser Wundverschluß.

Komplikationen

Intraoperative Komplikationen

Ungenügendes Ausspülen des Gelenkes mit intraartikulärem Verbleib von Fragmenten. Fehlplazierung von Implantaten mit Irritation im fermoropatellaren Gleitlager.

Postoperative Komplikationen

Intra- und extraartikuläre Hämatombildung, septische Komplikationen. Implantatwanderung, betroffen sind insbesondere Kirschner-Drähte, deren Enden nicht genügend umgebogen wurden, dadurch Verlust der Stabilität mit Fragmentdislokation, Frakturheilungsstörung und Pseudarthrose. Ähnliche Folgen nach Implantatbruch (zu dünner Zuggurtungsdraht) oder nach fehlerhafter Technik der Zuggurtungsosteosynthese (unzureichende Verankerung des Zuggurtungsdrahtes am Ober- und Unterrand der Patella). Irritation von Implantaten unter dem dünnen präpatellaren Weichteilmantel (unzureichend versenkter Drahtzwirbel und exponierte Schraubenköpfe). Als Spätkomplikation Arthrose im Femoropatellargelenk.

Wiederholungseingriffe, Korrekturoperationen

Intra- und extraartikuläre Hämatome werden frühzeitig ausgeräumt. Eine sekundäre Fragmentdislokation aufgrund von Implantatwanderung kann konservativ behandelt werden, wenn die Fragmentdehiszenz im weiteren Verlauf 2-3 mm nicht überschreitet und eine klinische und röntgenologische Überwachung gewährleistet ist. Eine größere oder eine zunehmende Fragmentdislokation sowie sekundär instabile Osteosynthese erfordern eine Reosteosynthese.
Bei einer Einschränkung der Kniegelenkbeweglichkeit, die sich trotz intensiver krankengymnastischer Therapie nicht verbessern läßt, sollte etwa 10 Wochen postoperativ eine arthroskopische oder offene Arthrolyse durchgeführt werden (s. Beitrag „Weichteilmantel, Kapsel-Band-Apparat“, S. 264).
Pseudarthrosen sind selten und bedürfen keiner Behandlung, wenn sie symptomlos bleiben. Bei schmerzhaften Pseudarthrosen sind die Ergebnisse nach Osteosynthese und Spongiosaplastik oft enttäuschend, so daß eine Patellektomie in Erwägung gezogen werden muß, insbesondere nach länger bestehenden, sehr schmerzhaften Pseudarthrosen.
Die Implantatentfernung erfolgt in der Regel nach 6 Monaten. Störende, subkutan liegende Implantate sollten früher entfernt werden.

Begleit-, Nachbehandlung

Ein wesentlicher Vorteil der operativen Behandlung von Patellafrakturen durch stabile Osteosynthese besteht in der frühen funktionellen Nachbehandlung. Bereits im Operationssaal wird ein Kühl- und Kompressionsverband (Cryo-Cuff) angelegt. Beginn mit Quadrizepsübungen und Fußgymnastik am 1. postoperativen Tag. Nach Entfernung der Redon-Drainagen am 2. postoperativen Tag Beginn mit der krankengymnastischen Bewegungstherapie, unterstützt durch eine passive Bewegungstherapie auf der Motorschiene. Der Bewegungsumfang wird allmählich gesteigert und sollte nach 10–14 Tagen die volle Streckung und Beugung bis 90 Grad erreicht haben. Bei guter Mitarbeit werden die Patienten an zwei Unterarmgehstützen unter 10–15 kg Teilbelastung des Beines mobilisiert. Betagte Patienten oder Patienten, die aus familiären häuslichen Gründen oder wegen mangelhafter Mitarbeit nicht teilbelasten können, erhalten einen abnehmbaren Kunststofftutor, der eine Mobilisierung unter Belastung sowie die krankengymnastische Nachbehandlung ermöglicht. Nach 6–8 Wochen ist unter Berücksichtigung des röntgenologisch kontrollierten Frakturheilungsverlaufes die normale Belastung erlaubt.

Frakturen im Wachstumsalter

Die *radiologische Diagnostik* kindlicher Verletzungen am Kniegelenk bereitet gelegentlich Schwierigkeiten. Einerseits sind Teile der Gelenkstrukturen radiologisch noch nicht darstellbar, so daß Gelenkfrakturen mit kleinem metaphysärem Keil als harmlose Abrißfrakturen fehlinterpretiert werden. Andererseits gilt es, physiologische radiologische Phänomene als solche zu erkennen: Bis zum 5. Lebensjahr können Ossifikationszentren im Bereich der dorsalen Femurrolle knöcherne Verletzungen vortäuschen oder als tumoröse Entartungen oder Entzündungszeichen verkannt werden. Entwicklungsphasen und Verzögerungen der Knochenkernverschmelzung müssen bei der radiologischen Diagnostik ebenfalls berücksichtigt werden. Anamnese und klinische Symptomatik sind hier von entscheidender Bedeutung.

Auch die *klinische Untersuchung* kann bei der Überprüfung der Bandstabilität Schwierigkeiten bereiten, solange die Wachstumsfugen noch weit offen sind. Eine individuelle und geschlechtsabhängige mediale und laterale Aufklappbarkeit sowie vordere Schublade sind in der Wachstumsphase durchaus normal und nur im Vergleich zur Gegenseite zu bewerten.

Bei noch weit offenen Fugen kann es auch durch oberflächliche Gelenkkapseleinrisse zu erheblichen intraartikulären Blutungen kommen. Die therapeutische Kniegelenkpunktion bietet hier wichtige diagnostische Hinweise durch die Untersuchung des Punktates. Fettaugen weisen auf das Vorliegen einer osteochondralen Fraktur hin und bedürfen der weiteren Abklärung, z. B. durch die Arthroskopie.

Distales Femur

Ziele und Methoden

Vorrangiges Ziel der Versorgung *extraartikulärer Verletzungen* ist die Wiederherstellung der symmetrischen Beinachse. Der Aufwand richtet sich nach Ausmaß und Richtung der Dislokation sowie der Retinierbarkeit. Die metaphysären Stauchungsfrakturen vor allem kleiner Kinder mit oft geringer Antekurvationsstellung bedürfen lediglich der Gipsruhigstellung ohne Korrektur. Undislozierte sowie reponierbare und retinierbare suprakondyläre Biegungsbrüche oder Epiphysenlösungen mit oder ohne metaphysärem Keil können ebenfalls konservativ im Oberschenkelgipsverband behandelt werden. Eine radiologische Stellungskontrolle empfiehlt sich am 7. und 14. Tag, um gegebenenfalls durch Gipskeilung eine Achsenabweichung zu korrigieren. Eine knöcherne Konsolidierung ist je nach Alter des Kindes nach 4 – 6 Wochen zu erwarten. Das Risiko einer Bewegungseinschränkung oder der sog. Frakturkrankheit ist bei Kindern im Gegensatz zum Erwachsenen wesentlich geringer.

Das Ziel der Therapie *intraartikulärer Frakturen* besteht darin, das Gelenk exakt zu rekonstruieren um das Risiko einer möglichen Wachstumsstörung zu minimieren.

Nicht verschobene Epiphysen- und Übergangsfrakturen sowie epi- oder metaphysäre Seitenbandausrisse werden konservativ behandelt, nachdem der Hämarthros abpunktiert wurde. Typische dislozierte Epiphysenfrakturen führen durch Ausbildung einer sog. Ausheilungsbrücke („Banding-Brücke“) im Frakturbereich zu einem vorzeitigen Fugenschluß und dadurch zu einem konsekutiven Fehlwachstum. Die „wasserdichte“ Reposition und Kompressionsschraubenosteosynthese außerhalb der Wachstumsfuge ist deshalb zur Vermeidung dieser „Banding-Brücke“ anzustreben.

Wenn die Fuge mit Implantaten gekreuzt werden muß, werden im Sinne der minimal-invasiven Chiurgie Kirschner-Drähte perkutan oder über kleine Inzisionen eingebracht. Im Hinblick auf mögliche stimulative oder auch hemmende Wachstumsstörungen sollte der schonende Umgang mit der bereits durch die Fraktur beeinträchtigten Wachstumsfuge im Mittelpunkt der Behandlung stehen. Jede überflüssige Manipulation, sei es durch mehrfache Repositionsmanöver oder durch operative Verfahren wie heißlaufende Bohrdrähte, führt zu einer zusätzlichen Schädigung und erhöht das Risiko eines Fehlwachstums. Es sollten prinzipiell möglichst wenige, kleinkalibrige Metallimplantate gewählt werden. Dies erfordert oft eine zusätzliche postoperative Gipsruhigstellung.

Indikationen

Die Indikation zur operativen Behandlung richtet sich nach der Frakturform (Abb. **46 – 48**), dem Dislokationsgrad sowie der Reponierbarkeit und Retinierbarkeit der extraartikulären Frakturen.

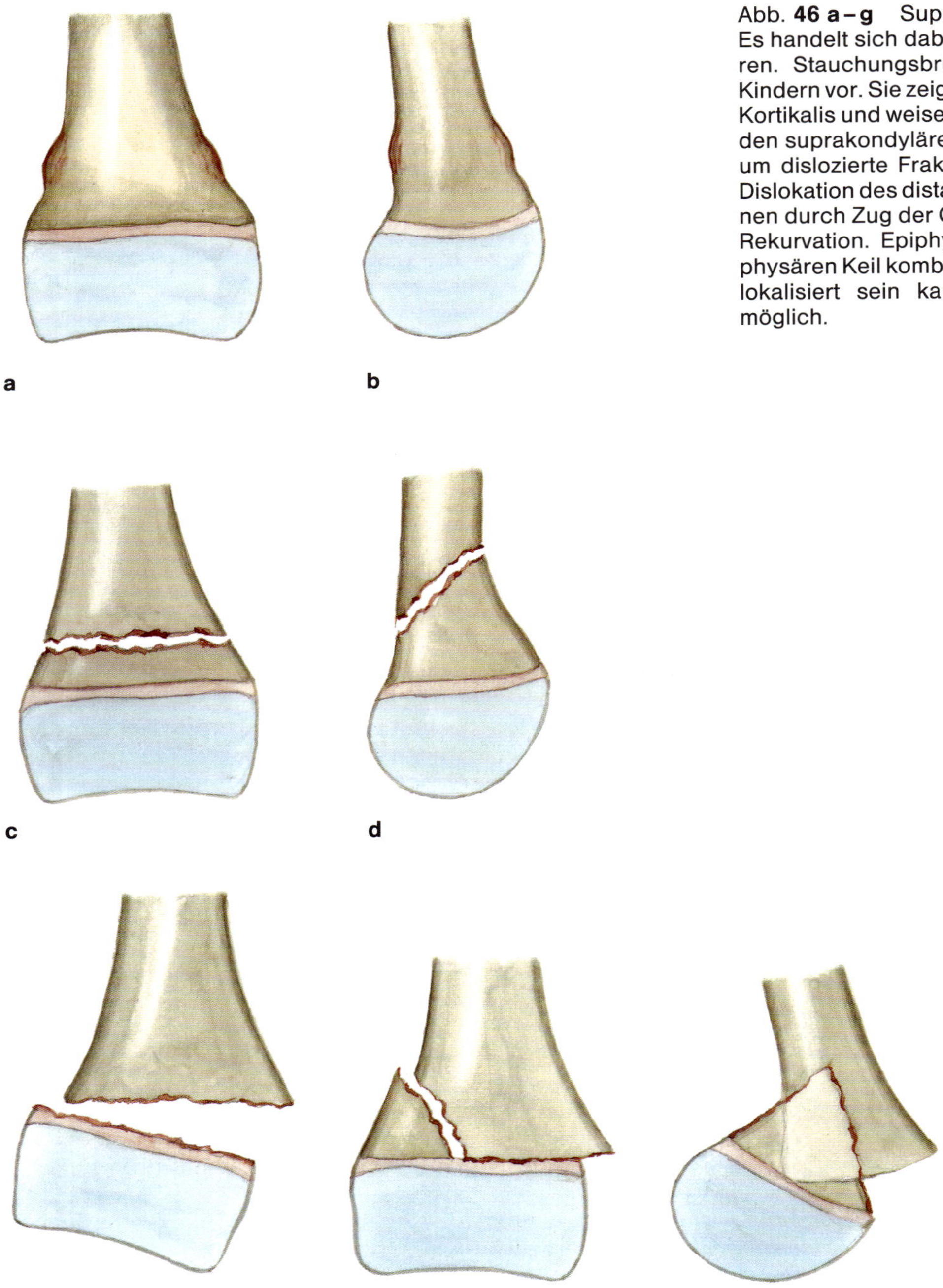
a b c d e f g

Abb. **46 a–g** Suprakondyläre Frakturen des Femurs. Es handelt sich dabei um die eher seltenen extraartikulären Frakturen. Stauchungsbrüche (**a**, **b**) kommen meist bei sehr kleinen Kindern vor. Sie zeigen eine typische wulstförmige Einstauchung der Kortikalis und weisen häufig eine Antekurvationsfehlstellung auf. Bei den suprakondylären Biegungsbrüchen (**c**, **d**) handelt es sich meist um dislozierte Frakturen mit schmalem metaphysärem Saum. Die Dislokation des distalen Fragmentes richtet sich wie beim Erwachsenen durch Zug der Gastroknemiusköpfe nach dorsal im Sinne einer Rekurvation. Epiphysenlösungen (**e–g**) sind oft mit einem metaphysären Keil kombiniert, der medial, lateral oder selten auch ventral lokalisiert sein kann. Schädigungen der Wachstumsfuge sind möglich.

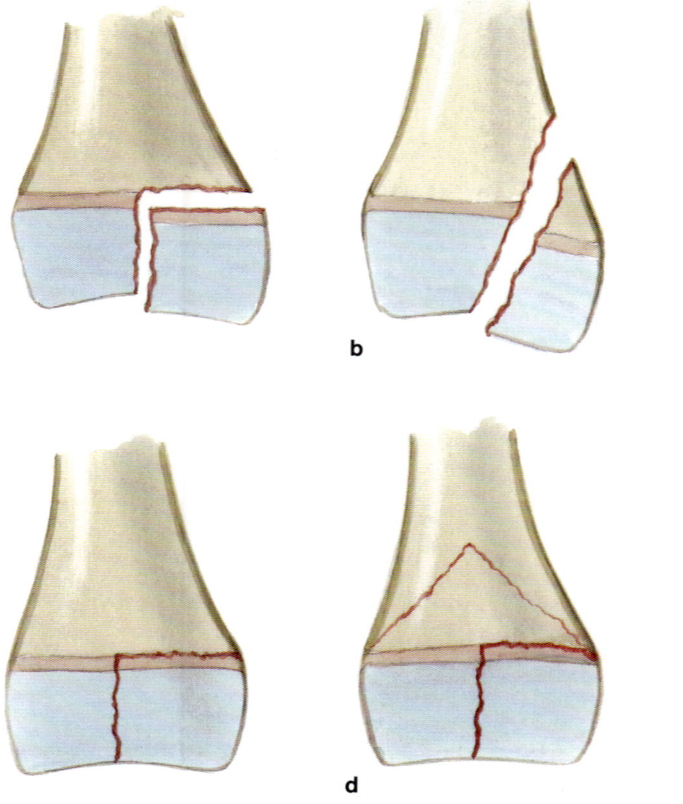

Abb. **47a–d** Frakturen der distalen Femurepiphyse.
Bei den sog. typischen Epiphysenfrakturen (**a**, **b**) mit oder ohne metaphysären Keil (Aitken-II-und-III-Frakturen) ist die Wachstumsfuge immer betroffen. Es kann deshalb zum partiellen vorzeitigen Fugenschluß kommen. Übergangsfrakturen (**c**, **d**) im Übergangsalter vom Jugendlichen zum Erwachsenen sind häufiger. Durch unvollständige Verknöcherung der Fuge kommt es zur teilweisen Lyse der Epiphyse mit Bruch ins Gelenk und evtl. Ausbruch eines metaphysären Keiles. Wie am oberen Sprunggelenk gibt es auch hier die „two-plane"-Fraktur ohne, und die triplane-Fraktur mit metaphysärem Ausbruchkeil, der an der Femurrolle sehr häufig vorkommt.

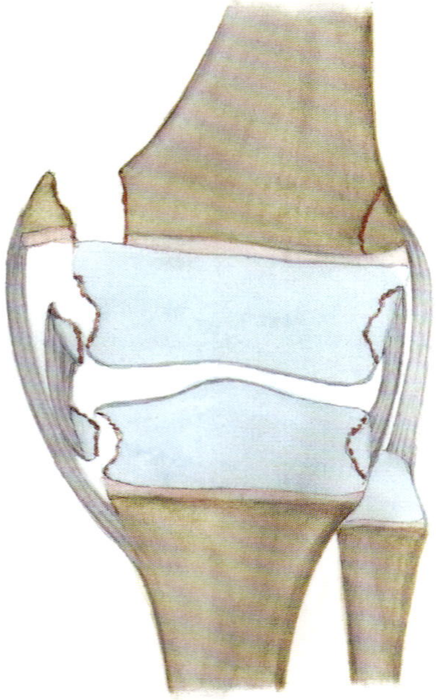

Abb. **48** Knöcherne Ausrisse von Bandansätzen.
Die langen Zügel des Seitenbandes inserieren metaphysär, die kurzen epiphysär. Bei dislozierten femoralen, metaphysären Ausrissen kann es zur Schädigung der Wachstumsfuge oder deren Durchblutung mit nachfolgenden Wachstumsstörungen kommen.

Absolute Indikationen

Eine absolute Operationsindikation besteht bei folgenden Verletzungen:

- Nicht reponierbare oder retinierbare metaphysäre Biegungsbrüche oder Epiphysenlösungen mit oder ohne metaphysärem Keil (gekreuzte Bohrdrähte).
- Dislozierte intraartikuläre Frakturen, d. h. typische Epiphysenfrakturen und Übergangsfrakturen (Kompressionsschraubenosteosynthese).
- Dislozierte epi- oder metaphysäre Seitenbandausrisse.
- Offene Frakturen mit Weichteilschaden und beim Kompartmentsyndrom.

Relative Indikationen

- Wenig verschobene oder abrutschgefährdete extraartikuläre Frakturen.
- Polytraumatisierte Patienten, Kettenfrakturen.

Operationsrisiko und Aufklärungshinweise

Intraoperative Risiken

Bei perkutaner Spickung besteht die Gefahr der Gefäß- und Nervenläsion durch Fehlplazieren der Drähte, Läsion der V. saphena magna oder des N. saphenus sowie einer Gefährdung der Kniekehlengefäße. Mehrfache Fehlbohrungen und Hitzeentwicklung bei zu hohem Drehmoment schädigen die Wachstumsfuge ebenso wie brüske oder wiederholte Repositionsmanöver.
Eine Schädigung der Wachstumsfuge ist auch bei offenem Vorgehen z. B. durch eine fehlplazierte Schraube möglich.
Ein weiteres intraoperatives Risiko ist das Nichterkennen einer verbliebenen und fixierten Fehlstellung, vor allem der Rotation.

Postoperative Risiken

Risiken, die sich aus der begleitenden Gipsbehandlung ergeben.
Bleibende Fehlstellungen oder Wachstumsstörungen, Hämatombildung, Implantatlockerung, Pin-tract-Infektion, Funktionsbeeinträchtigung.
Narbenkelloidbildung.

Aufklärungsgespräch

Bereits im Vorfeld ist es wichtig, die Eltern auf ein mögliches Fehlwachstum hinzuweisen. Dabei ist zu betonen, daß durch die operative Versorgung zwar die bestmögliche Ausgangssituation erreicht werden soll, eine Wachstumsstörung dadurch aber nicht sicher verhindert werden kann. Suprakondyläre Femurfrakturen führen immer zu einer posttraumatischen Stimulation der Fugen und somit zu einer Alteration der Beinlänge. Liegt die Fraktur in der Nähe der Wachstumsfuge (z. B. bei Epiphyseolysen) oder durchkreuzt sie diese, kann es zum partiellen vorzeitigen Verschluß der Fuge und somit zur Achsenfehlstellung in der Sagittal- oder Frontalebene kommen. Da das Ausmaß der Fugenverletzung primär nicht bekannt ist, ist die Wachstumsstörung weder obligat, noch voraussehbar und therapeutisch auch nicht sicher zu beeinflussen. Die Eltern sind darauf hinzuweisen, das Kind zunächst in halbjährlichen Abständen klinisch und ggf. radiologisch nachkontrollieren zu lassen. Nach Ablauf von zwei Jahren ist das Auftreten eines Fehlwachstums zwar weniger wahrscheinlich, es kann jedoch peripubertär im Rahmen des Wachstumsschubes nochmals zu Störungen kommen, die der Aufmerksamkeit und eventuell der Korrektur bedürfen.

Vor allem bei jungen Patienten kann die anfänglich bestehende Fehlstellung bis zu einem gewissen Grad spontan korrigiert werden. Dies trifft insbesondere für suprakondyläre Frakturen mit Rekurvationsfehlstellung zu. Auch in der Frontalebene werden kleinere Achsenabweichungen spontan korrigiert, die Valgus - allerdings in geringerem Ausmaß als die Varusdeformität.

Spezielle Vorbereitungen

Die Reposition und operative Versorgung sollte zum frühestmöglichen Zeitpunkt erfolgen. Bei rein perkutanem Vorgehen und Vorliegen eines Gelenkergusses muß dieser zuvor abpunktiert werden. Die präoperative Anlage einer Blutsperre ist ratsam. Der Bildverstärker ist obligat, die Durchleuchtbarkeit des OP-Tisches sollte präoperativ überprüft werden. Der Strahlenschutz ist streng zu beachten.

Versorgung einer suprakondylären Femurfraktur

Narkose: Allgemeinnarkose, bei Adoleszenten Spinalanästhesie möglich.

Lagerung: Rückenlagerung. Frei abgedecktes Bein, Fußteil muß abklappbar sein, um eine Flexion des Kniegelenkes zu ermöglichen.

Zugangswege: Bei suprakondylären Frakturen perkutan oder durch kleine mediale und laterale Inzisionen distal der Epikondylen. Bei Repositionshindernissen medialer oder lateraler Zugang, bei Epiphysenlösungen mit metaphysärem Keil wählt man die Seite des Keiles.

Arbeitsschritte

1 Versuch der geschlossenen Reposition unter Beachtung der Rotation und der Achse.
2 Gelingt die Reposition aufgrund eines Weichteilinterponats nicht, Freilegen der Fraktur über kleine mediale oder laterale Inzision (bei voliegendem metaphysärem Keil auf der Seite des Keiles), Entfernen des Repositionshindernisses und offene Reposition unter digitaler Kontrolle.
3 Fixierung der Fraktur durch zwei, von distal eingebrachte Kirschner-Drähte, entweder perkutan oder über zwei kleine Inzisionen unter Bildwandlerkontrolle.
4 Verankerung der Bohrdrähte in der Gegenkortikalis.
5 Radiologische Kontrolle des Repositionsergebnisses und der Bohrdrahtlage in zwei Ebenen.
6 Bei halboffener Spickung Umbiegen und Versenken der Bohrdrähte.
7 Bei perkutanem Vorgehen Kürzen der Drähte 2–3 cm über Hautniveau. Röntgendokumentation.
8 Bei offener Reposition schichtweiser Wundverschluß über Drainage. Intrakutannaht.
9 Anlage eines gespaltenen Oberschenkelgipses mit gipsfreiem Hof um die herausragenden Drahtenden.

Spezielle Technik

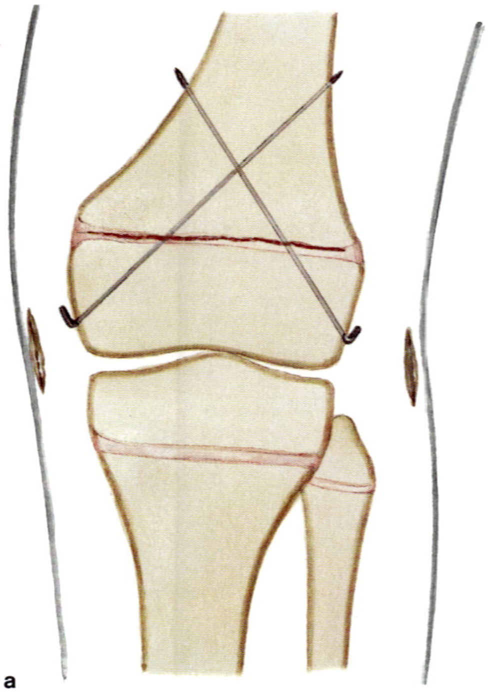

a

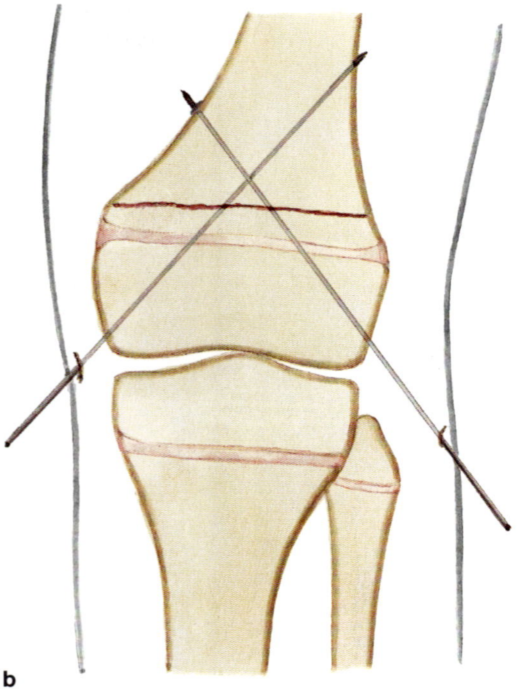

b

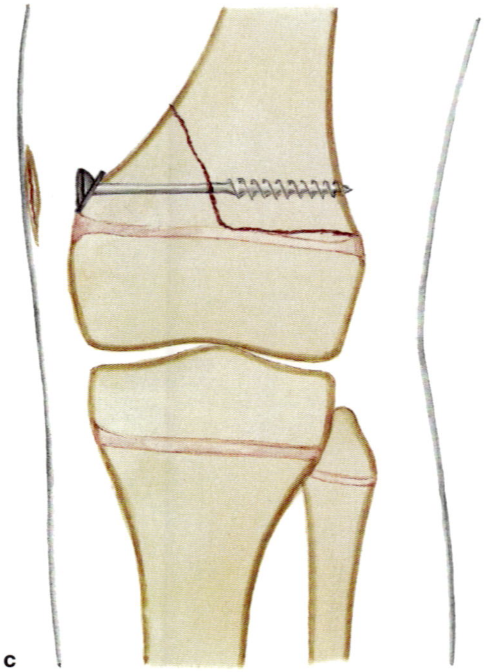

c

Abb. **49 a – c** Ist die geschlossene Reposition möglich, kann die Stabilisierung mit Bohrdrähten perkutan oder über kleine Stichinzisionen erfolgen. Die Hautinzisionen liegen dabei etwa in Höhe des tastbaren Gelenkspaltes. Bei Repositionshindernissen wird eine kleine mediale oder laterale Inzision angelegt und offen reponiert. Der Durchmesser der Bohrdrähte sollte zur Schonung der Epiphysenfuge nicht zu groß gewählt werden (1,2 – 2,0 mm), sie werden von weit distal eingebracht und sollten die Epiphysenfuge möglichst senkrecht kreuzen. Auf die Verankerung in der Gegenkortikalis und eine proximal der Fraktur gelegene Kreuzungsstelle der Drähte zur ausreichenden Stabilität und zur Verhinderung einer Nachrotation ist unbedingt zu achten.
Das Einbringen der Bohrdrähte erfolgt unter Bildwandlerkontrolle.
Die Kirschner-Drähte werden entweder über dem Knochen umgebogen und versenkt (**a** am Beispiel der Epiphyseolyse) oder ca. 2 – 3 cm über dem Hautniveau gekürzt (**b** am Beispiel der suprakondylären Femurfraktur). Bei diesem Vorgehen muß der später angelegte Gipsverband einen gipsfreien Hof um die Drähte aufweisen, um eine Irritation durch Scheuerbewegungen zu vermeiden. Dieser läßt sich am besten mit einem Drahtkörbchen oder einem abgeschnittenen 10-ml-Spritzenkonus, der über die Drahtenden gelegt wird, erreichen. Der Vorteil des perkutanen Vorgehens liegt in der problemlosen narkosefreien Entfernung der Drähte nach knöcherner Konsolidierung.
Liegt ein ausreichend großer metaphysärer Keil vor (**c**) kann die Fixation mit einer Spongiosaschraube mit kurzem Gewinde erfolgen.

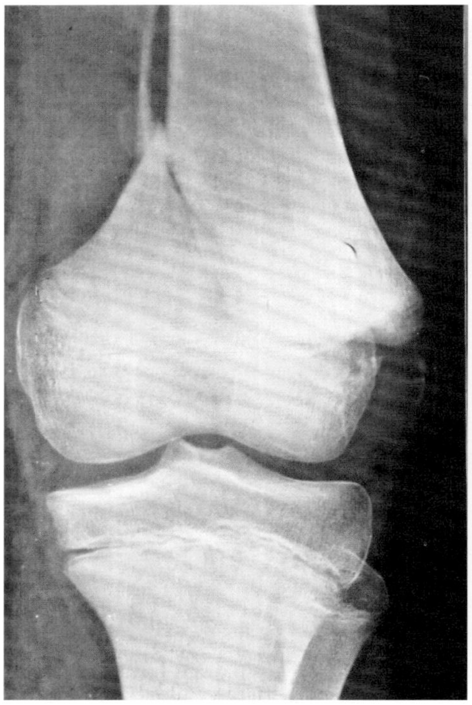

a

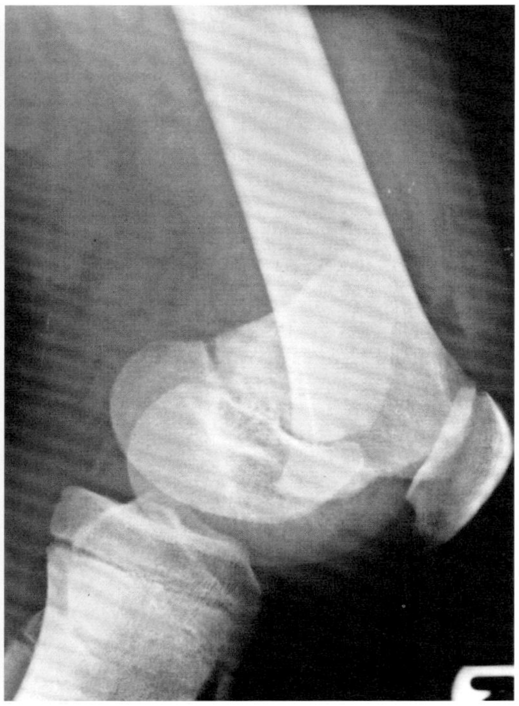

b

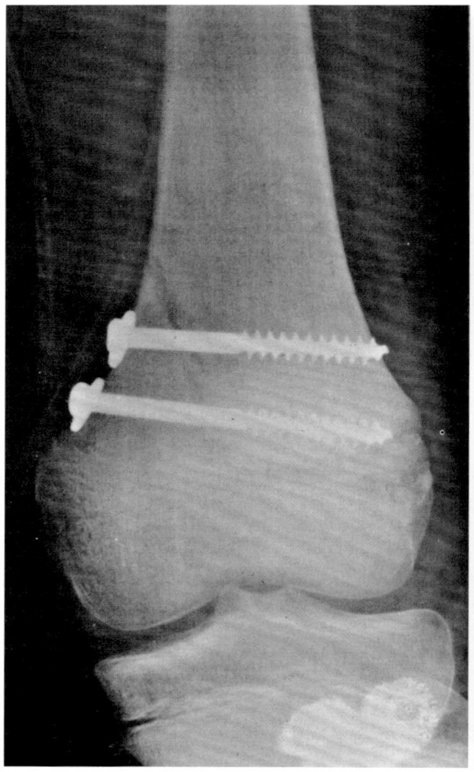

c

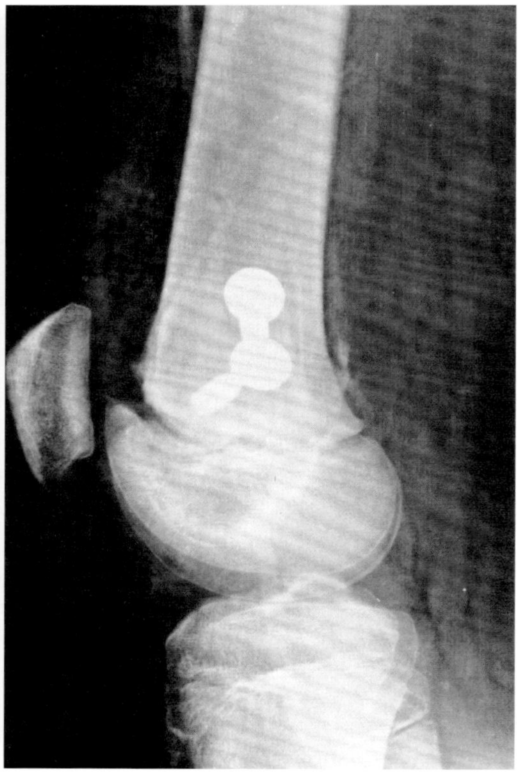

d

Abb. **50a – d** Röntgenbilder einer dislozierten suprakondylären Femurfraktur mit großem metaphysären Keil bei einem 13jährigen Jungen. Offene Reposition und Fixation des metaphysären Keiles bei dem schon großen Jungen mit zwei 6,5-mm-Spongiosaschrauben mit Unterlagscheiben.

a u. **b** Unfallbilder in a.-p. (**a**) und seitlicher Projektion (**b**).

c u. **d** Versorgungsbilder in a.-p. (**c**) und seitlicher Projektion (**d**).

Versorgung einer distalen Epiphysenfraktur

Arbeitsschritte

1 Mediale oder laterale Inzision, entsprechend der Lokalisation des metaphysären Keils.
2 Darstellen der Fraktur, ggf. Entfernen von eingeschlagenem Periost.
3 Anatomiegerechte Reposition unter Sicht.
4 Passagere Fixation mit dünnem Bohrdraht.
5 Bildwandlerkontrolle zur Überprüfung des Repositionsergebnisses und Markierung der Lage der Wachstumsfugen.
6 Einbringen einer rein epiphysären Kleinfragmentzugschraube (z.B. Spongiosaschraube mit kurzem Gewinde).
7 Bei ausreichend großem metaphysärem Fragment zusätzliche metaphysäre Fixation.
8 Röntgenkontrolle und Dokumentation in zwei Ebenen.
9 Schichtweiser Wundverschluß über Drainage.
10 Evtl. Anlage einer Gipsschiene.

Spezielle Technik

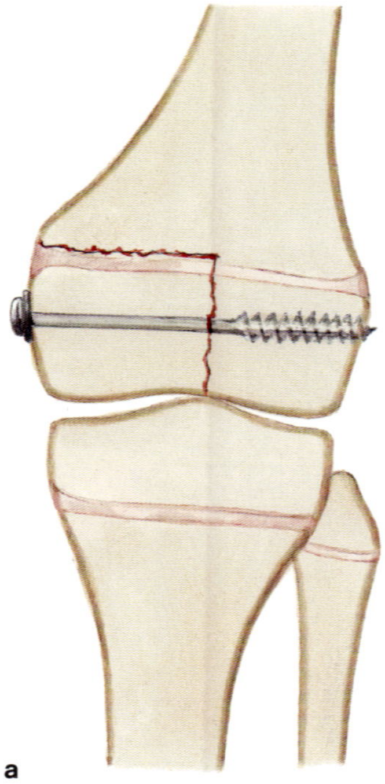

a

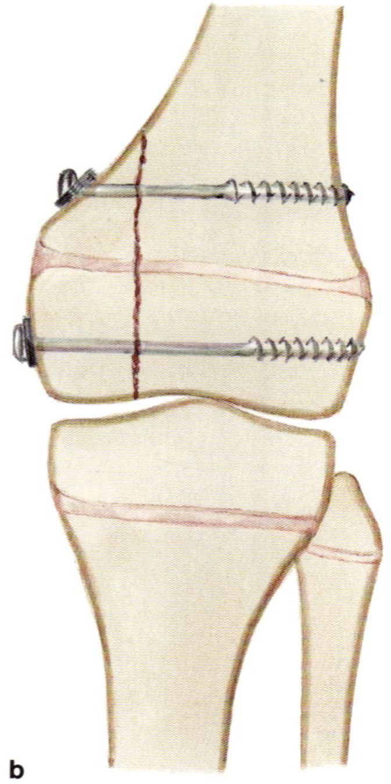

b

Abb. **51a** u. **b** Dislozierte typische Epiphysenfrakturen und Übergangsfrakturen müssen exakt reponiert und mit einer Kompressionsosteosynthese stabilisiert werden. Der Zugang richtet sich nach der Lokalisation der Fraktur bzw. des metaphysären Keils. Die Fraktur wird schonend dargestellt, ohne den Weichteilmantel zusätzlich zu schädigen. Das epiphysäre Fragment zeigt sich intraoperativ stets größer als auf der Röntgenaufnahme vermutet. Nach sorgfältiger Säuberung des Frakturspaltes erfolgt die anatomische Reposition und passagere Bohrdrahtfixation. Mit dem Bildwandler werden Repositionsergebnis und Lage der Wachstumsfuge überprüft. Danach wird ggf. unter Durchleuchtungskontrolle vorgebohrt und eine Zugschraube (4,0-mm-Spongiosaschraube mit kurzem Gewinde) parallel zur Fuge eingebracht **(a).** Es ist wichtig, die Epiphysenfuge weder mit dem Bohrer noch mit der Schraube zu tangieren. Ein mehrfaches Bohren oder Heißlaufen von Drähten erhöht das Risiko einer Wachstumsstörung. Auf ein ausreichendes Kühlen während der Bohrvorgänge ist zu achten. Das Schraubengewinde muß die Frakturlinie in vollem Umfang überschreiten und darf nicht in das Gelenk einbrechen. Liegt ein ausreichend großes metaphysäres Fragment vor oder bei sog. „triplane“-Übergangsfrakturen, wird zusätzlich eine parallel zur Fuge verlaufende metaphysäre Schraube nach dem gleichen Prinzip eingebracht (**b**).

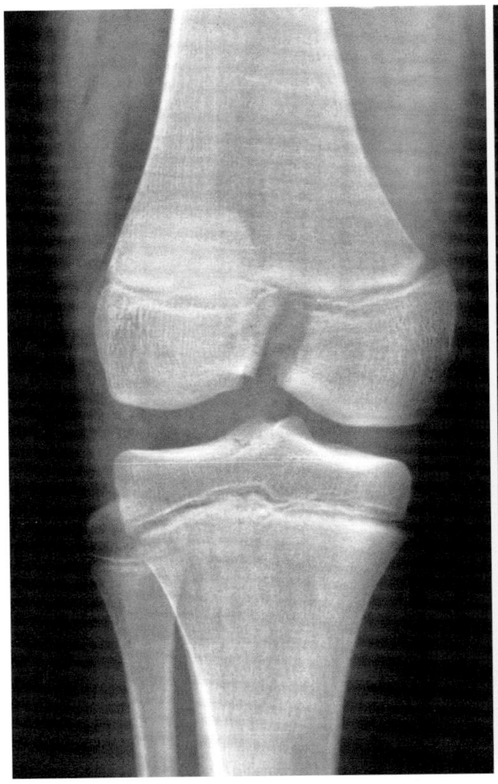
a

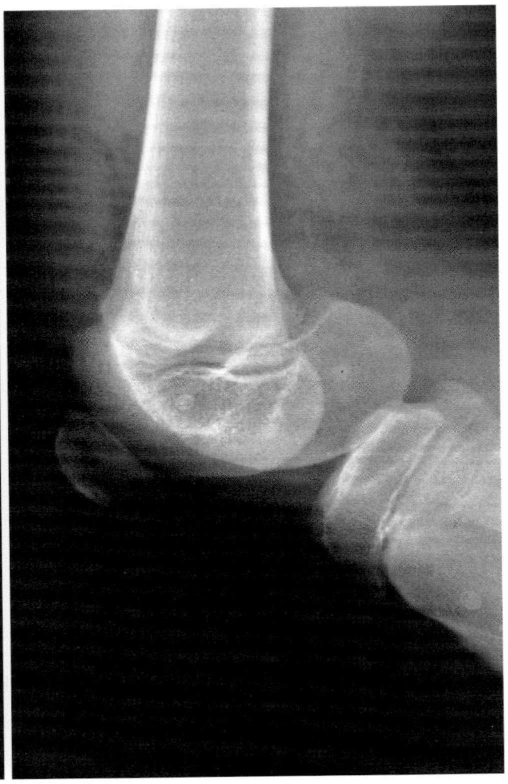
b

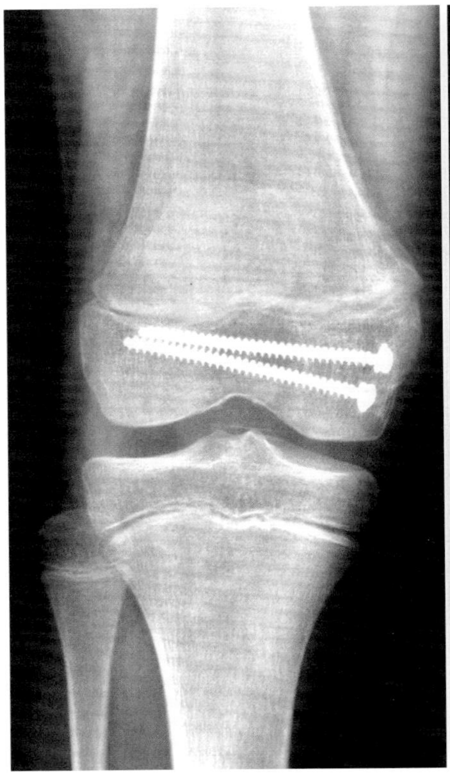
c

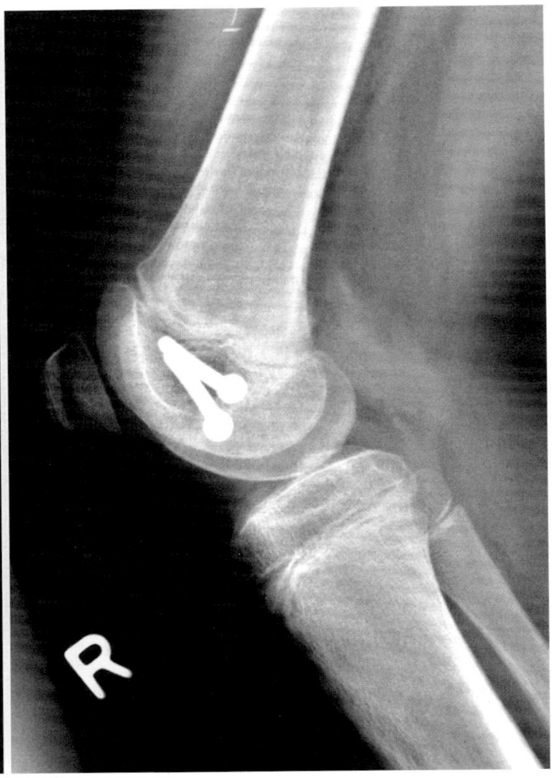

d

Abb. **52a – d** Röntgenbilder einer dislozierten Epiphysenfraktur am distalen Femur bei einem 11jährigen Jungen. Die Versorgung erfolgt über einen medialen Zugang. Nach Beseitigung der Weichteilinterponate Zugschraubenosteosynthese mit zwei Kleinfragment-Kortikalisschrauben (3,5 mm), nach Vorbohren des Gleitloches.

a u. **b** Unfallbilder in a.-p. (**a**) und seitlicher Projektion (**b**).

c u. **d** Röntgenkontrolle in a.-p. (**c**) und seitlicher Projektion 3 Monate postoperativ (**d**).

Versorgung isolierter ossärer Seitenbandausrisse

Arbeitsschritte

1. Der Verletzung entsprechende mediale oder laterale Inzision.
2. Arthrotomie, Spülung und Revision des Gelenkraumes.
3. Versorgung eventueller begleitender Meniskus- oder Kapselverletzungen.
4. Anatomiegerechte Reposition des knöchernen Bandansatzes.
5. Zugschraubenosteosynthese zur Verhinderung eines periostalen Brückenkallus.
6. Verschluß des Gelenkes und schichtweiser Wundverschluß über intra- und extraartikuläre Drainagen. Intrakutannaht.

Spezielle Technik

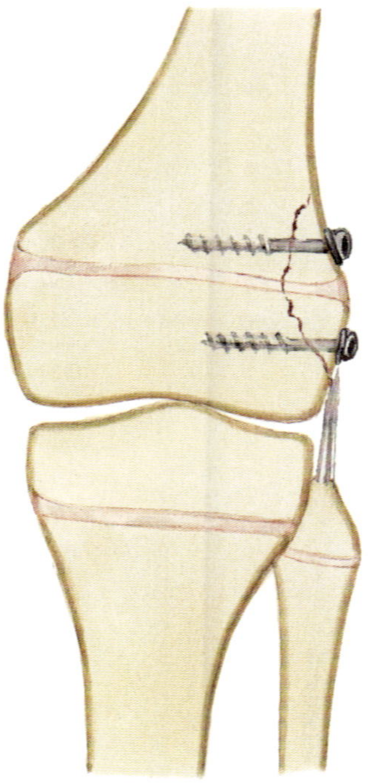

Abb. **53** Die Behandlung von knöchernen Bandausrissen entspricht derjenigen bei Gelenkfrakturen. Die Wachstumsfuge ist mitbetroffen. Um die Ausbildung eines folgenschweren epimetaphysären Brückenkallus zu vermeiden, muß das Fragment schonend offen reponiert und je nach Größe mit einer oder zwei parallel zur Wachstumsfuge verlaufenden Kleinfragmentzugschrauben „wasserdicht" refixiert werden. Begleitende Kniebinnenverletzungen dürfen nicht übersehen werden.

Strategie bei Komplexverletzungen

Das Vorgehen entspricht im wesentlichen demjenigen beim Erwachsenen. Bei schwerem Weichteiltrauma bzw. Kompartmentsyndrom ggf. offene Wundbehandlung bzw. Vakuumversiegelung bis zur Abschwellung. Die Minimalosteosynthese kann in den meisten Fällen primär erfolgen, evtl. passagere Ruhigstellung mit gelenkübergreifendem Fixateur externe.

Komplikationen

Intraoperative Komplikationen

Diese sind meist durch fehlerhafte Technik bedingt. Bei perkutaner Bohrdrahtfixation besteht die Gefahr der Gefäß- oder Nervenläsion vor allem medialseitig. Eine ungenügende Stabilität liegt vor, wenn die Bohrdrähte sich innerhalb des Frakturspaltes kreuzen oder nicht in der Gegenkortikalis verankert sind. Eine unbefriedigende Reposition kann durch Entfernen von zusätzlichen Weichteilinterponaten korrigiert werden. Mehrfache Bohrversuche, ein Heißlaufen des Drahtes oder Bohrers oder die Fehllage der Schraube können die Wachstumsfuge erheblich schädigen und zu einem vorzeitigen partiellen Fugenschluß führen. Unzureichende Reposition oder Fixation eines Gelenkfragmentes führt ebenfalls zu Fehlwachstum.

Postoperative Komplikationen

Bei der Bohrdrahtosteosynthese ergeben sich mögliche Komplikationen durch die zusätzlich notwendige Gipsbehandlung. Perkutan eingebrachte Bohrdrähte müssen an den Austrittstellen durch einen gipsfreien Hof, z. B. durch ein Körbchen oder Spritzenkonus, vor mechanischen Irritationen geschützt werden, da sie sonst, ebenso wie ungenügende Säuberung der Austrittsstellen, zu vorzeitigen Bohrdrahtlockerungen und Pin-tract-Infekten führen.
Ein Fehlwachstum im Sinne einer stimulativen oder hemmenden Wachstumsstörung ist nicht immer vorhersehbar und auch nicht zu beeinflussen. Die bestmöglichen Voraussetzungen bietet jedoch die schonende Behandlung der Wachstumsfuge.

Wiederholungseingriffe, Korrekturoperationen

Frühe Korrektureingriffe empfehlen sich bei instabiler Osteosynthese oder verbliebener Fehlstellung nach intraartikulären Frakturen.
Kommt es bei jüngeren Kindern mit typischen Epiphysenfrakturen zum vorzeitigen partiellen Fugenschluß durch Bildung einer Ausheilungsbrücke und damit zur Antekurvations-, Varus- oder Valgusfehlstellung, so sollte versucht werden, durch Resektion der „Banding-Brücke" und Auffüllen des Defektes mit Fettgewebe das Fehlwachstum aufzuhalten.
Bei Patienten jenseits des 10. Lebensjahres mit Achsenabweichungen sollte die erforderliche Korrekturosteotomie möglichst bis zum Abschluß des Wachstums hinausgeschoben werden. Gravierende Achsenabweichungen können die Korrekturoperation in Ausnahmefällen auch schon vor Fugenschluß erforderlich machen, um eine Fehlbelastung der benachbarten Gelenke zu vermeiden. Das Auftreten eines Rezidivs ist in solchen Fällen jedoch möglich und mit den Eltern zu besprechen. In gewissem Ausmaß ist eine Spontankorrektur von Achsen- und Rotationsabweichungen bei Kindern unter 10 Jahren möglich. Sowohl die Korrektur als auch das Fehlwachstum ist um so eher zu erwarten, je jünger das Kind ist, deshalb spielt das Lebensalter eine entscheidende Rolle bei der Planung von Operationszeitpunkt und -vorgehen.

Begleit-, Nachbehandlung

Da es sich in den meisten Fällen um Minimalosteosynthesen (Bohrdrahtosteosynthese oder einzelne Schraube) handelt, ist eine zusätzliche Ruhigstellung im Oberschenkelgipsverband erforderlich. Nach 4–5 Wochen erfolgt in allen Fällen die Gipsabnahme und radiologische Kontrolle der knöchernen Konsolidierung. Die spontane Mobilisation schließt sich zunächst unter Zuhilfenahme von Gehstützen an. Mit der Belastung kann nach zwei weiteren Wochen begonnen werden. Ein freies Gangbild ist etwa 4–5 Wochen nach Entfernen des Gipsverbandes zu erwarten. Ist die Kniebeweglichkeit frei und die Quadrizepsmuskulatur annähernd symmetrisch, kann die Sporttätigkeit wieder aufgenommen werden. Eine durch die Ruhigstellung bedingte anhaltende Bewegungseinschränkung ist bei Kindern kaum zu erwarten, deshalb ist eine krankengymnastische Übungstherapie die seltene Ausnahme.

Die Bohrdrähte werden bei knöcherner Konsolidierung (d.h. zum Zeitpunkt der Gipsabnahme), Schrauben etwa 3–4 Monate postoperativ entfernt.

In der Regel sind danach keine weiteren Röntgenkontrollen erforderlich. Da bei fugennahen Frakturen jedoch eine Beinlängenveränderung zu erwarten ist, sollten halbjährliche klinische Kontrollen bis zu zwei Jahren nach dem Trauma durchgeführt werden. Ein Fehlwachstum ist jedoch auch später, vor allem peripubertär noch möglich. Deutliche Beinlängenunterschiede, die zur Fehlbelastung der Wirbelsäule führen, sollten durch Schuhsohlenerhöhungen ausgeglichen und im weiteren Verlauf kontrolliert werden. Bei klinisch relevanten Achsenabweichungen ist eine Röntgenkontrolle erforderlich. Das weitere Vorgehen richtet sich nach Ausmaß der Achsenabweichung und Alter des Kindes. Auch hier gilt: Je älter das Kind zum Zeitpunkt der Fraktur, desto geringer das Risiko einer relevanten Wachstumsstörung.

Patella

Ziele und Methoden

Die Kniescheibe besitzt normalerweise nur *ein* Ossifikationszentrum. Am lateralen proximalen Rand kann jedoch gelegentlich ein weiteres Zentrum auftreten (Patella bipartita), das mit dem eigentlichen Knochenkern keine Verbindung eingeht und deshalb eine Fraktur radiologisch vortäuschen kann. In Zweifelsfällen hilft die Röntgenaufnahme der Gegenseite weiter.

Patellafrakturen kommen beim Kind relativ selten vor. Durch direkte und indirekte Gewalteinwirkungen sind allerdings sämtliche Frakturtypen wie auch beim Erwachsenen möglich.

Das Ziel der Behandlung ist die stufenfreie Rekonstruktion der Gelenkfläche zur Vermeidung einer Präarthrose bzw. die Rekonstruktion des Streckapparates. Wachstumsstörungen sind nicht zu erwarten.

Längsfrakturen, die meist nicht disloziert sind, werden nach Punktion des Hämarthros im Gipstutor für 3–4 Wochen ruhiggestellt. Nicht dislozierte proximale und distale Querbrüche können ebenfalls konservativ behandelt werden, hier sollte jedoch das Bein bis zur Frakturheilung entlastet werden.

Indikationen

Eine Operationsindikation besteht bei allen verschobenen Querfrakturen, sonstigen Frakturen mit Gelenkstufe und offenen Frakturen.

Die operative Technik entspricht der beim Erwachsenen (s. S. 176).

Verletzungsfolgen

Weichteile

Posttraumatische Gelenksteife

S. „Weichteilmantel, Kapsel-Band-Apparat“, S. 264–267.

Knochen

Gelenkfehlstellung distales Femur

Ziele und Methoden

Posttraumatische Fehlstellungen nach distalen intraartikulären Femurfrakturen sind meist Folge einer fehlverheilten partiellen Gelenkfraktur. An erster Stelle steht die fehlverheilte laterale Kondylenfraktur, die klinisch durch ein Genu valgum gekennzeichnet ist. Das Behandlungsprinzip besteht in einer Osteotomie im ehemaligen Frakturverlauf und in der anatomischen Reposition und übungsstabilen Fixation des Kondylenfragmentes im Sinne einer Gelenkrekonstruktion.

Indikationen

Die Indikation für diesen technisch schwierigen Eingriff beschränkt sich auf jüngere Patienten mit ausgeprägtem Genu valgum, gut beweglichem Kniegelenk ohne größeren Knorpelschaden und hoher Motivation des Patienten. Der Eingriff ist absolut kontraindiziert bei Patienten mit mangelnder Einsicht und fehlender Bereitschaft zur Mitarbeit.

Operationsrisiko und Aufklärungshinweise

Das Kondylenfragment wird nicht im ehemaligen Frakturgebiet osteotomiert, da der Frakturverlauf schwer zu erkennen ist. Folge: Verbleibende Inkongruenz des rekonstruierten Gelenkblockes mit Gelenkstufe. Das Kondylenfragment wird nicht in die korrekte anatomische Position reponiert. Folge: Es verbleibt ein Achsenfehler. Die notwendige Interposition eines Knochenspans im ehemaligen Bruchbereich unterbleibt. Folge: Korrekturverlust beim Anziehen der Schrauben.

Aufklärungsgespräch

Außer der üblichen Aufklärung über die Risiken einer postoperativen Hämatombildung im Kniegelenk und Wundgebiet, septischer Komplikationen und tiefer Beinvenenthrombose muß der Patient darauf hingewiesen werden, daß eine anatomische Rekonstruktion des Gelenkes und damit eine exakte Wiederherstellung der Beinachse bei erheblicher Fehlstellung und größerem Knochenverlust nicht immer möglich ist, so daß auch bei gelungener Rekonstruktion eine spätere Arthrose nicht verhindert werden kann.

Spezielle Vorbereitungen

Wie bei allen Korrekturosteotomien ist eine präoperative Planung, die für die Korrektur einer posttraumatischen Gelenkfehlstellung sehr viel schwieriger ist, unabdingbare Voraussetzung. Das Ziel besteht nicht allein in der Korrektur des Genu valgum, sondern in der anatomischen Reposition des fehlverheilten Kondylenfragmentes, was einer intraartikulären dreidimensionalen Korrekturosteotomie entspricht. Spezielle Vorbereitungen für die Planung des Eingriffes sind Röntgenaufnahmen des Kniegelenkes im seitlichen und a.-p. (im Stehen) Strahlengang, Achsenaufnahmen beider Beine im exakten a.-p. Strahlengang und CT-Aufnahmen. Wünschenswert wäre eine dreidimensionale Rekonstruktion anhand von CT-Schnitten. Es sollte aber nicht vergessen werden, daß konventionelle tomographische Aufnahmen im a.-p. und seitlichen Strahlengang sehr hilfreiche Untersuchungen sind, um den ehemaligen Frakturverlauf zu analysieren und die räumliche Lage der Osteotomie zu planen. Bei fraglicher Indikation aufgrund von bereits eingetretenen Knorpelschäden kann die Arthroskopie als Entscheidungshilfe herangezogen werden.

Monokondyläre laterale Korrekturosteotomie

Narkose: Allgemeinnarkose.

Lagerung: Rückenlagerung mit Einbeziehung eines Beckenkammes in die sterile Abdeckung (Knochenspanentnahme).

Zugangswege: Transartikulärer anterolateraler Zugang.

Arbeitsschritte

1 Lösen von intraartikulären Verwachsungen, Identifikation des ehemaligen Bruchverlaufes innerhalb der Gelenkfläche für die geplante Osteotomie.
2 Exploration der übrigen Gelenkstrukturen (vorderes Kreuzband, Menisken).
3 Vorsichtige, schrittweise Osteotomie des Fragmentes mit geeigneten Meißeln.
4 Lösen der nun zugänglichen narbigen Verbindungen und schrittweise Reposition des Fragmentes in die anatomische Stellung.
5 Temporäre Fixation mit Kirschner-Drähten. Klinische und röntgenologische Kontrolle des Repositionsergebnisses und der korrigierten Beinachse.
6 Größere Defekte in der ehemaligen Frakturzone werden mit autogenem oder allogenem Knochenmaterial aufgefüllt.
7 Definitive Fixation des Kondylenfragmentes mit 6,5-mm-Spongiosaschrauben mit Unterlagscheiben.

Spezielle Technik

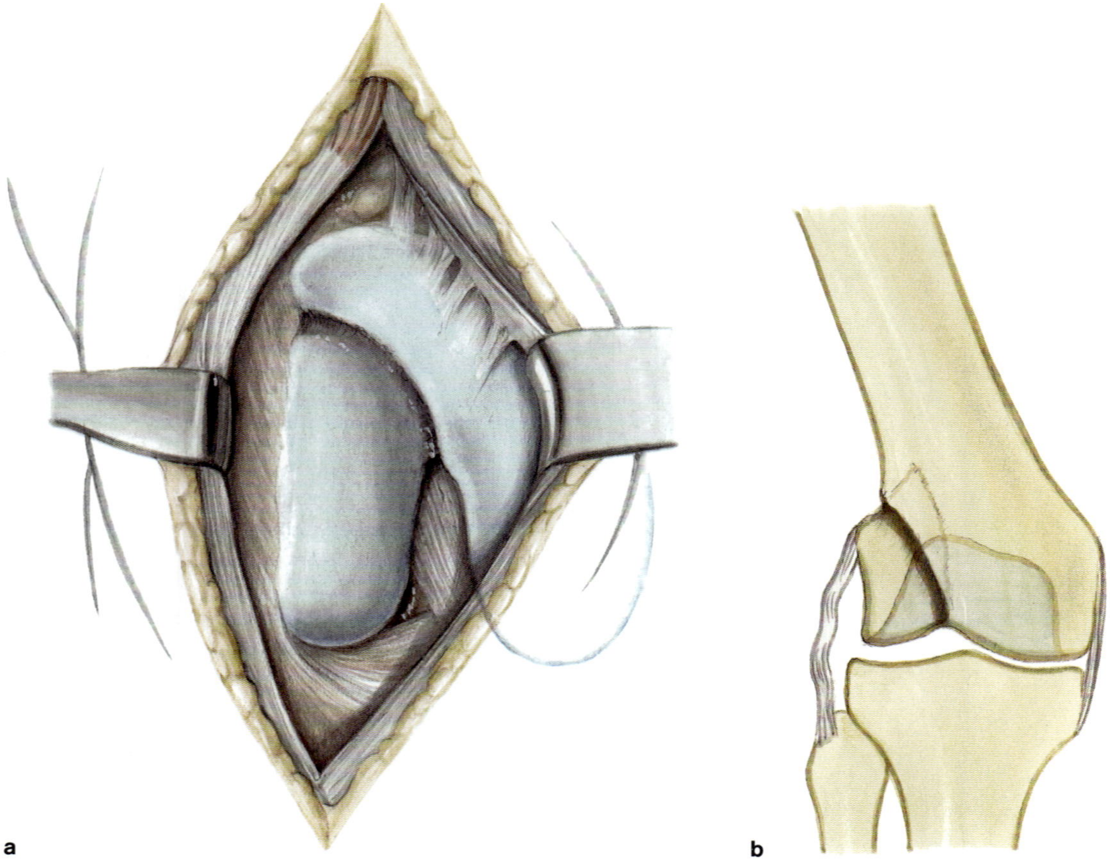

a b

Abb. **54a** u. **b** Aufgrund der fehlverheilten Fraktur ist die laterale Kondyle vor allem nach dorsal proximal verschoben mit deutlicher Gelenkstufe. Genu valgum mit relativer Auslockerung des lateralen Kapsel-Band-Apparates. Über den anterolateralen Zugang werden die intraartikulären Verwachsungen gelöst. Beurteilung der Knorpelverhältnisse, Exploration von vorderem Kreuzband und den Menisken. Das Kniegelenk wird dabei über 90 Grad gebeugt.

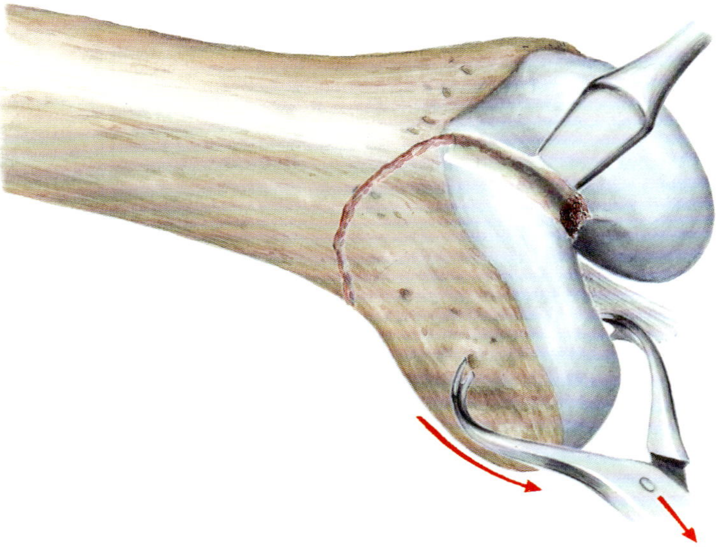

Abb. **55** Von der Gelenkstufe ausgehend, wird das laterale Kondylenfragment mit dem Meißel schrittweise gelöst. Dies muß behutsam geschehen, wobei mit entsprechend geformten Meißeln abwechselnd osteotomiert und gehebelt wird. Dabei ist auf die randständige Knorpeloberfläche zu achten. Allmählich kann das Fragment mit Hilfe von Knochenspreizer und Knochenfaßzange vorsichtig aufgeklappt werden. Nun gelingt es, das vordere Kreuzband in seiner Beziehung zum Frakturverlauf darzustellen und dadurch zu schonen. Die restlichen narbigen Verbindungen werden mit Raspatorium und Lexer-Meißel gelöst. Der laterale Kondylus, an dem lateralen Kapsel-Band-Apparat, Popliteussehne und der laterale M. gastrocnemius hängen und dadurch eine größere Mobilität verhindern, wird schrittweise nach distal und vorn in die anatomische Position gehebelt und mit 2,0-mm-Kirschner-Drähten temporär fixiert.

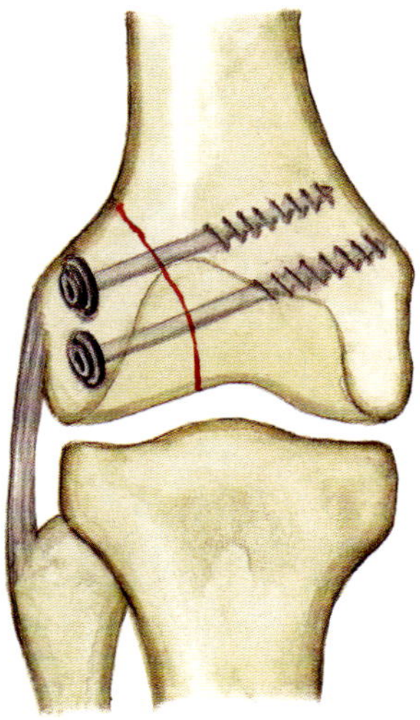

Abb. **56** Überprüfen des Repositionsergebnisses durch Röntgenaufnahmen in zwei Ebenen (stufenfreie Gelenkfläche? Längenausgleich?) und Überprüfen der klinischen Beinachse mit Hilfe der sog. Kabelmethode: Ein von der Position des Femurkopfes zum ersten Zwischenzehenspalt gespanntes Koagulationskabel bei in Neutralstellung fixiertem Fuß projiziert sich bei korrekter Beinachse über die Kniegelenkmitte. Ein nach erfolgter anatomischer Reposition des Kondylenfragmentes entstandener größerer Knochendefekt im ehemaligen Frakturbereich muß mit einem auto- oder allogenen Knochenspan aufgefüllt werden, damit bei der nachfolgenden interfragmentären Kompression beim Anziehen der Schrauben kein Korrekturverlust eintritt. Definitive Fixation des Knochenfragmentes mit zwei 6,5-mm-Spongiosaschrauben mit langem Gewinde und Unterlagscheibe. Der Gewindeanteil der Schraube muß vollständig im medialen Hauptfragment liegen (Zugschraubenprinzip). Überprüfen der Stabilität der Osteosynthese und der Bänder unter Bewegung des Kniegelenkes. Wird die Stabilität als kritisch beurteilt (osteoporotischer Knochen) muß das laterale Kondylenfragment mit einer T- oder L-Platte (im Sinne einer Abstützplatte) fixiert werden. Der im Bereich der ehemaligen Gelenkstufe meist aufgewulstete Knorpel wird geglättet.

Begleit-, Nachbehandlung

Frühzeitiger Beginn mit Quadrizepstraining und krankengymnastischer Bewegungstherapie. Zusätzliche passive Bewegungsübungen auf der Motorschiene. Mobilisierung des Patienten mit zwei Unterarmgehstützen unter Teilbelastung des Beines mit 10 kg für insgesamt 12 Wochen. Röntgenkontrollen zur Beurteilung der Frakturheilung.

Weichteilmantel, Kapsel-Band-Apparat

Von J. Müller-Färber

Allgemeines

Operative Strategie

Die Verletzungen des Weichteilmantels am Knie umfassen vier Komplexe, die geschlossenen und offenen Weichteilverletzungen, die Kniegelenkluxation, die Kapsel-Band-Verletzungen und die Verletzungen des Streckapparates.
Ausgedehnte, geschlossene und offene Weichteilverletzungen als Folge einer direkten Gewalteinwirkung sind meist mit kniegelenknahen Frakturen, Verletzungen der Kapsel-Band-Strukturen sowie Gefäß- und Nervenverletzungen der Knieregion verbunden. Unter der Bezeichnung eines komplexen Kniegelenktraumas erfordern sie eine Behandlungsstrategie, die sich an Prioritäten orientiert. In Abhängigkeit vom Schweregrad der komplexen Verletzung ist in der ersten Behandlungsphase eine dringliche Therapie, mit dem Ziel die Extremität zu erhalten, gefordert. Die Versorgung begleitender Gefäßverletzungen, eines drohenden Kompartmentsyndroms und Verletzungen des Weichteilmantels stehen im Vordergrund, während die anatomische Gelenkrekonstruktion mit Rekonstruktion der Kapsel-Band-Strukturen einer zweiten Behandlungsphase vorbehalten bleibt. Ein temporärer, gelenküberbrückender Fixateur externe erfüllt die Erfordernisse der primären Gelenkstabilität.
Eine ähnliche Behandlungsstrategie erfordert die komplette Kniegelenkluxation, die aufgrund der komplexen Kapsel-Band-Zerreißung hochgradig instabil ist und häufig mit Gefäß- und Nervenläsionen einhergeht.
Bei den Kapsel-Band-Verletzungen wird zwischen isolierten und komplexen einerseits und frischen und veralteten Bandverletzungen andererseits unterschieden. Die operationsbedürftige isolierte Bandverletzung bezieht sich heute fast ausschließlich auf die vordere Kreuzbandruptur. Die isolierte mediale Kapsel-Band-Verletzung wird in der Regel konservativ behandelt. Die übrigen Bandverletzungen, einschließlich der hinteren Kreuzbandruptur, sind meist Teil einer komplexen Kapsel-Band-Läsion und werden entsprechend in das Behandlungskonzept integriert. Für die frische Verletzung stellt sich mit zunehmender Komplexität und jüngerem Alter des Patienten mehr und mehr die Indikation zur frühen operativen Versorgung. Bei veralteten Kapsel-Band-Verletzungen liegt die Priorität in der Rekonstruktion der Kreuzbänder in ihrer Funktion als Zentralpfeiler, während die Rekonstruktion der übrigen Kapsel-Band-Strukturen als stabilitätsverbessernde Zusatzmaßnahmen gelten.
Frische und veraltete Verletzungen des Kniestreckapparates stellen ihrer zentralen Bedeutung wegen eine Indikation zur operativen Versorgung dar.
Das zweite Kapitel befaßt sich mit der operativen Behandlung der posttraumatischen Kniegelenksteife als nicht immer vermeidbare Folge von Kapsel-Band- und Weichteilverletzungen der Knieregion. Hier ist ein Erfolg nur dann zu erzielen, wenn nach der operativen Arthrolyse eine intensive, ärztlicherseits überwachte und langdauernde physiotherapeutische Nachbehandlung gewährleistet ist. Im dritten Kapitel werden Indikationen und operatives Vorgehen bei Bursitiden, Ganglien und Zysten dargestellt.

Spezielle Anatomie

s. S. 143.

Topographie der Zugangswege

Die operativen Zugänge am Kniegelenk lassen sich auf wenige Standardzugänge eingrenzen. Kurzstreckige Inzisionen können problemlos in Längsrichtung erweitert werden. Bei den Arthrotomien wird die sogenannte Miniarthrotomie gegenüber der breiten Gelenkeröffnung bevorzugt. Für die gewebeschonende Präparation im vorderen Kniebereich sind Kenntnisse über die Gewebeschichten und die Nervenversorgung wichtig. Die hautversorgenden arteriellen Gefäße liegen subkutan. Das oberflächliche arterielle Netz muß intakt bleiben, um gefürchtete Wundrandnekrosen zu vermeiden. Deshalb darf die Faszie nicht von der Subkutanschicht abgelöst werden. Konsequenterweise muß jegliche Präparation, Unterminierung und Ablösung von Hautlappen subfaszial erfolgen. Da die sensiblen Hautnerven vorwiegend auf der medialen Knieseite lokalisiert sind, ist die laterale Inzision schonender.

Anteromedialer Zugang

Die mediale parapatellare Inzision bildet die Grundinzision für die mediale Arthrotomie und den Zugang zu den medialen und posteromedialen Strukturen. Die Inzision verläuft in der Regel etwa 1 cm vom medialen Patellarand entfernt. Wenn der Eingriff mit der Entnahme eines Streifens des Lig. patellae verbunden ist, verläuft die Inzision nahezu median. Bedarfsweise kann der Hautschnitt nach proximal entlang des medialen Quadrizepssehnenrandes und nach distal an der Tuberositas tibiae vorbei geführt werden.

Nachteilig bei der distalen Verlängerung wirkt sich die damit verbundene Durchtrennung des R. infrapatellaris n. sapheni aus (unangenehme Sensibilitätsstörungen beim Knien, Neurombildung).

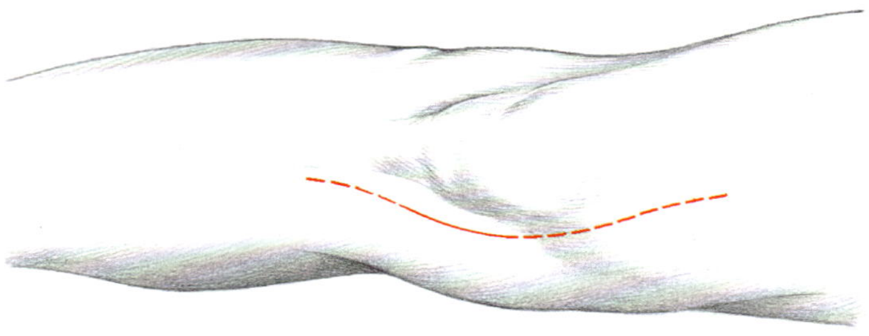

Abb. **57** Der Patient liegt auf dem Rücken mit frei abgedecktem Bein, das Knie kann gestreckt oder durch Unterpolsterung leicht gebeugt werden. Für die sogenannte Miniarthrotomie genügt die kurze Inzision: Sie beginnt proximal etwa in Höhe der Patellamitte und endet 1 cm distal des medialen Gelenkspaltes.

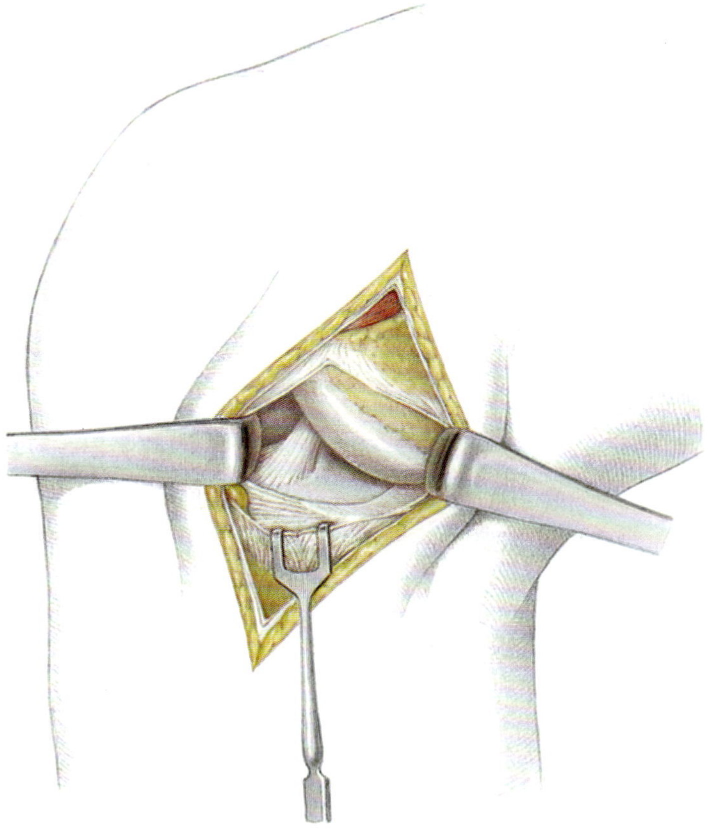

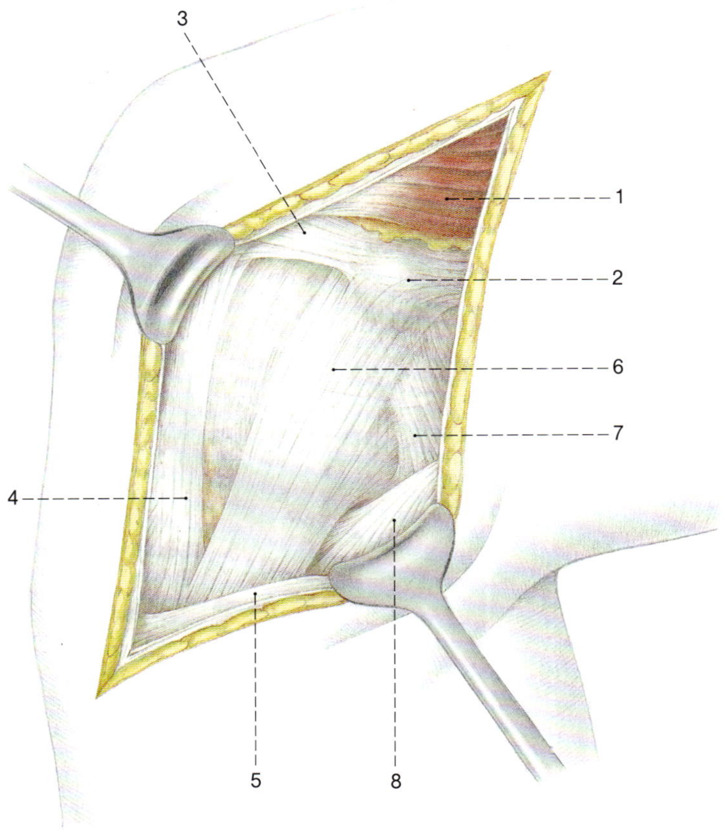

Abb. **58** Nach Spalten der Subkutanschicht wird das mediale Retinakulum längs gespalten. Die Kniegelenkkapsel wird etwa 2 cm proximal des medialen Gelenkspaltes inzidiert und nach proximal und distal medial erweitert. Dabei sollte der kapsuläre Meniskusansatz nicht verletzt werden. Der Hoffa-Fettkörper wird nach lateral abgeschoben. Durch Einsetzen von Langenbeck-Haken in wechselnder Position werden anteromedialer Gelenkraum und Interkondylärraum zugänglich. Gelegentlich muß ein störender hypertropher Hoffa-Fettkörper durch Resektion verkleinert werden. Das Kniegelenk wird in verschiedenen Einstellungen exploriert.
Im Falle einer vorderen Kreuzbandplastik unter Verwendung eines medialen Streifens des Lig. patellae ist der Zugang durch den Hebedefekt vorgegeben. In diesem Fall wird der Gelenkraum durch Spalten des Hoffa-Fettkörpers eröffnet.

Abb. **59** Durch Verlängerung der Inzision nach proximal und distal läßt sich jeder Ort an der medialen Gelenkseite erreichen. Nach dorsal gelangt man bis zum Lig. collaterale mediale posterius superius. Die unterminierende Präparation nach medial-dorsal muß *unter* der Faszie erfolgen. Im Bereich der Retinacula patellae longitudinale et transversale sind die Schichten oft kaum voneinander zu trennen. Medial davon gelangt man wieder gut unter die Faszie, die direkt in die Schicht des Pes anserinus übergeht. Um zu der tiefergelegenen Seitenbandschicht zu gelangen, wird die Faszie zwischen Retinaculum patellae longitudinale und dem Vorderrand des Pes anserinus faserparallel inzidiert unter Schonung der Äste des N. saphenus. Das Lig. collaterale mediale und das posteromediale Kapseldreieck mit Einstrahlung der Semimembranosussehne liegen je nach Flexionsstellung des Kniegelenkes mehr oder weniger unter dem Pes anserinus. Je mehr das Kniegelenk flektiert wird, desto mehr entspannen sich die medialen, mit dem stumpfen Haken nach hinten gezogenen Strukturen und ermöglichen den Zugang zum posteromedialen Kapselbereich.
Von diesem Zugang aus kann das *hintere Kreuzband* am schonendsten erreicht werden. Die Präparation erfolgt immer in engem Kontakt zum Knochen und zur Gelenkkapsel unter dem medialen Gastroknemiuskopf hindurch nach lateral.
Je mehr das Knie flektiert wird, um so mehr entspannen sich die medialen und dorsalen, mit einem stumpfen Haken nach hinten weggehaltenen Strukturen und um so mehr weichen die poplitealen Gefäß- und Nervenstrukturen von der Gelenkkapsel ab.
Die Gelenkkapsel wird lateral von der medialen Femurkondyle längsgespalten.

1 M. vastus medialis
2 Epicondylus medialis
3 Retinaculum patellae mediale transversale
4 Retinaculum patellae mediale longitudinale
5 Pes anserinus
6 Lig. collaterale mediale
7 Lig. collaterale mediale posterius superius
8 Tendo m. semimembranosi

Anterolateraler Zugang

Durch die laterale parapatellare Inzision werden weniger sensible Hautnerven durchtrennt als bei der medialen. Die laterale Inzision kann als *einzige* Inzision verwendet werden, wenn beim selben Eingriff laterale und mediale Bandstrukturen rekonstruiert werden müssen. Sie ist gewebeschonender als eine kombinierte mediale und laterale Inzision. Neben der besseren Trophik ist die erhaltene Sensibilität im vorderen Kniebereich vorteilhaft. Voraussetzung dafür ist die Präparation in der subfaszialen Schicht auf der medialen Seite. Die Inzision muß ausreichend lang sein. Die Präparation des Hautlappens von lateral über die vordere Knieregion hinweg nach medial muß in der Verschiebeschicht zwischen Faszie und Sehnenüberzug der Patella erfolgen. Bei gebeugtem Knie gelangt man bis zur posteromedialen Kapselschale. Beim Verschluß der langen lateralen Inzision müssen die subkutanen Taschen drainiert werden, indem in alle vier Quadranten des Operationsfeldes Redon-Drainagen eingelegt werden.

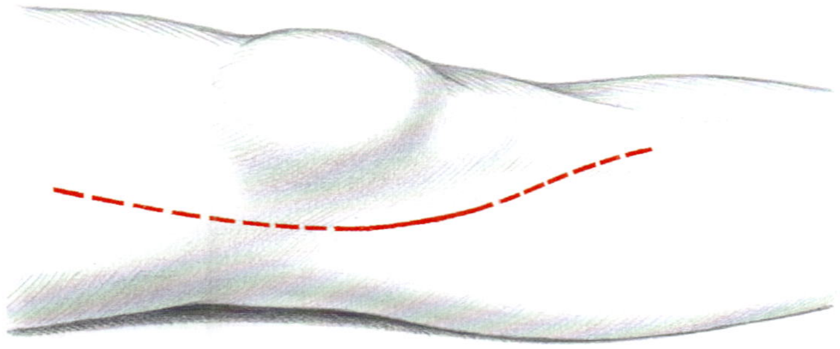

Abb. **60** Der Patient liegt auf dem Rücken mit frei beweglich abgedecktem Bein. Das Kniegelenk ist durch Unterpolsterung leicht gebeugt. Der Hautschnitt verläuft parallel zum Lig. patellae, 1–2 cm vom lateralen Patellarand entfernt. Die laterale Inzision kann nach proximal in Verlaufsrichtung des Tractus iliotibialis und nach distal entlang der Tibiavorderkante beliebig weit verlängert werden.

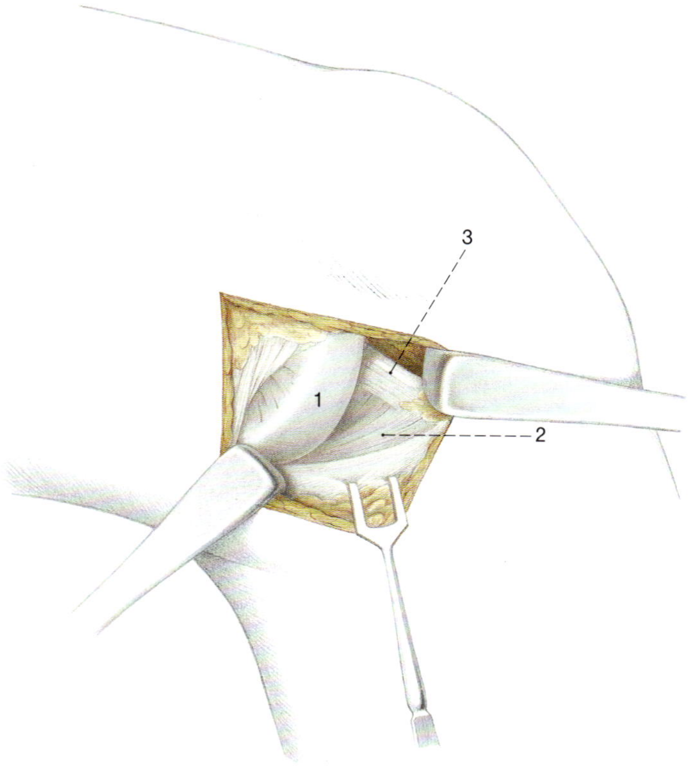

Abb. **61** Für den Zugang zum anterolateralen Kniegelenkraum genügt eine 5–8 cm lange Hautinzision über dem lateralen Kniegelenkspalt, der sich bei gebeugtem Knie gut tasten läßt. Nach Durchtrennen der Subkutanschicht wird der Tractus iliotibialis in Längsrichtung gespalten. Die Traktusränder müssen mit scharfen Haken kräftig auseinandergezogen werden. Die darunterliegende Gelenkkapsel wird schräg nach distal vorne gespalten. Mit je einem Langenbeck-Haken werden Hoffa-Fettkörper und lateraler Kapsel-Band-Apparat beiseite gehalten. Das Kniegelenk wird rechtwinklig gebeugt.

1 Condylus lateralis femoris
2 Meniscus lateralis
3 Lig. cruciatum anterius

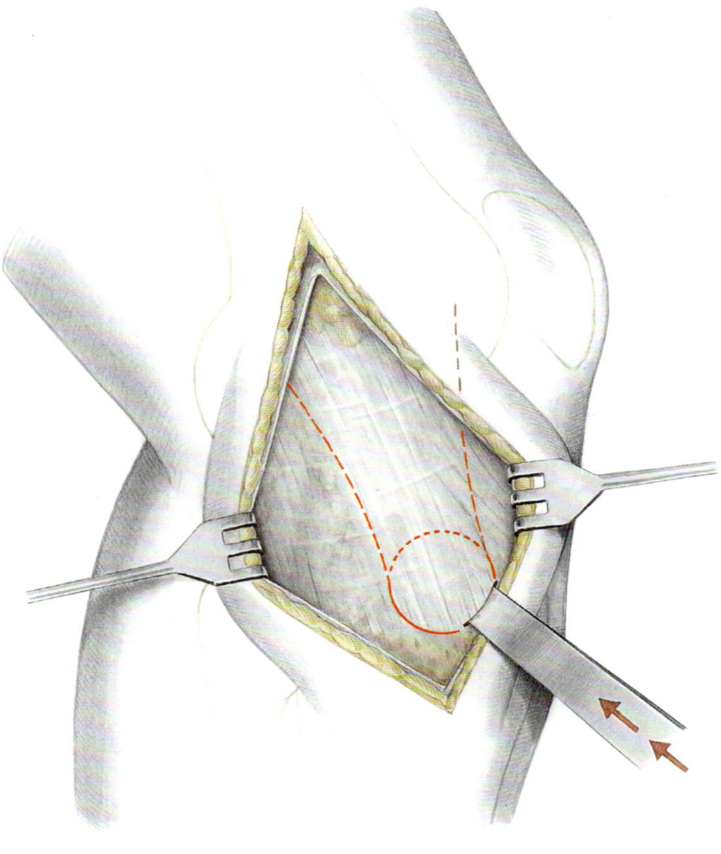

Abb. **62** Zugang zu den tiefen posterolateralen Kapselstrukturen nach Spalten der Faszie hinter dem Tractus iliotibialis. Der Zugang zur Versorgung lateraler Komplexverletzungen kann erleichtert werden, wenn die Tuberositas tractus iliotibialis (Tuberculum Gerdy) mit dem Traktusansatz abgemeißelt wird. Die Osteotomie des Tuberculum Gerdy sollte direkt unterhalb des Kapselansatzes erfolgen, damit die wichtigen femorotibialen Bandfasern des Traktus am abgelösten Knochenmedaillion gestielt bleiben und nicht beim Abschieben des Traktus nachträglich vom Schienbeinkopf abgetrennt werden müssen.

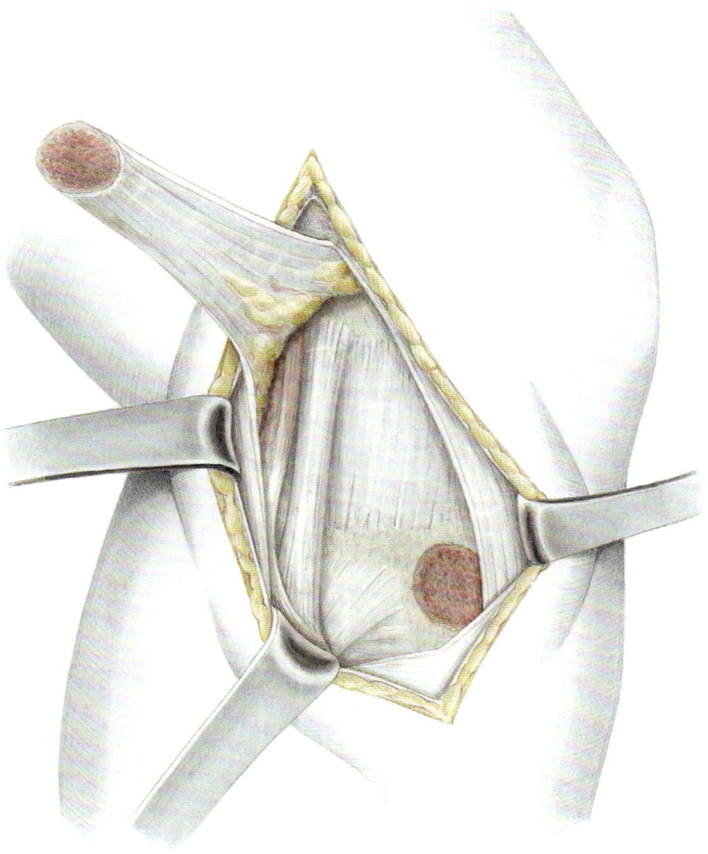

Abb. **63** Das gesamte femorofibulare Seitenband und der Lig.-arcuatum-Komplex sind frei zugänglich. Unter dem abgeschobenen Tractus iliotibialis kann die dünne Gelenkkapsel inzidiert werden.

Zugangserweiterung

Zur Darstellung des Femurkondyls (intraartikuläre Frakturen) kann der anterolaterale Zugang problemlos nach proximal erweitert werden. Das Retinaculum laterale wird gespalten, der sehnige Ansatz des M. vastus lateralis von der Quadrizepssehne und weiter proximal vom M. rectus femoris abgetrennt. Die Kniegelenkkapsel wird bis zum Recessus superior eröffnet.

Posterolateraler Zugang

Dieser Zugang wird hauptsächlich als Zweitzugang bei der Reinsertion bzw. Ersatzoperation des vorderen Kreuzbandes benötigt.

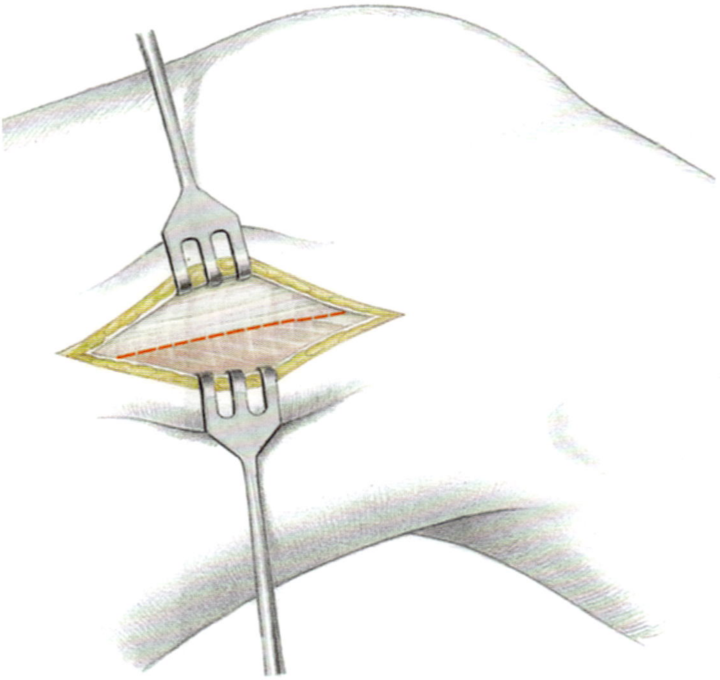

Abb. **64** Der etwa 5 cm lange Hautschnitt verläuft parallel zum tastbaren Hinterrand des Tractus iliotibialis und endet in Höhe der Patellamitte. Nach Durchtrennen der Subkutanschicht wird der hintere Hautlappen von der Faszie bis zum Hinterrand des Tractus iliotibialis abpräpariert. Die Faszie wird am Hinterrand des Traktus, d. h. hinter dem Septum intermusculare längsgespalten.

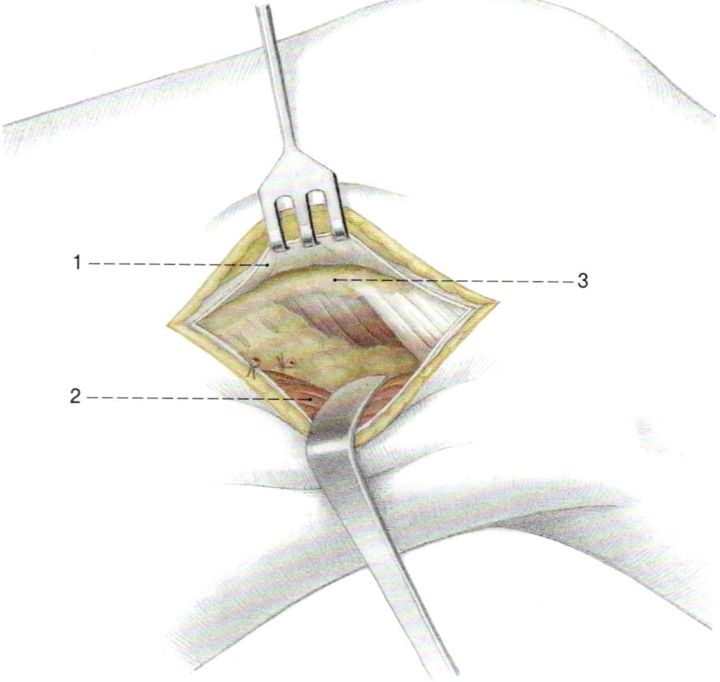

Abb. **65** Der transkondyläre Bohrkanal, durch den das vordere Kreuzbandtransplantat bzw. die Haltefäden vom Kniegelenkraum nach lateral gezogen werden, mündet im Winkel zwischen lateraler Femurkondylus und Femurmetaphyse. Um diese Austrittsstelle freizulegen, müssen der kräftige hintere Traktusrand nach vorne und die Bizepsmuskulatur nach hinten weggehalten werden.

1 Tractus iliotibialis
2 M. biceps femoris
3 Femurmetaphyse, Hinterwand

Posteriorer Zugang

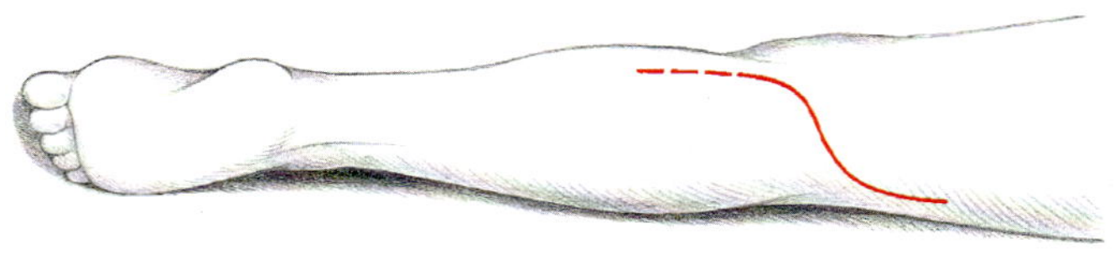

Abb. **66** Der Patient befindet sich in Bauchlage, das Bein wird freibeweglich abgedeckt. Der Hautschnitt verläuft S-förmig geschwungen von proximal lateral nach distal medial. Der Hautschnitt kann auch gegenläufig, von proximal medial nach distal lateral geführt werden. Die Inzision in Höhe der Kniekehle sollte leicht schräg verlaufen (Narbenbildung!).

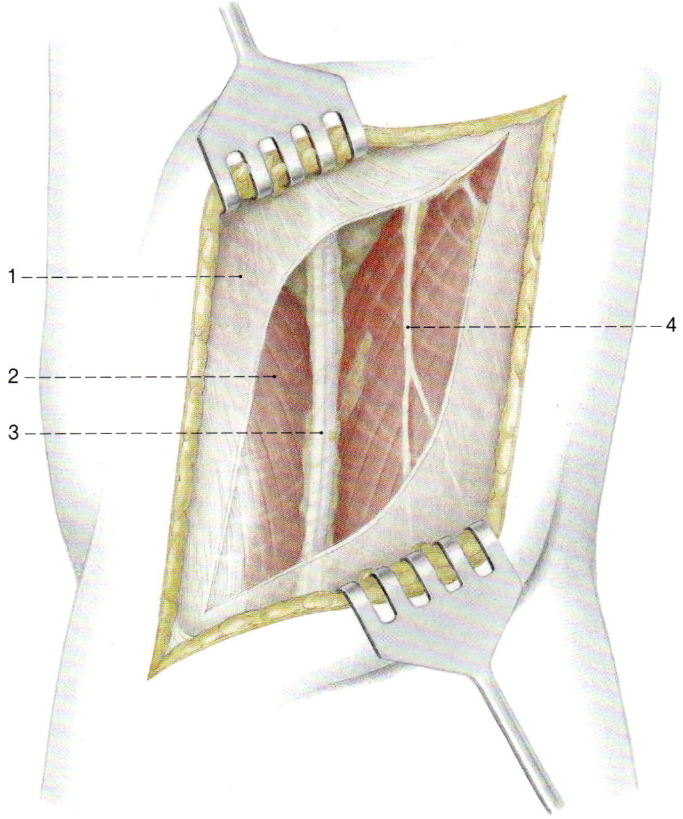

Abb. **67** Nach Durchtrennen der Subkutanschicht wird die Fascia poplitea in der Mitte gespalten. Dabei muß auf die Gefäße und Nerven dieser Schicht geachtet werden. Zwischen Faszie und den Gastroknemiusköpfen verlaufen N. cutaneus surae medialis und V. saphena parva, die im distalen Wundgebiet *über* der Faszie liegen.

1 Fascia poplitea
2 M. gastrocnemius, Caput mediale
3 V. saphena parva, N. cutaneus surae medialis
4 Rr. musculares

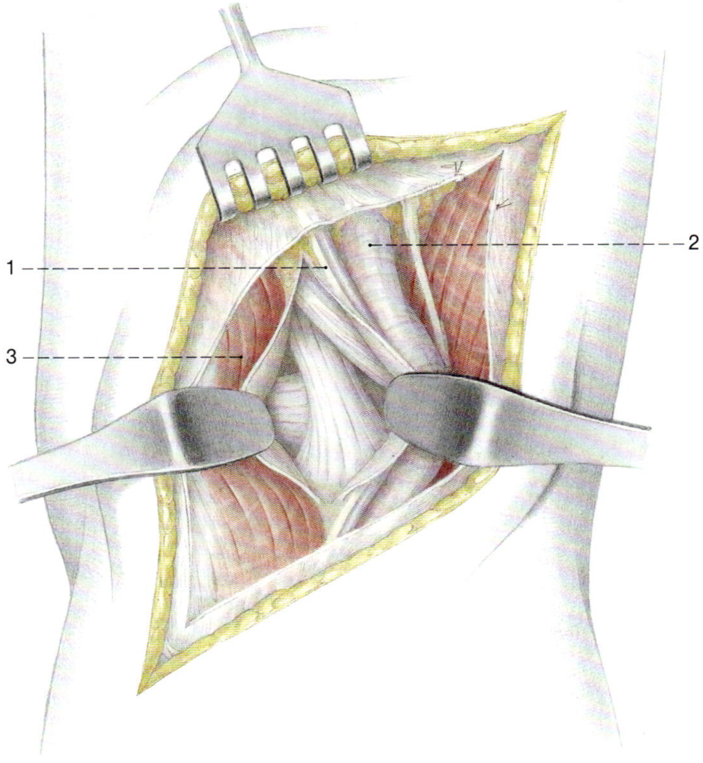

Abb. **68** Nach Spalten der Faszie gelangt man unter stumpfer Präparation zum medialen Gastroknemiuskopf und an seinem lateralen Rand entlang ins Zentrum der Fossa poplitea. Die Leitgebilde, N. cutaneus surae medialis und V. saphena parva, führen in der Tiefe zunächst zum N. tibialis. Es folgen nach vorn die V. und A. poplitea. Das Kniegelenk wird 30° gebeugt. Das Gefäß-Nerven-Bündel und der laterale Gastroknemiuskopf werden mit einem stumpfen Haken nach lateral gehalten. Das Gefäß-Nerven-Bündel des medialen Gastroknemiuskopfes, das nur wenige Zentimeter distal seines Ursprunges am Femur zum Muskel zieht, wird zusammen mit dem medialen Gastroknemiuskopf nach medial weggehalten. Zur besseren Übersicht kann der mediale Gastroknemiuskopf etwa ein Querfinger distal seines femoralen Ursprunges temporär abgetrennt werden. Das lockere Fettgewebe wird mit Stieltupfern von der Kapsel abgeschoben. Die Höhe des Gelenkspaltes, der weiter distal als erwartet liegt, wird bei gleichzeitiger Bewegung des Unterschenkels palpiert. Die Gelenkkapsel wird direkt lateral von dem medialen Femurkondyl und medial vom hinteren Kreuzband unter Durchtrennung des Lig. popliteum obliquum längs inzidiert. Inzidiert man zu weit lateral, so gelangt man nicht ins Gelenk, sondern in den Kreuzbandpfeiler.

1 N. tibialis
2 A., V. poplitea
3 M. gastrocnemius, Caput mediale

Kapsel-, Band- und Sehnenverletzungen, spezielle Erkrankungen und Behandlungsmethoden

Verletzungen

Weichteilverletzungen

Geschlossene Weichteilverletzungen

Ziele und Methoden

Schwere geschlossene Weichteilverletzungen der Knieregion gehen meist mit kniegelenknahen Frakturen und komplexen Bandverletzungen einher. Der begleitende Weichteilschaden wird oft dann verkannt, wenn bestimmte Frakturmuster als harmlose Randfrakturen fehlgedeutet und nicht als Hinweis auf einen Luxationsmechanismus, dem ein Rasanztrauma zugrunde lag, gewertet werden. Im Rahmen der ersten klinischen Untersuchung werden Durchblutung, neurologische Funktion und das Ausmaß der Weichteilschädigung beurteilt. Ein drohendes Kompartmentsyndrom sowie eine tiefe Beinvenenthrombose, die sehr früh nach dem Trauma auftreten können, müssen gezielt ausgeschlossen werden (subfasziale Druckmessung, Doppler-Sonographie). Es folgen die Stabilitätsprüfungen des Kniegelenkes und die Röntgenuntersuchung zur Klassifizierung des Frakturmusters.
Bei schwerem Weichteilschaden bestimmen meist die begleitenden Verletzungen das operative Vorgehen. Gefäßverletzungen oder ein drohendes Kompartmentsyndrom müssen sofort versorgt werden. Komplexe Bandverletzungen oder proximale Tibiafrakturen sollten im Rahmen der Faszienspaltung, möglichst mitversorgt werden. Falls eine definitive operative Versorgung primär nicht möglich ist (Polytrauma, ausgedehnte Komplexverletzungen oder aus organisatorisch-personellen Gründen), sollte das Kniegelenk und damit das Verletzungsgebiet nach Entlastung der Kompartments und geschlossener Reposition einer Luxationsfraktur mit einem gelenküberbrückenden Fixateur externe immobilisiert werden. Nach Konsolidierung der Gesamtsituation einschließlich der Weichteilverhältnisse folgt die definitive Versorgung der begleitenden Verletzungen.

Indikationen

Weichteilschäden von geringem Ausmaß ohne zusätzliche ossär-ligamentäre Verletzungen werden konservativ behandelt. Ein begleitender Hämarthros wird punktiert. Bei schwerem Weichteilschaden mit begleitenden Gefäßverletzungen oder bei drohendem Kompartmentsyndrom besteht eine absolute und dringliche Indikation für eine operative Versorgung.

Operationsrisiko und Aufklärungshinweise

Intraoperative Risiken

Iatrogene Schädigungen von Gefäßen und Nerven, vor allem des N. peronaeus communis bei der Faszienspaltung. Nichterkennen von Kapsel-Band-Verletzungen, insbesondere bei begleitenden Luxationsfrakturen.

Postoperative Risiken

Narbenbildungen nach Faszienspaltung, Adhäsionen und Bewegungseinschränkung mit Kontrakturen des Gelenkes.

Aufklärungsgespräch

Dieses beinhaltet Hinweise auf folgende Risiken: Nervenschaden, muskuläre Defizite, Bewegungseinschränkung des Kniegelenkes, Infektion, Folgeoperationen. Außerdem muß auf die Risiken im Zusammenhang mit ossären und ligamentären Begleitverletzungen, wie verbleibende Instabilität und Gelenksteife, hingewiesen werden.

Spezielle Vorbereitungen

Arthroskopie (begleitende Kniebinnenverletzungen). Bereitstellung des Röntgenbildverstärkers für die intraoperative Stabilitätsprüfung.

Versorgung einer stumpfen Weichteilverletzung

Narkose: Regionalanästhesie oder Allgemeinnarkose.

Lagerung: Rückenlage auf einem durchleuchtbaren Operationstisch.

Zugangswege: In Abhängigkeit von der Lokalisation der Verletzung. Zur Dekompression der Kompartments wird der laterale Zugang am Unterschenkel, bei begleitenden komplexen Kapsel-Band-Verletzungen entsprechend der anterolaterale oder anteromediale Zugang am Kniegelenk gewählt.

Arbeitsschritte

1 Oberschenkelblutsperre bedarfsweise schließen.
2 Hautschnitt über der gesamten Länge der Fibula zur unilateralen parafibularen Dekompression der vier Unterschenkelkompartments
3 Entlastung der vier Kompartments in folgender Reihenfolge: laterales Kompartment, vorderes Kompartment (durch Weghalten der Haut nach vorne), oberflächliches posteriores Kompartment (durch Weghalten der Haut nach hinten) und tiefes posteriores Kompartment (nach Ablösen und Weghalten der Mm. peronaei nach vorne und Spalten des Septum intermusculare fibulanah).
4 Beurteilung der Muskulatur in den vier Kompartments entsprechend den Vitalitätskriterien und gegebenenfalls Exzision von devitalem Muskelgewebe.
5 Exzision von avitalem Kutis- und Subkutangewebe und Eröffnen und Entleeren subkutaner Hämatomhöhlen.
6 Falls die Weichteilverletzung sich über die Knieregion hinweg nach proximal erstreckt, entsprechende Weichteildekompression am Oberschenkel.
7 Offene Wundbehandlung, Abdeckung mit Hautersatzmaterialien oder durch Vakuumversiegelung. Legen eines Intrakutanfadens für den sekundären kontinuierlichen Wundverschluß.
8 Gelenküberbrückender Fixateur externe bei schwerem Weichteilschaden oder ossär-ligamentären Begleitverletzungen mit aufgeschobener definitiver Versorgung (s. Abb. **69**).

Komplikationen

Bei unzureichender Faszienspaltung sekundäres Kompartmentsyndrom. Bei ausgedehnten Weichteilnekrosen besteht das Risiko der Infektion mit voranschreitendem Gewebeuntergang. Im weiteren Verlauf können Narbenkontrakturen und Weichteilverkalkungen auftreten, die zur Bewegungseinschränkung des Kniegelenkes führen.

Wiederholungseingriffe, Korrekturoperationen

Bei ausgedehnten Weichteilverletzungen sollte eine Revision nach 24 Stunden (Second-look) eingeplant werden, um sekundär devitalisiertes Gewebe zu entfernen. Erforderlichenfalls muß mehrmals revidiert werden. Die offene Wundbehandlung bedarf der sekundären Hautdeckung entweder mit Spalthaut oder – funktionell und kosmetisch vorteilhafter – durch Hautdistraktion in Form des kontinuierlichen Verschlusses mit Hilfe eines vorgelegten Intrakutanfadens. Bei Vakuumversiegelung empfiehlt sich ein frühzeitiger regelmäßiger Wechsel der Versiegelung, anläßlich dessen das Weichteilgewebe revidiert und gleichzeitig die Wunde durch entsprechende Nahttechnik verkleinert werden kann.

Begleit-, Nachbehandlung

Die Mobilisierung des Kniegelenkes nach stumpfen Weichteilverletzungen muß möglichst früh beginnen, d. h. sobald die Erholung der Weichteile erkennbar wird. Vor Aufnahme intensiver krankengymnastischer Begleit- und Nachbehandlung müssen die akuten Verletzungen definitiv versorgt sein. Das Konzept der Nachbehandlung wird bestimmt von Ausmaß und Art der Begleitverletzung und deren Versorgung. Unmittelbar nach Beendigung der Immobilisierung wird die kontinuierliche passive Bewegungstherapie auf der Motorschiene eingeleitet, um Verklebungen und Verwachsungen in den muskulären und ligamentären Gleitschichten vorzubeugen.

Offene Weichteilverletzungen

Ziele und Methoden

Offene Weichteilverletzungen der Knieregion entstehen meist nach Direkttraumen mit erheblicher Gewalteinwirkung. Sie gehen häufig mit Verletzungen des Streckapparates, einschließlich Patellafrakturen aber auch des Kapsel-Band-Apparates und kniegelenknahen Frakturen einher. Wegen des dünnen Weichteilmantels ist das Kniegelenk häufig eröffnet. Dabei reicht der Schweregrad von kleinen Kapseleinrissen bis zum breit eröffneten, verschmutzten Gelenkraum.

Behandlungsziel ist die unmittelbare operative Versorgung der Weichteilverletzungen und derjenigen Begleitverletzungen, die einer primären Versorgung bedürfen, z. B. die Verletzung des Streckapparates. Bei offenen Kniegelenkverletzungen wird der Gelenkraum nach Säubern, ausgiebiger Spülung und Drainage primär verschlossen. Avitales Weichteilgewebe der angrenzenden Unter- und Oberschenkelregion wird exzidiert. Ein drohendes Kompartment-Syndrom wird durch entsprechende Faszienspaltung behandelt (s. o.). Wenn ein spannungsfreier Wundverschluß nicht gelingt, wird die Wunde offen behandelt (Vakuumversiegelung). Bei ausgedehnten Verletzungen mit weit offenem Kniegelenk wird eine vorübergehende Immobilisierung mit dem gelenkübergreifenden Fixateur externe vorgenommen. Von Anfang an werden systemisch Antibiotika mit breitem Wirkungsspektrum verabreicht.

Das Behandlungsprinzip bei schweren Weichteilverletzungen in Begleitung eines Komplextraumas des Knies wird im Abschnitt „Frakturen“, S. 158, behandelt.

Indikationen

Offene Weichteilverletzungen der Knieregion und offene Kniegelenkverletzungen erfordern eine dringliche operative Versorgung.

Operationsrisiko und Aufklärungshinweise

Intraoperative Risiken

Iatrogene Schädigung des N. peronaeus communis. Das Ausmaß der Weichteilschädigung wird nicht erkannt, dadurch wird avitales Gewebe mit dem Risiko der Infektion belassen. Ein drohendes Kompartmentsyndrom wird nicht erkannt.

Postoperative Risiken

Die Risiken liegen vor allen Dingen im Auftreten von Infektionen (Kniegelenkempyem) und von Narbenkontrakturen mit Bewegungseinschränkung.

Aufklärungsgespräch

Dieses beinhaltet Hinweise auf die Risiken der postoperativen Infektion, die bis zur Kniegelenksteife führen kann und die Bewegungseinschränkungen, bedingt durch Narbenkontrakturen.

Spezielle Vorbereitungen

Entsprechend den Richtlinien für die Behandlung offener Frakturen und Gelenkverletzungen wird der Verband erstmals im Vorbereitungsraum zum Operationssaal unter sterilen Bedingungen entfernt. Nach Rasur und mechanischer Reinigung des Wundgebietes wird die Blutsperremanschette angelegt und das Bein in ein steriles Tuch gepackt. Bereitstellen des Röntgenbildverstärkers zur Stabilitätsprüfung.

Versorgung einer offenen Kniegelenkverletzung

Narkose: In der Regel Allgemeinnarkose, wahlweise und im Hinblick auf eine postoperative Schmerztherapie Periduralanästhesie.

Lagerung: Rückenlage auf einem durchleuchtbaren Operationstisch.

Zugangswege: Diese sind durch die Wunde vorgegeben. Die Erweiterung der Inzision muß sowohl die Hautzirkulation als auch die ausreichende Exposition der zu versorgenden Struktur berücksichtigen (s. „Topographie der Zugangswege“).

Arbeitsschritte

1 Blutsperre nur bedarfsweise kurzfristig schließen.
2 Bakteriologischer Wundabstrich. Wundrandexzision, Debridement und ausgiebige Spülung (Instrumente auf separatem Operationstisch).
3 Wechsel von Handschuhen, Bekleidung und Instrumententisch.
4 Exploration des Gelenkraumes, wenn posttraumatisch eröffnet, sorgfältige Spülung der schwer zugänglichen Rezessus (Fremdpartikel).
5 Stabilitätsprüfung, gegebenenfalls unter Zuhilfenahme des Bildverstärkers.
6 Intraartikuläre Redon-Drainage mit separater Ausleitung durch die Haut und Gelenkverschluß.
7 Exploration der extraartikulären Kapsel-Band-Strukturen und des Streckapparates und Versorgung desselben, falls primär erforderlich.
8 Primärer Hautverschluß nur bei günstiger Verhältnissen (kleine Wunden, vitales, nicht verschmutztes Weichteilgewebe).
9 Bei ungünstigen lokalen Bedingungen offene Wundbehandlung: Wundverkleinerung durch spannungsfreie Naht mit dem Ziel, wichtige Gelenkstrukturen zu bedekken. Verbleibende offene Wunde wird durch Vakuumversiegelung verschlossen.
10 Bei schweren Weichteilverletzungen und/oder begleitenden Kapsel-Band-Verletzungen mit verbleibender Instabilität temporäre Immobilisierung mit dem gelenkübergreifenden Fixateur externe (Abb. **69**).

Spezielle Technik

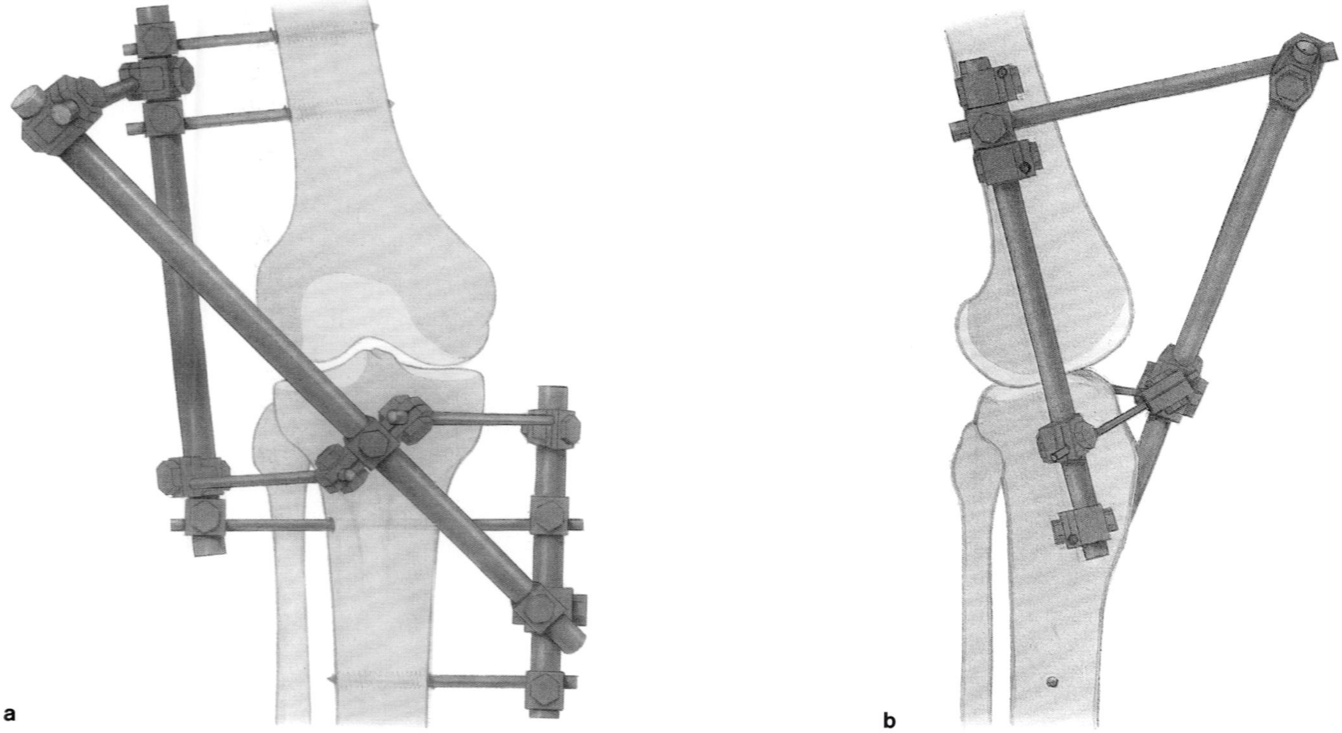

a b

Abb. **69a** u. **b** Gelenküberbrückende Fixateur-externe-Montage am Kniegelenk. Der distale Oberschenkel wird proximal der Kniekehle mit einer Rolle unterpolstert. Die Montage sollte ausreichend stabil sein, aber dennoch Muskel-, Sehnen- und Weichteilgleitschichten schonen. Nur die gelenknahe Tibia wird mit einem queren- den 5-mm-Steinmann-Nagel fixiert. Gelenkfern werden an der Tibia von medial eine – und am Femur von lateral zwei 5-mm-Schanz-Schrauben eingebracht. Bei Vorliegen einer Gelenkluxation werden Steinmann-Nagel und Schanz-Schrauben weiter distal eingebracht (sekundäre Bandrekonstruktion). Die beidseitige Rohrmontage wird durch ein gelenküberbrückendes Diagonalrohr ergänzt, das lateral femurseitig mit einem sagittal aufsteigendem Rohr verbunden wird. Die streckseitige Quadrizepsmuskulatur und die empfindliche Oberschenkelinnenseite mit dem vulnerablen Gefäß-Nerven-Bündel werden nicht tangiert. Gelenknahe wird mit dem 3,5-mm-, metaphysär mit dem 4,5-mm-Bohrer mit Gewebeschutz vorgebohrt. Das Kniegelenk sollte etwa in 15°-Flexion immobilisiert werden (nach Gefäßrekonstruktionen Immobilisierung in 30°-Flexion).

Strategie bei Komplexverletzungen

Begleitende Gefäßverletzungen werden nach den üblichen Kriterien versorgt. Während eine begleitende Verletzung des Kniestreckapparates möglichst primär versorgt werden sollte, wird der zusätzlich verletzte Kapsel-Band-Apparat nur insoweit primär rekonstruiert, als dies ohne große lokale oder zeitliche Ausdehnung der Operation und bei vorgegebener Wunde vertretbar ist. Dabei kommt der lateralen Komplexverletzung Priorität gegenüber Verletzungen anderer Bandstrukturen zu. Aufwendige Bandersatzplastiken (Kreuzbänder) bleiben sekundären Eingriffen nach Weichteilkonsolidierung vorbehalten.

Komplikationen

Frühkomplikationen: sekundäre Gewebenekrosen, Infektionen, einschließlich Kniegelenkempyem, tiefe Beinvenenthrombose.
Spätkomplikationen: Narbenkontrakturen, Bewegungseinschränkung und verbleibende Instabilität.

Wiederholungseingriffe, Korrekturoperationen

Bei ausgedehnten Weichteilverletzungen empfiehlt sich eine Revision nach 24 Stunden (sog. Second-look-Operation), um sekundär demarkierte avitale Gewebeanteile zu entfernen. Dies muß bei entsprechendem Befund wiederholt werden. Bei offener Wundbehandlung mit Vakuumversiegelung muß diese nach 4–5 Tagen gewechselt werden. Nach ausreichender Wundgranulation kann ein sekundärer Wundverschluß angestrebt werden. In der Knieregion wird wegen des spärlichen Weichteilmantels eine einfache Spalthautdeckung in den meisten Fällen nicht möglich sein. Eine adäquate Weichteildeckung bietet die gestielte Muskellappenplastik unter Verwendung des M. vastus medialis im Bereich des distalen Femurs und der beiden Köpfe des M. gastrocnemius an der proximalen Tibia. Chronische Bandinstabilitäten erfordern bandplastische Rekonstruktionen. Kniegelenksteifen mit erheblicher Behinderung werden entsprechend der zugrundeliegenden Ursachen durch operative Arthrolyse oder Narbenkorrekturen behandelt.

Begleit-, Nachbehandlung

Entsprechend der Ausdehnung der Weichteilverletzungen sollte die initiale Antibiotikatherapie für 7–10 Tage fortgesetzt werden. Die möglichst früh einsetzende krankengymnastische Nachbehandlung orientiert sich an der Konsolidierungsphase und den ligamentären Begleitverletzungen. Auch bei offenen Kniegelenkverletzungen wird die kontinuierliche passive Bewegungstherapie auf der Motorschiene unmittelbar nach Aufgabe der Immobilisierung eingesetzt.

Kniegelenkluxation

Ziele und Methoden

Die traumatische Kniegelenkluxation, häufig Folge einer erheblichen direkten Gewalteinwirkung, gehört zu den Komplextraumen der Knieregion. Beim Eintreffen in die Klinik ist die Luxation oft reponiert, so daß eine harmlose Verletzung vorgetäuscht wird, zumal wenn ein gravierender lokaler Befund zunächst fehlt. Die Dislokation der Gelenkkörper zum Zeitpunkt der Gewalteinwirkung hat jedoch eine komplexe Kapsel-Band-Zerreißung mit hochgradiger Instabilität und Reluxationstendenz verursacht. Aufgrund der straffen Führung der A. poplitea ober- und unterhalb der Kniekehle besteht eine hohe Inzidenz von begleitenden Gefäßverletzungen, wodurch die Schwere der Verletzung bestimmt wird. Hinzu kommen Nervenverletzungen.

Die Diagnostik umfaßt zunächst die klinische Untersuchung: Allgemeinzustand des Patienten, allgemeine und lokale Verletzungen, Weichteilsituation, Überprüfung der Zirkulation und Doppler-Sonographie, neurologischer Status und Stabilitätsprüfung.

Fehlende Ischämiezeichen und regelrechte Fußpulse schließen eine Gefäßverletzung nicht aus. Intimaläsionen (Überdehnung) können zur lokalen Thrombenbildung führen, die das Auftreten der Ischämie um Stunden oder Tage verzögern. Im Zweifelsfalle sollte eine Angiographie durchgeführt werden. Im Röntgenbefund können begleitende Frakturen der proximalen Tibia an der Gelenkkante und der Eminentia intercondylaris als harmlose Frakturen fehlinterpretiert werden.

Eine noch bestehende Luxation bei Erreichen der Klinik muß notfallmäßig reponiert werden, um die Zirkulation zu verbessern. Meist liegt eine dorsale Luxation vor, deren Reposition in der Regel problemlos gelingt. Dennoch sind alle Luxationsrichtungen möglich, einschließlich der Rotation. Gelingt die geschlossene Reposition nicht, z. B. bei einer posterolateralen Luxation, weil der zwischen den Femurkondylen dislozierte Pes anserinus behindert (Reposition in Flexion), muß offen reponiert werden (keine forcierten Repositionsversuche!).

Das Behandlungsprinzip der spontan- oder notfallmäßig reponierten Kniegelenkluxation besteht in der Wiederherstellung der Zirkulation und temporären Fixation mit dem gelenkübergreifenden Fixateur externe. Vorteile des Fixateur externe: exakte Gelenkeinstellung mit Korrekturmöglichkeit, Extremität ist zirkulär zugänglich und damit überwachbar in bezug auf Durchblutung und Zustand der Muskellogen, bessere Mobilisierbarkeit des Patienten mit der Möglichkeit der Teilbelastung und, in besonderen Fällen, der Möglichkeit der konservativen Weiterbehandlung.

Die definitive Versorgung der ausgedehnten Kapsel-Band-Verletzungen wird sekundär – allerdings zum frühstmöglichen Zeitpunkt – vorgenommen. Bei günstigen Voraussetzungen – guter Allgemein- und Weichteilzustand, keine vaskulären oder ossären Begleitverletzungen, erfahrenes Operationsteam – können die komplexen Kapsel-Band-Verletzungen auch primär versorgt werden.

Operationsrisiko und Aufklärungshinweise

Intraoperative Risiken

Iatrogene Schädigung der Gefäße und Nerven in der Fossa poplitea durch brüske Repositionsmanöver und Nervenschädigung beim Einbringen des Steinmann-Nagels in die Tibia.

Postoperative Risiken

Postischämische Schäden in Abhängigkeit von der Ischämiedauer bis zur Rekonstruktion der Gefäße. Postoperative tiefe Thrombosen trotz Thromboseprophylaxe, sekundäres Kompartmentsyndrom, Pin-tract-Infektion bei längerer Liegezeit des Fixateur externe.

Aufklärungsgespräch

Die präoperative Aufklärung muß folgende Hinweise beinhalten: Notwendigkeit der offenen Reposition, postischämische Schäden entsprechend der Ischämiedauer, bleibende Nervenschäden, Infektion nach operativem Eingriff und Pin-tract-Infektion, verbleibende Instabilität und bleibender Nervenschaden. Diesem liegt meist eine langstrekkige Axonotmesis zugrunde mit ungünstiger Prognose nach primärer Nervennaht ebenso wie nach Nerventransplantation. Spezielle Aufklärung bei Gefäßrekonstruktion (Extremitätenverlustgefahr).

Spezielle Vorbereitungen

Für die notfallmäßige geschlossene oder offene Reposition sind außer der Bereitstellung des Bildverstärkers keine speziellen Vorbereitungen erforderlich. Im Falle einer Gefäßrekonstruktion müssen die Möglichkeiten einer intraoperativen Angiographie gegeben sein.

Versorgung einer Kniegelenkluxation

Narkose: Vollnarkose.

Lagerung: Rückenlage, bei erforderlicher Gefäßrekonstruktion durchleuchtbarer OP-Tisch, gegenseitigen Bein abgeklappt (Fixateur-externe-Montage).

Zugangswege: Für die offene Reposition anteromedialer Zugang, für Gefäßrekonstruktionen spezieller medialer Zugang entsprechend den gefäßchirurgischen Erfordernissen.

Arbeitsschritte

1 Erhebung des neurovaskulären Status vor und nach der Reposition.
2 Reposition entgegen der Luxationsrichtung, bei dorsaler Luxation erfolgt Reposition durch Längszug an der Tibia und Anheben der proximalen Tibia nach vorne (Cave: direkten Druck auf Poplitealgefäße).
3 Stabilitätsprüfung und Kontrolle im Bildverstärker.
4 Falls geschlossene Reposition nicht gelingt, Beseitigung des Repositionshindernisses über anteromedialen Zugang
5 Überprüfung der Weichteilverhältnisse und erforderlichenfalls – nach Gefäßrekonstruktion in jedem Fall – Entlastung der Kompartments.
6 Montage eines gelenküberbrückenden Fixateur externe wie in Abb. **69** gezeigt, aber mit folgender Abweichung: Flexionsstellung 20–30° (Entlastung der Poplitealgefäße), Steinmann-Nagel und Schanz-Schraube werden weiter distal in die Tibia eingebracht (sekundäre Kapsel-Band-Rekonstruktion).

Komplikationen

Intraoperative Komplikationen

Nerven- und Gefäßverletzung beim Einbringen des Fixateur externe. Spezifische gefäßchirurgische Komplikationen.

Postoperative Komplikationen

Sekundärer Gefäßverschluß nach primärer Intimaverletzung der A. poplitea. Sekundäres Kompartmentsyndrom bei unterlassener Faszienspaltung nach Gefäßrekonstruktion (Reperfusion).

Wiederholungseingriffe, Korrekturoperationen

Sekundäre, definitive Versorgung der komplexen Kapsel-Band-Verletzungen zum frühstmöglichen Zeitpunkt. Sekundäre Nerventransplantation.

Begleit-, Nachbehandlung

Die temporäre Immobilisierung mit dem gelenkübergreifenden Fixateur externe ermöglicht eine rasche Mobilisierung des Patienten. Gehen mit Bodenkontakt bzw. Teilbelastung. Nach sekundärer Rekonstruktion des Kapsel-Band-Apparates ist eine spezielle auf Verletzungsart und Operation abgestimmte Nachbehandlung vorgesehen (s. „Komplexe Kapsel-Band-Verletzungen“, S. 219 u. 228).

Kapsel-Band-Verletzungen

Frische Kapsel-Band-Verletzungen

Verletzungen des medialen Kapsel-Band-Apparates

Isolierte Verletzungen des medialen Kapsel-Band-Apparates werden konservativ-funktionell behandelt. Während der initialen Schmerzphase wird ein medial stützender Tapeverband angelegt.
Bei medialen Seitenbandrissen in Kombination mit Kreuzbandverletzungen wird die Stabilität meist allein durch die Rekonstruktion des Zentralpfeilers wiederhergestellt. Auf eine zusätzliche Naht des Seitenbandes kann verzichtet werden. Bei kombinierter Bandverletzung mit erheblicher Instabilität (Verletzung der medialen Kapsel-Band-Strukturen mit Ruptur der meniskotibialen oder meniskofemoralen Kapselverbindung) kann die Stabilität erhöht werden, wenn außer der Kreuzbandrekonstruktion der mediale Kapsel-Band-Apparat einschließlich der kapsulären Meniskusverbindung rekonstruiert wird. In diesem Fall wird das Lig. collaterale mediale entsprechend der Rißform entweder genäht oder an seinen Ansätzen durch Schrauben refixiert.

Verletzung des lateralen Kapsel-Band-Apparates

Ziele und Methoden

Bewegung und Stabilität des Kniegelenkes unterscheiden sich auf der medialen und lateralen Seite wesentlich voneinander. In Flexion gewinnt das Kniegelenk die Rotationsfreiheit, wobei der Drehpunkt auf der medialen Seite und die größere Beweglichkeit auf der lateralen Seite des Zentralpfeilers liegt. Deshalb sind die passiven Bandstrukturen lateral weniger starr als medial und besitzen einen kräftigeren aktiven Anteil. Die größere Ausweichmöglichkeit ist ein Grund dafür, daß sowohl Meniskus- als auch Kapsel-Band-Verletzungen lateral sehr viel seltener vorkommen als medial.
Rupturen des lateralen Seitenbandes kommen so gut wie nie isoliert vor. Fast immer handelt es sich um komplexe Bandverletzungen im sog. Popliteuseck mit Ruptur der Kreuzbänder.
Das Lig. collaterale laterale reißt entweder intraligamentär im distalen Drittel oder in Form von Abrißfrakturen an der Fibulaspitze. Häufig hängt der Bizepssehnenansatz am Fragment. Seltener ist die Ruptur im mittleren oder proximalen Drittel lokalisiert.
Die Komplexität der lateralen Kapsel-Band-Verletzung wird durch die zusätzliche Popliteussehnenruptur erhöht. Diese ist meist in ihrer femoralen Verlaufsstrecke, wo sie gut diagnostiziert und rekonstruiert werden kann, lokalisiert. Schwieriger ist die Ruptur in Höhe der Gelenkkapsel zu versorgen, wo sie sich hinter dem Lig. popliteum arcuatum verbergen kann und häufig übersehen wird. Die Rekonstruktion der Popliteussehne gilt als wichtigster Schritt bei der Wiederherstellung der posterolateralen Stabilität.
Die schwerste Verletzungsform umfaßt sämtliche lateralen Kapsel- und Bandstrukturen sowie die Kreuzbänder.
Die Methode der operativen Rekonstruktion besteht bei intraligamentären Rupturen in der Durchflechtungsnaht, die ansatznahe transossär geführt wird und bei Abrißfrakturen in der Refixation durch Schraube oder Drahtzuggurtung.

Indikationen

Die Verletzung der lateralen Kapsel-Band-Struktur bedingen eine erhebliche Instabilität, zumal sie häufig mit Kreuzbandrupturen kombiniert sind. Sie sollten daher operativ versorgt werden.

Operationsrisiko und Aufklärungshinweise

Intraoperativ ist der N. peronaeus communis gefährdet, weniger bei seiner Freilegung als vielmehr durch unachtsame Überdehnung während der Bandrekonstruktion. Aufgrund der komplizierten anatomischen Verhältnisse und der mangelnden Routine des Operateurs bei der Rekonstruktion dieser seltenen Verletzungen besteht das Risiko, daß das Ausmaß der Kapsel-Band-Verletzungen, insbesondere der Bereich des Arcuatum-Komplexes und der Popliteussehne, nicht erkannt wird und deshalb wichtige Bandstrukturen unversorgt bleiben. Im Aufklärungsgespräch muß besonders darauf hingewiesen werden, daß auch bei adäquater Bandrekonstruktion eine Restinstabilität verbleiben kann.

Spezielle Vorbereitungen

Die Röntgenstandardaufnahmen in zwei Ebenen sollten durch Schrägaufnahmen in Innenrotation ergänzt werden, um Abrißfrakturen an Fibula- und Tibiakante besser zu erkennen. Empfehlenswert ist eine vorgeschaltete Arthroskopie, die Auskunft über die Lokalisation der Kreuzbandrupturen und über begleitende Meniskusläsionen geben kann, damit die operative Strategie festgelegt werden kann. Die Ergebnisse der MR-Untersuchung sind bisher enttäuschend. Die Verwendung einer Blutsperre ist zumindest zu Beginn der Operation vorteilhaft. Sobald die verletzten Strukturen erkennbar sind und die Art ihrer Versorgung feststeht, kann sie wieder geöffnet werden.

Versorgung einer lateralen Kapsel-Band-Verletzung

Narkose: Allgemeinnarkose oder Periduralanästhesie, letztere im Hinblick auf die Schmerztherapie während der ersten postoperativen Phase.

Lagerung: Rückenlage.

Zugangswege: Anterolateraler Zugang, der entsprechend der Komplexität der Verletzung in Längsrichtung erweitert werden kann.

Arbeitsschritte

1 Kniegelenk leicht gebeugt, Tuchrolle unter dem distalen Oberschenkel.
2 Anterolateraler Zugang.
3 Präparation und Zügeln des N. peronaeus communis.
4 Präparation des lateralen Seitenbandes und der Gelenkkapsel.
5 Beurteilung von Ausdehnung und Art der Kapsel-Band-Verletzungen und Festlegung der operativen Strategie.
6 Naht der Kapselruptur, Schraubenfixation bei knöchernem Abriß oder Abscherung.
7 Refixation der knöchernen distalen Abrißfraktur des lateralen Kollateralbandes, entsprechend der Größe des Fragmentes durch Zuggurtung oder Schraube.
8 Rekonstruktion einer intraligamentären Bandruptur mit Durchflechtungsnaht.
9 Refixation einer proximalen Seitenbandabscherung durch Schraube.
10 Überprüfung der Kniestabilität.
11 Naht der oberflächlichen Faszie.
12 Schichtweiser Wundverschluß über Drainage, intrakutane Naht.

Spezielle Technik

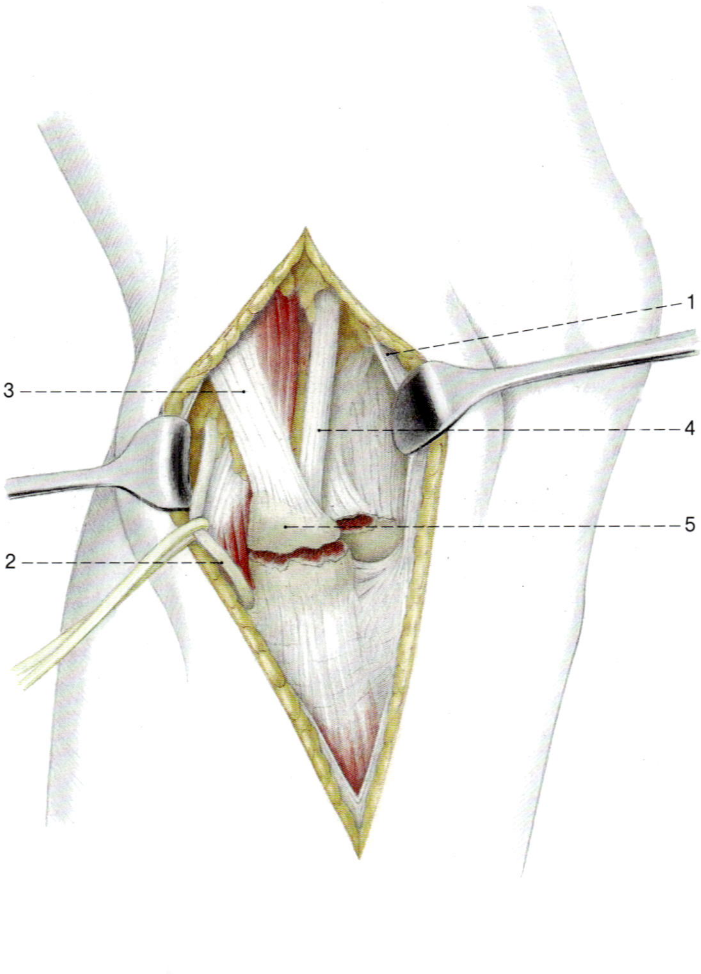

Abb. **70** Knöcherner Abriß des lateralen Seitenbandes zusammen mit dem Bizepssehnenansatz an der Fibulaspitze. Knöcherner Abriß der tiefen Kapsel-Band-Schicht an der Tibia (Segond-Fraktur) und im Bereich der tibial auslaufenden Fasern des Lig. popliteum arcuatum. Die Faszie wird am Hinterrand des Tractus iliotibialis gespalten und nach vorne und hinten beiseite gehalten. Der N. peronaeus communis, der am hinteren Rand des M. biceps femoris subkutan verläuft, wird in seinem Verlauf bis zu seinem Eintritt in die vordere Muskelloge schonend dargestellt und mit einem Gummibändchen angeschlungen.

1 Tractus iliotibialis
2 N. peronaeus communis
3 M. biceps femoris
4 Lig. collaterale laterale
5 Caput fibulae

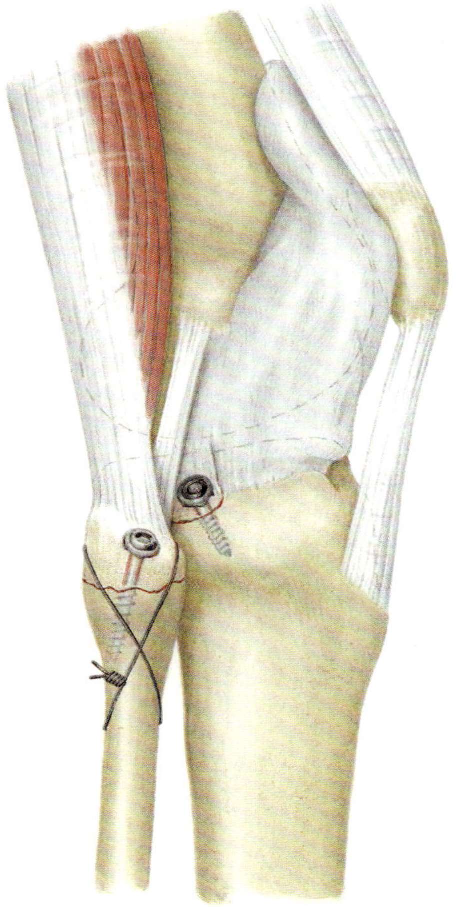

Abb. **71** Bevor der knöcherne Abriß der tiefen Kapsel-Band-Schicht an die Tibia refixiert wird, werden Lig. popliteum arcuatum und die Popliteussehne auf ihre Festigkeit überprüft (s. Abb. **76**). Als nächster Schritt wird das Fibulafragment mit dem gemeinsamen Ansatz des Lig. collaterale laterale und der Bizepssehne reponiert und temporär mit einem Kirschner-Draht fixiert. Die definitive Fixation geschieht mit einer 4,0-mm-Spongiosaschraube mit Zackenkranzring. Zusätzliche Sicherung gegen den Bizepszug durch eine achterförmig um die Bandansätze und durch einen 2-mm-Bohrkanal am Fibulahals geführten Zuggurtungsdraht.

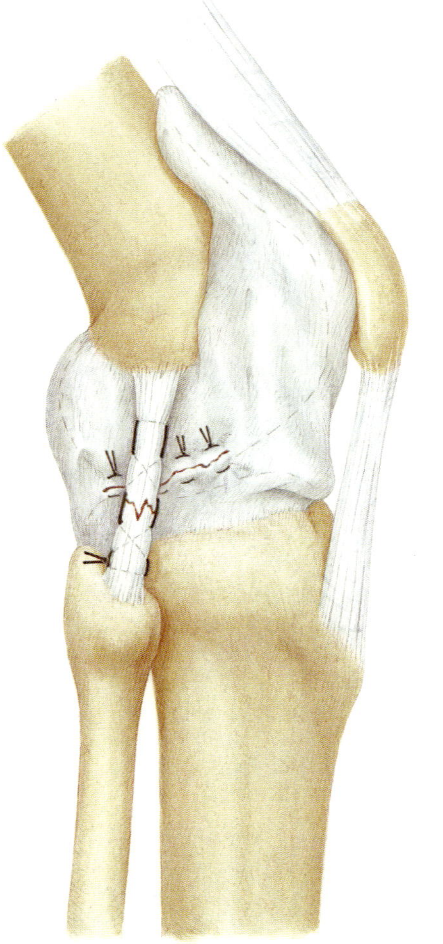

Abb. **72** Intraligamentäre Seitenbandrupturen im mittleren und proximalen Drittel verlaufen nicht quer, sondern zipfelig unter Mitbeteiligung der Gelenkkapsel. Die Seitenbandruptur wird nach der Durchflechtungstechnik mit kräftigem atraumatischen Nahtmaterial, die Kapselruptur mit U-Nähten versorgt.

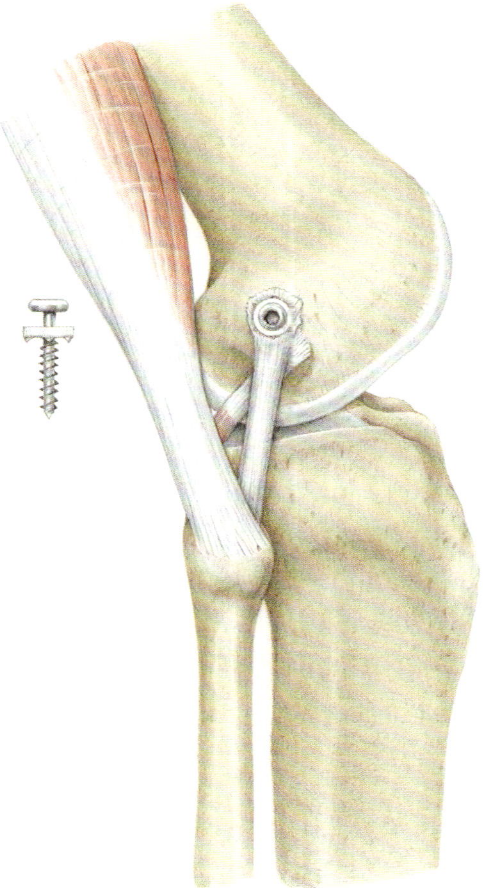

Abb. **73** Die proximale Abscherung des sich saugfußförmig verbreiternden Seitenbandansatzes wird mit einer 4,0-mm-Spongiosaschraube mit Zackerkranzring an der Femurkondyle fixiert.

Versorgung einer lateralen Kombinationsverletzung mit Abriß der Popliteussehne

Arbeitsschritte

1 Kniegelenk leicht gebeugt, Tuchrolle unter dem distalen Oberschenkel.
2 Anterolateraler Zugang.
3 Der Zugang wird erleichtert durch Abmeißeln der Tuberositas tractus iliotibialis und Hochschlagen des Traktus.
4 Beurteilung von Ausdehnung und Art der Kapsel-Band-Verletzung und Festlegen der operativen Strategie.
5 Präparation und Anschlingen des N. peronaeus communis mit Gummibändchen.
6 Bei zusätzlicher Kreuzbandruptur Durchstechen des Kreuzbandstumpfes und transkondyläre Ausleitung der Fäden.
7 Refixation der Popliteussehne entsprechend der Rupturart mit Schraube oder transossär geführter Durchflechtungsnaht.
8 Naht der Kapselstrukturen, ggf. mit Rekonstruktion des Lig. popliteum arcuatum und Refixation des Außenmeniskus.
9 Rekonstruktion des Seitenbandes entsprechend der Rupturform durch Schraubenfixation oder Naht.
10 Refixation des Tractus iliotibialis durch Verschraubung des Gerdy-Tuberkulums.
11 Knüpfen der transossär geführten Kreuzbandfäden.
12 Prüfung der Stabilität.
13 Schichtweiser Wundverschluß über Drainagen und intrakutane Naht.

Spezielle Technik

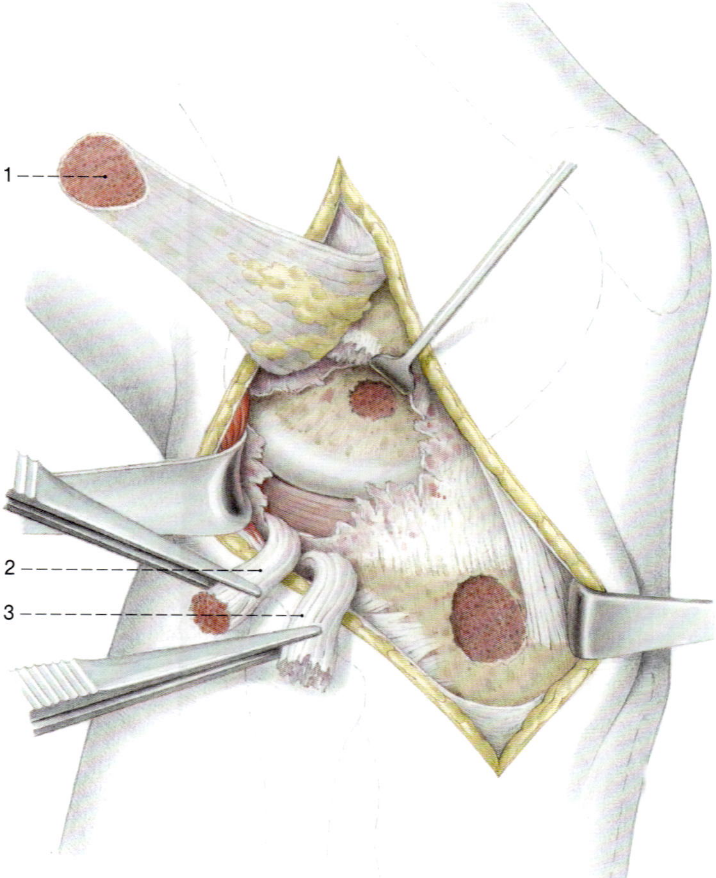

Abb. **74** Kombinationsverletzung des lateralen Kapsel-Band-Apparates: Abscherung des proximalen Seitenband- und Popliteussehnenansatzes, ausgedehnte, bis in die Kniekehle reichende Kapselzerreißung, Verletzung des Lig.-arcuatum-Komplexes. Die Tuberositas tractus iliotibialis (Gerdy-Tuberkulum) wird als flaches knöchernes Medaillon abgemeißelt und mit dem daran ansetzenden Traktus nach proximal geschlagen. Dadurch wird der Zugang zu den tiefen Bandstrukturen erleichtert. Das Tuberkulum muß bis ganz nahe an die Synovialkapsel bzw. Knorpelgrenze abgemeißelt werden, damit die innenliegenden femorotibialen Bandfasern am Fragment verbleiben.

1 Tuberositas tractus iliotibialis (osteotomiert)
2 Tendo m. poplitei
3 Lig. collaterale laterale

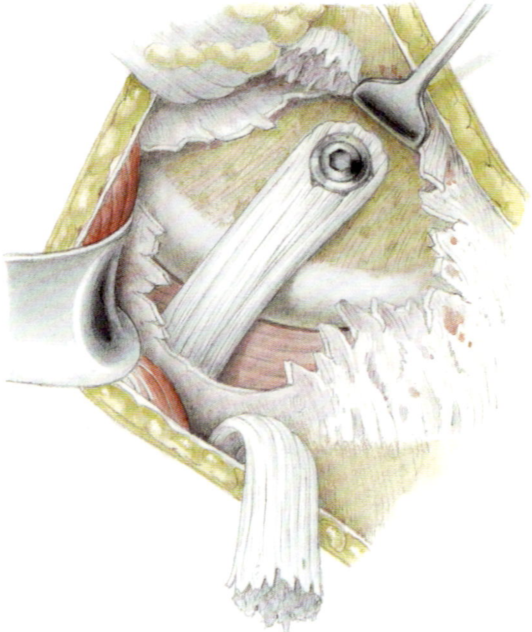

Abb. **75** Bei zusätzlicher vorderer Kreuzbandruptur werden die Fäden nach Umstechung des Kreuzbandstumpfes transossär nach lateral ausgeleitet. Die Rekonstruktion des lateralen Kapsel-Band-Apparates beginnt mit der Fixation des Popliteussehnenansatzes. Die En-bloc-Abscherung wird mit einer 4,0-mm-Spongiosaschraube mit Zackenkranzring an der Femurrolle fixiert.

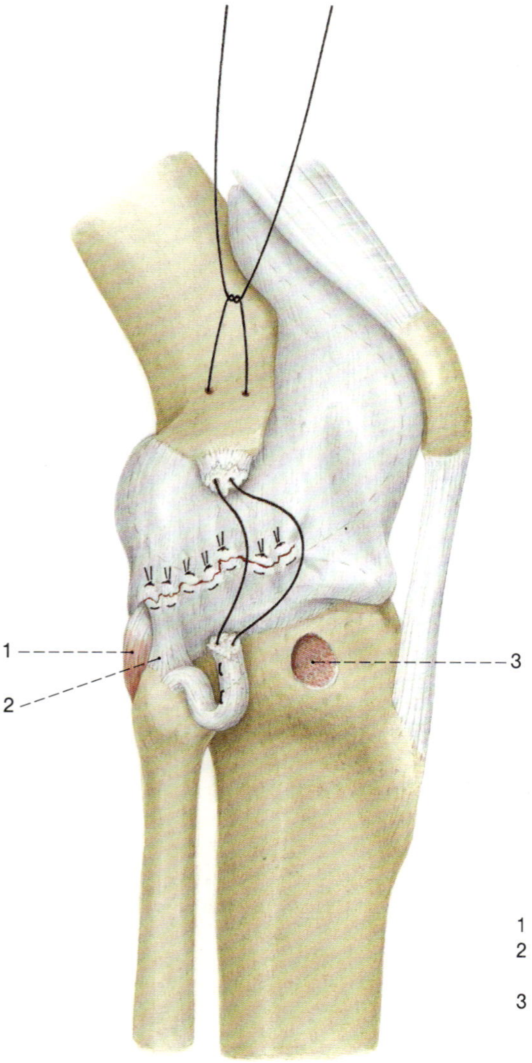

1 M. popliteus
2 Lig. popliteum arcuatum
3 Tuberositas tractus iliotibialis (osteotomiert)

Abb. **76** Die proximale Seitenbandruptur wird mit einer Durchflechtungsnaht refixiert. Die Fäden werden durch zwei Bohrkanäle geführt und über dem Knochensteg geknüpft. Bei einer Abscherung des Ansatzes sollte die stabile Schraubenfixation bevorzugt werden. Die ausgedehnte Kapselzerreißung wird, von hinten beginnend, durch U-förmige Einzelnähte versorgt. Dabei ist auf die anatomische Reposition des Außenmeniskus und die Wiederherstellung des Lig. popliteum arcuatum zu achten. Als letzter Schritt wird das Knochenmedaillon mit dem Tractus iliotibialis reponiert und verschraubt. Naht des Retinaculum patellae laterale.

Strategie bei Komplexverletzungen

Die laterale Komplexverletzung gehört zu den schwersten Kapsel-Band-Verletzungen des Kniegelenkes und beschränkt sich nicht nur auf die laterale Seite: Beide *Kreuzbänder* können intraligamentär oder an den Ansätzen rupturiert sein.

Man beginnt mit der Versorgung der Kreuzbänder, wobei die Reinsertionsfäden zunächst gelegt und durch die entsprechenden transossären Bohrkanäle geführt werden (s. „Kreuzbänder", S. 222 u. 226). Eine Augmentation mit allogenem oder autogenem Material ist zu erwägen. Aufwendige Ersatzoperationen sollten Sekundäreingriffen vorbehalten bleiben.

Die *Kapselzerreißung* ist stets sehr ausgedehnt und reicht oft nach hinten und medial bis in das Semimembranosusdreieck. Schienbeinkopf und Femurrolle sind in der weit aufklappbaren Kniekehle oft blank, die Poplitealgefäße liegen frei. Die Kapselnaht beginnt in der anfangs noch gut zugänglichen Tiefe der Kniekehle, entweder direkt oder transossär. Im Rahmen der Kapselnaht müssen der laterale Meniskus, der in der Regel peripher an seiner ligamentären Verankerung abgetrennt ist, und das Lig. popliteum arcuatum in das kapsuloligamentäre System integriert werden.

Die *Popliteussehne* kann am Femur intraligamentär oder gar mitsamt ihrer Muskulatur ausgerissen sein. Ihrer Rekonstruktion muß besondere Aufmerksamkeit geschenkt werden.

Das *Lig. collaterale laterale* kann distal intraligamentär oder proximal oder sogar an zwei verschiedenen Stellen zugleich gerissen sein.

Der *Bizeps* ist in der Regel am Fibulaköpfchen ausgerissen, wobei daran meist auch das laterale Seitenbandfragment hängt. Die Art der Versorgung richtet sich nach der Rupturform (s. Abb. **71**). Seltener kommt eine Ruptur des *Tractus iliotibialis* in Höhe des Gelenkspaltes vor. Der *N. peronaeus communis* ist in seinem Verlauf an der Fibula besonders gefährdet, da er beim extremen Varustrauma nicht ausweichen kann. Bei makroskopisch intaktem Nerv sollte die Eintrittspforte in die vordere Muskelloge durch Faszienspaltung erweitert werden. Bei zerrissenem Nerv werden die Enden entweder adaptiert oder markiert, damit man seinen Verlauf bei einer sekundären Ersatzoperation besser findet. Eine aufwendige primäre faszikuläre Nervennaht ist aus technischen oder zeitlichen Gründen in der Regel nicht möglich.

Versorgung einer lateralen Komplexverletzung

Arbeitsschritte

1 Leicht gebeugtes Kniegelenk mit Tuchrolle unter dem distalen Oberschenkel, Oberschenkelblutsperre, die bedarfsweise geschlossen wird.
2 Anterolateraler Zugang.
3 Beurteilung von Ausdehnung und Art der Verletzung zur Festlegung der operativen Strategie.
4 Präparation und Anschlingen des N. peronaeus communis mit Gummibändchen, Erweitern der Eintrittspforte in die vordere Tibialismuskelloge durch Faszienspaltung.
5 Die Kreuzbandstümpfe werden mit Durchflechtungsnähten versehen, transkondyläre Ausleitung der Fäden.
6 Refixation der Popliteussehne durch Verschraubung.
7 Naht der Kapsel und des Lig. popliteum arcuatum mit Rekonstruktion der kapsulären Meniskusverankerung.
8 Refixation von Außenband und Bizepssehne durch Verschraubung und Zuggurtung des Abrißfragmentes.
9 Knüpfen der transossär geführten Kreuzbandfäden.
10 Rekonstruktion des Tractus iliotibialis unter Beachtung seiner femoralen Verankerung.
11 Überprüfung der Stabilität.
12 Naht der Retinakula und der Faszie.
13 Schichtweiser Wundverschluß über mehrere Redon-Drainagen, intrakutane Naht.

Spezielle Technik

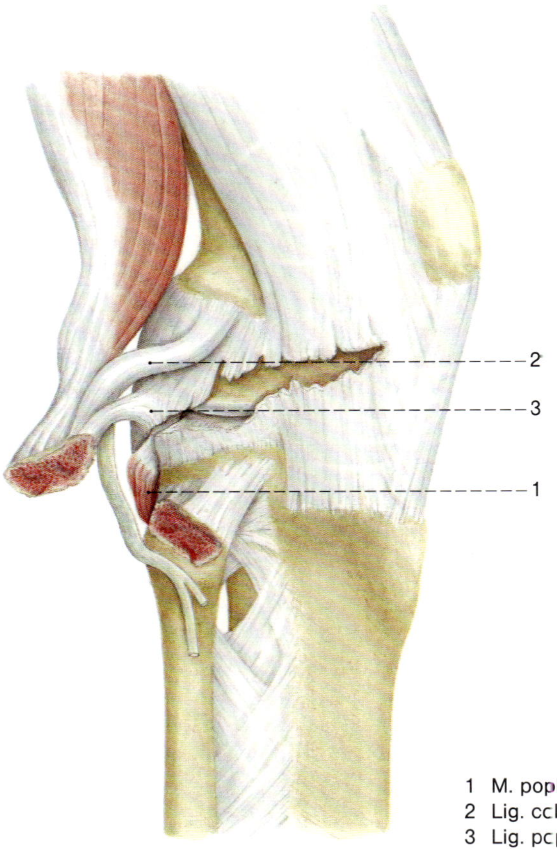

1 M. popliteus
2 Lig. collaterale laterale
3 Lig. popliteum arcuatum

Abb. **77** Lange laterale parapatellare Hautinzision. Nach Durchtrennen der Subkutanschicht sind Verletzungshöhle und Kniegelenkraum weit eröffnet. Damit ergibt sich der Zugang zu den tiefen lateralen Kapselstrukturen von selbst. Die Kapselzerreißung erstreckt sich über die Kniekehle bis auf die mediale Seite. Zerreißung des Lig. popliteum arcuatum. Abriß der kapsulären Meniskusverankerung (Lig. meniscofemorale), proximaler Ausriß der Popliteussehne, knöcherner Abriß des gemeinsamen Ansatzes von lateralem Seitenband und Bizepssehne, Ruptur des Tractus iliotibialis in Höhe des Gelenkspaltes, femurnaher Abriß des vorderen Kreuzbandes (nicht eingezeichnet), Schädigung des N. peronaeus communis durch Überdehnung.
Darstellen und Anschlingen des N. peronaeus communis mit Gummibändchen. Faszienspaltung an der Eintrittspforte des Nerven in die vordere Muskelloge. Präparation des Hautlappens streng unter der Faszie über die Kniescheibe hinweg nach medial und mediale Arthrotomie. Durchstechen des Kreuzbandstumpfes mit resorbierbarem Faden. Die Fadenenden werden über zwei transkondyläre Bohrkanäle nach lateral ausgeleitet. Erforderlichenfalls wird mit allogenem oder autogenem Material augmentiert (s. Abb. **82** u. **83**).

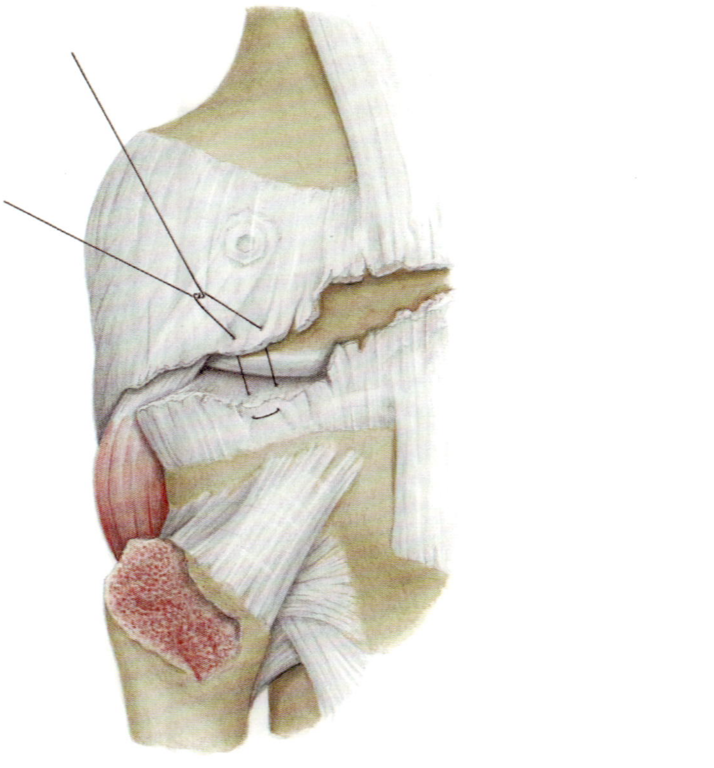

Abb. **78** Schriftweise Rekonstruktion der tiefen Kapsel-Band-Schichten, beginnend in der Kniekehle, entweder durch direkte oder transossäre Naht (Periostnadel). Rekonstruktion des sog. Popliteuseckes: Die abgescherte Popliteussehne wird mit einer 4,0-mm-Spongiosaschraube mit Zackenkranzring am Femurkondylus fixiert. Naht des Lig. popliteum arcuatum, der kapsulären Verankerung des Außenmeniskus (Lig. meniscofemorale) sowie der vorderen Kapselanteile.

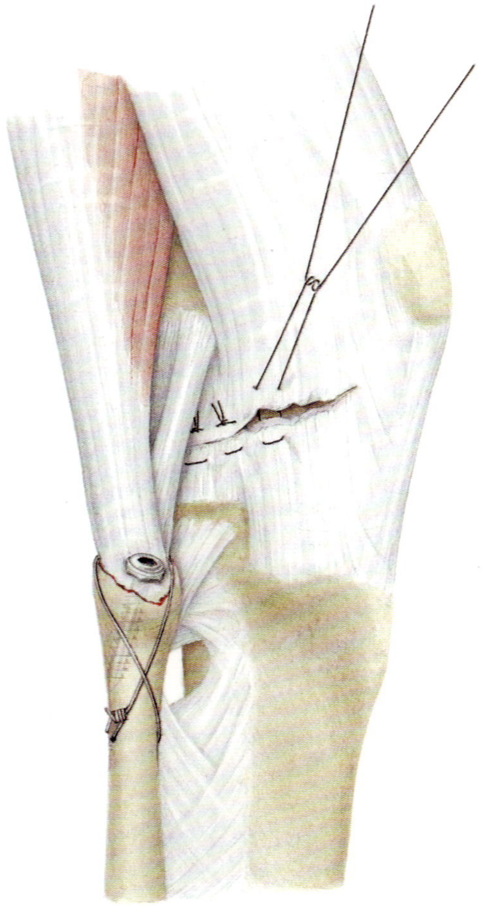

Abb. **79** Reposition und Fixation des Fibulafragmentes mit dem gemeinsamen Ansatz von lateralem Kollateralband und Bizepssehne (s. Abb. **71**). Naht des Tractus iliotibialis mit kräftigem resorbierbarem Faden. Dabei muß die Verankerung der zuinnerst verlaufenden Fasern am Femur wiederhergestellt werden. Zuletzt werden die Kreuzbandfäden bei 30° Flexion über dem Knochensteg geknüpft.

Komplikationen

Intraoperative Komplikationen

Iatrogene Verletzung des N. peronaeus communis. Inkorrekte Rekonstruktion der Popliteussehne und des Arcuatum-Kapsel-Komplexes, übersehene muskelnahe zweite Ruptur der Popliteussehne.

Postoperative Komplikationen

Wegen der ausgedehnten komplexen Verletzung der tiefen Kapsel-Band-Strukturen sind die Risiken der tiefen Beinvenenthrombose, der postoperativen Infektion mit Gelenkempyem und das Risiko eines sekundären Kompartmentsyndroms erhöht.

Wiederholungseingriffe, Korrekturoperationen

Nach lateralen Komplexverletzungen verbleibt häufig eine Restinstabilität trotz adäquater Rekonstruktion der einzelnen Bandstrukturen. Falls die Instabilität muskulär nicht ausreichend kompensiert werden kann, sollte nach etwa 3 Monaten eine differenzierte Stabilitätsprüfung in Narkose, verbunden mit einer Kontrollarthroskopie durchgeführt und anhand des Befundes die Indikation zur Kreuzbandplastik überprüft werden. Oftmals kann die Stabilität durch eine bandplastische Rekonstruktion eines der Zentralpfeiler verbessert werden. Lag eine traumatische Schädigung oder gar Durchtrennung des N. peronaeus communis vor, so werden in enger Zusammenarbeit mit den Neurochirurgen die Möglichkeiten einer Nerventransplantation überprüft.

Begleit-, Nachbehandlung

Im Vordergrund der Nachbehandlung steht ein intensives krankengymnastisches Aufbautraining der Oberschenkelmuskulatur. Der Operateur legt den erlaubten Bewegungsumfang des Kniegelenkes fest. Zwischen 20° und 60° Flexion werden die Kniebänder nicht belastet. Diese Einschränkung wird maximal 6 Wochen auferlegt. Bei ausreichender Stabilität ist ein Bewegungsausmaß von 0-0-90° möglich. Bei zuverlässiger Mitarbeit des Patienten sind keine Stützverbände oder Orthesen erforderlich. Für 6 Wochen Teilbelastung unter Zuhilfenahme von Unterarmgehstützen.

Wegen der erhöhten Thrombosegefahr sind die physikomechanischen und medikamentösen Maßnahmen zur Thromboseprophylaxe besonders zu beachten.

Verletzungen des vorderen Kreuzbandes

Ziele und Methoden

Der Verlust des vorderen Kreuzbandes, und damit eines der beiden Zentralpfeiler, bedingt eine Störung des stufenlosen, fein abgestimmten Roll-Gleit-Mechanismus des Kniegelenkes mit einer pathologischen anterioren Translation der Tibia. Dadurch werden die Sekundärstabilisatoren des Gelenkes, die die pathologische Bewegung der Tibia gegen das Femur bremsen müssen, überbelastet. Nach dem heutigen Kenntnisstand führt eine langjährige Insuffizienz des vorderen Kreuzbandes mit großer Wahrscheinlichkeit zu sekundären Meniskus- und Knorpelschäden. Das therapeutische Ziel besteht in der Wiederherstellung der Kniegelenkstabilität, um sekundäre Schäden, vor allem Meniskusverletzungen als Folge der Instabilität zu verhindern, da diese die Prognose erheblich verschlechtern.
Als Verletzungsformen werden die partiellen Rupturen und Bandüberdehnungen von den ansatznahen intraligamentären und den intermediären intraligamentären Rupturen sowie den distalen knöchernen Ausrissen unterschieden. Die distalen knöchernen Ausrisse und die ansatznahen distalen Bandrupturen, die überwiegend im Wachstums- und Adoleszentenalter vorkommen, sind therapeutisch und prognostisch weniger problematisch, da bei dieser Verletzungsform die innere Bandeinheit nicht zerstört ist.
Die Diskussion über die optimale Therapie der intraligamentären, insbesondere femurnahen Ruptur ist noch nicht beendet, wobei sich allerdings der Trend zum primären vorderen Kreuzbandersatz erkennen läßt.
Die Kenntnisse über die Bedeutung der Propriorezeptoren im vorderen Kreuzband sind noch mangelhaft. Deshalb kann das Argument, das rupturierte Kreuzband möglichst zu erhalten und die im proximalen Band gehäuften Propriorezeptoren nicht durch großkalibrige Kanäle, wie sie bei der Ersatzplastik erforderlich sind, zu zerstören, bisher nicht widerlegt werden.
Von Ausnahmen abgesehen, wie z. B. der periostalen proximalen Abscherung beim Jugendlichen, wird die reine Bandnaht ohne Augmentation nicht mehr empfohlen. Ziel der Augmentation ist der Schutz des reinserierten vorderen Kreuzbandes vor ungewollter Zugbelastung in der frühfunktionellen Phase. Der Vorteil der augmentierten Kreuzbandnaht gegenüber der Ersatzplastik liegt darin, daß das Lig. patellae, als das am häufigsten verwendete Ersatzmaterial, geschont wird, der Nachteil liegt vor allem in der längeren postoperativen Protektionsphase.
Für die Augmentation wird autologes Material (Pes anserinus, Fascia lata) und resorbierbares Kunststoffmaterial verwendet. Als autologes Augmentationsmaterial eignet sich vor allem die Semitendinosussehne, da sie in ausreichender Länge zur Verfügung steht und über kleinlumige (6 mm) Bohrkanäle geführt werden kann.

Indikationen

Bei der Entscheidung für eine Rekonstruktion des vorderen Kreuzbandes, unabhängig von der angewandten Operationsmethode, werden folgende Faktoren berücksichtigt: Alter, Aktivitätsniveau, primäre Laxizität des Bandes, begleitende Verletzungen der Kollateralbänder. Aufgrund der minimal-invasiven Techniken mit erheblich verkürzter postoperativer Immobilisierungsphase wurde die starre Altersgrenze aufgehoben, so daß Patienten über 50 Jahre mit hohem Aktivitätsniveau operativ stabilisiert werden sollten. Das individuelle Aktivitätsniveau muß besonders berücksichtigt werden, es reicht von sitzender Tätigkeit ohne sportliche Betätigung bis zur Ausübung kniebelastender dynamischer Sportarten. Werden letztere nach vorderem Kreuzbandverlust beibehalten, ist vermehrt mit Meniskus- und Knorpelschäden zu rechnen.
Zusätzliche Verletzungen der Kollateralbänder erhöhen die Instabilität des Gelenkes nach vorderer Kreuzbandruptur, erkennbar an der medialen oder lateralen Aufklappbarkeit des Gelenkes bereits in Streckstellung. In diesen Fällen ist die Rekonstruktion des vorderen Kreuzbandes der entscheidende Schritt, wobei man auf eine Naht des medialen Kollateralbandes im Gegensatz zum lateralen eher verzichten kann.
Schließlich muß bei der Indikation zur Operation ein vorbestehender Varus-Morphotyp berücksichtigt werden, da sekundäre Schäden nach Kreuzbandverlust bevorzugt im medialen Gelenkabschnitt auftreten.
Was die Operationsmethode anbelangt, so gilt nach dem heutigen Kenntnisstand die Indikation für eine *Reinsertion* des vorderen Kreuzbandes mit Augmentation bei femurnahen Ausrissen, die in der Regel intraligamentärer und nur bei jugendlichen Patienten periostaler Natur sind. Das vordere Kreuzband sollte innerhalb von 2 Wochen nach dem Trauma reinseriert werden. Eine intermediäre intraligamentäre Ruptur eignet sich weniger für eine Naht mit Augmentation. In diesem Fall sollte die Kreuzbandplastik bevorzugt werden.

Operationsrisiko und Aufklärungshinweise

Im Aufklärungsgespräch muß der Patient über die Vor- und Nachteile der operativen Behandlung, über die geplante Technik und über die Prognose informiert werden. Es muß darauf hingewiesen werden, daß durch eine Rekonstruktion des vorderen Kreuzbandes der subjektive oder objektive Vorzustand nicht immer erreicht werden kann. Postoperative Risiken sind die sekundäre Vernarbung des reinserierten Kreuzbandes mit erneuter Instabilität und die tiefe Beinvenenthrombose. Im Falle der banderhaltenden Operationstechnik muß auf die verlängerte postoperative Protektionsphase hingewiesen werden.

Spezielle Vorbereitungen

Es empfiehlt sich eine arthroskopische Untersuchung, anhand derer zum einen die Verletzungsform des vorderen Kreuzbandes beurteilt und damit die adäquate Operationsmethode festgelegt werden kann, zum anderen begleitende Meniskusläsionen arthroskopisch versorgt werden können (Resektion oder Refixation).

Versorgung einer femurnahen Kreuzbandruptur durch Naht und Augmentation

Narkose: Allgemein- oder Regionalanästhesie.

Lagerung: Rückenlage mit angelegter Blutsperre.

Zugangswege: Anteromedialer Zugang.

Arbeitsschritte

1 Anteromedialer Zugang.
2 Armierung des vorderen Kreuzbandstumpfes.
3 Transtibialer 6-mm-Bohrkanal ins Zentrum des tibialen vorderen Kreuzbandansatzes.
4 Zusätzlicher posterolateraler Zugang.
5 Transfemoraler Bohrkanal durch das Zentrum des proximalen vorderen Kreuzbandansatzes mit Hilfe des Zielgerätes von außen nach innen oder freihand von innen nach außen bei 120°-Knieflexion.
6 Präparation der distal gestielten Semitendinosussehne entweder offen oder geschlossen mit Hilfe des Sehnenstrippers.
7 Durchzug der Semitendinosussehne durch die beiden Bohrkanäle.
8 Durchzug der Kreuzbandfäden in getrennten Knochenkanälen.
9 Fixierung der Semitendinosussehne mit Schraube und Zackenkranzring und der Kreuzbandfäden durch Knüpfen über Knochensteg am lateralen Kondylus unter leichter Spannung und bei 30°-Knieflexion.
10 Überprüfen des Verlaufes und der Spannung des Kreuzbandes und der Augmentationssehne.
11 Ausspülen des Gelenkraumes (Bohrmehl).
12 Schichtweiser Gelenk- und Wundverschluß mit einem intraartikulären und einem subkutanen Drain, intrakutane Naht.

Spezielle Technik

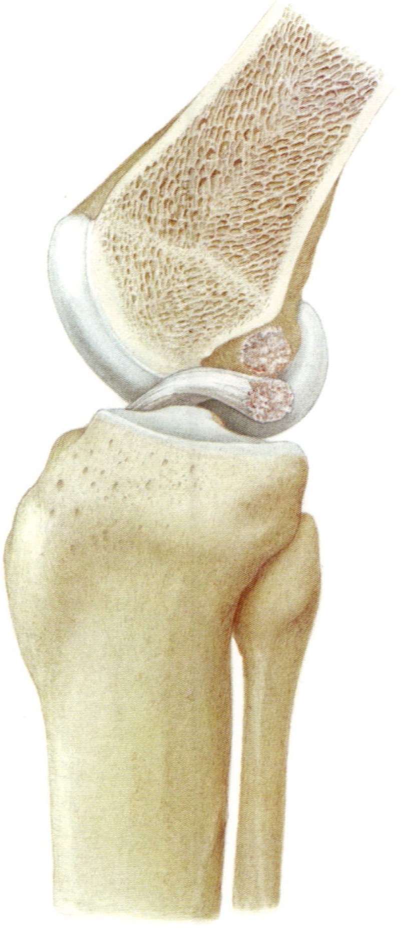

Abb. **80** Femurnahe Ruptur des vorderen Kreuzbandes mit intakter Synoviadeckung.

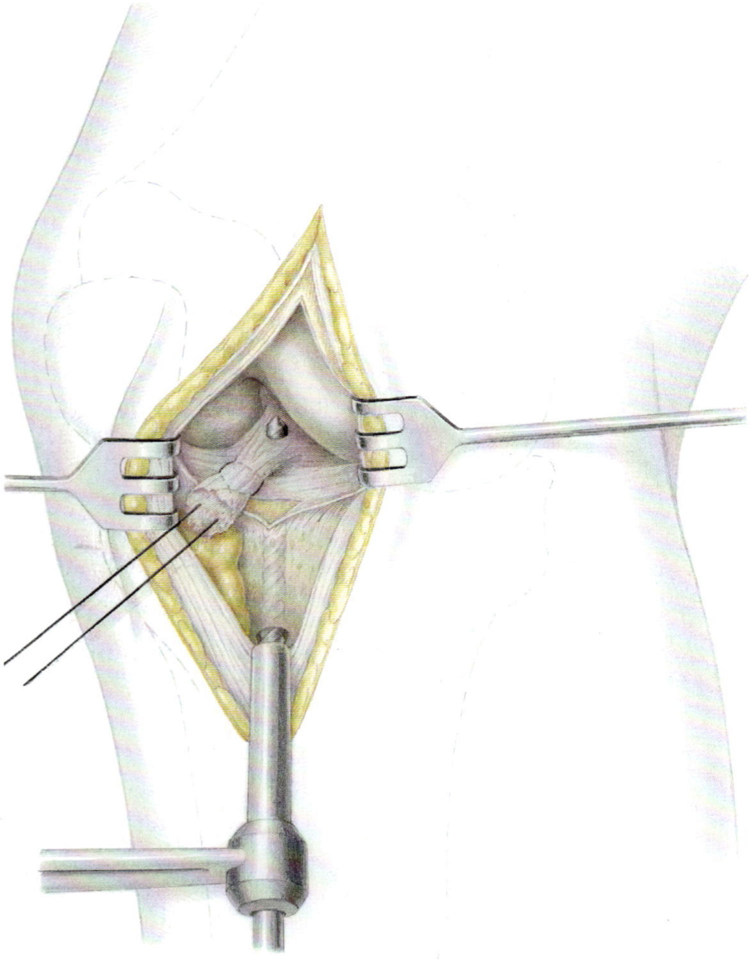

Abb. **81** Anteromedialer Zugang. Lig. patellae und Hoffa-Fettkörper werden nach lateral gehalten. Der Kreuzbandstumpf wird mit einem atraumatischen, resorbierbaren, zugfesten Faden durchstochen. Der transtibiale Bohrkanal wird mit dem 6-mm-Bohrer von vorn medial in Richtung auf das Zentrum des tibialen vorderen Kreuzbandansatzes gebohrt. Der Bohrer sollte die Eminentia intercondylaris vorsichtig perforieren, damit der Bandansatz nicht zerstört wird.

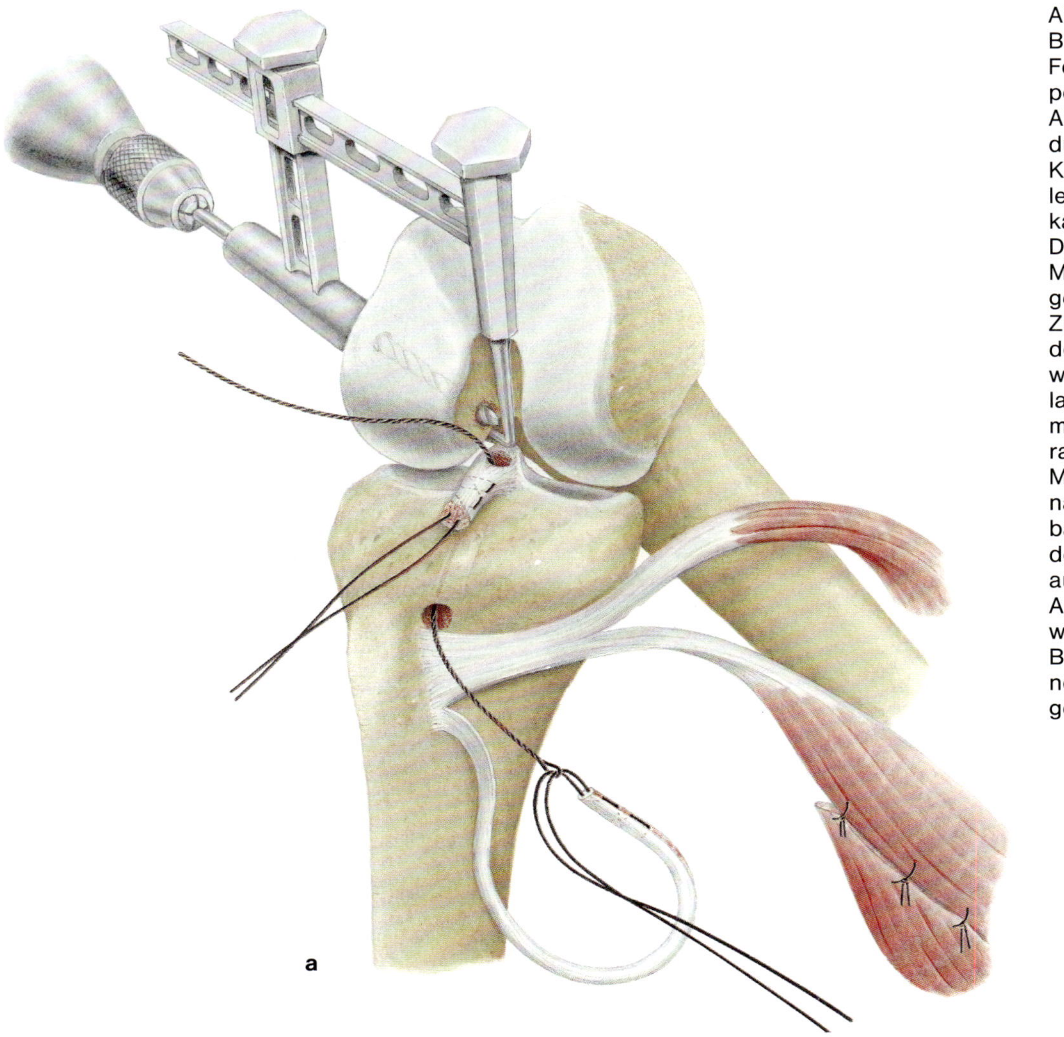

a

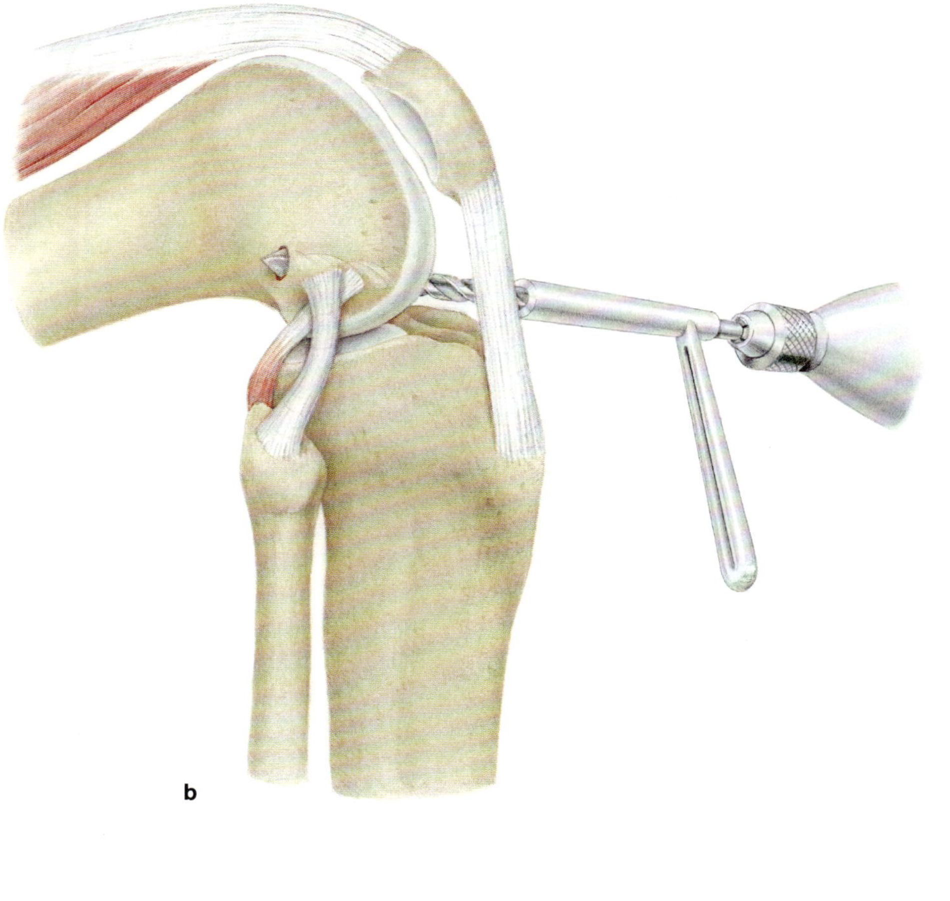

b

Abb. **82a** u. **b** Für die transkondyläre Bohrung wird der Übergang lateraler Femurkondylus-Metaphyse über den posterolateralen Zugang freigelegt (s. Abb. **64** u. **65**). Die Bohrung (6 mm) muß durch das Zentrum des femoralen Kreuzbandansatzes erfolgen. Zur Erleichterung der exakten Plazierung kann ein Zielgerät verwendet werden. Das Kniegelenk wird 110–120° flektiert. Mit dem kleinen Stieltupfer wird Platz geschaffen für die Hakenspitze des Zielgerätes, die den lateralen Kondylus dorsal umgreift. Die Bohrhülse mit Arm wird auf die freigelegte Außenseite des lateralen Kondylus gesetzt. Das Bohrmehl muß sorgfältig aus dem Gelenkraum entfernt werden. Die Sehne des M. semitendinosus wird möglichst weit nach proximal verfolgt, am Muskelbauch abgesetzt und mit kräftigen Fäden armiert. Der proximale Anteil wird auf die benachbarte Sehne genäht. Alternativ kann der Sehnenstripper verwendet werden (**a**). Der transkondyläre Bohrkanal kann auch direkt, d. h. von innen nach außen, bei 120°-Knieflexion gebohrt werden (**b**).

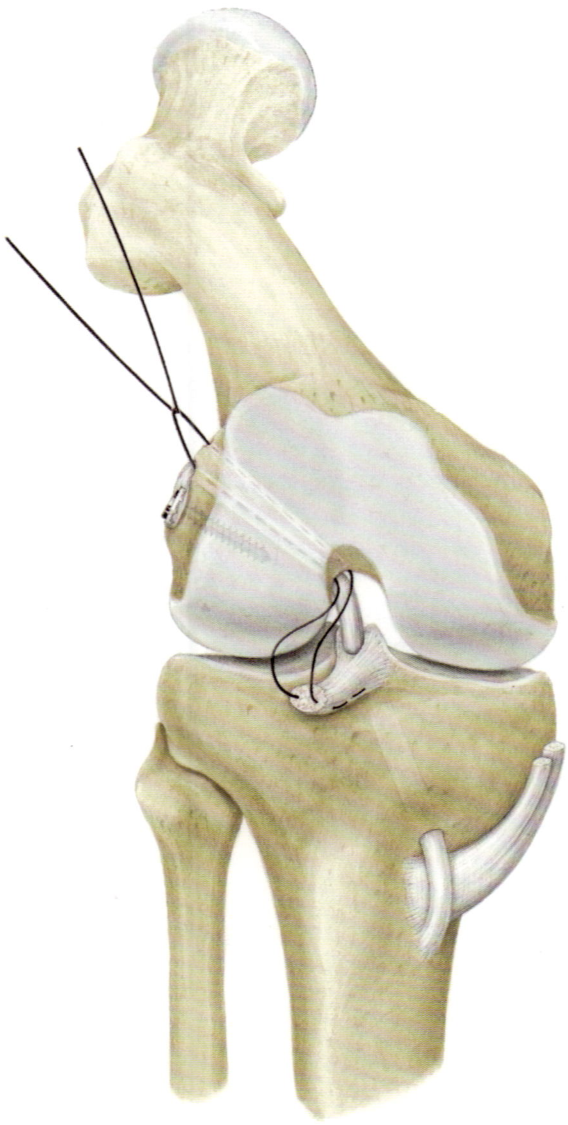

Abb. **83** Die distal gestielte Semitendinosussehne wird an den beiden Armierungsfäden mit Hilfe einer Drahtschlinge (s. Abb. **82a**) durch den tibialen und femoralen Bohrkanal gezogen. Danach wird das vordere Kreuzband reinseriert, indem der eine Armierungsfaden durch den Bohrkanal, der andere über einen parallelen Bohrkanal geführt wird (Kirschner-Draht mit Öse, s. Abb. **84**). Die Faserbündel des vorderen Kreuzbandes dürfen nicht torquiert werden. Das Kniegelenk wird 30° flektiert. Die Semitendinosussehne wird unter Anspannung mit einer Schraube mit Zackenkranzring am Kondylus fixiert. Die Armierungsfäden des Kreuzbandes werden unter leichter Anspannung über dem Knochensteg geknüpft. Danach werden intraartikulärer Verlauf von Kreuzband und Transplantat und deren Spannung bzw. Auslenkung mit einem Tasthäkchen in Streckstellung und 90°-Flexionsstellung überprüft. Abschließend wird das Gelenk noch einmal gründlich ausgespült.

Tibianahe vordere Kreuzbandverletzungen

Die prognostisch günstigeren aber selteneren ligamentären Kreuzbandabrisse an der Tibia werden mit atraumatischen, zugfesten Fäden reinseriert. Die Fäden, die über zwei transtibiale Bohrkanäle nach vorn medial geführt werden, müssen so gelegt werden, daß sie der breiten tibialen Ansatzfläche des vorderen Kreuzbandes gerecht werden. Isolierte knöcherne distale Kreuzbandausrisse in Form von Eminentiafrakturen kommen überwiegend im Wachstumsalter vor (s. S. 224). Beim Erwachsenen sind sie meist mit Tibiakopffrakturen verbunden und werden im Rahmen der Frakturbehandlung fixiert.

Strategie bei Komplexverletzungen

Bei der Versorgung kombinierter oder komplexer Bandverletzungen ist die Rekonstruktion des vorderen Kreuzbandes von zentraler Bedeutung. In Verbindung mit einer medialen Kapsel-Band-Verletzung ist die Stabilität mit der Rekonstruktion des vorderen Kreuzbandes meist wieder hergestellt. Eine zusätzliche Naht des medialen Kollateralbandes erübrigt sich in der Regel (s. „Verletzungen des medialen Kapsel-Band-Apparates", S. 214). In Kombination mit einer Verletzung des lateralen Kapsel-Band-Apparates muß dieses sorgfältig rekonstruiert werden (s. S. 214).

Komplikationen

Intraoperative Komplikationen

An erster Stelle steht die fehlplazierte femorale Reinsertion des vorderen Kreuzbandes, meist zu weit vorn mit der Folge der Beugehemmung oder Reruptur. Weitere Komplikationen: Torquierung der Kreuzbandfasern mit nachfolgender Streckhemmung oder sekundärer Bandauslockerung.

Postoperative Komplikationen

Hämatombildung, Infektion mit Bewegungseinschränkungen, intraartikuläre Verklebungen und Verwachsungen mit Kniegelenksteife.

Begleit-, Nachbehandlung

Frühzeitige krankengymnastische Bewegungstherapie, unterstützt durch die Motorschiene, Bewegungsausmaß für

6 Wochen limitiert auf 0 – 10 – 70°. Abweichungen hiervon werden vom Operateur festgelegt. Intensives Training der Quadrizepsmuskulatur. Bei zuverlässiger Mitarbeit des Patienten kann ohne Orthese nachbehandelt werden. Bodenkontakt mit 15 kg Teilbelastung ist erlaubt. Ansonsten wird eine Orthese mit limitierter Bewegungsfreiheit angelegt, mit der der Patient belastet kann. Ab der 7. Woche Freigabe des Bewegungsumfanges, allmähliche Vollbelastung, Fortführung des Muskelaufbautrainings, kniebelastende Sportarten nach 6 Monaten erlaubt.

Verletzungen des vorderen Kreuzbandes im Wachstumsalter

Bei den Kreuzbandläsionen im Wachstumsalter unterscheidet man zwischen ossären und nichtossären Kreuzbandläsionen. Typisch für Kinder unter 12 Jahren ist der distale knöcherne Kreuzbandausriß in Form der Fraktur der Eminentia intercondylaris.

Aus therapeutischen und prognostischen Gründen werden die dislozierten von den nichtdislozierten Frakturen unterschieden. Nicht oder nur gering dislozierte Frakturen werden nach Punktion des Hämarthros in einer Oberschenkelschiene in Streckstellung ruhiggestellt.

Dislozierte Eminentiafrakturen, die nicht selten mit Begleitverletzungen wie Meniskus- und Knorpelläsionen einhergehen, werden arthroskopisch mit einem Häkchen reponiert und mit Kirschner-Drähten transkutan unter arthroskopischer Kontrolle fixiert. Die Begleitverletzungen werden arthroskopisch versorgt. Falls die arthroskopische Frakturversorgung nicht gelingt, wird die Eminentiafraktur über eine mediale Arthrotomie stabilisiert. Bei ausreichender Fragmentgröße wäre eine Verschraubung von distal möglich. Um Wachstumsstörungen zu vermeiden, empfiehlt sich jedoch die Fixation mit einem kräftigen resorbierbaren U-förmig geführten Faden.

Hierzu werden zwei parallele Bohrkanäle (2 mm) intraepiphysär oder auch transphysär angelegt, die bei ausreichender Fragmentgröße innerhalb des Eminentiafragmentes münden. Der Faden wird von außen durch den ersten tibialen Bohrkanal und durch den zugehörigen Bohrkanal im Fragment in den Gelenkraum, von dort durch den zweiten Bohrkanal im Fragment und Tibiakopf wieder nach außen geführt. Die Fadenenden werden über der Knochenbrücke geknotet. Bei einem kleinen Eminentiafragment wird der Faden um den Kreuzbandansatz herum und nicht durch Bohrkanäle innerhalb des Fragmentes geführt.

Die nichtossären Kreuzbandläsionen betreffen Kinder jenseits des 12. Lebensjahres. Meist handelt es sich um distale oder proximale Bandausrisse, seltener um intraligamentäre Rupturen. Das distal oder proximal aus dem Ansatzgebiet gerissene vordere Kreuzband wird reinseriert. Nach Umstechen des Kreuzbandstumpfes mit einem atraumatischen resorbierbaren Faden werden die Fadenenden transphysär über zwei 2-mm-Bohrkanäle nach außen geführt und bei distalen Ausrissen über der anteromedialen Schienbeinfläche, und bei proximalen Ausrissen über der lateralen Oberschenkelrolle geknüpft. Anschließend ist eine Gipsruhigstellung für 6 Wochen in 20°-Beugestellung erforderlich.

Die selteneren intermediären intraligamentären Kreuzbandrupturen bei noch offener Wachstumsfuge werden konservativ behandelt (muskuläres Aufbautraining). Nach Abschluß des Wachstums kann nach differenzierter Überprüfung der indikatorischen Kriterien ein vorderer Kreuz-Band-Ersatz erwogen werden (s. „Verletzung des vorderen Kreuzbandes – Indikationen“, S. 220).

Verletzungen des hinteren Kreuzbandes

Ziele und Methoden

Das hintere Kreuzband ist von seiner Masse und Reißfestigkeit fast doppelt so stark wie das vordere Kreuzband. Hintere Kreuzbandrupturen finden sich meist im Rahmen von komplexen Kniebandverletzungen, seltener als isolierte Verletzungen. Die isolierte hintere Kreuzbandruptur, die in der Anfangsphase keine funktionelle Behinderung verursacht, kann langfristig zu degenerativen Veränderungen im medialen und femoropatellaren Gelenk führen. Abgesehen von den distalen hinteren Kreuzbandrupturen konnte die Überlegenheit der operativen Behandlung einer frischen isolierten hinteren Kreuzbandruptur – unabhängig von der Operationsmethode – gegenüber konservativen Maßnahmen nicht nachgewiesen werden. Dies gilt nicht nur für die direkte Naht, sondern auch für die aufwendigen augmentären Verfahren. Anders verhält es sich bei hinteren Kreuzbandrupturen im Rahmen akuter Komplexverletzungen, insbesondere, wenn eine laterale Komplexverletzung mit Beteiligung der Sekundärstabilisatoren wie laterales Kollateralband und Popliteussehne vorliegt. Unbehandelt kommt es in diesen Fällen zu einer posterolateralen Knieinstabilität mit erheblicher Behinderung.

Im Gegensatz zu den proximalen zeigen die distalen Kreuzbandausrisse eine bessere Heilungsprognose nach Reinsertion, möglicherweise bedingt durch ihre enge vaskuläre Verbindung zur Gelenkkapsel. Die knöchernen Ausrisse an der Tibia zeigen ebenso wie beim vorderen Kreuzband die besten Heilungschancen nach operativer Versorgung.

Indikationen

Die operative Versorgung einer frischen hinteren Kreuzbandverletzung ist beim knöchernen Bandausriß und bei Kreuzbandrupturen im Rahmen operationsbedürftiger komplexer Kapsel-Band-Verletzungen, insbesondere der lateralen Seite, indiziert. Die Operation sollte möglichst frühzeitig durchgeführt werden. Bei isolierten intraligamentären, insbesondere intermediären Kreuzbandrupturen besteht nur eine relative Indikation zur Operation, z. B. bei jungen, sportlich ambitionierten Patienten mit einer variablen Altersgrenze von etwa 40 Jahren, deren posteriore Instabilität muskulär nicht kompensiert werden kann. Je älter der Patient, desto zurückhaltender sollte die Indikation zur Operation gestellt werden.

Operationsrisiko und Aufklärungshinweise

Operationstechnisch bedingte Risiken ergeben sich vorwiegend bei der Versorgung von dorsal: direkte oder indirekte durch Druck bedingte Schädigung der Poplitealgefäße und -nerven. Als postoperative Risiken sind die tiefe Beinvenenthrombose und die Infektion zu erwähnen. Bei komplexen Kapsel-Band-Verletzungen muß der Patient darauf hingewiesen werden, daß die ursprüngliche Kniegelenkstabilität auch bei optimalen Rekonstruktionsergebnissen nicht erreicht werden wird.

Spezielle Vorbereitungen

Für die operative Planung sind neben der klinischen Stabilitätsprüfung (komplexe Verletzung) Röntgenstandardaufnahmen (knöcherne Bandausrisse, Segond-Fraktur, Abrißfraktur der Fibulaspitze) sowie die Lokalisierung der Rupturstelle mit Hilfe der MR- oder der arthroskopischen Untersuchung erforderlich. Die Arthroskopie, unmittelbar vor der Rekonstruktion durchgeführt, hat den Vorteil, daß begleitende Verletzungen der Kniebinnenstrukturen erkannt und versorgt werden können.

Versorgung einer femurnahen hinteren Kreuzbandruptur

Narkose: Allgemein- oder Regionalanästhesie.

Lagerung: Rückenlage.

Zugangswege: Anteromedialer Zugang.

Arbeitsschritte

1 Blutsperre nur bedarfsweise, kurzfristig schließen.
2 Präparation des femoralen hinteren Kreuzbandstumpfes.
3 U-Nähte mit kräftigem, resorbierbarem Faden mit getrennter Umstechung des anterolateralen und des posterolateralen Faserbündels.
4 Anlegen der transfemoralen Bohrkanäle nahe der Knorpel-Knochen-Grenze in zwei Etagen mit Hilfe von Kirschner-Drähten mit Öse bei 120°-Knieflexion.
5 Durchzug der beiden Nahtpaare mit Hilfe der Kirschnerdrähte, das anterolaterale Nahtpaar durch die anterioren Bohrkanäle, das posteromediale Nahtpaar durch die posterioren Bohrkanäle.
6 Überprüfung des torsionsfreien Verlaufs des reinserierten Bandes.
7 Knüpfen der Fäden bei 30°-Knieflexion.
8 Schichtweiser Verschluß von Kniegelenk und Wunde (subkutanes Drain).
9 Intrakutane Naht.

Spezielle Technik

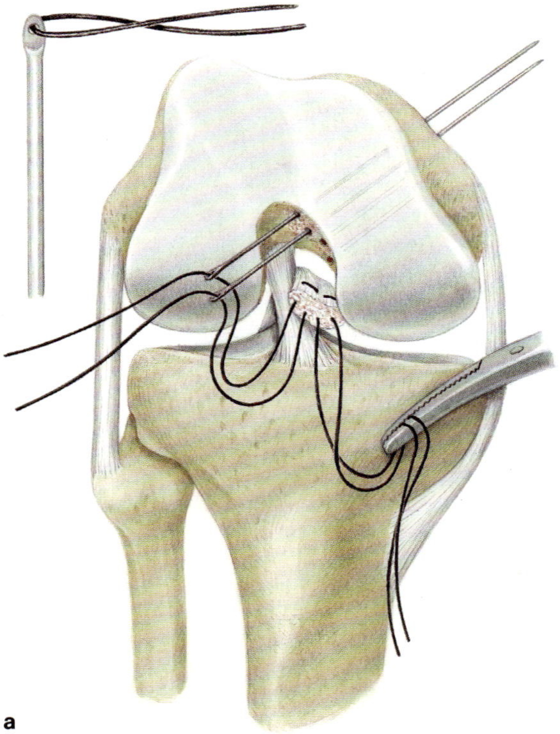

a

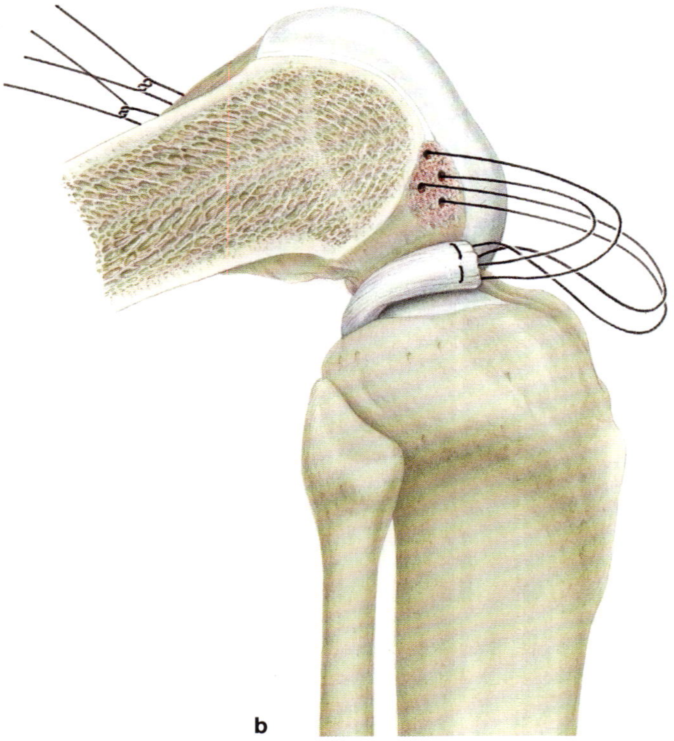

b

Abb. **84a** u. **b** Der Kreuzbandstumpf wird mit einem zugfesten, resorbierbaren Faden U-förmig umstochen. Es sind mindestens zwei Nahtpaare erforderlich, um das fächerförmige Ansatzmuster zu gewährleisten (anterolat. und posteromed. Faserbündel). Das Kniegelenk wird 120° flektiert, um das femorale Insertionsgebiet gut darzustellen. Die transfemoralen Bohrkanäle werden paarweise von innen nach außen in zwei Etagen gebohrt. Hierzu eignen sich sehr gut 2-mm-Kirschner-Drähte, die an einem Ende abgeplattet und mit einer Öse versehen sind. Die Kirschner-Drähte werden zunächst durch den medialen Kondylus gebohrt, mit den entsprechenden Fäden armiert und danach mit einer Flachzange unter leichtem Hin- und Herdrehen vollends durchgezogen. Die Nahtpaare werden mit der Klemme markiert (**a**). Die Bohrkanäle beginnen nahe der Knorpel-Knochen-Grenze und münden hinter dem Epicondylus medialis. Dasjenige Nahtpaar, das das anterolaterale Bündel faßt, wird durch die beiden anterioren, dasjenige, das das posteromediale Faserbündel faßt, durch die beiden posterioren Bohrkanäle geleitet (**b**).

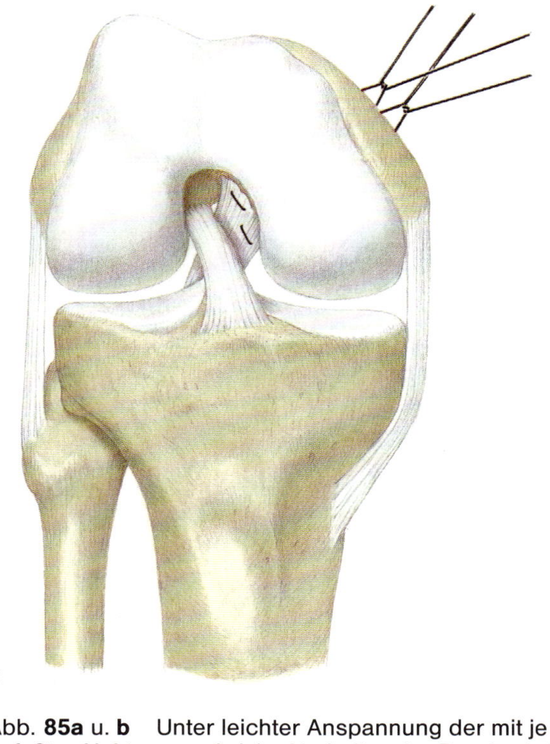

a

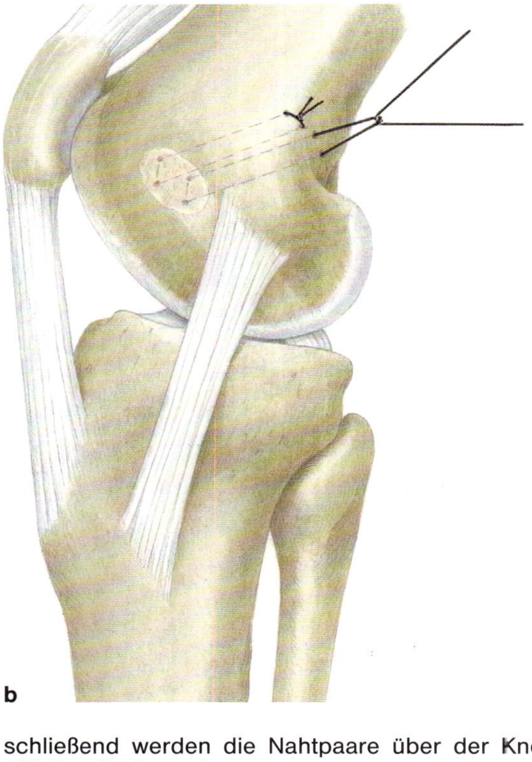

b

Abb. **85a** u. **b** Unter leichter Anspannung der mit je einer Klemme gefaßten Nahtpaare wird das Verhalten des Bandes in Streckstellung und 90°-Flexion überprüft (Torquierung der Faserbündel?). Anschließend werden die Nahtpaare über der Knochenbrücke bei 30°-Knieflexion geknotet.

a Von vorn.

b Von seitlich.

Versorgung einer tibianahen hinteren Kreuzbandruptur

Narkose: Allgemeinnarkose.

Lagerung: Bauchlage bei isolierter Bandruptur, Rückenlage bei komplexen Bandverletzungen. In besonderen Fällen, z. B. knöcherner tibialer Bandausriß bei komplexen Bandverletzungen, wird zunächst in Bauchlage begonnen und anschließend in Rückenlage umgelagert.

Zugangswege: Posteriorer (Abb. **67**) oder anteromedialer Zugang (s. Abb. **59**) bei isolierten hinteren Kreuzbandrupturen. Bei komplexen Kapsel-Band-Verletzungen mit intraligamentärer distaler hinterer Kreuzbandruptur ist der Zugang vorgegeben. Es empfiehlt sich in diesen Fällen die verlängerte laterale parapatellare Inzision, über die man sowohl in posteromedialer als auch posterolateraler Richtung präparieren kann.

Arbeitsschritte

1. Posteriorer Zugang, Bauchlage.
2. Sorgsame Präparation bis zur Gelenkkapsel.
3. Eröffnen der Gelenkkapsel möglichst distal.
4. Bei ligamentärem Abriß, Armierung des Kreuzbandstumpfes mit zwei U-Nähten.
5. Getrennte transtibiale Bohrkanäle für die breitflächige Reinsertion.
6. Knüpfen der Fäden über der anteromedialen Tibiakopfoberfläche.
7. Bei knöchernem Bandausriß anatomische Reposition und Fixation des Fragmentes, je nach Größe mit Schraube mit Zackenkranzring oder einer krallenförmig zurechtgeschnittener Drittelrohrplatte.
8. Schichtweiser Gelenk- und Wundverschluß, extraartikuläres Drain.
9. Naht der Fascia poplitea.
10. Intrakutane Naht.

Spezielle Technik

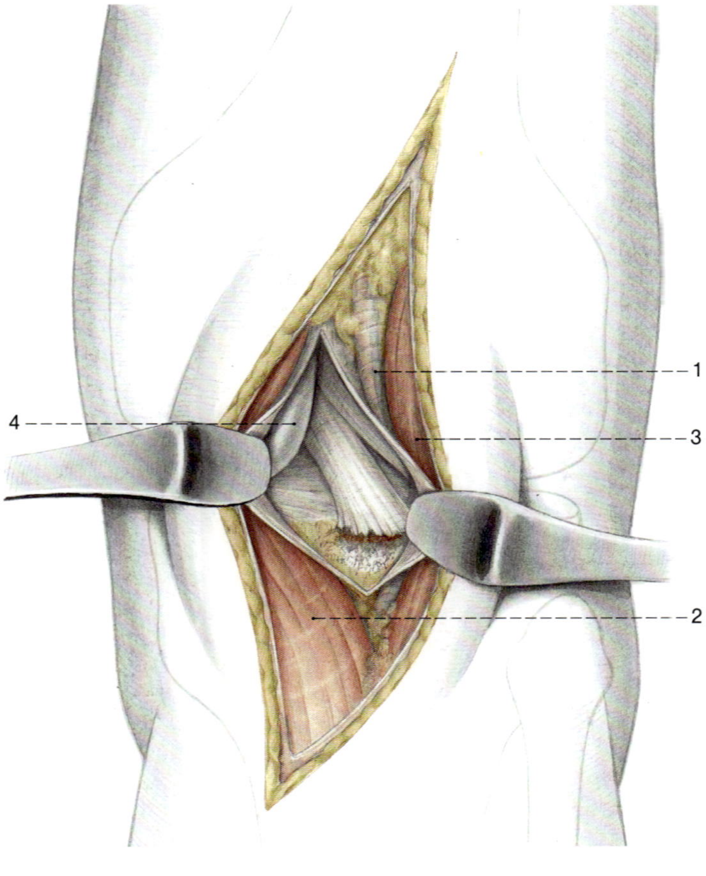

Abb. **86** Posteriorer Zugang. Das Kniegelenk ist 30° gebeugt. Das popliteale Gefäß-Nerven-Bündel und der laterale Kopf des M. gastrocnemius werden nach lateral, der mediale Kopf nach medial gehalten. Zur besseren Übersicht kann der mediale Gastroknemiuskopf abgetrennt werden (s. S. 206). Das lockere Fettgewebe wird mit dem Stieltupfer von der Gelenkkapsel abgeschoben. Der Gelenkspalt, der sich meist weiter distal als vermutet befindet, wird bei gleichzeitiger Bewegung des Kniegelenkes palpiert. Das Kniegelenk wird durch Längsinzision der Kapsel lateral vom medialen Kondylus unter gleichzeitiger Durchtrennung des Lig. popliteum eröffnet. Bedarfsweise kann der Schnitt T-förmig erweitert werden.

1 A., V. poplitea
2 M. gastrocnemius, Caput mediale
3 M. gastrocnemius, Caput laterale
4 Condylus femoris medialis

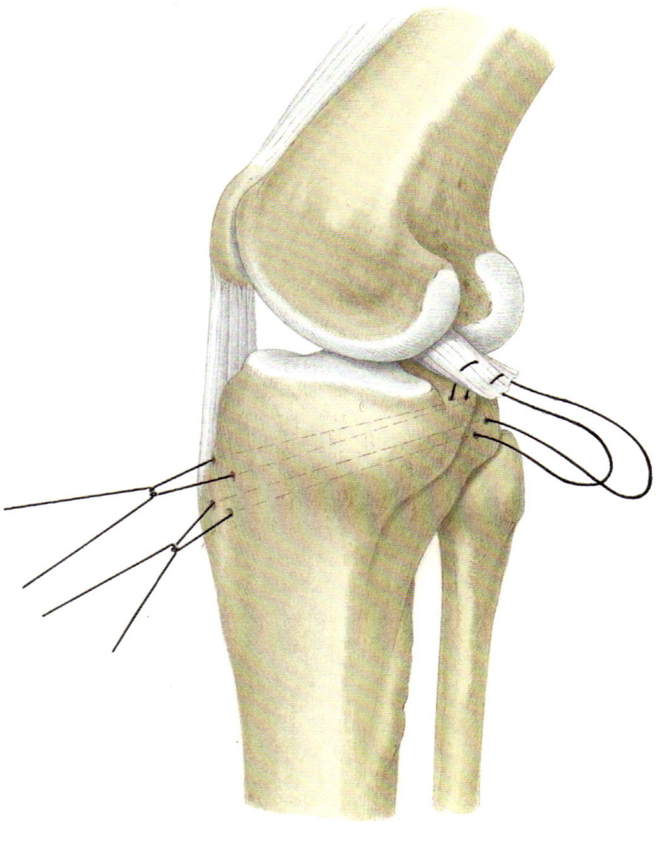

Abb. **87** Um die breitflächige Reinsertion des hinteren Kreuzbandes zu gewährleisten, sind mindestens zwei Nähte erforderlich. Die Fäden werden über getrennte Bohrkanäle mit Hilfe von Kirschner-Drähten mit Öse (s. Abb. **84a**) durch den Schienbeinkopf nach vorn geleitet. Unter das Kniegelenk wird eine Tuchrolle gelegt und das Bein auswärts gedreht. Die Austrittsstelle der Bohrkanäle am anteromedialen Schienbeinkopf wird über eine Längsinzision freigelegt. Das Periost wird gespalten und mit dem Raspatorium abgeschoben. Die Fäden werden unter leichter Anspannung über der Knochenbrücke geknotet (30°-Flexion). Um das hintere Kreuzband zusätzlich nach distal zu spannen, kann eine dritte U-Naht distal durch die Gelenkkapsel transossär nach vorn gezogen werden.

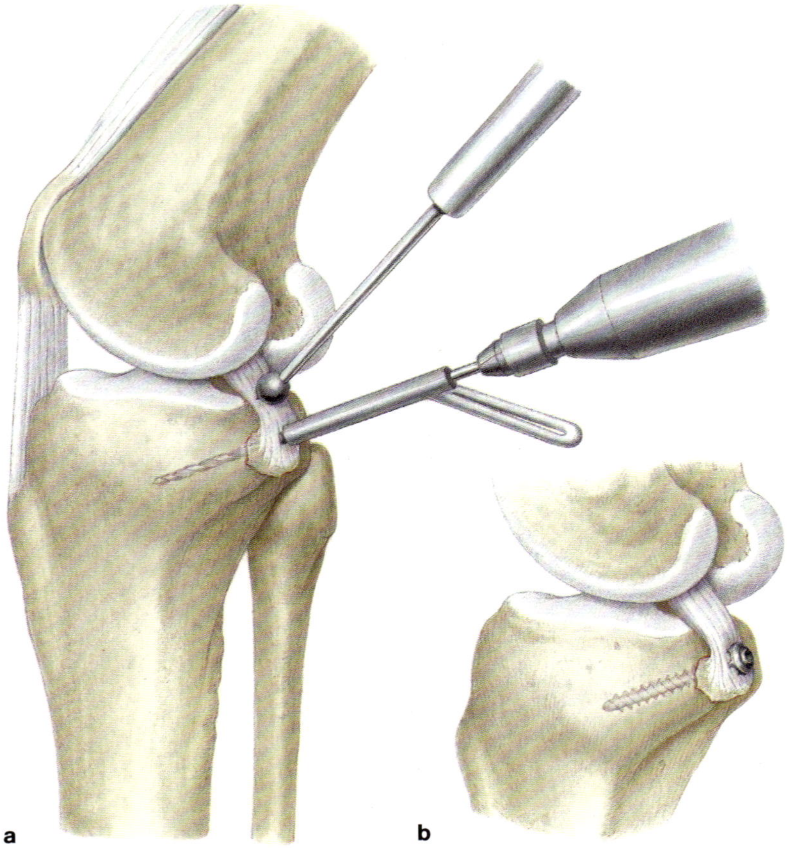
a b

Abb. **88a** u. **b** Ein knöcherner Ausriß des hinteren Kreuzbandes wird bei geeigneter Fragmentgröße am besten mit einer Schraube fixiert. Das Fragment wird eingepaßt und mit dem Kugelspieß oder einem Kirschner-Draht temporär in Position gehalten (**a**). Die definitive Fixation geschieht mit einer 4,0-mm-Spongiosaschraube mit Zakkenkranzring (**b**). Ein zu kleines Fragment würde durch die Schraube gesprengt werden. In diesem Fall empfiehlt sich für die Fixation eine Vier-Loch-Drittelrohrplatte, deren krallenförmig zurechtgeschnittenes Ende das Fragment fixiert. Sie wird mit 3 Schrauben im Tibiakopf verankert.

Strategie bei Komplexverletzungen

Die hinteren Kreuzbandrupturen kommen meist im Rahmen komplexer Kapsel-Band-Verletzungen vor. Im Mittelpunkt der Wiederherstellung der Primär- und Sekundärstabilisatoren steht die Rekonstruktion des hinteren Kreuzbandes als Zentralpfeiler. Deshalb sollte das hintere Kreuzband auch bei einer ungünstigen intraligamentären, intermediären Rupturform rekonstruiert werden, wobei die Kreuzbandnaht in diesem Fall augmentiert werden muß. Hierfür eignet sich sehr gut die distal gestielte Semitendinosussehne, da sie ausreichend lang ist und über kleinlumige Bohrkanäle (6 mm) geführt werden kann (s. Augmentation beim vorderen Kreuzband, Abb. **82a**).
Der Zugang zum hinteren Kreuzband ergibt sich durch die komplexe Kapsel-Band-Verletzung. Je ausgedehnter die Bandverletzungen sind, desto weiter kann das Kniegelenk aufgeklappt werden und desto leichter gelangt man über das Semimembranosus- oder Popliteuseck herum bis zum hinteren Kreuzband. Als erster Schritt wird das hintere Kreuzband mit Reinsertionsfäden armiert, die mit der distal gestielten Semitendinosussehne transossär nach medial vorne geführt werden. Die definitive Fixation durch Knoten der Fäden oder Verschraubung der augmentierten Sehne geschieht erst, wenn die tiefen Kapsel-Band-Strukturen versorgt sind und das Kniegelenk deshalb nicht mehr aufgeklappt werden muß. Um eine weitergehende Traumatisierung zu vermeiden, sollten nur die für die Sekundärstabilisierung wichtigen Bandstrukturen rekonstruiert werden. Hierzu zählt in erster Linie der laterale Kapsel-Band-Komplex, während das mediale Bandsystem meist keiner operativen Versorgung bedarf. Falls eine zusätzliche vordere Kreuzbandruptur vorliegt, muß auch diese versorgt werden.

Komplikationen

Intraoperativ können folgende Komplikationen auftreten: Auffaserung des Kreuzbandbündels und dadurch Erschwerung der stabilen U-Nähte bei der femoralen Reinsertion. Inkorrekte Lage der Bohrkanäle, Torquierung des Kreuzbandes mit der Folge eines pathologischen Spannungsverhaltens der Faserbündel mit Streckhemmung oder sekundärer Auslockerung.
Bei der tibialen Reinsertion kann es zur Verletzung der Nerven und Gefäße in der Kniekehle kommen. Oftmals wird die hintere Gelenkkapsel zu weit proximal eröffnet, was den Zugang zur tibialen Insertionsstelle erschwert. Bei der Verschraubung kann das tibiale Abrißfragment gesprengt werden. Lösung des Problems durch Fixation mit einer krallenförmig zurechtgeschnittenen Drittelrohrplatte.

Begleit-, Nachbehandlung

Nach Operationen am hinteren Kreuzband wurde die Immobilisierung im Gipsverband zu Gunsten einer frühfunktionellen Behandlung unter Limitierung des Bewegungsumfanges verlassen. Bei passiver und aktiver Beugung bis 60° tritt keine wesentliche Spannung im hinteren Kreuzband auf. In diesem Bewegungsbereich ist auch eine aktive Streckung gegen Widerstand erlaubt.

Die Olekranisation der Tibia mit einem patellotibialen Steinmann-Nagel, die eine posteriore Translation der Tibia verhindern und damit das rekonstruierte hintere Kreuzband schützen soll, wird kontrovers diskutiert. Bei korrekter Technik (s. Abb. **105**) ist eine schienenfreie funktionelle Nachbehandlung bei einem Bewegungsumfang zwischen 20 und 60° möglich. Ein wesentliches Element der Rehabilitation ist das Quadrizepstraining bei Vermeidung isolierter Kontraktion der ischiokruralen Muskulatur. Nach einer Teilbelastungsphase während 6–8 Wochen kann das Bein zunehmend belastet werden. Kniebelastende Sportarten sollten für 6–9 Monate vermieden werden. Nach stabiler Verschraubung eines knöchernen tibialen Bandausrisses kann die Nachbehandlung progressiv gestaltet werden: Teilbelastung ohne Schienenverband, Bewegungsausmaß 0–0–90° bis zur Einheilung des Fragmentes. Ab der 7. Woche Freigabe von Bewegung und Belastung.

Ältere Kapsel-Band-Verletzungen

Veraltete vordere Kreuzbandruptur

Ziele und Methoden

Der Ersatz des vorderen Kreuzbandes zählt zu den häufigsten stabilisierenden Maßnahmen am Kniegelenk. Aufgrund des verringerten Operationstraumas und der verbesserten Behandlungsergebnisse wird die Indikation heute sehr weit gestellt und der vordere Kreuzbandersatz nicht nur bei chronischer vorderer Instabilität, sondern auch bei frischen vorderen Kreuzbandrupturen vorgenommen. Das Behandlungsziel besteht darin, durch geeignetes Ersatzmaterial und geeignete Operationstechnik das verlorene natürliche vordere Kreuzband in bezug auf Gewebeeigenschaft, Faserarchitektur, topographische Lage und kinematische Funktion und damit im Spannungsverhalten soweit wie möglich zu imitieren, um einen dauerhaften funktionellen Ersatz zu schaffen.

Als Ersatzmaterial hat der autologe Patellarsehnenstreifen die weiteste Verbreitung gefunden. Er wird entweder distal gestielt oder als freies Knochen-Ligament-Knochen-Transplantat verwendet.

Als Nachteile des Lig.-patellae-Transplantates gelten persistierende Schmerzen im Bereich der Patella, gelegentlich, wenn auch selten Patellafrakturen, und Hypertrophie des Transplantates mit Impingement im Interkondylärbogen. Als Alternative kommt die Semitendinosussehne aus dem Pes anserinus in der Verwendung des 2–4fachen Sehnenbündels in Betracht, insbesondere dann, wenn eine Transplantatentnahme aus dem Lig. patellae nicht möglich ist oder nicht gewünscht wird (Ruptur eines Transplantates, nach vorausgegangener Ruptur des Lig. patellae, nach Marknagelung oder bei schwerer Chondropathie).

Operationstechnische Voraussetzung für eine Wiedererlangung der Kniestabilität bei vollem Bewegungsumfang und physiologischem Spannungsverhalten des Bandersatzes ist die biomechanisch korrekte Positionierung des femoralen und tibialen Fixationsortes des Transplantates. Die operative Technik hat sich gewandelt, sowohl was die operativen Zugänge als auch die Fixationsmethode der Knochenblöcke anbelangt. Die weite Arthrotomie mit Ablösung des Streckapparates wurde zu Gunsten der arthroskopischen Technik und der sog. Miniarthrotomie verlassen mit entscheidenden Vorteilen für den Patienten in der frühen rehabilitativen Phase. Die Press-fit-Technik erlaubt die implantatfreie femorale Verankerung des Bandes vom Gelenk her, so daß die zusätzliche Freilegung des lateralen Femurkondylus entfällt und ein progressives Rehabilitationsprogramm möglich ist. Diese Operationsmethode ist dem Kreuzbandersatz unter arthroskopischer Kontrolle in bezug auf die notwendigen Hautinzisionen ebenbürtig und in bezug auf die erforderliche Trainingszeit und technische Erfahrung des Operateurs mit entsprechend erhöhter Komplikationsrate in der Anfangszeit überlegen.

Indikationen

Für den Bandersatz bei veralteten vorderen Kreuzbandrupturen gelten die gleichen Gesichtspunkte hinsichtlich der Indikation wie für die Rekonstruktion der frischen vorderen Kreuzbandverletzung (s. „Indikation“, S. 220). Die Indikation zur Operation bei veralteten Bandruptur wird bestärkt, wenn eine muskulär nicht kompensierbare, den Patienten in seiner beruflichen und sportlichen Aktivität beeinträchtigende Instabilität vorliegt. Wird bei einer frischen vorderen Kreuzbandruptur die Indikation zum primären Bandersatz gestellt, so empfiehlt sich nach heutigem Kenntnisstand, den Eingriff nach Abklingen der traumatischen Akutphase, frühestens nach 2–3 Wochen vorzunehmen, um das Risiko der Verklebungen und Vernarbungen (Arthrofibrose) zu vermindern. Da beim Kreuzbandersatz kein Zeitdruck besteht, kann in der präoperativen Phase ein krankengymnastisches Muskelaufbauprogramm eingeplant werden, das der postoperativen Rehabilitation zugute kommt.

Kontraindikationen

Kontraindikationen bestehen bei vorangeschrittenem Alter, wobei eine Altersgrenze nicht definiert werden kann und mehr in bezug auf biologisches Alter und Aktivitätsgrad gesehen werden muß, bei deutlich vorangeschrittener Arthrose, bei Gelenkkontrakturen und Achsenfehlern.

Operationsrisiko und Aufklärungshinweise

Es muß auf folgende Risiken hingewiesen werden: Hämatombildung an der tibialen Entnahmestelle des Knochenblocks mit der Gefahr einer Infektion, postoperativer Reizerguß mit der Notwendigkeit der Kniegelenkpunktion, vorübergehende Schwächung des Streckapparates, Retropatellarschmerzen, Narbenbildung, Empfindlichkeit beim Knien. Ferner muß erwähnt werden, daß eine vollständige Wiederherstellung der Kniestablität nicht garantiert werden kann.

Spezielle Vorbereitungen

Bei entsprechendem klinischem Befund empfiehlt sich eine arthroskopische Untersuchung, um eine Meniskusläsion auszuschließen bzw. arthroskopisch zu versorgen. Vorteilhaft ist ein 4–6wöchiges Muskelaufbautraining vor der Operation.

Vorderer Kreuzbandersatz in der Press-fit-Technik (nach P. Hertel)

Narkose: Allgemeinnarkose oder Regionalanästhesie.

Lagerung: Rückenlage.

Zugangswege: Anteriore Arthrotomie.

Arbeitsschritte

1 6–8 cm lange mediane Inzision.
2 Entnahme des Transplantates vom medialen Lig.-patellae-Drittel mit tuberositärem und patellarem Knochenblock.
3 Arthrotomie durch Spalten des Hoffa-Fettkörpers.
4 Bohren des femoralen Knochenkanals bei 120°-Knieflexion zur Aufnahme des tuberositären Knochenblockes.
5 Transtibiale Bohrung, Heraussägen der darüberliegenden Knochenscheibe und Vertiefen des tibialen Spaltes zur Aufnahme des patellaren Knochenblockes.
6 Verankerung der Knochenblöcke in der Press-fit-Technik unter Beachtung des Faserbündelverlaufes.
7 Überprüfen des Spannungsverhaltens und des berührungsfreien Verlaufes des Transplantates in voller Streckung und 90°-Beugung.
8 Einbringen der Knochenscheibe und der Bohrmehlspongiosa in die Hebedefekte.
9 Schichtweiser Verschluß von Kniegelenk und Wunde über Drainagen, intrakutane Naht.

Spezielle Technik

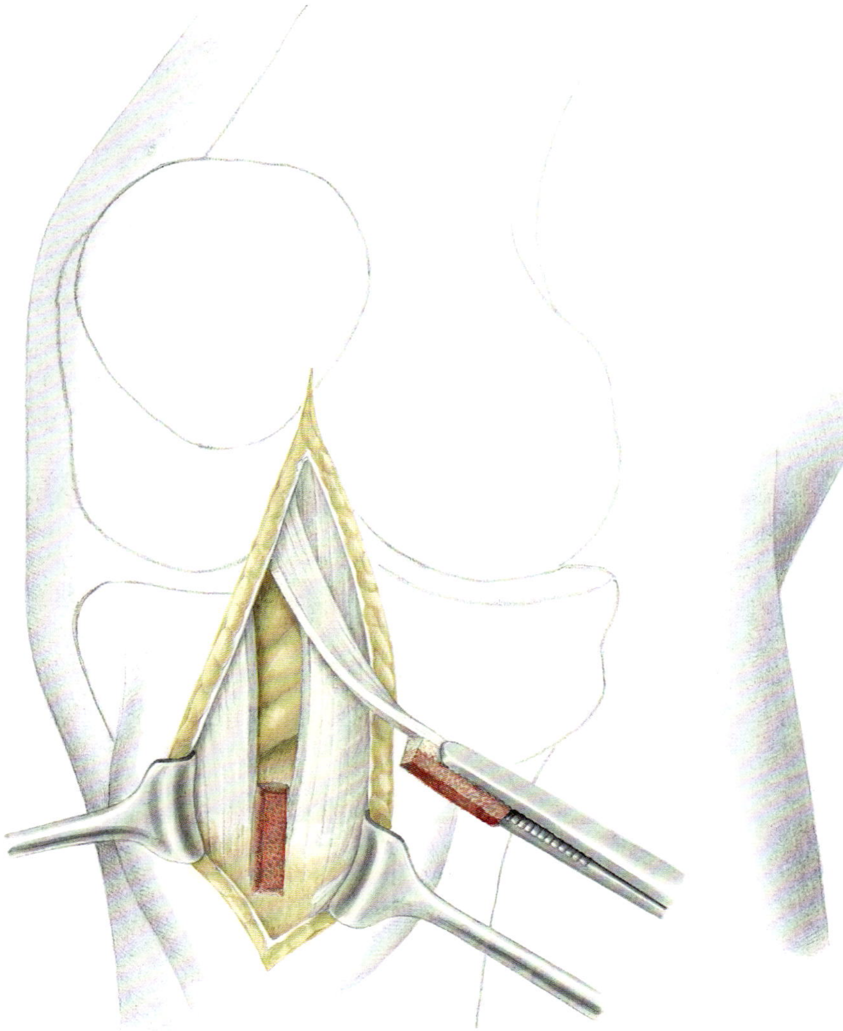

Abb. **89** Das 30°-flektierte Knie ist auf einer Tuchrolle gelagert. 6–8 cm langer Hautschnitt entlang des medialen Patellarsehnenrandes. Die Inzisionsöffnung läßt sich je nach Erfordernis nach proximal oder distal verschieben. Die zarte Faszie wird längs inzidiert und mitsamt der Bursa praepatellaris nach medial und lateral, unterminierend abpräpariert. Der mediale Rand des Lig. patellae wird nach Abspalten des Retinaculum longitudinale mediale und Abpräparieren des Hoffa-Fettkörpers dargestellt. Vom medialen Rand wird ein 10 mm breiter Streifen abgespalten. In Fortsetzung des Streifens wird distal aus der Tuberositas tibiae ein quaderförmiger 10 × 30 mm großer Knochenblock bis zu einer Tiefe von 10 mm mit einer wassergekühlten, feinen, oszillierenden Säge herausgesägt. Der Block sollte idealerweise einen trapezförmigen Querschnitt aufweisen. Die Ausmaße des Blockes werden auf dem Periost mit dem Skalpell umschnitten. Die proximale Begrenzung des Blockes direkt am Ansatz des Bandes wird mit einem 10 mm breiten Meißel herausgearbeitet. Anschließend wird der Knochenblock mit dem Meißel vorsichtig herausgehebelt.

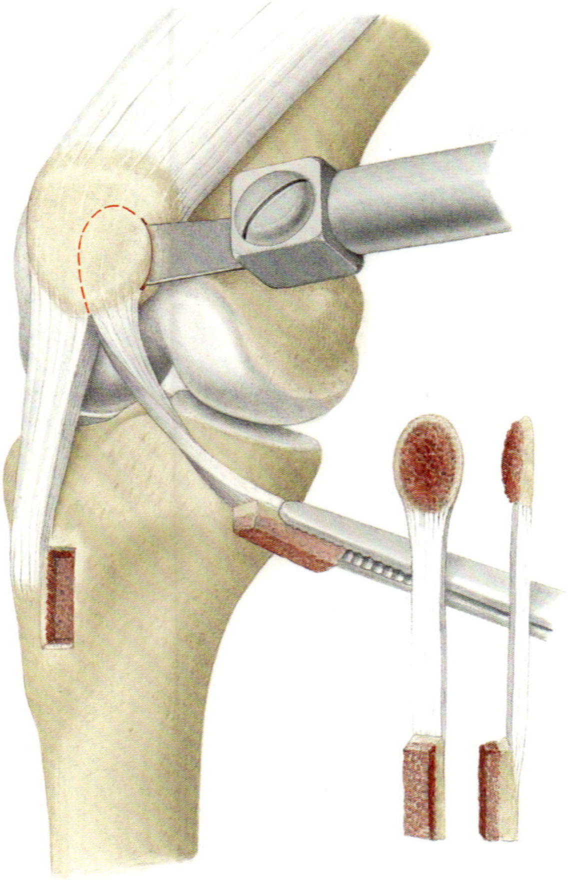

Abb. **90** Der proximale Knochenblock besteht aus einem flachen Medaillon (Längsdurchmesser etwa 25 mm, Querdurchmesser etwa 20 mm), das in Fortsetzung des Lig. patellae aus der Patellaoberfläche mit der wassergekühlten, sehr flach ansetzenden oszillierenden Säge halbkreisförmig herausgesägt wird. Die Schnittiefe entspricht ungefähr dem anterioren Kortikalisdurchmesser der Patella. Durch diese Schnittführung entsteht ein gleichmäßiger Übergang zwischen Hebedefekt und angrenzender Patellaoberfläche, wodurch eine sekundär auftretende Patellafraktur vermieden werden kann. Das Transplantat wird von Fettresten befreit. Der tuberositäre Knochenblock wird mit dem Luer soweit bearbeitet, bis er gerade durch die 9,5-mm-Öffnung einer Marknagelschablone paßt.

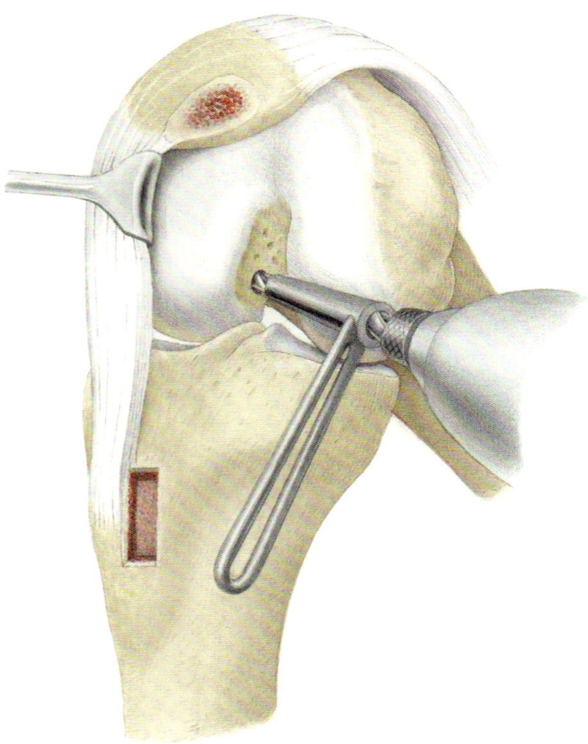

Abb. **91** Eröffnen des Gelenkes durch Längsspalten des Hoffa-Fettkörpers. Der räumlich begrenzte Zugang zum Gelenkraum wird am besten mit einem den Assistenten entlastenden speziellen Wundspreizer freigehalten. Das Kniegelenk wird 120° flektiert. Das Zentrum der femoralen Bohrung (sog. isometrisches Feld) liegt im posterioren Abschnitt des lateralen Femurkondylus, 6 – 8 mm von der Knorpel-Knochen-Grenze entfernt. Die transkondyläre Bohrung erfolgt schrittweise von 4,5 – 8 mm Durchmesser. Das Bohrmehl bzw. die in den Bohrerrillen liegende Spongiosa wird entfernt und aufbewahrt. Die Begrenzung der 8-mm-Bohröffnung sollte etwa 2 mm von der Knorpel-Knochen-Grenze entfernt liegen. Überprüfung der Intaktheit der Bohrkanalwand mit Hilfe eines kleinen scharfen Löffels. Der Bohrkanaleingang wird mit der Kopfraumfräse (AO-Instrumentarium) auf 9 mm aufgeweitet. In den Bohrkanal wird ein Steinmann-Nagel eingeführt, seine Spitze perforiert die Haut außenseitig. Er dient dazu, einen „festgelaufenen“ Knochenblock zurückzuschlagen.

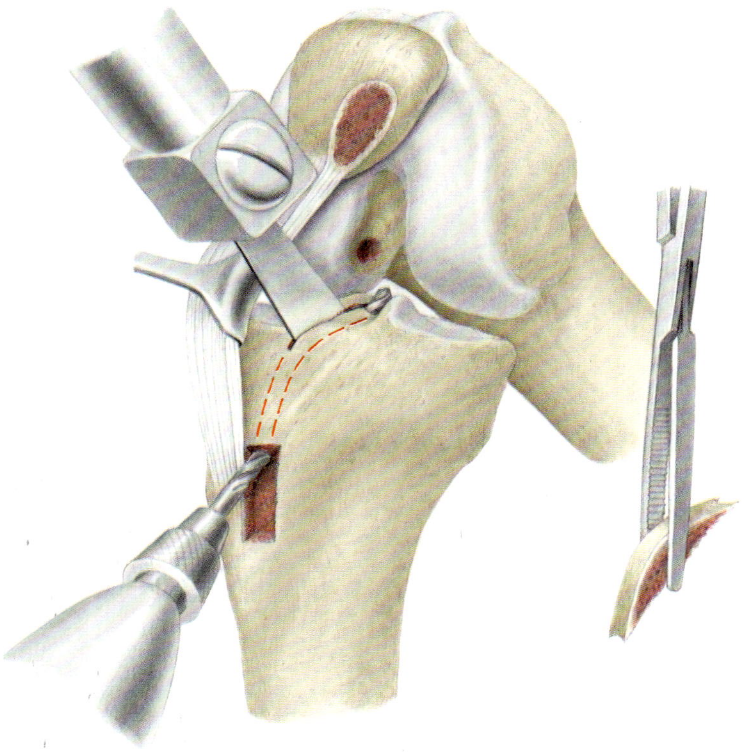

Abb. **92** Von der proximalen Begrenzung des tuberositären Hebedefektes aus wird ein 4,5-mm-Bohrkanal zum medialen Abschnitt des tibialen Insertionsgebietes gebohrt. Über dem liegenden Bohrer wird eine etwa 6 mm breite Knochenscheibe herausgesägt, mit dem Bohrer herausgehebelt und aufbewahrt.

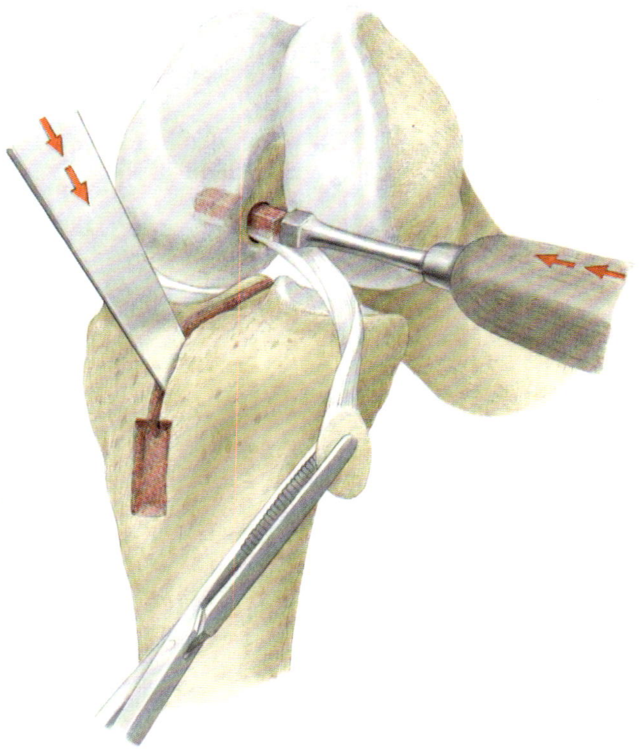

Abb. **93** Bei 120°-Knieflexion wird der tuberositäre Knochenblock mit seiner kortikalen Oberfläche parallel zur Tibiagelenkfläche mit dem Stößel in den femoralen Bohrkanal eingetrieben, bis seine Einschlagfläche plan im Bohrkanal endet. Falls der Knochenblock festläuft, bevor er seine endgültige Position erreicht hat, wird er mit dem einliegenden Steinmann-Nagel zurückgeschlagen und mit dem Luer paßgerecht nachgearbeitet. Zur distalen Verankerung des Transplantates wird das Kniegelenk 20 – 30° flektiert und der distale Oberschenkel auf einer Tuchrolle gelagert. Der tibiale Spalt wird mit dem Flachmeißel zur Aufnahme des patellaren Knochenmedaillons vertieft.

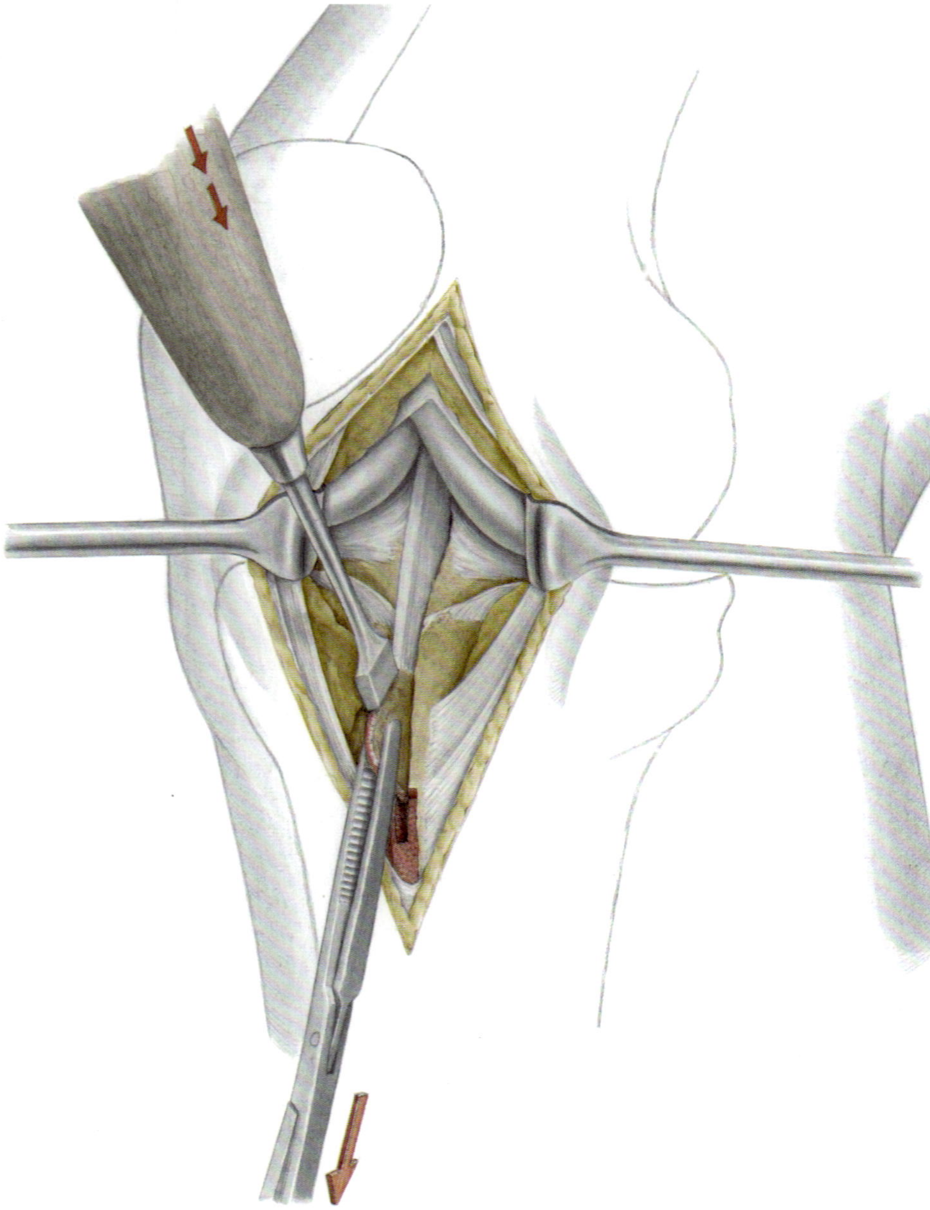

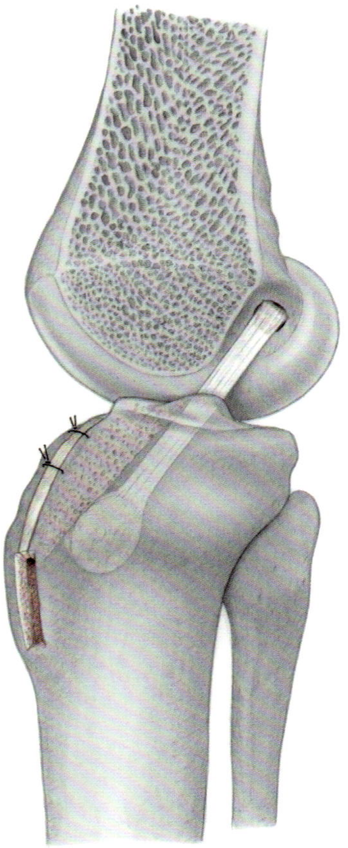

Abb. **94** Das patellare Knochenmedaillon, dessen spongiöse Oberfläche nach lateral zeigt, wird mit einer Klemme gefaßt und unter Zug mit einem Stößel in leicht schräg distaler Richtung in den tibialen Spalt eingetrieben. Anschließend werden Verlauf und Spannungsverhalten des Transplantates in voller Streckung und 90°-Beugung überprüft: Bei voller Streckung muß das Band straff gespannt sein, bei Bewegungen zwischen 60 und 90° ist es physiologischerweise etwas gelockert. Der Lachmann-Test muß negativ sein. Das eingesetzte Band muß auch in voller Streckung berührungsfrei durch den Interkondylärbogen ziehen. Falls ein sog. Impingement besteht, wird die Fossa intercondylaris erweitert (s. Notch-Plastik, Abb. **101**). Falls der tibial eingetriebene Knochenblock in der weichen Spongiosa nicht genügend Halt findet, kann er durch ein bis zwei 4,0-mm-Spongiosaschrauben fixiert werden, die vorzugsweise parallel zum Knochenblock als sog. Verklemmungsschrauben eingebracht werden.

Abb. **95** Die entnommene Knochenscheibe wird wieder in den tibialen Spalt eingesetzt und durch zwei quere Periostnähte gesichert. Die korrekte Positionierung der beiden Knochenblöcke garantiert den gewünschten Verlauf der Faserbündel des Transplantates: paralleler Verlauf in Streckstellung und Verwindung in Beugestellung, als annähernde Imitation des anteromedialen und posterolateralen Faserbündels des vorderen Kreuzbandes.
Die aus den Bohrungen gewonnene Spongiosa wird in den patellaren und tibialen Hebedefekt eingebracht. Die Arthrotomie wird über einer intraartikulären Redon-Drainage durch Naht des Hoffa-Fettkörpers geschlossen. Der patellare Hebedefekt wird durch Naht der Faszie verschlossen. Schichtweiser Wundverschluß über einer subkutanen Redon-Drainage. Intrakutane Naht.

Komplikationen

Intraoperative Komplikationen

Mögliche Komplikationen bei der Transplantatgewinnung: Dissoziation von kortikalem und spongiösem Anteil am tuberositären Knochenblock. Fragmentierung des patellaren Knochenmedaillons. Mögliche Komplikationen beim Einpflanzen des Transplantates: Fehlplazierung des femoralen Bandansatzes durch inkorrekte Bohrung, dadurch entweder Bewegungshemmung oder allmähliche Auslokkerung des Transplantates vorprogrammiert. Beginn der transfemoralen Bohrung zu nahe der Knorpel-Knochen-Grenze, wonach der Bohrkanal nach hinten ausbrechen kann. Ungenügende Erweiterung des Interkondylärbogens mit dem Risiko des Impingement mit Streckhemmung. Fehlplazierung des tibialen Bandansatzes zu weit vorn oder zu weit lateral, dadurch Behinderung des Transplantates, am Giebel des Interkondylärbogens bzw. an der lateralen Kondylenkante. Verwindung des Bandes in umgekehrter Richtung mit der Folge einer Streckhemmung.

Postoperative Komplikationen

In der frühen postoperativen Phase Hämatombildung im tuberositären Hebedefekt. Rezidivierende intraartikuläre Ergußbildung durch Synoviareizung. Postoperative Infektion meist über ein infiziertes Hämatom, seltener als Kniegelenkempyem. In der späten postoperativen Phase Bewegungseinschränkung durch Arthrofibrose aufgrund einer Hypertrophie des Transplantates. In der Spätphase auftretende Patellafrakturen sind bei korrekter Entnahme des knöchernen Medaillons (flacher Übergang zur Patellaoberfläche) eine Seltenheit.

Wiederholungseingriffe, Korrekturoperationen

Bei Hämatombildung frühzeitige, kompromißlose Ausräumung. Persistiert eine Streckhemmung trotz intensiver Krankengymnastik bis zur 8. postoperativen Woche, sollte eine Kontrollarthroskopie durchgeführt werden. Liegt eine Arthrofibrose vor, so wird eine arthroskopische anteriore Arthrolyse durchgeführt und der hypertrophe vordere Transplantatanteil reseziert. Gegebenenfalls ist eine erweiterte Notch-Plastik erforderlich.

Begleit-, Nachbehandlung

Die Verankerung des Transplantates sowohl nach der Pressfit-Technik als auch mittels Interferenzschrauben erlaubt ein progressives Rehabilitationsprogramm bei mental geeigneten Patienten.
Nach Anlegen eines dünnen Kompressenverbandes über der Wunde und einer dünnen Watteschicht wird unmittelbar postoperativ eine Kühl- und Kompressionsbandage (Cryo-Cuff) um das Kniegelenk gelegt. Das Bein wird in voller Streckstellung gelagert. Nach Entfernung der Redon-Drainagen, ab dem 1.–2. Tag, werden außer den isometrischen Übungen der Hüftbeuger, Adduktoren und Kniestrecker die passiven und aktiven Bewegungen des Kniegelenkes im schmerzfreien Bereich durchgeführt. Zusätzlich wird die Motorschiene 2mal eine halbe Stunde täglich, steigernd eingesetzt. Die volle passive Streckung im Kniegelenk soll von Anfang an regelmäßig geübt werden. Das Bein darf bis zur Schmerzgrenze belastet werden, zunächst mit Unterarmgehstützen, bei schmerzfreiem Gang ohne Hinken können die Gehstützen weggelassen werden. Nach den ersten 2 Wochen sollte der Patient die volle Streckung und 90°-Beugung erreichen und das Bein muskulär gut kontrollieren können. Es sollten keine Weichteilschwellung und Ergußbildung mehr vorhanden sein.
Ab der 7. Woche wird bei Erhalt der vollen Streckfähigkeit die Beugung allmählich bis zum vollen Umfang gesteigert. Wenn die Quadrizepskraft sich fast wieder normalisiert hat, kann mit einem vorsichtigen Laufprogramm begonnen werden. Muskeltraining und Bewegungsprogramm werden je nach Anspruch des Patienten bis zur 12. Woche fortgesetzt. Eine Orthese kann bei komplexen Bandverletzungen und bei mangelhafter Kooperationsbereitschaft des Patienten bis Ende der 6. Woche angepaßt werden. Dynamische Sportarten können frühestens nach 6 Monaten wieder aufgenommen werden.

Vorderer Kreuzbandersatz mit distal gestieltem Lig.-patellae-Streifen (nach Brückner/Jones)

Narkose: Allgemeinnarkose oder Regionalanästhesie.

Lagerung: Rückenlage, Tuchrolle unter dem distalen Oberschenkel.

Zugangswege: Anteriore Arthrotomie und posterolateraler Zugang als Ergänzung.

Arbeitsschritte

1 8 cm lange Inzision entlang des medialen Randes des Lig. patellae.
2 Präparation des medialen Drittels, das distal gestielt und proximal mit einer Knochenlamelle aus der Patellaoberfläche armiert ist.
3 Arthrotomie über den Hoffa-Fettkörper.
4 Transfemorale und transtibiale Bohrung mit dem 8-mm-Bohrer.
5 Durchzug des Transplantates mit Hilfe von Haltefäden durch den tibialen Bohrkanal ins Gelenk.
6 Femorale Verankerung der Knochenlamelle über die Haltefäden, die lateral über der Knochenbrücke geknotet werden.
7 Überprüfung des Spannungsverhaltens des Transplantates und seines freien Laufes im Interkondylärbogen, Ausspülen des Bohrmehles aus dem Gelenkraum.
8 Schichtweiser Verschluß von Gelenk und Wunde über intraartikulärer und subkutaner Redon-Drainage.
9 Intrakutane Naht.

Spezielle Technik

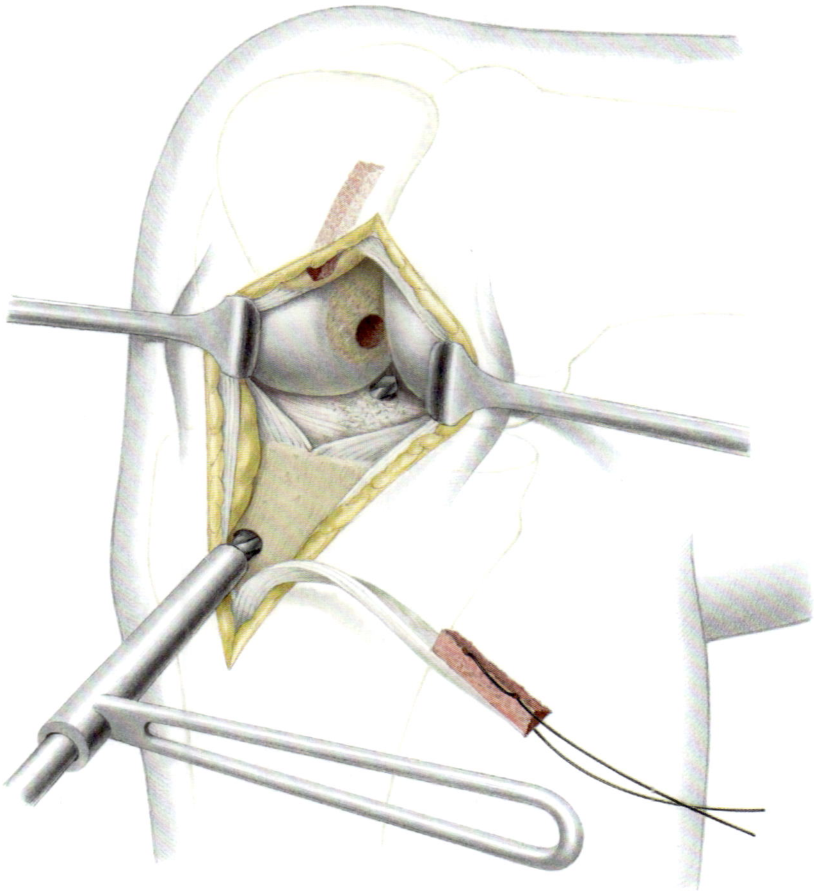

Abb. **96** Das Kniegelenk wird 30° flektiert und auf einer Tuchrolle gelagert. Etwa 8 cm langer Hautschnitt entlang des medialen Randes des Lig. patellae. Die Inzisionsöffnung läßt sich je nach Erfordernis nach proximal oder distal verschieben. Nach Längsinzision der oberflächlichen Faszie und Abtrennen des Retinaculum longitudinale mediale vom medialen Rand wird ein etwa 10 mm breiter Streifen abgespalten, der distal gestielt bleibt. Proximal setzt er sich in einen etwa 7 × 20 mm großen Knochenblock aus der Patellaoberfläche fort, der über 2 – 3 Bohrkanäle (2 mm) mit einem zugfesten Faden armiert wird. Der Streifen wird vom Hoffa-Fettkörper abpräpariert und nach vorne geklappt. Das Kniegelenk wird eröffnet, entweder durch Abschieben des Hoffa-Fettkörpers nach lateral oder durch Längsspalten desselben. Der femorale Bohrkanal wird mit dem 8-mm-Bohrer entweder mit Hilfe des Kondylenzielgerätes (s. Abb. **82a**) oder frei bei 120°-flektiertem Kniegelenk (s. Abb. **82b**) durch den vorderen Kreuzbandansatz etwa 40 mm tief gebohrt. Der tibiale Bohrkanal (8 mm) beginnt knapp proximal des Ansatzes des Lig.-patellae-Streifens und mündet im medialen Abschnitt der Eminentia intercondylaris. Die intraartikulären Bohrkanaleingänge werden von ihren scharfen Kanten befreit, das Bohrmehl wird aus dem Kniegelenkraum gespült.

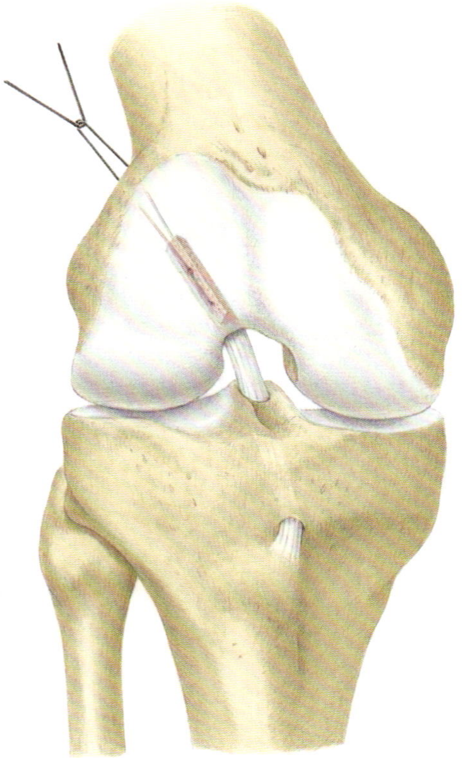

Abb. **97** Das Transplantat wird durch den tibialen Bohrkanal in den Gelenkraum gezogen. Zur femoralen Verankerung werden die Armierungsfäden des Knochenblockes mit Hilfe von Kirschner-Drähten mit Öse (s. Abb. **84**) vom bereits gelegten femoralen Bohrkanal aus getrennt transfemoral nach lateral geführt und erscheinen an der dorsolateralen Kondylen-Schaft-Grenze, die über einen posterolateralen Zugang (s. S. 205) freigelegt wurde. Bei leichtem Zug der Haltefäden wird nun das Spannungsverhalten des eingezogenen Bandes in Streckstellung und bei 90°-Flexion überprüft. Danach werden die Fäden über dem Knochensteg bei 30°-Knieflexion geknotet. Schließlich wird der freie intraartikuläre Verlauf des Transplantates, insbesondere in voller Streckung überprüft. Bei Behinderung im Interkondylärbogen muß eine Notch-Plastik durchgeführt werden (s. Abb. **101**).

Komplikationen

Das distal gestielte Transplantat erweist sich als zu kurz – ein grundlegendes Problem dieser Operationsmethode – weswegen der femorale Bohrkanal zu weit vorne angelegt wird oder die Knochenlamelle aus dem Bohrkanal hervorragt. Die Fehlplazierung des femoralen Bandansatzes hat eine Bewegungsbehinderung bzw. eine Auslockerung des Transplantates zur Folge. Ein zu kurzes, distal gestieltes Transplantat sollte kompromißlos in ein freies umgewandelt werden. Die übrigen intraoperativen und postoperativen Komplikationen und die sich daraus ergebenden Wiederholungseingriffe gelten für alle vorderen Kreuzbandersatzoperationen gleichermaßen (s. „Press-fit-Technik“, S. 234).

Vorderer Kreuzbandersatz mit freiem Transplantat des Lig. patellae (nach Brückner)

Narkose, Lagerung und Zugangswege wie bei der Operation nach Brückner/Jones.

Arbeitsschritte

1 Anteriore Hautinzision.
2 Entnahme des freien Transplantates: mittleres Drittel des Lig. patellae mit proximalem patellaren und distalem tuberositären Knochenblock.
3 Arthrotomie durch Längsspalten des Retinaculum mediale und Abschieben des Hoffa-Fettkörpers nach lateral.
4 Anlegen des femoralen und tibialen Bohrkanales unter Beachtung der ursprünglichen Kreuzbandansätze.
5 Durchzug des Transplantates mit Hilfe von Armierungsfäden durch den tibialen Bohrkanal ins Gelenk und von dort in die laterale Femurkondyle.
6 Fixation des tibialen Blockes durch Verklemmung und des femoralen durch Knüpfen der Armierungsfäden oder mit Hilfe einer Interferenzschraube.
7 Überprüfen des Spannungsverhaltens und des freien intraartikulären Verlaufes des Transplantates.
8 Ausspülen des Gelenkraumes.
9 Schichtweiser Verschluß von Arthrotomie und Wunde über einer intraartikulären und subkutanen Redon-Drainage.
10 Intrakutane Naht.

Spezielle Technik

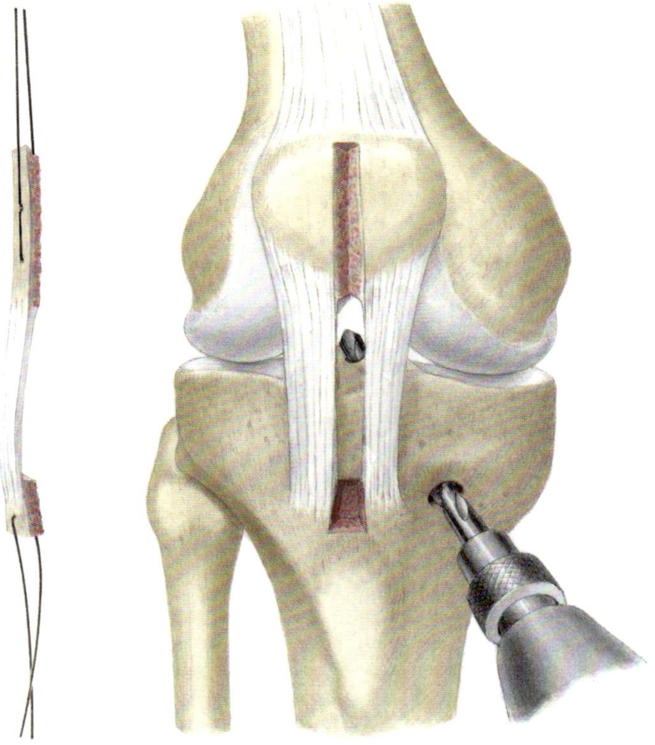

Abb. **98** Das Kniegelenk wird 30° flektiert und auf einer Tuchrolle gelagert. Etwa 8 cm langer Hautschnitt über dem medialen Rand des Lig. patellae. Längsinzision der dünnen Faszie. Das mittlere Drittel der Patellarsehne (etwa 10 mm breit) wird als freies Transplantat mit einem distalen und proximalen Knochenblock herausgeschnitten. Der distale Knochenblock wird mit der wassergekühlten oszillierenden Säge trapezförmig aus der Tuberositas tibiae herausgesägt und mit einem 2-mm-Bohrkanal versehen. Proximal setzt sich der Bandstreifen in eine etwa 7 × 20 mm große Knochenlamelle aus der Patellaoberfläche fort, in die zwei Perforierungen (2 mm) gebohrt werden. Die beiden Knochenblöcke werden mit zugfesten, resorbierbaren Fäden armiert. Das Kniegelenk wird eröffnet durch Längsspalten des Retinaculum longitudinale mediale und Abschieben des Hoffa-Fettkörpers nach lateral oder durch Spalten desselben. Der tibiale Bohrkanal (8 mm) wird von der anteromedialen Tibiakopfoberfläche in Richtung Eminentia intercondylaris, etwas medial des vorderen Kreuzbandansatzes gebohrt. Anschließend werden etwa zwei Drittel des Bohrkanales mit einem 10-mm-Bohrer aufgeweitet.

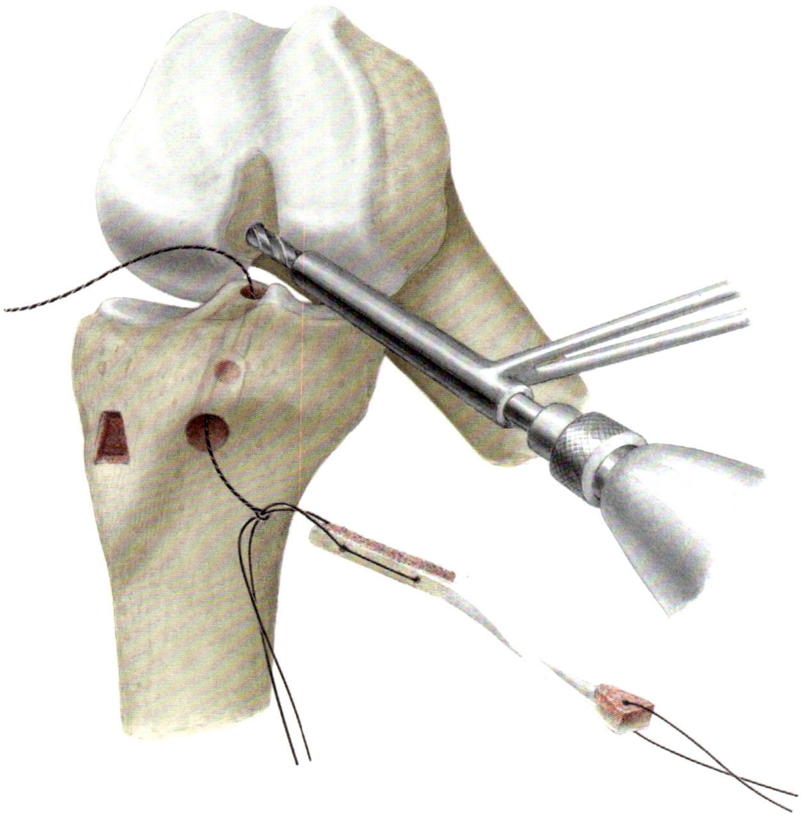

Abb. **99** Der femorale Bohrkanal wird mit dem 8-mm-Bohrer bei 120°-flektiertem Knie durch den vorderen Kreuzbandansatz etwa 40 mm tief gebohrt. Die laterale Femurkortikalis sollte erhalten bleiben. Das Bohrmehl wird sorgsam aus dem Kniegelenkraum entfernt. Scharfe intraartikuläre Kanten der Bohrkanaleingänge werden geglättet. Das Transplantat wird mit Hilfe einer Drahtschlinge an den proximalen Armierungsfäden transtibial ins Gelenk gezogen, bis sich der trapezförmige tuberositäre Knochenblock am Eingang des verengten Bohrkanales verkeilt.

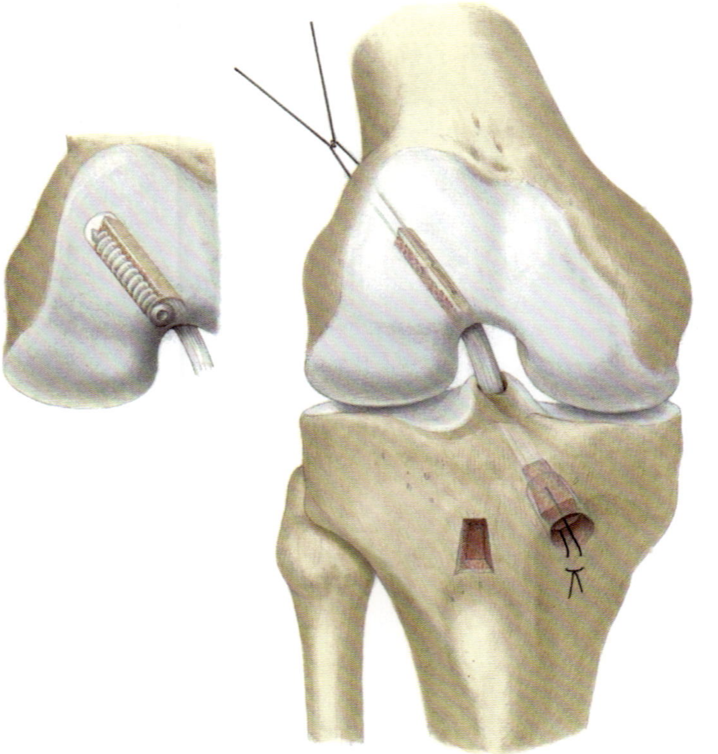

Abb. **100** Zur femoralen Verankerung des Transplantates werden die Armierungsfäden des Knochenblockes mit Hilfe von zwei Kirschner-Drähten mit Öse (s. Abb. **84**) vom femoralen Bohrkanal aus getrennt transkondylär nach außen geführt und erscheinen an der dorsolateralen Kondylen-Schaft-Grenze, die über einen zusätzlichen posterolateralen Zugang (s. S. 205) freigelegt wird. Die Fäden werden bei 30°-Knieflexion über der Kortikalis geknotet.
Alternativ kann der Knochenblock mit einer vom Gelenk her eingebrachten großdimensionierten Inbusschraube aus Titan (Interferenzschraube) fixiert werden. Sie wird zwischen Knochenblock und Bohrkanal eingedreht. Um den Bandansatz am Knochenblock nicht zu beschädigen, sollte sie auf seiner spongiösen Seite plaziert werden. Das Spannungsverhalten des Transplantates in Streckung und 90°-Beugung sowie sein freier intraartikulärer Verlauf werden überprüft. Bei Behinderung oder Einklemmung des Transplantates muß der Interkondylärbogen erweitert werden (s. Notch-Plastik).

Komplikationen

Die intra- und postoperativen Komplikationen sowie die sich daraus ergebenden Korrektureingriffe entsprechen denjenigen, die in den vorangegangenen Kapiteln aufgeführt wurden (s. „Press-fit-Technik", S. 234).

Begleit-, Nachbehandlung

Bei stabiler Verankerung des Transplantates über die Knochenblöcke (ossär oder durch Schraubenverklemmung), kann die Nachbehandlung progressiv gestaltet werden, d. h. ohne Stützverbände oder Orthesen. Der Bewegungsspielraum in den ersten 6 Wochen reicht von der vollen Streckung bis 90° Flexion bei zunehmender Belastung, sobald der Patient die muskuläre Kontrolle über das operierte Bein erreicht hat (s. Nachbehandlung bei der Press-fit-Technik, S. 234).
Bei anderen Fixationsmethoden sollte der Bewegungsumfang bis Ende der 6. Woche auf 20–60° Flexion limitiert und die zunehmende Belastung ab der 7. Woche erlaubt werden.
Für die Prognose der vorderen Kreuzbandplastik, unabhängig von der Operationsmethode, spielt der unbehinderte intraartikuläre Verlauf des eingesetzten Bandes eine wichtige Rolle. Bei veralteten Kreuzbandschäden ist der Interkondylärbogen oft durch einen osteophytären Randwall eingeengt, wodurch das Band eine Umlenkung erfährt oder aber an den Vorsprüngen scheuert. Eine ähnliche Situation ergibt sich, wenn der tibiale Bohrkanal an der lateralen Begrenzung der Eminentia intercondylaris mündet. Randosteophyten am Giebel des Interkondylärbogens oder ein tibial zu weit vorne angesetztes Band verursachen Einklemmungen des Bandes bei Kniestreckung bzw. eine Streckbehinderung. Deshalb sollte der berührungsfreie intraartikuläre Verlauf des Transplantates in voller Streckung und 90°-Beugung überprüft werden. Ggf. muß der Interkondylärbogen erweitert, d. h. eine sogenannte Notch-Plastik durchgeführt werden.

Notch-Plastik

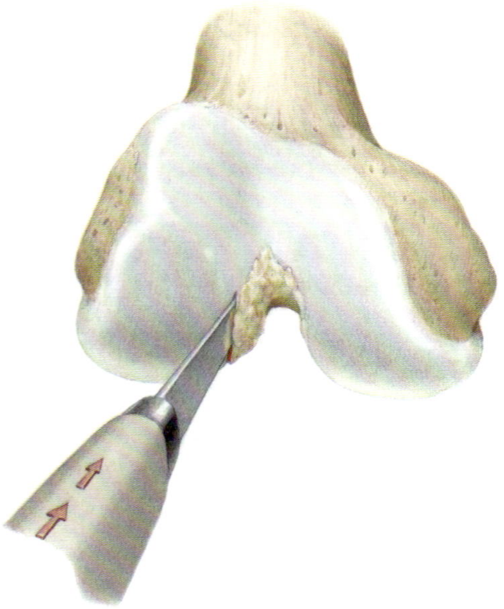

Abb. **101** Der die Fossa intercondylaris einengende osteophytäre Randwall wird an der lateralen Kante mit dem Flachmeißel und am Fossadach mit dem Hohlmeißel abgetragen. Die scharfen Kanten werden mit der Knochenfeile oder Kugelfräse abgerundet. Entsprechend wird verfahren bei zu enger Fossa intercondylaris oder wenn das Transplantat tibial zu weit lateral oder zu weit vorn eingesetzt wurde. Anschließend wird bei voller Extension und 90°-Flexion der berührungsfreie Verlauf des Transplantates überprüft.

Veraltete hintere Kreuzbandruptur

Ziele und Methoden

Eine symptomatische chronische hintere Instabilität hat eine dauernde Überbelastung im femoropatellaren Gleitlager und einen Verlust der zentralen Rotationskontrolle zur Folge und führt langfristig zur arthrotischen Dekompensation sowohl im patellofemoralen als auch tibiofemoralen Gelenk. Dies trifft insbesondere für die posterolaterale Rotationsinstabilität aufgrund der Mitverletzung posterolateraler Kapsel-Band-Strukturen zu.
Als Behandlungsziel gilt daher, insbesondere bei jugendlichen, sportlich ambitionierten Patienten, durch eine hintere Kreuzbandersatzoperation die Stabilität des Gelenkes wiederherzustellen und dadurch das Risiko einer späteren Arthrose zu vermindern. Als Ersatzmaterial hat sich der autologe freie Lig.-patellae-Streifen in der Knochen-Ligament-Knochen-Einheit bewährt.

Indikationen

Die hintere Kreuzbandplastik ist indiziert bei symptomatischer, d. h. muskulär nicht kompensierbarer chronischer posteriorer oder posterolateraler Instabilität bei aktiven Sportlern oder sportlich ambitionierten Patienten. Die variable Altersgrenze liegt bei etwa 40 Jahren.

Operationsrisiko und Aufklärungshinweise

Außer den gelenkspezifischen Operationsrisiken, wie Infektion und Bewegungseinschränkung und den Risiken im Zusammenhang mit der Transplantatentnahme (s. „Vorderer Kreuzbandersatz“, S. 234) sind hier als intraoperative Risiken besonders zu nennen: Verletzung des Gefäß-Nerven-Bündels in der Kniekehle bei der transtibialen Bohrung und Einbringung des Transplantates, Fehlplazierung des femoralen Bandansatzes, und, bei Änderung der Technik mit der Notwendigkeit eines zusätzlichen Zuganges über die Kniekehle, die damit verbundenen besonderen Risiken. Im Aufklärungsgespräch muß darüber hinaus besonders darauf hingewiesen werden, daß eine vollständige Wiederherstellung der Kniestabilität auch bei optimaler bandplastischer Technik nicht garantiert werden kann.

Spezielle Vorbereitungen

Arthroskopische Untersuchung, um eine Meniskusläsion auszuschließen bzw. arthroskopisch zu versorgen. Röntgenologische Vermessung der freien Lig.-patellae-Strecke. Beträgt diese weniger als 35-40 mm, kann die nachfolgend beschriebene Zweikanaltechnik nicht durchgeführt werden (alternative Technik, s. unten). Spezielle Instrumente (Zielgerät) müssen vorhanden sein.

Hinterer Kreuzbandersatz mit freiem Transplantat des Lig. patellae (modifiziert nach Brückner)

Narkose: Allgemeinnarkose.

Lagerung: Rückenlage, Oberschenkelblutsperre (bedarfsweise geschlossen).

Zugangswege: Anteromedialer Zugang.

Arbeitsschritte

1 Entnahme des mittleren Lig.-patellae-Drittels mit distalem trapezförmigem Knochenblock aus der Tuberositas tibiae und proximalem Knochenblock aus der Patellaoberfläche.
2 Arthrotomie durch Längsspalten des medialen Retinakulums und Abschieben des Hoffa-Fettkörpers nach lateral.
3 Anlegen des transtibialen Bohrkanals mit speziellem Zielgerät und Einbringen des Durchzugsdrahtes.
4 Anlegen des femoralen Bohrkanales im Ansatzgebiet des hinteren Kreuzbandes.
5 Durchzug des Transplantates durch den tibialen Bohrkanal über die Tibiahinterkante ins Gelenk und von dort in den femoralen Bohrkanal.
6 Verankerung des distalen Knochenblockes durch Verklemmung, des femoralen durch Naht oder Interferenzschraube.
7 Ausspülen des Gelenkes, schichtweiser Verschluß von Arthrotomie und Wunde über Redon-Drainage, intrakutane Naht.

Spezielle Technik

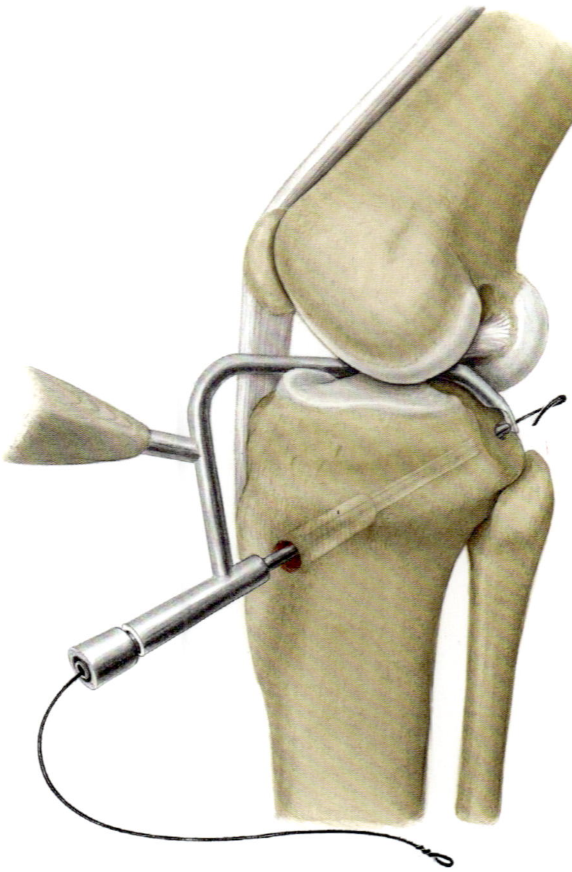

Abb. **102** Aus dem mittleren Banddrittel wird ein etwa 10 mm breiter Streifen mit einem anhängenden patellaren und tuberositären Knochenblock entnommen. Beide Knochenblöcke werden mit einem zugfesten resorbierbaren Faden armiert (s. Abb. **98**). Arthrotomie durch Längsspalten des Retinaculum mediale und Abschieben des Hoffa-Fettkörpers nach lateral. Die Schwierigkeit besteht darin, das Transplantat durch den tibialen Bohrkanal bis zur Hinterkante der Tibia und von dort durch das Gelenk nach vorn zu leiten. Hierzu eignet sich ideal ein spezielles Zielgerät, dessen Spitze eine Perforation aufweist. Dieses wird durch die Fossa intercondylaris zum Ansatzgebiet des hinteren Kreuzbandes, etwa 1 cm distal der tibialen Gelenkfläche, leicht lateral geführt und dort eingehakt. Bohren mit dem 8-mm-Bohrer. Etwa zwei Drittel des Bohrkanals werden anschließend mit einem 10-mm-Bohrer erweitert. Entfernen des Bohrers und Einsetzen der Innenhülse, durch die ein Durchzugsdraht geschoben wird, dessen endständige Öse an der Spitze des Gerätes verhakt.

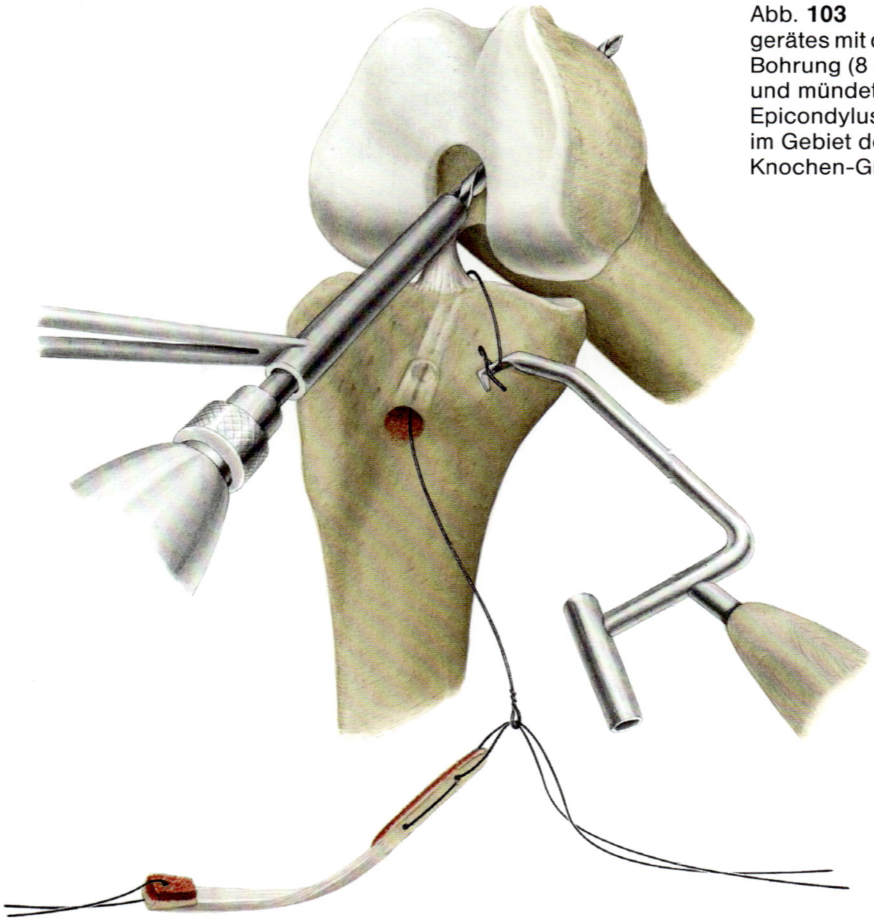

Abb. **103** Nach Entfernung der Innenhülse wird der Bügel des Zielgerätes mit dem verhakten Draht nach vorn geholt. Die transfemorale Bohrung (8 mm) beginnt im Ansatzgebiet des hinteren Kreuzbandes und mündet an der Außenseite des medialen Kondylus, hinter dem Epicondylus medialis. Das Zentrum des femoralen Bohrkanals sollte im Gebiet des Interkondylärbogens, etwa 7 mm hinter der Knorpel-Knochen-Grenze des medialen Kondylus liegen.

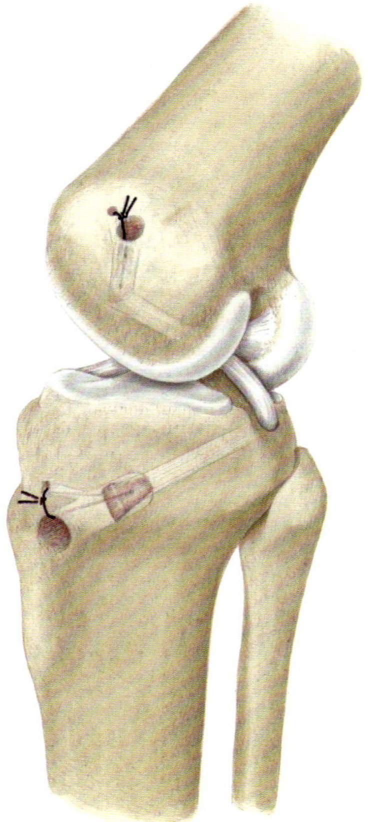

Abb. **104** Das Transplantat wird an den proximalen Armierungsfäden mit dem Durchzugsdraht durch den tibialen Bohrkanal und über die Tibiahinterkante durch das Gelenk nach vorn gezogen. Der trapezförmige tuberositäre Knochenblock verkeilt sich am Eingang des verengten Bohrkanals. Danach wird das proximale Transplantatende in den femoralen Bohrkanal gezogen und bei 30° Knieflexion unter Zug mit den Armierungsfäden an der Außenseite des medialen Kondylus fixiert. Alternativ kann der femorale Knochenblock mit einer Interferenzschraube fixiert werden (s. Abb. **100**). Die bei den Bohrungen gewonnene Spongiosa kann in die Hebedefekte eingebracht werden. Das Kniegelenk wird gut ausgespült.

Strategie bei Komplexverletzungen

Priorität hat zunächst der Ersatz des Zentralpfeilers, d. h. des hinteren Kreuzbandes. Liegt eine ausgeprägte posterolaterale Instabilität vor, so sollte auch der laterale Kapsel-Band-Apparat plastisch versorgt werden (s. S. 246). Bei einem Varus-Morphotyp ist gar eine zusätzliche valgisierende Umstellungsosteotomie zu erwägen.

Komplikationen

Beim hinteren Kreuzbandersatz muß die enge anatomische Beziehung der poplitealen Gefäße und Nerven zur hinteren Gelenkkapsel und zum Kreuzbandansatz, insbesondere bei Vernarbungen in diesem Gebiet, beachtet werden. Die tibiale Bohrung darf nicht ungeschützt durchgeführt werden. Der patellare Knochenblock muß vorsichtig über die Hinterkante gezogen werden. Bei zu kurzer ligamentärer Strecke des Transplantates muß die Technik geändert werden (s. unten).

Wiederholungseingriffe, Korrekturoperationen

Stellt sich intraoperativ die ligamentäre Transplantatstrecke entgegen der präoperativen röntgenologischen Vermessung als zu kurz heraus, so bietet sich als Alternative die direkte Fixation des Transplantates an der dorsalen Tibia. Das Transplantat wird zuerst im femoralen Kanal fixiert (Interferenzschraube), der tibiale Knochenblock wird durch die Fossa intercondylaris in den hinteren Gelenkbereich geschoben. Umlagern des Patienten in Bauchlage und dorsale Arthrotomie (s. posteriorer Zugang, S. 206). Der Knochenblock wird unter mäßiger Spannung nach Anfrischen der Knochenoberfläche mit Schrauben oder Klammern an der Tibia fixiert.

Begleit-, Nachbehandlung

Postoperativ wird das Kniegelenk in Streckstellung gelagert, um die Ischiokruralmuskulatur und damit eine hintere Schublade auszuschalten. Die aktive Streckung des Kniegelenkes gegen Widerstand ist bei einer Flexion von weniger als 30° erlaubt. Während der ersten 6 Wochen wird die Beugung auf 60° limitiert. Teilbelastung des Beines mit 15 kg. Alternativ kann die temporäre patellotibiale Transfixation (Olekranisation der Patella, s. unten) durchgeführt werden. Das Quadrizepstraining steht ganz im Vordergrund bei Vermeidung der isolierten Kontraktion der Ischiokruralmuskulatur. Zu Beginn der 7. Woche werden Bewegungsumfang und Belastung gesteigert. Kniebelastende sportliche Aktivitäten sollten bis zum 9. – 12. Monat ausgesetzt werden.

Die patellotibiale Transfixation (Olekranisation der Patella nach Grammont)

Das ersetzte oder genähte hintere Kreuzband ist durch die vermehrte posteriore Translation des Tibiakopfes allein schon durch die Eigenschwere des Unterschenkels und

mangels ausreichender Protektion durch Sekundärstabilisatoren größerer Belastung ausgesetzt. Die temporäre Olekranisation der Patella mit der Tibia mit einem Steinmann-Nagel verhindert die posteriore Translation des Tibiakopfes. Fehlerhafte Technik und mangelnde Kenntnisse über die Nachbehandlung waren Ursache für Kritik und Ablehnung dieser Methode.
Die Olekranisation der Patella ermöglicht eine limitierte Bewegung im Kniegelenk und Teilbelastung des Beines, ohne daß der Tibiakopf zurücksinkt. Der Bewegungsumfang von 20 - 60° Flexion sollte nicht unter- oder überschritten werden, sonst können erhöhte patellare Druckkräfte auftreten. Der Nagel wird nach 8 - 12 Wochen wieder entfernt.

Spezielle Technik

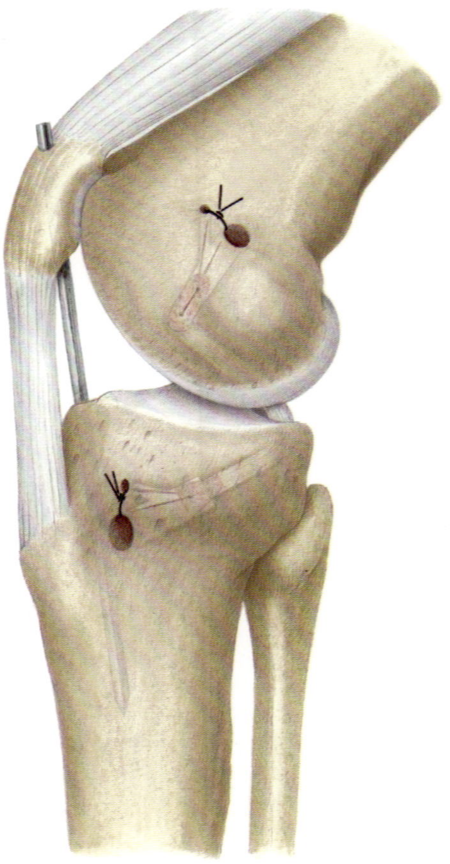

Abb. **105** Nach Vorbohren des transpatellaren Kanals in Längsrichtung mit dem 4,5-mm-Bohrer wird ein 5 mm starker, in das Jakobsfutter eingespannter Steinmann-Nagel manuell durch die Patella, entlang des Lig. patellae in die Tibia eingebohrt. Beim Einbringen des Nagels muß streng darauf geachtet werden, daß das Kniegelenk 45° flektiert ist, die Patella den Femurkondylen anliegt und die Tibia in der Position der vorderen Schublade gehalten wird. Der Nagel sollte möglichst steil, d. h. annähernd parallel zur vorderen Tibiakante positioniert werden. Am Schluß muß der Nagel soweit zurückgezogen werden, bis sich das Lig. patellae wieder anspannt. Ein überstehender Nagelanteil wird abgeschnitten.

Komplikationen

Komplikationen können vor allem beim Einbringen des Steinmann-Nagels auftreten. Wird der Nagel zu sehr geneigt, droht eine intraartikuläre Plazierung oder eine Perforation der hinteren Tibiakortikalis. Die Patella liegt den Kondylen nicht an, damit ist die hintere Schublade vorgegeben. Die Patella wird distalisiert, dies führt zu einem Patellatiefstand, mit erhöhten patellofemoralen Druckkräften. Postoperativ kann der Nagel wandern. Wenn der limitierte Bewegungsumfang vom Patienten überschritten wird, kann eine erhöhte posteriore Translation der Tibia und damit der gegenteilige Effekt auftreten oder der Nagel brechen.

Veraltete komplexe Kapsel-Band-Verletzungen

Ziele und Methoden

Chronische komplexe Kapsel-Band-Verletzungen sind mit einer erheblichen Instabilität mit Unsicherheit und wiederkehrendem Wegknicken im Gelenk verbunden. Verursacht wird die Instabilität durch Verletzung mehrerer Bandstrukturen, wobei meist nicht geklärt werden kann, welche primär verletzt waren und welche sich im Laufe der Zeit gelokkert haben. Sowohl die subjektive Beeinträchtigung des Patienten als auch die zu erwartende sekundäre Arthrose im Femorotibial- und Femoropatellargelenk als Folge der chronischen Instabilität gibt Anlaß, die Stabilität durch Rekonstruktion der insuffizienten Kapsel-Band-Strukturen wiederherzustellen. Der erste und wichtigste Schritt ist die Wiederherstellung der Zentralpfeiler, d. h. die bandplastische Rekonstruktion des vorderen oder hinteren Kreuzbandes. Die nachfolgend beschriebenen intra- und extraartikulären Maßnahmen am medialen oder lateralen Kapsel-Band-Apparat sind für sich allein nicht in der Lage, die Stabilität des Kniegelenkes auf Dauer zu erhalten. Sie sind nur effektiv in Kombination mit der Wiederherstellung der vorderen oder hinteren Kreuzbandfunktion.
Obwohl es beim chronischen komplexen Kapsel-Band-Schaden unterschiedliche Kombinationen gibt, lassen sich hauptsächlich drei Formen der Knieinstabilität herausstellen, die von klinischer Bedeutung sind: *die anteromediale, die anterolaterale und die posterolaterale Rotationsinstabilität.*

Indikationen

Die Entscheidung für die Operation wird von folgenden Faktoren bestimmt: Ausmaß der Instabilität, Alter und berufliche sowie sportliche Aktivität des Patienten, ungünstige Prognose der chronischen komplexen Instabilität im Sinne der arthrotischen Dekompensation.

Kontraindikationen

Alter des Patienten und fortgeschrittene Gonarthrose vermindern die Erfolgschancen der Bandrekonstruktion und leiten somit von der relativen Indikation zur Kontraindikation über.

Operationsrisiko und Aufklärungshinweise

Der Patient muß vor allem darauf hingewiesen werden, daß eine vollständige Wiederherstellung des komplex verletzten Kapsel-Band-Apparates nicht erwartet werden kann.

Spezielle Vorbereitungen

Anamnestische Erhebungen und differenzierte klinische Untersuchungen ermöglichen eine Zuordnung der vorliegenden chronischen Bandinstabilität zu einer der drei Hauptformen und damit zugleich die Festlegung der operativen Strategie. Empfehlenswert ist eine arthroskopische Voruntersuchung, um sekundäre Meniskusläsionen auszuschließen bzw. arthroskopisch zu versorgen.

Anteromediale Rotationsinstabilität

Sie zählt zu den häufigsten komplexen Instabilitäten und beruht meist auf Verletzungen der posteromedialen Kapselschale, des medialen Kollateralbandes und des vorderen Kreuzbandes. An erster Stelle steht immer der Ersatz des vorderen Kreuzbandes, wodurch in den meisten Fällen eine befriedigende Stabilität wiederhergestellt wird. Verbleibt danach eine erhebliche Restinstabilität, so wird die nachfolgend beschriebene Operationsmethode angeschlossen. Es handelt sich dabei stets um einen Zusatzeingriff zum vorderen Kreuzbandersatz, der für sich allein nicht in der Lage wäre, eine anteromediale Instabilität zu beseitigen.

Rekonstruktion der posteromedialen Kapselschale

Narkose: Allgemeinnarkose oder Regionalanästhesie.

Lagerung: Rückenlage.

Zugangswege: Anteromedialer Zugang und in Abhängigkeit von der Methode des vorderen Kreuzbandersatzes, zusätzlicher posterolateraler Zugang.

Arbeitsschritte

1 Bandplastischer vorderer Kreuzbandersatz als erster Schritt.
2 Präparation des posteromedialen Kapsel-Band-Komplexes.
3 Arthrotomie hinter dem medialen Kollateralband und Beurteilung von Lokalisation und Ausmaß der Kapselinsuffizienz, vor allem der meniskotibialen Kapselverbindung.
4 Bei distaler Auslockerung Straffung der Kapsel-Band-Struktur durch Refixation an der Tibia mit transossär geführten Nähten.
5 Bei proximaler Auslockerung entsprechendes Vorgehen am femoralen Kapselansatz durch direkte Naht.
6 Schichtweiser Verschluß von Gelenk und Wunde über Drains, intrakutane Naht.

Spezielle Technik

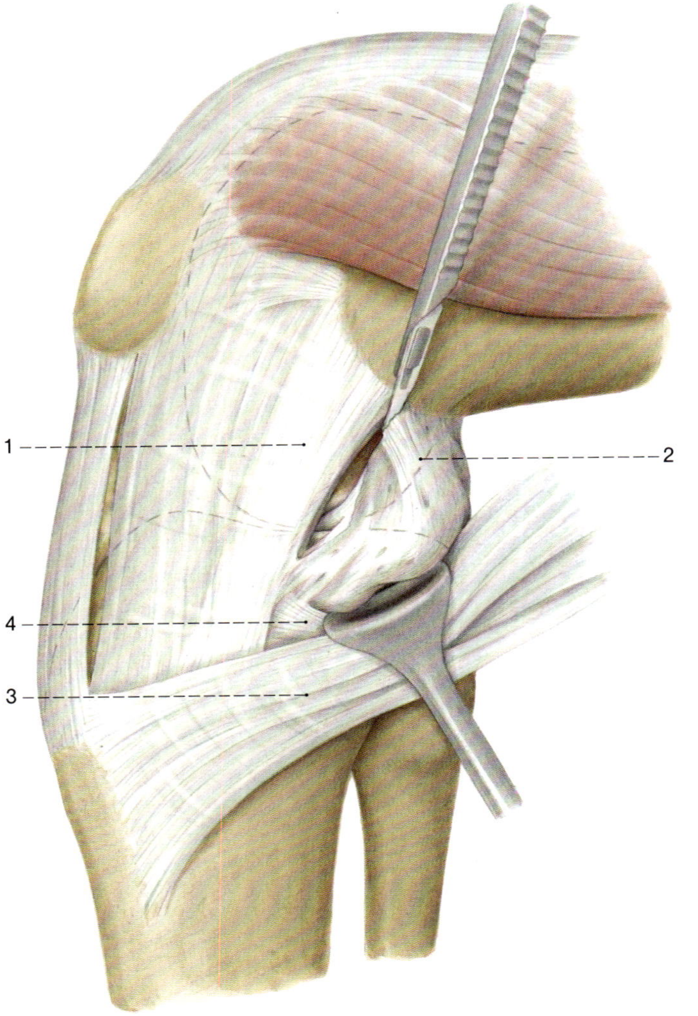

Abb. **106** Über eine anteromediale Arthrotomie wird zunächst das vordere Kreuzband ersetzt. Danach Präparation des Hautlappens nach hinten bis zur posteromedialen Kapselschale. Die Exposition dieser Region gelingt erst nach Flexion des Knies um 90°, Außendrehung des Beines und Weghalten der Sehnen des Pes anserinus und M. semimembranosus nach hinten. Nach Längsinzision der Gelenkkapsel am Hinterrand des medialen Kollateralbandes kann das Gelenk eingesehen und anhand von Stabilitätsprüfungen die hauptsächliche Lokalisation der Instabilität im posteromedialen Kapsel-Band-Komplex beurteilt werden.

1 Lig. collaterale mediale
2 Lig. collaterale mediale posterius superius
3 Pes anserinus
4 Tendo m. semimembranosi

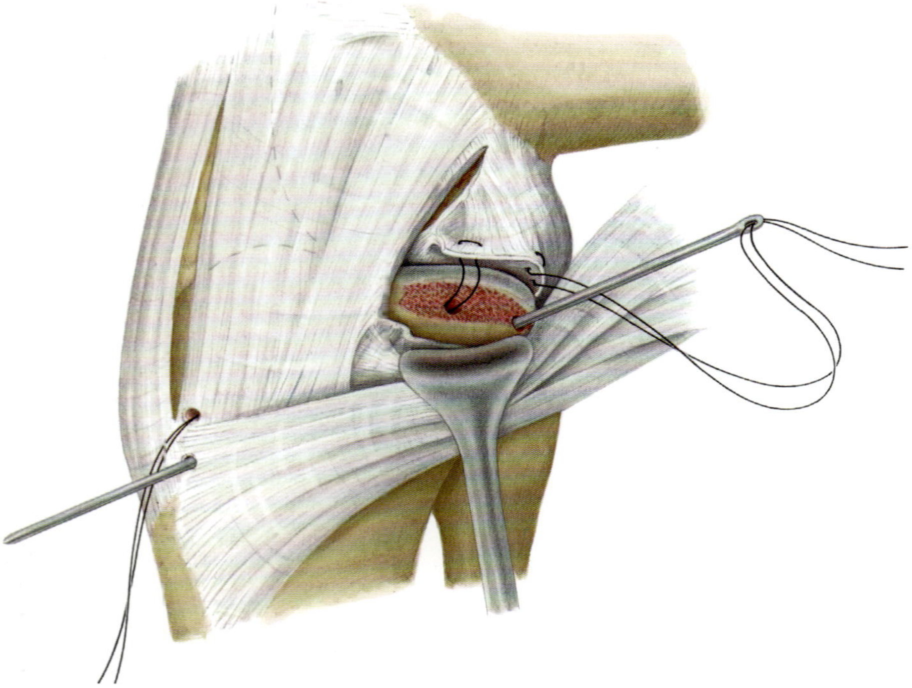

Abb. **107** Für die Wiedererlangung der Stabilität auf der medialen Seite ist die Wiederherstellung der meniskotibialen Kapselverbindung der erste und wichtigste Schritt. Deshalb muß zunächst die meniskotibiale Kapselverbindung in der gesamten Zirkumferenz am Tibiakopf, d. h. zwischen medialem Kollateralband und hinterem Kreuzband überprüft und entsprechend transossär refixiert werden. Nach querer Ablösung der Gelenkkapsel distal vom medialen Meniskus wird der Tibiakopf im Insertionsbereich angefrischt. Falls erforderlich, wird die ausgesackte kapsuläre Umschlagtasche reseziert. Die Nähte werden, beginnend vom hinteren Kreuzband bis nach vorn unter das mediale Kollateralband, unförmig gelegt und mit Hilfe von Kirschner-Drähten mit Öse transtibial nach vorn geführt.

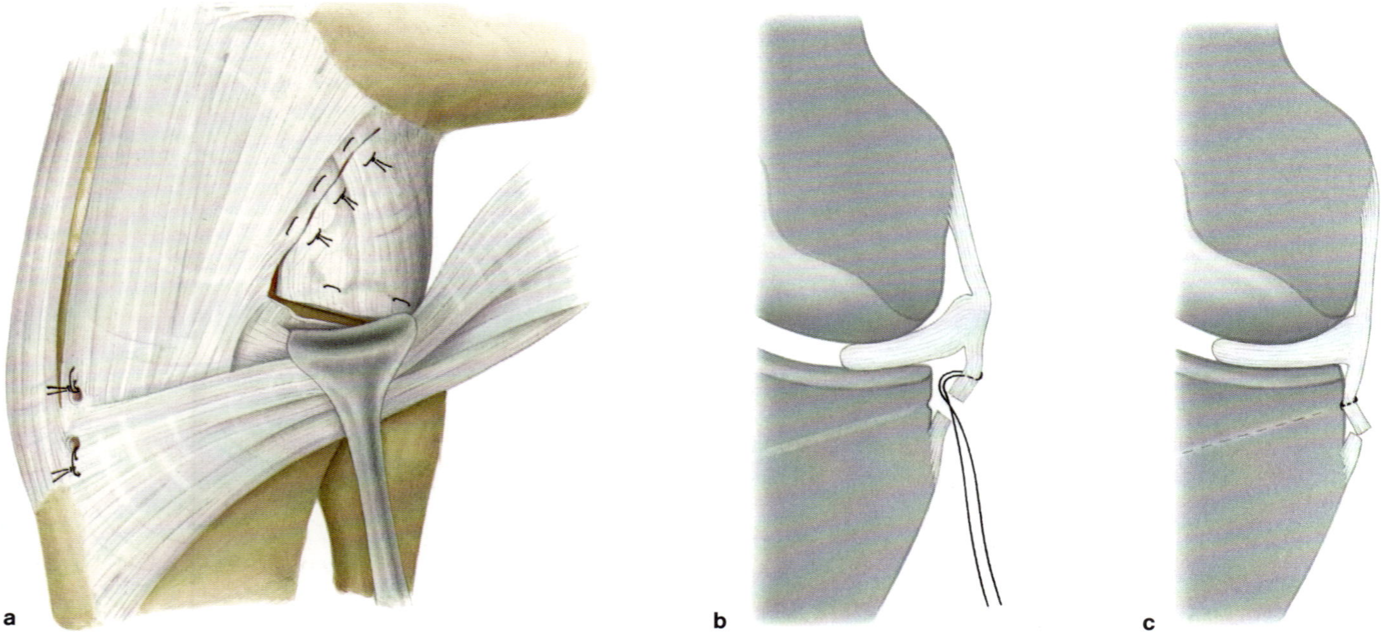

a b c

Abb. **108a–c** Die Fäden werden zunächst mit einer Kocherklemme unter Spannung gehalten, um ihre korrekte Lage zu überprüfen: Die anteromediale Instabilität muß ohne Behinderung von Beugung und Streckung behoben sein. Knüpfen der Fäden bei 30°-Knieflexion. Die längsinzidierte Kapsel wird unter dezenter Raffung von Kapsel und Lig. collaterale mediale posterius superius genäht. Der Kapselrand sollte das mediale Kollateralband nicht überlappen (Störung der Kinematik) (**a**). Damit ist der posteromediale Kapsel-Band-Komplex unter Einbeziehung der meniskotibialen Verbindung wiederhergestellt (**b** u. **c**).

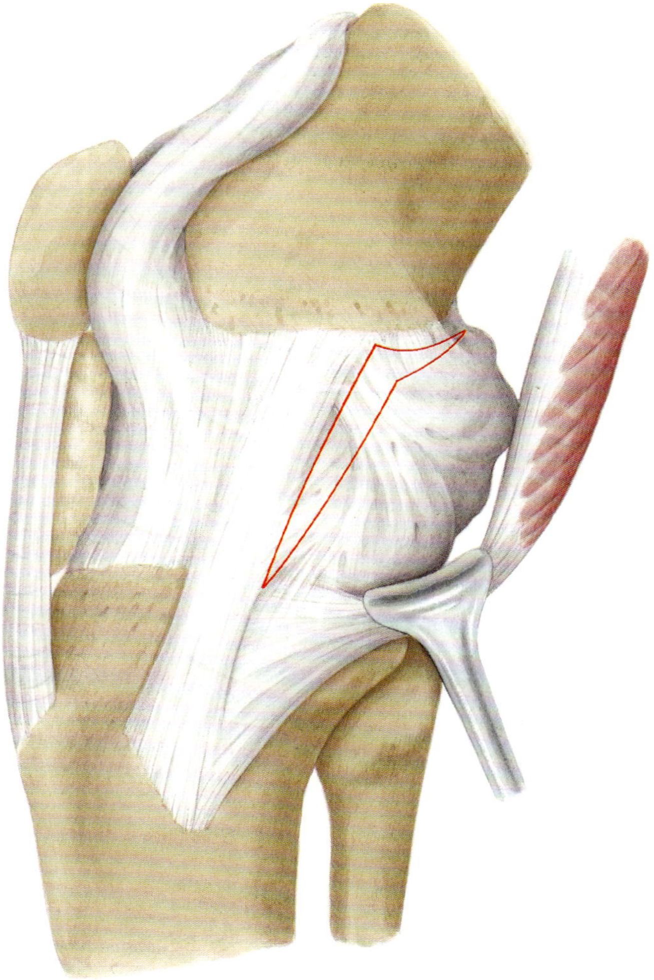

Abb. **109** Bei globaler Instabilität ist meist nur der meniskofemorale Anteil der Gelenkkapsel durch chronische Überlastung überdehnt. In diesem Fall erfolgt die Raffung nach proximal. Zunächst werden Vorder- und Oberrand der Gelenkkapsel durchtrennt und das Gelenk eröffnet.

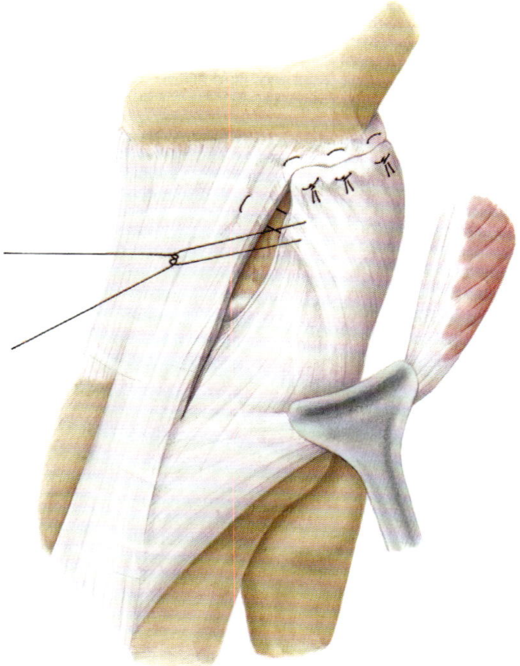

Abb. **110** Die idealen Fixationspunkte werden mit einem probeweise eingebrachten Kirschner-Draht gesucht, bevor die überschüssigen Kapselanteile reseziert werden. Der proximale Ansatz des Lig. collaterale mediale posterius superius wird nach proximal vorn *unter* das mediale Kollateralband, der distale Rand des Kapsellappens mitsamt dem tibialen Ansatz der Semimembranosussehne nach vorn gezogen und mit U-Nähten angenäht. Alternativ kann der femorale Ansatz des hinteren Ligamentkomplexes mit einer Knochenlamelle abgemeißelt unter das Längsband nach proximal versetzt werden.

Anterolaterale Rotationsinstabilität

Eine ausgeprägte anterolaterale Instabilität ist stets mit einer vorderen Kreuzbandinsuffizienz verbunden. Die nachfolgend beschriebene wie auch die Vielzahl anderer extraartikulärer Bandplastiken sind nur in Kombination mit einer vorderen Kreuzbandplastik sinnvoll. Die Außenrekonstruktion allein genügt nicht, da sie sich bei fortbestehender vorderer Kreuzbandinsuffizienz allmählich auslockern würde.

Ziel dieser Operationstechnik ist es, die pathologische anterolaterale Rotationsbewegung im Kniegelenk durch eine vordere Kreuzbandplastik als wichtigster Schritt und eine zusätzliche bandplastische Operation in der Schicht zwischen Tractus iliotibialis und Septum intermusculare femoris laterale zu stabilisieren.

Rekonstruktion der lateralen femorotibialen Bandverbindung mit einem Traktusstreifen (nach W. Müller)

Narkose: Allgemeinnarkose oder Regionalanästhesie.

Lagerung: Rückenlage.

Zugangswege: Anterolateraler Zugang.

Arbeitsschritte

1 Vordere Kreuzbandplastik als erster Schritt.
2 Präparation eines Traktusstreifens.
3 Fixation des Traktusstreifens am Septum intermusculare mit Schrauben, Verschluß des Entnahmedefektes durch Naht.
4 Eventuell Spalten des Retinaculum patellae laterale.
5 Wundverschluß über einer Redon-Drainage, intrakutane Naht.

Spezielle Technik

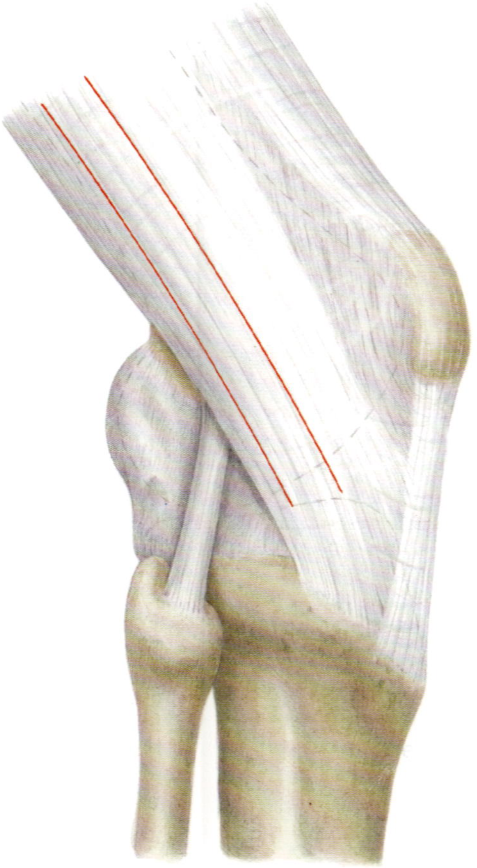

Abb. **111** Verlängerte laterale parapatellare Inzision mit Präparation des Hautlappens nach medial. Als erster Schritt wird das vordere Kreuzband ersetzt. In der hinteren Hälfte des Tractus iliotibialis wird ein etwa 15 mm breiter und 15–20 cm langer Streifen herausgeschnitten, der distal bis in Höhe des Kniegelenkes reicht und proximal und distal gestielt bleibt. Etwa in Höhe der Kondylen-Schaft-Grenze wird die Femurkortikalis entlang des Septum intermusculare angerauht. Vor der definitiven Fixation wird der abgesenkte Streifen mit einem 2,0-mm-Kirschner-Draht am Femur fixiert, um den korrekten Fixationspunkt zu finden. Flexion und Extension dürfen durch den gespannten Streifen bei gleichbleibender Länge nicht behindert werden, zugleich muß die anterolaterale Instabilität aufgehoben sein.

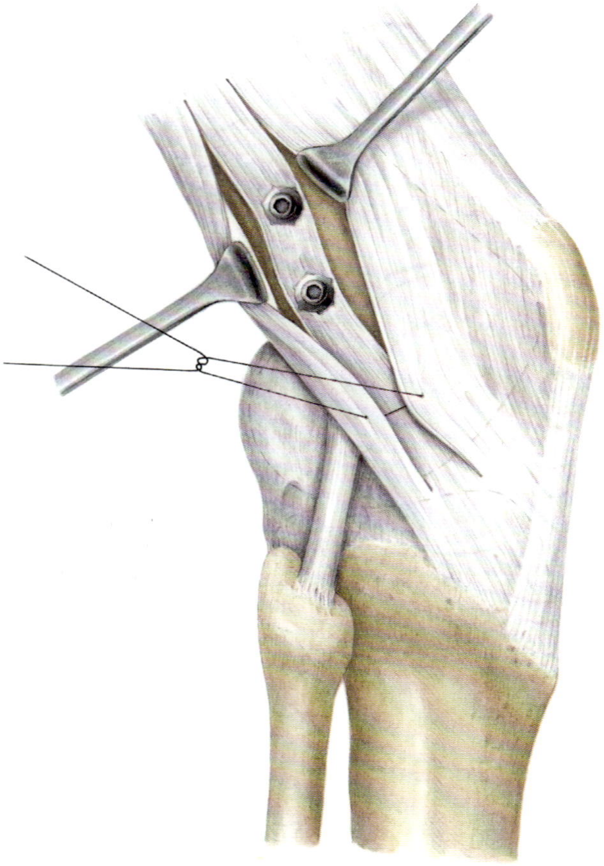

Abb. **112** Zur endgültigen isometriegerechten Fixation wird der Kirschner-Draht durch eine 4,0-mm-Schraube mit Zackenkranzring ersetzt. Proximal davon wird eine 2. Schraube eingesetzt, wodurch die Bandisometrie nicht mehr verändert werden kann.

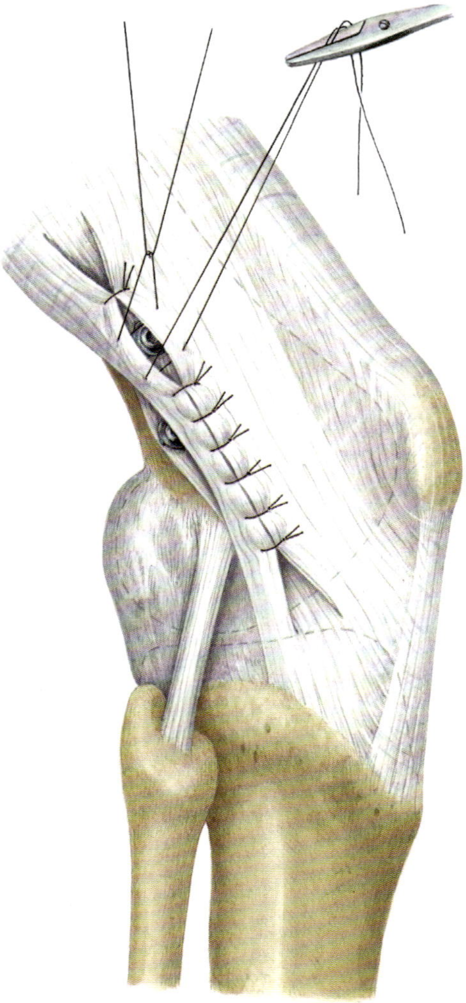

Abb. **113** Abschließend wird der Traktusdefekt direkt über dem abgesenkten Streifen durch Einzelnähte verschlossen. Proximal der Schrauben sollte der Streifen mitgefaßt werden, damit die Einheit des femorotibialen Traktuskomplexes erhalten bleibt. Falls die Spannung im lateralen Retinaculum patellae zu groß wird, kann dieses durch Längsinzision entspannt werden.

Posterolaterale Rotationsinstabilität

Die posterolaterale Instabilität beruht auf einer komplexen lateralen Kapsel-Band-Verletzung, in die das hintere Kreuzband miteinbezogen ist. Eine Rekonstruktion des lateralen Kapsel-Band-Apparates allein, ohne die Wiederherstellung der hinteren Kreuzbandfunktion, wäre erfolglos. Bei der bandplastischen Rekonstruktion des lateralen Komplexes nimmt die Popliteussehne eine Schlüsselrolle ein. Die insuffiziente Popliteussehne wird durch einen sog. Bypass ersetzt, wobei das gestielte Transplantat aus dem Tractus iliotibialis, alternativ auch aus der Bizepssehne, abgespalten wird. Bei allen peripheren Rekonstruktions- und Ersatzoperationen müssen auch die tiefen Schichten, d. h. das Lig. popliteum arcuatum, die Kapsel und das Lig. meniscotibiale rekonstruiert werden.

Bandplastischer Ersatz der Popliteussehne (nach W. Müller)

Narkose: Allgemeinnarkose.

Lagerung: Rückenlage.

Zugangswege: Anterolateraler Zugang.

Arbeitsschritte

1 Verlängerte laterale parapatellare Hautinzision.
2 Rekonstruktion des hinteren Kreuzbandes als erster Schritt.
3 Präparation eines distal gestielten Traktusstreifens.
4 Bohren eines transtibialen Kanals, der lateral vom Hiatus popliteus mündet.
5 Durchzug des Traktusstreifens durch den Bohrkanal.
6 Fixation des Streifens am Insertionsgebiet der Popliteussehne an der lateralen Femurkondyle.
7 Zusätzliche Fixation von Gelenkkapsel und Lig. popliteum arcuatum durch Einbeziehen des Streifens in die Gelenkkapsel.
8 Verschluß des Entnahmedefektes im Traktus durch Naht.
9 Schichtweiser Wundverschluß über Drains, intrakutane Naht.

Spezielle Technik

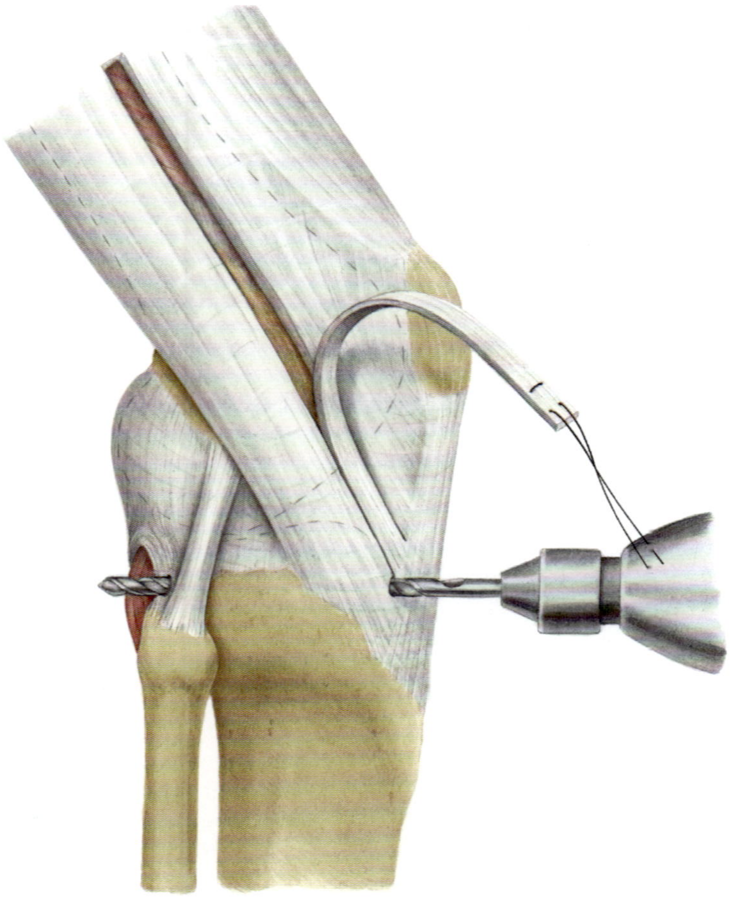

Abb. **114** Anterolateraler Zugang. Als erster Schritt wird das hintere Kreuzband plastisch rekonstruiert (s. S. 238–240). Aus dem vorderen Anteil des Tractus iliotibialis wird ein etwa 15 mm breiter, am Tuberculum tractus iliotibialis gestielter Streifen nach proximal zugeschnitten. Die benötigte Länge des Streifens wird mit einem Faden gemessen, der vom Tuberculum an der Tibia vorbei zum Hiatus popliteus und von dort entlang des Verlaufes der Popliteussehne bis zum Femur gelegt wird. Der Traktusstreifen wird 20 mm länger als gemessen proximal abgetrennt und mit einem zugfesten resorbierbaren Faden armiert. Bohren eines transtibialen Knochenkanals (4,5 mm), der dorsal genau unterhalb des Tibiaplateaus unmittelbar lateral des Hiatus popliteus mündet.

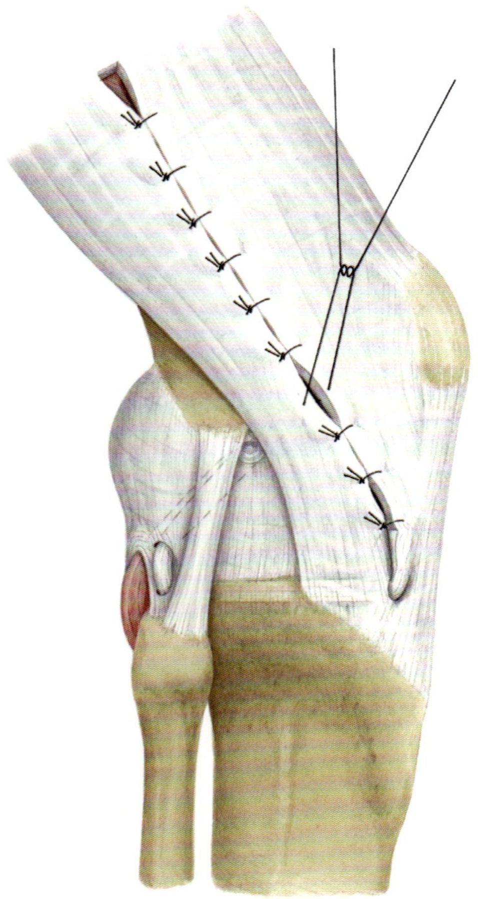

Abb. **115** Der Traktusstreifen wird durch den Bohrkanal und durch das darüberliegende, zum Lig. popliteum arcuatum gehörende Gewebe nach hinten gezogen. Von dort wird er parallel zum Verlauf der Popliteussehne in die laterale Kapsel eingewoben und schließlich am femoralen Insertionsgebiet der Popliteussehne mit einer Schraube mit Zackenkranzring fixiert. Der Weg in die Kapsel wird am besten stumpf mit einer gebogenen Klemme von vorn proximal nach hinten distal gesucht, wobei mit dieser Klemme der Streifen gleich nach vorn gezogen werden kann. Mit dieser Transplantatführung werden das ausgelockerte Lig. popliteum arcuatum und die erschlaffte Gelenkkapsel ebenfalls refixiert. Vor der endgültigen Fixation wird die korrekte Position des Bandes überprüft: Ohne Erschlaffung oder Überdehnung darf das eingezogene Band die Kniegelenkbewegung nicht behindern. Der Entnahmedefekt wird mit Einzelnähten verschlossen.

Begleit-, Nachbehandlung

Nach bandplastischer Rekonstruktion einer chronischen komplexen Instabilität steht das Muskelaufbautraining ganz im Vordergrund. Bewegungsumfang und Belastung entsprechen im wesentlichen dem Rehabilitationsprogramm nach vorderer bzw. hinterer Kreuzbandplastik (s. S. 237 u. 240), wobei der Bewegungsumfang nach Maßgabe des Operateurs, meist aber auf 20–60° für 6 Wochen limitiert wird. Beim hinteren Kreuzbandersatz kann die patellotibiale Transfixation mit entsprechender Nachbehandlung erwogen werden (s. S. 240 f).

Verletzungen des Streckapparates

Frische Quadrizepssehnenverletzungen

Ziele und Methoden

Während beim Erwachsenen die Quadrizepssehne typischerweise knapp proximal der Patellabasis rupturiert, findet sich beim jugendlichen Patienten vorwiegend eine Abscherung unmittelbar an der Patellabasis mit einer schmalen Knochenlamelle in Form einer kappenförmigen Aushülsung. Oftmals reicht die Ruptur bis in den Reservestreckapparat. Die operative Versorgung ist absolut indiziert und sollte möglichst bald erfolgen. Die Sehnenverletzung wird mit einer speziellen Nahttechnik versorgt.

Operationsrisiko und Aufklärungshinweise

Es kann zu intra- und periartikulären Verklebungen und Vernarbungen mit Einschränkung der Beweglichkeit kommen.

Spezielle Vorbereitungen

Es sind keine besonderen Vorbereitungen erforderlich. Eine Oberschenkelblutsperre ist eher hinderlich.

Versorgung einer frischen intraligamentären Quadrizepssehnenruptur

Narkose: Allgemeinnarkose oder Regionalanästhesie.

Lagerung: Rückenlage.

Zugangswege: Anterolateraler Zugang ohne Blutsperre.

Arbeitsschritte

1. Freilegen der Ruptur über anterolateralen Zugang.
2. Spülen des eröffneten Gelenkes.
3. Sparsame Resektion der Rupturränder.
4. Haltefäden proximal an den Sehnenrändern.
5. Anlage eines queren Bohrkanals im proximalen Drittel der Patella.
6. Durchflechtungsnaht von proximal und distal.
7. Knüpfen der korrespondierenden Fadenenden.
8. Adaptierende Nähte an Sehne und Reservestreckapparat.
9. Bestimmung des tolerablen Bewegungsausmaßes.
10. Schichtweiser Wundverschluß über Redon-Drainage, intrakutane Naht.

Spezielle Technik

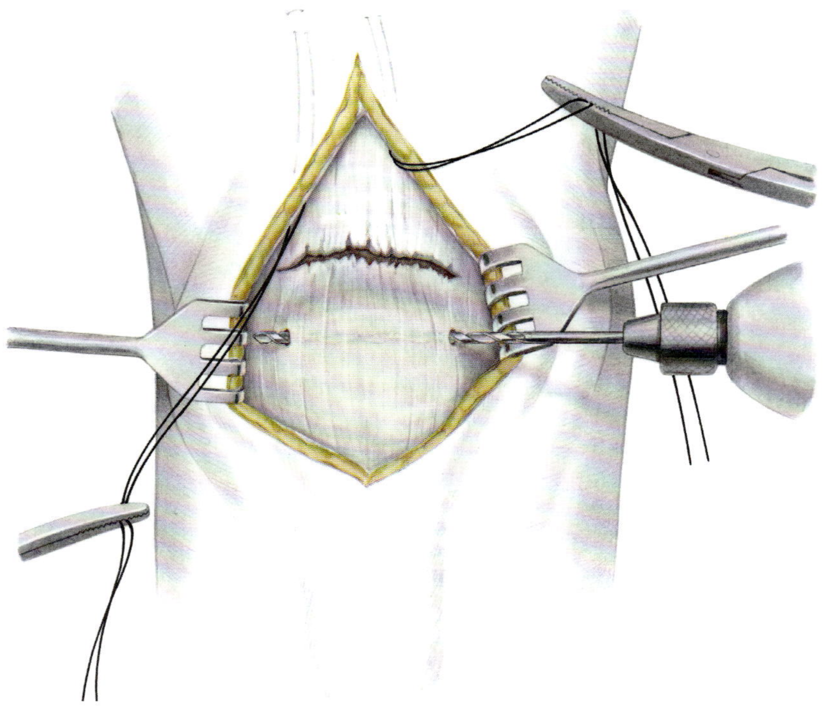

Abb. **116** Der laterale parapatellare Hautschnitt beginnt 8 cm proximal der Patellabasis und zieht bis zum unteren Patellapol. Spalten der oberflächlichen Faszie, Freilegen der Rupturstelle. Sparsames Ausschneiden der Rupturränder. Das stets eröffnete Kniegelenk wird ausgespült. Proximal der Rißstelle, außerhalb des eigentlichen Nahtgebietes, werden die Sehnenränder mit je einem kräftigen Haltefaden gefaßt. Die Patella wird im proximalen Drittel, etwa 10–16 mm distal der Patellabasis mit einem 2,7-mm-Bohrer in der Frontalebene möglichst zentral durchbohrt.

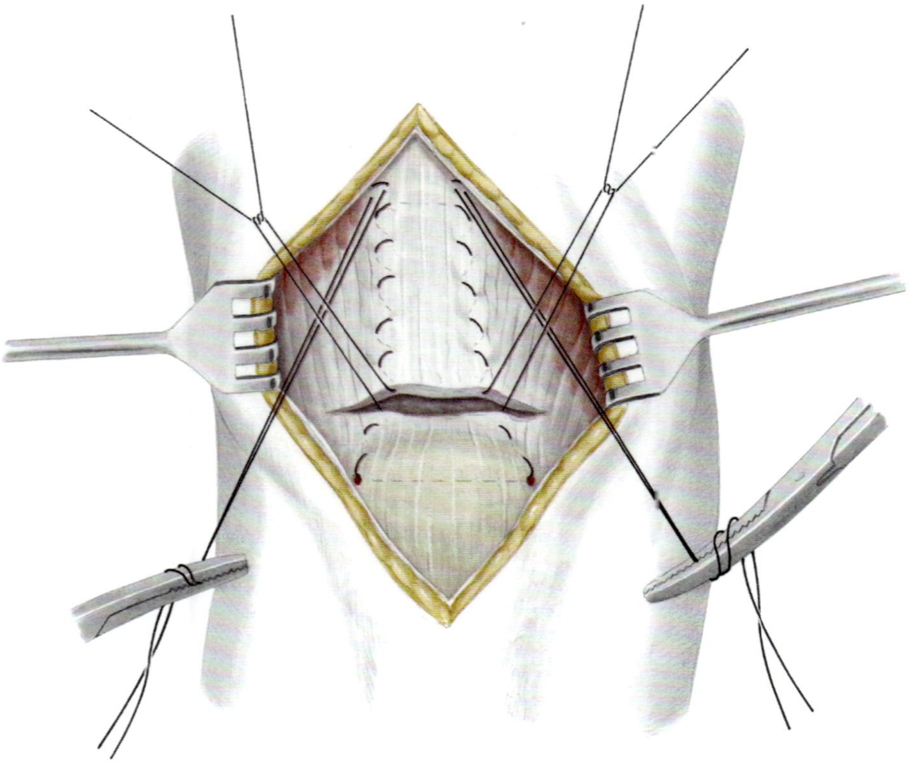

Abb. **117** Etwa 40 – 50 mm proximal der Rißstelle wird ein zugfester, monofiler, resorbierbarer Faden quer durch die Quadrizepssehne geführt. Mit dem jeweiligen Fadenende wird der mediale bzw. laterale Sehnenrand bis zur Rißstelle durchflochten. Der distale Sehnenstumpf wird in gleicher Weise mit dem durch den patellaren Bohrkanal geführten Faden durchflochten. Bei gestrecktem Kniegelenk werden die beiden korrespondierenden Fadenenden geknotet, während die Sehne durch Zug an den Haltefäden entlastet wird.

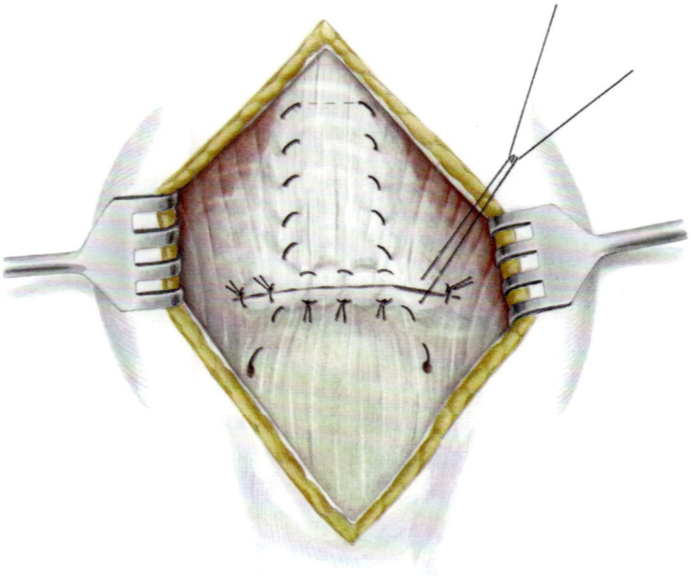

Abb. **118** Die Sehnenstumpfränder werden mit U-Nähten adaptiert (resorbierbares Nahtmaterial). Die angrenzende Ruptur des Reservestreckapparates wird genäht. Anschließend wird das tolerable Bewegungsausmaß bestimmt (Nähte dürfen nicht unter Spannung geraten).

Versorgung einer frischen, basisnahen Quadrizepssehnenruptur

Arbeitsschritte

1 Freilegen der Ruptur, über anterolateralen Zugang.
2 Spülen des Gelenkes.
3 Anlage eines queren Bohrkanals im proximalen Patelladrittel.
4 Bohren von 4–5 kurzen Bohrkanälen an der proximalen Patellabasis.
5 Durchflechtungsnaht im proximalen Sehnenanteil.
6 Durchzug eines Fadens durch queren Bohrkanal der Patella.
7 Knüpfen der korrespondierenden Fadenenden.
8 U-Nähte am proximalen Sehnenstumpf mit Führung der Fäden durch die patellaren Bohrkanäle.
9 Adaptierende Nähte an Sehne und Reservestreckapparat.
10 Bestimmen des tolerablen Bewegungsausmaßes.
11 Schichtweiser Wundverschluß über Drains, intrakutane Naht.

Spezielle Technik

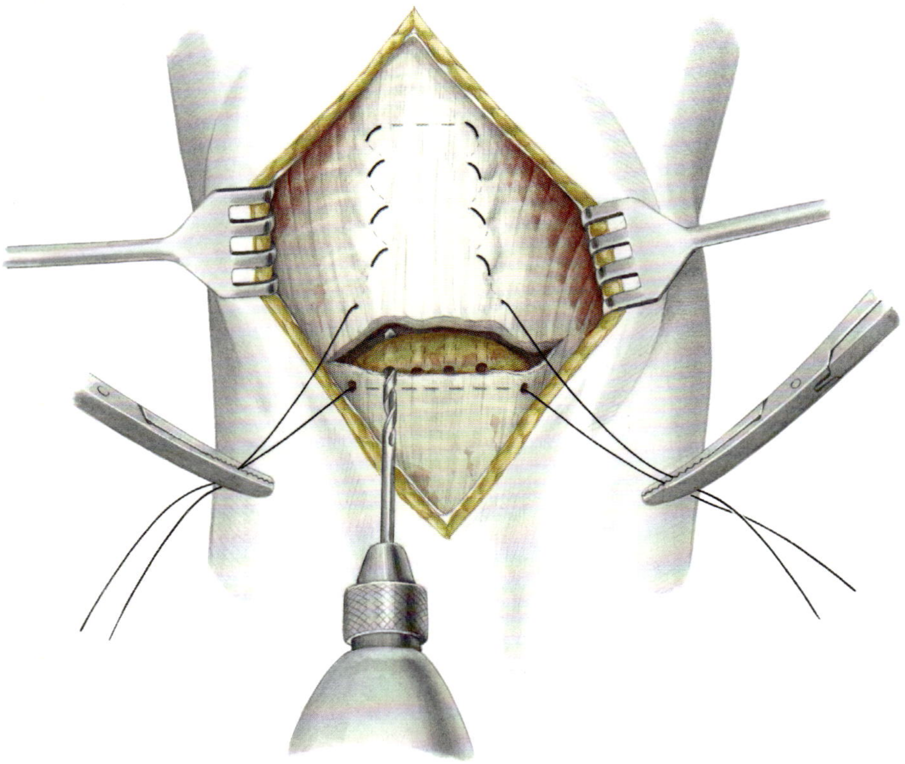

Abb. **119** Die Quadrizepssehne ist an der Patellabasis abgeschert (ausgehülst). Im proximalen Drittel der Patella wird mit dem 2,7-mm-Bohrer ein querer Bohrkanal angelegt, durch den ein zugfester, resorbierbarer Faden gezogen wird. Durch die Basis der Patella werden 4–5 schräge Bohrkanäle mit dem 2,0- oder 2,7-mm-Bohrer gebohrt. Etwa 40–60 mm proximal der Rißstelle wird ein zweiter zugfester, resorbierbarer Faden quer durch die Sehne geführt, mit dem der mediale bzw. laterale Sehnenrand durchflochten wird.

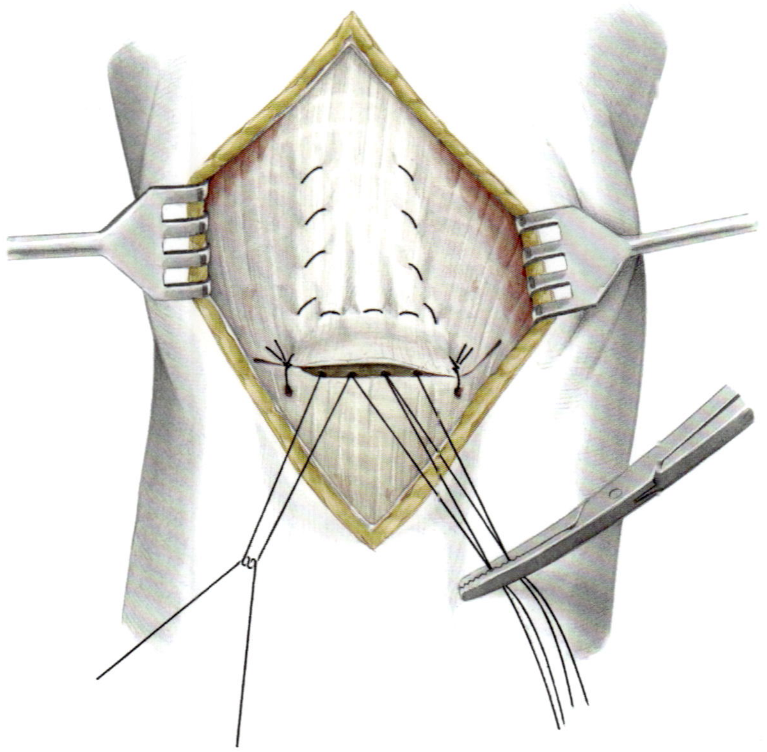

Abb. **120** Das Kniegelenk wird gestreckt. Der proximale Sehnenstumpf wird 15 mm von der Rupturstelle entfernt mit U-Nähten gefaßt. Die Fäden werden durch die Bohrkanäle an der Patella geführt und über den Knochenstegen miteinander verknüpft, nachdem die Rahmennaht geknotet wurde. Der überstehende Sehnenrand wird mit feinen atraumatischen resorbierbaren Fäden vernäht. Danach werden die begleitenden Rupturen des Reservestreckapparates genäht. Anschließend wird das tolerable Bewegungsausmaß bestimmt.
Als Alternative zur Fixation der U-Nähte über Knochenkanäle können die Fäden mit Hilfe von speziellen Ankerschrauben direkt an der Patellabasis fixiert werden.

Komplikationen

Intraoperativ sind kaum Komplikationen zu erwarten. Postoperativ kann es zu einer Nahtinsuffizienz kommen, insbesondere bei zu forcierter Übungstherapie. Als Spätkomplikationen können intra- und extraartikuläre Verklebungen und Verwachsungen und gelegentlich auch Verkalkungen im ehemaligen Rupturgebiet auftreten, die eine Bewegungseinschränkung zur Folge haben.

Wiederholungseingriffe, Korrekturoperationen

Bewegungsdefizite aufgrund von intraartikulären Verklebungen oder extraartikulären Verkalkungen werden durch offene Arthrolyse behoben.

Begleit-, Nachbehandlung

s. S. 256.

Veraltete Quadrizepssehnenrupturen

Ziele und Methoden

Die unbehandelte rupturierte Quadrizepssehne gleitet durch Muskelkontraktion nach proximal und führt schließlich zu einem Streckdefizit aufgrund der verlängerten vernarbten Sehne und zur Kraftminderung. Das Ziel der Behandlung liegt in der Wiederherstellung der Sehnenlänge und damit der Streckfunktion. Bei mäßigem Streckdefizit und kräftiger Narbenbrücke kann dies durch eine Z-förmige Verkürzung der Sehne mit Schnittfläche in der Frontalebene erreicht werden. Bei erheblichem Streckdefizit mit entsprechender Kraftminderung der Streckmuskulatur und dünner, insuffizienter Narbenplatte wird diese reseziert und der Defekt mit einem distal gestielten Sehnenanteil überbrückt.

Indikationen

Die Versorgung einer veralteten Quadrizepssehnenruptur durch eine Überbrückungsplastik ist indiziert bei erheblichem Streckdefizit, deutlicher Kraftminderung der Streckmuskulatur und dünner, insuffizienter Narbenplatte.

Operationsrisiko und Aufklärungshinweise

Trotz Lösen von Vernarbungen und Verkürzung der Quadrizepssehne kann ein Streckdefizit verbleiben. Es können neue operationsbedingte Verklebungen und Verkalkungen mit Bewegungseinschränkung als Folge auftreten.

Spezielle Vorbereitungen

Keine besonderen Vorbereitungen. Die Oberschenkelblutsperre ist eher hinderlich.

Versorgung einer veralteten Quadrizepssehnenruptur mit insuffizienter Narbe

Narkose: Allgemeinnarkose oder Regionalanästhesie.

Lagerung: Rückenlage.

Zugangswege: Anterolateraler Zugang.

Arbeitsschritte

1 Herauslösen der Quadrizepssehne und Lösen sämtlicher extra- und intraartikulärer Verlötungen.
2 Resektion der insuffizienten Narbenplatte.
3 Defektüberbrückung mit distal gestieltem Sehnenanteil.
4 Reinsertion der Mm. vastus medialis et lateralis über dem Sehnenspiegel.
5 Wundverschluß über Redon-Drainage, intrakutane Naht.

Spezielle Technik

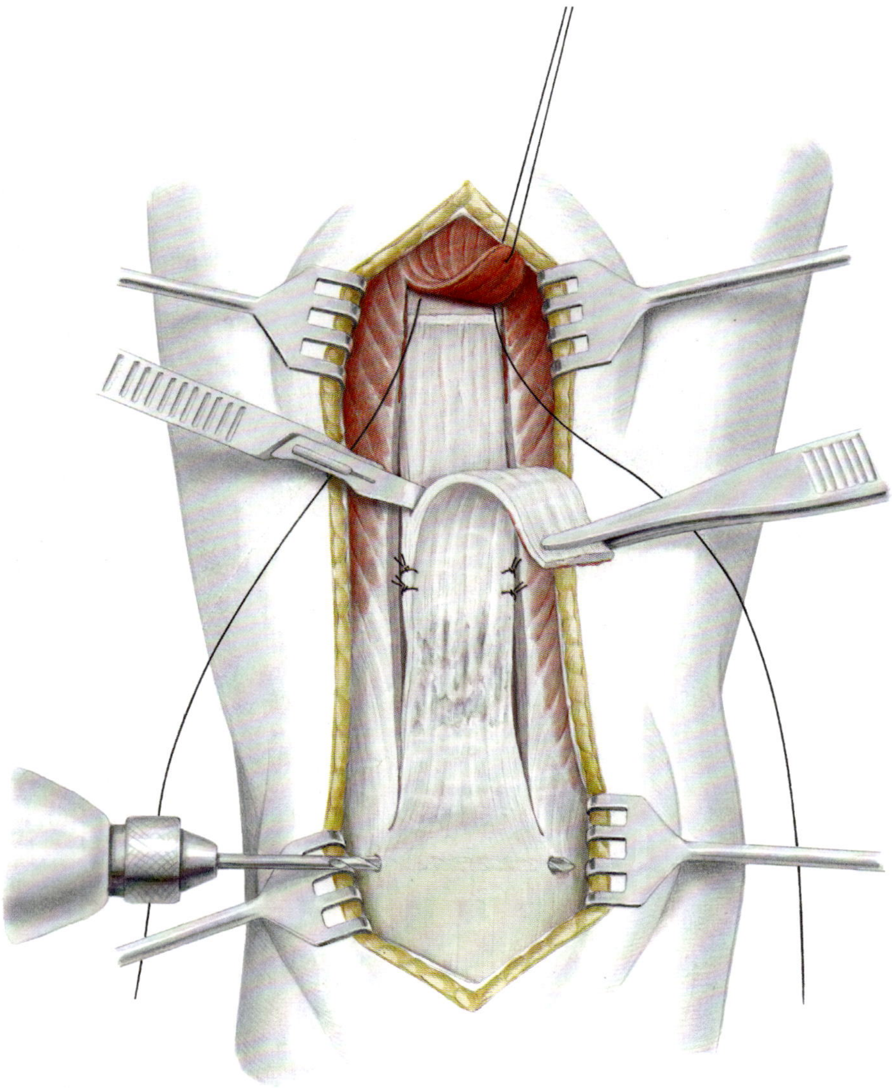

Abb. **121** Der Hautschnitt beginnt etwa 15 cm proximal der Patellabasis und verläuft lateral parapatellar nach distal bis in Höhe der Kniescheibenmitte. Die Muskulatur wird medial und lateral von der Quadrizepssehne abgetrennt. Sämtliche extra- und intraartikulären Verklebungen und Verlötungen werden gelöst bzw. durchtrennt. Der M. quadriceps wird mit seiner Sehne mobilisiert. Das Kniegelenk wird anschließend in Streckstellung gebracht.
Aus dem proximalen Sehnenspiegel wird ein rechteckiger, distal gestielter Sehnenteil geschnitten und an der Umschlagstelle mit einigen Nähten gesichert. Um eine ausreichende Lappenlänge zu erreichen, kann der muskuläre Ansatz des M. rectus femoris oberflächlich abpräpariert werden. Etwa 20 mm proximal der proximalen Begrenzung der Entnahmestelle wird ein kräftiger, monofiler, resorbierbarer Faden durch die Sehne geführt. An diesem Faden, der später als Rahmennaht dient, wird die Sehne kräftig nach distal gezogen. Im proximalen Patelladrittel wird ein querer, zentraler Bohrkanal (2,7 mm) angelegt, durch den ein zweiter kräftiger, monofiler, resorbierbarer Faden gelegt wird.

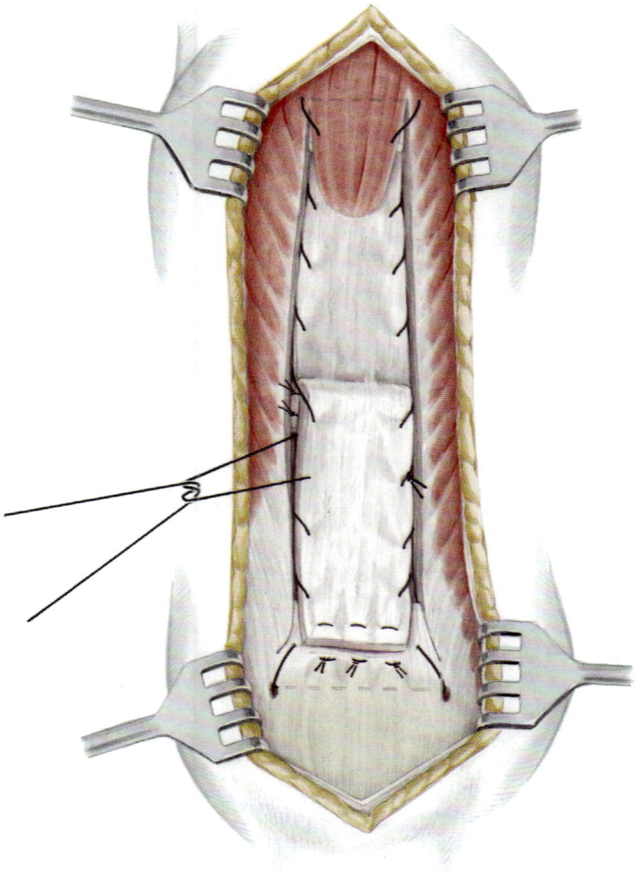

Abb. **122** Die insuffiziente Narbenplatte wir reseziert. Der Sehnenlappen wird nach distal bis auf die Patellavorderfläche umgeschlagen und mit dem distalen Sehnenstumpf mit resorbierbaren U-Nähten vernäht. Die Ränder des proximalen und distalen Sehnenstumpfes werden mit den Fadenenden der beiden quer eingezogenen Fäden unter Einbeziehung des umgeschlagenen Sehnenlappens durchflochten. Die korrespondierenden Fadenenden werden beidseits geknotet.

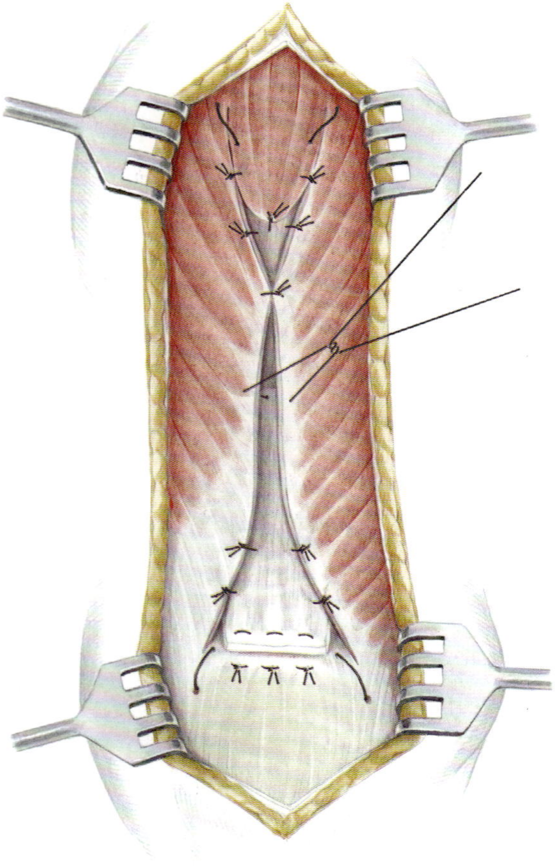

Abb. **123** Der oberflächliche Lappen des M. rectus femoris und die Mm. vastus medialis et lateralis werden ohne Spannung über das Nahtgebiet ausgebreitet und mit sich selbst und dem umgeschlagenen Sehnenlappen vernäht. Anschließend wird die Festigkeit der Nähte bis zu einer Kniebeugung von etwa 60° überprüft und damit zugleich der Bewegungsumfang für die Nachbehandlung festgelegt.

Komplikationen

Als Spätkomplikationen können intra- und extraartikuläre Verklebungen und Verwachsungen im Bereich der Quadrizepssehne auftreten und zu Bewegungseinschränkungen führen.

Begleit-, Nachbehandlung

s. S. 256.

Frische Ruptur des Lig. patellae

Ziele und Methoden

Die frische Ruptur des Lig. patellae hat einen aktiven Streckausfall zur Folge. Beim Erwachsenen liegt in der Regel eine intraligamentäre Ruptur vor. Beim Jugendlichen kann das Lig. patellae hülsenförmig am unteren Patellapol ausreißen. Behandlungsziel ist die operative Wiederherstellung des Lig. patellae, wofür eine absolute Indikation besteht. Das Band wird genäht und in der Anfangsphase durch eine ossär verankerte Rahmennaht geschützt.

Operationsrisiko und Aufklärungshinweise

Postoperativ kann es bei unkontrollierter funktioneller Nachbehandlung zu einer Nahtinsuffizienz kommen. Bei vermehrter Belastung kann der Draht reißen.

Versorgung einer frischen Ruptur des Lig. patellae

Narkose: Allgemeinnarkose oder Regionalanästhesie.

Lagerung: Rückenlage.

Zugangswege: Anterolateraler Zugang.

Arbeitsschritte

1 Darstellung der Rupturstelle.
2 Querer Bohrkanal im unteren Patelladrittel für die Drahtcerclage.
3 Quere Kleinfragmentschraube durch die Tuberositas tibiae für die distale Drahtverankerung.
4 Korrekte Höheneinstellung der Patella und Fixation mit der Drahtcerclage als Rahmennaht.
5 Naht der Sehnenruptur.
6 Überprüfung der Festigkeit der Nähte bei Knieflexion bis etwa 60°.
7 Naht der rupturierten Retinakula.
8 Wundverschluß über Redon-Drainage, intrakutane Naht.

Spezielle Technik

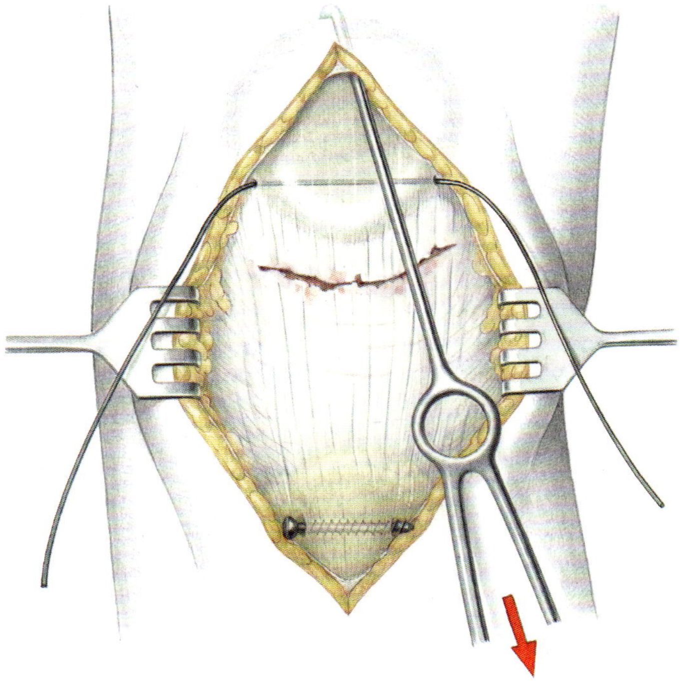

Abb. **124** Der laterale parapatellare Hautschnitt reicht bis zur Tuberositas tibiae. Die Ruptur des Lig. patellae und die vordere Fläche der Patella werden dargestellt. Die Rupturränder werden sparsam angefrischt. Im distalen Patelladrittel, etwa 15 mm proximal der distalen Patellaspitze, wird in der Frontalebene ein 2,0-mm-Bohrkanal möglichst zentral gebohrt. Durch die Tuberositas tibiae wird nach Vorbohren mit dem 2,5-mm-Bohrer in der Frontalebene eine Schraube eingedreht – Schraubenkopf und -spitze sollten genügend weit herausragen.

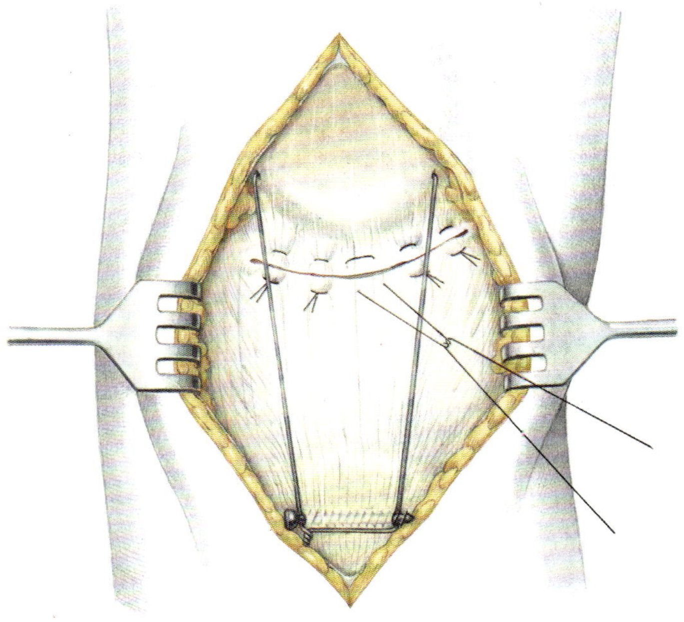

Abb. **125** Ein Cerclagedraht wird durch den patellaren Bohrkanal gezogen und rahmenförmig um Schraubenkopf und -spitze gelegt. Vor der eigentlichen Sehnennaht wird bei 90°-flektiertem Kniegelenk die Patella mit einem Einzinkerhaken nach distal in die korrekte Position gezogen und mit der Drahtcerclage fixiert. Hinweise für die korrekte Position: Bei 90° Knieflexion berührt eine an die Femurvorderseite gelegte Tangente den Patellaoberrand. Die Rupturränder werden durch U-Nähte mit resorbierbarem Fadenmaterial genäht. Ausrisse des Lig. patellae direkt von der Patellaspitze oder knöcherne Ausrisse werden durch transossäre Nähte refixiert. Es ist darauf zu achten, daß weder der Draht gespannt noch die Patellarsehne durch die Nähte verkürzt wird. Ein Tiefstand der Patella führt zur femoropatellaren Arthrose.
Bei Jugendlichen kann der Cerclagedraht durch einen kräftigen resorbierbaren Faden ersetzt werden. Rupturierte Retinakula werden durch U-Nähte adaptiert. Abschließend wird die Festigkeit der Nähte durch Beugen des Kniegelenk bis etwa 60–70° überprüft und zugleich der Bewegungsumfang für die Nachbehandlung festgelegt.

Komplikationen

Als postoperative Komplikationen sind zu nennen: Nahtinsuffizienz und Ruptur des Cerclagedrahtes.

Begleit-, Nachbehandlung

s. S. 256.

Veraltete Rupturen des Lig. patellae

Ziele und Methoden

Bei veralteter Ruptur wird die insuffiziente, vernarbte Bandstrecke mit Hilfe einer gestielten Sehne aus der Pes-anserinus-Gruppe überbrückt. Eine zusätzliche überbrükkende Drahtcerclage schützt die Bandplastik während der Heilungsphase.

Operationsrisiko und Aufklärungshinweise

s. S. 253.

Spezielle Vorbereitungen

Röntgenaufnahmen mit exakt seitlicher Abbildung beider Kniegelenke. Eine Blutsperre ist nicht erforderlich. Bereitstellen des Röntgenbildverstärkers zur korrekten Höheneinstellung der Patella.

Versorgung einer veralteten Ruptur des Lig. patellae (nach Kelikian)

Narkose: Allgemeinnarkose oder Regionalanästhesie.

Lagerung: Rückenlage.

Zugangswege: Anteromedialer Zugang.

Arbeitsschritte

1 Lösen von sämtlichen intraartikulären Verwachsungen (oberer Rezessus, infrapatellar).
2 6-mm-Bohrkanal durch Patella und Tuberositas tibiae in der Frontalebene.
3 Durchzug der mobilisierten, distal gestielten Semitendinosussehne und einer Drahtcerclage.
4 Korrekte Höheneinstellung der Patella und Fixation durch Verdrillen der Drahtcerclage.
5 Naht der Semitendinosussehne mit sich selbst.
6 Präparation und adaptierende Nähte der vernarbten Patellarsehnenanteile.
7 Schichtweiser Verschluß von Gelenk und Wunde über Redon-Drainagen, intrakutane Naht.

Spezielle Technik

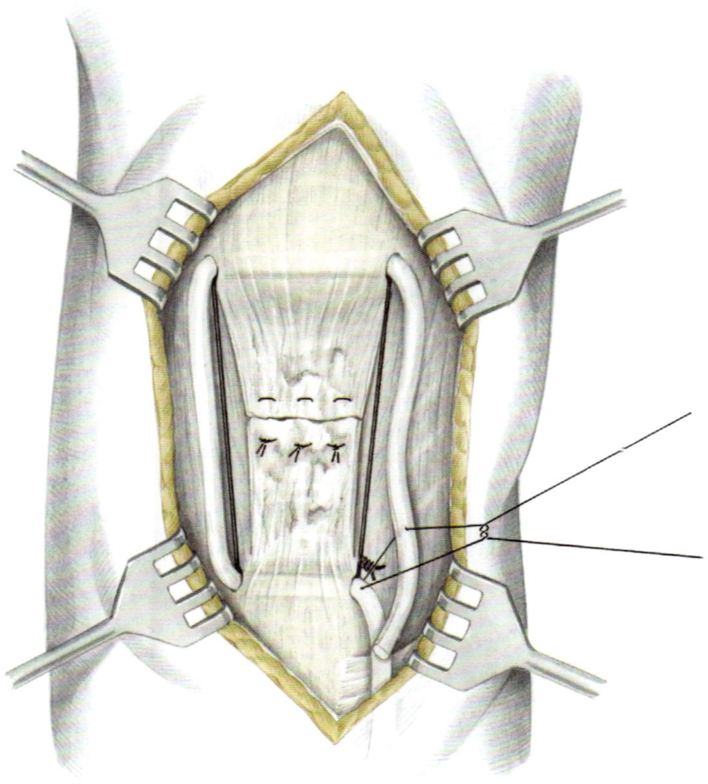

Abb. **126** Arthrotomie über einen anteromedialen Zugang. Der erste operative Schritt besteht in der Mobilisierung und exakten Höheneinstellung der Patella. Dies wird erreicht durch Lösen der Verwachsungen im oberen Gelenkrezessus und infrapatellar und durch Längsspalten des Retinaculum laterale. Gelegentlich ist die Mobilisierung nur zu erreichen, wenn zusätzlich die Quadrizepssehne vom M. vastus lateralis abgelöst wird.
Im distalen Drittel der Patella und im Bereich der Tuberositas tibiae wird je ein 6-mm-Bohrkanal in der Frontalebene gebohrt. Die Semitendinosussehne aus dem Pes anserinus wird aufgesucht und mit dem Sehnenstripper möglichst weit proximal am Übergang zum Muskelbauch abgesetzt. Die distal gestielte Sehne wird zunächst von medial durch den tuberositären und danach von lateral nach medial durch den patellaren Bohrkanal gezogen. Die rahmenförmige Drahtcerclage wird ebenfalls durch die Bohrkanäle gezogen. Die Patella wird mit dem Einzinkerhaken nach distal in die korrekte Position gezogen (s. Abb. **125**), was mit dem Röntgenbildverstärker im seitlichen Strahlengang kontrolliert werden kann. Erst nachdem die Reposition der Patella durch Verdrillen des Rahmendrahtes fixiert wurde, wird die Semitendinosussehne an deren Ansatz mit sich selbst vernäht. Die vernarbten Bandreste werden präpariert und durch U-Nähte adaptiert.

Komplikationen

s. S. 254.

Begleit-, Nachbehandlung

Wegen der drohenden postoperativen Verklebungen im oberen Gelenkrezessus sollte eine frühfunktionelle Nachbehandlung angestrebt werden. Neben isometrischen Quadrizepsübungen werden vorsichtige Bewegungsübungen unter krankengymnastischer Anleitung und auf der Motorschiene durchgeführt. Das erlaubte Bewegungsausmaß wird vom Operateur festgelegt und richtet sich danach, inwieweit das Kniegelenk nach der Bandnaht gebeugt werden konnte, ohne daß die Nähte unter Spannung gerieten. Gehen mit zwei Unterarmgehstützen mit angewickelter Kniemanschette oder abnehmbarem Oberschenkeltutor. Aktives Anheben des Beines ist mit Beginn der 4. Woche erlaubt. Falls größere Banddefekte überbrückt werden mußten, aus Altersgründen oder wegen mangelnder mentaler Voraussetzung, ist gelegentlich eine kontinuierliche Immobilisierung von 6 Wochen erforderlich. In diesen Fällen empfiehlt es sich, den Patienten zur Mobilisierung wieder stationär aufzunehmen.

Ein zum Schutz eingebrachter Rahmendraht wird nebst Schraube nach 6 Wochen entfernt. Danach werden Bewegungsumfang und Belastung rasch gesteigert.

Knöcherner Ausriß der Tuberositas tibiae

Knöcherne Ausrisse der Tuberositas tibiae und damit des Ansatzes des Lig. patellae kommen beim Erwachsenen meist im Zusammenhang mit komplexen Tibiakopffrakturen vor (s. Kap. „Unterschenkel"). Der isolierte Ausriß der Tuberositas tibiae ist eine Verletzung des Jugendlichen. Obwohl es sich hierbei um eine Epiphysenfraktur handelt, sind aufgrund des meist fortgeschrittenen Alters der Verletzten keine Wachstumsstörungen mehr zu erwarten.

Bei Mehrfachfragmentierung oder wenn das Fragment für einer Schraubenfixation zu klein ist, muß der knöcherne Ansatz mit transossär geführten Drahtnähten fixiert werden. Meist bedarf es einer zusätzlichen 6wöchigen Gipsruhigstellung.

Patellaluxation

Akute Patellaluxation

Die akute, traumatisch bedingte Erstluxation der Patella – fast immer nach lateral – ist mit einer Verletzung der medialen femoropatellaren Bänder verbunden, wobei selten die vorderen, d. h. patellanahen Bandanteile, meist jedoch der femorale Ansatz des Retinaculum patellae transversale mediale am Epicondylus medialis zerreißt. Als Begleitverletzungen können osteochondrale Abscherfrakturen sowohl an der medialen Patellakante als auch am lateralen Femurkondylus auftreten.
Da das Risiko einer Rezidivluxation beim Erwachsenen gering eingeschätzt wird, ist eine konservative Behandlung in denjenigen Fällen gerechtfertigt, in denen keine intraartikulären Begleitverletzungen vorliegen. Bei noch bestehender Luxation wird die Patella in Streckstellung mit leichtem Druck von lateral reponiert. Neben den Standardröntgenaufnahmen (anterior-posterior, seitlich und axiale Patellaaufnahme) wird eine CT- oder MR-Untersuchung zum Ausschluß einer osteochondralen Fraktur veranlaßt. Eine MR-Untersuchung besitzt eine größere Aussagekraft, da auch ein Abriß des Retinaculum transversale mediale am Epicondylus medialis dargestellt werden kann. Nach Punktion eines Hämarthros wird für 4 Wochen ein lateral zügelnder Tapeverband angelegt, der den Bewegungsumfang auf 0 – 0 – 30° limitiert. Danach folgt ein intensives Muskelaufbautraining mit Betonung des M. vastus medialis. Liegt eine osteochondrale Fraktur vor, so sollte eine diagnostisch/therapeutische Arthroskopie mit Entfernung oder Refixation der Fragmente entsprechend ihrer Größe durchgeführt werden.
Eine arthroskopisch unterstützte mediale Retinakulumnaht ist nur selten indiziert, da meist ein Abriß des Retinakulums am Epicondylus medialis vorliegt, der nur über einen extraartikulären medialen Zugang versorgt werden kann.
Die Nachbehandlung nach operativer Behandlung entspricht derjenigen nach konservativem Vorgehen. Die Belastung richtet sich nach Umfang und Lokalisation der osteochondralen Fraktur.

Rezidivierende Patellaluxation

Ziele und Methoden

Die rezidivierende Patellaluxation geht meist auf eine laterale Erstluxation der Patella nach adäquatem Trauma zurück. Voraussetzungen für jegliche operative Planung ist eine Analyse von Ursachen und Pathomechanismus der Verrenkung aufgrund von anamnestischen, klinischen und radiologischen Erhebungen. Zur Röntgendiagnostik gehören neben Standardaufnahmen des Kniegelenkes Defilee-Aufnahmen des Femoropatellargelenkes (Dysplasie des femoropatellaren Gleitlagers?) sowie die röntgenologische Beinachsenbestimmung.
Die Operationsmethoden werden in *Zügelungsoperationen* an der Patella und Eingriffe am *Knochen* unterschieden. Erstere zielen darauf ab, das Gleichgewicht des Streckapparates durch aktive (Muskulatur) oder passive (Kapselstreifen) Fesselung der Kniescheibe wiederherzustellen und damit den Luxationskräften entgegenzuwirken. Die Eingriffe am Knochen zielen darauf ab, durch Medialisierung der Tuberositas tibiae die Zugrichtung des Lig. patellae und damit die Zentrierung der Patella in ihrem Gleitlager zu verbessern.

Indikationen

Rezidivierende Patellaluxationen bedeuten für den Patienten nicht nur Unsicherheit und Furcht vor dem unvorhersehbaren erneuten schmerzhaften Ereignis, sondern sie führen auch zu synovialen Reizzuständen und langfristig zu Knorpelschäden. Deshalb sind operativ Korrekturmaßnahmen indiziert, falls keine fortgeschrittene Femoropatellararthrose vorliegt. Im Wachstumsalter sollten keine Operationen an der Tuberositas tibiae vorgenommen werden. Die Medialversetzung der Tuberositas tibiae ist insbesondere bei einer Lateralisation der Patella aufgrund eines vermehrten Genu varum bzw. eines pathologisch vergrößerten Quadrizepswinkels indiziert. Das Verfahren nach Elmslie und Trillat erlaubt im Vergleich zur Medialversetzung nach Roux, Hauser und Blauth nur eine geringe Medialisierung der Tuberositas tibiae. Bei einem Achsenfehler von mehr als 15° sollte die Beinachse durch eine Umstellungsosteotomie korrigiert werden.

Operationsrisiko und Aufklärungshinweise

Der Patient muß darauf hingewiesen werden, daß durch die Korrekturoperation am Streckapparat ein erneutes Luxationsrezidiv nicht sicher ausgeschlossen werden kann, dies um so weniger, wenn die Patella selbst oder das Gleitlager luxationsfördernd deformiert ist.

Spezielle Vorbereitungen

Eine kritische Ursachenanalyse ist Voraussetzung für die richtige Wahl der Operationsmethode. Eine mentale und physiotherapeutische Vorbereitung erleichtert die postoperative Nachbehandlung.

Teilversetzung des Lig. patellae und Distalisierung des M. vastus medialis

Prinzip: Das Retinaculum patellae laterale wird gespalten, die laterale Hälfte des Lig. patellae nach medial versetzt und der M. vastus medialis distalisiert.

Narkose: Allgemeinnarkose oder Regionalanästhesie.

Lagerung: Rückenlage, Kniegelenk leicht gebeugt über Tuchrolle.

Zugangswege: Anterolateraler Zugang.

Arbeitsschritte

1 Langer lateraler parapatellarer Hautschnitt bis zur Tuberositas tibiae.
2 Präparation des präpatellaren Hautlappens nach medial.
3 Laterale Retinakulumspaltung bis zum Ansatz des M. vastus lateralis.
4 Darstellen des Lig. patellae nach Längsinzision an seinen beiden Rändern.
5 Das Lig. patellae wird mittelständig gespalten und seine laterale Hälfte an der Tuberositas tibiae abgesetzt.
6 Durchzug der lateralen Hälfte des Lig. patellae unter der medialen Hälfte und Fixation am medialen Retinakulum in geeigneter Position (ausgeglichene Spannung der Ligamenthälften beim Durchbewegen des Kniegelenkes?).
7 L-förmige Abtrennung des M. vastus medialis und des Retinaculum patellae mediale.
8 Distal- und Lateralversetzung des Muskel-Kapsel-Lappens und Fixation mit kräftigen U-förmig durch das Bindegewebe der Patellavorderfläche geführten Nähten.
9 Überprüfung der patellofemoralen Artikulation beim Durchbewegen des Kniegelenkes zwischen 0 und 90° (Verkippung oder Abweichung der Patella nach lateral?). Ggf. Änderung der Nahtposition.
10 Wundverschluß über Redon-Drainagen, intrakutane Naht.

Fesselungsoperation der Patella (modifiziert nach Krogius)

Arbeitsschritte

1 Arthrotomie und ggf. Gelenktoilette.
2 Spalten des Retinaculum laterale.
3 Präparation eines proximal gestielten Muskel-Faszien-Streifens aus dem M. vastus medialis und Retinaculum mediale.
4 Verschluß des Entnahmedefektes durch Naht.
5 Einnähen des Streifens in den Defekt im Retinaculum laterale.
6 Wundverschluß über Redon-Drainagen, intrakutane Naht.

Spezielle Technik

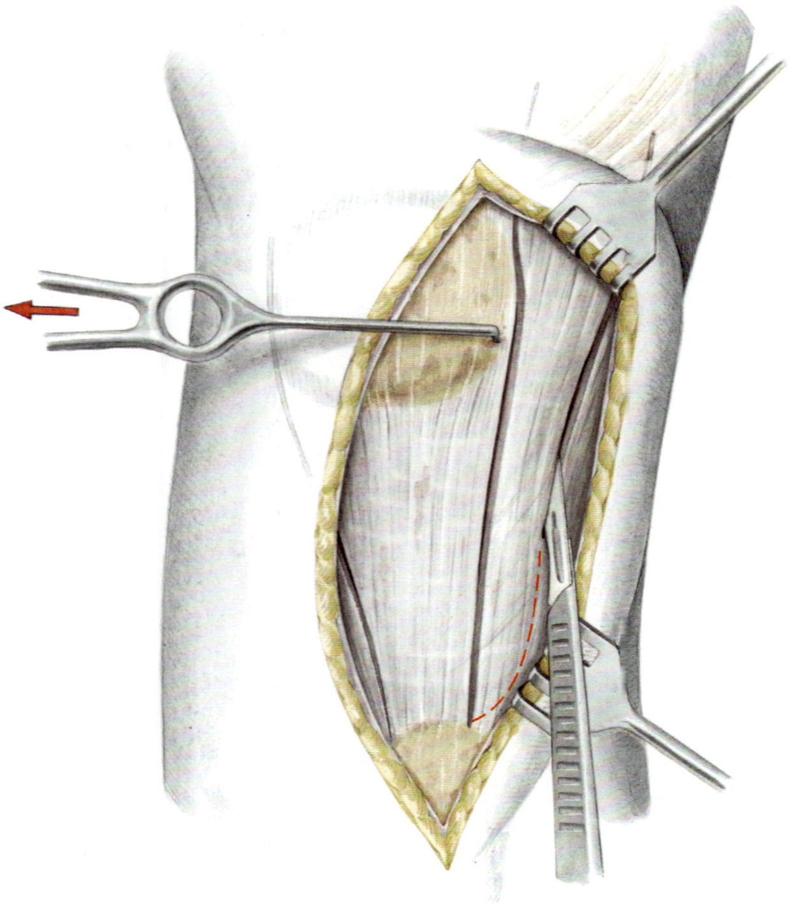

Abb. **127** Der laterale parapatellare Hausschnitt reicht vom Oberrand der Patella bis zur Tuberositas tibiae. Das laterale Retinakulum wird in einem Abstand von etwa 10 mm vom lateralen Patellarand nach distal bis zur Tuberositas tibiae längs gespalten. Zunächst werden über eine Arthrotomie die knorpeligen Gelenkflächen überprüft und ggf. abradiert. Danach wird der Hautlappen unter der oberflächlichen Faszie über die Kniescheibenvorderfläche hinweg nach medial präpariert. Mit einem Einzinkerhaken wird die Patella nach lateral gehalten, um das Retinaculum mediale für die nachfolgende Präparation anzuspannen. Aus dem Retinaculum patellae mediale wird ein 15–20 mm breiter, proximal am M. vastus medialis gestielter Streifen herauspräpariert und distal in Höhe der Tuberositas tibiae abgetrennt.

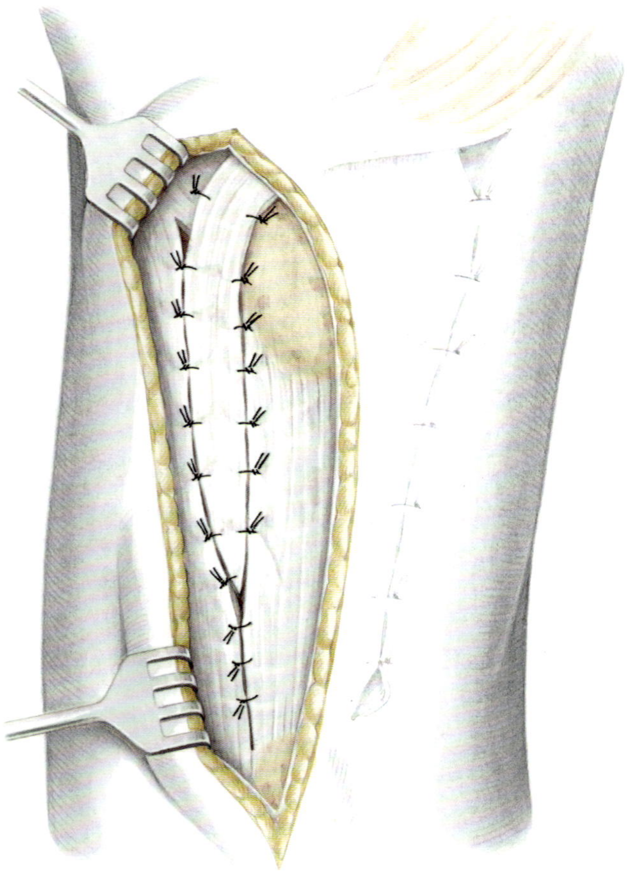

Abb. **128** Der Defekt im medialen Retinakulum wird mit resorbierbaren atraumatischen Fäden genäht. Durch die Medialverlagerung der Patella entsteht im lateralen Retinakulum ein Defekt, in den der Muskel-Faszien-Streifen eingenäht wird. Der Streifen wird am proximalen lateralen Patellarand ohne Zwang unter leichter Spannung entlanggeführt und darf im Bereich seines muskulären Stieles nicht abknicken.

Komplikationen

Der muskuläre Stiel des Streifens wird zu schmal bemessen oder knickt bei der Führung am proximalen lateralen Patellarand ab. Beides kann zu Durchblutungsstörungen mit sekundärer Nekrose und schließlich Vernarbung führen. Dadurch geht die dynamische Zügelungsfunktion der Fesselung verloren.

Begleit-, Nachbehandlung

Isometrische Spannungsübungen der Oberschenkelstreckmuskulatur ab dem 1. postoperativen Tag. Die Beugung wird bis Ende der 4.–6. Woche auf 60° limitiert. Teilbelastung mit angwickelter Schiene. Zur Entlassung aus der stationären Behandlung wird ein abnehmbarer Tutor aus Kunststoff angepaßt, aus der heraus die krankengymnastische Übungsbehandlung fortgesetzt wird und mit dem der Patient das Bein voll belasten kann. Mit Beginn der 7. Woche wird der Bewegungsumfang rasch gesteigert.

Medialisierung der Tuberositas tibiae (nach Elmslie und Trillat)

Narkose: Allgemeinnarkose oder Regionalanästhesie.

Lagerung: Rückenlage, Kniegelenk leicht gebeugt über Tuchrolle.

Zugangswege: Anterolateraler Zugang.

Arbeitsschritte

1 Spalten des Retinakulums beidseits des Lig. patellae.
2 Laterale Arthrotomie nach Mobilisierung der Membrana synovialis, intraartikuläre Zusatzeingriffe.
3 Naht der Synovialmembran.
4 Nach Bohren einer queren Sollbruchstelle plane Osteotomie der Tuberositas tibiae.
5 Sagittaler Bohrkanal für die Schraubenfixation und Medialisierung des Spanes.
6 Temporäre Fixation des Spanes mit Kirschner-Draht und Überprüfen der Artikulation der Patella.
7 Gewindeschneiden und Eindrehen einer 6,5-mm-Flachkopfschraube.
8 Periostnaht, schichtweiser Wundverschluß über Redon-Drainagen, intrakutane Naht.

Spezielle Technik

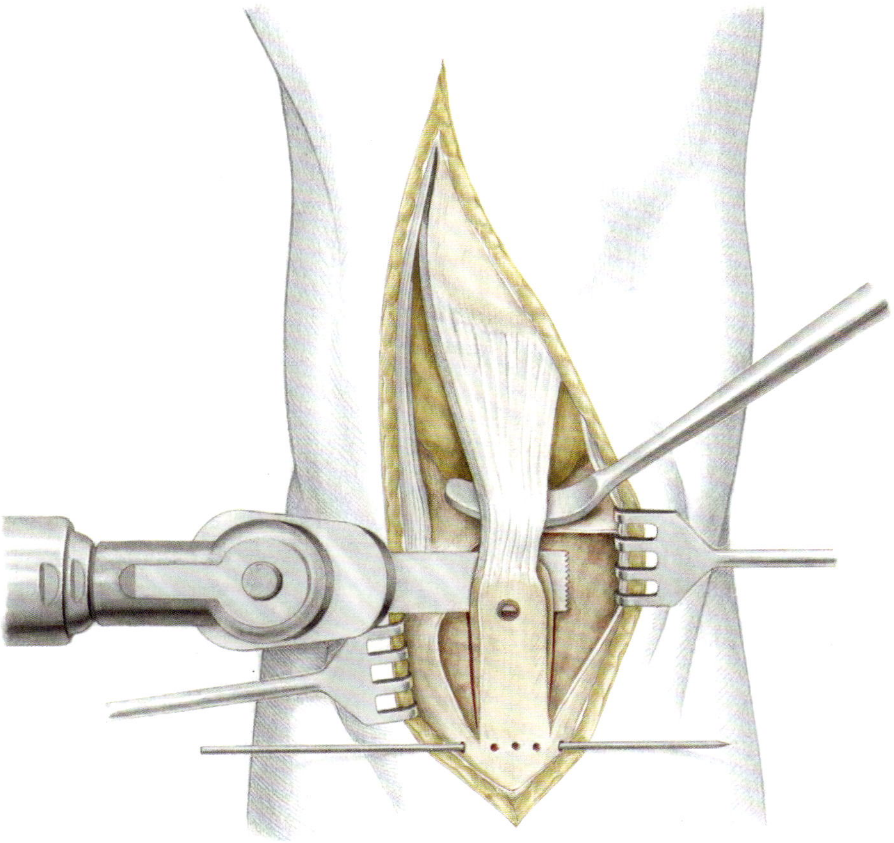

Abb. **129** Der laterale parapatellare Hautschnitt reicht vom Oberrand der Patella bis 2 – 3 cm distal der Tuberositas tibiae. Das Retinaculum laterale wird etwa 15 mm neben dem Patellarand bis in Höhe des Tibiakopfes längs gespalten. Die Spaltung setzt sich nach proximal zwischen dem einstrahlenden M. vastus lateralis und der Rektussehne fort. Vor der Arthrotomie wird die Membrana synovialis von der fibrösen Kapsel abpräpariert, damit der spätere Gelenkverschluß ohne Lateralzügelung der Patella möglich ist. Arthrotomie durch Spalten der Membrana synovialis für die notwendigen intraartikulären Zusatzeingriffe (Knorpelabrasio, Pridie-Bohrung, Entfernung von Osteophyten, Gelenktoilette). Danach wird die Membrana synovialis mit resorbierbarem feinem Nahtmaterial verschlossen. Beidseits der Tuberositas tibiae wird das Periost gespalten und von der Knochenoberfläche etwas abgeschoben. Der mediale Rand des Lig. patellae wird durch Längsspalten der einstrahlenden Retinakulumzügel dargestellt. Mit dem 3,2-mm-Bohrer wird ein queres Bohrloch, etwa 50 mm distal der Tuberositas tibiae durch die Kortikalis (Sollbruchstelle) gebohrt. Vor der Osteotomie der Tuberositas tibiae wird diese mit dem 3,2-mm-Bohrer für die spätere Schraubenfixation vorgebohrt. Zum Schutz des Lig. patellae bei der nun folgenden Osteotomie wird diese mit einem schmalen Langenbeck-Haken nach vorn gezogen. Die Tibiavorderkante mit der Tuberositas tibiae wird als flacher Span in einer Länge von 40 – 60 mm und Höhe von 5 mm mit der wassergekühlten oszillierenden Säge bis zur queren Sollbruchstelle in der Frontalebene osteotomiert. Die Länge des Spanes hängt vom Ausmaß der Medialisierung ab. Je mehr medialisiert werden soll, desto länger muß der Span sein.

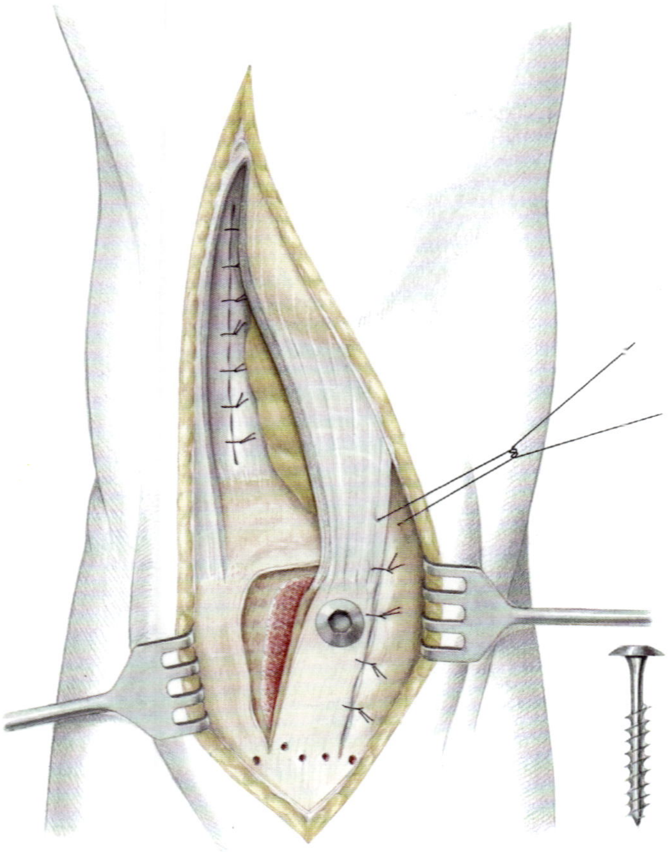

Abb. **130** Der osteotomierte Span wird mit einem breiten Meißel vorsichtig um mindestens 10 – 15 mm nach medial gehebelt. Bei erhaltener Periostbrücke bricht die Kortikalis mit einem Knackgeräusch in der gebohrten Sollbruchstelle ein. Gelegentlich muß nachgeholfen werden, indem die Kortikalis im Drehpunkt mit dem 2-mm-Bohrer in sagittaler Richtung mehrfach durchbohrt wird. Zusätzlich kann der Span medialseits in Höhe der Sollbruchstelle mit einem sehr kleinen Meißel 2 – 3 mm weit durchtrennt werden. Die medialisierte Tuberositas tibiae wird temporär mit einem 2,0-mm-Kirschner-Draht fixiert. Bei vorsichtigem Beugen und Strecken im Kniegelenk wird die Artikulation der Patella überprüft. Falls die Lateralisation nicht ausreichend beseitigt wurde, muß die Tuberositas tibiae stärker medialisiert werden. Falls dies nicht möglich ist, wird der M. vastus medialis nach definitiver Schraubenfixation distalisiert. Bei noch liegendem Draht wird das 6,5-mm-Gewinde durch den Span geschnitten. Anschließend wird eine spezielle Flachkopfschraube, die wenig aufträgt, eingedreht. Alternativ kann eine 6,5-mm-Spongiosaschraube mit 32 mm langem Gewinde mit Unterlagscheibe verwendet werden. Erscheint die Fixation mit *einer* Schraube nicht ausreichend stabil, so sollte, um eine Sprengung des Spanes zu vermeiden, als 2. Schraube eine 4,5-mm-Kortikalisschraube verwendet werden. Sie wird nach Bohren des Gleitloches distal eingesetzt und ebenfalls in der hinteren Tibiakortikalis verankert. Anschließend wird das medial abgeschobene Periost auf den Span und die distale Patellarsehne genäht.

Komplikationen

Intraoperativ können folgende Komplikationen auftreten: Der tuberositäre Span wird zu klein bemessen, wodurch die Schraubenfixation erschwert wird (Spansprengung). Das laterale Retinakulum bzw. die fibröse Gelenkkapsel wird nicht ausreichend gespalten, so daß die Medialisierung des Spanes ohne Effekt bleibt. Das Schraubengewinde wird nicht vorgeschnitten, so daß der Span beim Eindrehen der Schraube gesprengt wird. Die Tuberositas tibiae reißt bei der Medialverschiebung ab, so daß eine postoperative Immobilisierung erforderlich ist. Postoperativ kann sich die Schraube lockern mit der Folge einer verzögerter Spaneinheilung.

Begleit-, Nachbehandlung

s. S. 263.

Medialverlagerung der Tuberositas tibiae (nach Roux, Hauser und Blauth)

Die ursprünglich von Roux und Hauser angegebene Technik hat eine Rückwärtsverlagerung der Tuberositas tibiae und eine Verwindung des Lig. patellae zur Folge. Die damit verbundenen Nachteile werden durch eine besondere von Blauth angegebene Formgebung des Knochenblockes vermieden.

Arbeitsschritte

1. Lateraler parapatellarer Hautschnitt.
2. Abtrennen des Retinaculum laterale vom Patellaoberrand bis zur Tuberositas tibiae.
3. Lösen der Membrana synovialis und Arthrotomie (intraartikuläre Zusatzmaßnahmen).
4. Darstellen des medialen Randes des Lig. patellae.
5. Osteotomie der Tuberositas tibiae mit spezieller Formgebung des Knochenblockes.
6. Nach Vorbohren für die Schraubenfixation, Medialverlagerung der Tuberositas tibiae.
7. Temporäre Drahtfixation und Überprüfung der patellofemoralen Artikulation.
8. Definitive Fixation einer 6,5-mm-Flachkopfschraube nach Vorschneiden des Gewindes.
9. Periostnaht, schichtweiser Wundverschluß über Redon-Drainage, intrakutane Naht.

Spezielle Technik

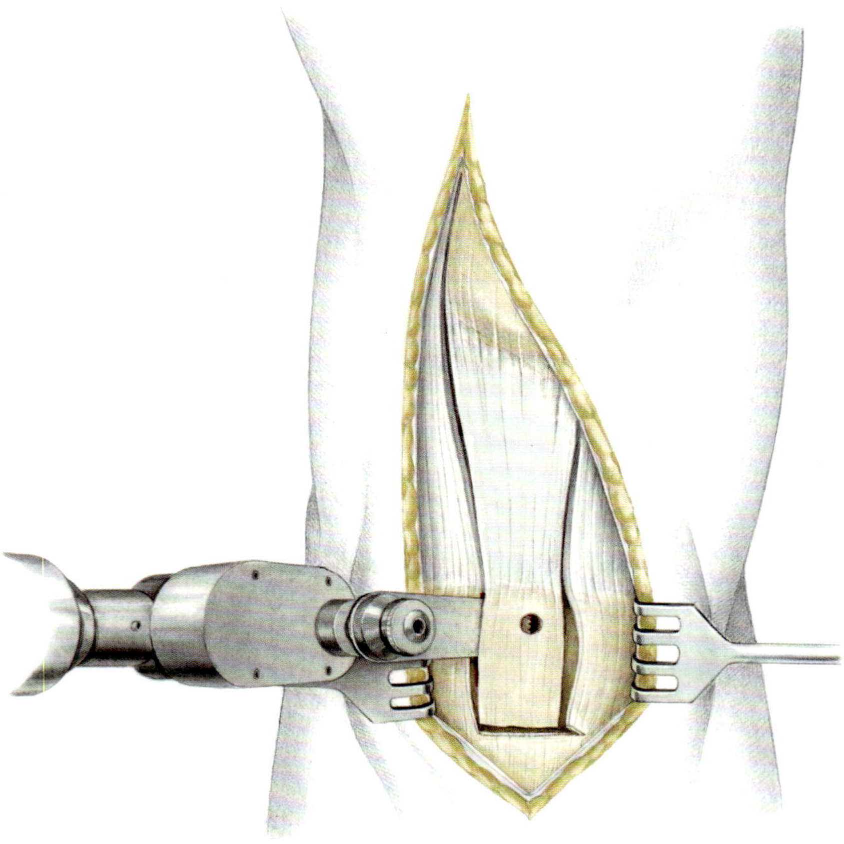

Abb. **131** Lateraler parapatellarer Hautschnitt vom Oberrand der Patella bis 2–3 cm distal der Tuberositas tibiae. Präparation des Hautlappens unter der Faszie nach medial bis zum medialen Rand der Kniescheibe. Das Retinaculum laterale wird parapatellar vom Patellaoberrand bis zur Tuberositas tibiae gespalten. Die Membrana synovialis wird von der fibrösen Gelenkkapsel unterminierend abgelöst und zur Exploration des Gelenks längsgespalten. Es folgen die notwendigen intraartikulären Zusatzeingriffe (Knorpelabrasio, Pridie-Bohrung, Gelenktoilette). Anschließend Naht der synovialen Gelenkkapsel, ggf. über intraartikulärer Redon-Drainage.

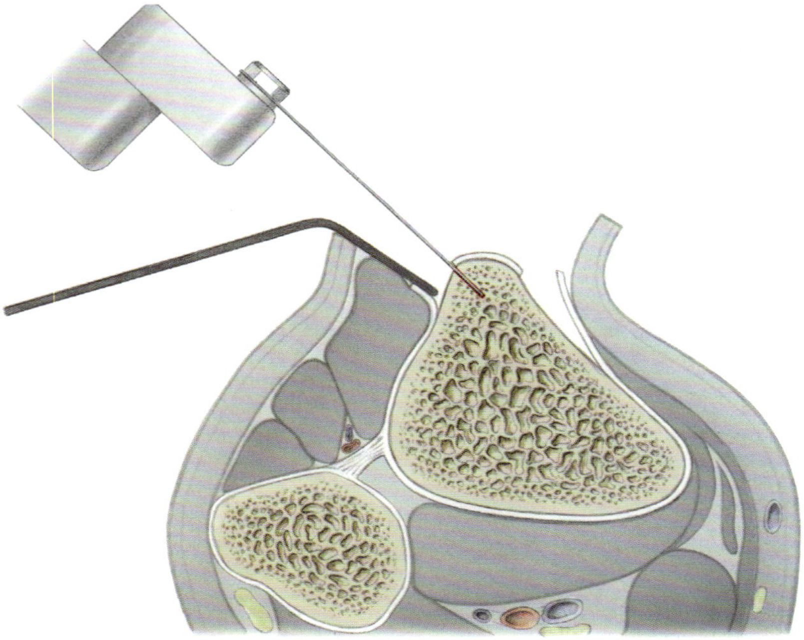

Abb. **132** Der mediale Rand des Lig patellae wird durch Längsspalten der einstrahlender Retinakulumfasern dargestellt. Das Periost um die Tuberositas tibiae herum wird umschnitten. Von der medial angrenzenden Tibiaoberfläche wird das Periost etwas abgeschoben. Der Ansatz des Lig. patellae wird als Knochenblock mit zwei Schnitten ausgesägt: Der 1. Schnitt verläuft parallel zur medialen vorderen Tibiaoberfläche, der 2. in der Sagittalebene, senkrecht zum Tibiaschaft. Die proximale Begrenzung des Knochenblocks wird mit dem Meißel, die distale mit der schmalen oszillierenden Säge (harte Kortikalis) herausgearbeitet. Bevor der Knochenblock vorsichtig mit dem Meißel gehoben wird, wird mit dem 3,2-mm-Bohrer für die spätere Schraubenfixation vorgebohrt.

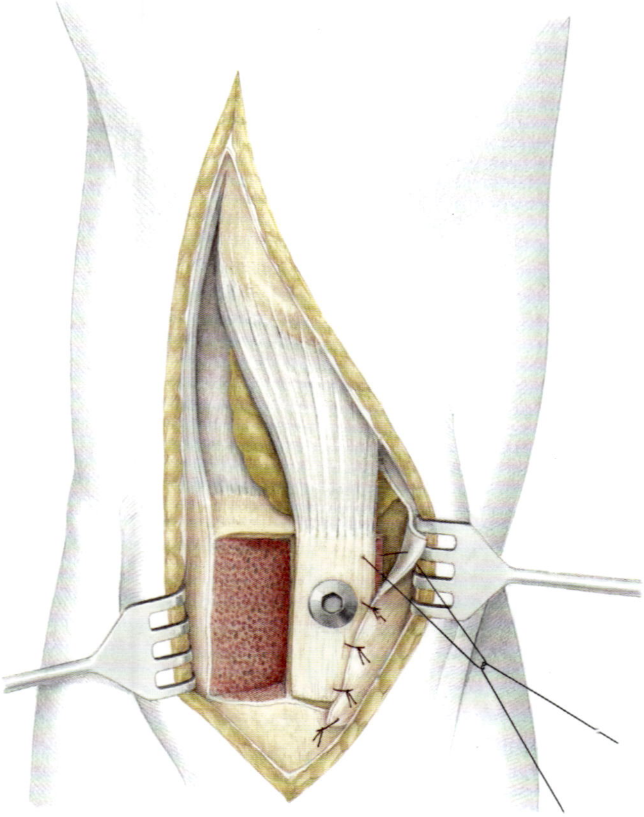

a

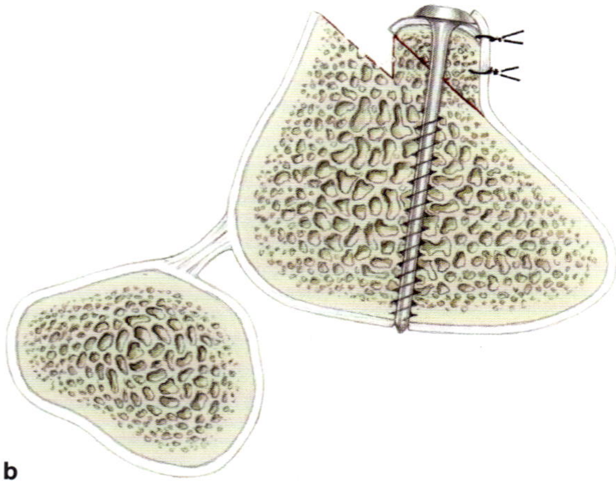

b

Abb. **133a** u. **b** Aus dem geplanten neuen Ansatzgebiet auf der medialen Schienbeinoberfläche wird eine flache Lamelle herausgemeißelt, die etwa der Grundfläche des Knochenblocks entspricht. Der Knochenblock wird gehoben, nach medial verlagert und temporär mit zwei Kirschner-Drähten fixiert. Die veränderte Artikulation der Patella wird bei Streckung und 90°-Beugung geprüft. Die definitive Fixation erfolgt mit einer 6,5-mm-Flachkopfschraube nach Gewindeschneiden. Das Gewinde sollte die hintere Tibiakortikalis fassen. Bei ungenügender Stabilität kann eine zweite, 4,5-mm-Kortikalisschraube distal eingebracht werden. Das im Fixationsgebiet abgelöste Periost kann, soweit möglich, auf den Span genäht werden. Die distale Kante des Knochenblockes wird mit dem Luer geglättet.

Komplikationen

Intraoperativ können folgende Komplikationen auftreten: Das laterale Retinakulum wird nicht weit genug nach proximal gespalten, wodurch der Effekt der Medialverlagerung vermindert wird. Der tuberositäre Knochenblock wird zu klein bemessen (Schwierigkeiten bei der Schraubenfixation) oder zu groß gewählt (trägt zu sehr auf). Der Knochenblock wird gesprengt, insbesondere dann, wenn versäumt wurde, das Gewinde vorzuschneiden.

Postoperativ kann es zu einer vorzeitigen Auslockerung der Schraube kommen, besonders dann, wenn sie nicht in der hinteren Tibiakortikalis verankert wurde, es droht eine verzögerte Einheilung des Knochenblockes. Ein postoperatives Hämatom, vorwiegend im tuberositären Hebedefekt sollte frühzeitig ausgeräumt werden.

Begleit-, Nachbehandlung

Ab dem 1. postoperativen Tag isometrische Spannungsübungen des M. quadriceps. Die krankengymnastischen Bewegungsübungen, die in den ersten 2 Wochen auf 60° Flexion limitiert werden, können durch die Motorschiene ergänzt werden. Das Anheben des gestreckten Beines gegen die Schwerkraft ist erst nach 4 Wochen erlaubt. Ab der 5. Woche wird die Flexion auf 90° gesteigert und ab der 7. Woche freigegeben. Bei zuverlässigen Patienten kann eine Teilbelastung von 15 kg ohne Stützverbände erlaubt werden. Ansonsten wird zur Entlassung aus der stationären Behandlung ein abnehmbarer Tutor aus Kunststoff anmodelliert, der eine volle Belastung und die Fortsetzung der Bewegungstherapie ermöglicht. Das Quadrizepstraining steht weiterhin ganz im Vordergrund. Röntgenkontrollen nach 6 Wochen. Implantatentfernung nach 6 Monaten.

Verletzungsfolgen

Posttraumatische Kniegelenksteife

Ziele und Methoden

Fortbestehende Bewegungseinschränkungen nach Operationen am Kapsel-Band- oder Streckapparat des Kniegelenkes sind häufig Folge einer unzureichenden oder verzögert einsetzenden postoperativen Nachbehandlung oder einer zu langen Immobilisierung. Sie sind aber auch nach adäquater frühfunktioneller postoperativer Nachbehandlung nicht immer zu vermeiden. Abgesehen von mechanischen Ursachen, wie fehlplazierte Transplantate oder zu enger Interkondylärbogen, sind sie oft Folge von postoperativen Verklebungen und Verwachsungen im Kniebinnenraum mit Verlötungen der oberen und seitlichen Rezessus, in der Fossa intercondylaris und im vorderen Gelenkraum (Hoffa-Fettkörper). Besteht trotz intensiver krankengymnastischer Therapie nach mehr als 10 Wochen postoperativ immer noch eine intolerable Bewegungseinschränkung (Streckhemmung von 10°), so sollte zunächst arthroskopiert werden, wobei gleichzeitig das wahre Ausmaß der Beweglichkeit in Narkose überprüft werden kann. Mechanische Hindernisse, Verwachsungen und Verklebungen im Gelenkrezessus werden arthroskopisch gelöst. Daran schließt sich wiederum eine intensive krankengymnastische Nachbehandlung über einen längeren Zeitraum an. Besteht eine Gelenksteife länger als 6 Monate unverändert fort, so bleiben die Ergebnisse nach arthroskopischer Arthrolyse unbefriedigend.

Das Ziel der *offenen* operativen Arthrolyse besteht in der schrittweisen Lösung von intraartikulären Adhäsionen und Verwachsungen im suprapatellaren Rezessus und in den seitlichen Gelenktaschen und schließlich in der Spaltung der Retinakula. Nach jedem Schritt der Arthrolyse ist ein Mobilisationsversuch erforderlich. Oft gelingt es durch eine manuelle Mobilisation, restliche Verklebungen zu beseitigen und geschrumpfte Weichteile zu dehnen. Gelegentlich sind zusätzliche extraartikuläre Maßnahmen erforderlich, wie z. B die Lösung narbiger Verwachsungen von Rektussehne und M. quadriceps. Eine Verlängerung der Quadrizepssehne, als Ultima ratio, sollte vermieden werden.

Die Hemmung der vollen Streckfähigkeit, nicht selten ein Problem nach vorderer Kreuzbandplastik, bedeutet bereits bei einem Streckdefizit von 10° eine erhebliche Beeinträchtigung, da sie die normale Quadrizepsaktivierung bei Belastung und damit den physiologischen Gangablauf verhindert. In diesem Fall wird ergänzend eine gezielte Arthrolyse über eine posteromediale Kapsulotomie durchgeführt.

Indikationen

Die Indikation zur Operation ist gegeben bei einer Beugefähigkeit weniger als 90° und einem Streckdefizit von 10°, wenn die Kniegelenksteife längere Zeit, d. h. etwa 6 Monate unverändert fortbesteht und intensive konservative Maßnahmen bereits gescheitert sind. Ein intakter Weichteilmantel, eine funktionstüchtige Muskulatur und Reiz- und Infektfreiheit des Gelenkes während der vergangenen 6 Monaten sind Voraussetzungen für die operative Arthrolyse.

Kontraindikationen

Als Kontraindikationen gelten: synovialer Reizzustand des Gelenkes, kurzfristig zurückliegende Infektionen, Weichteilindurationen und fortgeschrittene Arthrose. Besondere Aufmerksamkeit muß der Persönlichkeitsstruktur der Patienten gewidmet werden. Der Patient muß eine positive Einstellung haben und zur Mitarbeit bereit sein. Resignierende oder ängstliche Patienten erweisen sich für den Eingriff als ungeeignet.

Operationsrisiko und Aufklärungshinweise

Postoperativer Bluterguß, rezidivierende Reizergüsse. Vollständige Beseitigung der Gelenksteife kann nicht garantiert werden. Verlust der intraoperativ gewonnenen Beweglichkeit bei inkonsequenter Nachbehandlung. Erneute Gelenksteife bei schmerzhaften Reizzuständen und forcierter Nachbehandlung.

Spezielle Vorbereitungen

Genaue Ursachenanalyse, Überprüfung der Persönlichkeitsstruktur, ausreichende und konsequente krankengymnastische Vorbehandlung. Gegebenenfalls arthroskopische Untersuchung.

Intraartikuläre Arthrolyse mit Spaltung der Retinakula

Narkose: Allgemeinnarkose oder Regionalanästhesie. Für die postoperative Frühphase ist ein Periduralkatheter vorteilhaft.

Lagerung: Rückenlage, Oberschenkelblutsperre. Sind extraartikuläre Zusatzmaßnahmen an der Streckmuskulatur vorgesehen, wird keine Blutsperrenmanschette angelegt.

Zugangswege: Verlängerte anterolaterale Inzision mit lateraler und medialer Arthrotomie. Bei vermehrter Narbenbildung verbietet sich die Mobilisierung des Hautlappens nach medial. In diesen Fällen wird primär ein medialer Zugang gewählt, der bedarfsweise durch einen lateralen Zugang ergänzt wird.

Arbeitsschritte

1. Lange parapatellare laterale Hautinzision und Präparation des Hautlappens nach medial.
2. Mediale Arthrotomie.
3. Lösen bzw. Resektion sämtlicher Verklebungen und Verwachsungen zwischen Patella und Femurrolle im oberen und im medialen Rezessus.
4. Wiederholtes Durchbewegen des Gelenkes zur Überprüfung des Bewegungsgewinnes.
5. Laterale Arthrotomie und ergänzende Resektion der Verwachsungen im lateralen Rezessus.
6. Gegebenenfalls zusätzliche extraartikuläre Arthrolyse mit Lösen der Verwachsungen des M. vastus intermedius am Femur.
7. Blutstillen nach Öffnen der Blutsperre.
8. Intraartikuläre Redon-Drainagen und Naht der Membrana synovialis.
9. Gespaltene Retinakula bleiben offen.
10. Wundverschluß mit intrakutaner Naht.
11. Postoperative engmaschige Kontrolle der Hautzirkulation.

Spezielle Technik

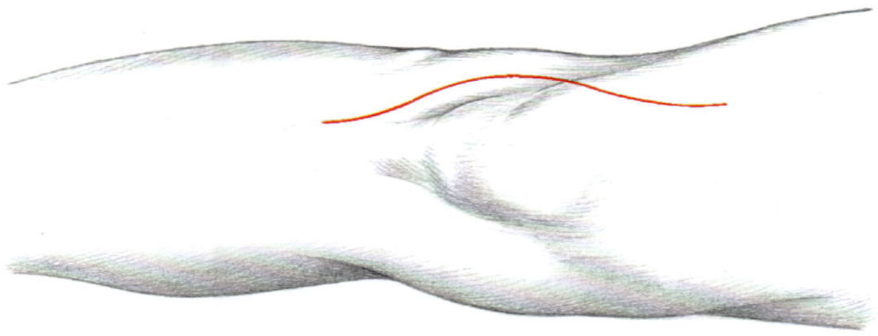

Abb. **134** Lange parapatellare laterale Hautinzision, die 8 cm proximal des oberen Patellarandes beginnt und bis zur Tuberositas tibiae reicht.

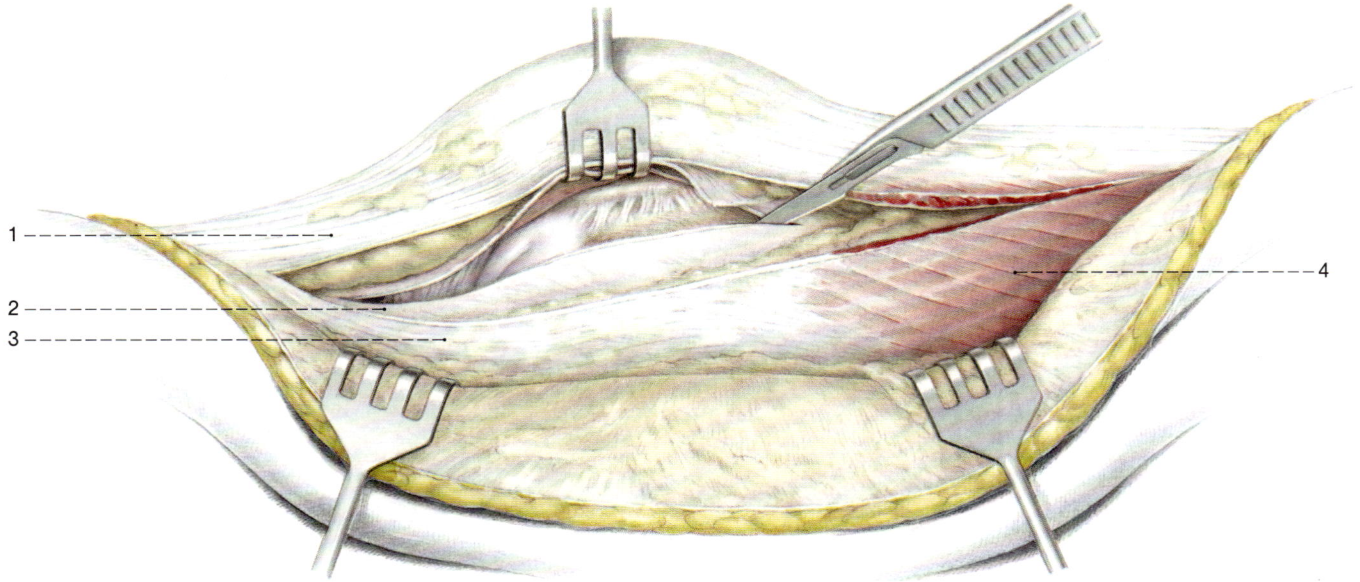

Abb. **135** Der Hautlappen wird unter der Faszie in der von der Bursa präpatellaris vorgegebenen Schicht über die Patella hinweg nach medial präpariert. Dieser Zugang, von dem aus ohne Schwierigkeiten sowohl medial als auch lateral arthrotomiert werden kann, erlaubt eine weitgehende Schonung der sensiblen Nervenäste. Das Gelenk wird zunächst von medial eröffnet. Die Retinakula werden durchtrennt, der M. vastus medialis wird von der Quadrizepssehne abgetrennt. Das Gelenk wird in Streckstellung gebracht. Die Kapselränder werden mit den scharfen Haken von der Femurrolle angehoben.

1 Lig. patellae
2 Gelenkkapsel
3 Retinaculum patellae mediale
4 M. vastus medialis

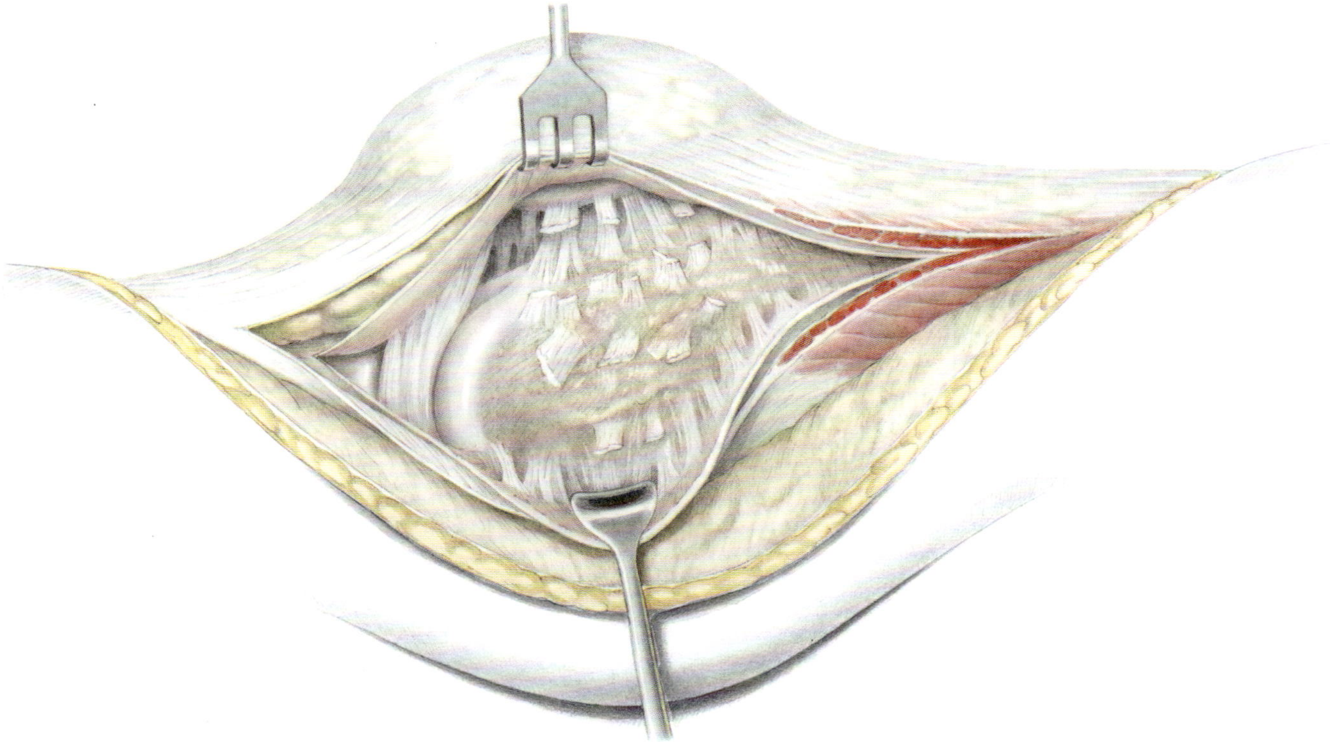

Abb. **136** Zunächst werden sämtliche Verklebungen und Verwachsungen zwischen Patella und Femur gelöst bzw. mit dem Skalpell reseziert. Der obere Rezessus wird durch Lösen und Exzision der Narbenstränge wieder eröffnet. Danach wird der mediale Rezessus in der genannten Weise befreit. Zwischendurch wird das Gelenk durchbewegt, um den Bewegungsgewinn zu überprüfen. Bleibt der gewünschte Erfolg aus, werden über eine zusätzliche laterale Arthrotomie nach Spalten der lateralen Retinakula die Verwachsungen im lateralen Rezessus in der genannten Weise reseziert. Besteht weiterhin ein Widerstand bei Beugung, muß die Arthrolyse auf die extraartikulären Gleitschichten zwischen der distalen Vastusmuskulatur und dem Femurschaft ausgedehnt werden. Hierbei werden die flächenhaften Adhäsionen des M. vastus intermedius am Femur mit dem Raspatorium nach proximal gelöst.

Öffnen der Blutsperre nach Beendigung der Arthrolyse und Blutstillung. Intraartikuläre Redon-Drainagen. Reinsertion der Vastusmuskulatur. Spannungsfreier Verschluß der Membrana synovialis. Die distalen Abschnitte der Retinakula werden genäht, soweit es spannungsfrei möglich ist. Um die Spannung der Nähte zu überprüfen, wird das Gelenk in dieser Phase mehrmals bis 90° gebeugt. Die parapatellaren Abschnitte der Retinakula bleiben offen. Spannungsfreier Wundverschluß über mehreren Drainagen, ein elastischer Kompressionsverband unterbleibt. Durchsichtiger Folienverband zur Kontrolle der Hautzirkulation.

Komplikationen

Intraoperative Komplikationen

Beim scharfen Exzidieren der intraartikulären Verwachsungen kann die knorpelige Gelenkfläche verletzt werden. Ungenügende Resektion der Verwachsungen in den seitlichen Gelenktaschen und in der Umgebung des Hoffa-Fettkörpers vermindern den erreichbaren Bewegungsgewinn.

Postoperative Komplikationen

Ist das Kniegelenk bei der Lagerung zu stark flektiert, kann es zu Durchblutungsstörungen der Haut im Wundgebiet kommen (regelmäßige Überwachung). Trotz großzügiger Drainagen der intra- und extraartikulären Räume können sich Hämarthros und subkutane Hämatome bilden, die frühzeitig ausgeräumt werden müssen.

Begleit-, Nachbehandlung

Während der ersten postoperativen Tage ist eine Periduralkatheteranästhesie von Vorteil. Die konsequente Nachbehandlung ist Voraussetzung für den Erfolg der Arthrolyse. Idealerweise sollte das Gelenk in der intraoperativ erreichten Beugestellung gelagert werden. Dies setzt aber eine kontinuierliche Kontrolle der Hautzirkulation voraus. Treten Durchblutungsstörungen auf, muß die Beugung zurückgenommen werden. Bereits am Operationstag wird das Gelenk zwischen Beugung und Streckung mehrmals täglich umgelagert. Am 1. postoperativen Tag beginnt die kontinuierliche passive Bewegungstherapie auf der Motorschiene. Von der lokalen Eisanwendung sollte großzügig Gebrauch gemacht werden. Vom Operationstag an werden regelmäßig Muskelanspannungsübungen durchgeführt. Zeigt sich innerhalb von 2–3 Wochen postoperativ kein Fortschritt oder ist der Bewegungsumfang rückläufig, so kann eine Narkosemobilisation vorgenommen werden. Der Patient darf das Bein, abhängig von den Schmerzen und der muskulären Führung belasten. Die krankengymnastische Behandlung muß nach der stationären Entlassung über einen längeren Zeitraum fortgesetzt werden, da die Besserungstendenz erfahrungsgemäß noch mehrere Monate nach der Operation anhält.

Intraartikuläre Arthrolyse durch posteromediale Kapsulotomie bei Streckhemmung

Verbleibt ein Streckdefizit, obwohl mechanische intraartikuläre Ursachen ausgeschlossen bzw. operativ behoben wurden und eine konventionelle intraartikuläre Arthrolyse erfolglos blieb, so empfiehlt sich die posteromediale Kapsulotomie. Sie kann als Zusatzmaßnahme zur konventionellen offenen Arthrolyse (s. oben) oder als selbständiger Eingriff durchgeführt werden.

Arbeitsschritte

1. Bei gezieltem Eingriff: 5 cm langer Hautschnitt vom Epicondylus femoris medialis parallel zu den Pes-anserinus-Sehnen nach distal (Kniegelenk 90° flektiert). Bei Zusatzeingriff: Präparation des Hautlappens nach hinten bis zur posteromedialen Kapselschale.
2. Bei 90°-flektiertem Knie faserparallele Spaltung der Faszie hinter dem medialen Kollateralband unter Schonung der Äste des N. saphenus.
3. Weghalten der Sehnen des Pes anserinus und des M. semimembranosus.
4. Längsinzision der Kapsel am Hinterrand des Lig. collaterale mediale an der Grenze zum hinteren Schrägband und Eröffnen der Membrana synovialis (s. Abb. **106**).
5. Lösen der Verwachsungen zwischen Kondylenrolle und posteromedialer Kapsel. Zusätzliches Ablösen des femoralen Kapselansatzes vom distalen posterioren Femur, teils stumpf mit dem Raspatorium, teils scharf, bei stets engem Kontakt der Instrumente mit der Femurkortikalis.
6. Spreizen der sagittal verlaufenden Septen im posterioren Rezessus im Bereich der Kreuzbänder.
7. Darstellen der Innenfläche des lateralen Femurkondylus (Insertionsgebiet des vorderen Kreuzbandes) und Lösen der Verwachsungen.
8. Streckversuche, um noch verbliebene Verwachsungen als Ursache von Streckhindernissen zu lokalisieren und mit dem Raspatorium zu beseitigen.
9. Nach Öffnen der Blutsperre sorgfältige Blutstillung, Drainage.
10. Naht der Faszie in Streckstellung des Kniegelenkes (Kapsel bleibt unverschlossen).

Begleit-, Nachbehandlung

Unmittelbar postoperativ wird eine Spezialbandage angelegt, die Kompression und Dauerkühlung mit Eiswasser kombiniert (Cryo-Cuff) und das Bein in Streckstellung gelagert. Intensive krankengymnastische Therapie ab dem 1. Tag mit Quadrizepstraining, um die aktive Streckung wiederherzustellen. Belastung in Abhängigkeit von den postoperativen Schmerzen und der muskulären Führung des operierten Beines. Empfehlenswert ist das Tragen einer Streckschiene nachts. Diese Therapie wird bis über die 6. Woche hinaus fortgesetzt.

Bursen-, Ganglien- und Poplitealzysten

Bursen im Kniegelenkbereich

Ziele und Methoden

Von den zahlreichen, in der Umgebung des Kniegelenkes vorkommenden Gleitbeuteln, in denen sich akute oder chronische Entzündungen abspielen können, sind vor allem die Bursae prae- und infrapatellaris betroffen. Eine akute, nicht eitrige Bursitis wird zunächst konservativ behandelt: Punktion, lokal antiphlogistische Maßnahmen, kurzfristige Ruhigstellung. Bei eitriger, phlegmonöser Bursitis wird die Bursa inzidiert, kürretiert und drainiert. Das Kniegelenk wird im Schienenverband ruhiggestellt. Antibiotische Behandlung.
Sekundär oder primär chronische Bursitiden, die z. B. bei ständiger mechanischer Irritation des Gleitbeutels entstehen können, stellen eine Operationsindikation dar, wenn sie durch konservative Maßnahmen, einschließlich der Punktion nicht ausheilen.

Operationsrisiko und Aufklärungshinweise

Postoperative Hämatome und Serome, die zu einer sog. Rezidivbursitis führen können.

Exstirpation einer Bursa praepatellaris

Narkose: Allgemeinnarkose oder Regionalanästhesie.

Lagerung: Rückenlage.

Zugangswege: Quere präpatellare Inzision.

Arbeitsschritte

1 Quere Hautinzision über der Bursa praepatellaris.
2 Ausschälen der mit einer Kocherklemme gefaßten Bursa mit Hilfe von Schere und kleinem Präparierstiel.
3 Abtragen der Bursa von der Patellaoberfläche.
4 Sorgfältige Blutstillung, Drainage.
5 Intrakutane Naht und leichter Kompressionsverband.

Exstirpation einer Bursa infrapatellaris

Arbeitsschritte

1 5 cm langer Hautschnitt entlang dem lateralen Rand des Lig. patellae bis zur Tuberositas tibiae.
2 Präparation und Exstirpation der mit einer Kocherklemme gefaßten Bursa zwischen Tibiaoberfläche und Rückfläche des distalen Lig. patellae.
3 Redon-Drainage und schichtweiser Wundverschluß, intrakutane Naht.

Begleit-, Nachbehandlung

Postoperativ wird ein leichter Kompressionsverband angelegt. Das Kniegelenk wird 7–10 Tage in einem Schienenverband ruhiggestellt, um eine rasche Verklebung der subkutanen Gewebeschichten zu erreichen und dadurch eine Serombildung zu verhindern.

Ganglien im Kniegelenkbereich

Ziele und Methoden

Im Kniegelenkbereich werden meniskale und parameniskale Ganglien unterschieden.
Die meniskalen Ganglien stehen mit dem Meniskus in Verbindung, in welchem sich auf dem Boden degenerativer Veränderungen Risse und mit Synovialflüssigkeit gefüllte Hohlräume gebildet haben. Der laterale Meniskus ist 4–6mal häufiger betroffen als der mediale.
Parameniskale Ganglien sitzen als prallelastische, mit fadenziehender, gallertiger Flüssigkeit gefüllte Gebilde an Gelenkknorpel, Sehnenansätzen und Sehnenscheiden.
An der medialen Seite des Kniegelenkes sind sie häufig im Bereich von Semimembranosussehne, Pes anserinus und medialem Kollateralband lokalisiert.
Da die prallelastischen Ganglien Beschwerden bereiten, sollten sie entfernt werden. Bei der Exstirpation der meniskalen Ganglien muß der Meniskus selbst in die diagnostische und therapeutische Planung miteinbezogen werden.

Operationsrisiko und Aufklärungshinweise

Es ist darauf hinzuweisen, daß Rezidive möglich sind. Beim Meniskusganglion muß eine mögliche Meniskusexstirpation und, bei entsprechender Ausdehnung des Ganglions, ein erweiterter Eingriff eingeplant und mit dem Patienten besprochen werden.

Spezielle Vorbereitungen

Differentialdiagnostisch muß ein Ganglion von einem soliden Tumor durch sonographische Untersuchung abgegrenzt werden. Bei meniskalen Ganglien wird zusätzlich arthroskopiert. Meniskusläsionen werden arthroskopisch saniert. Extraartikuläre Ganglienanteile sind der Arthroskopie nicht zugänglich und werden deshalb anschließend von einem anterolateralen Zugang aus exstirpiert.

Ganglienexstirpation im medialen Gelenkbereich

Narkose: Allgemeinnarkose oder Regionalanästhesie.

Lagerung: Rückenlage.

Zugangswege: Medialer Zugang, parallel zum Pes anserinus.

Arbeitsschritte

1. Mediale Hautinzision parallel zum Vorderrand des Pes anserinus.
2. Präparation des R. infrapatellaris n. sapheni.
3. Spalten der Faszie am Vorderrand des Pes anserinus.
4. Präparation des Ganglions aus seinen Verwachsungen mit dem Pes anserinus und dem Kollateralband.
5. Spalten des Seitenbandes und Präparation des Ganglienstiels bis zur Basis.
6. Vollständige Exstirpation des Ganglions mit Basis.
7. Naht des Seitenbandes.
8. Schichtweiser Wundverschluß über Drainage, intrakutane Naht.

Spezielle Technik

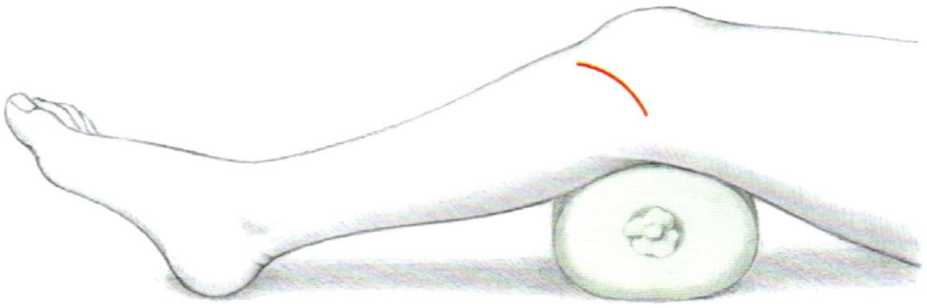

Abb. **137** Das Knie wird auf einer Tuchrolle gelagert, 30° flektiert, und nach lateral gekippt. 6–8 cm langer Hautschnitt parallel zum Vorderrand des Pes anserinus.

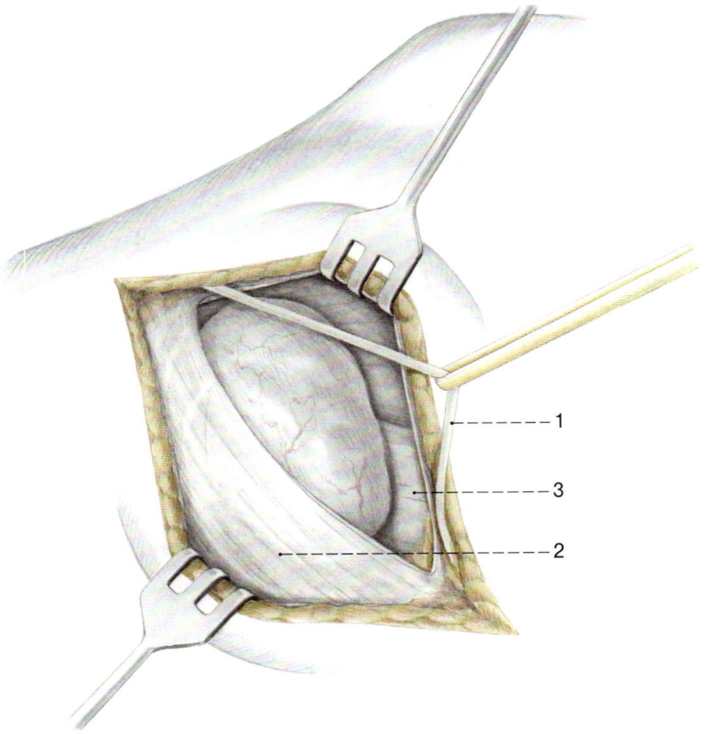

Abb. **138** Mit Schere und Präpariertupfer wird das subkutane Fettgewebe vorsichtig von der Faszie abgeschoben. Der R. infrapatellaris n. sapheni, der zwischen der Sehne des M. sartorius und M. gracilis an die Oberfläche kommt und distal subkutan verläuft, wird präpariert, mit einem Gummibändchen angeschlungen und nach vorne weggehalten. Die Faszie wird parallel zum Vorderrand des Pes anserinus gespalten.

1 N. saphenus, R. infrapatellaris
2 Pes anserinus
3 Lig. collaterale mediale

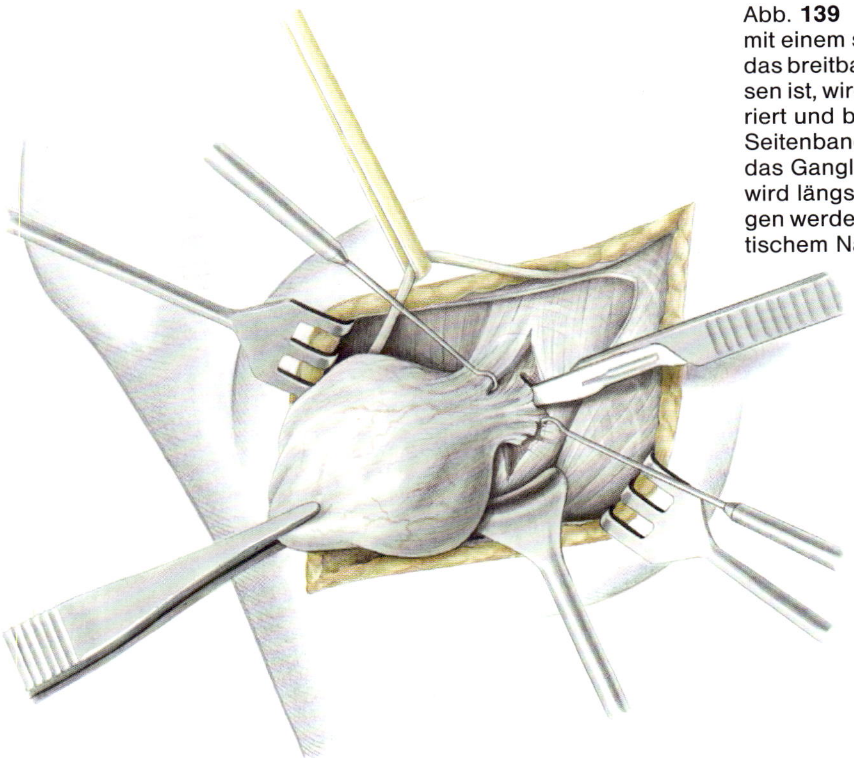

Abb. **139** Das Kniegelenk wird 90° flektiert, der Pes anserinus wird mit einem stumpfen Haken nach hinten weggehalten. Das Ganglion, das breitbasig mit dem Pes anserinus und dem Seitenband verwachsen ist, wird teils stumpf, teils scharf von seiner Umgebung abpräpariert und bis zu seinem Stiel verfolgt, der zwischen den Fasern des Seitenbandes in die Tiefe führt. Der besseren Übersicht wegen kann das Ganglion an seinem Stiel abgetragen werden. Das Seitenband wird längs gespalten, damit die Ganglienbasis vollständig abgetragen werden kann. Naht des gespaltenen Seitenbandes mit atraumatischem Nahtmaterial.

Komplikationen

Verletzung oder Durchtrennung des R. infrapatellaris n. sapheni mit Sensibilitätsstörungen oder schmerzhaftem Neurom. Der Ganglienstiel und die -basis werden nicht vollständig exzidiert mit dem Risiko eines Rezidivs.

Begleit-, Nachbehandlung

Leichter Kompressionsverband. Vorübergehende Ruhigstellung des Kniegelenkes bis zum Abklingen der Schmerzen.

Exstirpation eines Ganglions des Meniscus lateralis

Narkose: Allgemeinnarkose oder Regionalanästhesie.

Lagerung: Rückenlage.

Zugangswege: Anterolateraler Zugang.

Arbeitsschritte

1 Laterale Hautinzision in Verlaufsrichtung des Tractus iliotibialis.
2 Längsspalten des Tractus iliotibialis.
3 Bei großem Ganglion, Abmeißeln des Tuberculum Gerdy.
4 Quere Durchtrennung der Gelenkkapsel.
5 Präparation des Ganglions, beginnend von der Meniskusbasis bis zu seinen Endausläufern.
6 Radikale Exstirpation des Ganglions.
7 Naht der Gelenkkapsel an die Meniskusbasis.
8 Naht des Tractus iliotibialis bzw. Fixation des Tuberculum Gerdy mit Metallklammern oder Schraube.
9 Wundverschluß über Drainage, intrakutane Naht.

Spezielle Technik

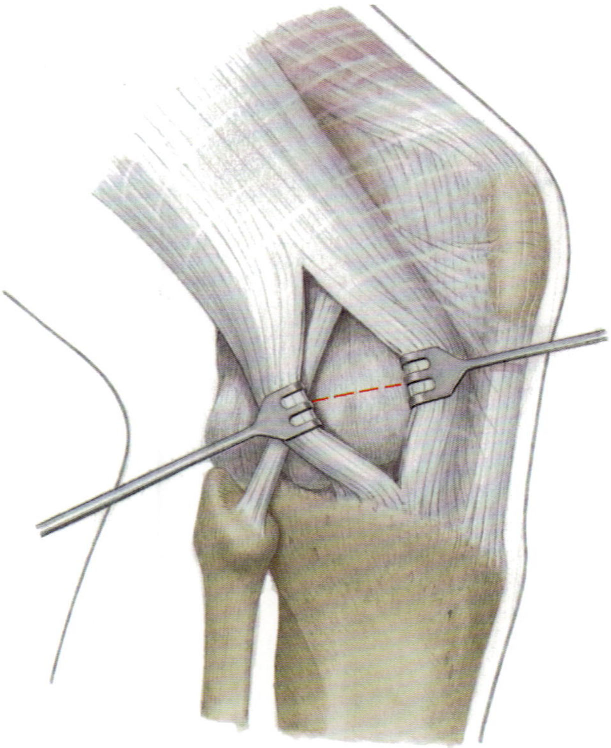

Abb. **140** Das Kniegelenk wird 60° gebeugt und unterpolstert. Etwa 6 cm langer Hautschnitt vom Epicondylus lateralis femoris bis zum Tuberculum tractus iliotibialis in Verlaufsrichtung des Traktus. Dieser wird über dem Ganglion in Faserrichtung gespalten Bedingt durch seine straffen Fasern ist der Zugang zur Gelenkkapsel eingeengt. Eine Erweiterung durch subperiostales Abschieben der Inzisionsränder am Schienbeinkopf ist nur bedingt möglich. Bei großen Ganglien kann der Zugang erweitert werden, indem das Tuberculum tractus iliotibialis abgemeißelt und mit dem daran angrenzenden Tractus iliotibialis hochgeschlagen wird.

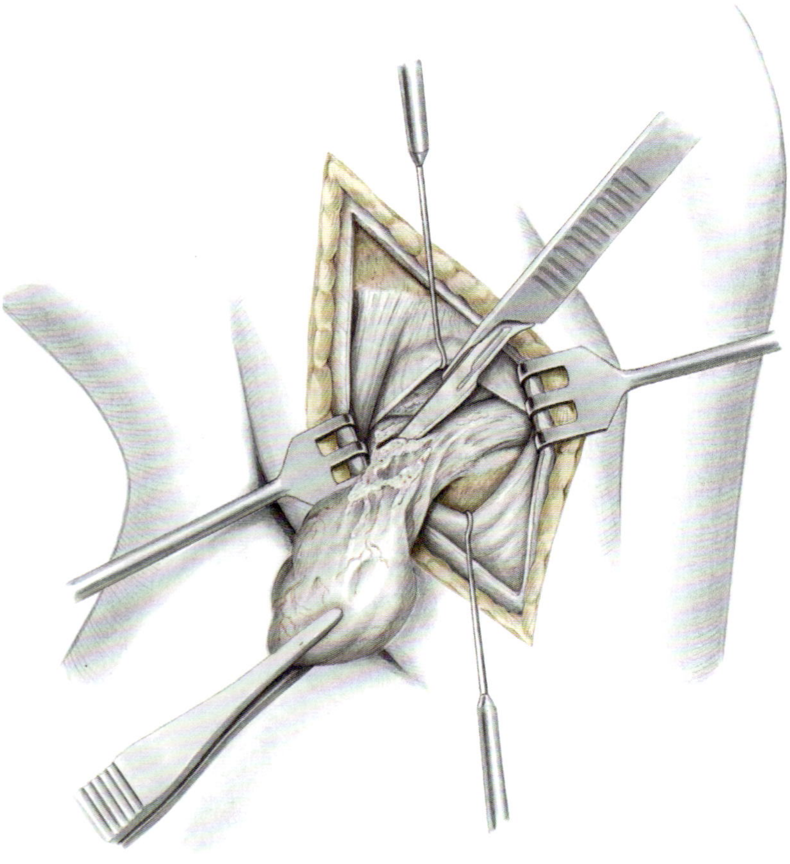

Abb. **141** Die Gelenkkapsel wird über dem Ganglion quer durchtrennt. Das mit gallertartiger Flüssigkeit und oftmals Verkalkungsresten angefüllte Ganglion wird mit der Klemme gefaßt und mit dem Skalpell oder scharfem Löffel aus der Meniskusbasis ausgeschält. Große Ganglien können gelegentlich die Strukturen der Gelenkkapsel durchsetzen und ausnahmsweise gar den Knochen am Schienbeinkopf arrodieren. Sämtliche zystischen Auswüchse müssen aus dem umgebenden Gewebe entfernt werden. Oft muß ein Teil der infiltrierten Gelenkkapsel geopfert werden. Arrodierte Knochenbezirke werden mit dem scharfen Löffel angefrischt. Anschließend wird überprüft, inwieweit sich die gallertig-zystischen Veränderungen in den Meniskuskörper erstrecken und dadurch eine Meniskektomie erfordern, falls dies nicht bereits arthroskopisch erfolgt ist. Die Gelenkkapsel wird mit feinem resorbierbaren Nahtmaterial verschlossen, wobei die Synovialmembran in den entstandenen Defekt an der Meniskusbasis genäht wird. Der Tractus iliotibialis wird mit kräftigem resorbierbaren Nahtmaterial verschlossen. Wurde das Tuberculum Gerdy abgemeißelt, so wird es mit einer Metallklammer oder einer Kleinfragmentschraube mit Unterlagscheibe an der Tibia refixiert.

Komplikationen

Die in die Umgebung wuchernden Ganglienauswüchse wurden nicht radikal entfernt, Folge: Restbeschwerden. Die Sanierung der degenerativen Meniskusläsion wurde nicht konsequent durchgeführt, Folgen: Ganglienrezidive mit erneutem Ausgang vom Meniskus, sekundäre Meniskusläsion.

Begleit-, Nachbehandlung

Leichter Kompressionsverband. Wegen der Traktusnaht vorübergehender Schienenverband.

Zysten in der Kniekehle

Ziele und Methoden

Voraussetzungen für die Entstehung einer symptomatischen Poplitealzyste (Baker-Zyste) sind einmal die vermehrte Bildung von Synovialflüssigkeit mit Erhöhung des intraartikulären Druckes aufgrund pathologischer Veränderungen im Kniebinnenraum, zum anderen eine Verbindung zwischen Gelenkraum und Bursae subtendinea m. gastrocnemii medialis und m. semimembranosi bzw. deren gemeinsamen Bursa. Diese kann sich durch die ausgepreßte Gelenkflüssigkeit zu einer Distensionszyste ausweiten, die gigantische Ausmaße annehmen und sich bis in die distale Wadenregion ausbreiten kann. Da die Poplitealzyste häufig mit pathologischen intraartikulären Veränderungen einhergeht (Arthritis, Arthrose, chronische Synovialitis, degenerative Meniskusläsionen), sollte das Kniegelenk arthroskopiert werden, mit dem Ziel, die Ursache zu behandeln. Außer der symptomatischen gibt es die seltenere sog. idiopathische Poplitealzyste, meist im Wachstumsalter, die mit stark visköser Flüssigkeit gefüllt ist und nicht mit pathologischen intraartikulären Veränderungen einhergeht.

Indikationen

Die Zystenexstirpation ist angezeigt, wenn mit zunehmender Größe aus mechanischen Gründen Beschwerden bestehen.

Operationsrisiko und Aufklärungshinweise

Operationstechnisch ist eine Verletzung der poplitealen Gefäße und Nerven möglich. Ausdrücklich muß auf die Rezidivhäufigkeit hingewiesen werden, besonders wenn die intraartikulären Ursachen nicht vollständig beseitigt werden konnten.

Spezielle Vorbereitungen

Sonographische Untersuchung: Sie gibt nicht nur über die Ausdehnung der Zyste und ihre Verbindung zum Gelenk Auskunft, sondern läßt sich auch differentialdiagnostisch einsetzen zur Abgrenzung gegenüber soliden Weichteiltumoren, Venenerweiterungen oder Aneurysmen der A. poplitea. Vor der Zystenexstirpation sollte das betroffene Kniegelenk arthroskopiert werden, mit dem Ziel, intraartikuläre pathologische Veränderungen möglichst zu sanieren.

Exstirpation einer Poplitealzyste

Narkose: Allgemeinnarkose.

Lagerung: Bauchlage.

Zugangswege: Posteriorer Zugang.

Arbeitsschritte

1 Bauchlage, posteriorer Zugang.
2 Spalten der Fascia poplitea unter Schonung der oberflächlichen Nerven und Venen.
3 Präparation der Zyste aus ihrer Umgebung, teils stumpf, teils scharf.
4 Darstellen des Zystenstiels, Abtragen der Zyste und Verschluß der kapsulären Verbindung zum Gelenk.
5 Tiefe Drainage, Naht der Fascia poplitea.
6 Schichtweiser Wundverschluß, intrakutane Naht.

Spezielle Technik

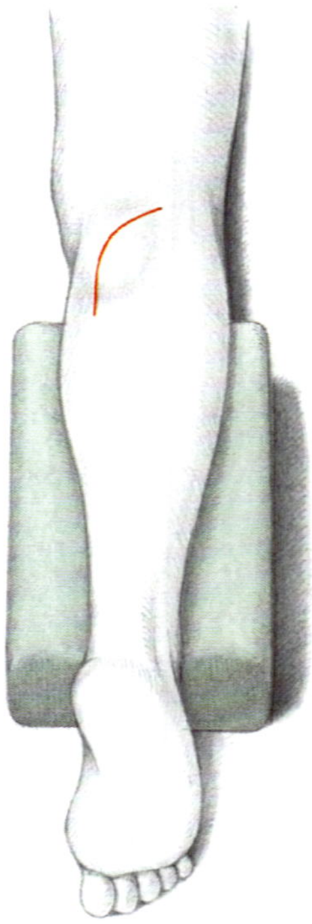

Abb. **142** Bauchlage, Unterschenkel unterpolstert, Kniegelenk leicht flektiert. Bogenförmiger Hautschnitt über der Kniekehle von der Mitte des distalen Oberschenkels bis zum medialen Gastroknemiuskopf.

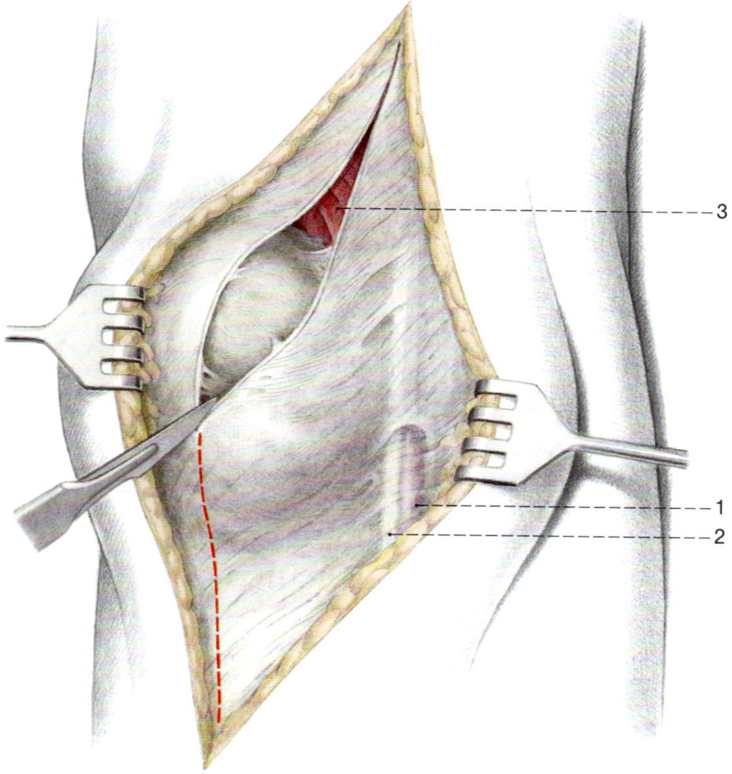

Abb. **143** Spalten der Fascia poplitea über der sich vorwölbenden Zyste. Die proximal sub- und distal epifaszial verlaufende Nerven und Venen werden nach lateral gehalten. Bei besonders großen Zysten oder unübersichtlicher Situation, wird das tiefe Gefäß-Nerven-Bündel (Vasa poplitea, N. tibialis) dargestellt, angeschlungen und nach lateral weggehalten.

1 V. saphena parva
2 N. cutaneus surae medialis
3 M. gastrocnemius, Caput mediale

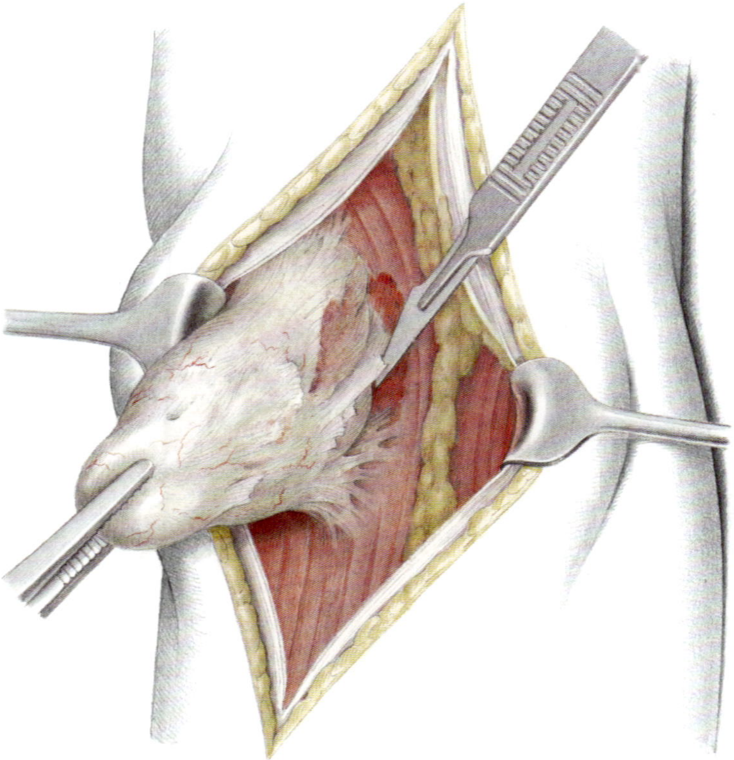

Abb. **144** Die Zyste wird an ihrem distalen Rand vom M. gastrocnemius medialis abpräpariert. Um eine vorzeitige Perforation der Zystenwand zu vermeiden, muß gelegentlich die oberflächliche Muskelfaszie mitentfernt werden. Die Zyste wird mit einer Klemme unter Spannung gehalten und zum Teil stumpf, zum Teil scharf von ihren perikapsulären Fasern befreit.

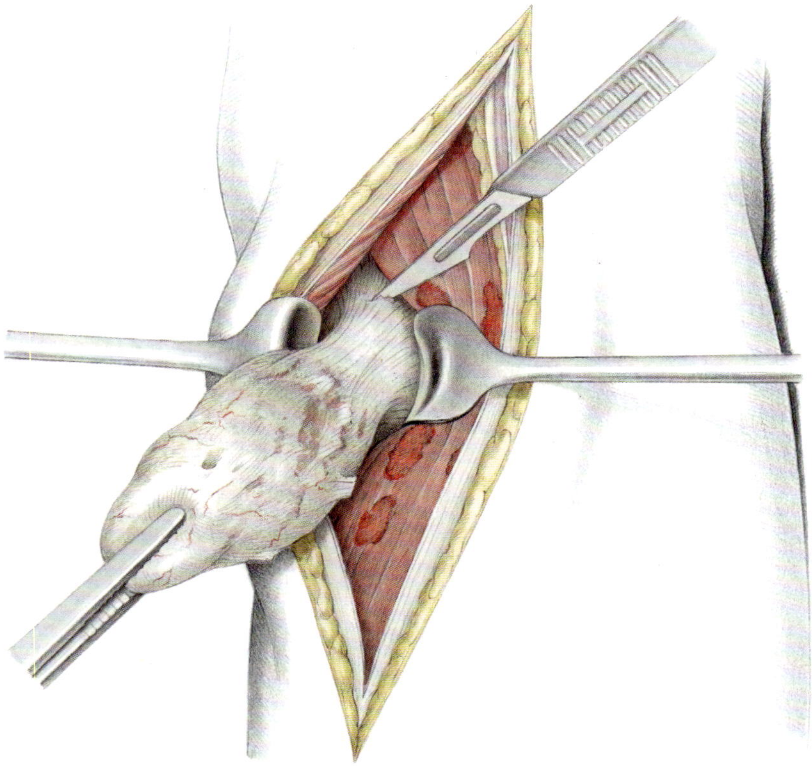

Abb. **145** Um den Zystenstiel darzustellen, wird der M. gastrocnemius medialis nach lateral und die Sehne des M. semimembranosus nach medial gehalten. Der stielförmige Zystenfortsatz wird bis dicht an seinen Ursprung an der Gelenkkapsel freipräpariert und abgetragen. Die Kapselöffnung wird durch direkte Naht verschlossen. Läßt sie sich, z. B. wegen zu dünner Gelenkkapsel, nicht durch Naht verschließen, kann entweder ein gestielter Faszienlappen aus der sehnigen Aponeurose des M. gastrocnemius aufgesteppt oder aber der Defekt im Sinne einer ausreichend großen Kapselfensterung erweitert werden. Tiefe Redon-Drainagen, Naht der Fascia poplitea.

Komplikationen

Verletzung der poplitealen Gefäße und Nerven. Die Verbindung des Zystenstiels zum Gelenk wurde nicht verschlossen bzw. die Kapselfensterung war zu klein, Folge: Nachfließen der Gelenkflüssigkeit ins Wundgebiet mit Ausbildung einer prallen Pseudozyste. Die intraartikuläre Ursache konnte nicht kausal behandelt werden, Folge: Zystenrezidiv.

Begleit-, Nachbehandlung

Leichter Kompressionsverband. Vorübergehende Schonung mit limitierter Bewegung, damit die Gewebeschichten in der Wundhöhle verkleben können.

Unterschenkel

Von O. Gaber und M. Roesgen

Allgemeines

Operative Strategie

Der Unterschenkel ist der am meisten verletzungsgefährdete Extremitätenabschnitt. Dies hängt einerseits mit seiner Exposition am unteren Körperabschnitt zusammen, andererseits mit den anatomischen Besonderheiten:
- Asymmetrische Weichteilbedeckung.
- Subkutane Lage des Tibiaschaftes.
- Muskelimbalance ventral zu dorsal.
- Unzureichende Muskelbedeckung distal.
- Kompartimentierung der Strecker- und Beugemuskeln.
- Hohe Aufzweigung des Gefäßbaumes.

Ziel der operativen Strategie ist die Wiederherstellung von dynamischer und statischer Funktion des Unterschenkels und damit des ganzen Beines. Hierzu gehört in erster Linie die Rekonstruktion des Weichteilmantels. Nur unter einem gut durchbluteten Weichteilmantel kann die Knochenheilung stattfinden. Die Tragfähigkeit der Tibia und der Fibula muß wiederhergestellt werden. Bei Knochenverlust ist ein Defektaufbau erforderlich. Schließlich soll die Funktion von Knie- und Sprunggelenk wiederhergestellt werden. Hierzu ist der gelenkflächenkongruente Aufbau notwendig. Bei völliger Zerstörung eines angrenzenden Gelenkes sind die frühzeitige Einstellung zur Arthrodese oder seltener der prothetische Gelenkflächenersatz den Krankheitsverlauf abkürzende und der Wiedererlangung der Extremitätenfunktion dienende Operationen.

Die folgenden operativen Schritte müssen nacheinander systematisch durchgeführt werden:
- Débridement der Wunden und des Knochens.
- Weichteilmobilisation zur Defektdeckung.
- Alignement der Fragmente.
- Knöcherner Defektaufbau.
- Weichteilbedeckung.
- Gelenkflächenaufbau.
- Wiederherstellung von Muskel- und Sehnenfunktion.

Auf den Gebrauch der Oberschenkelblutsperre soll wegen der verminderten Ischämietoleranz der Gewebe nach Möglichkeit verzichtet werden. Als Osteosyntheseverfahren kommen alle gängigen Methoden in ihren speziellen lokalen Indikationen in Betracht:

Gelenknahe und Gelenkfrakturen:
- Kirschner-Draht-Osteosynthese,
- Schraubenosteosynthese,
- Abstützplatte,
- Gelenküberbrückender Fixateur externe,
- Hybrid-Fixateur.

Schaftfrakturen:
- Tibiamarknagelung mit und ohne Verriegelung.
- Plattenosteosynthese
  anatomiegerecht (wenn möglich),
  überbrückend.
- Fixateur externe
  unilateral,
  V-Montage.
- Ilizarov-Ringfixateur.

Kindliche Fraktur:
- Intramedulläre Schienung mit Prevot-Nägeln.

Bei verbliebenen Achsabweichungen ist die gelenknahe Korrekturosteotomie, meist proximal, seltener distal, indiziert.

Die Einstellung zur Arthrodese oder der Gelenkflächenersatz bleiben der primären Gelenkzerstörung oder sekundär der schmerzhaften deformierenden Arthrose mit Belastungsunfähigkeit des Beines vorbehalten.

Durch seine Exposition und die kritische Weichteilbedekkung ist die Gefahr einer Infektion besonders hoch. Das notwendige ausgedehnte Débridement des Knochens und der Weichteile beugt dieser Komplikation vor, verschärft aber die Problematik der folgenden Weichteilrekonstruktion. Diese muß unter Zuhilfenahme von lokalen Muskellappenplastiken oder mikrochirurgisch angeschlossener Fernlappen erfolgen. Zur knöchernen Defektrekonstruktion hat sich neben der autogenen Knochenplastik die Segmentverschiebung nach Ilizarov durchgesetzt

Das *Kompartmentsyndrom* ist der am häufigsten vorkommende geschlossene Weichteilschaden nach Unterschenkelverletzung. Das Kompartmentsyndrom tritt sowohl primär als unmittelbare Verletzungsfolge als auch sekundär nach Osteosynthese einer Schaftfraktur auf. Die Ursache liegt in der Septierung der Muskellogen des Unterschenkels: M. tibialis anterior, Peronealmuskulatur, des M. gastrocnemius, des M. soleus sowie der tiefen Beugemuskulatur, des M. flexor digitorum und des M. tibialis posterior. Die Anfangssymptomatik ist stumm und uncharakteristisch. Deshalb sind die engmaschige Kontrolle und das „daran Denken" die Schlüssel zum Erfolg, der unmittelbar von der frühen Einleitung der operativen Behandlungsmaßnahme abhängt.

Spezielle Anatomie

Abgrenzung

(Abb. **1**)

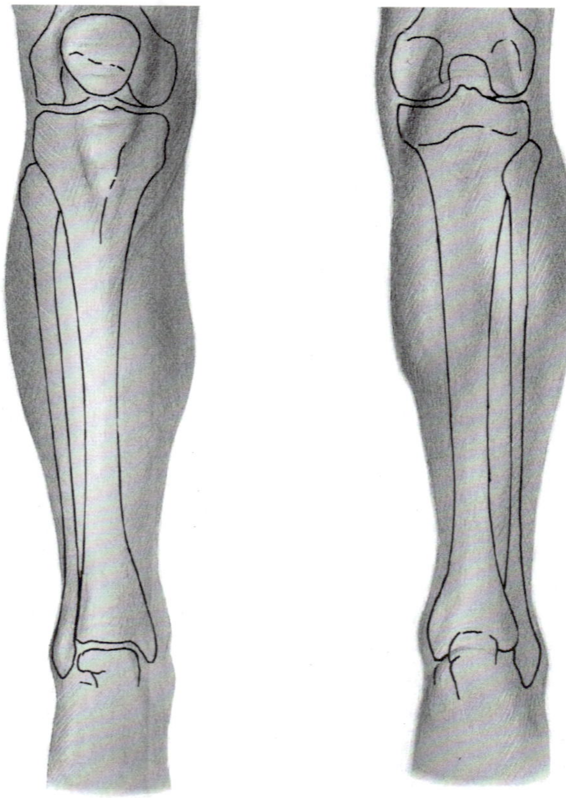

Abb. **1** Unterschenkelknochen mit Weichteilen.

Die proximale Grenze des Unterschenkels befindet sich distal der Tuberositas tibiae und des Caput fibulae. Distal liegt die Grenze oberhalb der Malleolen.
Man unterscheidet eine Regio cruralis anterior und eine Regio cruralis posterior. Die seitliche Begrenzung dieser Regionen bilden der Margo medialis tibiae und lateral die Fibula.

Faszien und Faszienräume

(Abb. **2–4**)

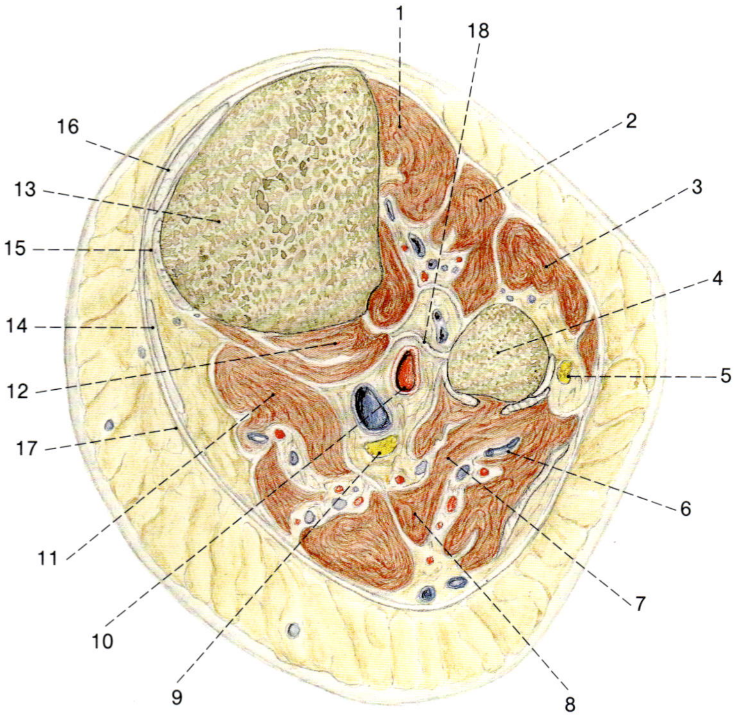

Abb. **2** Schnitt durch das proximale Drittel eines linken Unterschenkels. Ansicht von distal.

1 M. tibialis anterior
2 M. extensor digitorum longus
3 M. peronaeus longus
4 Fibula
5 N. peronaeus communis
6 M. gastrocnemius, Caput laterale
7 M. soleus
8 M. plantaris
9 N. tibialis
10 A., V. poplitea
11 M. gastrocnemius, Caput mediale
12 M. popliteus
13 Tibia
14 M. semitendinosus
15 M. sartorius
16 M. semimembranosus
17 Fascia cruris
18 Membrana interossea

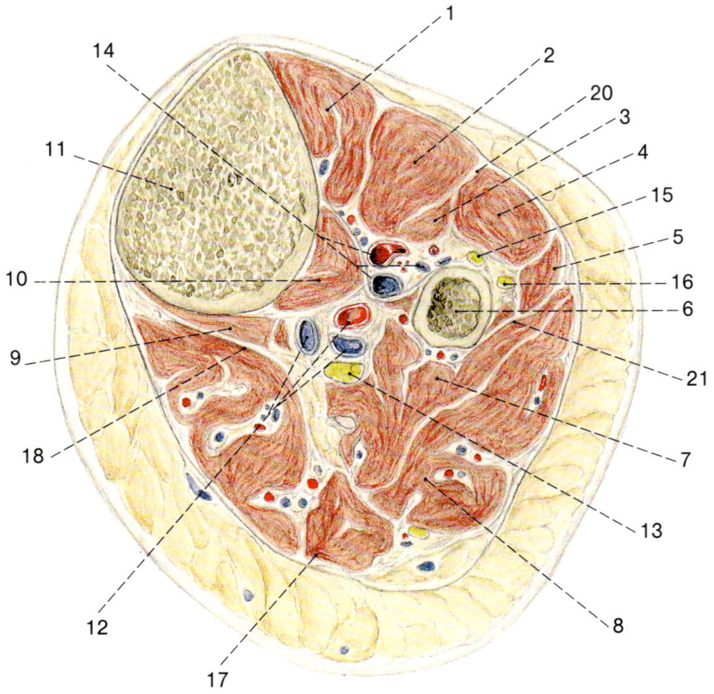

Abb. **3** Schnitt durch das mittlere Drittel eines linken Unterschenkels. Ansicht von distal.

1 M. tibialis anterior
2 M. extensor digitorum longus
3 M. extensor hallucis longus
4 M. peronaeus brevis
5 M. peronaeus longus
6 Fibula
7 M. flexor hallucis longus
8 M. triceps surae
9 M. flexor digitorum longus
10 M. tibialis posterior
11 Tibia
12 A., Vv. tibiales posteriores
13 N. tibialis
14 A., V. tibialis anterior
15 N. peronaeus profundus
16 N. peronaeus superficialis
17 Fascia cruris
18 Fascia cruris profunda
19 Membrana interossea
20 Septum intermusculare posterius cruris
21 Septum intermusculare anterius cruris

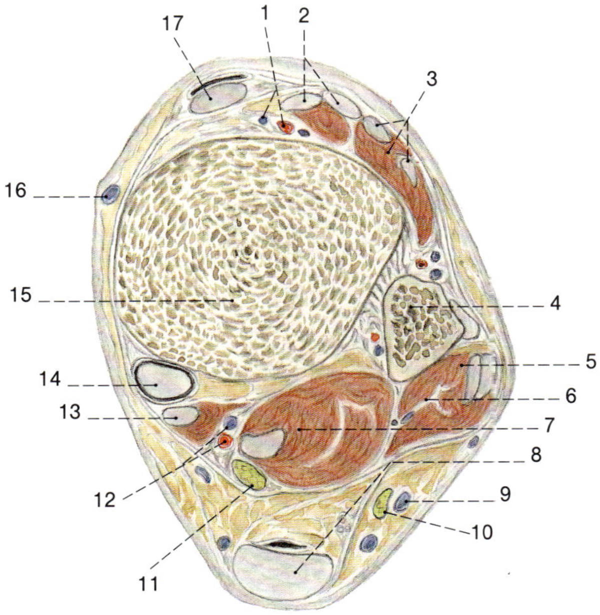

Abb. **4** Schnitt durch das distale Drittel eines linken Unterschenkels. Ansicht von distal.

1 A., V. peronaea
2 M. extensor hallucis longus
3 M. digitorum longus
4 Fibula
5 M. peronaeus longus
6 M. peronaeus brevis
7 M. flexor hallucis longus
8 Tendo calcanei
9 V. saphena parva
10 N. suralis
11 N. tibialis
12 A., V. tibialis posterior
13 M. flexor digitorum longus
14 M. tibialis posterior
15 Tibia
16 V. saphena magna
17 M. tibialis anterior

Die Fascia cruris ist die Fortsetzung der Fascia lata und der Fascia poplitea. Sie bedeckt die oberflächlichen Muskeln des Unterschenkels. An der distalen Grenze des Unterschenkels ist die Faszie zum Retinaculum mm. extensorum superius verstärkt.

Von der Fascia cruris ziehen Septen in die Tiefe, welche an den Unterschenkelknochen befestigt sind.

An der lateralen Seite ziehen vor und hinter den Mm. peronaei das Septum intermusculare anterius und posterius cruris. Das vordere Septum verläuft zwischen M. extensor digitorum und M. peronaeus longus zur Fibula. Das Septum intermusculare cruris posterius trennt die Wadenmuskeln von den Flexoren ab. Zwischen oberflächlicher und tiefer Schicht der Wadenmuskulatur befindet sich die Fascia cruris profunda, welche proximal am Arcus tendineus m. solei beginnt. Zusätzlich beteiligt sich noch die Membrana interossea an der Septierung. Zwischen Tibia und Fibula ausgespannt, trennt sie Flexoren von Extensoren. Durch diese Septierung entstehen typische Muskellogen. Die im Bindegewebe eingebetteten Gefäße und Nerven verlaufen in einer vorderen Straße in der Kammer der Extensoren sowie in einer hinteren Straße in der Kammer der tiefen Flexoren.

Zugangswege

Natürliche Zugangswege zu Gefäßen und Nerven bieten sich an:
Im oberen Drittel des Unterschenkels über das Septum intermusculare posterius cruris zum N. peronaeus superficialis. Im mittleren Drittel des Unterschenkels führt ein Weg zwischen M. tibialis anterior und M. extensor digitorum longus zu A. tibialis anterior und N. peronaeus profundus. In diesem Abschnitt kann die Fibula sowohl über das Septum intermusculare anterius, als auch über das Septum intermusculare posterius cruris erreicht werden. Ein medialer Zugang zu A. tibialis posterior und N. tibialis sowie weiter zur A. peronaea führt entlang der Fascia cruris profunda. Im distalen Drittel des Unterschenkels findet sich ein Zugang zu N. peronaeus profundus und A. tibialis anterior zwischen M. tibialis anterior und M. extensor hallucis longus. Ein weiterer Zugang in diesem Abschnitt führt zwischen M. flexor digitorum longus und M. soleus zu A. tibialis posterior und N. tibialis sowie weiter zur A. peronaea.

Regionen

Regio cruralis anterior

Die mäßig dicke Haut an der Vorderseite des Unterschenkels ist im allgemeinen gut verschieblich. An der vorderen Schienbeinkante und an der medialen Seite der Tibia sowie malleolennahe ist sie jedoch nahezu unverschieblich.

Epifasziale Gebilde

Die Subkutis ist locker und enthält nur wenig Fettgewebe. Die Hautvenen bilden ein weitmaschiges Netz. Die V. saphena magna verläuft an der medialen Seite des Unterschenkels. Sie sammelt das Blut vom medialen Fußrand und vom Fußrücken und gelangt vor dem Malleolus medialis in die Region. Die V. saphena magna hat zahlreiche Verbindungen mit tiefen Venen (Vv. perforantes).
Der ebenfalls medial verlaufende N. saphenus gelangt schon in Höhe des Kniegelenkes in die Subkutis und begleitet die V. saphena magna. Er entläßt in unterschiedlicher Höhe Rr. cutanei cruris mediales, deren Versorgungsgebiet nach vorn bis zur Schienbeinkante reicht.
Im lateralen, distalen Bereich der Region wird der N. peronaeus superficialis in unterschiedlicher Höhe, über dem Malleolus lateralis, epifaszial.
Oberflächliche Lymphgefäße verlaufen mit den Venen.

Muskulöse Grundlage der Regio cruralis anterior

(Abb. **5** u. **6**)

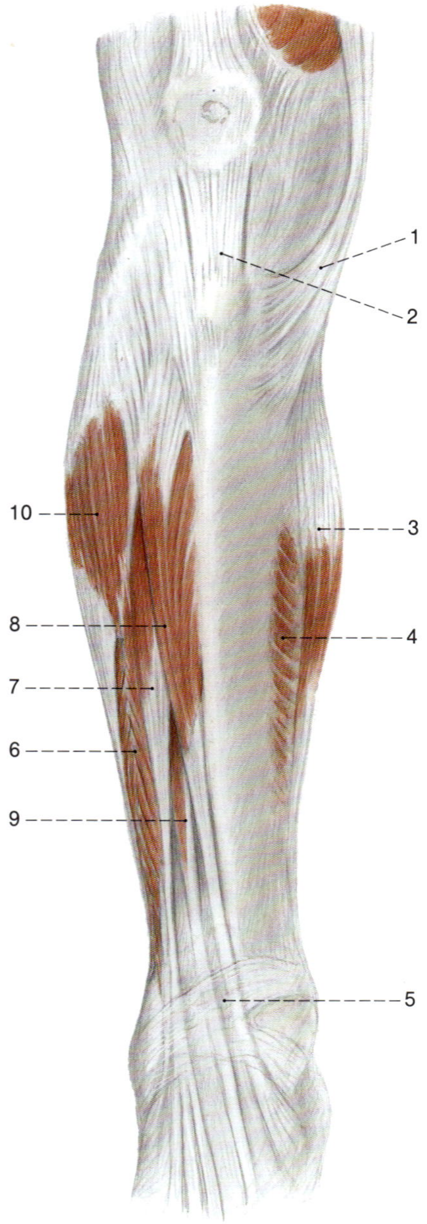

Abb. **5** Muskulöse Grundlage der Regio cruralis anterior.

1 Pes anserinus superficialis
2 Lig. patellae
3 M. gastrocnemius
4 M. peronaeus brevis
5 Retinaculum musculorum extensorium superius
6 M. peronaeus brevis
7 M. extensor digitorum longus
8 M. tibialis anterior
9 M. extensor hallucis longus
10 M. peronaeus longus

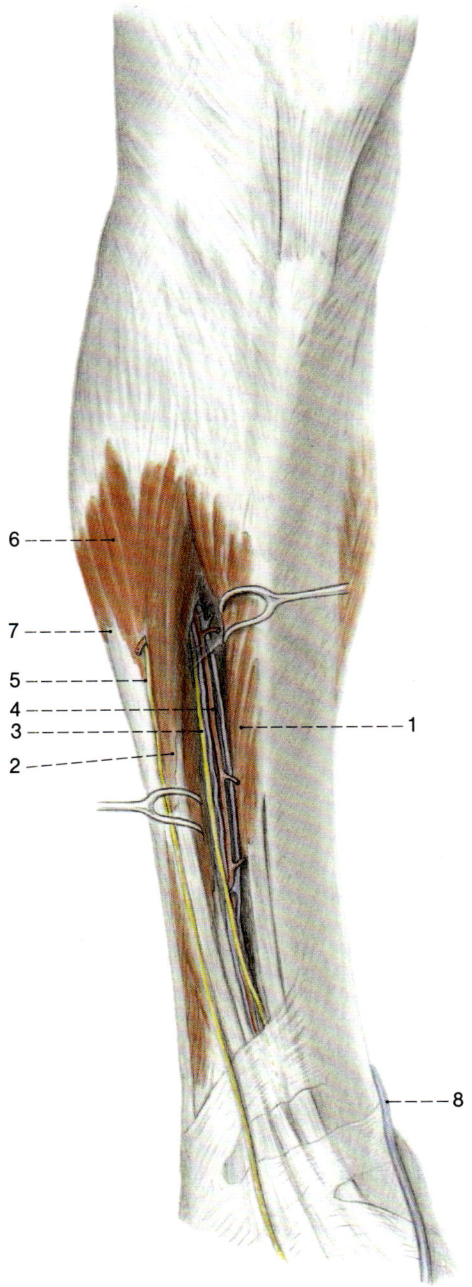

Abb. **6** Regio cruralis anterior.

1 M. tibialis anterior
2 M. extensor digitorum longus
3 N. peronaeus profundus
4 A., Vv. tibiales anteriores
5 N. peronaeus superficialis
6 M. peronaeus brevis
7 M. peronaeus longus
8 V. saphena magna

In der Extensorenloge verlaufen M. tibialis anterior, M. extensor digitorum longus und M. extensor hallucis longus. Der M. tibialis anterior entspringt großflächig von der Facies lateralis tibiae, der Membrana interossea und der Fascia cruris. Seine Sehne zieht unter den Retinacula mm. extensorum superius et inferius und setzt an der plantaren Fläche des Os cuneiforme mediale und des Os metatarsale I ein.

Der M. extensor digitorum longus verläuft lateral des M. tibialis anterior. Er entspringt vom Condylus lateralis tibiae, vom Caput und Margo anterior der Fibula sowie von der Fascia cruris und Membrana interossea. Er zieht mit seinen 4 Endsehnen zur Dorsalaponeurose der 2.–5. Zehe. Eine zusätzliche Sehne kann als M. peronaeus tertius vorhanden sein.

Der M. extensor hallucis longus entspringt weiter distal als die vorher erwähnten Muskeln an der Facies medialis fibulae und der Membrana interossea. Er verläuft in der Tiefe zwischen M. extensor digitorum longus und M. tibialis anterior und inseriert an der Phalanx distalis der Großzehe.

Lateral verlaufen in der Peronäusloge M. peronaeus longus und M. peronaeus brevis. Der M. peronaeus longus entspringt von der Kapsel des Tibiofibulargelenkes, vom Caput fibulae und vom proximalen Fibulabereich. Seine lange Sehne gelangt hinter dem Malleolus lateralis zur Plantarseite des Fußes, wo sie, in einem eigenen fibrösen Kanal verlaufend, zur Tuberositas des Os metatarsale I und zum Os cuneiforme mediale zieht.

Der M. peronaeus brevis entspringt von der lateralen Fibulafläche. Seine Sehne setzt an der Tuberositas ossis metatarsalis V an.

Arterien

Die Gefäße erreichen die Region durch die Membrana interossea.
Die aus der A. poplitea entspringende A. tibialis anterior zieht, bedeckt vom M. soleus, nach distal und gelangt durch eine Öffnung am proximalen Ende der Membrana interossea in die Extensorenloge.
Sie verläuft hier an der lateralen Seite des M. tibialis anterior nach distal. Im proximalen Abschnitt des Unterschenkels liegt sie zwischen M. tibialis anterior und M. extensor digitorum longus. Weiter distal verläuft sie zwischen M. tibialis anterior und M. extensor hallucis longus. In der Gegend des Retinaculum mm. extensorum superius wird die A. tibialis anterior von der Sehne des M. extensor hallucis longus überkreuzt. Ihre Äste sind im proximalen Abschnitt die A. recurrens tibialis anterior, welche zum Rete articularis genus zieht, sowie in unterschiedlicher Höhe abgehende Rr. musculares. An der distalen Regionengrenze gibt sie Aa. malleolaris mediales et laterales ab.

Venen

Die Vv. tibiales anteriores verlaufen als Vv. comitantes mit der Arterie und ihren Ästen. Sie sind durch zahlreiche Anastomosen miteinander verbunden.

Nerven

Der N. peronaeus communis gelangt unterhalb des Caput fibulae in die Regio cruralis anterior. Er teilt sich im proximalen, lateralen Bereich der Region in seine Endäste, welche zunächst gemeinsam in die Peronäusloge eintreten.
Der N. peronaeus superficialis verläuft zunächst zwischen M. peronaeus longus und Fibula und weiterhin zwischen den Mm. peronaei nach distal vorn zu. Er gibt mehrere Muskeläste ab und erreicht neben dem Septum intermusculare cruris anterius die Fascia cruris in der distalen Hälfte des Unterschenkels.
Der N. peronaeus profundus gelangt durch das Septum intermusculare anterius cruris in die Extensorenloge. Hier liegt er zunächst im M. extensor digitorum longus und verläuft anschließend zwischen diesem und dem M. tibialis anterior. Hier liegt er zunächst lateral und oberflächlich der Gefäße. Im weiteren Verlauf gelangt er jedoch an die mediale Seite, so daß er medial von der A. tibialis anterior das Dorsum pedis betritt.

Lymphgefäße

Die Vasa lymphatica verlaufen ebenfalls in der vorderen tibialen Gefäßstraße. Nodi lymphatici anteriores finden sich im vorderen Teil der Extensorenloge.

Regio cruralis posterior

Epifasziale Gebilde

Unter der gut verschieblichen Haut finden sich Venen, Nerven und Lymphgefäße.
Die V. saphena parva tritt hinter dem Malleolus lateralis in die Region ein und zieht nach proximal etwa zur Mitte des Unterschenkels. Sie kann jedoch auch schon im distalen Drittel des Unterschenkels die Fascia cruris durchbrechen (7%) und subfaszial in die V. poplitea einmünden. Zu 51,5% durchbricht sie die Faszie im mittleren Drittel, zu 32,5% im proximalen Drittel. Innerhalb der Regio genus posterior kann sie in 9% der Fälle subfaszial werden. Auch die Einmündung der V. saphena parva in größere Venen ist variationsreich. Neben der üblichen Einmündung in die V. poplitea kann sie zusätzlich einen Ast zur V. saphena magna abgeben. Bei Auftreten dieses Astes kann sie auch direkt in die V. femoralis einmünden. Weitere Varianten sind eine ausschließliche Einmündung entweder in die V. saphena magna oder in die V. femoralis.
Auch die subkutanen Venen dieser Region stehen über Vv. perforantes mit tiefen Venen in Verbindung.

Nerven

In Begleitung der V. saphena parva verläuft der N. cutaneus surae medialis, der üblicherweise etwa in der Mitte des Unterschenkels die Faszie durchbricht. Er vereinigt sich mit dem R. communicans peronaeus zum N. suralis, welcher die Haut der Regio cruralis posterior versorgt. Seine Fortsetzung, der R. cutaneus dorsalis lateralis, erreicht den lateralen Rand des Fußrückens. Seine Rr. calcanei laterales ziehen zur lateralen Fersengegend.
Rr. calcanei mediales, direkte Äste des N. tibialis, werden oberhalb des Malleolus medialis subkutan und innervieren die Haut im medialen Bereich der Ferse.

Lymphgefäße

Spärlich vorhandene Lymphgefäße verlaufen mit der V. saphena parva nach proximal zu den regionären Lymphknoten der Fossa poplitea.

Muskulöse Grundlage der Regio cruralis posterior

(Abb. 7)

Die hinteren Unterschenkelmuskeln sind von der Fascia cruris bedeckt. Durch die Fascia cruris profunda wird eine oberflächliche von einer tiefen Muskelkammer getrennt. Zwischen Fascia cruris und Fascia cruris profunda liegen der M. triceps surae, bestehend aus M. soleus und M. gastrocnemius, sowie der M. plantaris.

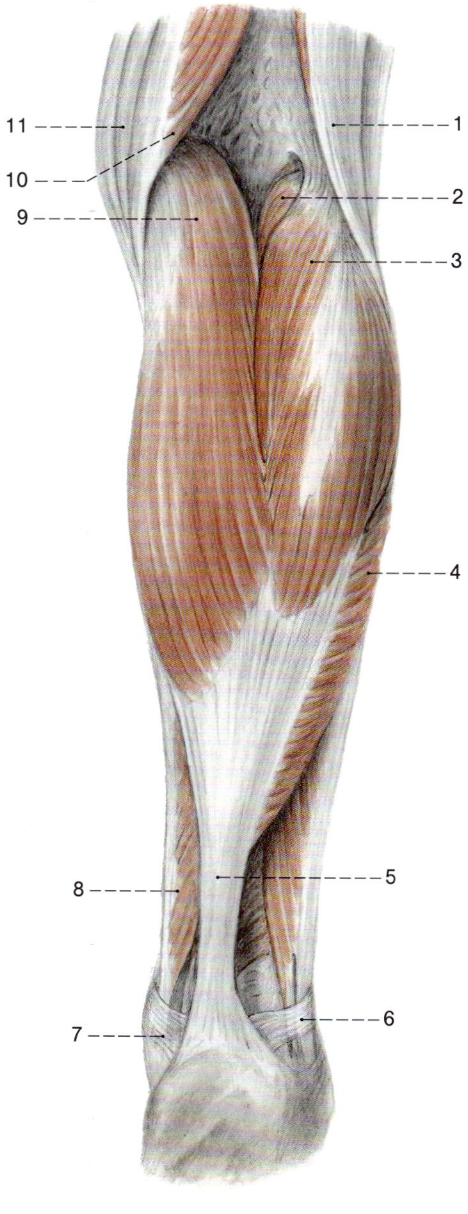

Abb. **7** Muskulöse Grundlage der Regio cruralis posterior.

1 Sehne des M. biceps femoris
2 M. plantaris
3 Caput laterale m. gastrocnemii
4 M. soleus
5 Tendo calcanei
6 Retinaculum musculorum peronaeorum superius
7 Retinaculum musculorum flexorum
8 M. flexor digitorum longus
9 Caput mediale m. gastrocnemii
10 M. semimembranosus
11 Pes anserinus superficialis

Der M. soleus entspringt am Caput fibulae, vom proximalen, dorsalen Drittel der Fibula, von der Linea m. solei und vom Arcus tendineus m. solei, einem Sehnenbogen, der sich zwischen Wadenbeinkopf und Tibia ausspannt.
Der den M. soleus bedeckende M. gastrocnemius entspringt mit seinem Caput mediale proximal vom Condylus medialis femoris und mit seinem Caput laterale proximal vom Condylus lateralis des Oberschenkelknochens. Ein Teil der Fasern der Ursprungsköpfe hat auch noch Verbindung zur Kapsel des Kniegelenkes. Die mächtige Endsehne von M. soleus und M. gastrocnemius setzt als Tendo calcaneus (Achillessehne) am Tuber calcanei an.
Der M. plantaris, ein schlanker, zarter Muskel, entspringt im Bereich des Caput laterale m. gastrocnemii proximal des Condylus lateralis femoris. Seine lange, zwischen M. soleus und M. gastrocnemius verlaufende Endsehne gelangt zum medialen Rand der Achillessehne und setzt mit dieser am Tuber calcanei an.
Die tiefe Muskelkammer, zwischen Fascia cruris profunda und den Unterschenkelknochen bzw. Membrana interossea gelegen, enthält den M. tibialis posterior, den M. flexor hallucis longus und den M. flexor digitorum longus.
Der M. tibialis posterior entspringt von der Membrana interossea und der angrenzenden Fläche von Tibia und Fibula. Seine Sehne zieht hinter dem Malleolus medialis zur Fußsohle und setzt über 2 Stränge an der Tuberositas ossis navicularis und an den 3 Ossa cuneiformia ein.
Der M. flexor hallucis longus entspringt an den distalen 2 Dritteln der Fibulahinterfläche, an der Membrana interossea und am Septum intermusculare posterius cruris. Sein Muskelbauch reicht weit nach distal. Die Sehne verläuft in einer Sehnenscheide unter dem Retinaculum mm. flexorum zur Fußsohle und setzt an der Basis der Endphalanx der ersten Zehe an.
Der M. flexor digitorum longus entspringt an der Hinterfläche der Tibia. Seine Sehne verläuft in einer Sehnenscheide ebenfalls unter dem Retinaculum mm. flexorum zur Planta pedis. Die 4 Endsehnen ziehen zu den Endphalangen der Zehen. Im distalen Abschnitt des Unterschenkels überkreuzt der M. flexor digitorum longus den M. tibialis posterior.

Arterien

In der Tiefe der Region verlaufen, bedeckt vom M. soleus, die A. tibialis posterior und die A. peronaea (A. fibularis). Die A. tibialis posterior tritt unterhalb des Arcus tendineus m. solei in die tiefe Muskelkammer ein und verläuft entlang der Fascia cruris profunda nach distal. Im proximalen Abschnitt des Unterschenkels liegt sie zunächst auf dem M. tibialis posterior; weiter distal, wo der Bauch des M. flexor hallucis longus den M. tibialis posterior überdeckt, verläuft sie in einer Rinne, die medial vom M. flexor digitorum longus und lateral vom M. flexor hallucis longus gebildet wird. In der distalen Hälfte der Region liegt die A. tibialis posterior oberflächennahe, proximal des Malleolus medialis ist sie nur mehr von Faszie und etwas Fettgewebe bedeckt.

Neben Muskelästen entläßt die A. tibialis posterior gleich nach ihrem Eintritt in die tiefe Muskelkammer die A. peronaea. Diese zieht nach lateral zur Fibula und, vom M. flexor hallucis longus bedeckt, bis zum lateralen Knöchel. Im distalen Abschnitt des Unterschenkels ist sie über einen R. communicans mit der A. tibialis posterior verbunden. Außerdem gibt sie einen R. perforans ab, der durch die Membrana interossea zum Dorsum pedis gelangt. Als Varietät kann manchmal die phylogenetisch ältere A. peronaea eine nur schwach ausgebildete. A. tibialis posterior ersetzen. Bei Fehlen der A. tibialis posterior kann sie deren Versorgungsgebiet übernehmen.

Venen

Die Arterien werden von 2 Vv. comitantes begleitet und sind gemeinsam mit der Arterie von einer bindegewebigen Gefäßscheide umgeben.

Nerven

In der Tiefe der Regio cruralis posterior verläuft der N. tibialis. Die A. tibialis posterior begleitend, liegt er im proximalen Abschnitt der Region zunächst oberflächlich und weiter distal lateral der Arterie. Proximal des Malleolus medialis wird der N. tibialis von der A. tibialis posterior bedeckt.

Lymphgefäße

Wenige Lymphgefäße begleiten die Gefäße. Sie gelangen zu den tiefen Lymphknoten der Fossa poplitea.

Knochen des Unterschenkels

(Abb. **8 – 10**)

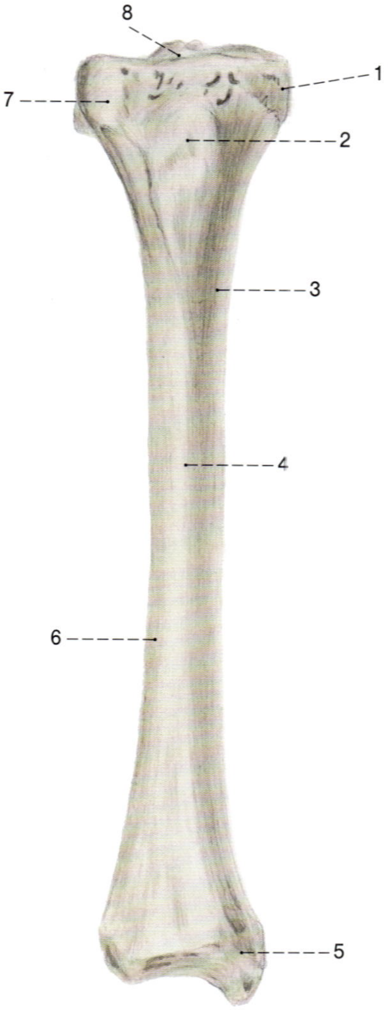

Abb. **8** Tibia von vorn.

1 Condylus medialis tibiae.
2 Tuberositas tibiae
3 Facies medialis
4 Margo anterior
5 Malleolus medialis
6 Facies lateralis
7 Condylus lateralis tibiae
8 Eminentia intercondylaris

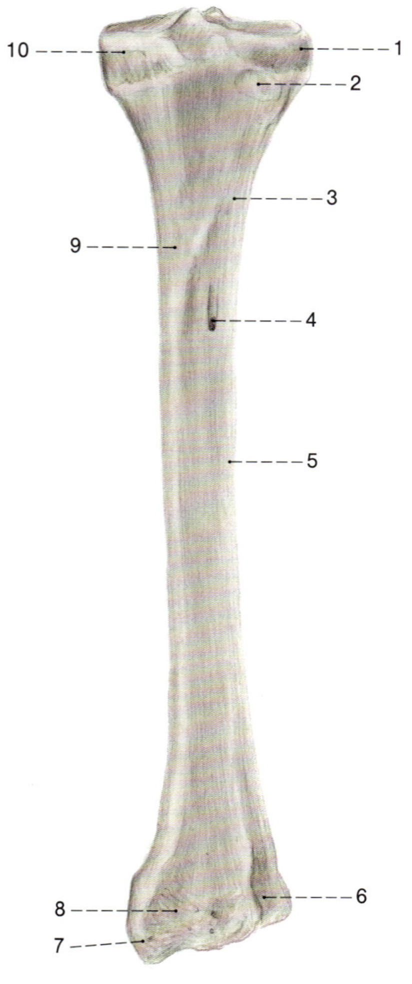

Abb. **9** Tibia von hinten.

1 Condylus lateralis tibiae
2 Facies articularis fibularis
3 Linea m. solei
4 Foramen nutricium
5 Margo interosseus
6 Incisura fibularis
7 Malleolus medialis
8 Sulcus malleolaris
9 Facies lateralis
10 Condylus lateralis tibiae

Die knöcherne Grundlage des Unterschenkels bilden Tibia und Fibula.
Die Tibia besteht aus einem im Querschnitt dreieckigen Schaft (Corpus) sowie einer Extremitas proximalis und einer Extremitas distalis.
Das proximale Ende besteht aus dem Condylus medialis und Condylus lateralis tibiae. Die am Kniegelenk beteiligte Facies articularis superior ist durch die Eminentia intercondylaris und die Areae intercondylares anteriores et posteriores unterbrochen.
Dorsolateral und distal des lateralen Kondylus liegt die Facies articularis fibularis zum gelenkigen Kontakt mit dem Caput fibulae.
Das Corpus tibiae besitzt einen scharfen Margo anterior, der nach proximal in die Tuberositas tibiae übergeht, nach distal zu jedoch flach ausläuft. Er trennt die Facies medialis von der Facies lateralis ab. Der Margo interosseus grenzt die Facies lateralis von der Facies posterior ab. Der Margo medialis bildet seinerseits die Grenze zwischen Facies posterior und Facies medialis.
Im proximalen, dorsalen Abschnitt der Tibia zieht die Linea m. solei nach distal medial. Die zinkenförmig verlängerte Extremitas distalis der Tibia bildet den Malleolus medialis mit seiner Facies articularis malleoli medialis. Dorsal verläuft der Sulcus malleolaris. Zur Artikulation mit dem Talus besitzt das distale Ende der Tibia eine Facies articularis inferior. An der lateralen Seite findet sich die Incisura fibularis.
Das proximale Ende der Tibia ist etwas zurückgebogen (Reclinatio tibiae). Der dadurch bestehende Winkel der Facies articularis superior mit der Horizontalebene beträgt beim Erwachsenen 4-6 Grad.

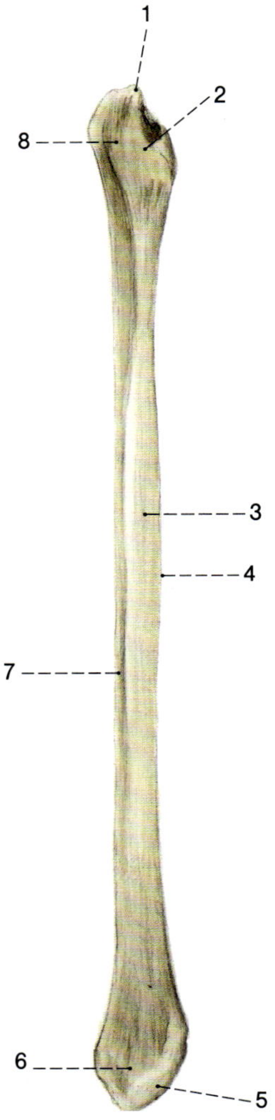

Abb. **10a** Rechte Fibula von lateral.

1 Apex capitis fibulae
2 Facies articularis capitis
3 Facies lateralis
4 Margo anterior
5 Malleolus lateralis
6 Sulcus malleolaris
7 Margo posterior
8 Caput fibulae

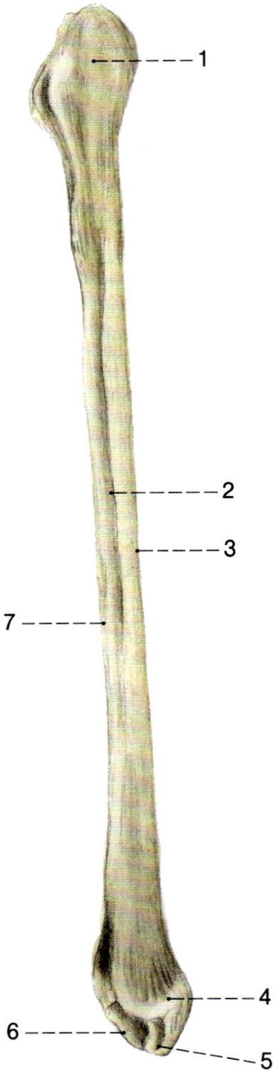

Abb. **10b** Rechte Fibula von dorsal.

1 Caput fibulae
2 Margo posterior
3 Margo lateralis
4 Malleolus lateralis
5 Fossa malleoli lateralis
6 Facies articularis malleoli lateralis
7 Margo interosseus

Die schlanke Fibula besteht aus 2 Extremitates und dem Corpus fibulae.
Das proximale Ende wird vom Caput fibulae gebildet, welches in den Apex capitis ausläuft. Zur gelenkigen Verbindung mit der Tibia besitzt der Fibulakopf eine Facies articularis capitis fibulae.
Der in der Mitte etwa dreieckige Schaft besitzt 3 Kanten und 3 Flächen. Im distalen Drittel findet sich als 4. Kante, an der medialen Fläche, der schräg verlaufende Margo interosseus. Die schärfste Kante ist der Margo anterior, der die Facies lateralis von der Facies medialis trennt. Die Crista medialis grenzt die mediale Fläche von der Facies posterior ab. Diese wiederum wird durch den Margo posterior von der Facies lateralis geschieden.
Das distale Ende bildet den Malleolus lateralis, der an seiner Innenfläche zur Artikulation mit dem Talus eine Facies articularis malleoli lateralis besitzt. Hinter dieser Gelenkfläche findet sich eine tiefe Fossa malleoli lateralis, an der das Lig. talofibulare posterius ansetzt.
An der Außenfläche verläuft hinter dem Malleolus lateralis für die Sehnen der Mm. peronaei ein Sulcus malleolaris.
Die straffe Gelenkkapsel ist durch Ligg. capitis fibulae anteriora et posteriora verstärkt. Die straffe Articulatio tibiofibularis wird als Kompensationsgelenk bezeichnet, da in diesem Gelenk bei maximaler Dorsalflexion im oberen Sprunggelenk eine Kompensationsbewegung durchgeführt wird.
Syndesmotisch sind Tibia und Fibula im Schaftbereich durch die Membrana interossea verbunden.
Eine weitere Bandhaft ist die Syndesmosis tibiofibularis an den distalen Enden der Unterschenkelknochen. Sie besteht aus kräftigen Ligg. tibiofibularia anteriora et posteriora und verbindet die beiden Knochen zur Malleolengabel.

Topographie der Zugangswege

Einleitung

Am Unterschenkel existieren getrennte Zugangswege für den Schienbeinkopf, den Schienbeinschaft, das Pilon-tibial-Massiv sowie für die Fibula.
Die Tibiakopffrakturen werden von der Seite der Verletzung aus angegangen. Die weitaus häufigere laterale Plateaufraktur erfordert den lateralen S-förmigen Zugang, der oberhalb des Gelenkspaltes beginnt und entlang der Tuberositas bis zur Margo anterior tibiae reicht. Der seltener geübte mediale Zugang verläuft gerade, auf der Innenseite des Kniegelenkes zur Facies medialis tibiae. Bei der Frakturversorgung wird immer die Gelenkkapsel eröffnet und unterhalb des Meniskus das Gelenkflächenniveau beurteilt. Eine nützliche Methode besteht darin, mit dem Arthroskop durch einen lateralen oder medialen Port die Gelenkfläche zu betrachten und die extraartikuläre Anhebung zu kontrollieren.
Für die Marknagelosteosynthese wird der Zugang transligamentär oberhalb der Tuberositas tibiae durch das Lig. patellae gewählt.
Der Zugang zum Tibiaschaft erfolgt lateral dem Margo anterior tibiae. Hiermit sind sowohl die mediale als auch die laterale Tibiafläche in ganzer Ausdehnung darstellbar. Der mediale Hautweichteillappen wird in toto epiperiostal präpariert. Zur Darstellung der lateralen Fläche muß die Faszie über dem M. tibialis anterior längs inzidiert und der Muskel von der Facies lateralis tibiae abgedrängt werden. Für die Reinsertion ist das Belassen eines Faszienstreifens an dem Margo anterior tibiae notwendig. Der laterale Zugang zur Tibia soll nur ausnahmsweise genutzt werden, da durch zahlreiche Anastomosen des Periostes zur Muskulatur die Durchblutung beeinträchtigt wird.
Eine Besonderheit ist der dorsomediale Zugang zum Tibiaschaft entlang des Margo medialis tibiae. V. saphena magna und N. saphenus müssen geschont werden. Unter Ablösung der Faszien der oberflächlichen und tiefen Beugeloge erhält man einen sehr guten Überblick über den Margo medialis und die Facies posterior und medialis tibiae. Insbesondere in der distalen Unterschenkelhälfte ist dies ein wertvoller Zugang bei Weichteildefekten der Unterschenkelvorderseite und bei verzögerter Knochenbruchheilung.
Der Fibulaschaft wird durch eine dorsolaterale Inzision erreicht. Bei Präparationen der Muskellogen der Peronealmuskulatur muß insbesondere der R. superficialis des N. peronaeus im distalen Wundwinkel geschont werden.
Die Zugänge zum distalen Unterschenkelanteil und zum Pilon-tibial-Massiv beginnen ebenfalls lateral dem Margo anterior tibiae und ziehen bogenförmig distal des Innenknöchels nach medial. Die Sehnenscheiden des M. tibialis anterior sowie der Sehne des M. extensor hallucis sollen geschlossen bleiben, die Sehnenbündel in toto abgehoben werden. Der Verlauf der A. tibialis anterior muß identifiziert werden. Das Gefäßbündel wird mit den Sehnen nach lateral präpariert. Die gesamte Vorderfläche der distalen Tibia und die Seiten bis zur Innenknöchelspitze können auf diese Weise freigelegt und für die Plazierung von Osteosynthesematerial genutzt werden.

Lateraler Zugang zum Tibiakopf

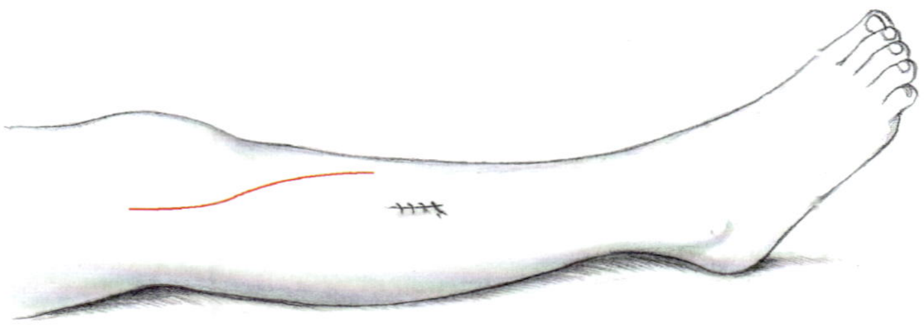

a

Abb. **11a** u. **b** Lagerung unter 20-Grad-Beugung des Kniegelenkes. S-förmiger Schnitt über dem lateralen Kniegelenkspalt bis zum Margo anterior tibiae (**a**). Inzision der Faszie über dem M. tibialis anterior. Ein 1 cm breiter Faszienstreifen muß am Margo anterior tibiae zur späteren Reinsertion verbleiben. Abheben des M. tibialis anterior von der Tibiakopfaußenfläche. Nach dorsal Vorgehen bis zum Fibulaköpfchen. Nach proximal Präparation auf die laterale Gelenkkapsel, nach medial bis zur Tuberositas tibiae (**b**).

1 Tuberositas tibiae
2 Gelenkkapsel
3 M. tibialis anterior

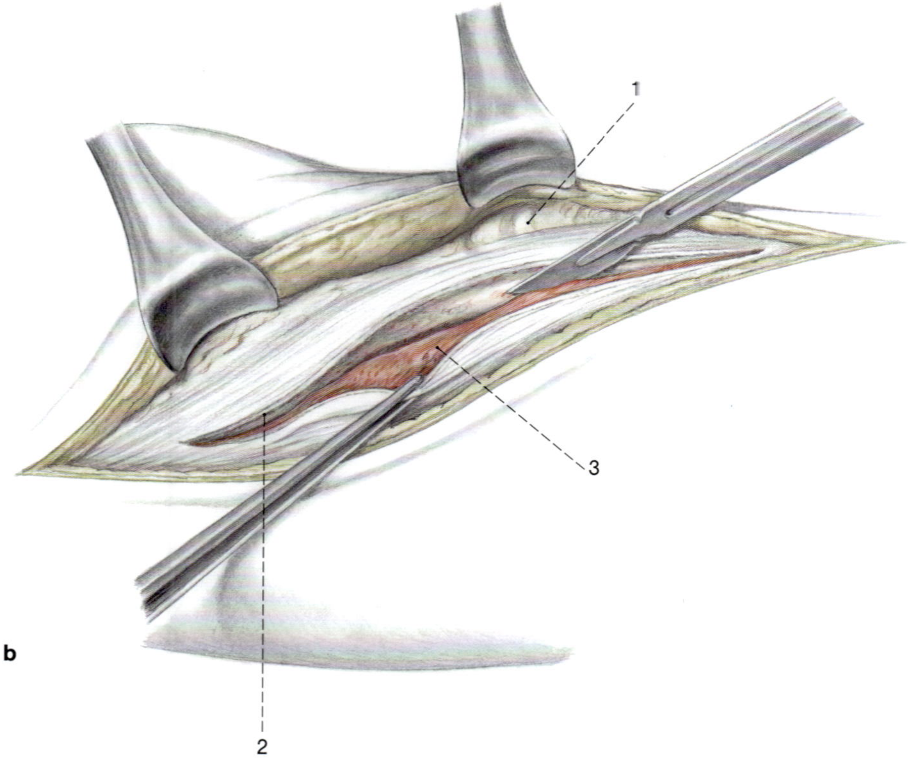

b

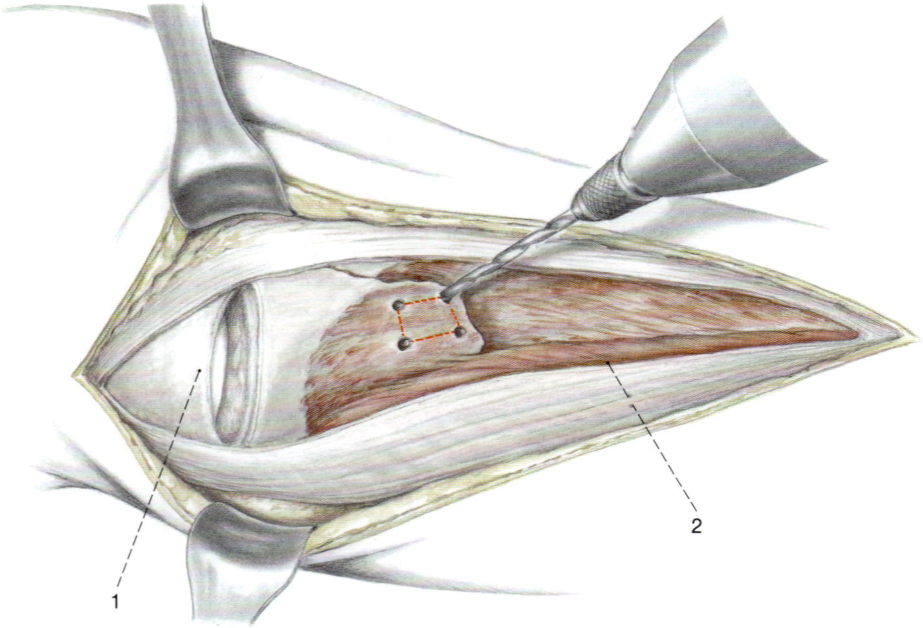

c

Abb. **11c** Entlang der Tibiagelenkfläche Inzision der Gelenkkapsel distal der Basis des lateralen Meniskus. Dieser wird auf ca. 4 cm Länge von der Tibiakante abgehoben. Man erhält nun Einblick in das Gelenk. Spülung. Entfernen der Blutkoagel. Inspektion der Gelenkfläche. Austasten mit dem Elevatorium.

Einblick in den Gelenkspalt. Man sieht die Depression und Impression der Gelenkfläche mit Stufenbildung. Vorbereiten eines Kortikalisfensters im lateralen Plateau.

1 Basis des Meniscus lateralis
2 M. tibialis anterior

Erweiterter lateraler Zugang mit Fibulaköpfchenosteotomie

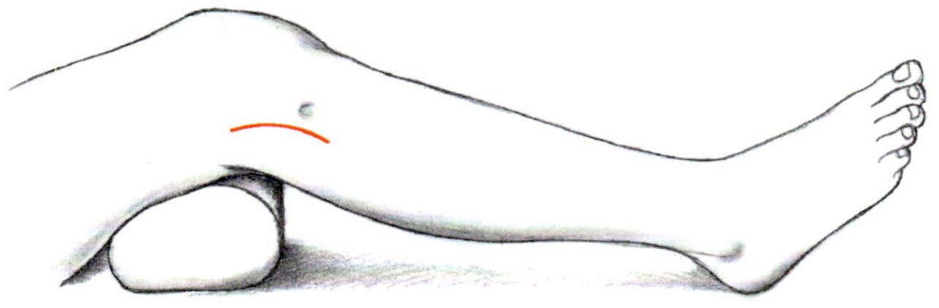

a

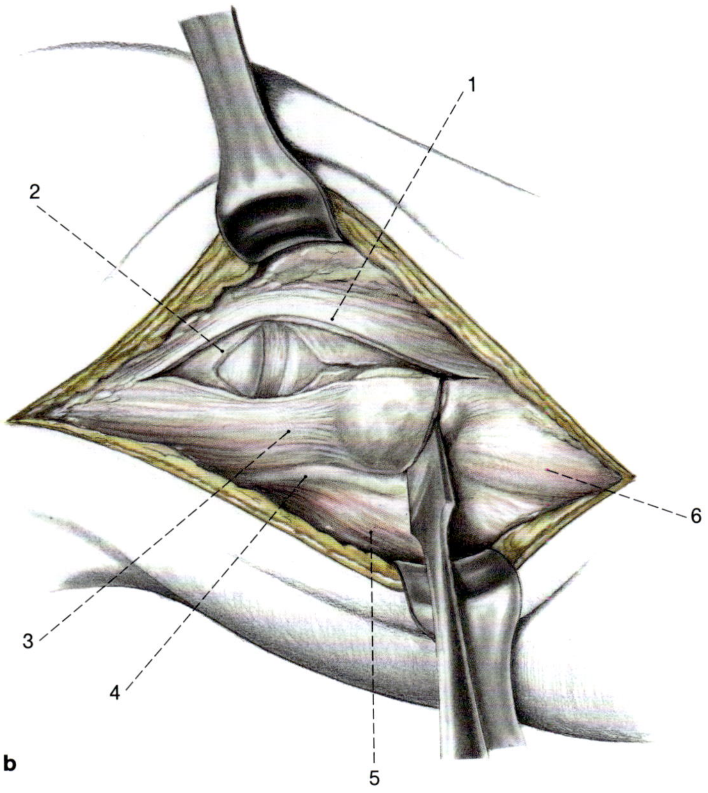

b

Abb. **12a** u. **b** Bogenförmiger Schnitt über dem Fibulaköpfchen und Verlängerung auf die Oberschenkelaußenseite (**a**). Identifikation des Fibulaköpfchens und des N. peronaeus. An der Vorderseite Längsinzision der Faszie nach proximal bis über den Gelenkspalt hinaus. Distal L-förmiges Umbiegen nach dorsal knapp unter der Spitze des Fibulaköpfchens. Querosteotomie der Spitze. Diese wird anschließend nach dorsal geklappt und verzogen – Schonung des Nervens (**b**).
Längseröffnen der Kniegelenkkapsel. Identifikation der Tibiakante und der Basis des Meniscus lateralis. Die Gelenkkapsel wird entlang der Basis des Meniscus lateralis inzidiert. Man gelangt nun in das Gelenkflächenniveau. Austasten mit dem Elevatorium.

1 Tractus iliotibialis
2 Capsula articularis
3 Tendo m. bicipitis femoris
4 N. peronaeus communis
5 M. gastrocnemius, Caput laterale
6 M. peronaeus longus

Medialer Zugang zum Tibiakopf

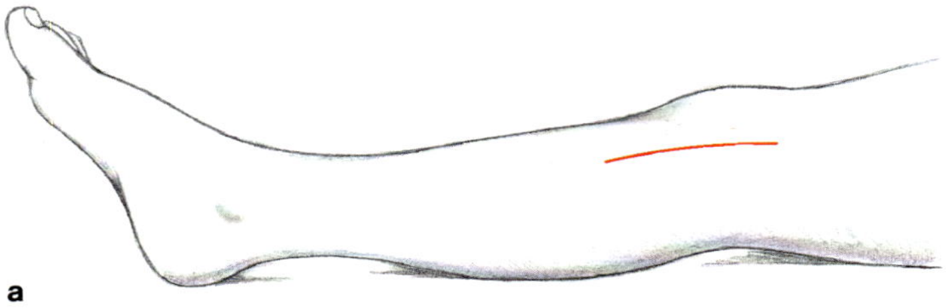

a

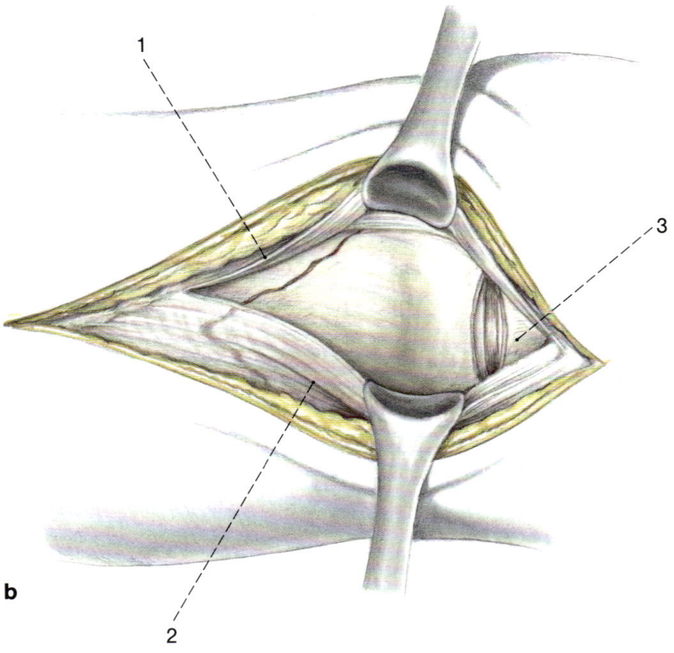

b

Abb. **13a** u. **b** Längs verlaufender Schnitt über dem medialen Condylus tibiae (**a**). Durchtrennen des Subkutangewebes.
Die stark entwickelte mediale Faszie wird längs gespalten und nach ventral und dorsal präpariert. Der Pes anserinus wird nach dorsal abgedrängt. Bei dorsal gelegenem Kantenfragment müssen der Pes anserinus und das Innenband hinterfahren werden. Identifikation des Gelenkspaltes. Unterhalb des Meniscus medialis queres Durchtrennen der Gelenkkapsel. Anheben des Meniscus medialis. Darstellen der Tibiakante und der medialen Gelenkfläche (**b**).

1 Periost
2 Pes anserinus
3 Basis des Meniscus medialis

Lig.-patellae-Zugang bei der Marknagelosteosynthese

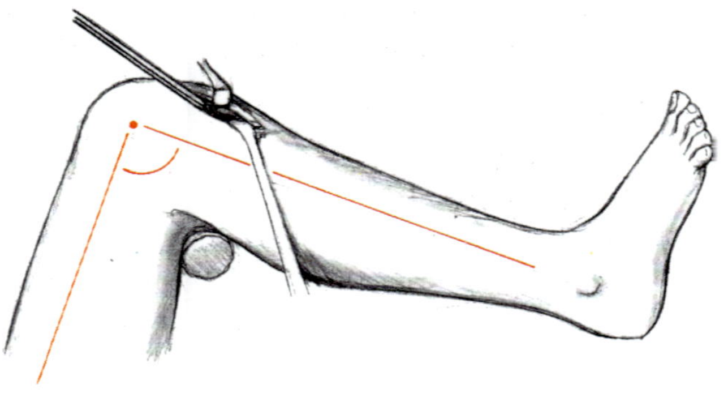

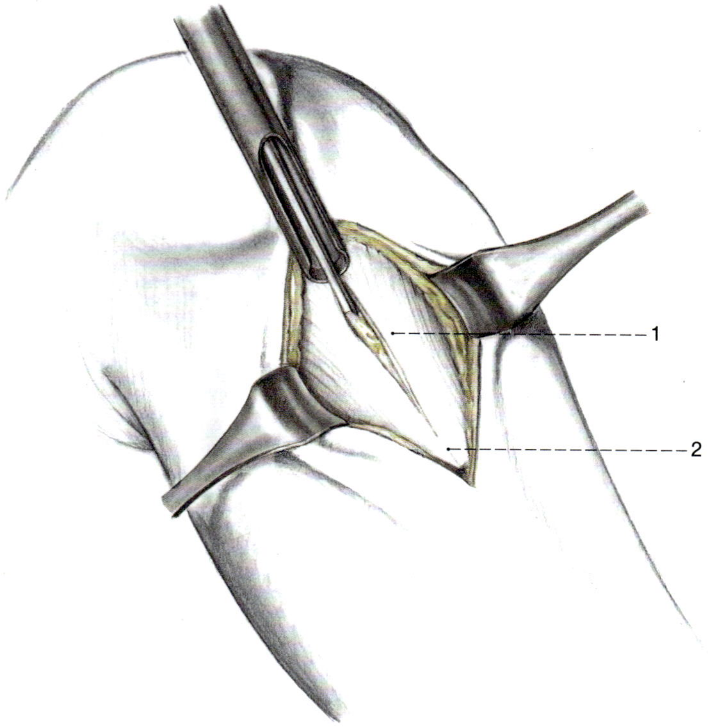

Abb. **14** Hautinzision längs über dem Lig. patellae.
Beachte: Etwas medial der Kniemitte, in Verlängerung des Margo anterior tibiae. Hochangesetzter Schnitt unmittelbar am Apex patellae beginnend.
Längsinzision des Lig. patellae im mittleren Drittel. Spreizen der Fasern. In der Tiefe erscheint der Hoffa-Fettkörper. Dieser wird nach proximal abgedrängt. Eröffnen der Tibia proximal der Tuberositas tibiae unmittelbar an der zurückspringenden Knochenkante zwischen Tuberositas tibiae und Gelenkflächenansatz.

1 Lig. patellae
2 Tuberositas tibiae

Lateraler Zugang zum Tibiaschaft

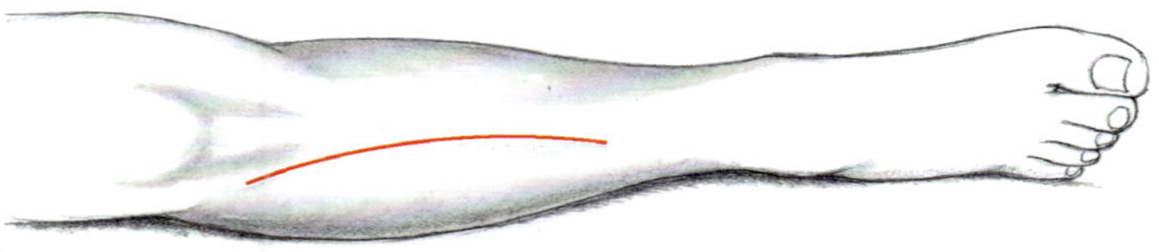

a

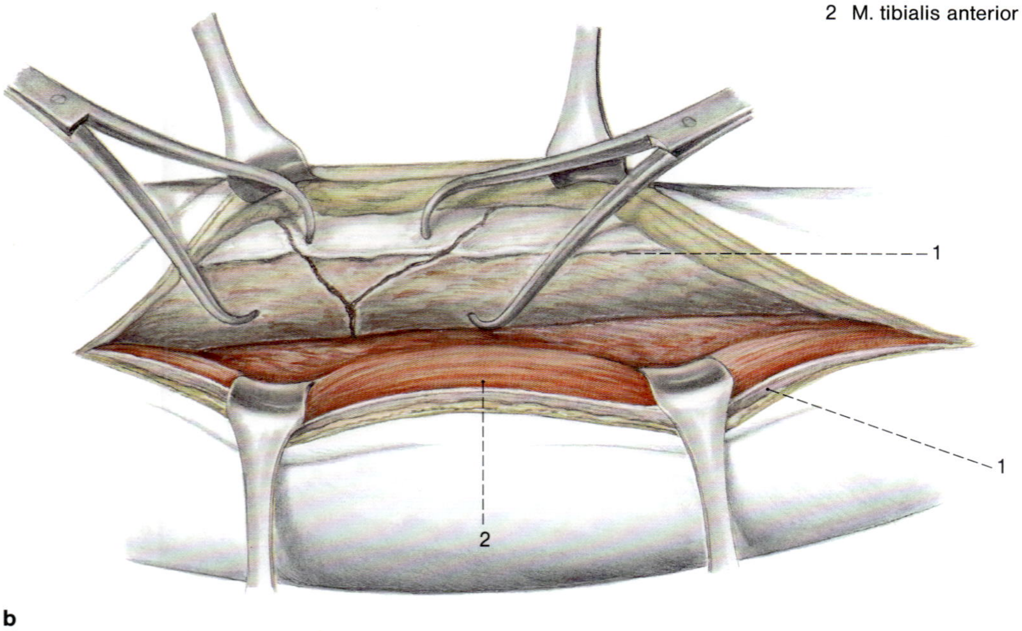

b

Abb. **15a** u. **b** Bogenförmiger Schnitt, 1 cm lateral des Margo anterior tibiae verlaufend (**a**).
1 cm lateral der Tibiakante Inzision der Faszie über dem M. tibialis anterior. Von der Faszienkante wird der Muskel abgelöst. Präparation auf die laterale Tibiafläche epiperiostal. Der Margo medialis tibiae wird, soweit erforderlich, dargestellt. Der mediale Haut-Weichteil-Mantel wird epiperiostal abgehoben. Reposition und Fixation der Hauptfragmente mit zwei Knochenhaltezangen. Diese werden später durch interfragmentäre Zugschrauben ersetzt (**b**).

1 Faszienränder
2 M. tibialis anterior

Medialer Zugang zum distalen Tibiaschaft

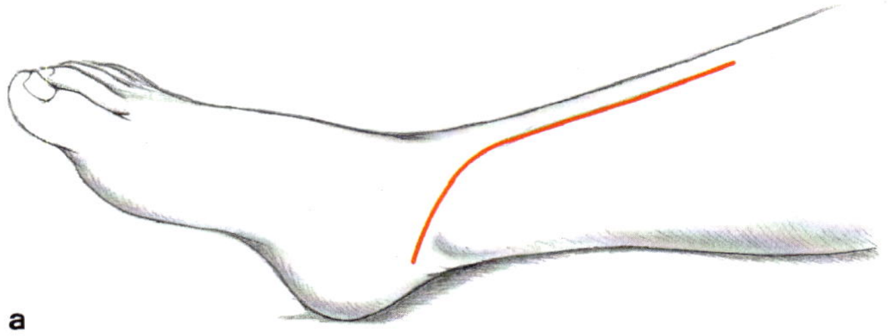

a

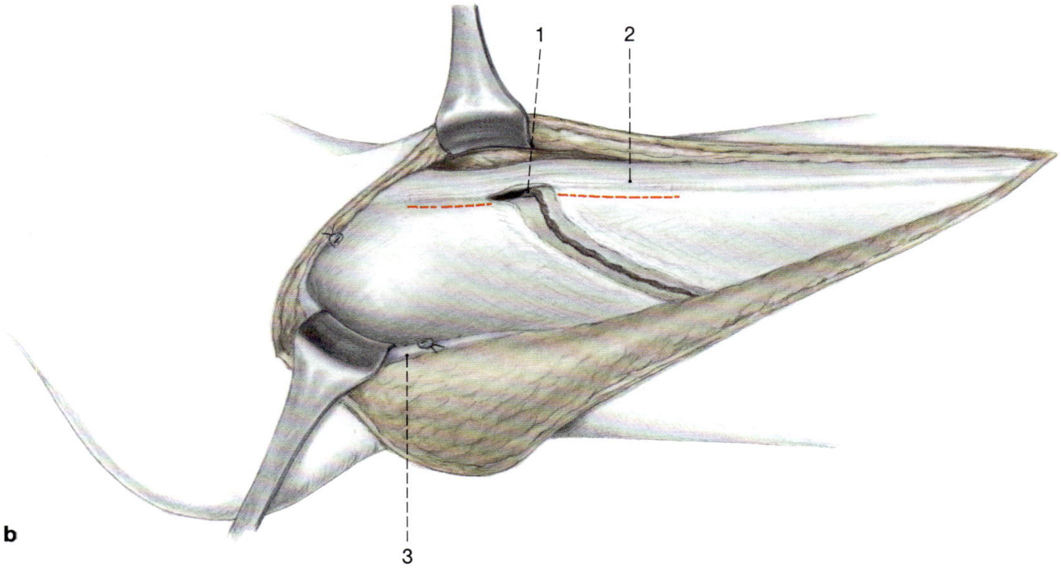

b

Abb. **16a** u. **b** Längsinzision lateral des Margo anterior tibiae bis weit proximal der Frakturzone. Distal bogenförmiges Umschneiden des Innenknöchels. Kreuzen des Margo anterior tibiae ca. 2 Querfinger oberhalb der Innenknöchelspitze (**a**).
Cave: V. saphena magna unmittelbar an der Vorderseite des Innenknöchels verlaufend. Sie wird mit einem Lidhaken nach distal-dorsal verzogen. Empfehlenswert ist, sie im Subkutangewebe zu mobilisieren. Kleinere Nebenäste werden zwischen Ligaturen durchtrennt.
Inzision zwischen Sehnenscheide der M.-tibialis-anterior-Sehne und dem Periost der Tibiakante. Die Sehne wird mit einem Langenbeck-Haken nach lateral verzogen (**b**).

1 Fascia cruris
2 Tendo m. tibialis anterioris
3 V. saphena magna, nach hinten verzogen

Dorsomedialer Zugang zum Tibiaschaft

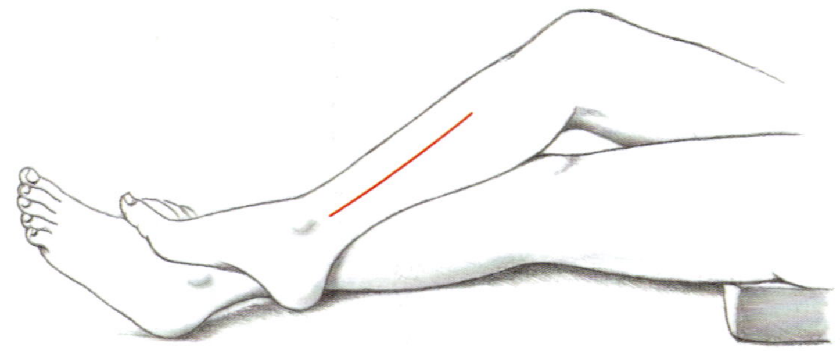

a

Abb. **17a** u. **b** Zur Lagerung wird das gegenseitige Becken mit einem Keil unterpolstert und angehoben. Außenrotation des Beines im Hüftgelenk und Beugung im Kniegelenk. Der Operateur steht auf der Gegenseite des zu versorgenden Unterschenkels (**a**). Dorsomediale Inzision über dem Margo medialis tibiae, bis zur Innenknöchelspitze reichend. Durchtrennen der Fascia cruris (**b**).

1 Fascia cruris
2 M. soleus
3 V. saphena magna
4 N. saphenus

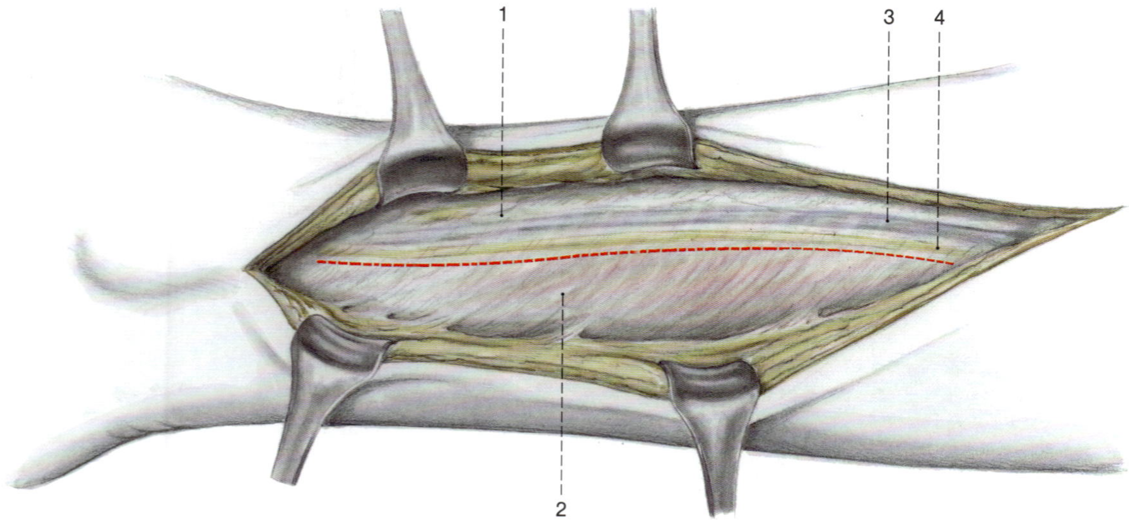

b

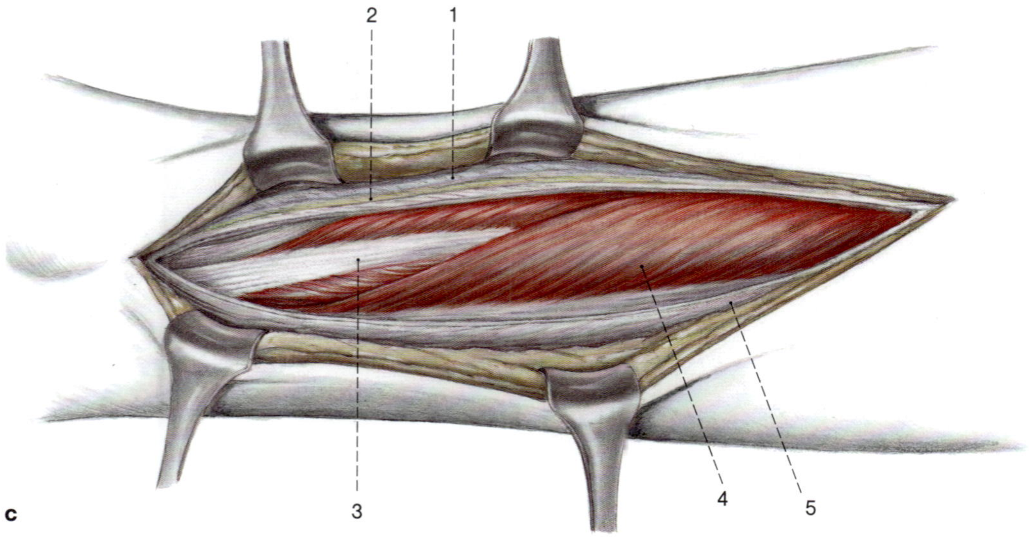

c

Abb. **17c** Es erscheint die vordere Begrenzung des M. soleus. Dieser wird nach proximal so weit abgelöst, daß bei der Plattenosteosynthese 3 Plattenlöcher im proximalen Schaftfragment besetzt werden können. Die Fascia cruris geht distal in das Retinaculum mm. flexorum über. Dieses wird eingekerbt. Entlang des Margo medialis tibiae wird die Fraktur dargestellt. Der M. flexor hallucis longus und der M. flexor digitorum longus werden en bloc von der Facies posterior tibiae nach proximal und distal abgeschoben.

1 V. saphena magna
2 N. saphenus
3 M. flexor digitorum longus
4 M. soleus
5 Fascia cruris

Lateraler Zugang zur Fibula

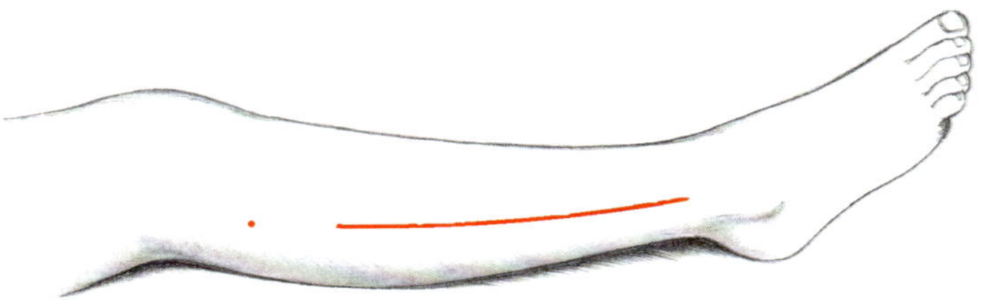

a

Abb. **18a** u. **b** Der Unterschenkel wird innenrotiert. Keilkissen unter das gleichseitige Becken. Längsinzision der Haut dorsal-lateral (**a**). Längsinzision der Fascia cruris entsprechend der Frakturhöhe und Ausdehnung. Präparation der Kreuzungsstelle des N. peronaeus superficialis im distalen Fibulafünftel von dorsal. Er tritt hier unmittelbar unter die Faszie (**b**).

1 Caput fibulae
2 M. peronaeus longus
3 N. peronaeus superficialis

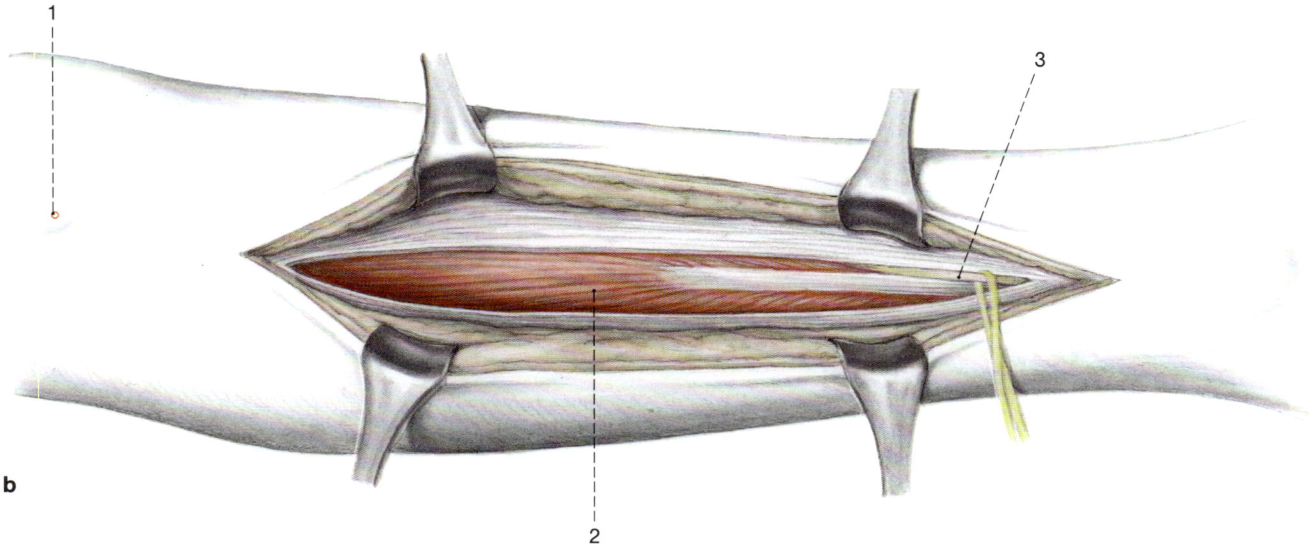

b

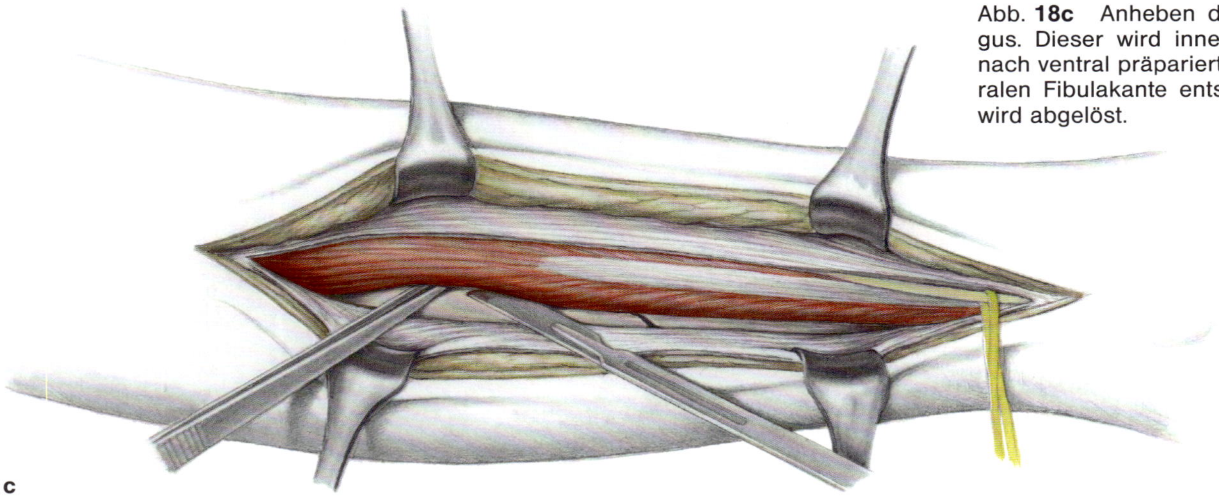

c

Abb. **18c** Anheben des M. peronaeus longus. Dieser wird innerhalb der Faszienloge nach ventral präpariert. Die an der dorsolateralen Fibulakante entspringende Muskulatur wird abgelöst.

Vorderer Zugang zum Pilon tibial und zum Sprunggelenk

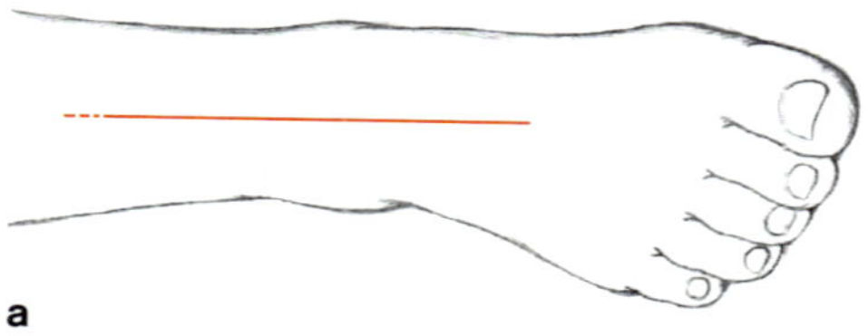

a

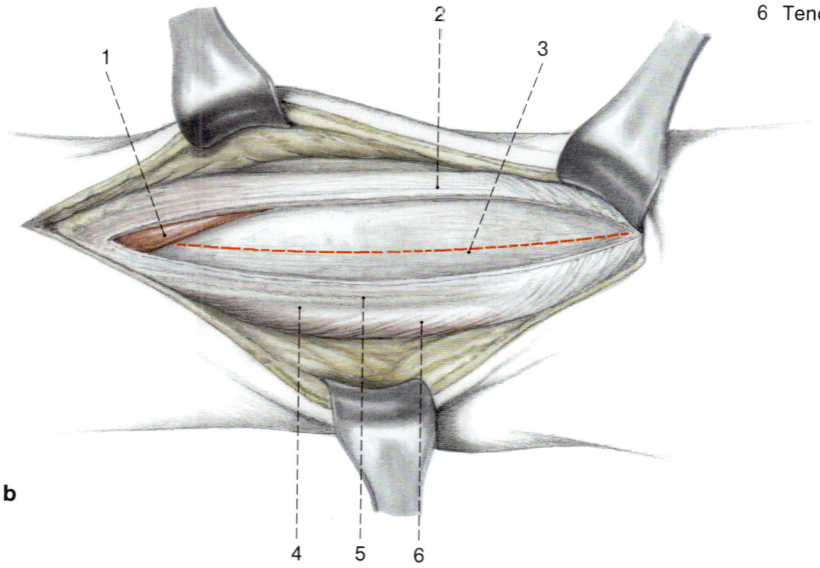

b

Abb. **19a** u. **b** Längsinzision streckseitig über dem distalen Unterschenkel vom Margo anterior tibiae zum Fußrücken (**a**). Längsspalten des Retinaculum mm. extensorum inferius. Eingehen zwischen der Sehne des M. tibialis anterior und der Sehne des M. extensor hallucis longus. Beachte: Unter der Sehne des M. extensor hallucis longus verlaufen die A. tibialis anterior und der N. peronaeus profundus (**b**).

1 M. tibialis anterior
2 Tendo m. tibialis anterioris
3 Gelenkspaltniveau
4 N. peronaeus profundus
5 A., V. tibialis anterior
6 Tendo m. extensoris hallucis longi

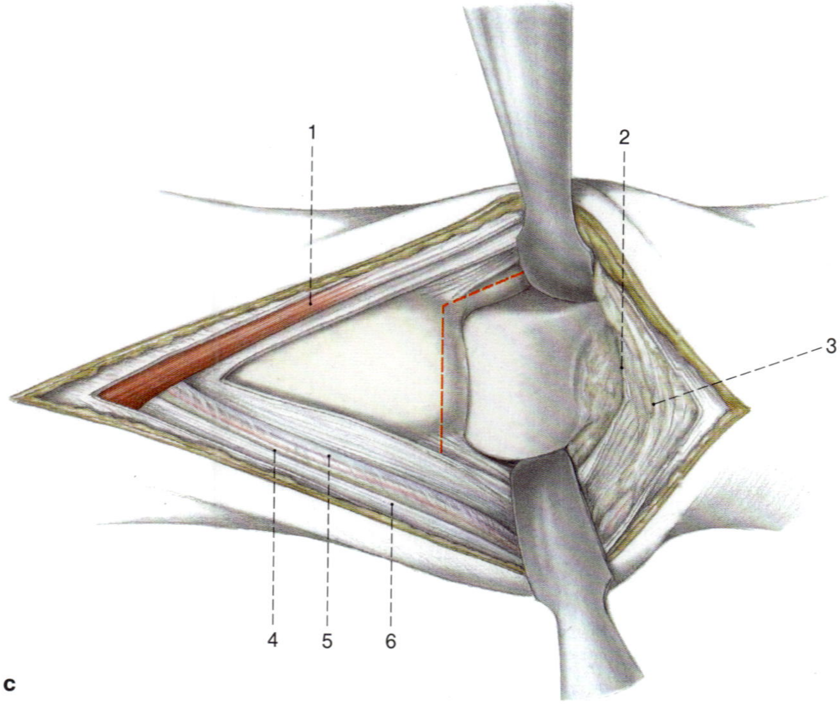

c

Abb. **19c** Längsspalten der Sprunggelenkkapsel und des Gleitgewebes. Längsspalten des Fettgewebes vor dem Sprunggelenk. T-förmiges Ablösen an der distalen Gelenkkante der Tibia. Hinterfahren der Talusseitenkanten mit Hohmann-Haken. Das Gelenk ist exponiert. Das Pilon-tibial-Massiv ist ventral, medial und lateral dargestellt.

1 M. tibialis anterior
2 Gelenkkapsel, oberes Sprunggelenk
3 Fettkörper vor dem Gelenk
4 N. peronaeus profundus
5 A., V. tibialis anterior
6 Tendo m. extensoris hallucis longi

Dorsaler Zugang zur Achillessehne

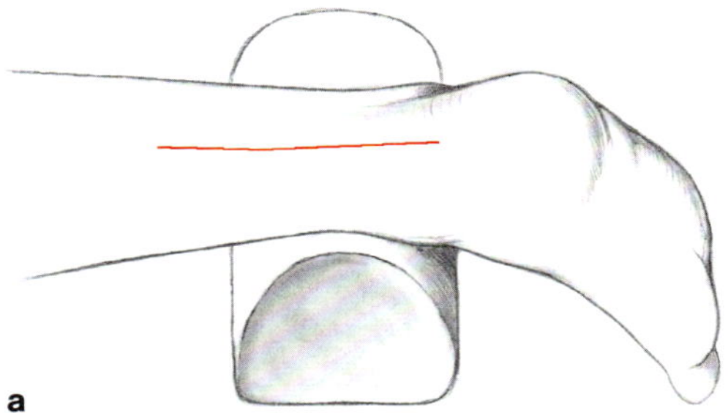

a

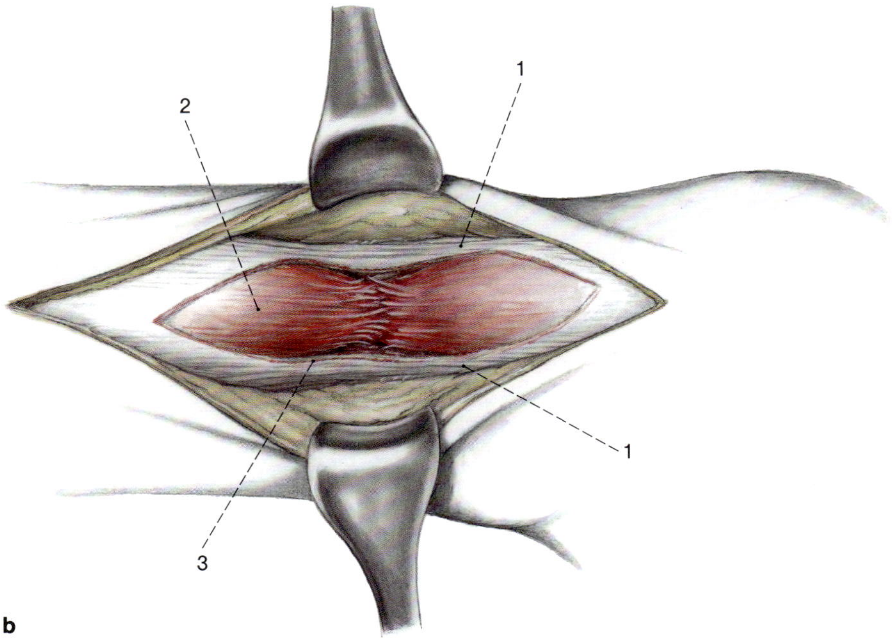

b

Abb. **20a** u. **b** Hautschnitt mit Subkutangewebe medial der Achillessehne, distal bis zu den queren Hautfalten über dem Kalkaneus (**a**).
Längsinzision des Peritendineums. Dieses ist blutig imbibiert. In der Tiefe quellen die zerstörten und aufgefaserten Sehnenanteile hervor (**b**).

1 Peritendineum
2 Achillessehne
3 Tendo m. plantaris

Verletzungen, spezielle Erkrankungen und Behandlungsmethoden

Verletzungen

Weichteilverletzungen

Geschlossene Weichteilverletzungen

Ziele und Methoden

Geschlossene Weichteilverletzungen des Unterschenkels bedürfen der genauen Kontrolle, um die Entwicklung eines Kompartmentsyndroms rechtzeitig zu erkennen. Bei ausgedehnten Quetschungen und Kontusionen ist eine Gips- oder Fixateur-externe-Ruhigstellung mit gleichzeitiger Thromboseprophylaxe angezeigt.
Eine Décollementverletzung bedarf der operativen Entlastung. Bei zirkulärem Décollement droht die Nekrose des Hautmantels. Eine Abtragung des Hautmantels und ein Neuaufbau mit Spalthauttransplantation, evtl. in Meshgraft-Technik, ist erforderlich. Ein Rücknähen der strumpfartig abgelösten Haut verhindert deren Nekrose nicht.

Indikationen

Großflächige Hämatome werden entlastet und drainiert. Eine partielle Décollementverletzung wird ebenfalls entlastet und drainiert. Bei Entwicklung von Hautnekrosen sind die Nekrosenresektion und die zweizeitige Hautverpflanzung erforderlich.

Kompartmentsyndrom

Am Unterschenkel besteht eine ausgeprägte Logenbildung. Es werden zwei Streckerlogen und zwei Beugerlogen unterschieden:
- Loge des M. tibialis anterior und des M. extensor digitorum longus,
- Loge der Peronealmuskulatur,
- oberflächliche Beugerloge des M. gastrocnemius und des M. soleus,
- tiefe Beugerloge des M. flexor digitorum longus, des M. flexor hallucis longus und des M. tibialis posterior.

Die klinischen Zeichen der Schwellung, Verhärtung des Unterschenkels, Druckschmerzhaftigkeit, Dehnungsschmerz für die Streckerlogen bei Plantarflexion und der Beugerlogen bei Dorsalextension sind eher unspezifische, aber immer nachweisbare Verletzungszeichen. Die zunehmende Pulslosigkeit des Fußes oder neurologische Ausfälle der Äste des N. peronaeus communis sind bereits Spätzeichen eines manifesten Kompartmentsyndroms.
Die Diagnose wird durch die Druckmessung in den einzelnen Logen gesichert. Logendrücke über 20 mmHg sind bereits pathologisch, bei einem Logendruck über 40 mmHg liegt ein manifestes Kompartmentsyndrom vor. Die Meßpunkte liegen in Höhe der proximalen Drittelgrenze des Unterschenkels.

Kontraindikationen

Gegen die operative Entlastung des Kompartmentsyndroms gibt es keine Kontraindikationen. Es handelt sich um einen extremitätenerhaltenden Eingriff. Die Indikation muß frühzeitig und großzügig gestellt werden.

Operationsrisiko und Aufklärungshinweise

Es handelt sich um einen Notfalleingriff. Dieser ist bei Diagnosestellung unverzüglich durchzuführen. In der Regel müssen alle 4 Kompartimente gespalten werden.

Intraoperative Risiken

Die iatrogene Schädigung des N. peronaeus superficialis im distalen Anteil ist möglich.

Postoperative Risiken

Es verbleiben große Hautdefekte. Diese bedürfen der späteren Rekonstruktion durch Hautdehnung oder Meshgraft-Deckung. Ausgedehnte Narbenbildungen. Die Faszienlücken in der Tiefe lassen sich nicht mehr schließen.

Aufklärungsgespräch

Auf Schäden der Nervenversorgung (sensibel!), Hautdefekte mit notwendiger Hautdeckung, Faszienlücken und das Infektionsrisiko muß hingewiesen werden.

Spezielle Vorbereitungen

Anlegen einer Blutsperre, die jedoch nicht geschlossen wird. Sie wird nur dann aktiviert, wenn durch stärkere Blutung der Überblick im Operationsfeld verlorengeht.

Kompartmentspaltung

Narkose: Spinalanästhesie, Periduralanästhesie, Vollnarkose.

Lagerung: Rückenlage, 20 Grad Hüftbeuge, 20 Grad Kniebeuge. Tuchrolle in die Kniekehle.

Zugangswege: Für die Streckerlogen längsverlaufende Inzision, in Höhe der Fibulavorderkante vom Fibulaköpfchen bis 2 Querfinger oberhalb der Fibulaspitze reichend. Bei alleiniger Entlastung der Beugerlogen längsverlaufender Schnitt, über dem Margo medialis tibiae vom Tibiakopf bis zwei Querfinger oberhalb des Innenknöchels reichend. Nacheinander Präparation des M. gastrocnemius, des M. soleus und des Margo medialis tibiae.
Bei gleichzeitigem Kompartmentsyndrom der Beuger- und Streckerlogen erfolgt ein allein lateraler Zugang unter typischer Entlastung aller Kompartmente mit dorsalem Umfahren der Fibula. Von der Fibulahinterfläche aus Ablösen der Beugemuskulatur und Eröffnen der tiefen Loge.

Arbeitsschritte

1 Rückenlagerung.
2 Hautschnitt in voller Ausdehnung des Unterschenkels.
3 Faszienspaltung ausgedehnt in voller Länge der Hautinzision für jede Loge.
4 Eventuell zusätzliche Inzision medial und Entlastung der Beugerlogen.
5 Hämatomausräumung.
6 Wundbedeckung mit synthetischem Hautersatz.
7 Alternativ: Vorlegen einer Korsettnaht spannungsfrei ohne Zug.
8 Besonders lockerer, gut saugender Verband, keine zirkuläre Strangulation.

Spezielle Technik

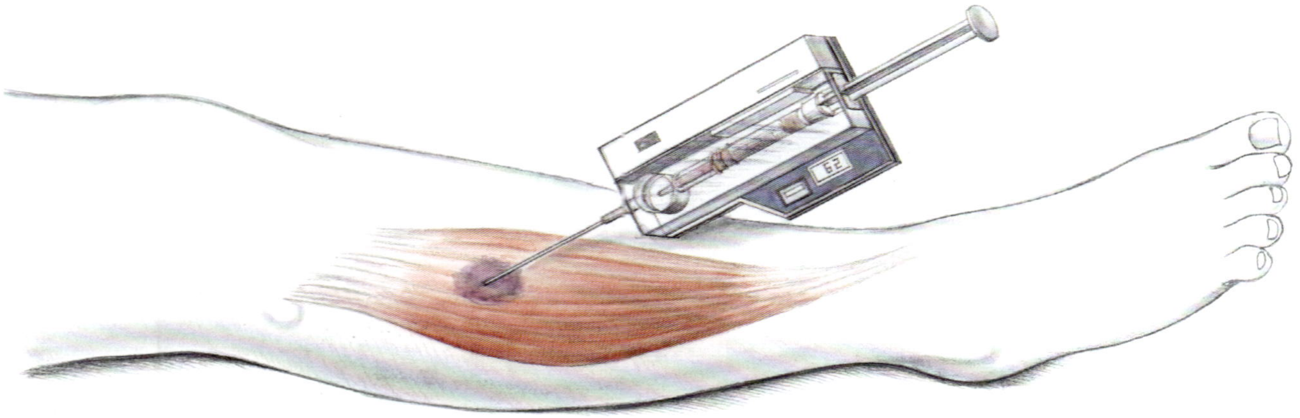

Abb. **21** Druckmessung bei Kompartmentsyndrom. Instrumentelle Messung mit Druckaufnehmersystem, das an eine Spezialkanüle angeschlossen ist. Hiermit wird das zu messende Kompartment punktiert. Die Meßpunkte sollten an der proximalen Drittelgrenze des Unterschenkels liegen.
a) Tibialis-anterior-Loge: 1 Querfinger lateral des Margo anterior tibiae.
b) Peroneusloge: Seitenkante des Unterschenkels 1 Querfinger ventral der Fibula.
c) Oberflächliches Beugekompartment: Medial 1 Querfinger hinter dem Margo medialis tibiae.
d) Tiefes Beugekompartment: Von medial Hinterfahren des Margo medialis tibiae zur Facies posterior.

Für die Messung wird die Spezialkanüle leicht schräg nach proximal eingestochen. Die Eindringtiefe für die Streckerkompartments und das oberflächliche Beugekompartment beträgt ca. 2 cm. Eindringtiefe für das tiefe Beugekompartment ca. 4 cm.
Es handelt sich um eine hydrostatische Druckmessung. Deshalb muß etwas Flüssigkeit injiziert werden, bevor die Messung stattfindet. Alternative Messung mit einem Schlauchsystem ähnlich der Messung des zentralen Venendruckes. Spezialkanüle mit seitlichen Austrittslöchern.
– Normwert: 0–20 mmHg.
– Drohendes Kompartmentsyndrom: 20–40 mmHg.
– Manifestes Kompartmentsyndrom: 40–60 mmHg.
Großzügige Indikation zur Entlastungsoperation auch bei niedrigen Druckwerten und klinischer Relevanz.

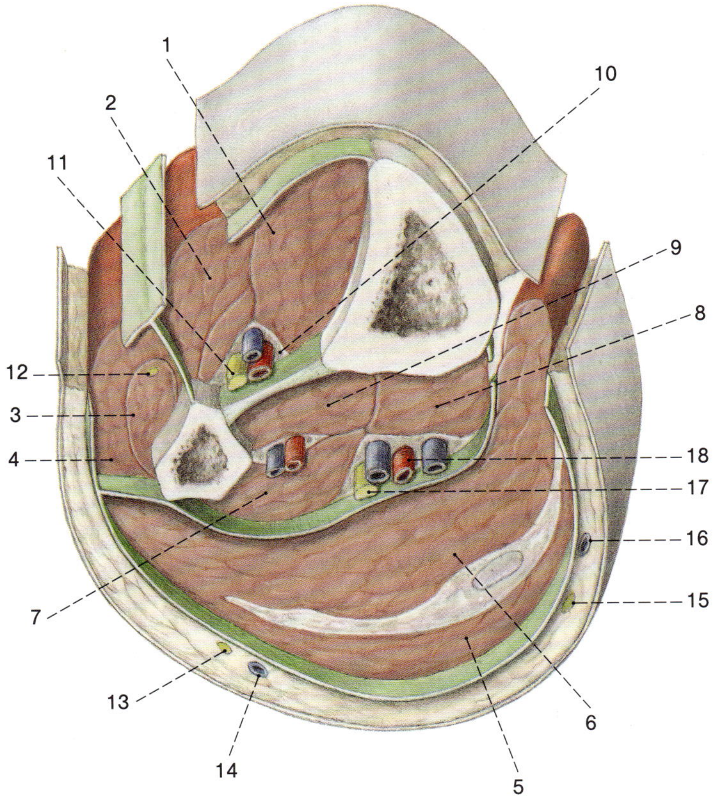

Abb. **22** Die Kompartmentlogen am Unterschenkel. Die Entlastungsinzisionen sind dargestellt. Beachte den Verlauf der Gefäßnerven-Stränge in der M.-tibialis-anterior-Loge: N.-peronaeus-profundus-Lähmung.
M.-peronaeus-Loge: Sensibilitätsstörungen am Fuß durch den R. superficialis des N. peronaeus.
Oberflächliche Beugerloge: Dehnungsschmerz bei Dorsalextension.
Tiefe Beugerloge: Dehnungsschmerz der Zehenextension. Weiße Durchblutungsstörung des Fußes, Lähmung der Flektion, Sensibilitätsstörung der Fußsohle. N.-tibialis-Ausfall.

Streckergruppe:
1 M. tibialis anterior
2 M. extensor digitorum longus
Peroneusgruppe:
3 M. peronaeus brevis
4 M. peronaeus longus
Oberflächliche Beugergruppe:
5 M. gastrocnemius
6 M. soleus
Tiefe Beugergruppe:
7 M. flexor hallucis longus
8 M. flexor digitorum longus
9 M. tibialis posterior
Gefäße und Nerven:
10 A., V. tibialis anterior
11 N. peronaeus profundus
12 R. superficialis n. peronaei
13 N. suralis
14 V. saphena parva
15 N. saphenus
16 V. saphena magna
17 N. tibialis
18 A., V. tibialis posterior

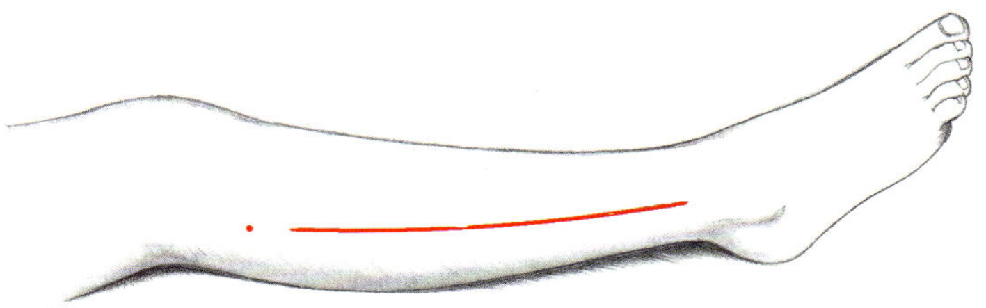

a

Abb. **23a** u. **b** Entlastung der Strecker- und der Peroneusloge durch laterale Inzision (**a**). Darstellen der Faszie über dem M. tibialis anterior mit langstreckiger Inzision nach distal. Weiter dorsal, Darstellen der Faszie über dem M. peronaeus longus, ebenfalls langstreckige Inzision. Unter der Faszienkante der Peroneusloge verläuft der N. peronaeus superficialis.
Achtung: Verletzungsgefahr!
Zwischen den beiden Muskellogen entspricht die Einziehung der Faszie dem Septum zwischen den Mm. tibialis anterior und extensor digitorum longus ventral und den Mm. peronaei lateral. Das Septum zieht zur Fibulavorderkante. Zur Entlastung der **Beugekompartimente von lateral** werden die Mm. peronaei angehoben. Faszieninzision entlang der Fibulahinterkante (**b**).

1 M. tibialis anterior
2 M. extensor digitorum communis
3 M. peronaeus longus
4 N. peronaeus superficialis

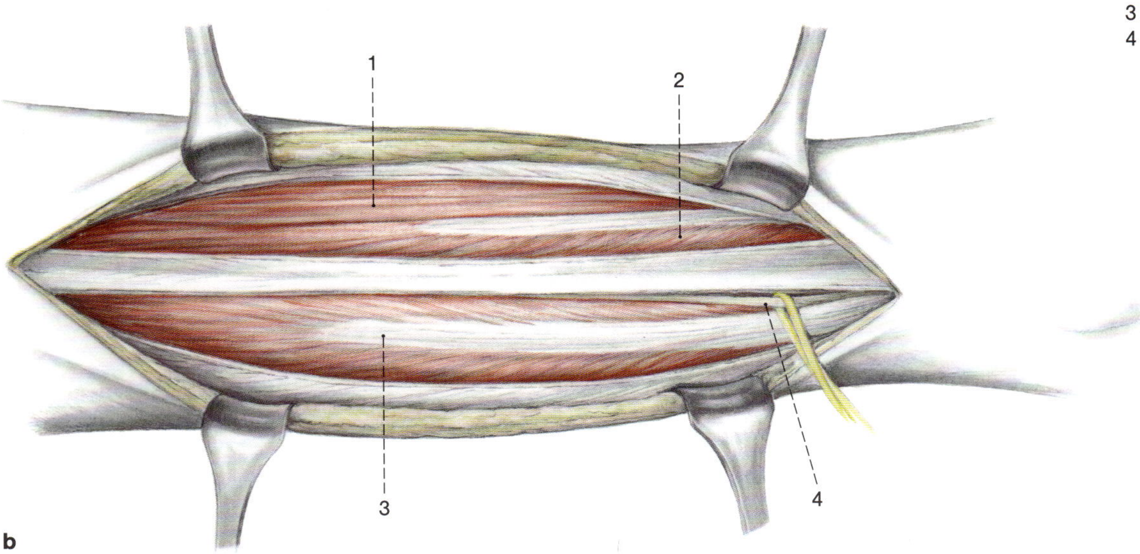

b

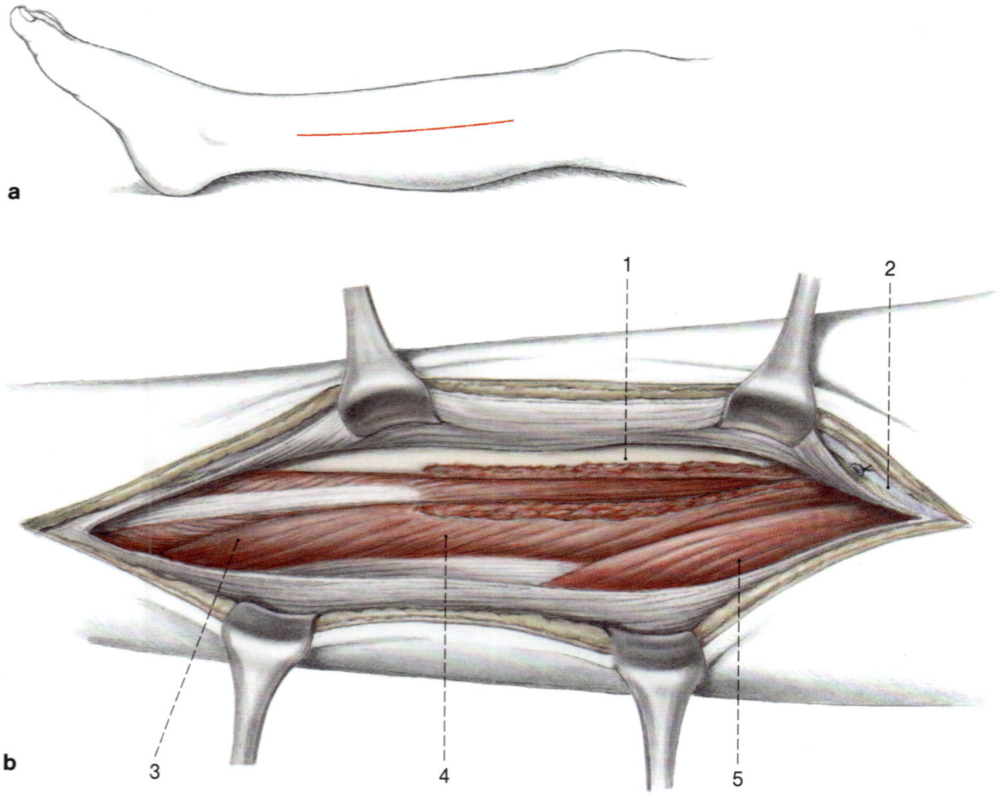

Abb. **24a** u. **b** Entlastung der Beugerlogen von medial. Hautinzision entlang des Margo medialis tibiae in voller Länge (**a**). Faszieninzision dorsal der V. saphena magna und des N. saphenus.
Achtung: Durchtrennung vermeiden! Deshalb subkutan Anschlingen von Vene und Nerv und beide nach vorn abheben. In der Tiefe erkennt man das Caput mediale des M. gastrocnemius, weiter distal den M. soleus. Durchscheinend: die Faszie über dem M. flexor digitorum longus. Diese gehört bereits zum tiefen Beugekompartment!
Inzision des tiefen Beugekompartments. Ablösen des M. soleus von der Dorsalfläche der Tibia bis hinauf zum Tibiakopf. Darunter erscheint die tiefe Beugerloge mit dem M. flexor digitorum longus. Nicht sichtbar in der tiefen Beugerloge: M. tibialis posterior sowie N. tibialis, A. und V. tibialis posterior. Die Ablösung muß nach proximal komplett geschehen, um die tiefe Beugerloge zu entlasten und die Gefahr der Beugekontraktur der Zehen auszuschließen (**b**).

1 Tibiahinterfläche medial
2 V. saphena magna, N. saphenus
3 M. flexor digitorum longus
4 M. soleus
5 M. gastrocnemius

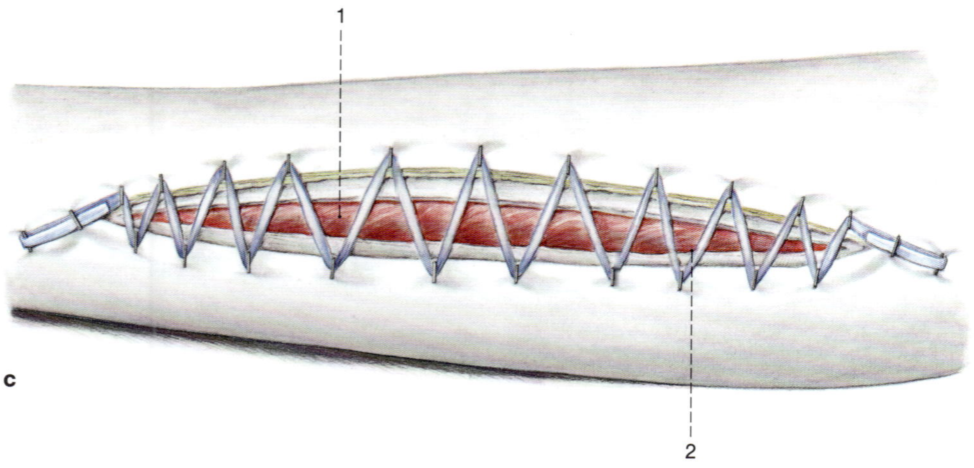

Abb. **24c** Vorlegen einer Korsettnaht nach Kompartmentspaltung, hier von medial. Mit einem Hautklammergerät wird ein Vessel loop unmittelbar an den Hautrand ventral und dorsal zickzackförmig befestigt. Primär wird keine Spannung auf das Vessel loop gegeben. Erst nach Abschwellen der Weichteile, frühestens nach einer Woche, sukzessives Nachspannen des Vessel loop in zweitägigem Abstand und Nachziehen der Knoten am proximalen oder distalen Wundpol.

1 M. soleus
2 M. gastrocnemius

Strategie bei Komplexverletzungen

Häufig ist das Kompartmentsyndrom Folge einer komplexen Fraktur. Eine Osteosynthese, minimal-invasiv oder überbrückend, ist erforderlich. Beim Unterschenkel bietet sich der unaufgebohrte Tibiamarknagel an. Alternativ ist die Fixateur-externe-Anlage ein gutes, bewährtes und schonendes Verfahren. Bei gelenknahen Frakturen ist die Gelenküberbrückung mittels Fixateur externe zur Ruhigstellung der Weichteile erforderlich.

Komplikationen

Intraoperative Komplikationen

Verletzung des N. peronaeus superficialis. Dieser kreuzt die Inzision bei Freilegung der Peroneusloge im distalen Fünftel. Unvollständige Kompartmentspaltung. Besonders gefährdet: das tiefe Beugerkompartment.
Therapie: Nervennaht, Erweiterung der Kompartmentspaltung.

Postoperative Komplikationen

Weichteilinfektion, verbleibende Durchblutungsstörung bei später Entlastungsoperation, Faszienlücken, Hautdefekte, breite Narbenbildung.

Wiederholungseingriffe, Korrekturoperationen

Nach Abschwellen der Muskulatur frühestens ab dem 7. Tag kann mit dem Zugverfahren der Hautdefekt allmählich geschlossen werden. Alternativ oder ergänzend ist die Meshgraft-Deckung möglich.

Begleit-, Nachbehandlung

Bei Kompartmentspaltung ohne Fraktur Schienenlagerung. Mobilisation der angrenzenden Gelenke, insbesondere von Hüft- und Kniegelenk. Spitzfußprophylaxe. Zehenmobilisation.

Nach zusätzlicher Osteosynthese Frühmobilisation bei stabiler Fixation. Eventuell Umsteigen vom Fixateur externe auf eine interne Osteosynthese. Aufheben einer Gelenktransfixation nach 10–14 Tagen.

Offene Weichteilverletzungen

Ziele und Methoden

Die offene Weichteilverletzung des Unterschenkels ist häufig eine Defektverletzung. Durch die Schwellung der Weichteile kommt es zur Defektvergrößerung. Ziel ist es, zerstörtes oder kontusioniertes Gewebe zu entfernen und die Wundränder zu begradigen. Mit dem Wunddébridement wird eine Vergrößerung des Weichteildefektes in Kauf genommen. Nach temporärer Deckung wird die endgültige Schließung auf später verschoben. Eine Knochendeckung muß beim primären Débridement jedoch immer erlangt werden. Hierzu wird ortsständiges oder frei transplantiertes autogenes Gewebe verwendet.

Indikationen

Jede offene Weichteilverletzung wird operativ revidiert. Die Defektränder müssen sparsam, aber sicher im Gesunden reseziert werden.

Kontraindikationen

Keine.

Operationsrisiko und Aufklärungshinweise

Intraoperative Risiken

Gefäß-Nerven-Verletzungen können zusätzlich auftreten. Mangelnde Knochendeckung.

Aufklärungsgespräch

Verletzungsbedingte Infektion, Funktionseinschränkung, Defektbildung der Oberfläche oder der darunterliegenden Muskulatur. Bei Décollementverletzungen großflächiger Hautverlust. Notwendige Zweiteingriffe: Muskellappenplastiken, Hautverpflanzungen. Bei Muskelzerstörungen: tiefe Narbenbildung, Einschränkung der Muskelfunktion. Nervenschädigung.

Spezielle Vorbereitungen

Der Notverband bleibt für sämtliche diagnostische Maßnahmen in situ. Die Abnahme erfolgt unter sterilen Kautelen unmittelbar präoperativ im Vorbereitungsraum des Operationssaales. Oberschenkelblutsperre wird angelegt, aber nicht geschlossen.

Versorgung von Weichteilverletzungen

Narkose: Weniger ausgedehnte und tiefreichende Riß-, Quetsch- und Schürfwunden werden in Lokalanästhesie versorgt, übrige Verletzungen in Spinalanästhesie oder in Vollnarkose.

Lagerung: Rückenlage.

Zugangswege: Diese sind durch die Ausdehnung der Verletzung, die Lokalisation am Unterschenkel und evtl. begleitende knöcherne Verletzungen vorgegeben. Schnitterweiterungen, möglichst in Längsrichtung oder unter Einbeziehen der vorgegebenen Wundränder, sind einzuplanen.

Arbeitsschritte

Haut und Subkutis

1 Débridement, Spülung, Entfernen von Fremdkörpern.
2 Handschuhwechsel.
3 Revision der Muskulatur, keine Muskelnähte.
4 Revision der Nerven, Gefäße und Sehnen im Verletzungsbereich.
5 Drainage verbliebener Hohlräume.
6 Synthetischer Hautersatz, Hautverschluß selten.
7 Spätere Hautnaht.

Arbeitsschritte

Décollementverletzung

1 Bestimmen der flächigen Ausdehnung.
2 Wundreinigung.
3 Bestimmen der Vitalität und Restdurchblutung durch Nadelpunktion.
4 Bei zirkulärem Décollement: Abtragen des Hautlappens bis zur Basis.
5 Weichteildeckung durch synthetischen Hautersatz.
6 Alternativ: Spalthautentnahme vom Décollement vor dessen Resektion.
7 Meshgraft-Auflage.

Arbeitsschritte

Kombinierter Weichteil- und Knochendefekt

1 Débridement ausgedehnt in Tiefe und Fläche unter Resektion aller nekrotischen Gewebeanteile, Begradigung der Wund- und Knochenränder.
2 Osteosynthese defektüberbrückend.
3 Primäre Muskellappenplastik bei ausreichender Vitalität benachbarter Muskelgruppen.
4 Fixation der gestielten Muskellappen am Periost nahe dem Knochendefekt sowie unter den Hauträndern.
5 Temporärer Hautersatz.
6 Second-look-Operation nach 24 Stunden.

Ortsständige Muskellappenplastik

Indikationsbereiche der einzelnen Muskeln:
M. gastrocnemius: Tibiakopf,
M. soleus: proximales Tibiadrittel, maximal Unterschenkelmitte,
M. extensor digitorum longus: distales Tibiadrittel.

Spezielle Technik

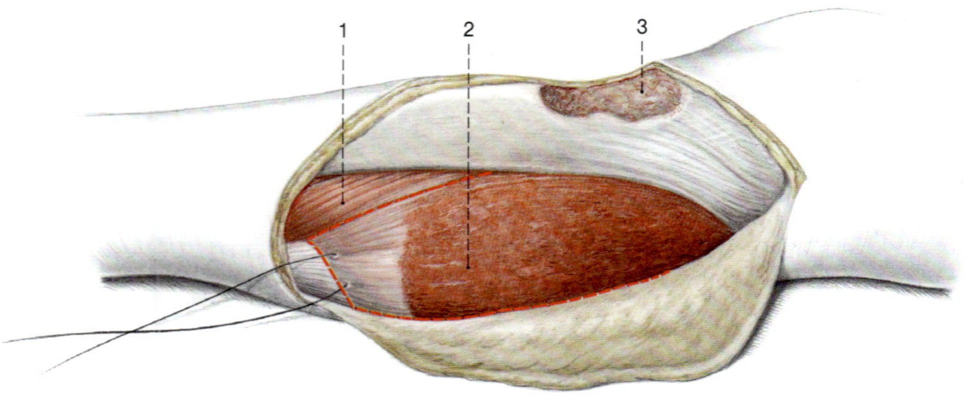

Abb. **25a** **Gestielte Muskellappenplastik des medialen Kopfes des M. gastrocnemius.**
Ausgehend vom bestehenden Weichteildefekt, wird die Wunde entlang des Margo medialis tibiae nach proximal bis zum Kniegelenkspalt und nach distal 3 Querfinger über den zu deckenden Defekt hinaus erweitert. Eröffnen der Faszie am vorderen Rand, soweit sie nicht schon eingerissen oder zerstört ist. Präparation des Muskellappens nach distal bis zum sehnigen Übergang. Für den Schwenkradius nach ventral zur Tibia muß ein genügend langer Anteil des Muskelbauches kalkuliert werden.

Am Übergang zur Sehne bogenförmiger, nach dorsal verlaufender Schnitt. Von dort entlang der dorsalen Muskelkante Längsspalten der Muskelfasern und der Faszie wieder nach proximal.

1 M. soleus
2 M. gastrocnemius, Caput mediale
3 Tibiakopfdefekt

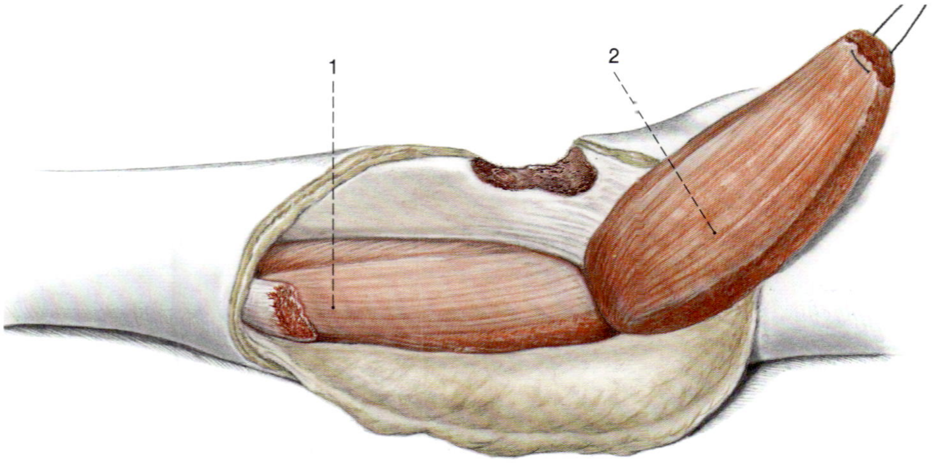

Abb. **25b** Abklappen des Muskels, beginnend an der vorderen Begrenzung. Er wird sukzessive vom darunterliegenden M. soleus in der Faszienschicht abpräpariert. Haltenaht an das distale Muskelende. Nun nacheinander Hochziehen des gesamten Muskelbauches. Inzision des Faszienüberzuges an der Muskelinnenseite. Fakultative Resektion des Faszienüberzuges an der Muskelaußenseite.

Der Muskel läßt sich in toto bis in Höhe des Kniegelenkspaltes nach proximal mobilisieren.

1 M. soleus
2 M. gastrocnemius

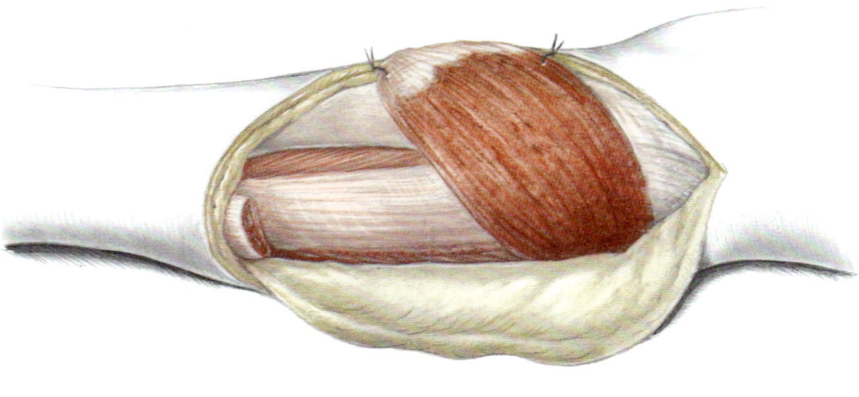

Abb. **25c** Einschwenken des mobilisierten medialen Kopfes des M. gastrocnemius in den Defekt, z. B. des Tibiakopfes, der Tuberositas tibiae oder des Margo anterior tibiae. Fixation auf dem Periost, fakultativ am Subkutangewebe des noch erhaltenen, mehr lateral gelegenen Hautlappens. Abschließend Redon-Drainage in das ehemalige Muskelbett und Adaptationsnähte zum M. soleus.

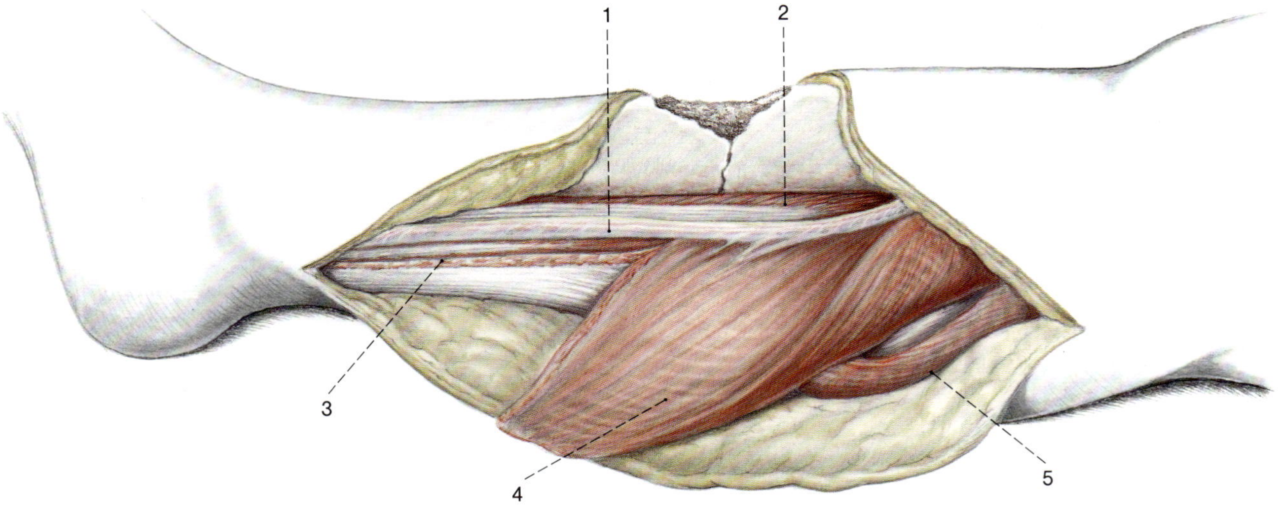

Abb. **26a** **Proximal gestielter Muskellappen des M. soleus.** Medialer Zugang am Margo medialis tibiae unterhalb des Tibiakopfes bis zur distalen Fünftelgrenze. Mobilisation der vorderen Begrenzung des M. gastrocnemius. Nun Präparation des M. soleus entlang des Margo medialis tibae bis zum distalen Übergang in die Achillessehne. Bogenförmige Umschneidung distal nach dorsal. Längsinzision auf der äußeren Hinterfläche des Muskels nach proximal. Nun sukzessives Mobilisieren des Muskellappens von distal nach proximal mit der Schere. Aus der A. tibialis posterior kommende Muskeläste werden geschont. Lediglich im distalen Drittel können diese abgesetzt werden.

1 A., V. tibialis posterior, N. tibialis
2 M. flexor digitorum longus
3 M. flexor hallucis longus
4 M. soleus
5 M. gastrocnemius, Caput mediale

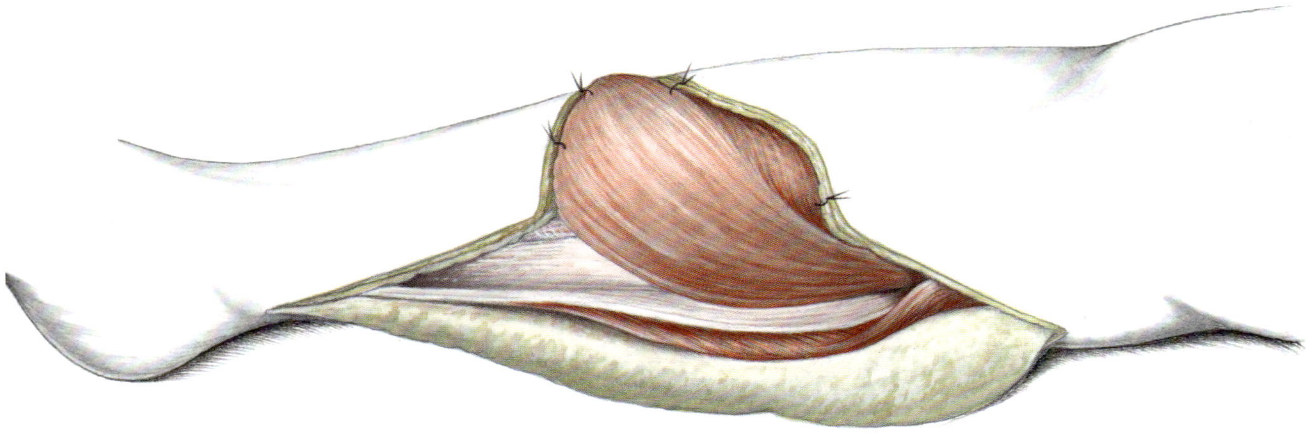

Abb. **26b** Einschwenken des Muskels in den Defekt des Tibiaschaftes oder Margo anterior tibiae. Lockere Fixation der Muskelunterkante auf das Periost, sofern erhalten. Fixation der Muskeloberfläche unter die Hautkante des bestehenden Hautdefektes.

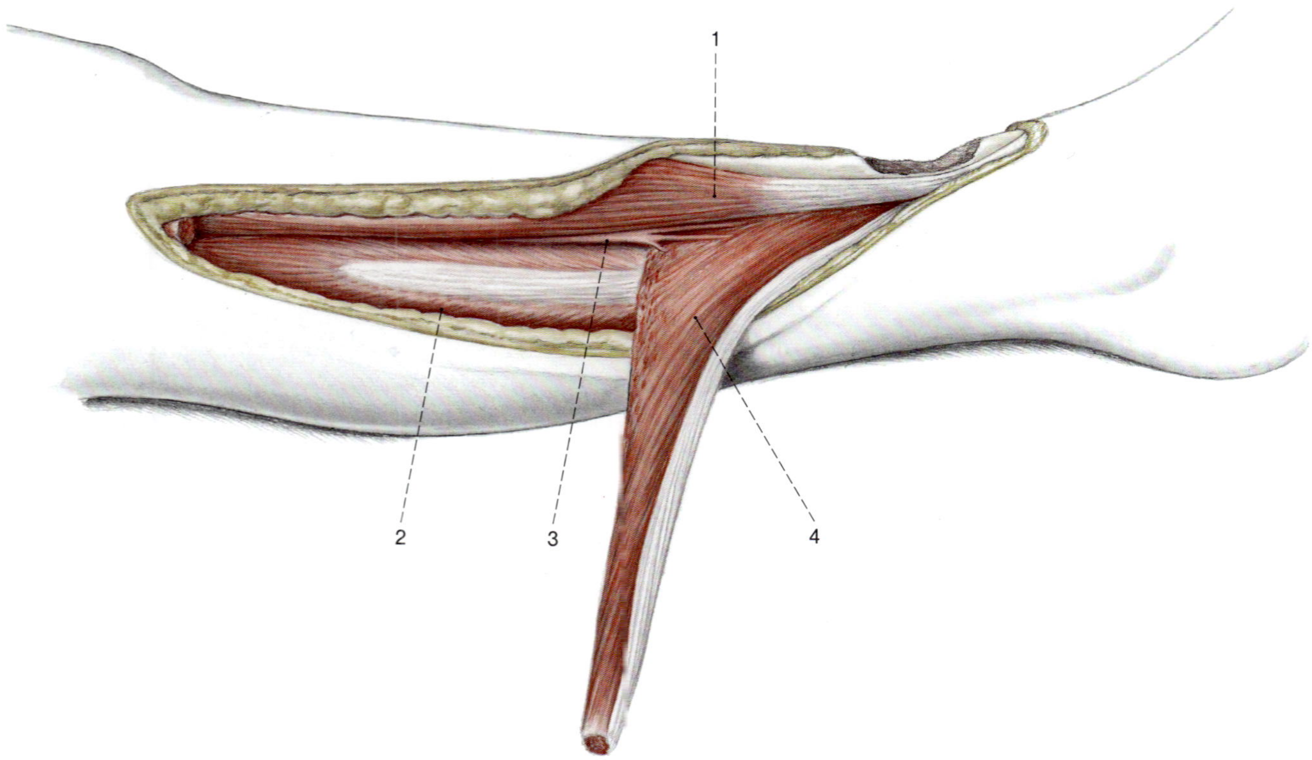

Abb. **27a** **Distal gestielter Muskellappen des M. extensor digitorum longus.** Hierzu lateral längs verlaufender Schnitt, ausgehend vom distal gelegenen Defekt nach proximal. Abklappen des Hautlappens. Präparation des Muskels, der lateral am Rand des M. tibialis anterior in der Tiefe liegt. Präparation des Muskellappens weit nach proximal vorn. Mobilisation des Muskelbauches weiter nach dorsal entlang der Faszie zur Peroneusloge. Nun von proximal aus Absetzen des Muskels, der sehr kräftig entwickelt sein kann.

1 M. tibialis anterior
2 M. peronaeus longus
3 Rr. musculares a. tibialis anterioris
4 M. extensor digitorum longus

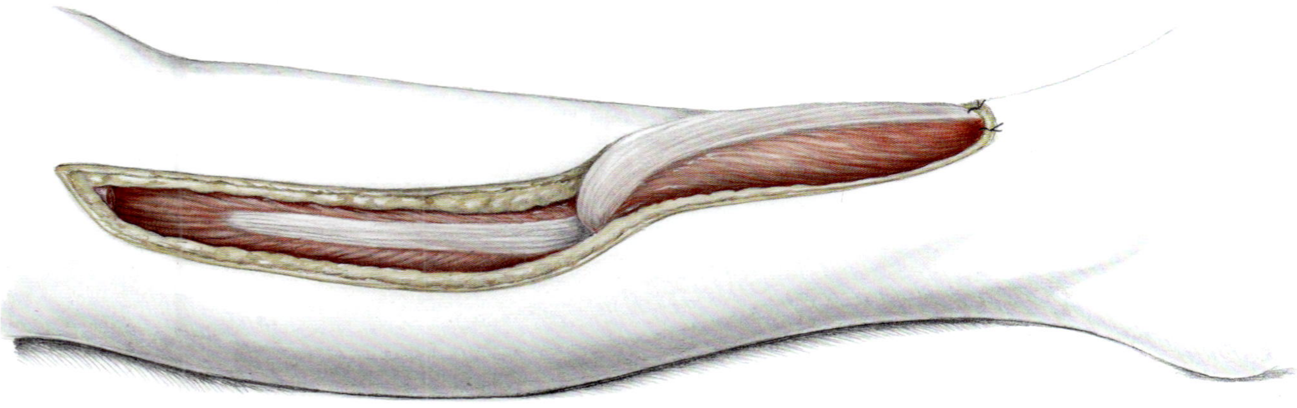

Abb. **27b** Umschlagen des Muskels, der zunächst nach medial geschwenkt und mit dem mobilisierten Ende in den Defekt, z. B. des Margo anterior tibiae oder des Pilon-tibial-Massivs, eingebracht wird. Hier Nahtfixation am umgebenden Weichteilgewebe. Unternähen unter die bestehenden Hautränder.

Strategie bei Komplexverletzungen

Diese sind am Unterschenkel mit weitgehender Zerstörung des Knochens und Aufhebung der Stabilität verbunden. Die Weichteilrekonstruktion muß immer Vorrang vor der knöchernen Rekonstruktion haben. Die knöcherne Stabilisierung dient zunächst lediglich dem Schutz des Weichteilmantels und dessen Regeneration. In die Bestrebungen der Rekonstruktion des Weichteilmantels sind alle Maßnahmen wie temporärer Hautersatz, Spalthautdeckung, lokale Muskellappenplastiken, Fernlappenplastiken und mikrovaskulär angeschlossene Gewebetransfers einzubeziehen. Die Osteosynthese mit dem Fixateur externe erlaubt nahezu unbeschränkten Zugang zum Weichteilschaden und dessen Pflege. Als überbrückendes internes Osteosyntheseverfahren kommt insbesondere die unaufgebohrte Marknagelung (UTN) zur Anwendung.

Komplikationen

Intraoperative Komplikationen

Zusätzliche Nerven- oder Gefäßschädigung.
Therapie: Primärnaht.

Postoperative Komplikationen

Infektion, Durchblutungsstörungen, Hautrandnekrose oder Weichteilnekrose, insbesondere bei erzwungenem Wundverschluß oder Einengung. Entwicklung eines Kompartmentsyndroms. Mangelnde Durchblutung von transplantierten Muskellappen.
Therapie: Second-look-Operation nach 24 Stunden, erneutes Débridement.

Wiederholungseingriffe, Korrekturoperationen

Systematische Planung der Second-look-Operation 24 Stunden nach Erstversorgung, evtl. weitere Débridements. Bei ausgedehnten Defekten Vorbereitung zur Hautdeckung mittels Meshgraft oder Spalthaut. Diese Eingriffe nicht zu früh vornehmen, ca. 7–14 Tage nach der Primäroperation. Der Granulationsrasen muß durchgehend gewachsen sein.
Die Defektdeckung von Komplexverletzungen mittels mikrovaskulär gestielter Weichteiltransfers sollte so früh wie möglich, nach ca. 3–5 Tagen, stattfinden. Die endgültige Osteosynthese hat sich nach der Sanierung des Weichteilschadens zu richten, sollte jedoch innerhalb von 2 Wochen möglich sein.

Begleit-, Nachbehandlung

Eine Ruhigstellung der Unterschenkelweichteile ist immer anzustreben. Dies ist mittels Unterschenkelgipsschiene prinzipiell möglich. Bei ausgedehnten, insbesondere zirkulären Weichteilverletzungen ist die Anlage einer Fixateur-externe-Klammer unter Überbrückung des Sprunggelenkes hilfreich. Gleichzeitig kann hiermit eine Aufhängung und schwebende Behandlung durchgeführt werden. Nach Konsolidierung der Weichteilverletzung ist eine möglichst frühe funktionelle Nachbehandlung erforderlich. Die Gleitschichten müssen reaktiviert, Kontrakturen muß vorgebeugt werden.

Chronische Weichteilschäden

Ziele und Methoden

Schwerwiegend sind die Folgen nach Kompartmentsyndrom mit Atrophie und Nekrose der geschädigten Muskelanteile. Am häufigsten gilt dies für das tiefe Beugerkompartment, dessen Schädigung primär übersehen wird. Die Folge sind Kontrakturen der Zehenbeuger. Dies führt zur Ausbildung von Krallenzehen mit folgenden Druckulzerationen bis hin zur Belastungsunfähigkeit des Fußes. Zusätzlich resultiert eine Spitzfußstellung, beim Ausfall der Streckerlogen eine fehlende Dorsalextension, bei Vorliegen einer Peroneusparese eine paralytische Spitzfußstellung.

Ziel der Behandlung ist es, eine statische wie dynamische Funktion des Fußes und damit des ganzen Beines wiederherzustellen. Insbesondere bei fixierter Spitzfußstellung ist die Einstellung des oberen Sprunggelenkes zur Arthrodese sinnvoll. Bei erhaltener Dorsalextension kann eine Achillessehnenverlängerung versucht werden. Die Therapie sonstiger Weichteilschäden richtet sich nach dem Primärbefund. Narbenaufbrüche werden einer sekundären Spalthautplastik zugeführt. Breite Spalthautnarben können operativ verschmälert werden.

Sehnenverletzungen

Achillessehnenruptur

Ziele und Methoden

Die Achillessehnenruptur ist in der Regel die Verletzung eines degenerativ veränderten Gewebes. Die Operation soll die Sehnenstümpfe adaptieren. Kernnähte dienen der Aufnahme der Zugkräfte. Diese werden zunächst durch die Eigenspannung der starken Beugekraft des M. gastrocnemius und des M. soleus verursacht. Bei der Zerfaserung der Sehnenstümpfe und einer Defektbildung ist eine primäre Verkürzungseinstellung im Spitzfuß nicht zu umgehen. Die oberflächengenaue Adaptation des Sehnenspiegels ermöglicht eine frühfunktionelle Nachbehandlung in der Orthese.

Indikationen

Alle Sehnenrupturen.

Kontraindikationen

Keine, sofern der Patient operations- und narkosefähig ist. Als Alternative kann die funktionelle Behandlung mit sonographischer Kontrolle einer Adaptation der Sehnenstümpfe durchgeführt werden.

Operationsrisiko und Aufklärungshinweise

Intraoperative Risiken

Ausbruch der Kernnähte bei langstreckiger Zerfaserung der Sehnenenden. Erhöhte Spannung bei raffender Nahttechnik. Ungenügende Adaptation der Enden. Muskelfasernekrose im Sehnenübergang.

Postoperative Risiken

Infektion, verzögerte Heilung, Spitzfußstellung, verbleibender Defekt.

Aufklärungsgespräch

Wundheilungsstörung, ausbleibende Heilung des Sehnengewebes, Nahtdehiszenz, Sensibilitätsstörungen des lateralen Fußrandes bei Läsion des N. suralis, postoperative Spitzfußstellung, Narbenbildung.

Spezielle Vorbereitungen

Oberschenkelblutsperre fakultativ.

Narkose: Wegen der Bauchlagerung wird eine Intubationsnarkose bevorzugt. Die Operation ist grundsätzlich jedoch auch unter Spinalanästhesie möglich. Operation in Lokalanästhesie wegen der Muskeldehnung und der fehlenden Relaxation nicht empfehlenswert.

Lagerung: Bauchlage. Hohe Schaumstoffrolle (20 cm Durchmesser) zur Unterstützung des Sprunggelenkes von ventral.

Zugangsweg: Vom Kalkaneus nach proximal 1 Querfinger medial der Achillessehnenmitte. Inzision weit genug nach proximal, um den retrahierten Sehnenstumpf gut fassen und nähen zu können.

Arbeitsschritte

1. Hautinzision medial der Mittellinie.
2. Längsinzision des Peritendineums.
3. Lösen des Peritendineums von Vernarbungen zur Achillessehne.
4. Auskämmen und Anfrischen der Sehnenstümpfe.
5. Gewebeentnahme zur histologischen Untersuchung proximal-distal.
6. Vorlegen von Pfeilernähten in der Sehnenstichtechnik nach Kirchmayr-Kessler.
7. Spitzfußstellung des Fußes, Knüpfen der vorgelegten Pfeilernähte.
8. Fortlaufende Naht des oberflächlichen Sehnenspiegels zirkulär.
9. Fortlaufende Naht des Peritendineums.
10. Redon-Saugdrainage, Hautverschluß.

Spezielle Technik

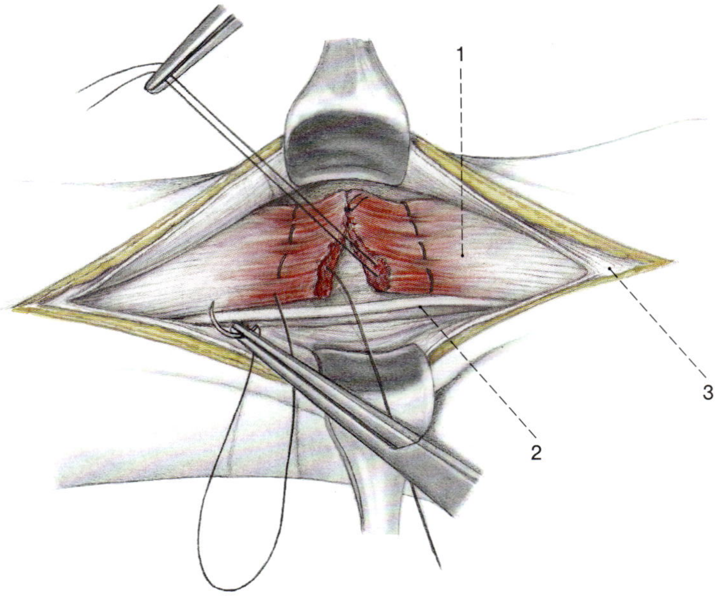

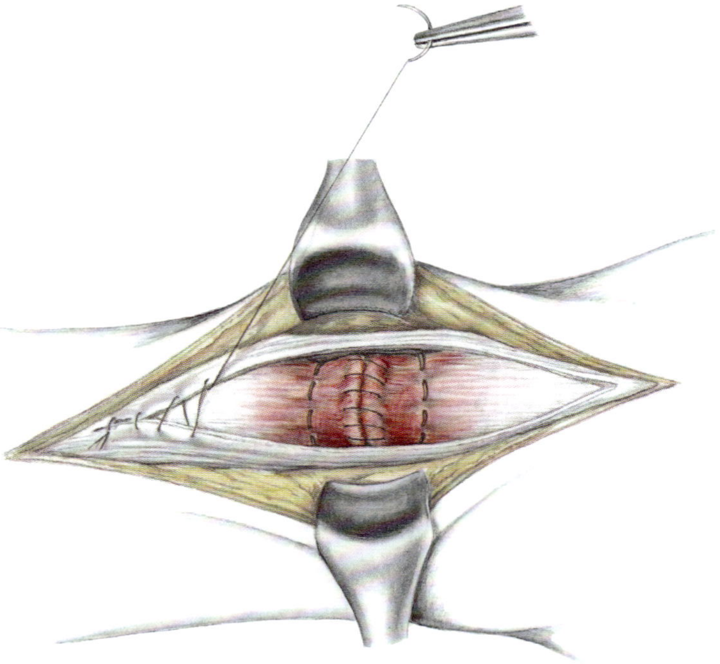

Abb. **28a** Anfrischen der Sehnenstümpfe. Die Plantarissehne ist erhalten und in der Tiefe medial erkennbar. Pfeilernähte in der Sehnenstichtechnik nach Kirchmayr-Kessler. Zwei dicke, nicht resorbierbare Fäden in der Stärke II werden in den proximalen Sehnenstumpf, zwei in den distalen Sehnenstumpf vorgelegt. Knüpfen zunächst des einen Fadenpaares, anschließend des 2. Fadenpaares unter Spitzfußstellung des Fußes. Adaptation der Sehnenstümpfe.

1 Achillessehne
2 Tendo m. plantaris
3 Peritendineum

Abb. **28b** Fortlaufende Naht des oberflächlichen Sehnenspiegels durch 4 x 0 resorbierbaren Faden. Fortlaufende Naht des Peritendineums. Hautnähte nach Allgöwer.

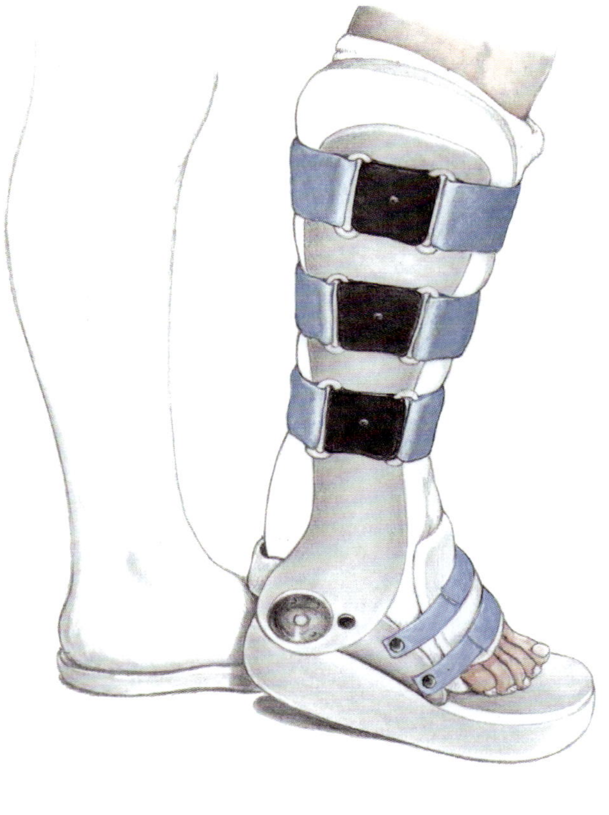

Abb. **29** Postoperative Nachbehandlung in einer Kunststofforthese. Diese wird Tag und Nacht getragen und nur zur Wundkontrolle und Hautpflege abgenommen. Unterziehstrumpf aus Baumwolle. Sohle nachts demontierbar.

Achillessehnenplastik

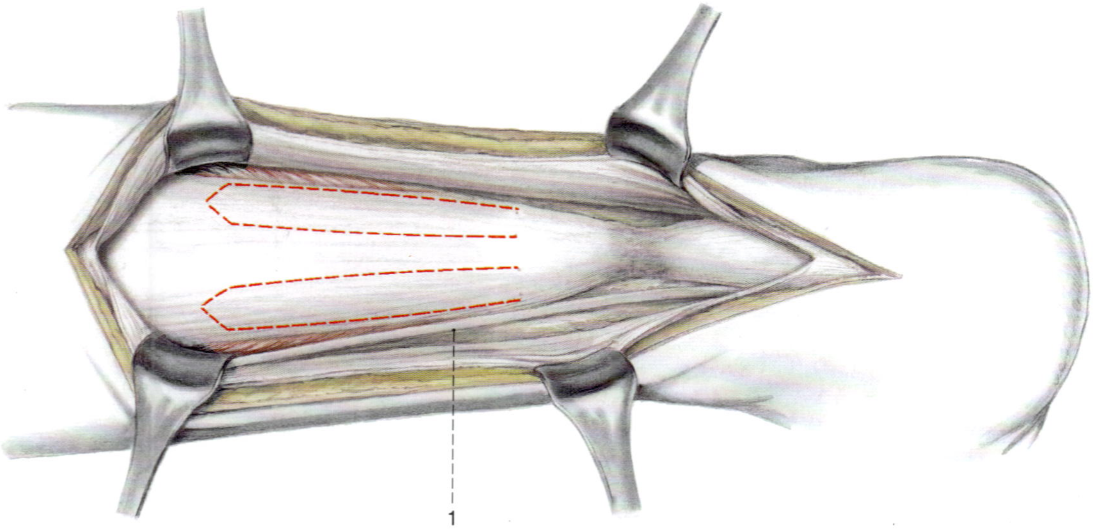

Abb. **30a** Sehnenplastik nach Lindholm bei Reruptur oder Sehnendefekt. Präparation des Sehnendefektes. Von diesem ausgehend, Präparation des dorsalen Sehnenspiegels nach proximal auf die Hinterfläche der beiden Köpfe des M. gastrocnemius. Der dorsale Sehnenspiegel verbreitert sich am Übergang zum M. gastrocnemius erheblich. Parallel zu den Sehnenfasern wird nun auf der Medialseite wie auf der Lateralseite je ein knappes Drittel des Sehnendurchmessers markiert. Der Sehnenrand medial und lateral wird einbezogen. Proximal spitzes Auslaufen der Inzisionen. Nun Abheben des Sehnenspiegels von der darunterliegenden Muskelfläche. Am Übergang zum Defekt bleibt ein ca. 2 cm breiter Sehnenanteil unpräpariert stehen. Gegen weiteres Einreißen der Inzisionen werden hier Stoppernähte gelegt.

1 Tendo m. plantaris

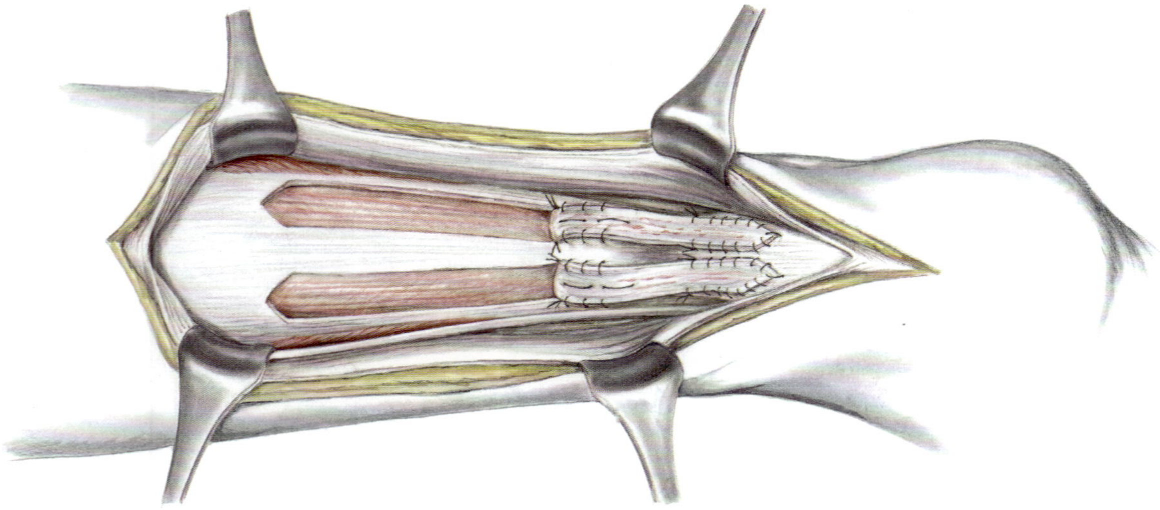

Abb. **30b** Position des Fußes in Spitzfußstellung zur Defektverkürzung. Dann Umklappen des präparierten Sehnenspiegels, der auf das distale Sehnenende dorsomedial bzw. dorsolateral aufgebracht wird. Fixation mit Einzelnähten. Zusätzlich wird je eine kräftige Sehnennaht in der Stichtechnik nach Kirchmayr-Kessler quer durch den umgeklappten Sehnenanteil und den proximalen Sehnenstumpf eingebracht. Ebenso Sehnennähte durch die umgeklappten Sehnenanteile und den distalen Stumpf. Die Plantarissehne wird nach medial gehalten. Sie kann zusätzlich zur Durchflechtung benutzt werden. Redon-Drainage, Hautverschluß. Nachbehandlung mit Orthese. Verschluß des Peritendineums durch fortlaufende Vicrylnaht. Redon-Saugdrainage in den Defekt. Fortlaufende Hautnaht nach Allgöwer.

Achillessehnenverlängerung

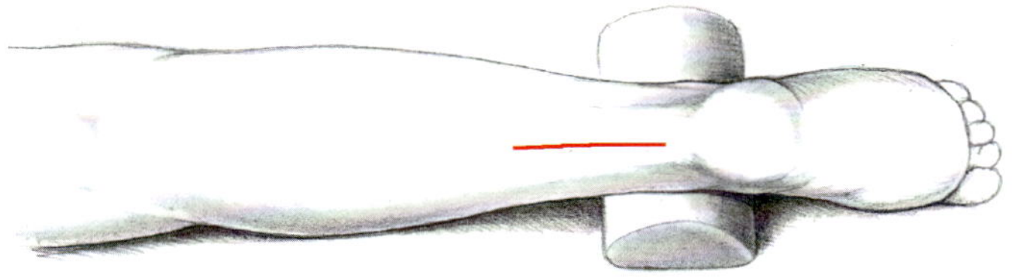

a

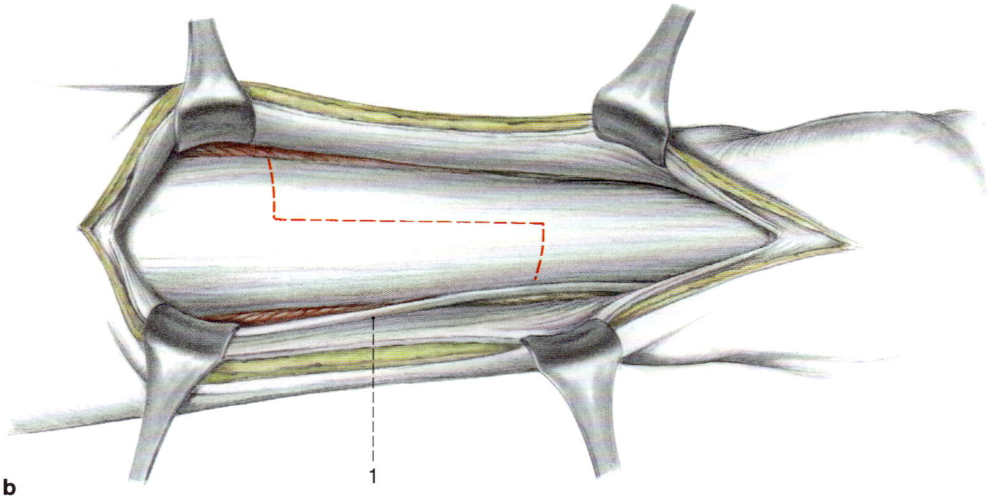

b

Abb. **31a** u. **b** Achillessehnenverlängerung bei fixierter Spitzfußstellung. Gerade Inzision des Peritendineums weit nach proximal (**a**). Z-förmige Inzision der Achillessehne, am lateralen Rand proximal beginnend, in der Mitte ca. 8 cm weiter nach distal verlaufend und dann quer zum medialen Rand auslaufend. Die Sehne des M. plantaris wird geschont (**b**).

1 Tendo m. plantaris

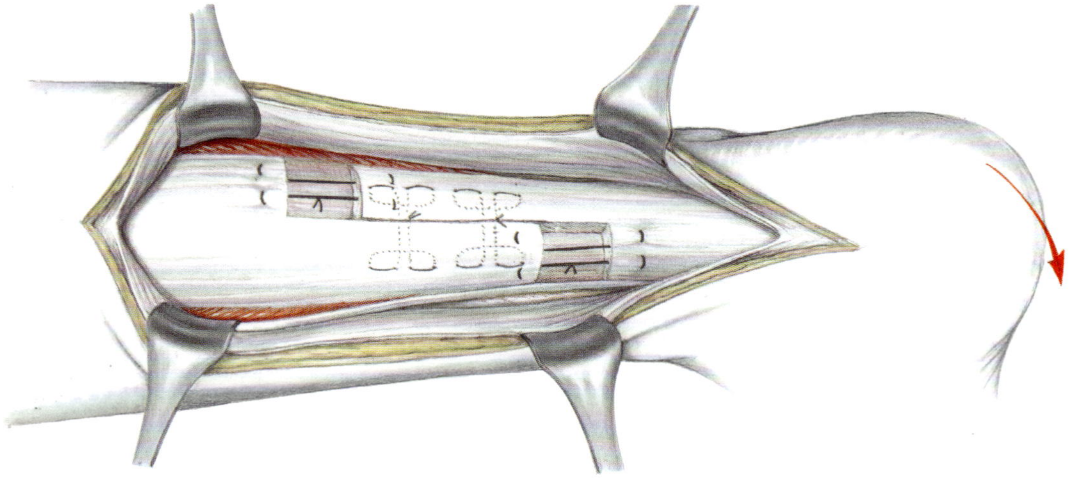

Abb. **31c** Nach Durchtrennen des Sehnenspiegels Verschieben der beiden Sehnenhälften gegeneinander so lange, bis die Rechtwinkelige Stellung des Fußes erreicht ist (meist ca. 3 – 4 cm). Nun Adaptationsnähte des Sehnenspiegels im Bereich der Kontaktflächen. Zusätzlich werden axiale Sehnennähte als Pfeilernähte in der Stichtechnik nach Kirchmayr-Kessler gelegt.
Alternative: V-Y-Plastik des Sehnenspiegels am Übergang in den M. gastrocnemius und den M. soleus.

Komplikationen

Intraoperative Komplikationen

Verletzung des N. suralis, Ausriß der Pfeilernähte.
Therapie: Neuplazieren der Pfeilernähte.

Postoperative Komplikationen

Sekundäre Wundheilung, Weichteilinfektionen, Ausriß der Nähte und Diastase, Reruptur.

Wiederholungseingriffe, Korrekturoperationen

Bei septischen Komplikationen offene Wundbehandlung, sekundäre Granulation, später Achillessehnenplastik nach Lindholm. Bei aseptischer Frühdiastase: evtl. erneute Achillessehnennaht, besser: Achillessehnenplastik.

Begleit-, Nachbehandlung

Unmittelbar postoperativ Unterschenkel-U-Gipsschiene in Spitzfußstellung. Thromboseprophylaxe. Nach Entfernen der Drainage Orthesenbehandlung in Spitzfußstellung von ca. 25 Grad. In zweiwöchigem Abstand Reduktion des Spitzfußwinkels um die Hälfte, nach 4 Wochen auf 0 Grad. Abrollbewegung erlaubt. Teilentlastung des Fußes unter Zuhilfenahme von Unterarmgehstützen. Bewegungsübungen des Hüft- und Kniegelenkes.
Bei kontrakter Spitzfußstellung und Versagen der krankengymnastischen Dehnungsbehandlung ist eine Achillessehnenverlängerung erforderlich.
Bei einer V-Y-Plastik wird der Sehnenspiegel im muskulären Übergang V-förmig inzidiert, wobei die Spitze des V nach proximal zeigt. Mobilisation des Muskel-Sehnen-Komplexes nach distal und Y-förmige Adaptation der Inzisionsflächen.

Frakturen

Frakturen beim Erwachsenen

Tibiakopffrakturen

Wie bei allen Gelenkfrakturen erfordert die Tibiakopffraktur die Wiederherstellung des Gelenkflächenniveaus. Mit der Anhebung von Impression und Depression werden gleichzeitig die Achsenverhältnisse des Beines wiederhergestellt. Zugleich mit der Operation wird die Revision der Kniebinnenstrukturen vorgenommen. Die Entlastung vom Hämarthros, Beurteilung der Menisken sowie der Kreuzbänder stehen im Vordergrund. Hilfreich ist hierzu die begleitende Arthroskopie, die einen guten Überblick über die Gelenkverhältnisse zuläßt.

Ziele und Methoden

Ziele der operativen Rekonstruktion des Tibiakopfes sind:

- Rekonstruktion der Gelenkfläche.
- Stabile Fixation der Gelenkflächenfragmente durch Kirschner-Drähte und Einzelschrauben.
- Auffüllung der Knochendefekte nach Hebung und Reposition imprimierter und deprimierter Fragmente. Zur Defektfüllung werden autogene oder allogene Spongiosa und/oder Knochenkeramiken benutzt.
- Abstützung des rekonstruierten Gelenkflächenanteils durch Plattenosteosynthese.
- Rekonstruktion begleitender Bandverletzungen, insbesondere Fixation der Eminentia intercondylaris.
- Frühfunktionelle Nachbehandlung.

Die Osteosynthese erfolgt auf der Seite der überwiegenden Gelenkzerstörung, meist von lateral.

Indikationen

Als Gelenkfraktur (Klassifikation s. Abb. **32**) bedarf die Tibiakopffraktur der operativen Rekonstruktion. Wegen der komplexen Konstruktion des Kniegelenkes stellen auch geringe Gelenkflächenverwerfungen eine Indikation zur Operation dar.

Absolute Indikationen

Alle Verwerfungen der Gelenkfläche, jede Impression von gelenkflächentragenden Fragmenten, jede Depression.

Relative Indikationen

Inkompletter Spaltbruch (selten).
Völlige Zertrümmerung medial und lateral ohne direkte Rekonstruktionsmöglichkeit (gelenküberbrückender Fixateur externe).

Kontraindikationen

Für die primäre Osteosynthese die Entwicklung eines Kompartmentsyndroms oder ein ausgedehnter Weichteilschaden durch veraltete Schürfwunde. Übermäßige Hautspannung mit Spannungsblasen. Polytraumatisierter Patient. Hohes Lebensalter und Osteoporose sind keine Kontraindikationen. Ist die primäre operative Rekonstruktion kontraindiziert, kann das Alignement der Unterschenkelachse sowie der Fragmente durch einen gelenküberbrückenden Fixateur externe gesichert werden.

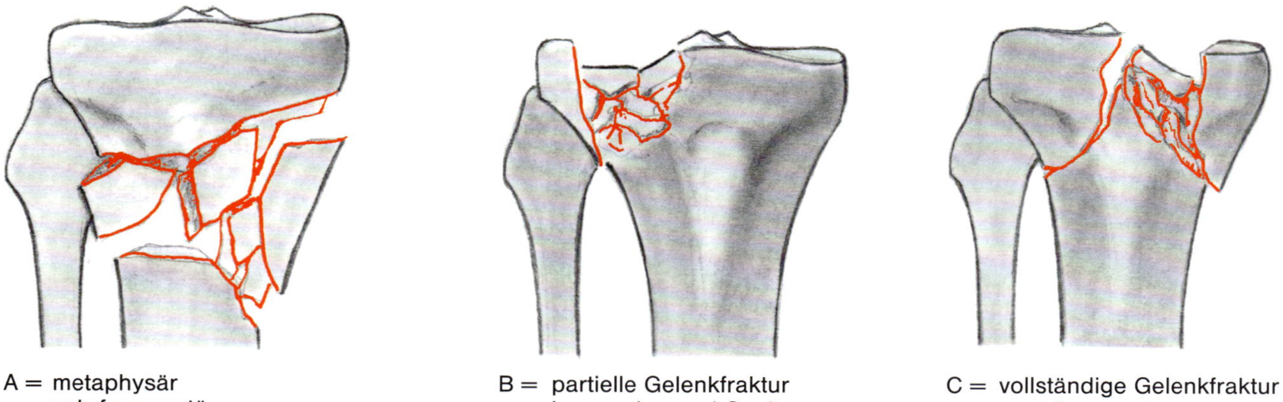

A = metaphysär mehrfragmentär

B = partielle Gelenkfraktur Impression und Spaltung

C = vollständige Gelenkfraktur mehrfragmentär

Abb. **32** AO-Klassifikation der Tibiakopffraktur.

Operationsrisiko und Aufklärungshinweise

Intraoperative Risiken

Ungenügende Fragmentfixation bei Zertrümmerung mit kleinen, gelenkflächentragenden Anteilen. Begleitende Meniskusresektion bei Meniskuszerstörung. Unsichere Kreuzbandrefixation bei Mehrfragmentfraktur des Kreuzbandhöckermassivs.

Postoperative Risiken

Vor allem die Durchblutungsstörung der Hautränder, Hämatomschwellung mit notfallmäßiger Entlastungsoperation, evtl. Kompartmentsyndrom.

Aufklärungsgespräch

Die Art und das Ausmaß der Gelenkzerstörung müssen dargestellt werden. Immer ist auf die Möglichkeit verbleibender Bewegungseinschränkungen hinzuweisen. Die Entwicklung einer frühzeitigen Arthrose ist trotz Gelenkflächenrekonstruktion nicht auszuschließen. Abweichung der Gesamtachse bei ungenügender Abstützung des Gelenkflächenplateaus, insbesondere bei gleichzeitiger Meniskusresektion. Postoperative Durchblutungsstörungen infolge der schlechten Weichteilbedeckung des Tibiakopfes. Bei lateraler Osteosynthese Entwicklung eines Kompartmentsyndroms der Streckerloge. Bei komplexen Frakturen mit Osteosynthese sowohl von außen als auch von innen gesteigerte Gefahr einer Wundrandnekrose und/oder der Wundinfektion. Zur Defektauffüllung des Schienbeinkopfes ist die Zweitoperation bei autogener Spongiosaentnahme am Beckenkamm erforderlich.
Lange Entlastungszeit des Gelenkes bei gleichzeitiger intensiver frühfunktioneller Nachbehandlung und krankengymnastischer Übungstherapie.

Spezielle Vorbereitungen

Nach Möglichkeit primäre Operation zur Entlastung vom Hämarthros und einfacher Manipulation der Gelenkfragmente. Ist die Primäroperation nicht möglich, muß der Hämarthros unter sterilen Kautelen punktiert werden. Bei nachlaufendem Hämarthros ist die Nachpunktion dringend erforderlich.
Anlage einer Blutsperre zur Operation. Vorbereitung des Röntgenbildverstärkers. Vorbereiten eines Beckenkammes möglichst auf der Gegenseite zur Entnahme autogener Spongiosa.

Tibiakopfosteosynthese

Narkose: Spinalanästhesie in einem höheren Segment (Spongiosaentnahme aus dem Beckenkamm!), Vollnarkose.

Lagerung: Rückenlage. Anwinkeln des Hüftgelenkes um ca. 20 Grad, Anwinkeln des Kniegelenkes um ca. 20 Grad. Freies Abdecken des Beines bis handbreit oberhalb des Kniegelenkes. Freie Manipulierbarkeit des Unterschenkels.

Zugangswege: Der Zugang erfolgt immer im Bereich der hauptbeteiligten Gelenkfläche. Dies ist in der Regel das laterale Tibiaplateau. Der Zugang beginnt oberhalb des Kniegelenkspaltes und erstreckt sich bis auf den Tibiaschaft. Nur so ist eine Darstellung der Gelenkkapsel möglich. Beim erweiterten Zugang von lateral mit Osteotomie des Fibulaköpfchens muß zusätzlich nach dorsal der N. peronaeus superficialis darstellbar sein.
Beim medialen Zugang ist insbesondere auf die Schonung des Pes anserinus zu achten. Nach Eröffnung der Gelenkkapsel und in Zusammenschau mit den präoperativ angefertigten Röntgenbildern ist zu entscheiden, ob ventral des Pes anserinus eine abstützende Plattenosteosynthese oder dorsal des Pes anserinus eine Zugschraubenosteosynthese durchgeführt werden soll. Die Plazierung des T- oder L-Schenkels der Abstützplatte geschieht epiperiostal.
Bei zusätzlicher hoher Tibiaschaftfraktur ist eine Doppelplattenosteosynthese mit ventral aufliegender Kleinfragmentplatte möglich. Der Zugang hierzu erfolgt über die laterale Hauptinzision.

Osteosynthese von lateral

Arbeitschritte

1 S-förmige Inzision, 2 Querfinger oberhalb des Kniegelenkspaltes und lateral der Tibiavorderkante nach distal verlaufend. Lange Inzision.
2 Inzision der Faszie über dem M. tibialis anterior. Ein schmaler Faszienstreifen bleibt zur späteren Reinsertion an der Tibiavorderkante bestehen.
3 Schonendes Abschieben des M. tibialis anterior vom Gerdy-Tuberculum nach dorsal bis zum Fibulaköpfchen.
4 Inzision der Gelenkkapsel parallel zur Tibiagelenkfläche unterhalb des Meniscus lateralis.
5 Anschlingen der Basis des Meniscus lateralis mit Haltefäden.
6 Gelenkspülung. Inspektion der Gelenkfläche.
7 Identifikation der subperiostal verlaufenden Frakturlinien zum Tibiaschaft.
8 Ausmeißeln eines Knochenfensters der lateralen Kortikalis zum Einführen des Spongiosastößels.
9 Varusstreß. Mit dem Spongiosastößel Anheben der imprimierten gelenktragenden Fragmente. Anheben der Kantendepression.
10 Transfixation kleinerer Fragmente durch parallel zur Gelenkfläche verlaufende Kirschner-Drähte.
11 Auffüllen des Knochendefektes durch Spongiosa.
12 Anmodellieren einer T- oder L-Platte.
13 Fixation der Platte im Plateau mit Spongiosaschrauben und im Schaft durch Kortikalisschrauben. Gelenkflächenkompression en bloc.
14 Intraartikuläre Redon-Drainage, Refixation der Basis des Meniscus lateralis.
15 Redon-Saugdrainage, Refixation der Faszie über dem M. tibialis anterior.
16 Hautnaht.

Spezielle Technik

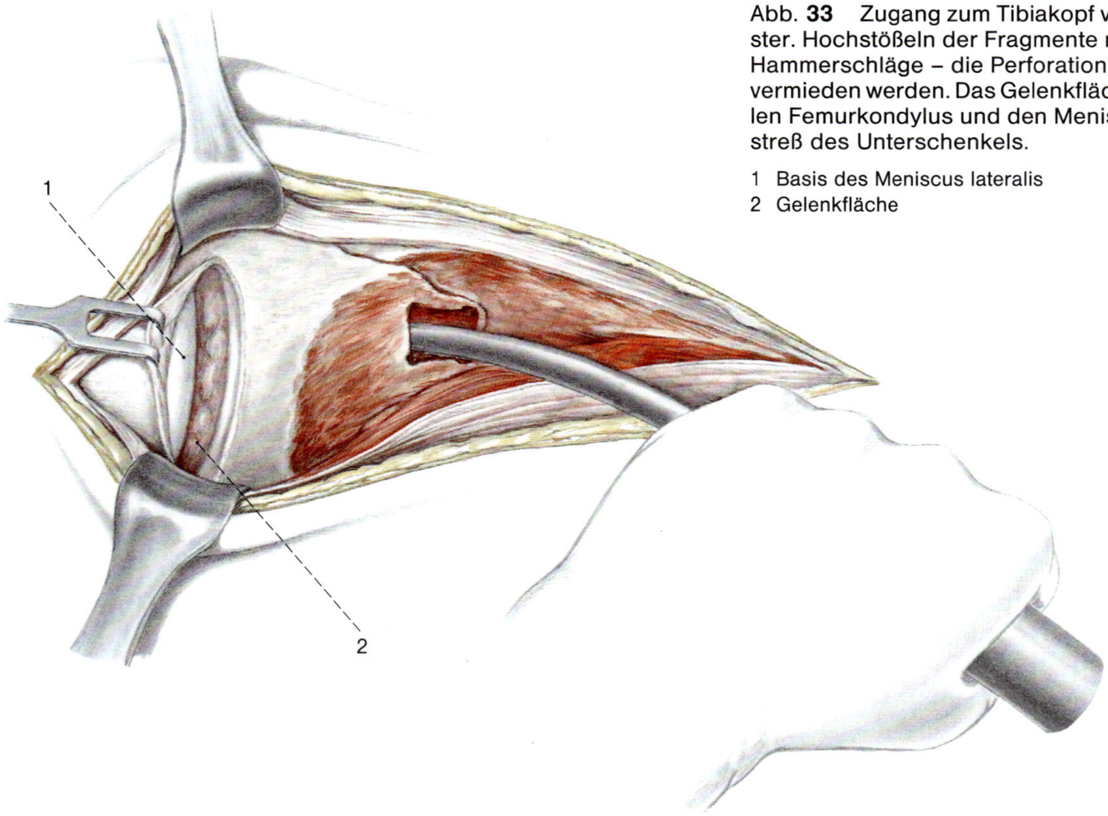

Abb. **33** Zugang zum Tibiakopf von lateral durch ein Kortikalisfenster. Hochstößeln der Fragmente mit dem Spongiosastößel. Leichte Hammerschläge – die Perforation der Gelenkfläche muß unbedingt vermieden werden. Das Gelenkflächenniveau wird gegen den lateralen Femurkondylus und den Meniscus lateralis aufgerichtet. Varusstreß des Unterschenkels.

1 Basis des Meniscus lateralis
2 Gelenkfläche

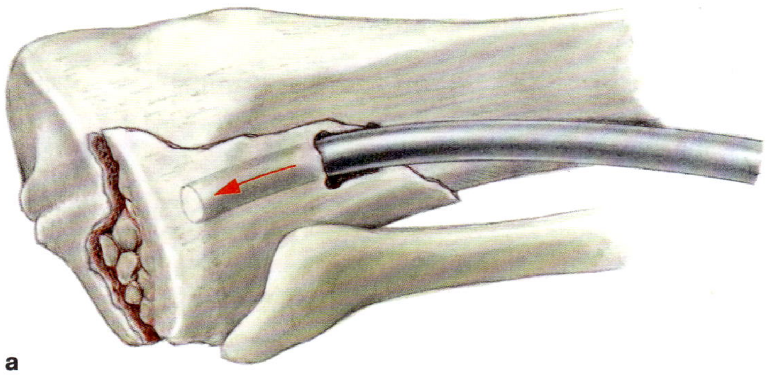

a

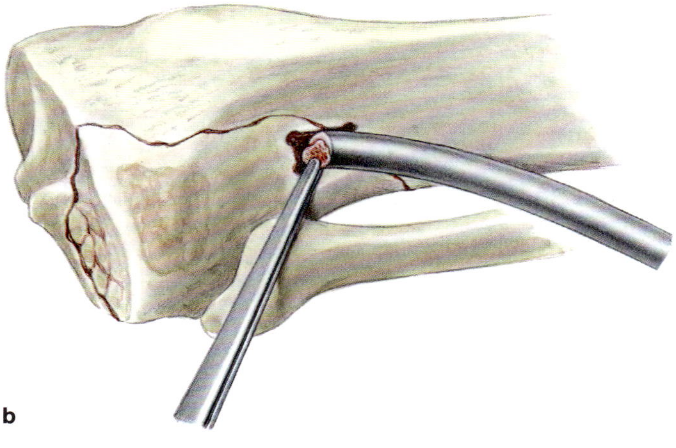

b

Abb. **34a** u. **b** Aufstößeln der Gelenkfläche (**a**). Es verbleibt eine größere Defekthöhle im Plateau. Spongiosa oder alternativ mit Knochenmark geboosterte Knochenkeramik wird mit dem Stößel breit unter die Gelenkfragmente verteilt. Mit Auffüllen der Defektzone Verdichtung und direkte Fragmentabstützung (**b**).

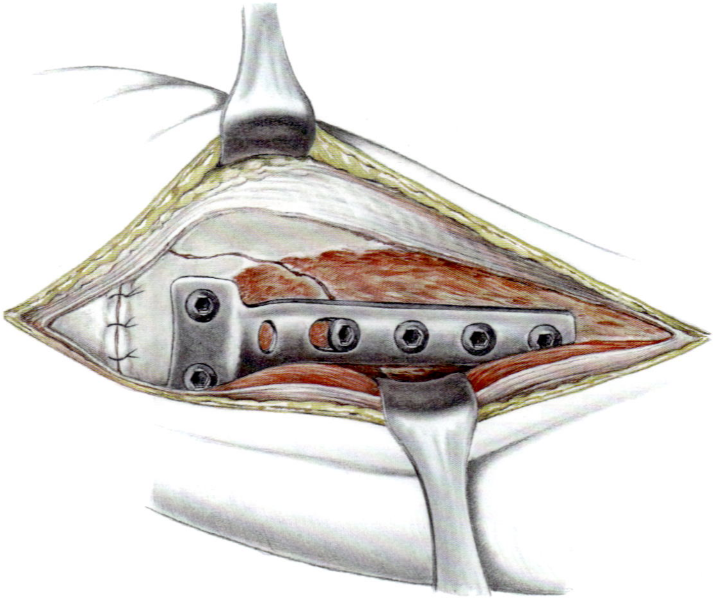

Abb. **35** Anmodellieren einer doppelt gewinkelten T-Platte.
Achtung: Diese wird verwunden, mit dem T-Schenkel nach medial, mit dem Schaft nach lateral. Zusätzlich Vorbiegen des T-Schenkels unter Verkleinerung des Biegungsradius, so daß sich die vordere Ecke des T-Schenkels besser an den Knochen anpreßt.
Schraube 1: durch den ventralen T-Schenkel parallel zur Tibiagelenkfläche (Röntgen-BV-Kontrolle).
Schraube 2: durch den Plattenschaft zur Fixation am Tibiaschaft.
Schraube 3: durch den dorsalen T-Schenkel unter Bildwandlerkontrolle parallel zur Tibiagelenkfläche. Spongiosaschraube mit kurzem Gewinde, Verankerung jenseits der Trümmerzone.
Schraube 4: unter Bildwandlerkontrolle durch das Langloch schräg nach medial ansteigend, Verankerung in der Spongiosa subchondral mit Spongiosagewinde kurz.
Schraube 5 und 6: Fixation des Plattenschaftes am Tibiaschaft.

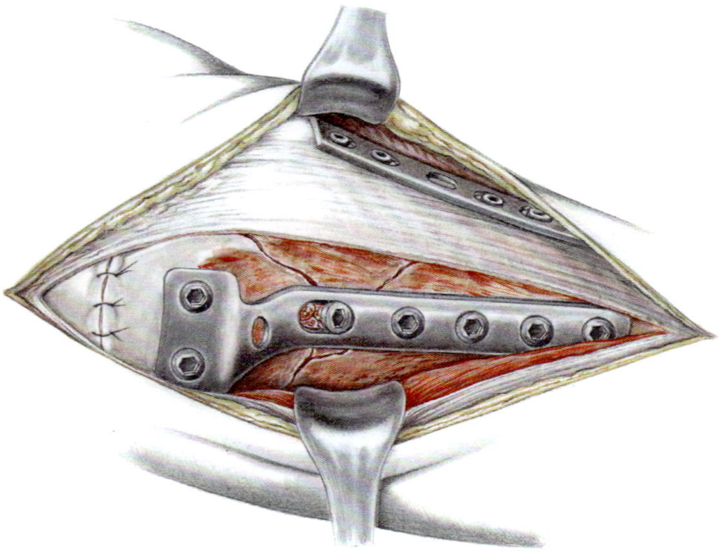

Abb. **36** Doppelplattenosteosynthese. Bei Depression der Gelenkfläche und zusätzlicher hoher Unterschenkelschaftfraktur wird eine Doppelplattenosteosynthese zur Erhöhung der Winkelstabilität erforderlich. Hierzu wird eine Kleinfragment-DCP verwandt. Diese kann mit 2 Spongiosaschrauben im Tibiakopf und 2 oder 3 Kortikalisschrauben im Tibiaschaft befestigt werden.
Achtung: Richtung der Schraubenkanäle zwischen den Schraubenkanälen der von lateral eingebrachten T-Platte.

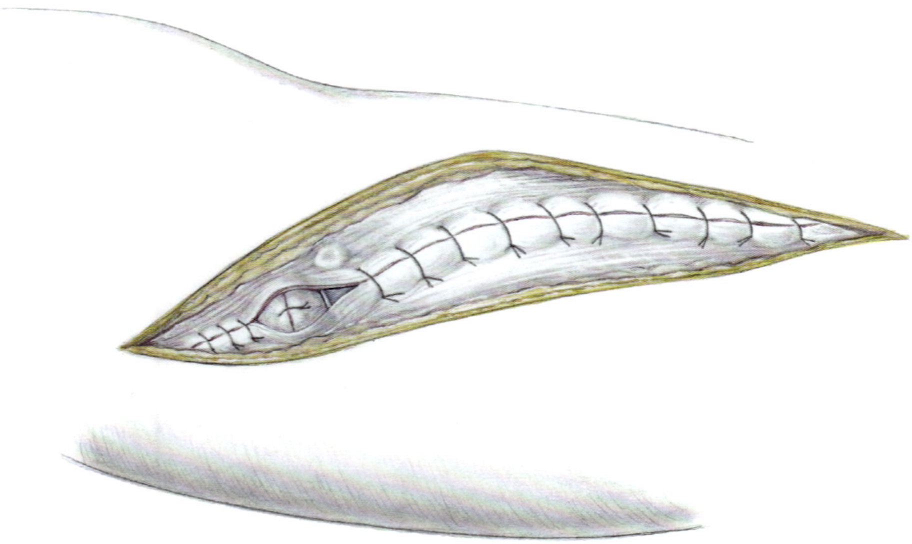

Abb. **37** Refixation der Gelenkkapsel und der Meniskusbasis an der Tibiagelenkfläche durch Einzelnähte. Redon-Saugdrainage, Verschluß der Faszie über dem M. tibialis anterior. Häufig bleibt die ventrale Kante des T-Schenkels von der Faszie unbedeckt, da diese hier sehr dünn ist und keine Verschiebeschicht zum Knochen besteht. Empfehlenswert: Die Faszienkante unter den dorsalen Hautlappen im Subkutangewebe mit Einzelnähten fixieren.

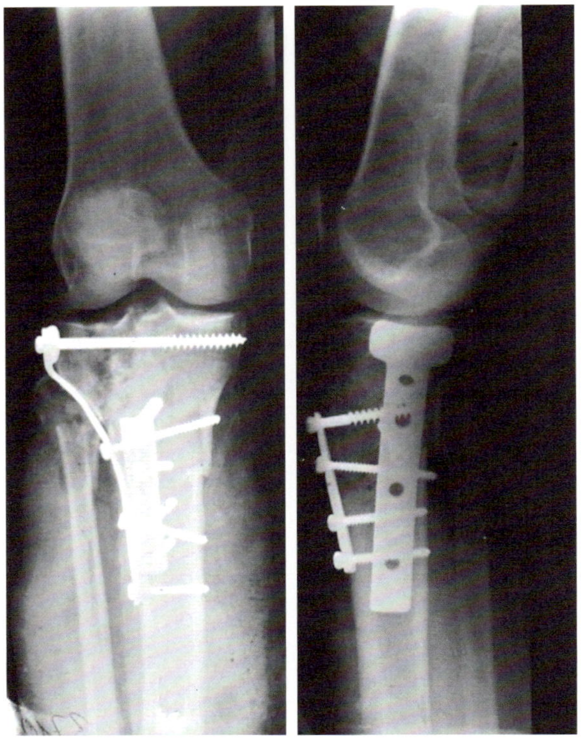

a b

Abb. **38a** u. **b** Osteosynthese einer lateralen Tibiakopffraktur mit gleichzeitiger hoher Tibiaquerfraktur. Doppelplattenosteosynthese, T-Platte von lateral, Spongiosaschrauben parallel zum Gelenkflächenniveau. Gerade DC-Platte von ventral, distal der Tuberositas beginnend. Auffüllen des Knochendefektes mit Spongiosa.
a a.-p. Projektion.
b Seitliche Projektion.

Erweiterter Zugang mit Fibulaköpfchenosteotomie

Arbeitsschritte

1 Zugang von lateral bogenförmig vor dem Fibulaköpfchen.
2 Längsinzision der Faszie über dem M. biceps femoris dorsal des Seitenbandes.
3 Präparation des N. peronaeus superficialis.
4 Querosteotomie des Apex capitis fibulae.
5 Hochklappen des Köpfchenanteiles, Inzision der Gelenkkapsel.
6 Reposition des dorsalen-lateralen Kantenfragmentes, Schraubenosteosynthese.
7 Kapselverschluß.
8 Zuggurtungsosteosynthese des Fibulaköpfchens kurzstreckig zur Fibulavorderkante.
9 Faszienverschluß, Redon-Saugdrainage, Hautnaht.

Spezielle Technik

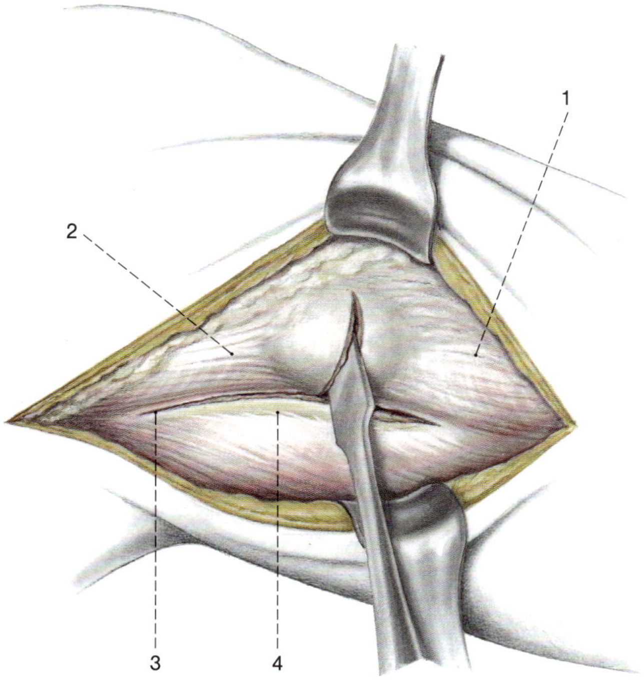

Abb. **39a** Erweiterter lateraler Zugang zum dorsalen Fragment durch Fibulaköpfchenosteotomie. Bogenförmiger Schnitt auf dem Fibulaköpfchen. Verlängerung auf die Außenseite des Oberschenkels. Spalten der Faszie hinter der Sehne des M. biceps femoris. Dieser inseriert am Fibulaköpfchen.
Darstellen des Fibulaköpfchens. In Höhe des Apex Querosteotomie. Dorsal des Seitenbandes, entlang dem Muskelbauch des M. biceps femoris, Inzision der Faszie.

1 M. peronaeus longus
2 Tendo m. bicipitis femoris
3 M. biceps femoris
4 N. peronaeus superficialis

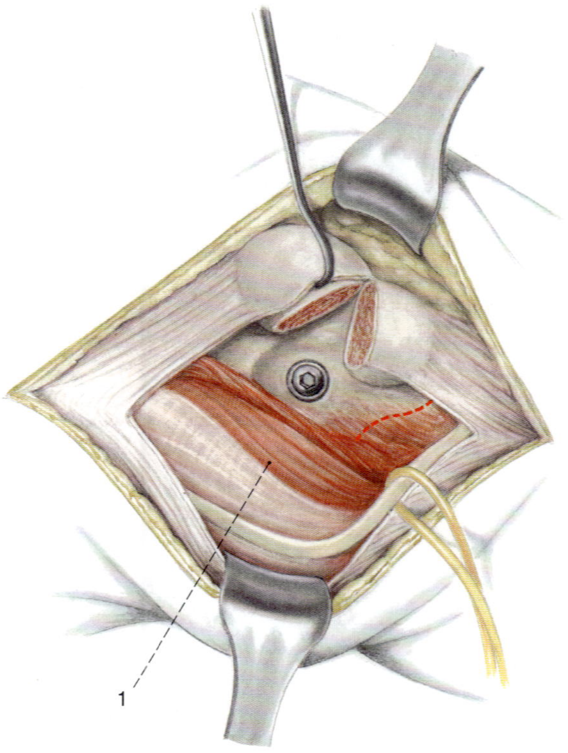

Abb. **39b** In der nächsten Schicht verläuft der N. peronaeus superficialis. Dieser wird im Weichteilverbund belassen. Er wird zusammen mit der Faszie nach dorsal verzogen.

Achtung: Überdehnung. Der Nerv verläuft weiter nach distal hinter dem Fibulaköpfchen und fächert sich auf beim Durchtritt zwischen den Mm. peronaei und dem M. extensor digitorum longus.
Bei der Osteotomie des Apex capitis fibulae wird der Meißel deshalb von dorsal-lateral nach ventral-medial geführt. Hierdurch entgeht man der Gefahr, durch Meißelschlag den Nerv zu verletzen.
Aufklappen des Fibulaköpfchens nach ventral. Man schaut nun auf die Facies articularis capitis fibulae. Knapp oberhalb ist der Insertionspunkt für die Zugschraube, die das dorsal-lateral deprimierte Tibiakopffragment fassen soll. Für die Reposition orientiert man sich an der lateralen Tibiakante.
Abdrängen des M. gastrocnemius. Längsspalten der Fasern des M. soleus, die hier dorsal am Fibulakopf entspringen. Nun Hochstößeln des Fragmentes bis zum Einrasten in der äußeren Kortikalis. Anschließend Einbringen zweier Spongiosaschrauben mit Metallunterlegscheibe zur Zugschraubenosteosynthese. Deshalb kurzes Spongiosagewinde. Bei großem Fragment kann weiter distal eine zweite Schraube unterhalb und dorsal der Facies articularis eingebracht werden.

1 M. gastrocnemius, Caput laterale

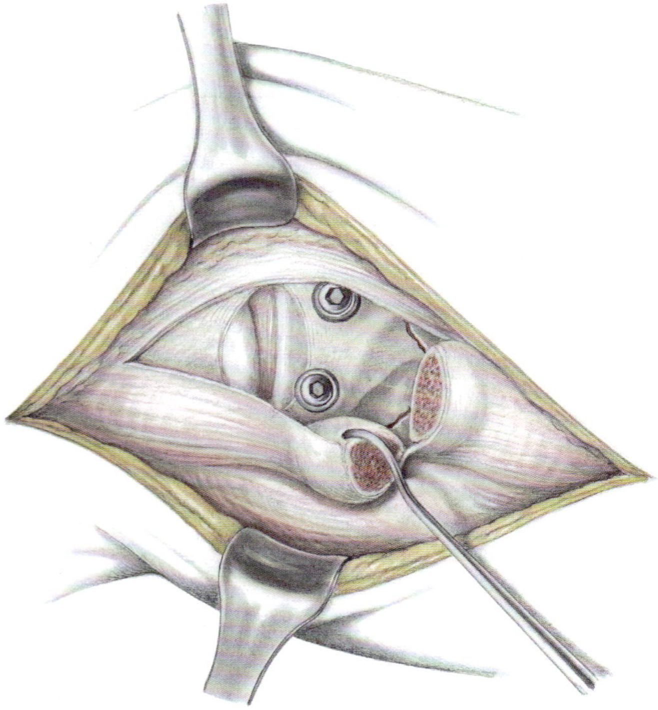

Abb. **40** Alternativ ventraler Zugang über Fibulaköpfchenosteotomie. Bei dieser Präparation wird der N. peronaeus superficialis nicht dargestellt. Er ist mit der Spitze des Fibulaköpfchens nach dorsal verkippt. Eröffnung der Gelenkkapsel.
Das lateral-dorsal ausgesprengte Fragment wird nun auf Gelenkniveau gebracht. Proximal und ventral der Facies articularis capitis fibulae wird nun eine querverlaufende Spongiosaschraube mit Metallunterlegscheibe und kurzem Gewinde eingebracht. Diese fungiert als Zugschraube und fixiert das Fragment.
Weiter nach dorsal kann eine zweite Spongiosaschraube eingebracht werden.
Achtung: Bei zu weiter Dislokation kann es zur Überdehnung des N. peronaeus superficialis kommen.

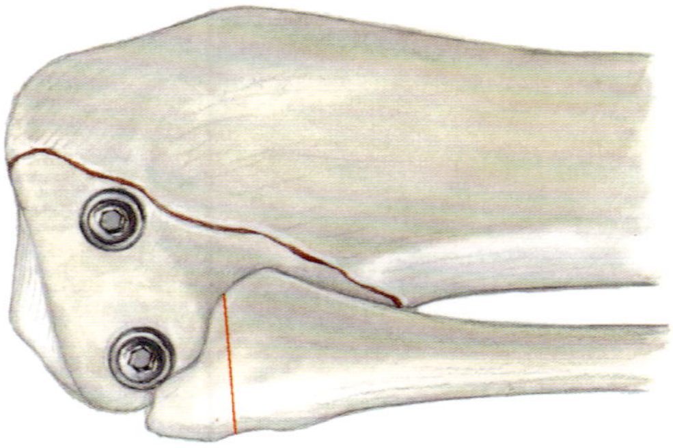

Abb. **41** Schemazeichnung der Schraubenosteosynthese von lateral nach Fibulaköpfchenosteotomie.

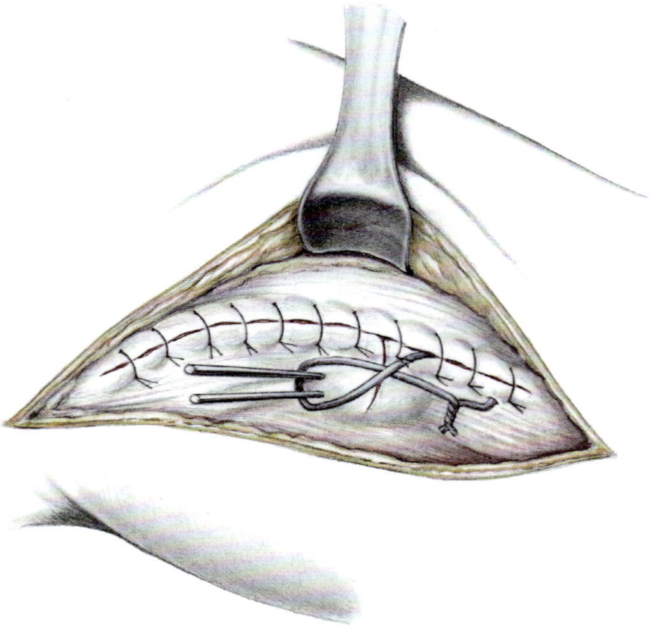

Abb. **42** Refixation der Gelenkkapsel. Naht der längsgespaltenen Faszie über dem M. biceps femoris, ohne den N. peronaeus superficialis mitzufassen.
Zuvor: Reposition des Fibulaköpfchens. Zuggurtungsosteosynthese mit einem Querloch für den Cerclagedraht durch die Vorderkante des proximalen Fibulaschaftes nahe dem Köpfchen. Umbiegen der Kirschner-Drähte nach lateral und vorn. Alternativ: 2 Kleinfragment-spongiosaschrauben mit Verankerung in der Gegenkortikalis des Fibulaschaftes medial.

Plattenosteosynthese von medial

Arbeitsschritte

1 Längsverlaufender Schnitt 2 Querfinger oberhalb des medialen Gelenkspaltes entlang des Margo medialis tibiae nach distal.
2 Darstellen des Pes anserinus.
3 Inzision der Gelenkkapsel entlang der Tibiakante vor dem Pes anserinus. Anheben des Meniscus medialis.
4 Gelenkspülung, Gelenkflächeninspektion.
5 Bei dorsalem Hauptfragment: Hinterfahren des Pes anserinus und des medialen Seitenbandes, Hochstößeln des Fragmentes extraartikulär.
6 Bei intraartikulärer Impression: Kortikalisfenster der Tibiaseitenfläche und Hochstößeln der Fragmente.
7 Defektauffüllung mit Spongiosa.
8 Epiperiostale Plazierung einer einfachen T-Platte. Spongiosaschrauben, gelenkflächenparallel bis zum lateralen Plateau, kurzes Gewinde. Plattenschaftfixation mit Kortikalisschrauben.
9 Gelenkdrainage und Kapselverschluß.
10 Wundverschluß.

Spezielle Technik

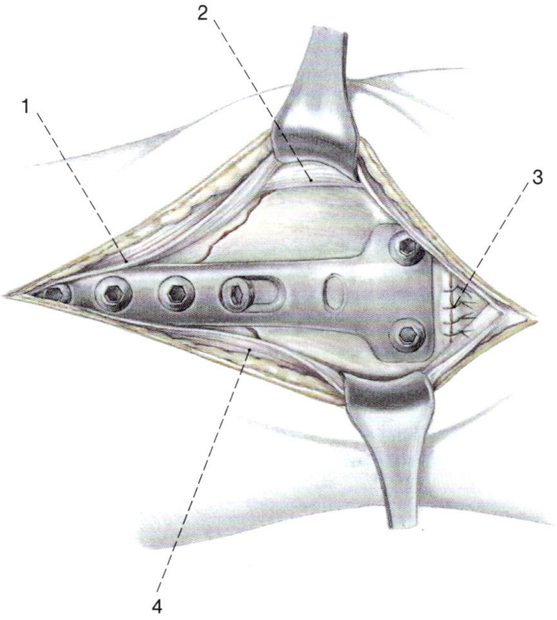

Abb. **43** Mediale Plattenosteosynthese. Ventral des Pes anserinus wird eine einfach gebogene T-Platte angelegt. Besetzen des ventralen Loches im T-Schenkel mit Spongiosaschraube und kurzem Gewinde. Verankerung im lateralen Kondylus der Tibia. Distal Fixation der Platte mit einer Kortikalisschraube am Tibiaschaft. Im Langloch wird schräg nach lateral-proximal eine Schraube mit Verankerung im lateralen Kondylus der Tibia eingebracht. Im dorsalen T-Schenkel weitere Spongiosaschraube unter Bildwandlerkontrolle subchondral. Distale Kortikalisschrauben zur Fixation am Tibiaschaft.
Reine Abstützungsosteosynthese. Kompression auf die Fragmente durch die zu den Gelenkflächen parallel verlaufenden Spongiosaschrauben. Hierdurch Verstärkung der Abstützung.

1 Fascia cruris
2 Lig. patellae
3 Gelenkkapsel
4 Pes anserinus

Strategie bei Komplexverletzungen

Völlige Zerstörung des medialen wie des lateralen Tibiaplateaus, begleitende Weichteilquetschung oder ein polytraumatisierter Patient erfordern die passagere Transfixation des Gelenkes durch Fixateur externe. Dieser wird von der Lateralseite des Femurs zur Vorderseite der Tibia in Modulartechnik montiert. Entlastung vom Hämarthros. Die Rekonstruktion des Tibiaplateaus ist bis zu 14 Tagen nach der Verletzung möglich. Zur Weichteilsanierung bei Defektverletzungen wird großzügig von der Muskellappenplastik des medialen oder lateralen Kopfes des M. gastrocnemius Gebrauch gemacht (s. S. 301).
Bei Beteiligung des Unterschenkelschaftes empfiehlt sich die überbrückende Plattenosteosynthese unter Rekonstruktion des Tibiaplateaus meist von lateral. Zur Ergänzung mediale Fixateur-externe-Klammer. Bei völliger Zerstörung des Tibiaplateaus gelenküberbrückende Fixateur-externe-Montage. Alternative: sog. Hybrid-Fixateur-externe aus 5/8-Ring und Klammer-Fixateur.

Komplikationen

Intraoperative Komplikationen

Mangelnder Gelenkflächenausgleich.
Dislokation von kleinen Fragmenten.
Ungenügende Kompression bei Montage der Abstützplatte.
Schraubenfehllage, insbesondere der subchondralen Schrauben mit Perforation in die Gelenkfläche. Verbleibende Knochendefekte von Flake-Fragmenten können nicht ausgefüllt werden.
Beim Hochstößeln zusätzliche Perforation in die Gelenkfläche und Dislokation von imprimierten Fragmenten. Verschluß der lateralen Faszienloge: Prominenz des Plattenschenkels über dem Gerdy-Tuberculum.

Postoperative Komplikationen

Zunehmende Weichteilschwellung.
Mögliches Kompartmentsyndrom der Strecker-Loge.
Wundrandnekrose bei Wundverschluß unter Spannung. Hierdurch droht schnell eine freiliegende Platte mit nachfolgender Plattenlagerinfektion.
Bei erhöhter Weichteilspannung ist temporär eine Deckung mit synthetischem Hautersatz möglich. Das Plattenlager muß jedoch vorrangig von ortsständigem Gewebe gedeckt sein.
Bei sekundärer Sinterung ist die nochmalige Rekonstruktion mit Defektauffüllung angezeigt. Die Qualität der Gelenkflächenrekonstruktion hängt vom primären Rekonstruktionserfolg ab. Spätere Korrekturoperationen sind aufwendig.

Wiederholungseingriffe, Korrekturoperationen

Häufigster Anlaß hierzu sind verbliebene Defekte der Gelenkfläche, insbesondere eine Depression des Gesamtplateaus. Daraus resultiert eine Achsabweichung, die im Verlauf der frühfunktionellen Behandlung und der Frühbelastung noch zunehmen kann. Bei frühzeitiger Diagnose innerhalb der ersten 3 Wochen postoperativ ist eine Reoperation mit En-bloc-Anhebung des Gelenkflächenplateaus, Spongiosaunterfütterung und erneute Abstützosteosynthese sinnvoll. Tritt die Sinterung später auf oder besteht keine erneute Operationsfähigkeit, wird nach Konsolidierung der Fraktur eine Umstellungsosteotomie des Tibiakopfes erforderlich. Diese sollte nach Möglichkeit einer Anhebeosteotomie – open wedge – mit Einbringen eines kortikospongiösen Spanes entsprechen, um den Substanzverlust auszugleichen.
Bei komplexen Verletzungen und passagerer Transfixation des Gelenkes ist die sekundäre Rekonstruktion des Tibiaplateaus erschwert. Die Prinzipien der primären Rekonstruktion – Anheben der Gelenkfläche, Defektauffüllung, Abstützungsosteosynthese – werden in gleicher Weise beachtet.
Bei komplexen Frakturen des Tibiakopfes mit gleichzeitiger Zerstörung des proximalen Tibiaschaftes kann eine ausbleibende Konsolidierung der hohen Schaftfraktur resultieren. Hier ist eine frühzeitige Reosteosynthese unter Dekortikation, Spongiosaplastik und Plattenosteosynthese von der Gegenseite möglich. Zu diesem Zeitpunkt sind die Weichteile der Ursprungsverletzung in der Regel konsolidiert.

Begleit-, Nachbehandlung

Ziel der Gelenkflächenrekonstruktion sind die Aufrichtung und übungsstabile Fixation. Wegen der erheblichen Schwellungsgefahr kann unmittelbar postoperativ zunächst eine Oberschenkel-U-Gipsschiene anmodelliert werden. Thromboseprophylaxe. Bei Rückgang der Schwellung ab dem 5. postoperativen Tag Beginn mit Bewegungsübungen aus der Schiene. Aktive krankengymnastische Übungen. Mehrfach täglich Anwendung der Motorschiene – CPM. Insbesondere auf eine genügende Extension des Gelenkes ist zu achten. Geführte Bewegungsübungen bis zur 2. Woche, unter Fortsetzung der Motorschienenbehandlung aktive Bewegungsübungen bis zur 6. Woche. Nach der 6. Woche Belastungsaufbau entsprechend der Konsolidierung im Röntgenverlauf.

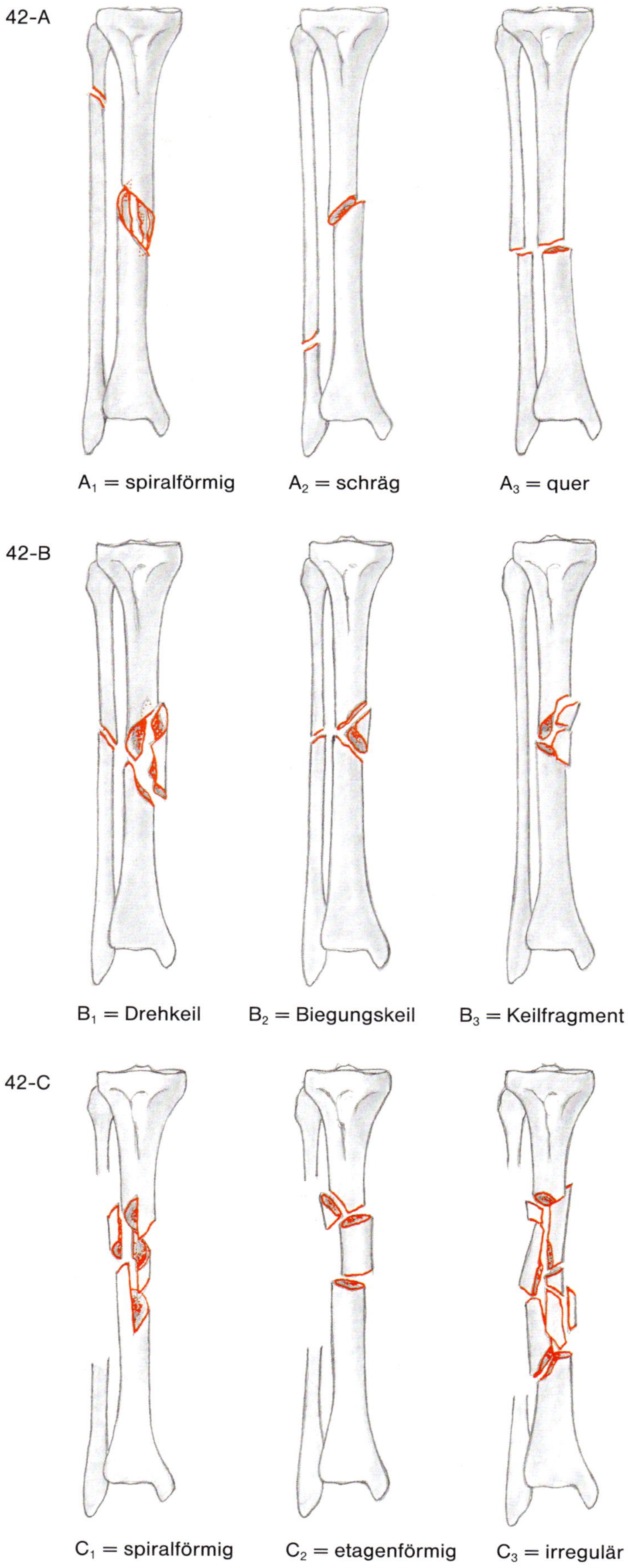

Abb. **44** 42-Tibia Diaphyse, AO-Klassifikation.
A = einfache Fraktur,
B = Keilfraktur,
C = komplexe Fraktur.

Unterschenkelschaftfrakturen

Häufige Verletzungen durch direkten Aufprall. Stauchung mit Rotations- oder Biegekomponente, Folge von Verkehrs- oder Sportunfällen. Das eigentliche Problem liegt nicht in der Versorgung der knöchernen Strukturen, sondern in der Beherrschung des begleitenden Weichteilschadens. Hierzu müssen alle taktischen Überlegungen bezüglich des Zuganges, der Osteosynthesewahl, der Defektüberbrückung und der Weichteilsanierung angestellt werden. Das Primat hat die Weichteildefektdeckung mit allen Maßnahmen der ortsständigen und der Fernlappenplastiken. Der Aufwand der Osteosynthese richtet sich nach dem Weichteilschaden. Je schwerwiegender dieser sich darstellt, desto eher ist einem überbrückenden Osteosyntheseverfahren oder dem Fixateur externe der Vorzug gegeben. Ein Umsteigen auf eine interne Fixation zum späteren Zeitpunkt ist hierdurch nicht verbaut. Dieses Umsteigen soll ausdrücklich in die strategische Überlegung mit einbezogen werden. Die Zweitoperation dient der Vermeidung primär induzierter Komplikationen.

Ziele und Methoden

Wiederherstellung von Länge, Achse und Rotation des Unterschenkels. Enges Alignement der Fragmente unter Vermeidung weiterer Deperiostierung. Eine frühzeitige Übungsstabilität für das Kniegelenk und das Sprunggelenk entscheidet über den Erfolg.
Mehrere Osteosyntheseverfahren kommen am Unterschenkelschaft zur Anwendung. Die Wahl ist vornehmlich durch die Art der Begleitverletzungen und den Gesamtzustand des Patienten bedingt.
Folgende Osteosynthesen stehen zur Auswahl:

- Tibiamarknagelung:
  mit Aufbohren,
  ohne Aufbohren,
  mit Verriegelung.
- Plattenosteosynthese:
  anatomiegerecht,
  überbrückend,
  medial, lateral, dorsomedial.
- Fixateur-externe-Osteosynthese:
  mit/ohne Fragmenteinpassung,
  ergänzende Zugschraubenosteosynthese,
- zusätzlich Spongiosaplastik.

Indikationen

Grundlage der operativen Versorgung und der Wahl des Osteosyntheseverfahrens ist die AO-Klassifikation (Abb. 44).

Absolute Indikationen

- Offene Frakturen.
- Verletzungen der Leitstrukturen.
- Kompartmentsyndrom.
- Gelenkbeteiligung proximal oder distal.
- Polytrauma.
- Verzögerte Bruchheilung.
- Pathologische Frakturen.

Relative Indikationen

- Unverschobene Schaftfraktur mit Abstützung der Fragmente.
- Kindliche Frakturen.
- Konservativ werden die unverschobenen und die kindlichen Frakturen behandelt.

Kontraindikationen

Keine.

Operationsrisiko und Aufklärungshinweise

Intraoperative Risiken

Die weitere Deperiostierung von Fragmenten muß vermieden werden. Die Reposition und die Achsausrichtung können schwierig sein; z. B. Spiralfraktur der Tibia, Querfraktur von Tibia und Fibula. Verlust von Knochensubstanz, knöcherne Defektbildung. Verbleibender Weichteildefekt, dadurch kritische Weichteilbedeckung des Knochens

Postoperative Risiken

Thrombose, Embolie, Kompartmentsyndrom und Infektion.
Verbleibende Bewegungseinschränkungen der benachbarten Gelenke. Die verzögerte Knochenbruchheilung ist insbesondere Folge einer weitgehenden Denudierung und einer unzureichenden Weichteilbedeckung. Eine Second-look-Operation ist bei offenen Frakturen von vornherein einzuplanen.

Aufklärungsgespräch

Auf die Operationsrisiken ist hinzuweisen. Die dringliche Notwendigkeit der Operation ist dazustellen. Eine ergänzende Spongiosaplastik mit Vorbereiten der Entnahmestelle aus dem Beckenkamm könnte auch zu einem späteren Zeitpunkt erforderlich werden. Auch ein Verfahrenswechsel muß primär erwähnt werden. Schließlich ist über die Möglichkeit einer Gefäßverletzung, einer Durchblutungsstörung und evtl. einer Gefäßrekonstruktion aufzuklären. Dem Patienten muß die mögliche Dauer des Heilverfahrens mitgeteilt werden.

Spezielle Vorbereitungen

Bei allen offenen Frakturen bleibt der Notverband in situ. Erst nach der Diagnostik und Verbringung in den Vorbereitungsraum des Operationssaals erfolgt hier unter sterilen Bedingungen die erste Inspektion. Dazu ist der Operateur steril angezogen. Der Notverband wird entfernt. Rasur, lokale Desinfektion und steriles Abdecken. Dann erfolgen Kittel- und Handschuhwechsel und die eigentliche Operation.
Eine Blutsperre wird vorsorglich angelegt. Die Abdecktücher müssen bis weit oberhalb des Kniegelenkes geführt werden. Lediglich der Vorfuß wird abgedeckt. Eine Röntgendurchleuchtung wird immer vorbereitet.
Bei vorgesehener Marknagelung mit distaler Verriegelung ist vorgängig eine Kalkaneusdrahtextension anzulegen.

Narkose: Spinalanästhesie oder Vollnarkose.

Lagerung

- Bei Tibiamarknagelung: Extensionstisch. 90-Grad-Beugestellung im Kniegelenk, Fersenbeinextension.
- Bei Plattenosteosynthese und Fixateur externe: Rückenlagerung auf dem Normaltisch, erhöhte Lagerung des Unterschenkels. Die Unterschenkelachse wird horizontal plaziert. Die Rotationsbestimmung zwischen Kniegelenk und Fuß muß möglich sein.

Zugangswege

Diese sind abhängig vom gewählten Osteosyntheseverfahren.

- Marknagelung: Transligamentärer Zugang zum Schienbeinkopf.
- Plattenosteosynthese: Lateral des Margo anterior tibiae in Höhe der Fraktur nach proximal und distal ausgedehnt.
  Bei dorsomedialer Plattenlage: An Unterschenkelinnenseite auf dem Margo medialis tibiae unter Außenrotation des Beines.
- Zum Fibulaschaft: Dorsolateraler Unterschenkelschaft.
- Fixateur externe: Stichinzision in genügendem Abstand zur Verletzungswunde oder zum kontusionierten Hautbezirk und mit genügendem Abstand zur Frakturzone.

Tibiamarknagelung

Unaufgebohrter Tibianagel (UTN)

Arbeitsschritte

1 Rückenlagerung auf dem Extensionstisch. Kniebeugung mindestens 90 Grad. Fersenbeinextension.
2 Längs verlaufender Zugang über dem Lig. patellae.
3 Eröffnen des Markraumes oberhalb der Tuberositas tibiae.
4 Ausmessen der Nagellänge unter Bildverstärker.
5 Einführen des Nagels, fertig montiert mit Einschlaggerät.
6 Unter Bildwandlerkontrolle Passieren der Frakturzone, Manipulation des proximalen Fragmentes.
7 Auffädeln des distalen Fragmentes.
8 Letzte Rotationskorrektur. Endgültiges Einschlagen.
9a Verriegelungsbolzen distal von medial.
9b Weiterer Verriegelungsbolzen distal von medial.
9c Verriegelungsbolzen proximal von medial oder ventral.
9d Weiterer Verriegelungsbolzen proximal von medial.
10 Wundverschluß.
11 Entfernen der Kalkaneusdrahtextension.

Spezielle Technik

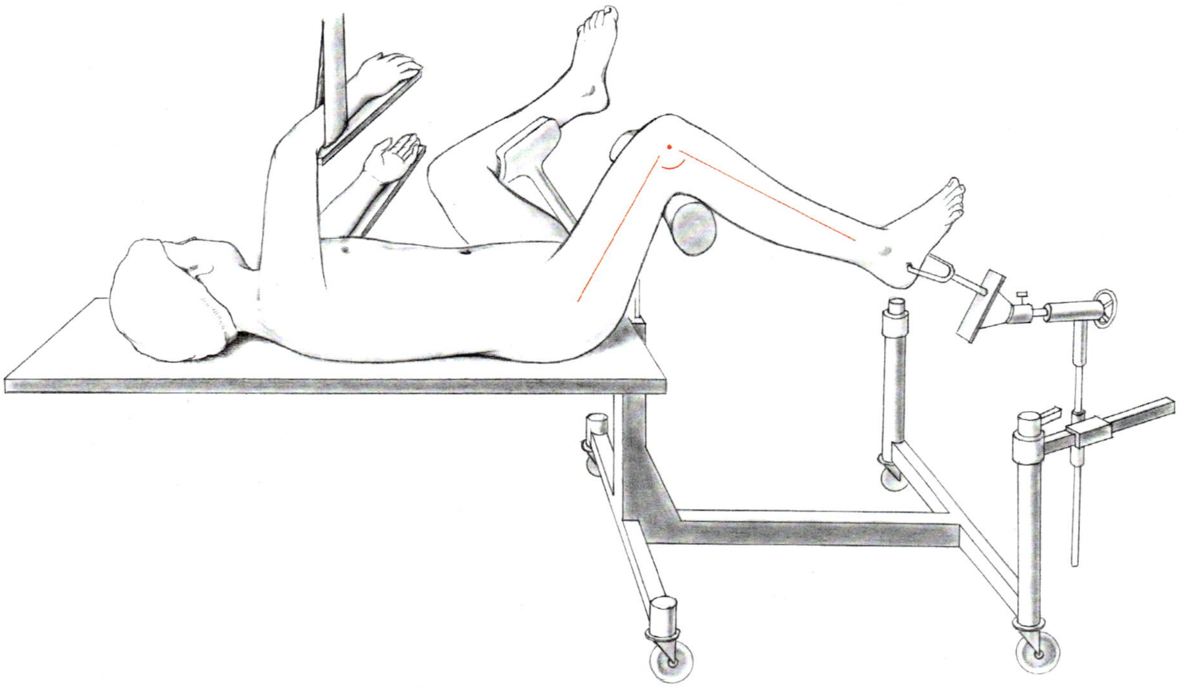

Abb. **45** Lagerung auf dem Extensionstisch. Beachte: Ca. 60 Grad Hüftbeugung, Extension über Rolle in der Kniekehle. Beugung des Unterschenkels 90 Grad zum Oberschenkel. Nur bei einer Beugung von 90 Grad können die Bohrer, Einschlagbügel und der Nagel am Apex patellae vorbeigeführt werden. Bei distaler Verriegelung muß ein Extensionsbügel durch den Kalkaneus plaziert werden. Ohne distale Verriegelung genügt es, den Fuß in einem Extensionsschuh am Extensionstisch zu befestigen

Das gegenseitige Bein wird im Hüftgelenk ca. 120 Grad gebeugt und zusätzlich 40 Grad außenrotiert. Lagerung in einer Beinschale. Das Bein muß so weit abduziert und gebeugt werden, daß der Bildwandler am gesunden Fuß vorbei über den frakturierten Unterschenkel gefahren werden kann.
Der gleichseitige Arm wird in U-Stellung am Narkosebügel befestigt. Dadurch kann der Operateur, zum Bohren und Einschlagen des Nagels nach proximal treten.

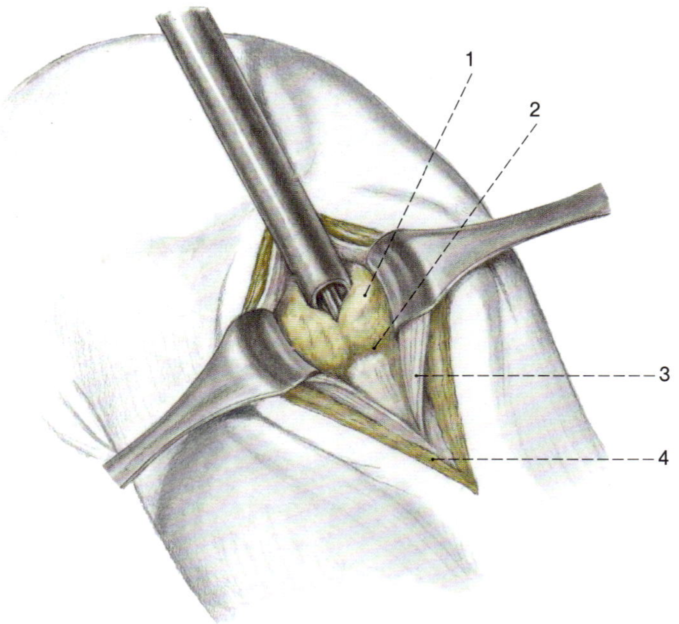

Abb. **46** Hautinzision längs über dem Lig. patellae, beginnend am Apex patellae bis zur Tuberositas tibiae. Aufbohren des Markraumes mit dem Eröffnungsinstrument. Insertionspunkt an der Kante zwischen Tibiakopfvorderfläche und Plateau der Gelenkfläche.
Achtung: Sehr scharfe Schneide, Verletzungsgefahr des Lig. patellae. Empfehlenswert: Schutzhülse benutzen. Eröffnung auch mit einem Dreikantpfriem möglich.

1 Hoffa-Fettkörper
2 Tibiakopfkante
3 Lig. patellae
4 Tuberositas tibiae

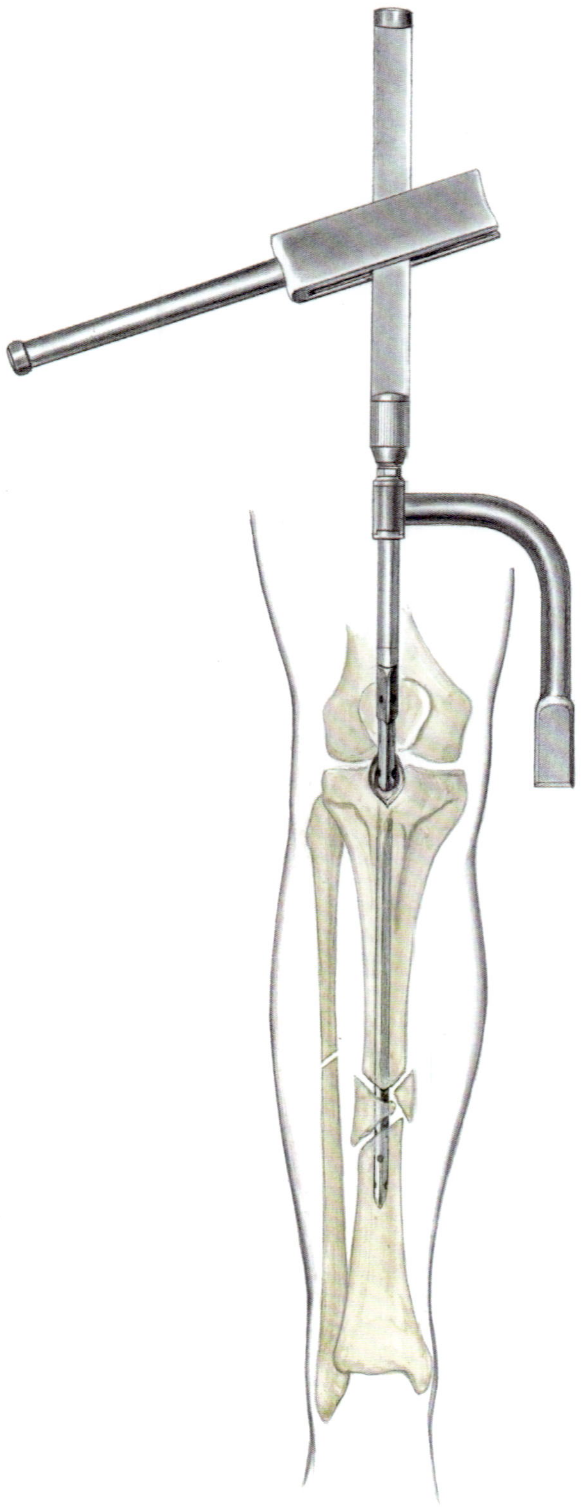

Abb. **47** Einführen des montierten UTN mit Nagel, Zielbügel, Verbindungsstück und Aufschrauben des Ein- und Ausschlaginstrumentes.

Achtung: Der Zielbügel wird nach medial montiert für die von medial zu bohrenden Verriegelungsbolzen. Die Nagelspitze passiert die Frakturzone und fädelt das distale Fragment auf. Manipulation des Knochens über den Hebel des Nagels.

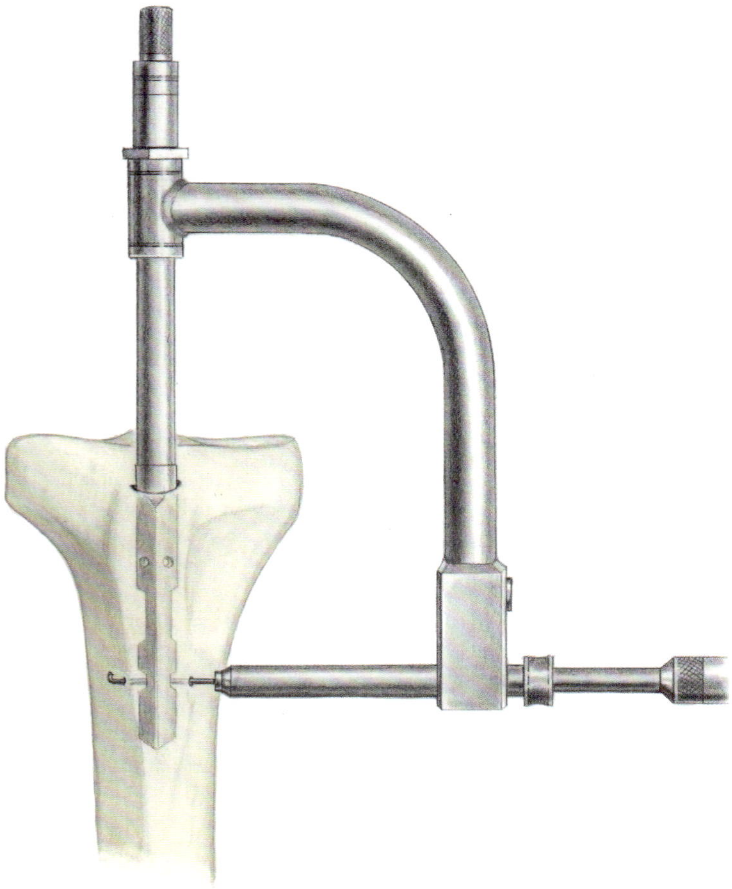

Abb. **48** Proximale Verriegelung. Hierzu wird der Einschlagbügel benutzt, der zugleich als Zielgerät für den proximalen Verriegelungsbolzen dient. Die Bolzen werden grundsätzlich von medial eingebracht. Wurde der Einschlagbügel zum Einschlagen von lateral montiert – leichtere Führung des Nagels und sicherer Griff –, so muß er nun nach Einschlagen des Nagels nach medial ummontiert werden. Dies ist einfacher zu bewerkstelligen, wenn es vor dem endgültigen Versenken des Nagels geschieht, solange das Nagelende noch über dem Niveau der Patellarsehne zu erkennen ist.

Nach endgültigem Einschlagen des Nagels wird die Zielhülse in den Bügel eingesetzt. Hautinzision. Vorschieben des Trokars und der Bohrhülsen bis auf die Tibia. Durchbohren der medialen Kortikalis, des UTN-Nagels und der lateralen Kortikalis. Aufweiten der medialen Kortikalis. Messen der Schraubenlängen. Einsetzen des Verriegelungsbolzen.

Soll eine dynamische Verriegelung vorgenommen werden, wird der proximale Verriegelungsbolzen durch das Langloch gesetzt.

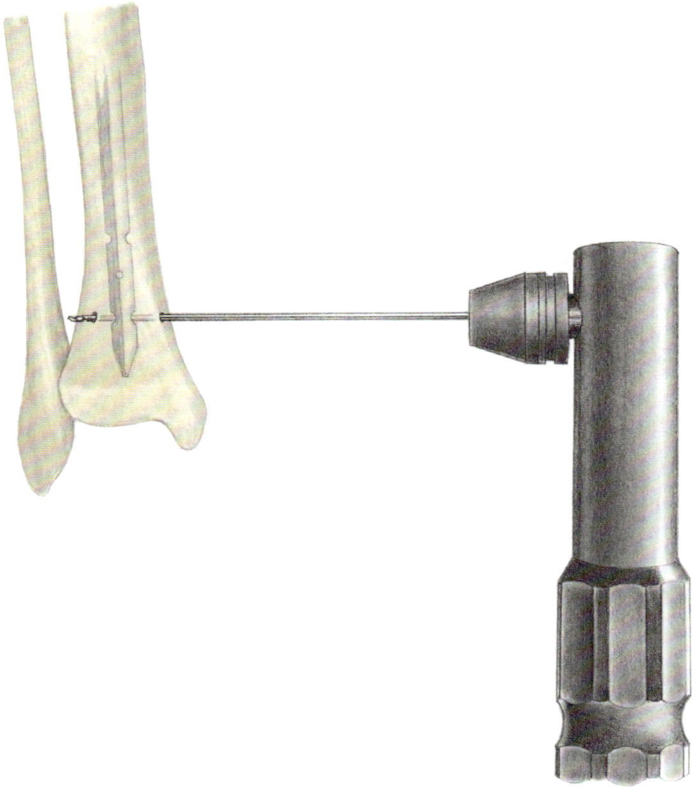

Abb. **49** Distale Verriegelung. Inzisionen für die Verriegelungsbolzen von medial. Strahlendurchlässiges Winkelgetriebe.

1. Verriegelungsbolzen ca. 2 Querfinger proximal des Innenknöchels.
2. Verriegelungsbolzen in vorgegebenem Abstand nach proximal.
3. und 4. Verriegelungsbolzen proximal über den Zielbügel von medial. Bei dynamischer Verriegelung wird proximal nur ein Verriegelungsbolzen in das Langloch eingebracht.

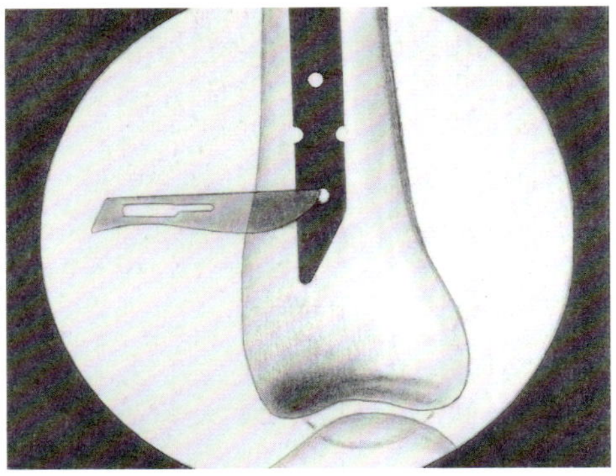

a

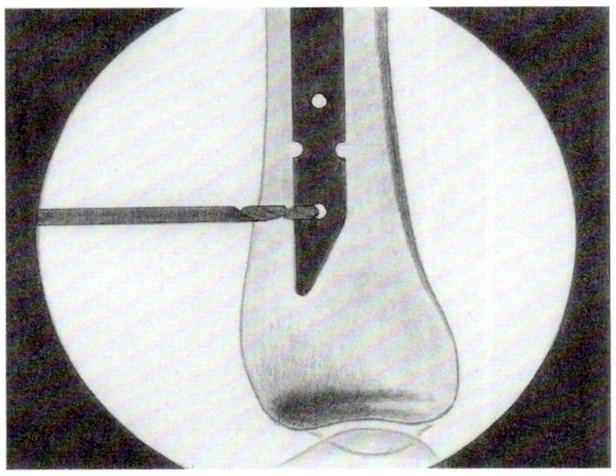

b

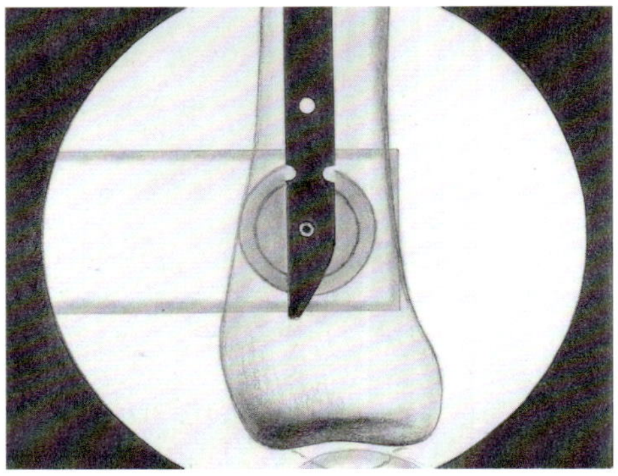

c

Abb. **50a–c** Röntgendarstellung des distalen Nagelendes. Unter Durchleuchtungskontrolle werden die Querlöcher im Nagel so dargestellt, daß sie auf dem Bildschirm kreisrund erscheinen. In diesem Fall stimmen Achse des Röntgenstrahles = Blickachse und die Achse der Bohrrichtung überein. Markieren des Lochmittelpunktes unter dem Bildwandler mit dem Skalpell. Kurze Hautinzision (**a**).
Unter Bildwandlerkontrolle Aufsetzen der Bohrerspitze auf die Kortikalis medial (**b**).
Achtung: Anheben der Bohrmaschine und des Bohrers zum Ankörnen der Kortikalis. Die Facies medialis tibiae verläuft schräg nach vorn abfallend, so daß der Bohrer leicht nach vorn abrutscht.
Nach Ankörnen Aufrichten des Bohrers in den Strahlengang axial mit dem röntgendurchlässigen Winkelgetriebe. Die Orientierung wird erleichtert, wenn Winkelgetriebe und Bohrmaschine senkrecht zur Tibiaachse nach ventral gehalten werden. Durchbohren der medialen Kortikalis, des Querloches im UTN sowie der lateralen Kortikalis. Ausmessen der Schraubenlänge und Insertion des Verriegelungsbolzens (**c**).
Gleiches Vorgehen bei dem weiter proximal gelegenen Bolzen. Hierzu muß der Bildverstärker neu eingestellt werden!

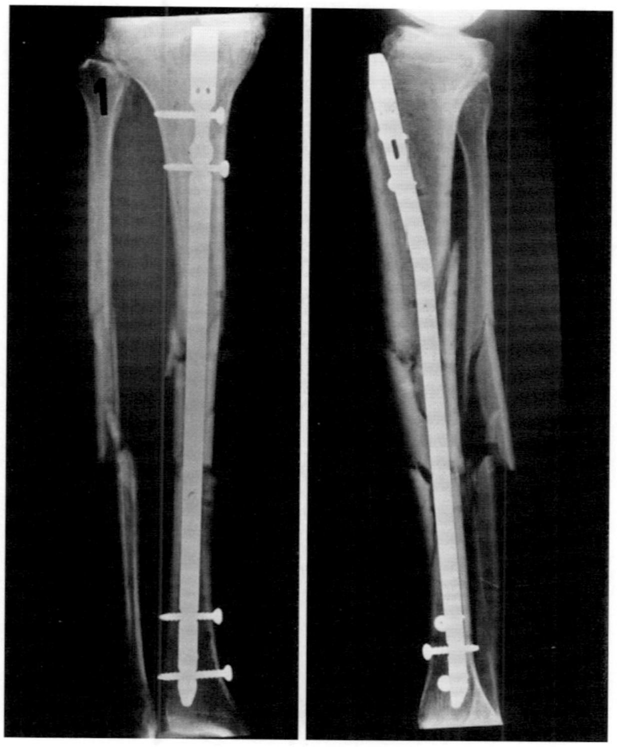

a b

Abb. **51a** u. **b** Tibiamarknagelung mittels UTN. Zweietagenfraktur im mittleren Drittel, Aussprengung mehrerer kleiner Kortikalisfragmente. Zweietagenfraktur der Fibula.
Statische Verriegelung. 2 Verriegelungsschrauben nahe der Vorderkante unterhalb der Tuberositas tibiae, 3 Verriegelungsschrauben im distalen Fragment.
Ergänzende überbrückende Plattenosteosynthese der Fibula je nach Weichteilbefund. Die Rotationsstabilität wird dadurch erhöht.
a a.-p. Projektion.
b Seitliche Projektion.

Aufgebohrte Tibiamarknagelung

Arbeitsschritte

(s. auch Kap. Oberschenkelschaft, S. 95ff.)

1 Lagerung und Zugang wie oben beschrieben.
2 Eröffnen des Markraumes oberhalb der Tuberositas tibiae.
3 Vorführen des zentralen Bohrdornes bis zum Pilon-tibial-Massiv in Höhe der ehemaligen Epiphysenfuge.
4 Messen der Marknagellänge unter Anhalten eines 2. Bohrdornes und Ausmessen des Überstandes.
5 Beginn des Aufbohrvorganges mit scharf schneidendem Bohrer 7 mm.
6 Weiteres Aufbohren in 1-mm-Schritten.
7 Kontakt des Bohrkopfes 4 cm oberhalb und 4 cm unterhalb der Fraktur zur Kortikalis. Bildwandlerkontrolle.
8 Überstülpen eines Spülrohres.
9 Entfernen des Bohrdrahtes und Auswechseln des glatten Führungsdrahtes.
10 Einschlagen des ausgemessenen Tibiamarknagels. Versenkung der Nagelvorderkante unter die Kortikalis der Tuberositas tibiae.
11 Eventuell Verriegelung wie bei UTN: s. oben.
12 Verschluß des proximalen Nagelendes durch Spezialschraube.
13 Adaptationsnaht des Sehnenspiegels, Wundverschluß.

Plattenosteosynthese der Tibia von medial

Arbeitsschritte

1 Anterolateraler Zugang entlang des Margo anterior tibiae, evtl. Umbiegen zur Innenknöchelspitze.
2 Ablösen des Hautweichteilmantels en bloc von der medialen Tibiafläche. Schonung des Periostes! Cave: V. saphena magna.
3 Im Frakturbereich minimale Inzision der Faszie über dem M. tibialis anterior zur Positionierung einer Knochenhaltezange und Repositionskontrolle.
4 Freie interfragmentäre Zugschraube.
5 Medial Anmodellieren einer schmalen LC-DCP. Gegenbiegung in Frakturhöhe. Verwinden entsprechend der Seitenfläche der Tibia.
6 Besetzen der Plattenlöcher nacheinander alternierend im peripheren und im zentralen Fragment.
7 Eventuell durch die Platte zusätzliche interfragmentäre Zugschraube.
8 Fasziennaht.
9 Redon-Saugdrainage, Hautnaht.
10 Ergänzende Osteosynthese des Fibulaschaftes: s. S. 327.

Spezielle Technik

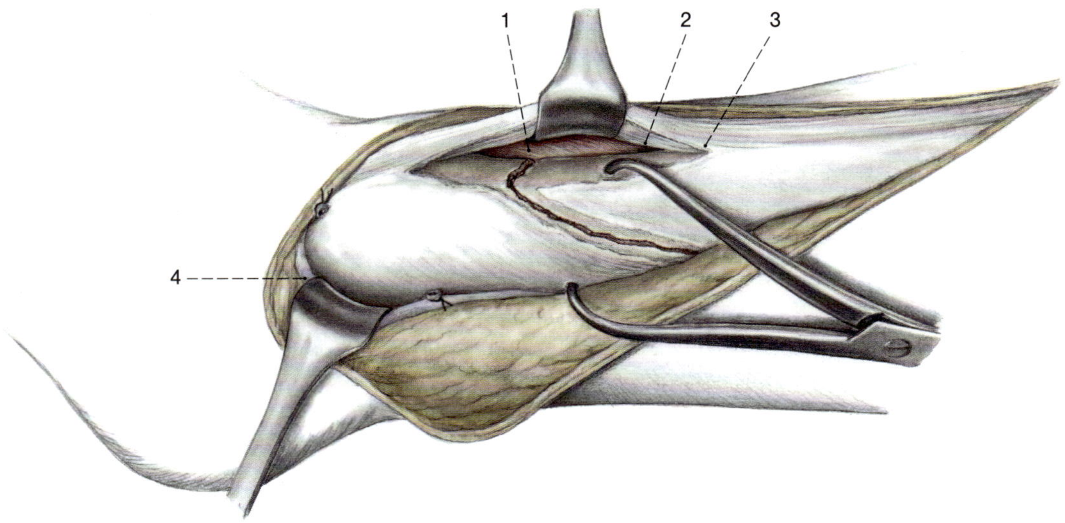

Abb. **52** Medialer Zugang zum Tibiaschaft. Die Hautinzision wird lateral der vorderen Tibiakante geführt. Umbiegen zum Innenknöchel. Retraktion der V. saphena magna. Kurze Inzision der Fascia cruris entlang des Margo anterior tibiae. Aufsetzen der Knochenzange und Feinreposition der Fraktur.
Achtung: Schonung des Periostes! Keine Ablösung!
In Richtung der Knochenzange wird nun eine interfragmentäre Zugschraube gesetzt.

1 M. extensor digitorum longus
2 Tendo m. tibialis anterioris
3 Fascia cruris
4 V. saphena magna

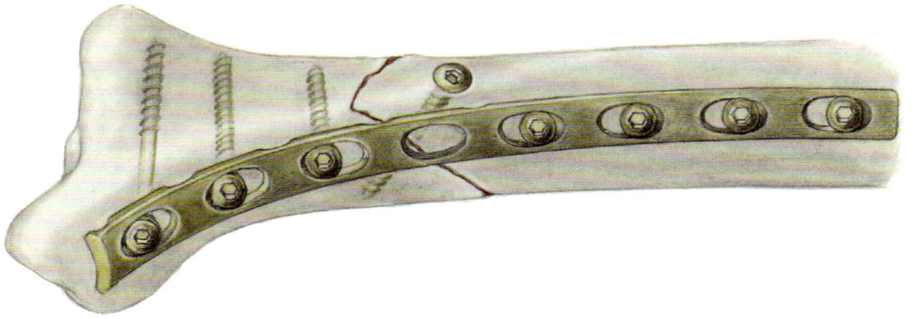

Abb. **53** Montage einer LC-DCP schmal von medial. Das distale Ende wird unter die V. saphena magna geschoben. Das Plattenende reicht bis in Höhe des Sprunggelenkspaltes. Es trägt geringfügig am Innenknöchel auf. Verwinden der Platte mit dem Schränkeisen proximal nach vorn außen, entsprechend der Verwindung der medialen Tibiafläche. Die am weitesten distal gelegene Schraube wird als Spongiosaschraube besetzt, proximal werden mindestens 3 Kortikalisschrauben eingebracht.

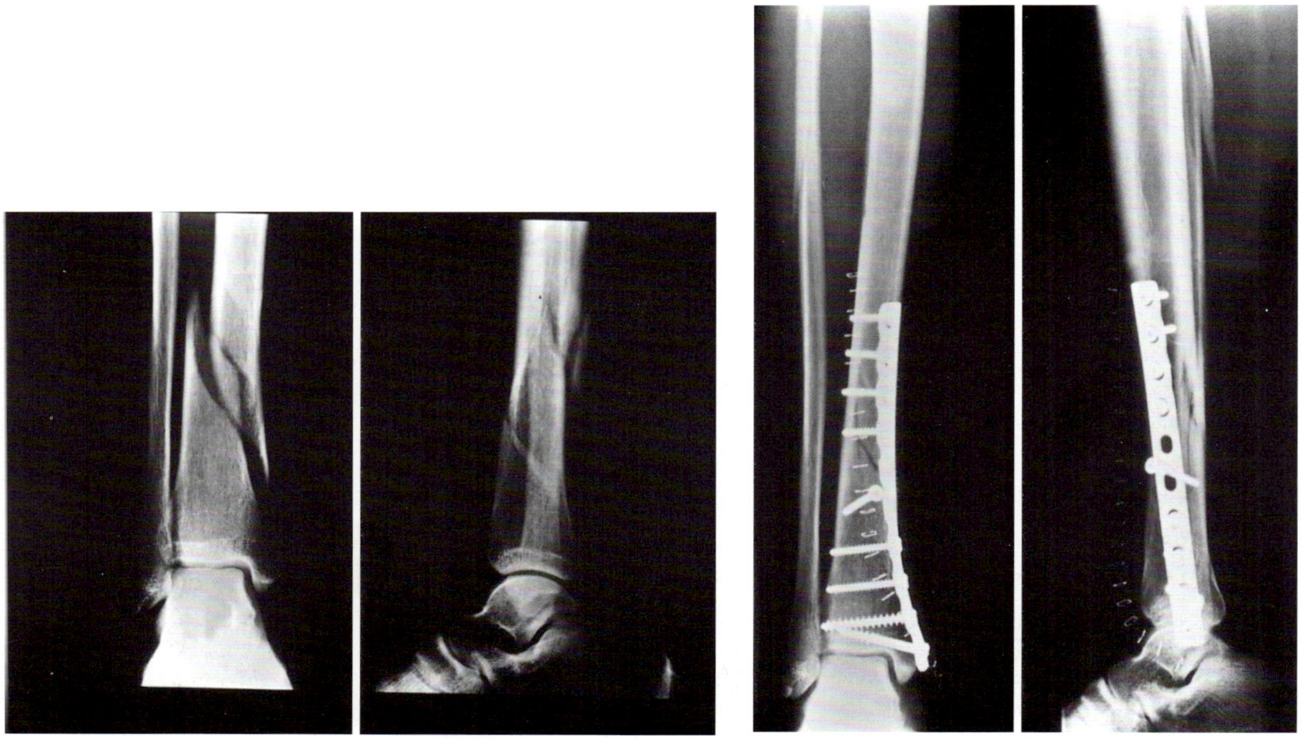

a b c d

Abb. **54a–d** Distale Tibiaspiralfraktur, hohe Fibulafraktur (**a** u. **b**): mediale Plattenosteosynthese der Tibia (**c**: a.-p., **d**: seitliche Projektion).

Plattenosteosynthese der Tibia von lateral

Arbeitsschritte

1 Längsverlaufender Schnitt lateral des Margo anterior tibiae über der Fraktur nach proximal und distal.
2 Längsinzision der Faszie über dem M. tibialis anterior. Ein Faszienstreifen am Margo anterior tibiae verbleibt zur Reinsertion.
3 Epiperiostale Ablösung der Muskulatur von der lateralen Tibiafläche. Schonung der Gefäßanastomosen an Tibiahinterfläche. Diese wird nicht freigelegt.
4 Medial Anheben des Hautweichteilmantels im Frakturbereich.
5 Reposition der Fraktur, Knochenhaltezange.
6 Interfragmentäre Zugschraube.
7 Anmodellieren einer schmalen LC-DCP.
Benutzen der Biegeschablone. Verwinden entsprechend dem Verlauf der Seitenfläche. Gegenbiegung in Frakturhöhe.
8 Fixation der Platte alternierend im distalen und im proximalen Fragment mit je mindestens 3 Schrauben. Eventuell zusätzliche interfragmentäre Zugschraube durch die Platte.
9 Fakultativ Spongiosaplastik medial.
10 Drainage des Plattenlagers, Refixation der Faszie über dem M. tibialis anterior.
11 Drainage, Hautnaht.

Spezielle Technik

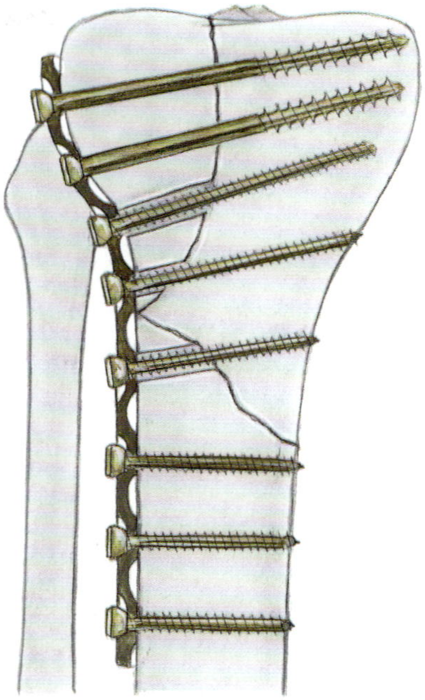

Abb. **55** Plattenosteosynthese von lateral. Schemazeichnung. Proximale Tibiaschaftfraktur bis in den Tibiakopf reichend. LC-DCP von lateral. Spongiosaschraube proximal, Zugschraube durch die Platte. Mindestens 3 Kortikalisschrauben distal der Fraktur.

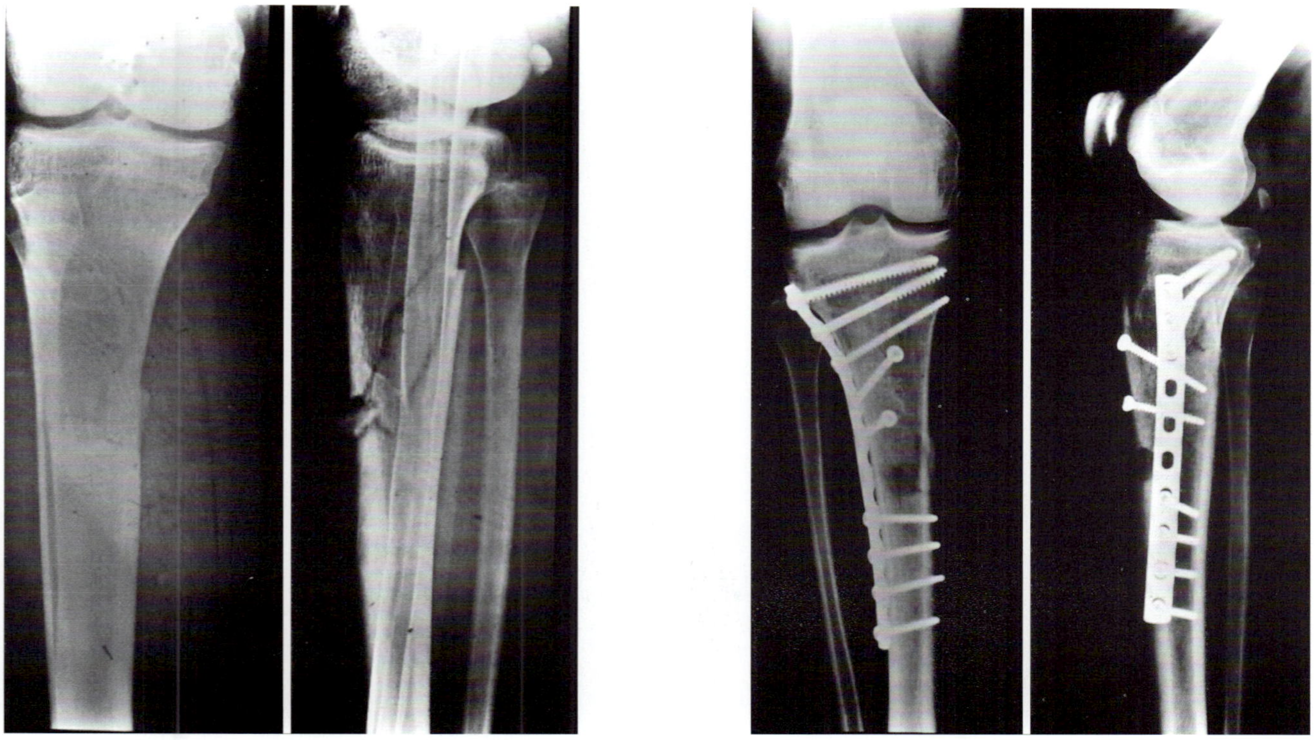

a **b** **c** **d**

Abb. **56a–d** Mehrfragmentfraktur im Tibiakopf beginnend (**a** u. **b**). Plattenosteosynthese des proximalen Tibiaschaftes. 2 freie Zugschrauben. Überbrückende Platte. Defekt der Tibiavorderkante (**c** u. **d**).

Plattenosteosynthese von dorsomedial

Arbeitsschritte

1 Lagerung unter Anheben des gegenseitigen Beckens mittels Keilkissen. Beugung im Hüftgelenk und Außenrotation. Beugung im Kniegelenk 40 – 60 Grad. Das verletzte Bein wird über das gesunde Bein übergeschlagen. Der Operateur steht auf der Gegenseite.
2 Längsverlaufende Hautinzision dorsal.
3 Nacheinander Inzision der Sehnen- und Muskelspiegel entsprechend der Eröffnung des oberflächlichen und tiefen Beugekompartments.
4 Freilegen der dorsomedialen Tibiafläche.
5 Epiperiostale Präparation der Tibiahinterfläche sowie der medialen Tibiafläche.
6 Reposition der Fraktur, Knochenhaltezange.
7 Anmodellieren einer schmalen LC-DCP auf die Tibiahinterfläche bis zur Hinterkante. Verwinden der Platte, Biegung und Gegenbiegung.
8 Dekortikation im Bereich einer verzögerten Knochenbruchheilung oder Pseudarthrose, Anlagerung von Spongiosa.
9 Besetzen der Plattenlöcher alternierend distal und proximal, in jedem Hauptfragment mindestens 3 Schrauben. Zusätzliche interfragmentäre Zugschraube durch die Platte möglich.
10 Redon-Saugdrainage in das Plattenlager, Refixation der Muskel- und Sehnenspiegel.
11 Redon-Saugdrainage, Hautnaht.

Alternativ: perkutan, epiperiostal eingeschobene Platte.

Spezielle Technik

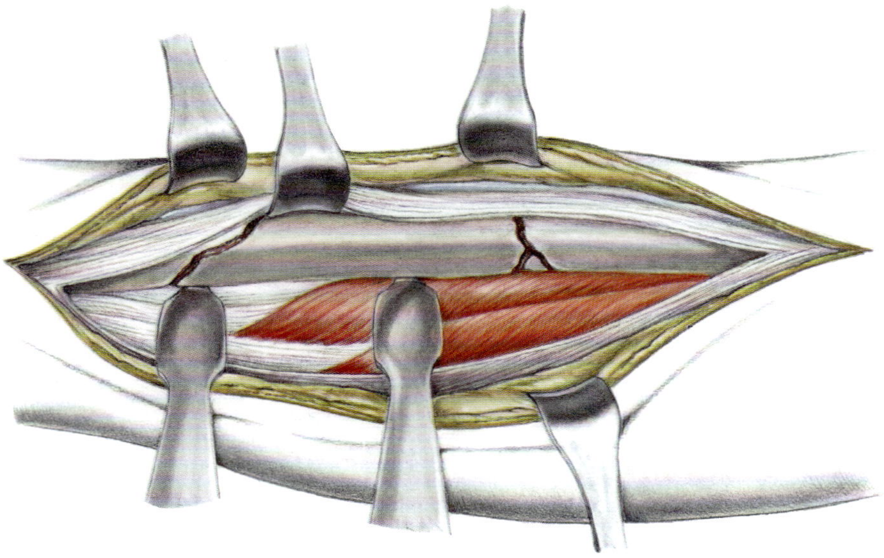

Abb. **57a** Dorsomedialer Zugang. Es werden die Sehnen der Mm. flexor hallucis longus und M. flexor digitorum longus sowie des M. tibialis posterior en bloc von der Tibiahinterfläche abgeschoben. Epiperiostales Darstellen der Tibiahinterfläche über der Fraktur sowie proximal und distal davon. Im Bereich der Fraktur wird zusätzlich die mediale Fläche epiperiostal präpariert.

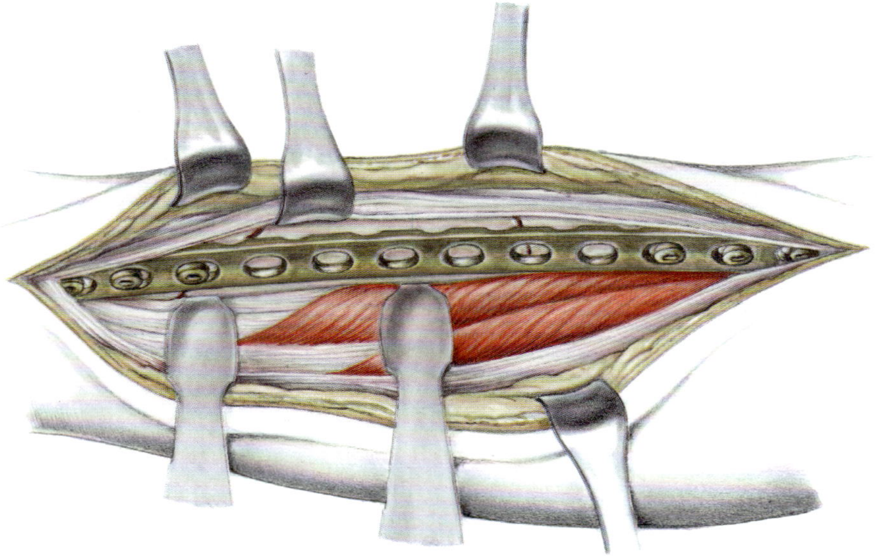

Abb. **57b** Anmodellieren einer LC-DCP 3 Löcher distal, 3 Löcher proximal. Im Bereich der Fraktur bleiben die Plattenlöcher frei. Bei verzögerter Knochenbruchheilung ergänzende Spongiosaplastik.
Die Muskelränder werden periostal refixiert. Redon-Saugdrainage auf das Plattenbett proximal sowie subkutan. Bei Wundspannung: Infolge der Deperiostierung, der Plattenosteosynthese und der Spongiosaunterfütterung besteht vermehrter Raumbedarf. Hautverschluß nicht erzwingen. Epigarddeckung oder Korsettnaht, später Sekundärnaht.

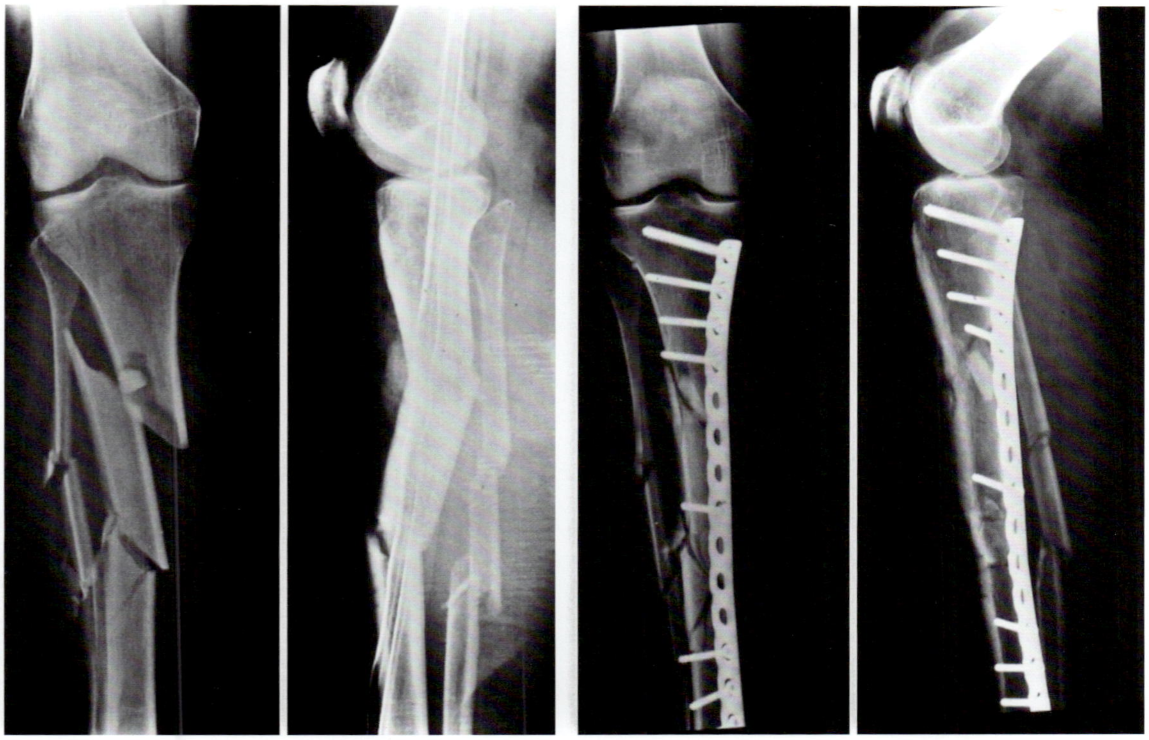

a b c d

Abb. **58a–d** Plattenosteosynthese einer Zweietagenfraktur. Hohe Plattenlage dorsomedial bei zweitgradig offener Fraktur in Höhe der distalen Frakturlinie. Das Mittelfragment mit einer Schraube rotationsstabil gesichert. Überbrückende Osteosynthesetechnik.
Ergänzende Plattenosteosynthese der Fibula zur Rahmenkonstruktion möglich (s. unten).

a u. **b** Präoperativer Befund.

c u. **d** Postoperative Kontrolle.

Plattenosteosynthese des Fibulaschaftes

Arbeitsschritte

1 Lagerung unter Innenrotation des Beines, evtl. Polster unter die gleichseitige Beckenhälfte.
2 Dorsolateraler Längsschnitt.
3 Längsinzision der Faszie über den Mm. peronaei.
4 Exposition der Fibula durch Anheben der Mm. peronaei.
5 DCP-Kleinfragmentplatte, eine Mehrfragmentfraktur überbrückend.
6 Schraubenfixation im proximalen und im distalen Hauptfragment, alternierend mit jeweils 3 Kortikalisschrauben.
7 Redon-Saugdrainage, Fasziennaht.
8 Hautnaht.

Spezielle Technik

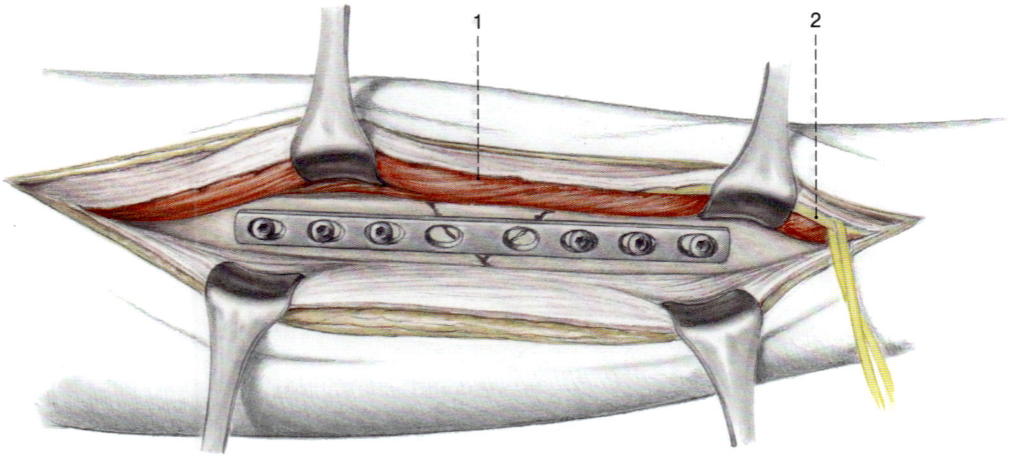

Abb. **59** Plattenosteosynthese des Fibulaschaftes von lateral. Ablösen der Peronealmuskulatur von der Fibula. Nun kann die Frakturzone dargestellt werden. Plattenosteosynthese mit Kleinfragment-DCP 8-Loch überbrückend.
Refixation der Muskeln an der Fascieninnenseite. Faszienverschluß.

1 Mm. peronaei longus et brevis
2 N. peronaeus superficialis

Distraktor als Repositionshilfe

Mit dem Distraktor gelingt die schonende Reposition der Knochen des Unterschenkels durch kontinuierliche Dehnung. Das Repositionsergebnis geht nicht verloren, eine wiederholte Manipulation oder Nachreposition entfällt. Schonender Längenausgleich. Eine geringe Überkorrektur erleichtert die anatomiegerechte Reposition der Tibiafraktur. Ein kleines und ein großes Modell stehen zur Verfügung.

Arbeitsschritte

1 Stichinzision über der distalen Tibiavorderkante. Präparation des Weichteilkanals.
2 Bohrkanal durch beide Kortikales. Steiler Verlauf außerhalb des vorgelegenen Plattenlagers.
3 Einbringen einer 5-mm-Schanz-Schraube in Rechtwinkelstellung zur Tibialängsachse des distalen Hauptfragmentes.
4 Rotationskontrolle.
5 In gleicher Weise Einbringen einer Schanz-Schraube kniegelenknahe in das proximale Hauptfragment, möglichst rotationsparallel zur distalen Schanz-Schraube.
6 Montage des Distraktors von der plattengegenüberliegenden Seite. Grobeinstellung der Rotation und der Achsausrichtung.
7 Endgültiges Festziehen der Fixationsschrauben.
8 Schonende Distraktion über die Gewindestange. Wiederholte Pausen zur Erleichterung der Gewebedehnung.
9 Feinreposition der Fraktur, Nachlassen der Distraktion und Abstützung der Fragmente.
10 Osteosynthese der Tibia wie auf S. 324f beschrieben.
11 Demontage.

Spezielle Technik

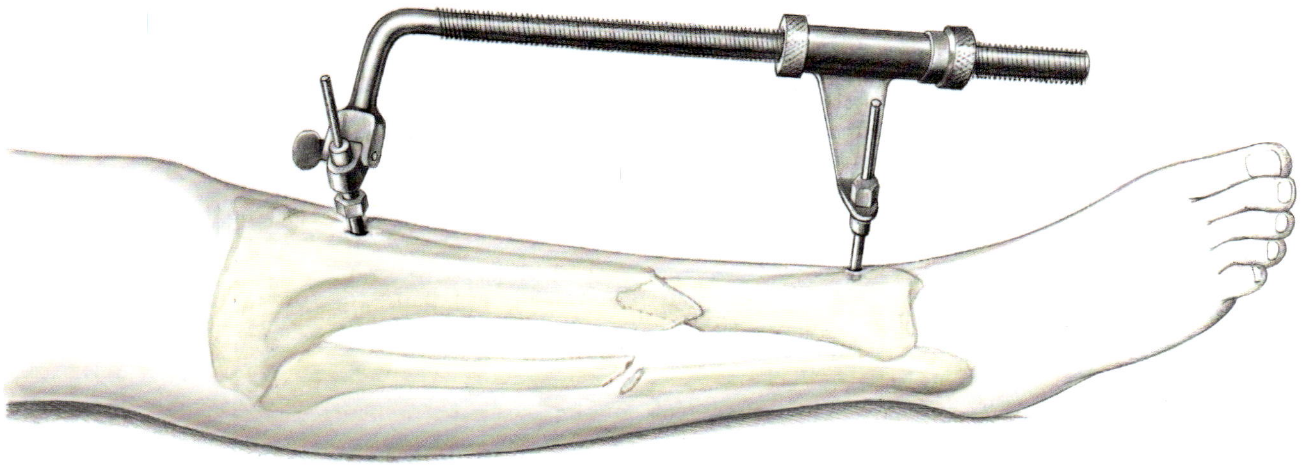

Abb. **60** Verwendung des Distraktors (kleines Modell dargestellt) als Repositionshilfe bei der Fraktur von Tibia und Fibula. Je eine 5-mm-Schanz-Schraube wird von ventromedial in das distale und proximale Hauptfragment eingebracht. Außerhalb der vorgesehenen Plattenlage wird der Distraktor aufgesetzt und die Rändelschraube vorgedreht. Die Distraktion erfolgt langsam und schonend, bis die Länge der Tibia wiederhergestellt ist. Anschließend wird die Reposition der Hauptfragmente durchgeführt.

Fixateur-externe-Osteosynthese

Unilaterale Montage

Arbeitschritte

1 Lagerung des Unterschenkels erhöht horizontal. Hierzu Beugung im Knie- und Hüftgelenk.
2 Abdeckung nur des Vorfußes. Rotationsausrichtung.
3 Stichinzision oberhalb des Innenknöchels 1 – 2 Querfinger medial des Margo anterior tibiae.
4 1. Schanz-Schraube unmittelbar seitlich dem Margo anterior durch die Medialfläche zum Margo interosseus tibiae.
5 2. Schanz-Schraube in das proximale Fragment vom Margo anterior tibiae.
6 Verbinden der Schanz-Schrauben über der äußeren Rohrstange durch Schwenkbacken. Zwei weitere – innenliegende – Schwenkbacken müssen auf dem Rohr aufgeschoben sein.
7 Feinreposition unter Längenausgleich, Achseinstellung und Rotationsausgleich. Bildverstärkerdurchleuchtung.
8 Festziehen der proximalen und distalen Schwenkbacke und endgültige Fixation.
9 Zwischen Schanz-Schraube im distalen Fragment und Fraktur Einbringen einer weiteren Schanz-Schraube in das distale Hauptfragment über die liegende Rohrstange und durch die Schwenkbacke.
10 Weitere Schanz-Schraube in das proximale Fragment frakturnahe.
11 Zusätzliche Plattenosteosynthese der Fibula fakultativ.
12 Débridement, Weichteildeckung des Knochens, evtl. Muskellappenplastik.

Spezielle Technik

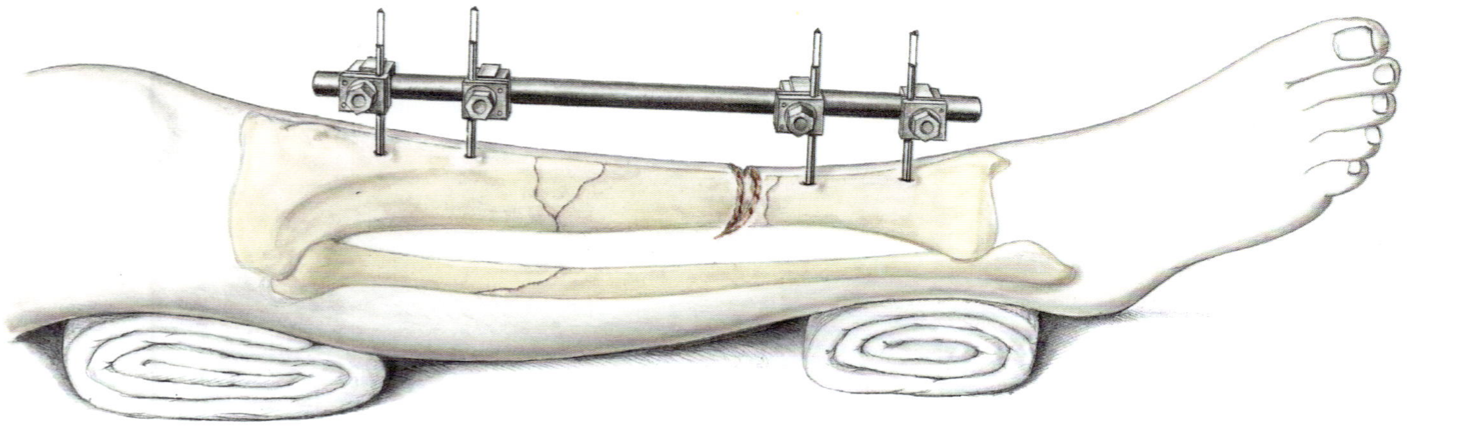

Abb. **61** Ventrale Klammer. Grobrepositionen der Fraktur. Unterlagerung des Beines durch Tücher. Ein Assistent hält den Fuß in Achsen- und Rotationsausrichtung zum Kniegelenk.
Stichinzision der Haut 1 Querfinger oberhalb des Sprunggelenkspaltes medial dem Margo anterior tibiae. Mit der Schere stumpfe Präparation des Subkutangewebes bis auf den Knochen. Einsetzen der Trokarhülsen. Vorbohren des Schraubenkanals für die Schanz-Schraube. Entfernen der Innenhülse. Durch die Außenhülse Vorbringen der Schanz-Schraube durch beide Kortikales.
Stichinzision im proximalen Fragment unterhalb des Kniegelenkes medial des Margo anterior tibiae. In gleicher Technik Einsetzen einer Schanz-Schraube.
Verbinden der besetzten Schanz-Schrauben über eine ventrale Rohrstange, die dorsal der Schanz-Schrauben plaziert wird. Auf die Rohrstange sind 4 Schwenkbacken aufgeschoben. Die beiden äußersten werden montiert. Nun endgültige Achsenausrichtung der Fraktur.
Anschließend durch die liegenden Schwenkbacken über der liegenden Rohrstange Einbringen je einer weiteren Schanz-Schraube in das distale sowie in das proximale Hauptfragment. Hierzu müssen die langen Trokarhülsen benutzt werden, die durch die Schwenkbacken bis auf den Knochen geführt werden können. Nach dem Vorbohren Einsetzen der Schanz-Schrauben durch die Hülse und die Schwenkbacken. Entfernen der Bohrhülse und Verklemmen der Schanz-Schraube in der Schwenkbacke.
Achtung: Vor dem Setzen der 3. und 4. Schanz-Schraube muß die Feinreposition stattgefunden haben. Später ist keine Achsen- oder Rotationskorrektur mehr möglich.

Fixateur-externe-Alternative I: V-Montage

Arbeitsschritte

1 In Defektsituation Montage der medialen Klammer wie beschrieben.
2 Zusätzliche Klammer, frakturnahe, vom Margo anterior tibiae ausgehend.
3 Stichinzision der Haut und der Streckerloge distal frakturnahe, Bohrkanal.
4 Schanz-Schraube von anterolateral frakturnahe.
5 Im proximalen Hauptfragment 2. Schanz-Schraube anterolateral frakturnahe.
6 Ventrolaterale Rohrstange. Die 2. Klammer anterolateral soll mit ihren Schanz-Schrauben zwischen den inneren Schanz-Schrauben der medial eingebrachten Klammer und der Fraktur liegen.
7 Verspannen der medialen Klammer wie der lateralen Klammer durch quere Überbrückung mit Steinmann-Nägeln.

Spezielle Technik

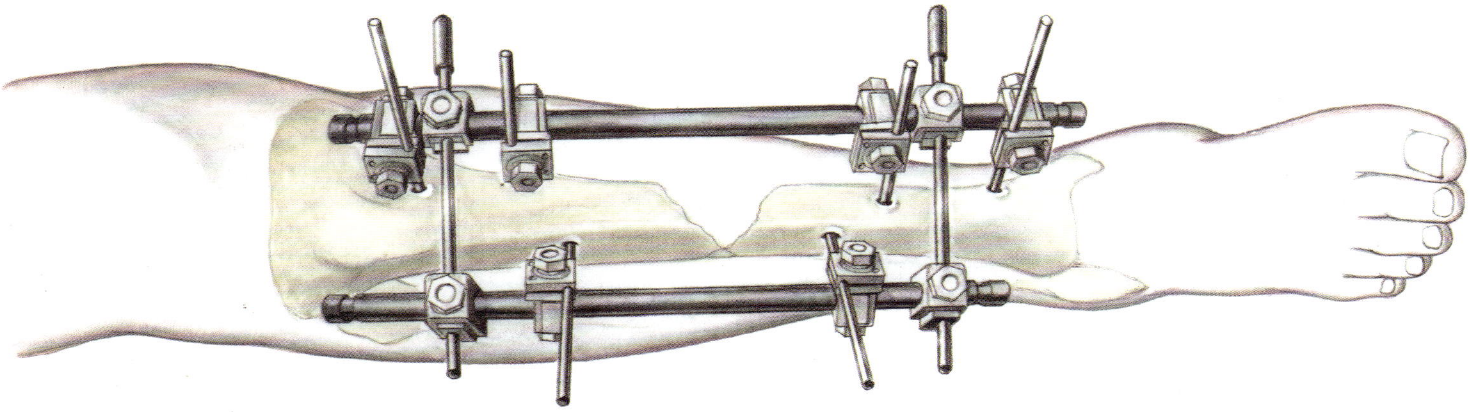

Abb. **62** Fixateur externe als sog. V-Montage bei Defektsituation. Zuerst Anbringen einer medialen Klammer mit je 2 Schanz-Schrauben im distalen sowie im proximalen Fragment. Der Frakturbereich wird überbrückt. Im freibleibenden Schaftbereich zwischen den innenliegenden Schanz-Schrauben wird in jedes Hauptfragment je eine Schanz-Schraube von lateroventral frakturnahe eingebracht. Hierzu Stichinzision des M. tibialis anterior. Der Bohrer muß kantennah aufgesetzt werden. Gefahr des Abrutschens entlang der lateralen Tibiafläche. Durchbohren des Margo anterior tibiae bis in die Facies posterior. Verspannen über äußere Rohrstangen vom proximalen zum distalen Fragment. Die medial wie die lateral gelegene Rohrstange werden nun über 2 Steinmann-Nägel miteinander verbunden. Hierdurch erheblich größere Rotationsstabilität.

Fixateur-externe-Alternative II:

Konstruktion in Dreimodulartechnik

Arbeitsschritte

1 1. und 2. Schanz-Schraube anteromedial in das distale Fragment, an die Achsenverhältnisse angenähert.
2 3. und 4. Schanz-Schraube in das proximale Fragment, an die Achse angenähert.
3 Montage einer kurzen Rohrstange zwischen den beiden Schanz-Schrauben des distalen Fragments.
4 Montage einer kurzen Rohrstange zwischen den beiden Schanz-Schrauben des proximalen Fragments.
5 Mit den montierten Rohrstangen als Handgriff Reposition der Fraktur in Achsausrichtung und Rotationseinstellung der Tibia.
6 Verbindung der Rohrstange im distalen Hauptfragment mit der Rohrstange im proximalen Hauptfragment über eine 3. Rohrstange und Rohrverbinder.

Bemerkung: Sehr schnelle Montage, einfach vorzunehmen. Der Fixateur externe wird als Repositionshilfe benutzt. Spätere Korrektur möglich (Polytrauma!).

Spezielle Technik

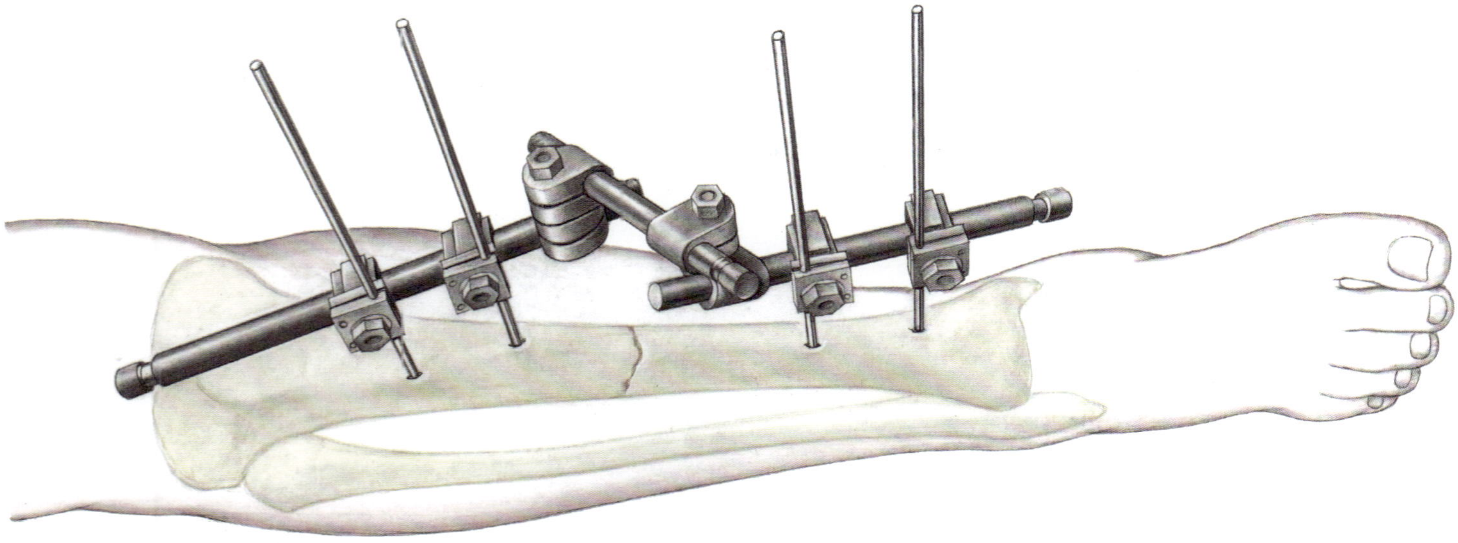

Abb. **63** Fixateur externe in Modulartechnik. Anbringen eines kurzen Fixateur-externe-Rohres am proximalen sowie am distalen Fragment mit je 2 Schanz-Schrauben. Diese beiden Rohrstangen werden als Handgriff benutzt. Nun Reposition des Knochens in Achse und Rotation. Verbinden der beiden zuvor gelegten Rohrstangen durch eine 3. Rohrstange mit je einem Rohrverbinder. **Vorteil:** Sehr schnelle Montage, einfache Reposition, Fixateur externe wird als Repositionshilfe benutzt. Die Schanz-Schrauben können unabhängig vom Weichteiltrauma plaziert werden.

Zangenfixateur externe = Pinless-Fixateur

Besonders geeignet zur Erstversorgung eines Polytraumas sowie zur Vorbereitung einer Unterschenkelmarknagelung. Unbehinderte Versorgung eines Weichteilschadens. Zusätzlich können instabile Primärosteosynthesen neutralisiert werden. Eine Extensionsbehandlung wird erspart. Die Tibiamarknagelung kann bei liegendem Pinless-Fixateur erfolgen.

Arbeitsschritte

1. Auswahl der Fixateurklammern:
   - kleine asymmetrische Klammer distal,
   - große asymmetrische Klammer Schaftmitte,
   - große symmetrische Klammer proximal.
2. Stichinzision im distalen Fragment nahe des Margo medialis tibiae sowie des Margo anterior tibiae.
3. Montage der Klammer am Insertionspunkt mit dem Haltegriff. Hin- und Herkippen zur Einsenkung der Dornen in den Kortex.
4. Gelenkspannmutter festziehen.
5. Montage einer großen Klammer am Schienbeinkopf zwischen Facies lateralis tibiae und Margo medialis.
6. Je eine weitere Klammer am distalen und proximalen Hauptfragment.
7. Auf jede Klammer Aufsetzen eines Fixationsstabes.
8. Aufsetzen der Schwenkbacken.
9. Durchführen des Längsrohres.
10. Endgültige Reposition der Fraktur.
11. Festziehen der Fixationsstäbe, Festziehen der Schwenkbacken.

Bemerkung: Schnelle Montage, keine Knochenbohrung erforderlich, spätere interne Osteosynthese nicht kompromittiert, Tibiamarknagelung ohne Extensionstisch möglich.

Spezielle Technik

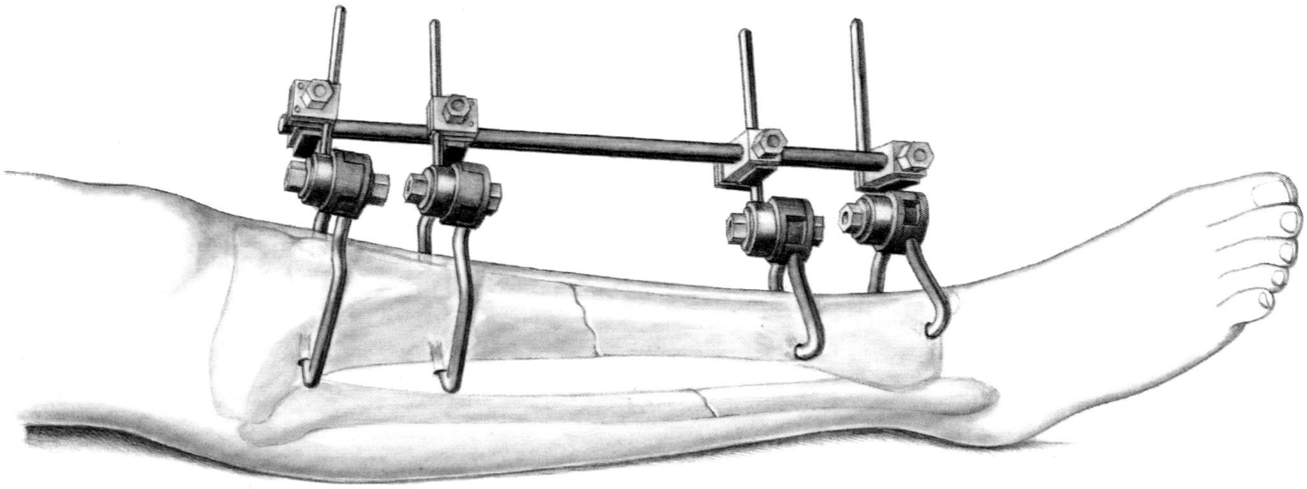

Abb. **64** Montage der asymmetrischen Klammer am distalen Tibiasegment. Hierzu Stichinzision an Margo medialis tibiae. Stichinzision über dem Margo anterior.
Achtung: Sehne des M. tibialis anterior. Diese muß nach lateral verzogen werden. Mit dem Handgriff nun Einsetzen der Klammer auf den Margo anterior und mit der kurzen Branche an die Facies posterior bzw. an dem Margo medialis. Blockieren der Klammer. Entfernen des Handgriffes. Eine 2. Klammer wird im Mindestabstand von 5 cm weiter nach proximal gesetzt.
In Höhe des Tibiakopfes wird eine große Klammer gesetzt. Diese wird mit der ventralen Branche durch den M. tibialis anterior in den proximalen Tibiaschaft sowie von medial mit der dorsalen Branche an die Facies posterior tibiae fixiert, eine 2. Klammer mindestens 5 cm distal hiervon.
Anschließend Montieren je eines Fixationsstabes mit Klemmutter. Eine Rohrstange mit 4 Universalbacken wird durchgeschoben. Nacheinander werden die Universalbacken auf den Fixationsstäben ausgerichtet. Nun endgültiges Festziehen der Fixationsstäbe in der vorgegebenen Rotation sowie der Klemmbacken auf die Rohrstange.

Ringfixateur nach Ilizarov

Geeignet bei Schaftfrakturen mit Zertrümmerung des Tibiakopfes und Weichteilschaden. Sichere Überbrückung bei Defektzonen ohne knöcherne Abstützung. Segmentverschiebungen von proximal nach distal oder von distal nach proximal zur Defektfüllung sind möglich. Ergänzung eines distalen Klammerfixateurs nach proximal mit dem Ringfixateur zum sog. **Hybridfixateur**.

Arbeitsschritte

1 Zeichnerische Planung der Lage der Ringe sowie der Fixationsdrähte.
2 Vormontage des Ringsystems mit den Gewindestäben. 3 oder 4 Gewindestangen werden benutzt.
3 Überstülpen des Ringsystems über den Unterschenkel.
4 1. Draht quer entlang zum Ringsystem durch den distalen Tibiaschaft.
5 2. Draht quer durch den proximalen Tibiaschaft. Verspannen der Drähte auf den liegenden Ringen unter Dorsalversetzung des Ringsystems – Platz für die Wadenmuskulatur!
6 3. Draht zum distalen Ring 40 Grad nach ventral lateral verkippt.
7 4. Draht in das proximale Fragment, ebenfalls 40 Grad nach ventral verkippt.
8 Weitere Fixation der mittleren frakturnahen Ringe mit je 2 Drähten.
9 Fixation des Mittelringes bei vorgesehener Segmentverschiebung.
10 Endgültige Verspannung des Ringsystems.
11 Kompression bei abstützender Fraktur über die Gewindestangen.
12 Bei Segmentverschiebung: Kortikotomie zwischen dem 2. und dem 3. Ring.
13 Stichinzision der Haut. Kortikotomie des Margo anterior tibiae, der medialen und der lateralen Tibiafläche.
14 Stichinzision der Haut über dem Margo medialis, Kortikotomie der Facies posterior tibiae in gleicher Höhe.
15 Bildwandlerkontrolle der Kortikotomie.
16 Distraktion bei Segmentverschiebung nach dem 5. Tag, beginnend 4 × 0,25 mm pro die. Entspricht 4 × ¼ Umdrehung der Mutter vor dem Ring auf der Gewindestange.

Spezielle Technik

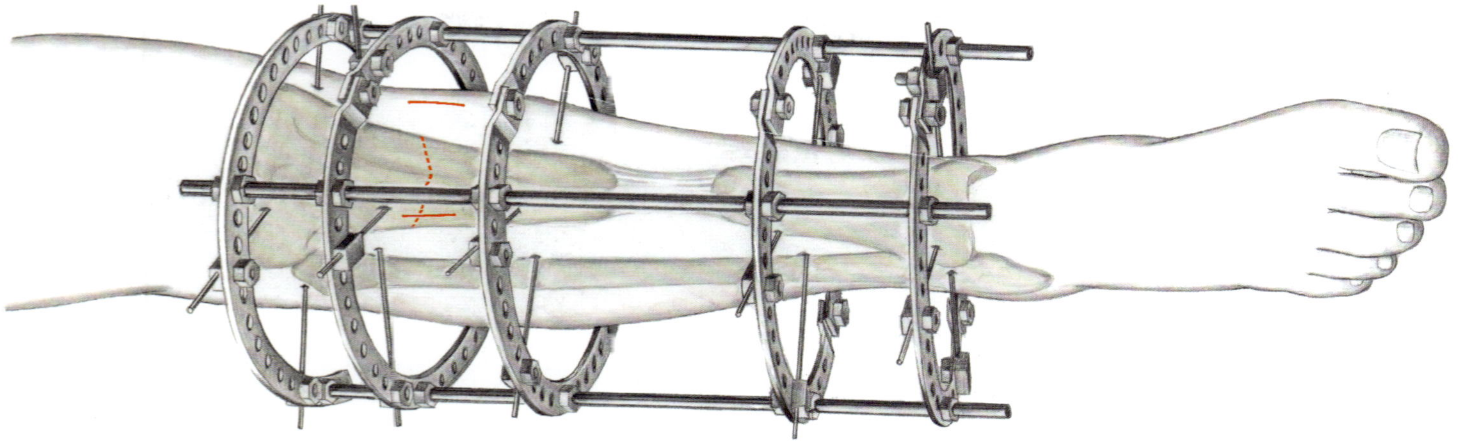

Abb. **65a** Vormontage der Ringkonstruktion. Zweierringblock zum Tibiakopf, Zweierringblock zur distalen Tibia. Der mittlere Ring dient dem späteren Verschieben des Mittelsegmentes zum Verschluß der Defektzone.
Das vormontierte Ringsystem wird über den Unterschenkel geschoben.
Beachte: Asymmetrische Lage des Unterschenkels im Ring. Beginn mit einem querverlaufenden Bohrdraht durch den Tibiakopf. 2. Bohrdraht querverlaufend durch das Pilon-tibial-Massiv. Biegungsfreie Montage der Ilizarov-Drähte auf die Ringe. Gegebenenfalls werden Unterlegscheiben zwischen Ring und Drahtauflage benutzt. Längsspannung der Drähte durch Spannzange.
Achtung: Der oberste Ring ist ein unvollständiger $^5/_8$-Ring, dorsal offen. Dadurch ist später die Kniebeugung bis 90 Grad möglich.
Weiter je ein Ilizarov-Draht zur Fixation des 2. proximalen sowie des 2. distalen Ringes. Sodann in einem Winkel von mindestens 40 Grad von ventral Einbringen je eines 2. Ilizarov-Drahtes auf die 4 bereits besetzten Ringe. Diese Drähte werden parallel zur Innenfläche der Tibia vom Margo anterior zum Margo medialis gebohrt.
Danach Fixation mittlerer Ringe für das vorgesehene Verschiebesegment mit mindestens 2 Ilizarov-Drähten.
Beachte, daß die Drähte wechselseitig auf der Ringober- und auf der Ringunterseite plaziert sind.

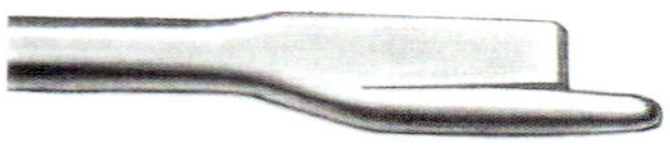

Abb. **65b** Zur Kortikotomie der Tibia proximal erfolgt kurze Längsinzision auf dem Margo anterior zwischen dem 2. und 3. Ring. Einführen eines schmalen Fähnchenmeißels. Kortikotomie der medialen Kortikalis in einzelnen Schritten sowie der lateralen Kortikalis.
Zum Durchtrennen der dorsalen Kortikalis Hilfsschnitt auf dem Margo medialis. Identifikation der bereits geschlagenen Kortikotomie der Medialfläche. Von hier ausgehend Setzen der dorsalen Kortikotomie. In der Regel bricht ein kleinerer Biegungskeil aus. Röntgen-Bildwandlerkontrolle.
Bei spannungsfreier Montage des Systems kommt es zu keiner nennenswerten Verschiebung der Kortikotomie. Hautverschluß der Stichinzision. Beginn des Distraktionsvorganges am 5. postoperativen Tag.

Strategie bei Komplexverletzungen

Komplexverletzungen sind im Bereich des Unterschenkels häufig. Bei großen Weichteildefekten hat die Osteosynthese zunächst nur die Aufgabe einer Adaptation der Fragmente und einer Ruhigstellung der Weichteile. Der Weichteilschaden muß vorrangig saniert werden. Geeignet sind hierzu alle externen Osteosyntheseverfahren. Auch eine primäre Tibiamarknagelung in der unaufgebohrten Technik mit Verriegelung kommt in Betracht. Die Weichteilsanierung wird mit Muskellappenplastiken durchgeführt. Anschließend ist zu entscheiden, ob ein Umsteigen von der Fixateur-externe-Osteosynthese auf ein internes Verfahren – überbrückende Plattenosteosynthese, unaufgebohrte Marknagelung – erfolgen soll oder eine Ausheilung im Fixateur externe abgewartet wird. Ein ergänzender Knochenaufbau durch autogene Spongiosaplastik wird in die Überlegungen mit einbezogen. Günstig hierzu ist der Zeitraum zwischen der 2. und 4. Woche.

Komplikationen

Intraoperative Komplikationen

Zusätzliche Verletzung von Leitstrukturen, Gefäßen und Nerven. Ausbruch der Fixationsschrauben im Tibiaschaft. Unzureichende Achsen- und insbesondere Rotationsausrichtung. Verlagerung oder Sprengung von Knochensegmenten bei der Marknagelung. Ausbruch von unvollständigen Biegungskeilen.

Postoperative Komplikationen

Wundinfektionen, Knocheninfektionen, Osteomyelitis. Zunehmende Durchblutungsstörung der Weichteile. Nekrose eingeschwenkter oder transplantierter Muskellappen. Bei geschlossenen Verfahren Druckerhöhung in den Logen bis hin zum Kompartmentsyndrom. Bei Frühbelastung und mangelnder knöcherner Abstützung Ausbruch der Osteosynthesematerialien.

Wiederholungseingriffe, Korrekturoperationen

Diese werden bei der Primärversorgung bereits strategisch geplant. Nacheinander werden die Weichteile saniert, die Osteosynthese ergänzt, von einem externen auf ein internes Fixationsverfahren umgestiegen und Knochendefektstrecken aufgebaut. Hierzu ist die autogene Spongiosaplastik u.U. in mehreren Operationsschritten geeignet. Die Segmentverschiebung nach Ilizarov ist zunehmend in den Vordergrund getreten. Hiermit wird gleichzeitig eine

Weichteilsanierung möglich. Die Anwendung freier mikrovaskulär gestielter Gewebetransfers ist infolgedessen deutlich in den Hintergrund getreten.

Begleit-, Nachbehandlung

Alle stabil versorgten Frakturen werden sofort krankengymnastisch behandelt. Die Bewegungsübungen für das obere Sprunggelenk und das Kniegelenk werden mehrfach täglich durchgeführt. Zur Thromboseprophylaxe empfehlen sich Muskelanspannungsübungen und die Anwendung der Sprunggelenksbewegungsschiene. Der Belastungsaufbau geschieht in Abhängigkeit von der Stabilität der Versorgung. Bei der verriegelten Unterschenkelmarknagelung kann mit einer Teilbelastung von ca. 20 kp sofort begonnen werden.
Bei bestehenden Weichteildefekten muß zunächst deren Konsolidierung abgewartet werden. Geführte Bewegungsübungen des oberen Sprunggelenkes und aktive Bewegungsübungen des Kniegelenkes sollten immer möglich sein. Verbleibende Funktionsbehinderungen richten sich vornehmlich nach dem Ausmaß der Primärzerstörung und der Notwendigkeit von ortsständigen Gewebetransfers. Ein langer Verlauf zwischen 3 und 6 Monaten muß primär einkalkuliert werden.

Distale Unterschenkelfraktur Pilon tibial

Es handelt sich um schwere Gelenkzerstörungen, häufig infolge einer Absturzverletzung. Die Vielzahl der vorkommenden Frakturformen, die Zertrümmerung nicht nur der Gelenkfläche, sondern der unmittelbar dem Gelenk angrenzenden metaphysären Anteile und die begleitende Zerstörung der Fibula setzen ein hohes Maß an operativer Erfahrung voraus. Regelhaft ist die Defektauffüllung mit Spongiosaplastik erforderlich. Die Gefährdung der Haut und des Knochens wie der Osteosynthese im dünnen, nahezu nur aus Haut und Sehnengleitgewebe bestehenden Weichteilmantel ist sehr groß. Aus diesen Gründen wurde die primäre Rekonstruktion bei Komplexverletzungen in den Hintergrund gestellt. Minimalosteosynthese und Gelenktransfixation bereiten den Weg für eine frühsekundäre interne Rekonstruktion.

Ziele und Methoden

Wie bei allen Gelenkfrakturen dient die interne Stabilisierung dazu, die Gelenkfunktion wiederherzustellen. Hierzu muß die anatomische Form rekonstruiert werden.

- Rekonstruktion der Fibula.
- Anatomiegerechte Rekonstruktion der Gelenkflächen von Tibia und Fibula.
- Übungsstabile Osteosynthese.
- Defektauffüllung mit Spongiosaplastik.
- Möglichst wenig Osteosynthesematerial, Kleinfragmentimplantate.
- Schonende Behandlung der Weichteile.
- Passagere Ruhigstellung des Gelenkes durch Transfixation mit dem Fixateur externe als Repositionshilfe und vorübergehende Weichteilentlastung.

Indikationen

Form und Ausdehnung der Osteosynthese lassen sich aus der knöchernen Zerstörung und Gelenkflächendestruktion ableiten. Die Einteilung erfolgt entsprechend der AO-Klassifikation (Abb. **66**). Die Typ-A-Frakturen sind metaphysär ohne Gelenkbeteiligung.

Absolute Indikationen

Alle dislozierten Frakturen, Fraktur mit Gelenkstufen, Destruktionen des metaphysären Tibiaanteils, Achsabweichungen gelten als Indikation. Die Stabilisierung erfolgt notfallmäßig.

Relative Indikationen

Inkomplette Fissurbildungen, Polytrauma, Weichteilschwellungen, Weichteildefekte. In diesem Fall keine direkte Rekonstruktion, sondern Gelenktransfixation mittels Fixateur externe. Eventuell später zweizeitige interne Osteosynthese.

Kontraindikationen

Da es sich bei B- und C-Frakturen um eine Gelenkfraktur mit Zerstörung der Knöchelgabel und der Gelenkflächen handelt, bestehen keine Kontraindikationen.

Operationsrisiko und Aufklärungshinweise

Intraoperative Risiken

Denudierung von Fragmenten. Mangelnde Abstützung der Osteosynthese. Verbleibende Gelenkstufen. Verbleibende Defektbildung. Achsenabweichung. Inkomplette Rekonstruktion. Intraoperativ zunehmende Weichteilspannung, deshalb inkompletter Weichteilverschluß.

Postoperative Risiken

Sekundäre Dislokation, mangelnde knöcherne Abstützung, Achsenabweichung, Sinterung einer Trümmerzone, Weichteilschwellung mit Nekrose. Tiefe Infektion, zunehmende Knochendystrophie. Zunehmende Arthrose. Thrombose und Embolie. Lungenembolie.

Aufklärungsgespräch

Auf die absolute Indikation zur Operation bei der vorliegenden Gelenkflächenfraktur wird hingewiesen. Die Problematik der Gelenkflächenfraktur muß dargestellt werden. Insbesondere soll auf verbleibende Bewegungseinschränkungen hingewiesen werden. Die Notwendigkeit der Spongiosaplastik mit zusätzlicher Entnahme am Beckenkamm muß vorbereitet sein. Auf die Problematik der Weichteilsituation ist hinzuweisen.
Die Taktik des zweizeitigen Vorgehens mit primärer Minimalosteosynthese und späterer Rekonstruktion wird aufgeführt. Hinweise auf die Weichteilsituation, u. U. fehlender Hautverschluß. Die oben aufgeführten prä- und postoperativen Risiken werden genannt.

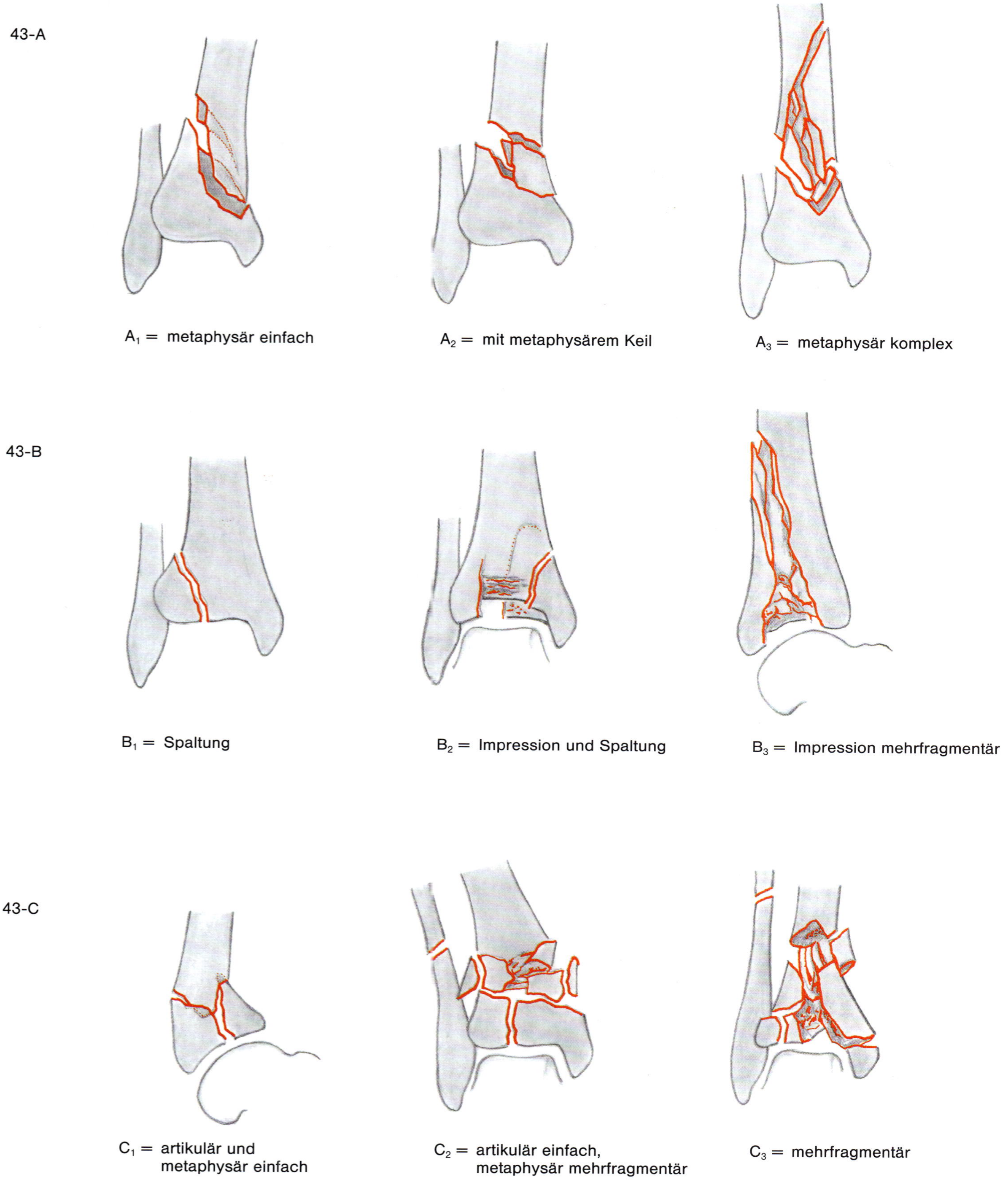

Abb. **66** 43-Tibia distal, AO-Klassifikation.

A = metaphysäre Fraktur,
B = Gelenkflächenimpression,
C = Trümmerfraktur mit Zerstörung der Gelenkfläche und der Metaphyse.

Spezielle Vorbereitungen

Frühzeitige Operation notfallmäßig. Taktische Entscheidung: zweizeitiges Vorgehen mit vorübergehender Transfixation oder primäre Rekonstruktion.
Anlegen einer Blutsperre. Abdeckung bis oberhalb des Kniegelenkes zur Rotationskontrolle des Fußes zum Unterschenkel. Vorbereitung des gegenseitigen Beckenkammes zur Spongiosaentnahme. Bildwandlerkontrolle.

Direkte Rekonstruktion und interne Osteosynthese des Pilon-tibial-Massivs

Narkose: Spinalanästhesie oder Allgemeinnarkose. Die Notwendigkeit der Spongiosaentnahme ist für die Anästhesieform einzuplanen.

Lagerung: Horizontallagerung des Unterschenkels, angehoben gegenüber der Gegenseite. Hierzu Beugung im Hüftgelenk 20 Grad und Beugung im Kniegelenk 20 Grad. Flache Tuchrolle in Höhe der Achillessehne. Für den 1. Operationsschritt – Osteosynthese der Fibula – wird ein Polster unter das gleichseitige Gesäß geschoben.

Zugangswege: Beginn der Operation lateral mit Rekonstruktion der Fibula. Hier ist die interne Stabilisierung mittels Plattenosteosynthese anzustreben.

Rekonstruktion der Fibula

Arbeitsschritte

1. Längsverlaufender Schnitt über der Facies lateralis fibulae in Höhe der Fraktur nach proximal und nach distal bogenförmig um die Außenknöchelspitze.
2. Abdrängen der Mm. peronaei nach dorsal. Abdrängen des N. peronaeus superficialis nach ventral.
3. Reposition der Fraktur in Länge und Achse.
4. Anmodellieren einer Kleinfragmentdrittelrohrplatte oder besser einer Kleinfragment-LC-DCP (Abstützung!).
5. Redon-Saugdrainage, Wundverschluß.

Spezielle Technik

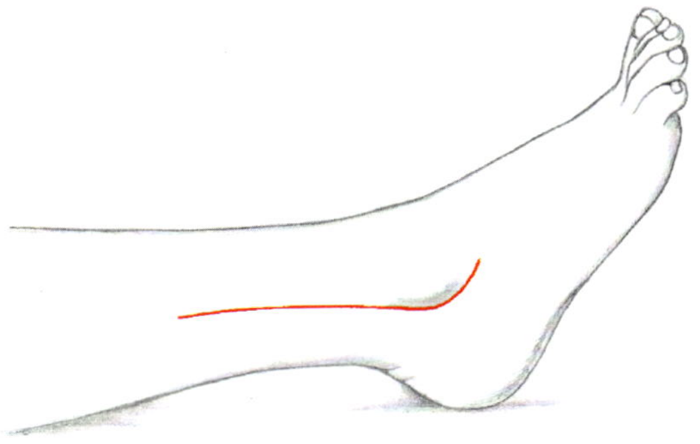

a

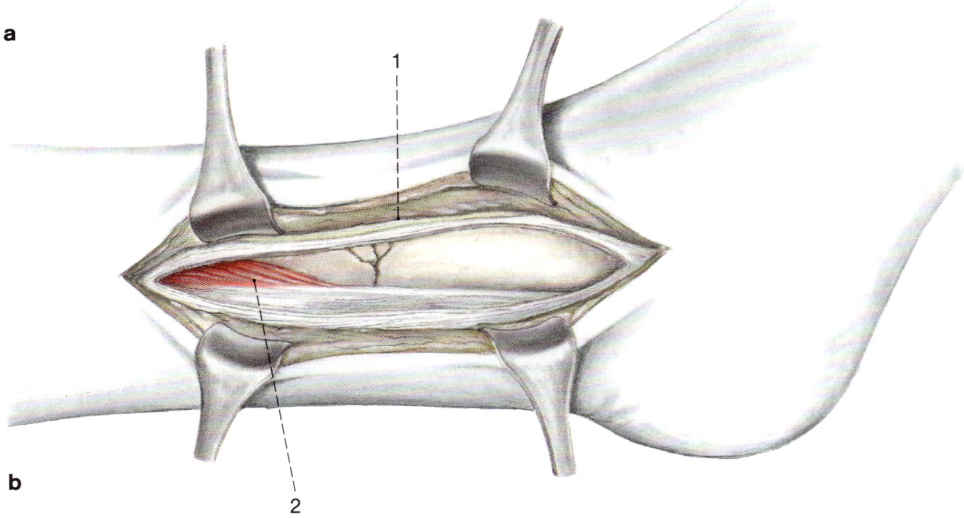

b

Abb. **67a** u. **b** Fibulaosteosynthese bei Pilon-tibial-Fraktur. Bogenförmiger Schnitt über der Außenknöchelspitze und Verlängerung nach proximal auf die Facies lateralis fibulae (**a**). Durchtrennen der Faszie. Ventral des M. peronaeus brevis Eingehen auf die Fibula (**b**).
Achtung: Einkerben des Muskels an der lateralen Wadenbeinfläche. Darstellen der Fraktur und Reposition. Kleine Knochenzange.

1 M. peronaeus brevis
2 N. peronaeus superficialis

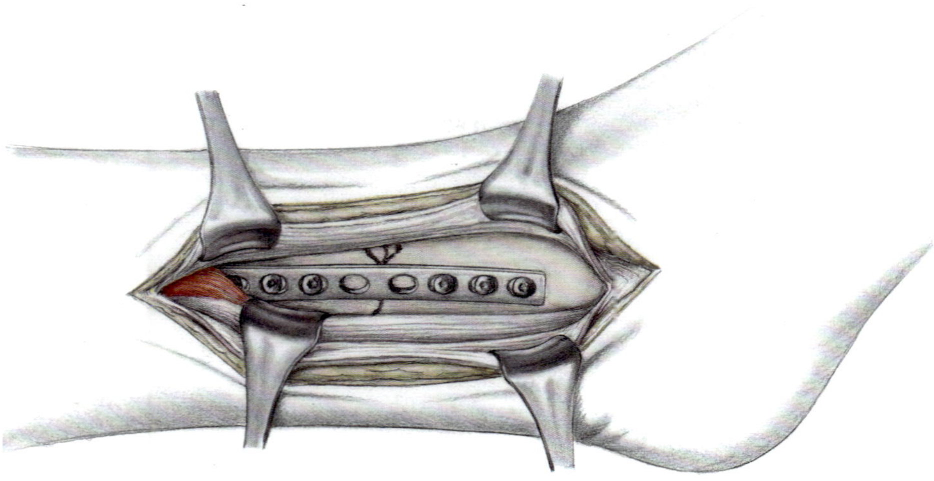

Abb. **67c** Anmodellieren einer langen Kleinfragment-DCP oder Rekonstruktionsplatte als überbrückende Osteosynthese. 3 Plattenlöcher proximal sowie distal werden mit Schrauben besetzt. Das proximale Plattenende wird unter den M. peronaeus brevis in einen Weichteiltunnel geschoben. Freilegen der Facies posterior fibulae nur, soweit dies zur Einstellung der Fraktur erforderlich ist.
Achtung: An der Vorderkante der Fibula verläuft subfaszial der N. peronaeus superficialis. Deshalb Faszieninzision eher zum Margo posterior tibiae, um den Nerv zu schonen. Er wird mit der Faszie nach vorn verzogen.

Rekonstruktion des Pilon-tibial-Massivs

Arbeitsschritte

1 Anteromediale Inzision, bis über den Innenknöchel reichend.
2 Mobilisation der V. saphena magna nach dorsal.
3 Entlang der Sehne des M. tibialis anterior Eingehen auf die Tibia.
4 Ventral Eröffnen der Gelenkkapsel des oberen Sprunggelenkes.
5 Hämatomentlastung des Gelenkes, Inspektion der Gelenkfläche.
6 Kortikalisfenster ventromedial.
7 Hochstößeln der Trümmerfragmente auf das ursprüngliche Gelenkflächenniveau und gegen die Talusrolle.
8 Korrekte Achsenausrichtung des Fußes im Varus-Valgus (Bildwandlerkontrolle).
9 Darstellen des antero-lateralen Tibiafragmentes. Hierzu Inzision des Periostes und Peritendineums lateral der M.-extensor-hallucis-longus-Sehne.
Cave: Verlauf der A. tibialis anterior und des N. peronaeus profundus.
10 Schraubenosteosynthese der Hauptfragmente.
11 Auffüllen der Defektzone mit Spongiosa.
12 Anmodellieren einer Kleinfragmentkleeblatt-Platte zur Abstützung:
– mediale Position,
– ventrale Position unter dem Sehnenspiegel.
13 Fixation der Platte im Tibiaschaft. Einzelne Schrauben durch das Kleeblattprofil als zusätzliche Fragmentfixation.
14 Redon-Drainage. Wundverschluß.

Bemerkung: Mit Kirschner-Drähten können Minifragmente temporär oder dauerhaft fixiert werden. Erhöhung der Stabilität der Knöchelgabel durch Stellschraube von der Fibulaplatte zum Tibiaschaft.

Spezielle Technik

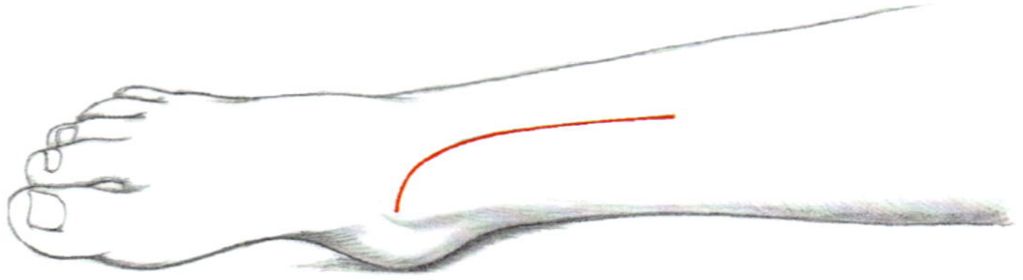

a

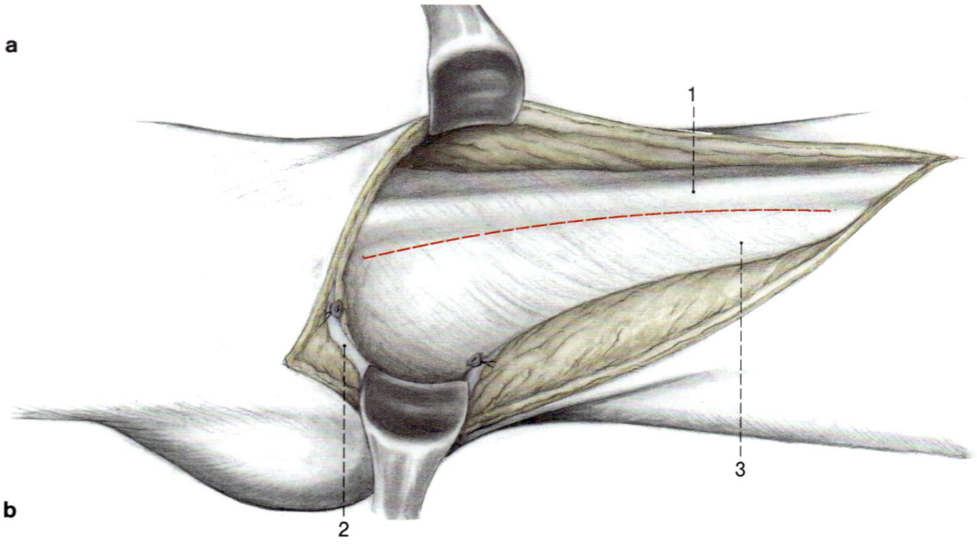

b

Abb. **68a** u. **b** Tibiarekonstruktion bei Pilon-tibial-Fraktur. Bogenförmiger Schnitt lateral des Margo anterior tibiae, über dem Sprunggelenk bogenförmig distal des Innenknöchels umbiegend (**a**). Die V. saphena magna kreuzt im distalen Wundwinkel. Sie wird präpariert und mit dem Lidhaken nach hinten verzogen. Inzision des Gleitgewebes der Sehne des M. tibialis anterior entlang des Margo anterior. Die Sehne wird nach lateral verzogen. Queres Eröffnen der Kapsel des oberen Sprunggelenkes entlang der ventralen Gelenklinie der Tibia. Das Fettgewebe wird nach distal gehalten (**b**).

1 Tendo m. tibialis anterioris
2 V. saphena magna
3 Fascia cruris

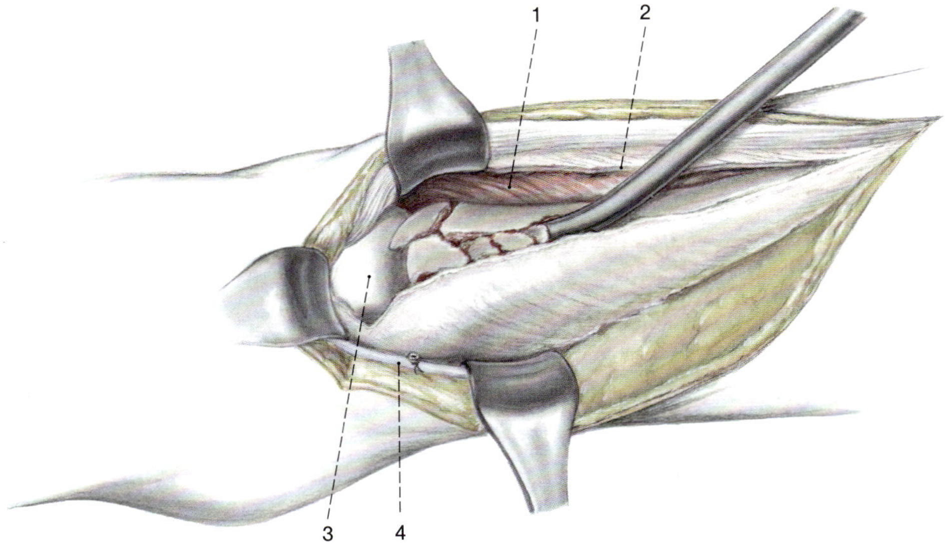

Abb. **68c** Das Gelenkflächenniveau kann eingesehen werden. Die Frakturlinien werden identifiziert. Häufig ist das Periost angehoben. Nun von proximal her Entrieren der Metaphyse mit einem Stößel. Hierzu wird ein kleines Kortikalisfenster gemeißelt oder durch die Trümmerzone eingegangen. Mit dem Stößel wird nun vorsichtig das Gelenkflächenniveau gegen den Talus aufgerichtet.

1 M. extensor digitorum longus
2 Fascia cruris
3 Talusrolle
4 V. saphena magna

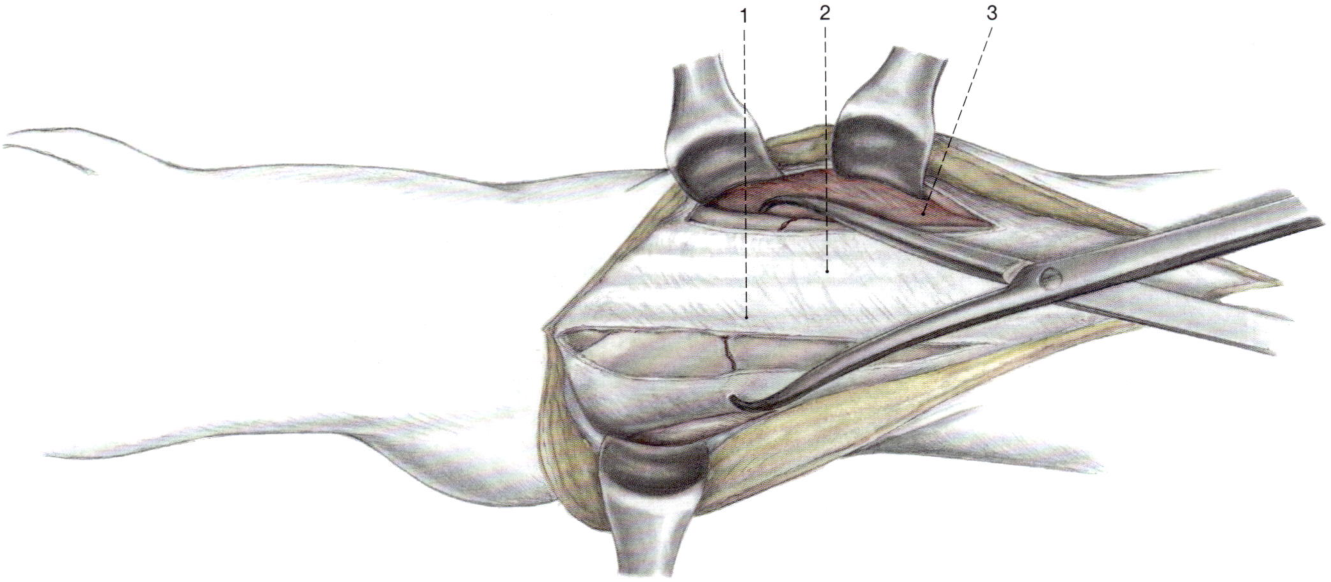

Abb. **69** Einstellen des Gelenkflächenniveaus eines lateralen Fragmentes. Hierzu lateral Untertunneln der Haut. Die Faszie über M. extensor digitorum longus wird weit lateral über dem antero-lateralen Tibiafragment kurzstreckig längs inzidiert. Einpassen des lateralen Knochenfragmentes der Tibiakante und der Insertion des Lig. tibiofibulare anterius.
Nach gleichzeitigem Hochstößeln der Gelenkfläche wird nun eine spitze Knochenzange von lateral nach medial zum Hauptfragment des Innenknöchels gesetzt. Hiermit werden die Fragmente komprimiert. Eine Zugschraube kann nun in gleicher Richtung eingesetzt werden. Bei großem lateralen Fragment ist auch eine indirekte Zugschraube, von medial eingebracht, möglich. Anschließend Auflegen der Kleeblatt-Platte von medial oder von ventral.
Achtung: Die Faszieninzision darf nicht zu nahe an der bereits von medial freigelegten Sehne des M. tibialis anterior vorgenommen werden, da die Sehne sonst vollkommen aus der Sehnenscheide gelöst würde.

1 Tendo m. tibialis anterioris
2 Tendo m. extensoris hallucis longi
3 M. extensor digitorum longus

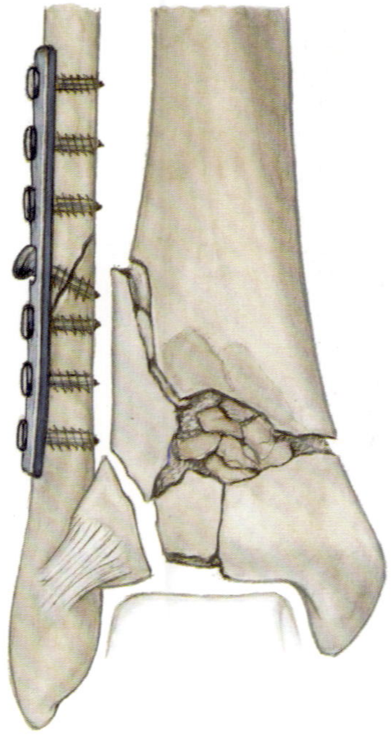

Abb. **70a** Nach Osteosynthese des Außenknöchels ist die Längeneinstellung des Pilonmassivs vorgegeben. Zur Orientierung dienen hierbei die Fibulaspitze sowie die Syndesmose.

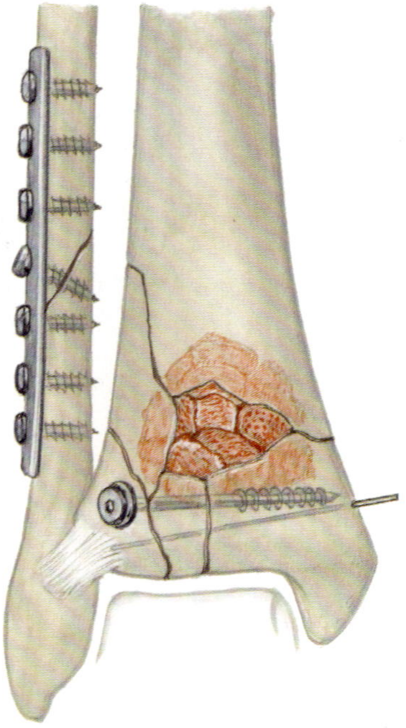

Abb. **70b** Einpassen der Fragmente. Diese werden durch mehrere gekreuzte Kirschner-Drähte von medial und von lateral-ventral so fixiert, daß das Gelenkflächenniveau stufenfrei wiederhergestellt ist. Von ventral kann in den Gelenkspalt eingesehen werden. Die zentrale Defektzone wird mit autogener Spongiosaplastik aus dem Bekkenkamm aufgefüllt. Einzelne freie Zugschraube.

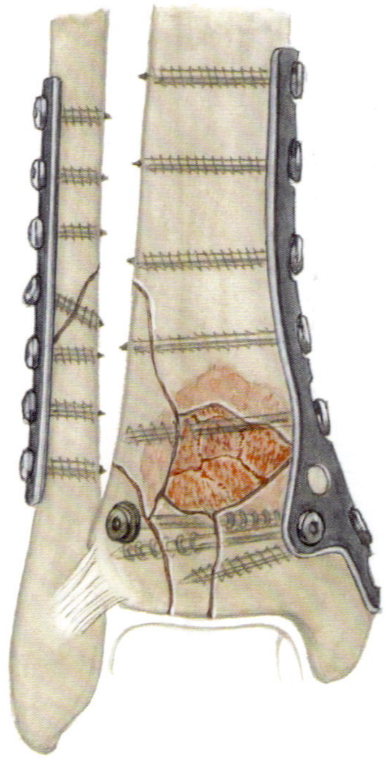

Abb. **70c** Von medial eingebrachte Kleeblatt-Platte als Abstützungsosteosynthese. Proximal Fixation mit 3 Kortikalisschrauben. Distal wird die Trümmerzone durch mehrere Kleinfragmentspongiosaschrauben mit kurzem Gewinde fixiert. Größere Einzelfragmente können durch separate Kleinfragmentspongiosaschrauben als Zugschraube fixiert werden.

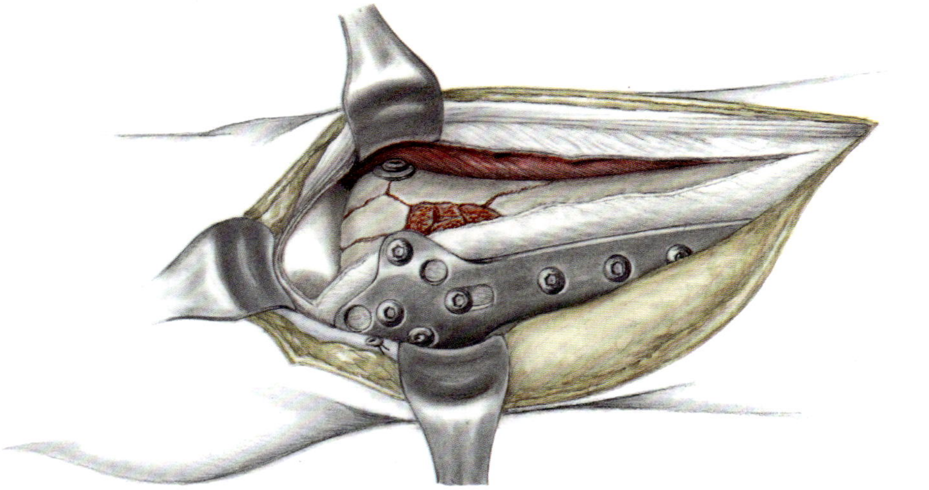

Abb. **71** Nach Spongiosaunterfütterung Anmodellieren einer Kleeblatt-Platte. Diese wird von medial angebracht. Sorgfältiges Anmodellieren an die mediale Kortikalis. Distal Besetzen mit Spongiosaschrauben mit kurzem Gewinde, subchondral gelegen. Proximal Kleinfragmentkortikalisschrauben.

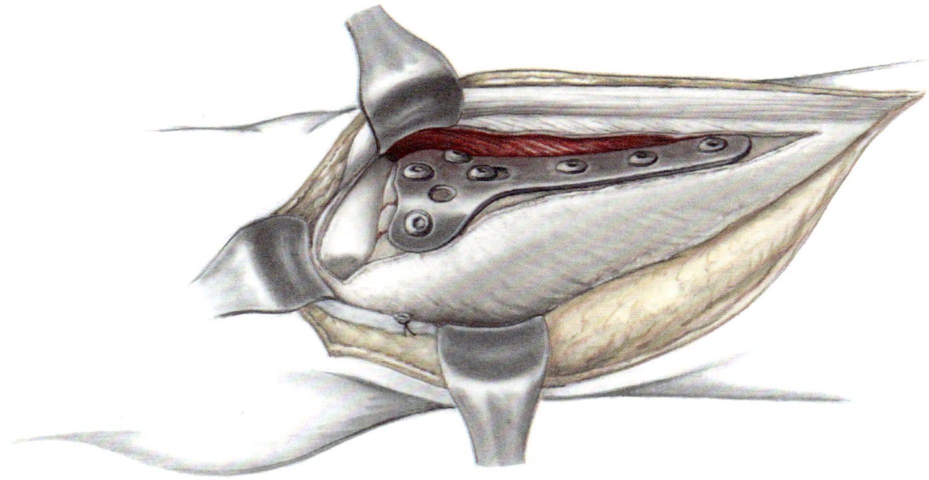

Abb. **72** Als Alternative kann die Platte ventral aufgelegt werden, insbesondere bei mehr lateral gelegener Zertrümmerung der Gelenkfläche. Beachte die Verwindung des Plattenschaftes zur Facies lateralis tibiae. Fixation in gleicher Weise mit Spongiosaschrauben und Kortikalisschrauben. Die Spitze der Kleeblatt-Platte mit dem Seitenschneider gekürzt.
Die Valgusabweichung des Pilonmassivs wird verhindert durch:
1. Fibulaosteosynthese,
2. Spongiosaplastik,
3. abstützende Plattenosteosynthese,
4. Stellschraube.

Fixateur externe, oberes Sprunggelenk überbrückend

Bei zweizeitigem Vorgehen mit primärer Minimalosteosynthese oder unsicherer Abstützung indiziert. Durch Ligamentotaxis lassen sich die Trümmerfragmente ausrichten.

Arbeitsschritte

1 Außenknöchelosteosynthese.
2 Reposition der Tibia entlang der Fibula in Länge + Achse + Rotation.
3 1. Steinmann-Nagel quer durch den Talushals.
4 2. Steinmann-Nagel quer durch den Tibiaschaft ca. untere Drittelgrenze.
5 Verspannen über äußerer Rohrstange medial und lateral.
6 Endgültige Achsausrichtung und Längeneinstellung.
7 Fakultativ 3. Steinmann-Nagel dorsal der Rohrstange durch den Kalkaneus.
8 4. Steinmann-Nagel durch den Tibiaschaft frakturnahe.
9 Minimalosteosynthese der Hauptfragmente perkutan oder über Miniinzision mit Kleinfragmenteinzelschrauben.
10 Bewußt lockere Verbandstechnik.

Bemerkung: Nach Abschwellen der Weichteile ist das Umsteigen auf eine interne Osteosynthese mit Defektauffüllung, Spongiosaplastik, Abstützung möglich.

Spezielle Technik

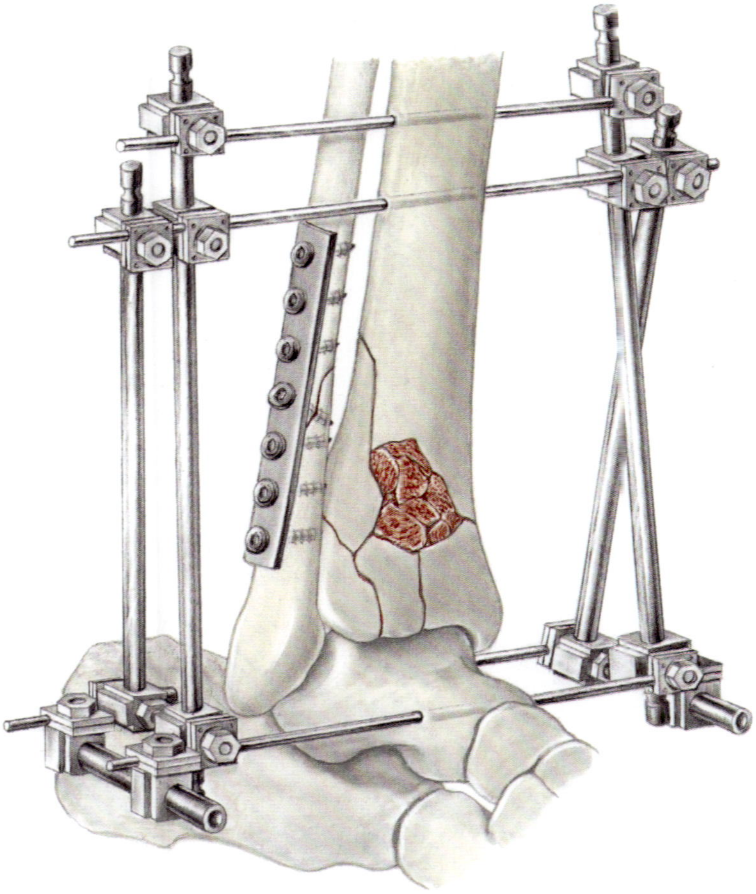

Abb. **73** Sprunggelenküberbrückende Fixateur-externe-Montage bei Pilon-tibial-Trümmerfraktur. Dieses Vorgehen empfiehlt sich bei ausgedehntem Weichteilschaden und erheblicher Zertrümmerung. Strategisch geplantes zweizeitiges Vorgehen mit später folgender interner Osteosynthese und Spongiosaplastik des Defektes.

1. Quer verlaufender Steinmann-Nagel durch den Talushals.
2. Quer verlaufender Steinmann-Nagel durch den Tibiaschaft. Verspannung über Längsrohr medial und lateral.
3. Dritter Steinmann-Nagel quer durch den Tibiaschaft über den liegenden Längsrohren. Nun Distraktion und Ausrichtung der Trümmerzone. Hierzu Ansetzen je eines Spanngerätes medial und lateral auf die Rohre und Spannen des Steinmann-Nagels durch den Talushals. Durch Ligamentotaxis erreicht man eine genaue Ausrichtung der Sprunggelenkgabel und der Fragmente. Röntgen-Bildwandlerkontrolle!
4. Vierter Steinmann-Nagel quer durch den Kalkaneus. Dreieckförmige Verstrebung dorsal mit je einem weiteren Rohr medial und lateral zu einem der Steinmann-Nägel durch den Tibiaschaft. Ausrichtung der neutralen Flexionsstellung zum Tibiaschaft.
5. Alternative zum Steinmann-Nagel durch den Kalkaneus: je eine Schanz-Schraube in Os metatarsale I und IV, Rohrverbindung nach proximal.

Strategie bei Komplexverletzungen

Bei schweren Weichteilschäden, verspäteter Operation und beim Polytrauma wird zunächst eine Gelenktransfixation durchgeführt. Die Ausrichtung der Fragmente erfolgt durch Ligamentotaxis. Es bleibt dann Zeit, den Rückgang der Weichteilschwellung abzuwarten, die Versorgung anderer, im Vordergrund stehender Verletzungen durchzuführen und optimale Voraussetzungen für die endgültige Rekonstruktion mit einer internen Osteosynthese zu schaffen. Diese sollte 10–14 Tage nach Verletzung stattfinden. Zur direkten distalen Fragmentfixation kann unterstützend der Fixateur externe des Kleinfragment-Instrumentariums oder der Hybrid-Fixateur eingesetzt werden.

Komplikationen

Intraoperative Komplikationen

Ungenügende Gelenkflächeneinpassung. Freilegen der Extensorensehnen mit Gefahr der postoperativen Verklebung oder der Nekrose bei fehlendem Wundverschluß. Verbleibende Achsenabweichung, insbesondere bei mangelnder Abstützung des lateralen Tibiaanteiles. Der Wundverschluß kann infolge der erheblichen Schwellung und Spannungsverhältnisse unmöglich sein. Durch die subkutane Lage der von medial eingebrachten Platten muß zumindest ein indirekter Wundverschluß dadurch erreicht werden, daß Fasziengewebe und Peritendineum unter den medialen Hautrand genäht werden. Die Hautinzision kann dann durch synthetischen Hautersatz gedeckt werden, alternativ Korsettnaht. Verletzungen der A. tibialis anterior und des N. peronaeus profundus sind lateral möglich.

Postoperative Komplikationen

Nachsinterung des Pilonmassivs. Dies wird ermöglicht durch die sehr asymmetrische Lage der Kleeblattplatte von der Innenseite des Schienbeins oder von der Vorderkante. Besondere Gefährdung: Valgusabweichung des Pilonmassivs.
Bei postoperativer Ödemschwellung besteht die Gefahr einer Wundrandnekrose. Hierdurch wird der Weg zur Infektion gebahnt. Bei unsicherer Fixation ist deshalb zusätzlich eine Gelenktransfixation empfehlenswert.

Wiederholungseingriffe, Korrekturoperationen

Bei verbliebenen Weichteildefekten ist die frühzeitige Hautdeckung erforderlich. Erst danach kann die funktionelle Behandlung beginnen. Diese muß möglichst bald erfolgen, um die Gelenkfunktion wiederzuerlangen.
Bei sekundärer Achsenabweichung ist die Nachoperation mit zusätzlicher Spongiosa-Unterfüttung und interner Stabilisierung erforderlich.
Wurde eine Stellschraube zur Verbesserung des Knöchelschlusses eingebracht, wird diese nach 2–3 Monaten entfernt. Eine Sprunggelenküberbrückung mit dem Fixateur externe wird nach Beruhigung der Weichteilsituation demontiert. Ist der Fixateur externe zur Transfixation Bestandteil eines zweizeitigen Behandlungskonzeptes, ist die endgültige Rekonstruktion ca. 2 Wochen nach der Primärverletzung einzuplanen.
Gelingt die Rekonstruktion nicht, treten schwerwiegende Komplikationen mit Gelenkflächendefekten oder Infektionen auf, so muß die frühzeitige Einstellung zur Arthrodese des Sprunggelenkes geplant werden. Geeignet hierzu ist eine Fixateur-externe-Montage oder die interne Fixation (s. S. 362 ff.).

Begleit-, Nachbehandlung

Oberstes Ziel der Gelenkflächenrekonstruktion ist die Übungsstabilität. Es erfolgt eine intensive krankengymnastische Behandlung mit geführten Bewegungen. Anschließend nach Abklingen der Schmerzphase Fortsetzung mit aktiven Bewegungsübungen. Behandlung auch der Beweglichkeit des unteren Sprunggelenkes, der Zehen und des Kniegelenkes! Die Behandlung auf der Motorschiene für das obere Sprunggelenk (CPM), wie zur Thromboseprophylaxe eingeführt, stellt eine gute Ergänzung dar.
Der Belastungsaufbau erfolgt frühestens nach 6 Wochen in Abhängigkeit vom Röntgenbefund. Unterarmgehstützen werden bis zur Vollbelastung geführt.

Frakturen beim Kind und Jugendlichen

Ziele und Methoden

Beim Kind stimmen die Ziele der Gelenkrekonstruktion, der Wiedererlangung der Tragfähigkeit und der Achsenverhältnisse des Unterschenkels mit denen bei der Versorgung des Erwachsenen überein.
Da die schweren Zertrümmerungen seltener sind, kann häufiger auf konservative Behandlungsverfahren zurückgegriffen werden. Die Fixateur-externe-Montage ist auch im jugendlichen Alter außerhalb der Epiphysenfugen im meta- und diaphysären Bereich gut möglich. Eine Plattenosteosynthese stellt beim Heranwachsenden eine gute Methode dar. Auf die Dimensionierung der Implantate – Kleinfragmentplatten – wird hingewiesen. Die Metallentfernung ist nach Konsolidierung der Fraktur sofort vorzunehmen.
Epiphysenfrakturen werden durch direkte Schraubenosteosynthese fixiert. Die intramedulläre Marknagelung stellt kein geeignetes Verfahren dar. Als intramedulläre Methode hat sich jedoch die Markraumschienung mit elastischen Titanpins nach Prevot – sog. Nancy-Nägel – bewährt.

Indikationen

Absolute Indikationen

Stark dislozierte Frakturen, Trümmerfrakturen, Fraktur mit ausgedehntem Weichteilschaden. Entlastung eines Kompartmentsyndroms.

Relative Indikationen

Diese bestehen bei geringfügig verschobenen Brüchen (um ca. Kortikalisbreite), Schrägfrakturen ohne genügende Verhakung oder Knochenabstützung.

Kontraindikationen

Unverschobene Brüche, Wulstbrüche.

Operationsrisiko und Aufklärungshinweise

Intraoperative Risiken

Intraoperative Risiken für alle Operationen ähnlich wie beim Erwachsenen. Für die Epiphysenverletzung insbesondere eine unzureichende Einpassung, Zerstörung des Epiphysenknorpels.

Postoperative Risiken

Gestörtes Längenwachstum, sekundäre Achsenabweichung, vorzeitiger Fugenschluß, Rotationsinstabilität, Bruch der medullären Schienung.

Aufklärungsgespräch

Mögliche Wachstumsveränderung, Achsenabweichung, Schädigung der Epiphysenfuge. Infektion. Im übrigen gleichbedeutend mit der Verletzung beim Erwachsenen.

Spezielle Vorbereitungen

Blutsperre fakultativ.

Versorgung einer Tibiakopffraktur

Es handelt sich in der Regel um Epiphysenfrakturen, u.U. mit Beteiligung metaphysärer Fragmente. Die Grundsätze der Rekonstruktion der Epiphysenfugen finden wie bei jeder kindlichen Fraktur Anwendung.

Narkose: Bei Kindern und Jugendlichen ist die Vollnarkose indiziert.

Lagerung: Rückenlage.

Zugangswege: Auf der Seite der Verletzung.

Arbeitsschritte

1 Längsinzision über dem Tibiakopf seitlich medial oder lateral.
2 Darstellen der Fraktur.
3 Reinigung des Frakturspaltes. Entfernen von eingeschlagenen Periostlefzen.
4 Reposition „wasserdicht".
5 Fixation durch Einzelschrauben-Kleinfragment parallel zur Epiphysenfuge. Metall-Unterlegscheiben (weicher Knochen!).
6 Redon-Saugdrainage, Wundverschluß.

Spezielle Technik

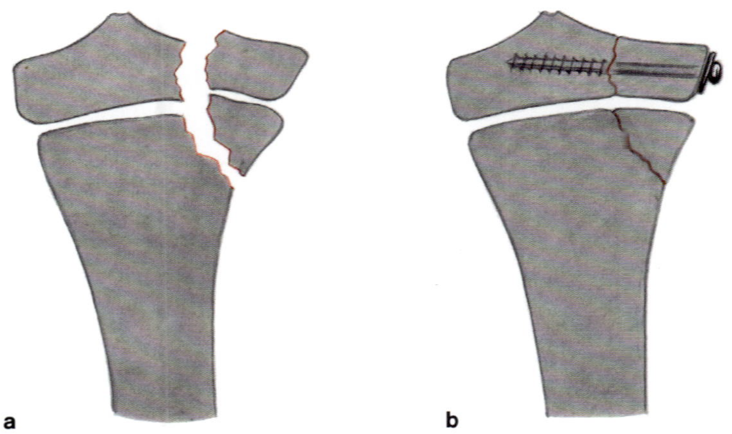

a b

Abb. **74a** u. **b** Schraubenosteosynthese einer Aitken-III-Fraktur des Tibiakopfes. Wasserdichte Reposition. Kleinfragmentspongiosaschraube gelenkflächenparallel sowie epiphysenfugenparallel mit Fixation des Epiphysenkernes. Eventuell 2. Schraube durch den metaphysären Knochenanteil, ebenfalls querverlaufend.

Versorgung einer Unterschenkelschaftfraktur

Für die Versorgung speziell beim Kind wurde die intramedulläre Schienung mit elastischen Titannägeln von Prevot entwickelt. Es müssen immer 2 Nägel gegenläufig eingebracht werden. Durch die elastische Verklemmung an der metaphysären Eintrittspforte des Tibiakopfes, der Kortikalis des Tibiaschaftes sowie der Abstützung der gebogenen Stifte in der distalen Tibiametaphyse wird eine Dreipunktverklemmung erreicht. Diese sichert die Rotation, die Längeneinstellung und die Achsausrichtung. Das Verfahren ist schonend. Eine anterograde oder eine retrograde Plazierung ist möglich. Der Zugang zur Markhöhle sollte der Metaphysenabschnitt sein, der näher zur Fraktur gelegen ist.

Narkose: Vollnarkose.

Lagerung: Rückenlage.

Zugangswege: Mediale und laterale Stichinzision am Schienbeinkopf. Bei retrograder Operation oberhalb des Innenknöchels und lateral vor der Fibula zur distalen Tibiametaphyse.

Arbeitsschritte

1. Stichinzision am Schienbeinkopf innen und außen.
2. Identifikation der Epiphysenfuge durch Kanüle, Bildwandlerkontrolle.
3. Unterhalb der Epiphysenfuge an der Seitenfläche Eröffnen des Markraumes mit Spezialpfriem.
4. Einspannen eines in Dicke und Länge adaptierten Prevot-Nagels in das Halteinstrument.
5. Vortreiben des Nagels in den Markraum. Dieser stützt sich früh an der Gegenkortikalis ab.
6. Auffädeln der Fraktur. Verankerung der Nagelspitze in der distalen Metaphyse.
7. Von der Gegenseite in gleicher Technik Vorbringen des 2. Prevot-Nagels.
8. Zur besseren Manipulation werden die Stifte erst endgültig vorgeschlagen, wenn beide Spitzen die Fraktur passiert haben.
9. Kürzen der proximalen Enden durch Bolzenschneider.
10. Wundverschluß.

Cave: Das Vortreiben muß so schonend geschehen, daß keine Distraktion der Frakturzone stattfindet. Abstützung der Fußsohle auf dem Tisch oder durch den Assistenten.

Spezielle Technik

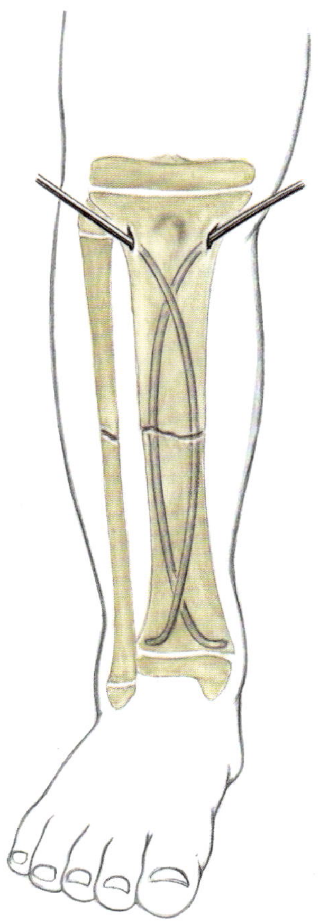

Abb. **75** Unterschenkelfraktur mit Markraumschienung. Hierzu werden elastische Titannägel nach Prevot benutzt. Bei anterogradem Vorgehen Stichinzision über dem medialen wie über dem lateralen Kondylus der Tibia distal der Epiphysenfuge. Aufbohren der Kortikalis mit Pfriem oder Bohrer. Nun Vorschieben von vorgebogenem und längenentsprechendem Titannagel. Kreuzen der Frakturzone. Durch drehende, schiebende Bewegung Entrieren des distal von der Fraktur gelegenen Markraumes. Verankerung der Spitze in der gleichseitigen distalen Metaphyse.
In gleicher Technik von der Gegenseite lateral Vorbohren eines 2. elastischen Nagels. Beim Passieren der Markraumenge müssen die Nägel gegeneinander gedreht werden, so daß sie aneinander vorbeigleiten können. Hilfreich ist es, den 1. Nagel zunächst nicht vollständig einzuschlagen, sondern nur das distale Fragment aufzufädeln. Verankerung in der distalen Tibiametaphyse. Die Epiphysenfuge wird hierbei nicht tangiert. Kürzen der überstehenden Nagelenden.
Bemerkung: Analog ist das retrograde Vorgehen möglich, beginnend an der distalen Tibia mit Vorschieben der Nägel zum Schienbeinkopf. Dies empfiehlt sich bei distal gelegener Frakturlinie.

Strategie bei Komplexverletzungen

Diese unterscheidet sich nicht von der beim Erwachsenen. Vornehmlich kommt der Fixateur externe oder die innere Schienung nach Prevot zur Anwendung.

Komplikationen

Typische Veränderung des Längenwachstums. Bei zu weitem Vorschieben der Titannägel wird die Wachstumsfuge gestört. Eine Pseudarthrose gibt es bei genügendem Alignement der Fragmente nicht.

Wiederholungseingriffe, Korrekturoperationen

Nur bei ausgeprägtem Rotationsfehler erforderlich. Die Maßnahmen der Weichteildeckung entsprechen denen des Erwachsenen. Bei Fehlwachstum, z. B. frühzeitigem Verschluß der Epiphysenfuge der Tuberositas tibiae oder des Schienbeinkopfes, ist im weiteren Verlauf eine Umstellungsosteotomie erforderlich.

Begleit-, Nachbehandlung

Bei übungsstabiler Osteosynthese ist keine Ruhigstellung erforderlich. Frühfunktionelle Nachbehandlung. Belastung im Vergleich zum Erwachsenen frühzeitig nach beginnender Kallusbildung.

Verletzungsfolgen

Weichteile

Bewegungseinschränkung, Einsteifung

Ziele und Methoden

Schwerwiegende Verletzungsfolgen der Weichteile betreffen am Unterschenkel die Folgezustände nach manifestem Kompartmentsyndrom. Es resultieren Kontrakturen der Muskelgruppen, insbesondere der tiefen Beugeloge. Die Folge ist eine Spitzfußstellung und extreme Krallenstellung der Zehen.
Häufig verbleiben Lähmungen, insbesondere des N. peronaeus communis und seiner Äste mit typischer Spitzfußstellung. Bei Lähmungen des N. tibialis gelingt die Fußabwicklung nicht. Kontrakturen der oberflächlichen Beugegruppe führen zur Verkürzung der Achillessehne.
Nach lokaler Muskeltransposition ergeben sich meßbare Funktionsausfälle, die jedoch in Anbetracht einer geretteten Extremität geringfügig gewertet werden.

Bei verbleibender Fehlstellung des Fußes oder schmerzhafter Bewegungseinschränkung ist die Einstellung zur Arthrodese des Sprunggelenkes indiziert (s. dort). Bei Achillessehnenkontraktur und erhaltenen Gelenkfunktionen ist eine Achillessehnenverlängerung möglich (s. S. 308).
Wiederholte Narbenaufbrüche müssen durch Spalthautverpflanzungen korrigiert werden. Verbleibende große Weichteildefekte mit Knochensubstanzverlust werden durch lokale Muskellappen oder Fernlappen saniert.

Indikationen

Sie werden zusammen mit den Operationsverfahren unter den Kapiteln Einstellung zur Arthrodese, ortsständige Muskellappenplastik, mikrovaskulärer Gewebetransfer abgehandelt (s. dort).

Knochen

Achsenfehlstellungen

Ziele und Methoden

Achsenfehlstellungen sind meist Folge fehlverheilter Frakturen. Dies gilt insbesondere für den Tibiakopf, den distalen Tibiaschaft sowie das Pilon-tibial-Massiv. Die Korrekturosteotomie hat die Anhebung des zerstörten Gelenkflächenplateaus zum Ziel. Im Schaftbereich wird die Achse am Scheitelpunkt der Fehlstellung korrigiert. Prinzipiell wird die Open-wedge-Technik (aufklappende Osteotomie unter Einfügung eines kortikospongiösen Beckenkammspanes) von der Closed-wedge-Technik (Resektion eines Knochenkeils) unterschieden. Es werden eine übungsstabile Osteosynthese mittels Platte im gelenknahen Bereich, die Tibiamarknagelung im Schaftbereich oder auch eine Fixateur-externe-Osteosynthese bei kritischer Weichteilbedeckung durchgeführt.

Nach der Korrektur soll die Traglinie des Beines vom Femurkopfzentrum durch die Mitte des Kniegelenkes und das Zentrum des oberen Sprunggelenkes verlaufen. Sie stimmt dann mit der Unterschenkelachse überein (Abb. **76**).

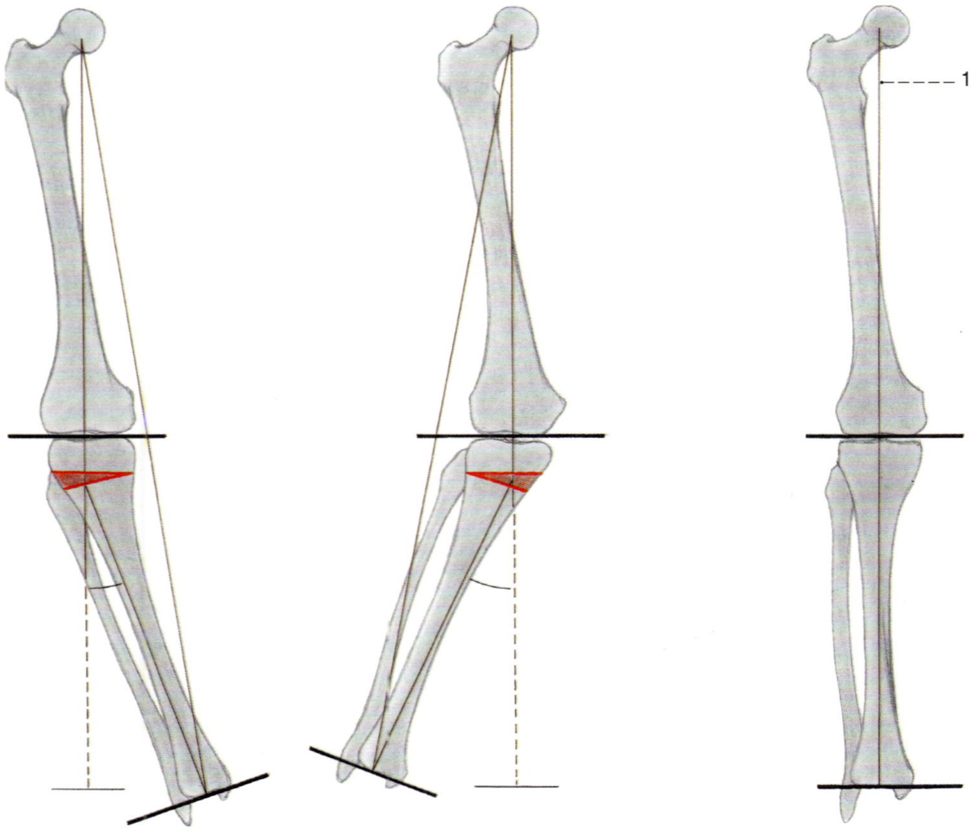

a b c

Abb. **76a–c** Achsenverhältnisse des Beines bei Valgus- oder Varusabweichung des Unterschenkels (**a**, **b**). Ziel einer Umstellungsosteotomie ist es, ab dem Kniegelenk die Unterschenkelachse mit der Traglinie des Beines zur Deckung zu bringen (**c**).

1 Traglinie

Indikationen

Absolute Indikationen

Belastungsunfähigkeit des Beines.

Relative Indikationen

Fehlstellung in Varus- oder im Valgussinne von 10 Grad und mehr. Rotationsabweichung ab ca. 8 Grad.

Kontraindikationen

Deformierende Arthrose mit Gelenkflächenzerstörung. Gesicherte Indikation zum Gelenkflächenersatz durch Endoprothese oder Einstellung zur Arthrodese.

Operationsrisiko und Aufklärungshinweise

Intraoperative Risiken

Einbruch der Osteotomie in die Gelenkfläche. Verletzung der Leitbahnen, insbesondere im Schaftbereich. Unzureichender Halt des Osteosynthesematerials. Schwieriger Weichteilverschluß, insbesondere bei Anhebeosteotomie. Gefährdung des N. peronaeus communis bei Open-wedge-Technik am lateralen Kondylus der Tibia.

Postoperative Risiken

Verzögerte Knochenbruchheilung der Osteotomie. Lockerung des Implantates. Infektion, Osteomyelitis. Verbleibender Bewegungs- und Belastungsschmerz, ausgehend von der bereits zerstörten Gelenkfläche. Beinlängendifferenz bei Closed-wedge-Technik.

Aufklärungsgespräch

Die intra- und postoperativen Risiken werden dargestellt. Insbesondere auf Restbeschwerden im Gelenk ist hinzuweisen. Bei Korrekturosteotomie im Tibiaschaft droht häufig eine verzögerte Knochenbruchheilung oder eine Pseudarthrose. Die Spanentnahme am Beckenkamm bei Open-wedge-Technik muß besonders erklärt werden. Es verbleibt ein Defekt der Crista iliaca! Zusätzlich ist die Osteotomie der Fibula über einen gesonderten Zugang zu erwähnen.

Spezielle Vorbereitungen

Zeichnerische Planung unter Einbeziehung des gesunden Beines. Bestimmung des Korrekturwinkels, der Osteotomie und des Längenausgleiches. Röntgenbild mit Beinganzaufnahme rechts und links. Intraoperative Bildwandlerkontrolle. Oberschenkelblutsperre.

Korrekturosteotomie Tibiakopf „closed wedge“

Narkose: Spinalanästhesie, Allgemeinnarkose.

Lagerung: Rückenlage. Hüftbeugung 20 Grad, Kniebeugung 20 Grad. Unterschenkel horizontal.

Zugangswege: Lateral in Mitte des Fibulaschaftes zur Osteotomie. Lateraler Zugang zum Tibiakopf. S-förmig entlang der Tibiavorderkante.

Fibulaosteotomie

Arbeitsschritte

1 Kurze laterale Längsinzision über Mitte des Fibulaschaftes.
2 Anheben der Mm. peronaei.
3 Präparation des Fibulaschaftes zirkulär auf 4 cm Länge.
4 Schrägosteotomie von ventral-proximal nach distal-dorsal verlaufend. Oszillierende Säge oder Meißel.
5 Redon-Saugdrainage. Fasziennaht. Wundverschluß.

Spezielle Technik

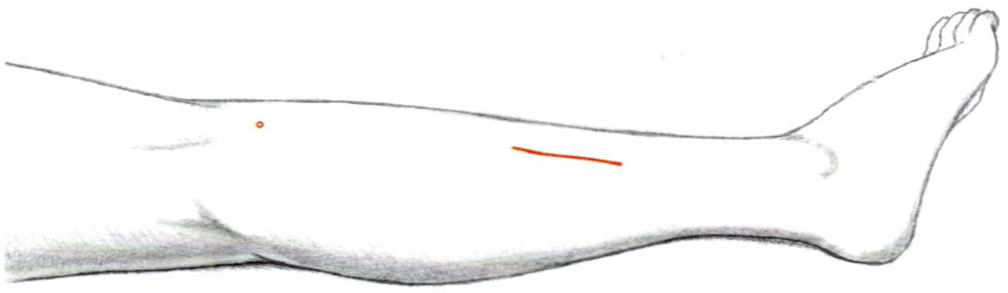

a

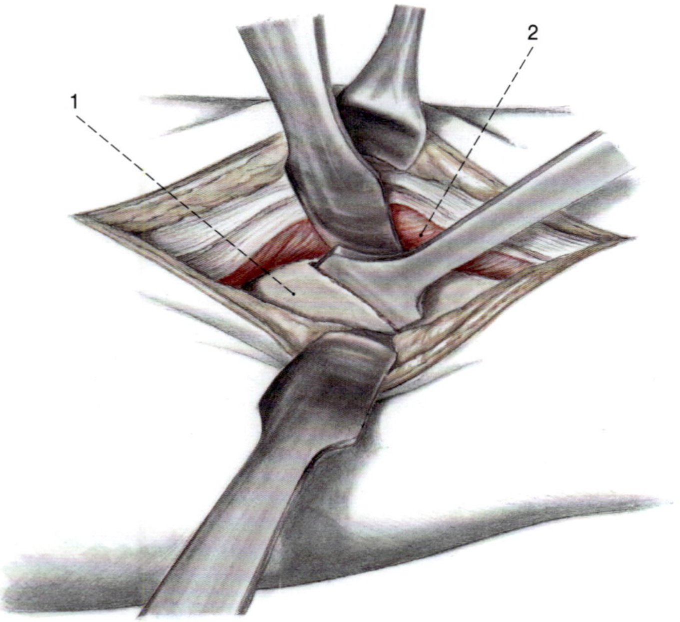

b

Abb. **77a** u. **b** Umstellungsosteotomie des Unterschenkels, Fibulaosteotomie als Voraussetzung zur Achskorrektur der Tibia. Schrägosteotomie der Fibula im mittleren Drittel. Inzision der Fascia cruris von dorsolateral auf 5 cm Länge (**a**). Anheben des M. peronaeus longus nach vorn.
Ablösen an der Facies lateralis fibulae. Schrägosteotomie mit dem Meißel, nach ventral proximal ansteigend. Schonung des N. peronaeus superficialis, der zwischen den Ursprüngen des M. peronaeus longus vom Caput fibulae und der Facies lateralis verläuft (**b**).

1 Fibulaschaft
2 M. peronaeus longus

Tibiakopfosteotomie „closed wedge"

Arbeitsschritte

1 Typischer lateraler Zugang zum Tibiakopf. S-förmiger Schnitt entlang der vorderen Schienbeinkante.
2 Ablösen des M. tibialis anterior.
3 Bohrdraht parallel zur Kniebasislinie entlang der Tibiakopfgelenkfläche durch das Kniegelenk, freihändig ausgeführt.
4 Bestimmung der Osteotomiehöhe 2 Querfinger distal der Tibiagelenkfläche.
5 Anheben des kranialen Anteils der Tuberositas tibiae durch Meißelschlag.
6 Querer Meißelschlag parallel zur Tibiagelenkfläche und zum Kirschner-Draht durch die Tibia. Die mediale Kortikalis wird nur unvollständig durchtrennt (Scharnier!). Osteotomie auch mit oszillierender Säge möglich.
7 Bestimmung des Korrekturwinkels.
8 2. Osteotomie keilförmig mit lateraler Basis und nach medial zur 1. Osteotomie ansteigend.
9 Schließen der Osteotomie durch Valgusposition des Unterschenkels.
10 Anmodellieren einer doppelt gewinkelten T-Platte.
11 Fixation des T-Schenkels im Tibiakopf subchondral. Spongiosaschraube langes Gewinde.
12 Distal Ansetzen des Plattenspanngerätes und endgültiger Schluß der Osteotomie.
13 Fixation des Plattenschaftes durch Kortikalisschraube.
14 Interfragmentäre Schraube durch das Langloch der Platte nach medial ansteigend.
15 Besetzen der übrigen Plattenlöcher.
16 Bildwandlerkontrolle.
17 Redon-Saugdrainage, Refixation des M. tibialis anterior.
18 Wundverschluß.

Spezielle Technik

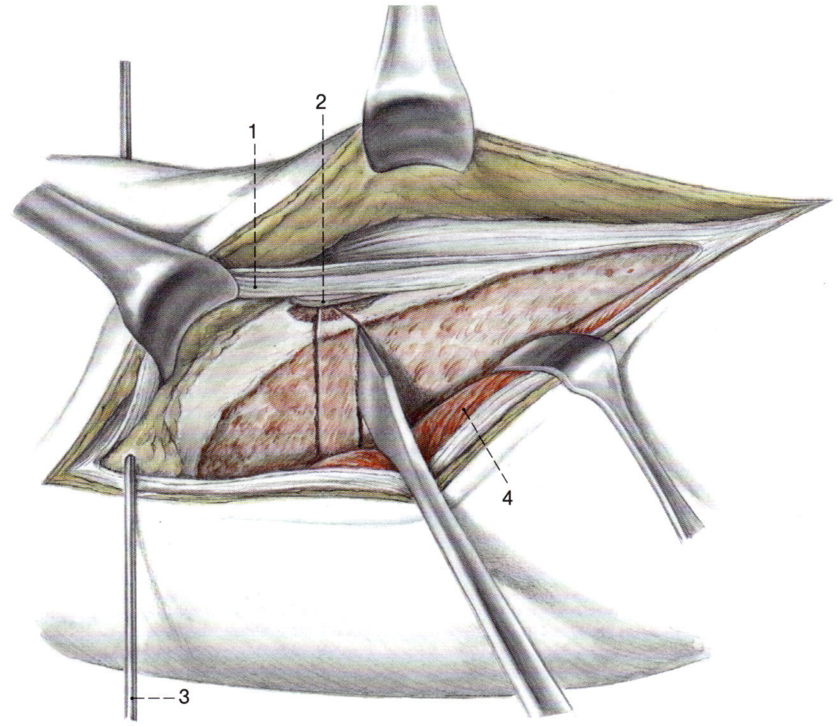

Abb. **78a** Zur Tibiakopfosteotomie S-förmiger Schnitt über dem lateralen Gelenkspalt bis zum Margo anterior tibiae. Inzision der Faszie über dem M. tibialis anterior. Ein ca. 1 cm breiter Faszienstreifen muß am Margo anterior zur späteren Reinsertion verbleiben. Der Muskel wird von der lateralen Tibiafläche abpräpariert.
Achtung: Am Gerdy-Tuberculum Längsinzision der Faszie, die hier sehr dünn ist. Mit dem Periost Abschieben nach ventral zur Tuberositas tibiae und nach dorsal bis zum Fibulaköpfchen.
Tangentiale partielle Osteotomie der Tuberositas tibiae mit inkompletter Abhebung des Lig. patellae. Kirschner-Draht quer durch das Kniegelenk entsprechend der Kniebasislinie.
Querosteotomie des Tibiakopfes knapp 2 Querfinger unterhalb der Tibiakopfgelenkfläche und streng parallel zu dieser. Die mediale Kortikalis bleibt erhalten. Je nach Umstellungsgrad (meist 10–12 Grad) erfolgt 8–10 mm distal eine schräg nach medial ansteigende Osteotomie mit dem Meißel oder der oszillierenden Säge.
Achtung: Die 2. Osteotomie trifft nicht die mediale Kortikalis, sondern endet etwas davor in der Querosteotomie. Hierdurch Angulation um die erhaltene mediale Kortikalis (Scharnierwirkung). Zur sicheren Winkelbestimmung wird ein Sägeblatt in die Querosteotomie gesteckt und dann im vorgesehenen Korrekturwinkel auf den Osteotomiespalt zu geschnitten.
Anmerkung: Wird die Osteotomie mit der oszillierenden Säge durchgeführt, so muß der Kochenverlust durch das Sägeblatt in die Höhenbestimmung des Keiles mit einbezogen werden; sonst wäre eine Überkorrektur die Folge. Ist mit der Säge die erste Osteotomie gelegt, wird ein loses Sägeblatt in den Sägespalt eingebracht. Dadurch wird die Winkelbestimmung für die distale Schrägosteotomie vereinfacht.

1 Lig. patellae
2 Tuberositas tibiae
3 Kirschner-Draht, Kniebasislinie
4 M. tibialis anterior

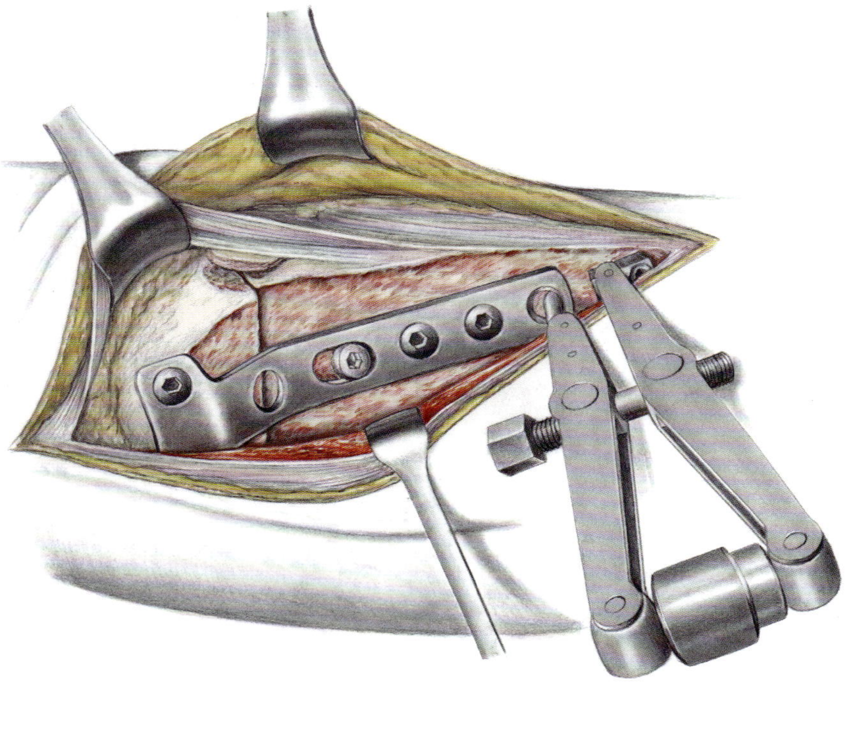

Abb. **78b** Entnahme des ausgemeißelten Keiles. Nun Schließen der Osteotomie unter Valgisation des Unterschenkels. Anmodellieren einer doppelt gewinkelten T-Platte.
Fixation der doppelt gewinkelten T-Platte mit 2 Spongiosaschrauben und langem Gewinde im Tibiakopf. Distal Ansetzen des Plattenspanngerätes. Hiermit kontrolliertes Schließen der Osteotomie. Besetzen von 3 Plattenschaftlöchern mit Kortikalisschrauben. Durch das Langloch wird zusätzlich eine schräge, interfragmentäre Spongiosazugschraube mit kurzem Gewinde eingebracht, die sich im medialen Anteil des Tibiakopfes verankert.
Achtung: Stufenbildung der lateralen Kortikalis infolge der Einstauchung. Überkorrektur durch übermäßige Einstauchung vermeiden!
Wundverschluß: Refixation der Faszie, Redon-Saugdrainage in das Plattenlager sowie subkutan.

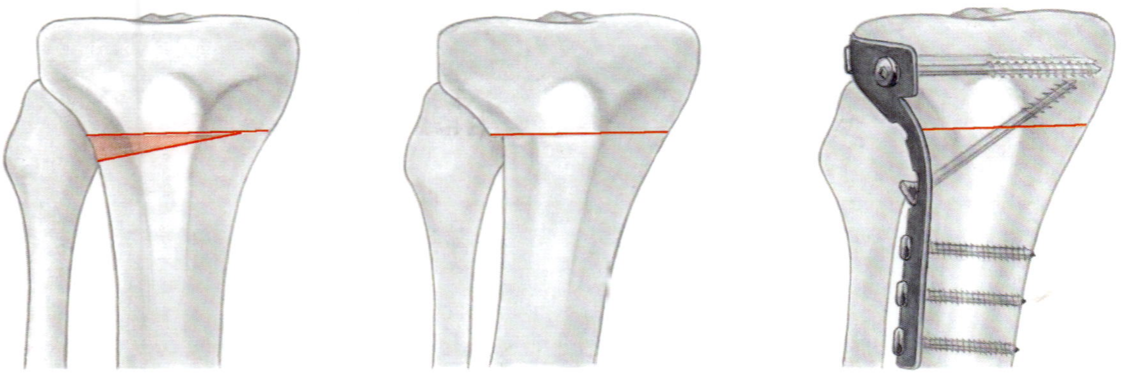

a b c

Abb. **79a – c** Schemazeichnung einer „Closed-wedge"-Osteotomie des Tibiakopfes. Beachte die Stufenbildung der lateralen Kortikalis und die Angulation der Osteotomie um die mediale Kortikalis.

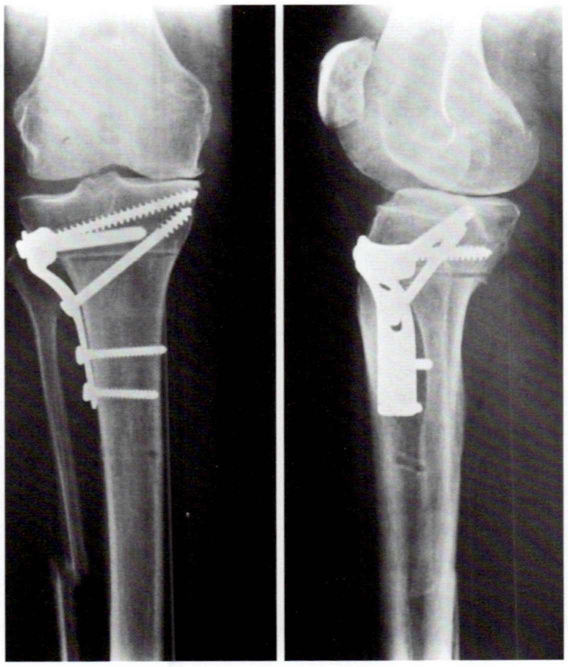

a b

Abb. **80a** u. **b** Röntgenbild nach Tibiakopfosteotomie. Valgisierend „closed wedge". Osteotomiespalt geschlossen. T-Plattenosteosynthese (**a**: a.-p., **b**: seitliche Projektion).

Tibiakopfosteotomie „open wedge" von lateral oder medial

Arbeitsschritte

1 Spanentnahme aus dem Beckenkamm, kortikospongiöser Sandwichspan.
2 Fibulaosteotomie.
3 Zugang zum Tibiakopf lateral oder medial je nach Korrekturbedarf zum Varus oder Valgus.
4 Anhebeosteotomie der Tuberositas tibiae.
5 Querosteotomie parallel zur Gelenkfläche. Die Gegenkortikalis bleibt als sog. Scharnier teilweise erhalten.
6 Aufspreizen der Osteotomie mit dem Meißel.
7 Präparation des Beckenkammspanes zum Keil auf die erforderliche Korrekturhöhe.
8 Einfalzen des Beckenkammspanes.
9 Abstützung auf den Kortikalisrändern. Ein Einsinken in die spongiösen Flächen muß verhindert werden.
10 Abstützende Osteosynthese durch T-Platte.
11 Wundverschluß über Redon-Saugdrainage.

Spezielle Technik

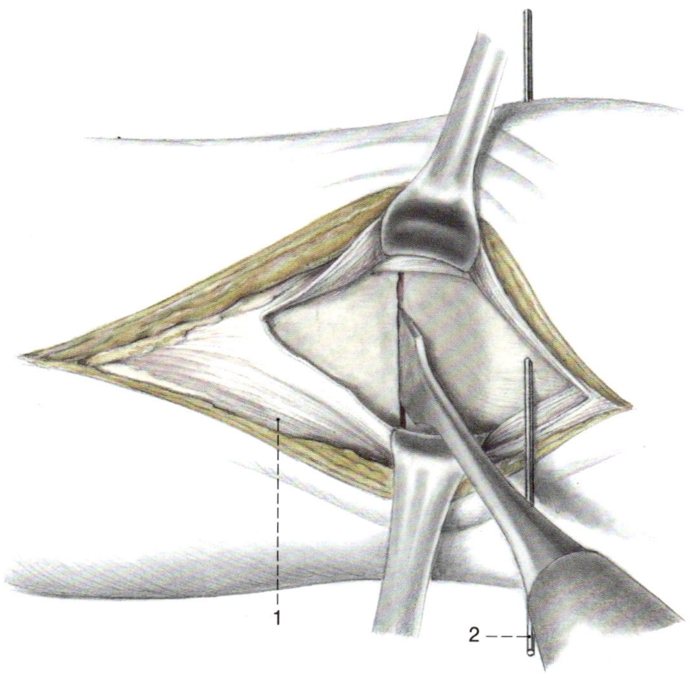

Abb. **81a** Mediale Anhebeosteotomie. Längsverlaufender Schnitt über der medialen Tibiafläche bis zum medialen Femurkondylus. Längsinzision des medialen Retinakulums. Ventral Anheben der Tuberositas tibiae mit dem Meißel. Darstellen des medialen Seitenbandes nach dorsal. Kirschner-Draht quer zur Kniebasislinie durch das Kniegelenk entlang den Femurkondylen.
Querosteotomie mit dem Meißel.
Alternative 1: Unterhalb des Seitenbandapparates bei erhaltenem Gelenkflächenniveau.
Alternative 2: Innerhalb des Seitenbandapparates bei Insuffizienz. Tangentiales Einkerben des Seitenbandapparates am Tibiakopf. Querosteotomie zwischen Seitenbandapparat und Tibiaplateau.

1 Pes anserinus
2 Kirschner-Draht, Kniebasislinie

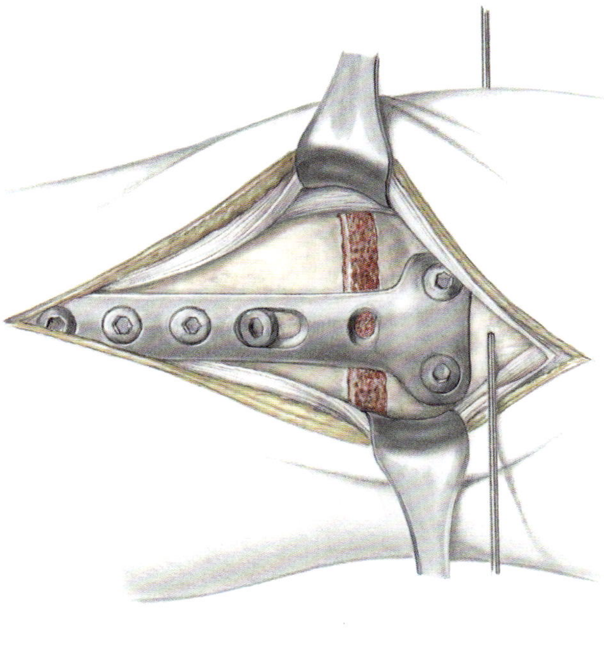

Abb. **81b** Aufspreizen der Osteotomie. Einfalzen eines kortikospongiösen Beckenkammspanes.
Alternative 1: Alleinige Achsenkorrektur.
Alternative 2: Gleichzeitiges Anheben des medialen Gelenkflächenniveaus und damit Spannen des Seitenbandapparates.
Kortikospongiöser Span eingebracht. Fixation mittels einfacher T-Abstützplatte. 2 Spongiosaschrauben in den Tibiakopf parallel zur Gelenkfläche, 3 Kortikalisschrauben in den Tibiaschaft. Schräg nach lateral ansteigende interfragmentäre Zugschraube durch das Langloch der Platte als Spongiosaschraube mit kurzem Gewinde.

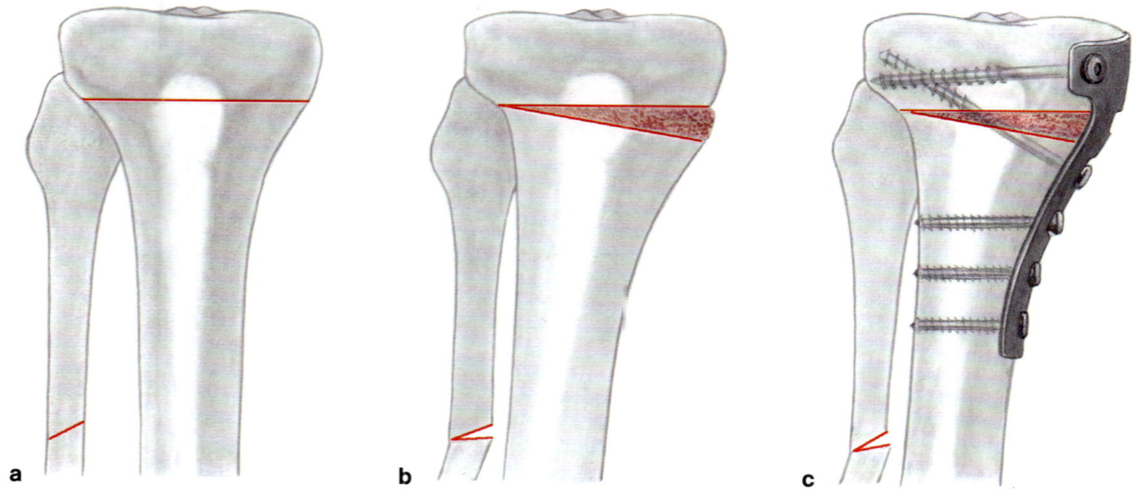

Abb. **82a – c** Schemazeichnung mit von medial eingebrachtem kortikospongiösen Beckenkammspan und medialer Abstützplatte. **Beachte:** Die laterale Kortikalis bleibt erhalten. Primäre Fibulaosteotomie im mittleren Drittel nur im Ausnahmefall.

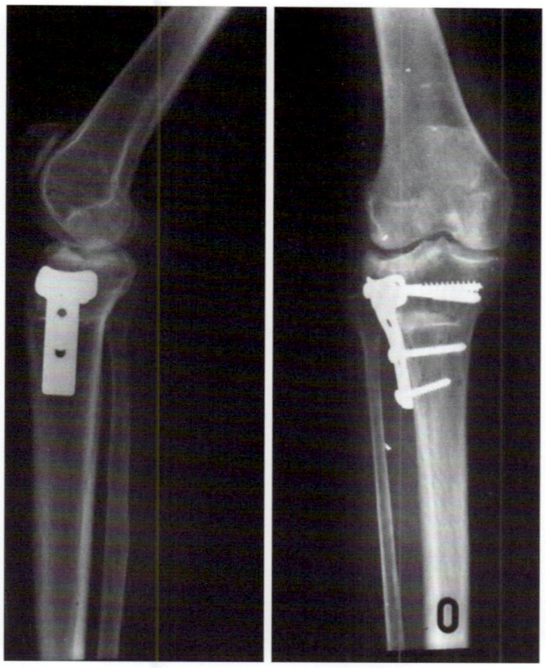

a **b**

Abb. **83a** u. **b** Tibiakopfumstellungsosteotomie varisierend „open wedge“ von lateral. Das laterale Gelenkflächenplateau wurde angehoben (**a**: a.-p., **b**: seitliche Projektion).

Korrekturosteotomie distaler Tibiaschaft

Arbeitsschritte

1 Fibulaosteotomie (s. S. 349) in Höhe der Tibiakorrektur oder einer ehemaligen Fibulafraktur.
2 Medialer Zugang.
3 Anheben des Bündels der Extensorensehnen en bloc.
4 Abschieben der Muskulatur dorsal.
5 Osteotomie im Scheitelpunkt der Achsabweichung.
6 Open-wedge-Technik, Valgisation:
Aufspreizen der Osteotomie, Einfalzen eines kortiko-spongiösen Knochenspanes.
Closed-wedge-Technik, Varisierung:
Entnahme eines keilförmigen Tibiasegmentes mit medialer Basis.
7 Kompression der Osteotomieflächen.
8 Anmodellieren einer DC-Platte. Gegenbiegung in Höhe der Osteotomie. Exzentrische Besetzung der Plattenlöcher mit Kortikalisschrauben.
9 Bildwandlerkontrolle, Wundverschluß.
10 Plattenosteosynthese der Fibulaosteotomie nach Korrektur der Tibia und abgeschlossener Tibiaosteosynthese.

Spezielle Technik

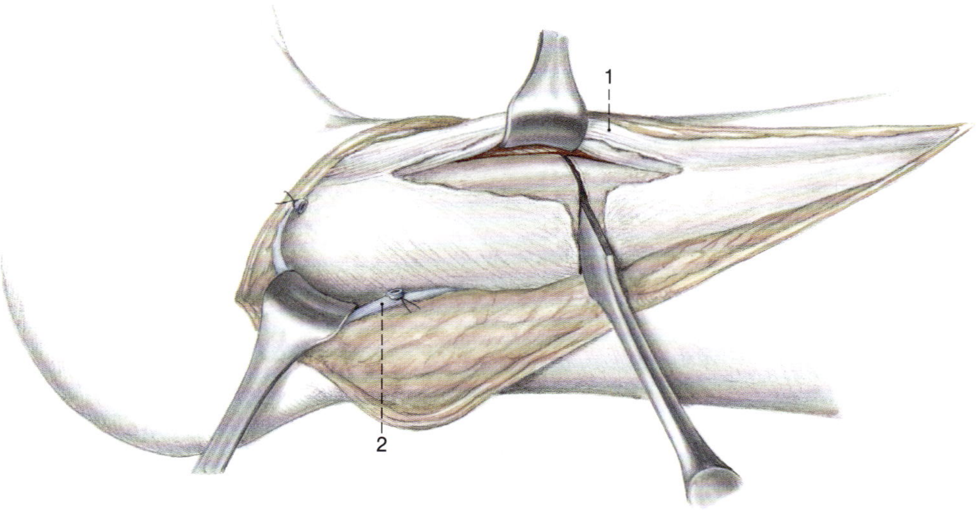

Abb. **84a** Korrekturosteotomie distaler Unterschenkel „open wedge". Erster Operationsschritt: Fibulaosteotomie. Danach anteromedialer Zugang zum Tibiaschaft distales Drittel. Darstellen der Tibiavorderkante und der medialen Tibiakante. In Höhe der vorgesehenen Osteotomiehöhe, möglichst im Scheitelpunkt der Achsenabweichung, erfolgt die Querosteotomie. Beginn am Margo medialis zur Medialfläche, zur Vorderkante. Dann Osteotomie der Hinterfläche und erst ganz zum Schluß des Margo interosseus. Bei sehr hartem Knochen muß hierzu die oszillierende Säge unter reichlich Spülung und Kühlung benutzt werden. Aufspreizen der Osteotomie entsprechend dem vorgesehenen Korrekturwinkel.

1 Tendo m. tibialis anterioris
2 V. saphena magna

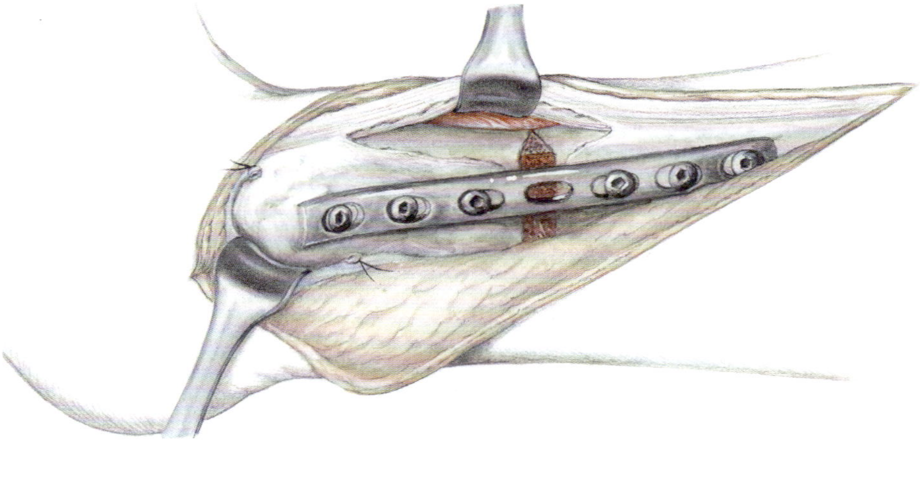

Abb. **84b** Einfalzen eines keilförmigen spongiösen Beckenkammspanes, der die mediale Aufspreizung hält. Anmodellieren einer schmalen DCP-7-Loch-Platte.
Beachte: Es resultiert eine valgische Knickbildung der abgelösten Faszieninsertion sowie des Peritendineums der Tibialis-anterior-Sehne. Die Platte wird epiperiostal plaziert.

Strategie bei Komplexverletzungen

Bei gleichzeitiger Rotationsosteotomie werden die Osteotomieschnitte in 2 Folgen gelegt. Die Keilbasis muß in diesem Falle mehr nach ventral oder dorsal plaziert werden.

Komplikationen

Intraoperative Komplikationen

Nerven- und Gefäßläsion, bedingt durch Vernarbungen im ehemaligen Frakturbereich oder im Bereich der Pseudarthrose. Bei der Osteotomie Gefahr der Durchschlagung vernarbter Weichteile und eingezogener Leitstrukturen. Heißlaufen der oszillierenden Säge, Knochennekrose. Reichliche Spülung vermindert das Risiko!
Ausbruch größerer Knochenfragmente aus der Gegenkortikalis, hierdurch Verminderung der Abstützung.
Überkorrektur oder Unterkorrektur.
Ungenügende Kompression der Osteotomieflächen.

Postoperative Komplikationen

Ausbleibende knöcherne Heilung, insbesondere im Schaftbereich bei Closed-wedge-Technik. Komplikationen jeder Osteosynthese wie Infektion, Osteomyelitis, vorzeitige Metallockerung, Metallallergie. Kompartmentsyndrom.

Wiederholungseingriffe, Korrekturoperationen

Nur zur Bewältigung der aufgetretenen Komplikationen, Metallentfernung nach doppeltem Zeitraum im Vergleich zur Primärosteosynthese.

Begleit-, Nachbehandlung

Immer wird die stabile Osteosynthese angestrebt. Sofortige funktionelle Weiterbehandlung. Belastungsaufbau nach Beginn der knöchernen Konsolidierung.

Pseudarthrosen

Ziele und Methoden

Die Pseudarthrose ist ein Folgeproblem der Verletzung im mittleren und im distalen Unterschenkelschaft. Am Unterschenkel handelt es sich vorwiegend um atrophe Pseudarthrosen und Infektpseudarthrosen. Zur Sanierung sind Reoperation, Débridement, Dekortikation, Spongiosaplastik und Osteosynthese erforderlich. Die für die Primärversorgung anwendbaren Osteosyntheseverfahren sind auch zur Pseudarthrosenoperation geeignet. Gleichzeitig bestehende Fehlstellungen werden korrigiert.

Indikationen

Absolute Indikationen

Infektpseudarthrose, Osteomyelitis, Gebrauchsunfähigkeit des Beines.

Relative Indikationen

Schmerzhafte Pseudarthrose mit Belastungseinschränkung. Gleichzeitig bestehende Achsabweichung.

Kontraindikationen

Keine.

Operationsrisiko und Aufklärungshinweise

Intraoperative Risiken

Entsprechend der Primäroperation (s. dort). Erhöhte Gefahr der Verletzung von Weichteilstrukturen bei Dekortikation mit dem Meißel im Narbengewebe. Knochennekrose durch oszillierende Säge.

Postoperative Risiken

Ausbleibende knöcherne Heilung. Wiederauftreten einer Osteomyelitis, Osteosynthese-spezifische Risiken.

Aufklärungsgespräch

Wie bei der Primärosteosynthese. Auf die erhöhten Risiken wird hingewiesen. Deutlich verzögerter Heilungsverlauf. Lange Entlastung des Beines erforderlich. Angrenzende Gelenkfunktionen bleiben beeinträchtigt.

Spezielle Vorbereitungen

Oberschenkelblutsperre.
Spongiosaentnahme aus dem Beckenkamm.

Narkose: Spinalanästhesie, Vollnarkose.

Lagerung: Rückenlage.

Zugangswege: Die beschriebenen Standardzugänge in Höhe der Pseudarthrose.

Arbeitsschritte

Distale Tibiapseudarthrose

1 Dekortikation und Osteosynthese der Fibula. Korrekte Längen- und Rotationseinstellung.
2 Medialer Zugang zum Tibiaschaft.
3 Dekortikation der medialen wie der dorsalen Tibiafläche mit dem Meißel. Die Chips werden im Weichteilverbund zum Periost- und Narbengewebe belassen.
4 Stellungskorrektur soweit notwendig.
5 Anmodellieren einer DC-Platte. Vorformen zur Wellenplatte.
6 Fixation der Platte distal, Ansetzen des Plattenspanners proximal.
7 Ausgiebige Spongiosaplastik in die Taschenbildung der Dekortikation.
8 Axiale Vorspannung der Platte, Plattenspanngerät. Kompression der Pseudarthrose.
9 Plattenfixation im proximalen Fragment.
10 Nach Möglichkeit interfragmentäre Zugschraube durch die Platte.
11 Redon-Saugdrainage. Wundverschluß.

Spezielle Technik

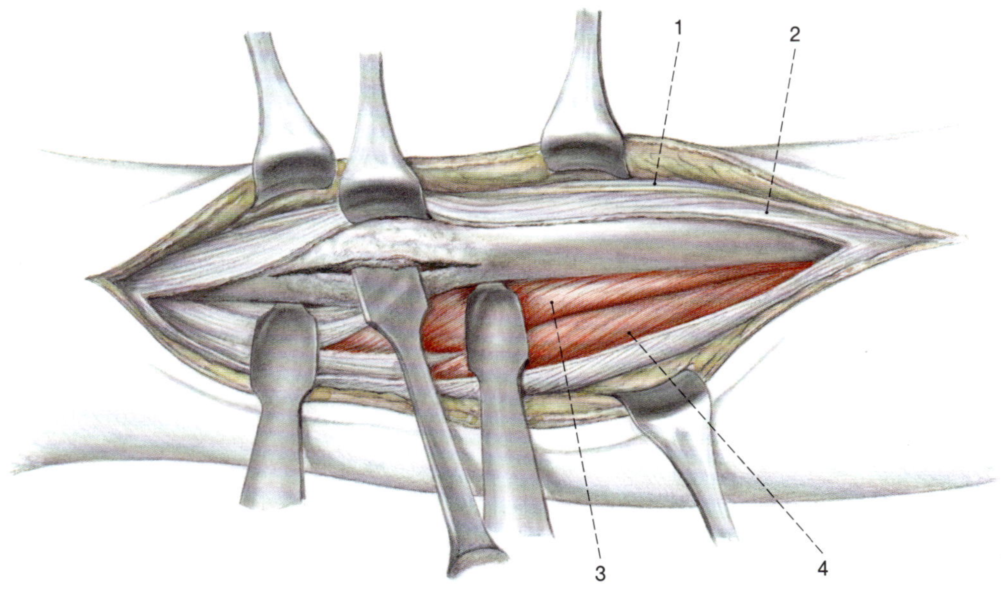

Abb. **85a** Plattenosteosynthese einer atrophen Tibiaschaftpseudarthrose vom dorsomedialen Zugang. Ablösen des Vorderrandes des M. soleus. Präparation des Pseudarthrosenbezirkes. Darstellen des Schaftes nach proximal und distal bis in den gesunden Bereich in ausreichender Länge für die Anlagerung der Platte. In Längsrichtung über der Pseudarthrose Spalten des fibrösen Gewebes bis auf den Knochen. Nun entlang der medialen Tibiafläche Dekortikation. Es bleiben die aus der Kortikalis gelösten Knochenchips im Weichteilverbund mit dem Periost und dem fibrösen umgebenden Gewebe. Die Dekortikation muß die Tibiavorderkante erreichen. In gleicher Weise Dekortikation der medialen Kante der Tibia sowie der Tibiahinterfläche. Die Längenausdehnung muß mindestens 2 cm proximal und distal der Pseudarthrose betragen. Es entsteht eine Tasche zwischen Knochenschaft und Periostnarbe. Der artrophe Knochen ist von hypertrophem und ödematösem Narbengewebe bedeckt, das en bloc abgehoben werden muß.

1 V. saphena magna, N. saphenus
2 Fascia cruris
3 M. soleus
4 M. gastrocnemius, Caput mediale

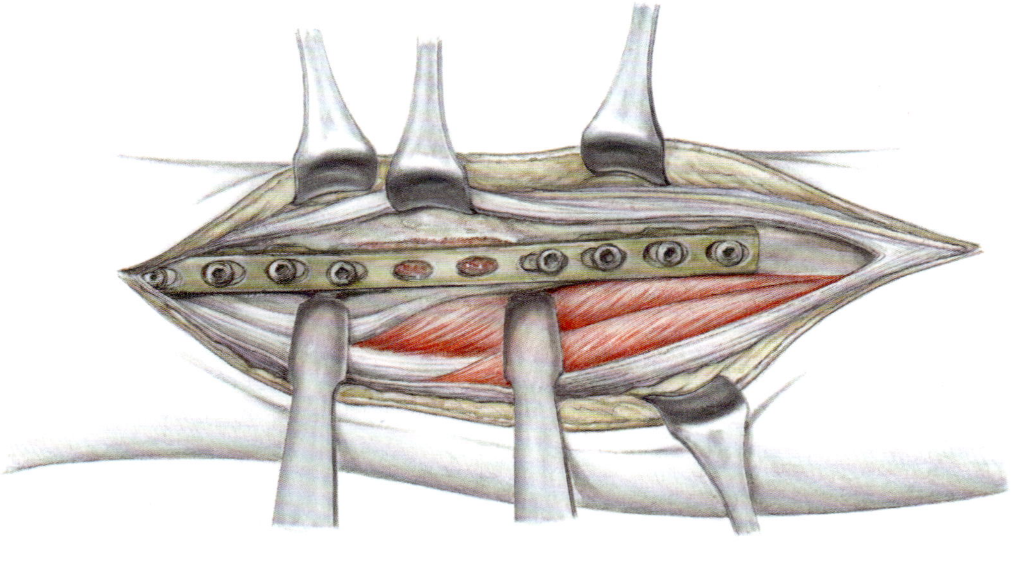

Abb. **85b** Anmodellieren einer LC-DCP. Die autogene Spongiosaplastik wird in den Bereich der Dekortikation angelagert. Hierzu werden die Kortikalischips mit den Weichteilen angehoben und der entstandene Hohlraum mit Spongiosachips ausgefüllt.
Ausrichten der Pseudarthrose und der Unterschenkelachse. Mindestens 3 Plattenlöcher proximal sowie distal müssen mit Kortikalisschrauben besetzt werden. Vermehrter Raumbedarf der Muskellogen durch Dekortikation, Spongiosaplastik und Osteosyntheseplatte. Das Plattenlager wird durch Adaptationsnähte des M. soleus geschlossen. Redon-Saugdrainage. Bei Weichteilspannung synthetischer Hautersatz.

Komplikationen

Intraoperative Komplikationen

Ausbruch von Knochenfragmenten, zu radikale Dekortikation, knöcherne Instabilität, verbliebene Achsabweichung oder Rotationsstellung, ungenügende Spongiosaauffüllung.

Postoperative Komplikationen

Verzögerte Knochenbruchheilung, Ausbleiben der Konsolidierung, Bruch des Osteosynthesematerials.
Therapie: Reoperation u.U. mit Umsteigen auf ein anderes Osteosyntheseverfahren.

Wiederholungseingriffe, Korrekturoperationen

Nochmals ergänzende Spongiosaplastik.

Begleit-, Nachbehandlung

Postoperativ frühfunktionell, erheblich verlängerte Teilbelastung.

Hypertrophe Pseudarthrose

Tibiamarknagelung in aufgebohrter Technik als Alternative, um die Induktion der Knochenheilung durch das Knochenmehl zu nutzen. Bei Verriegelung (Rotationssicherung) dynamische Verriegelung und sofortige axiale Belastung.

Tibiaschaftdefekt

Ziele und Methoden

Großstreckige Defekte des Tibiaschaftes führen zur Belastungsunfähigkeit des Unterschenkels. Die Defektüberbrückung soll achsengerecht ausgerichtet sein. Eine Tragfähigkeit zwischen Sprunggelenk und Kniegelenk muß wiederhergestellt werden. Hierzu gibt es mehrere geeignete Verfahren:

- Segmentverschiebung nach Ilizarov.
- Autogene Knochenplastik, z.B. Rippentransfer.
- Ortsständige Knochenplastik Fibula pro Tibia.
- Gefäßgestieltes Fibulasegment der Gegenseite.

Indikationen

Absolute Indikationen

Belastungsunfähigkeit des Beines, Refraktur eines geschwächten Tibiasegmentes.

Relative Indikationen

Defektbildung nach Osteomyelitis, Weichteildefekt nach begleitendem Weichteilschaden. Voraussetzung ist eine gute Kooperationsfähigkeit des Patienten, die Inkaufnahme eines langen Heilverfahrens und das Vorhandensein von autogenem Knochenmaterial (mindestens 1 Bekkenkamm).

Kontraindikationen

Mangelnde Kooperationsfähigkeit, erschöpftes autogenes Knochenreservoir.

Operationsrisiko und Aufklärungshinweise

Intraoperative Risiken

Gefäß- und Nervenverletzung, insbesondere Verletzung des N. peronaeus communis. Mangelnde Verankerung der Knochenspäne. Fraktur der Fibula.

Postoperative Risiken

Ausbleibende knöcherne Konsolidierung. Fraktur der Fibula. Reaktivieren einer Osteomyelitis.

Aufklärungsgespräch

Ausgedehnte Narbenbildung, Muskelfunktionsstörung der Peronealgruppe, Lähmung des N. peronaeus communis, Osteomyelitis, lange Entlastungszeit des Beines.

Spezielle Vorbereitungen

Röntgendiagnostik, zeichnerische Planung, Vorbereiten der Beckenkammentnahme, evtl. zusätzliche Rippenresektionen.

Operation Fibula pro Tibia

Narkose: Vollnarkose.

Lagerung: Rückenlage.

Zugangswege: Lateraler Zugang zum Unterschenkel entlang der Fibula.

Arbeitsschritte

1. Lateraler Zugang langstreckig vom Fibulaköpfchen bis weit unterhalb der Defektzone.
2. Dissektion zwischen M. extensor digitorum longus und M. peronaeus longus entlang des Septum intermusculare bis zur Membrana interossea. Abschieben von N. peronaeus profundus und A. und V. tibialis anterior von dieser.
3. Fakultativ Osteotomie der Fibula unterhalb des Fibulaköpfchens.
   Cave: N. peronaeus communis.
4. Entlang der Membrana interossea Darstellen der lateralen Tibiafläche proximal der Defektzone.
5. Dekortikation der lateralen Tibiafläche, Dekortikation der medialen Fibulafläche.
6. Einpassen eines kortikospongiösen Beckenkammspanes zwischen Tibia und Fibula.
7. Fixation mittels Knochenhaltezange. Oberhalb und unterhalb des Spanes je eine Kleinfragmentkortikalisschraube als Zugschraube zwischen Fibula und Tibia. Einklemmen des Spanes.
8. Auffüllen von Knochenlücken mit Spongiosaanteilen.
9. Fakultativ unterhalb der Defektzone gleichartiges Einpassen eines kortikospongiösen Spanes.
10. Redon-Saugdrainage, Verschluß der Fascia cruris.
11. Wundverschluß.

Spezielle Technik

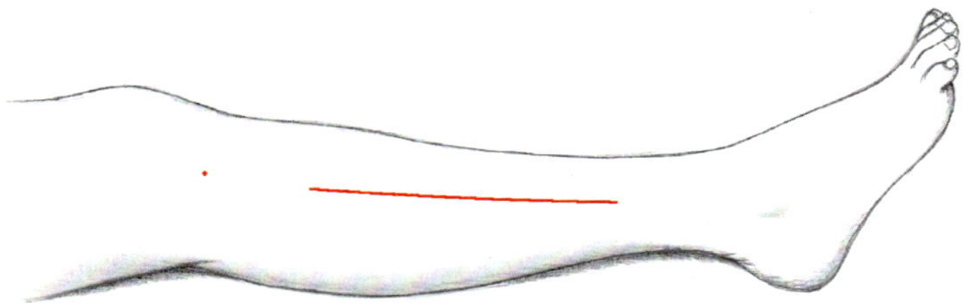

a

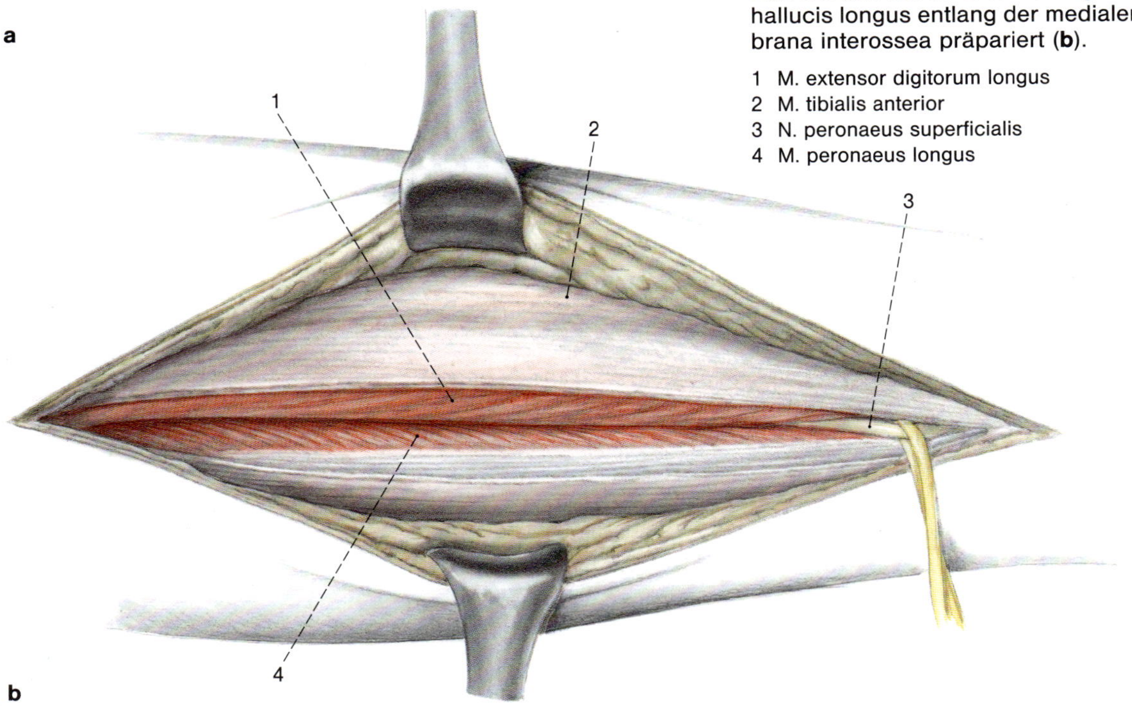

b

Abb. **86a** u. **b** Längsverlaufender Schnitt auf der Außenseite des Unterschenkels zwischen M. peronaeus longus und M. extensor digitorum longus. Eingehen in die Loge der Mm. peronaei (**a**).
Vor dem M. peronaeus longus Präparieren bis zur Fibulavorderkante.

Achtung: N. peronaeus muß nach **dorsal** gehalten werden. Freilegen des Margo anterior fibulae auf ca. 10 cm Länge, meist an der proximalen Drittelgrenze, auf jeden Fall 5 cm proximal der Defektzone. Nun werden der M. extensor digitorum longus und der M. extensor hallucis longus entlang der medialen Fibulafläche bis auf die Membrana interossea präpariert (**b**).

1 M. extensor digitorum longus
2 M. tibialis anterior
3 N. peronaeus superficialis
4 M. peronaeus longus

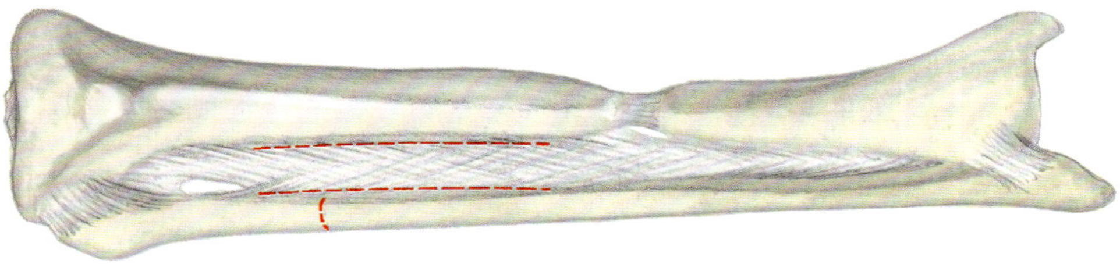

a

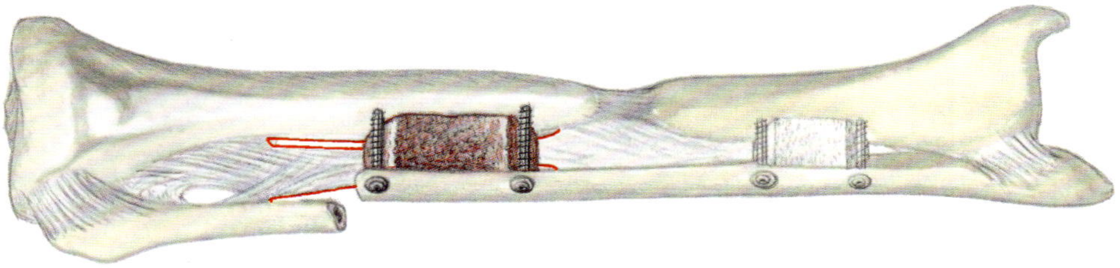

b

Abb. **87a** u. **b** Schemazeichnung. Operation Fibula pro Tibia. Die Defektzone liegt in der Mitte der Tibia. Fakultativ bei großem Abstand der Knochen voneinander erfolgt die Querosteotomie der Fibula mindestens 5 cm oberhalb des Defektes (**a**). Anschließend Versetzen der Fibula in Richtung auf die Tibia. Einfalzen eines kortikospongiösen Beckenkammspanes. Fixation der Fibula an die Tibia mit Kleinfragmentspongiosaschrauben. Die Membrana interossea muß zur Aufnahme des Spanbettes eingekerbt werden (**b**).

Fakultativ bei kurzem distalen Tibiasegment auch hier Einfalzen eines kortikospongiösen Beckenkammspanes, so daß eine feste Überbrückung der Defektzone stattfindet. Die Defektzone selbst bleibt im ersten Schritt unberührt. Eventuell kann hier später eine Spongiosaplastik zusätzlich angebracht werden.

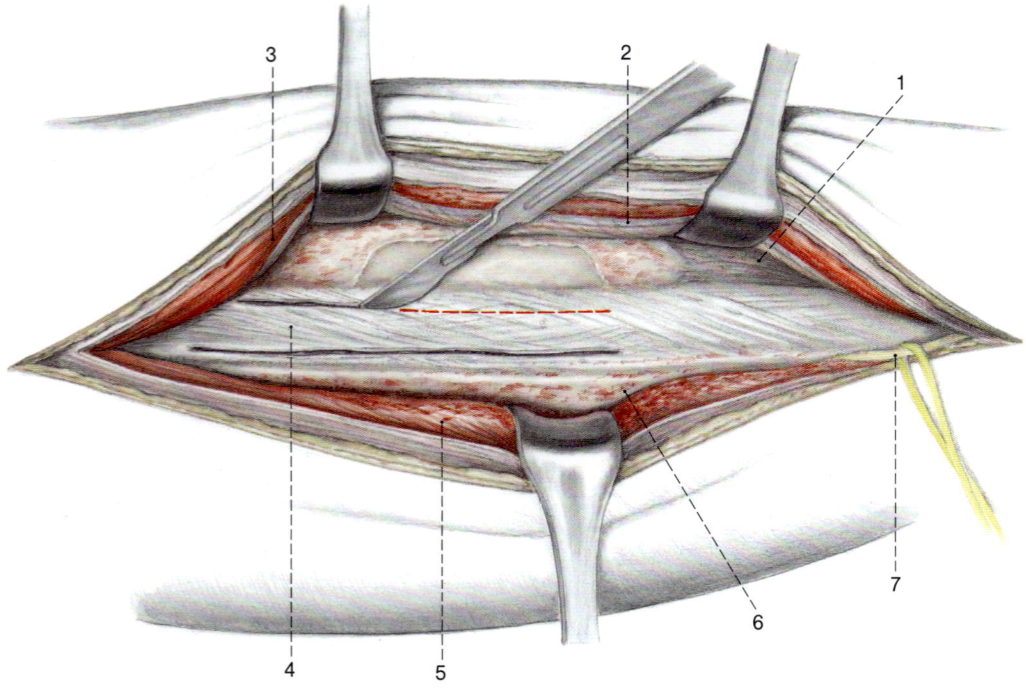

Abb. **88a** Auf der Membrana interossea Vorgehen zum Margo interosseus tibiae. In weiterer Folge wird der M. tibialis anterior von der Tibia abgelöst und nach vorn geschlagen. Ebenso werden die Extensoren und die der Membrana interossea anliegenden A. und V. tibialis anterior und der N. peronaeus profundus mitgenommen. Die Defektzone der Tibia wird hierbei nicht freigelegt. Fakultativ Querosteotomie der Fibula am oberen Wundpol unterhalb des Fibulaköpfchens.
Achtung: N. peronaeus communis von dorsal nach ventral verlaufend.

1 Tibiadefekt, Pseudarthrose
2 A., V. tibialis anterior
3 M. extensor digitorum longus, M. extensor hallucis longus
4 Membrana interossea
5 M. peronaeus longus
6 Fibulaschaft
7 N. peronaeus superficialis

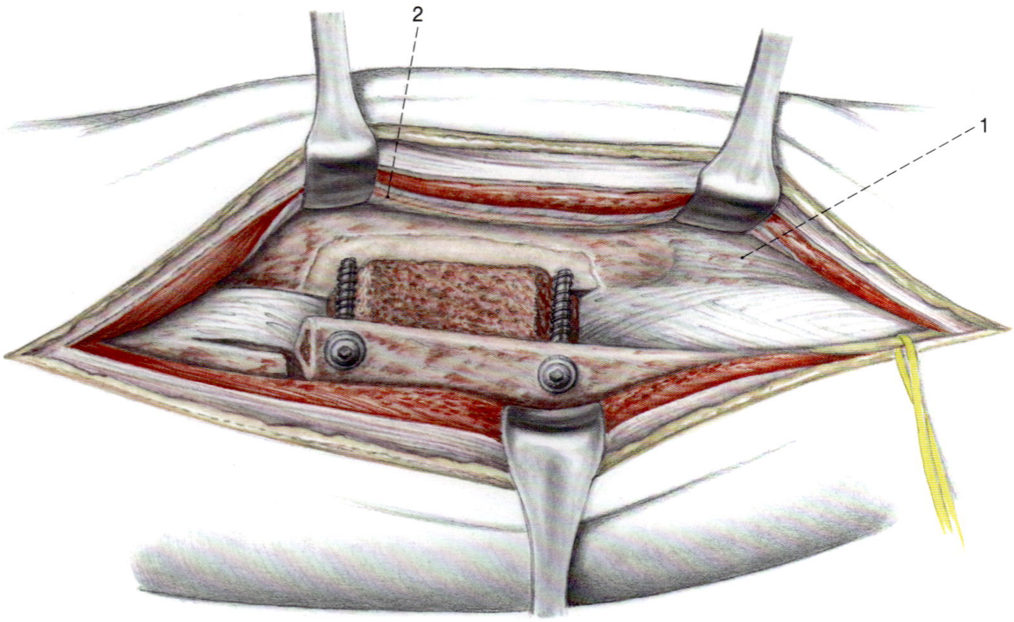

Abb. **88b** Dekortikation der lateralen Tibiafläche und des Margo interosseus mit dem Meißel. Dekortikation der korrespondierenden medialen Fibulafläche. Zimmermannsmäßiges Einpassen eines kortikospongiösen Beckenkammspanes. Nun Einklemmen zwischen Fibulaschaft und Tibia. Hierzu muß der Fibulaschaft nach medial so lange versetzt werden, bis der Span fest eingeklemmt ist. Halten mit spitzer Knochenfaßzange, die zwischen Tibia und Fibula gesetzt wird. Oberhalb und unterhalb des Spanes wird jeweils eine Kleinfragmentkortikalisschraube als Zugschraube eingebracht. Auffüllen von Knochenlücken mit Spongiosachips.
Bei sehr kurzem distalen Tibiasegment empfiehlt sich distal ebenfalls eine überbrückende kortikospongiöse Spanplastik zwischen Fibula und Tibia oberhalb der Syndesmose. Auch hier Fixation mit 2 Zugschrauben.

1 Tibiadefekt
2 A., V. tibialis anterior, N. peronaeus profundus

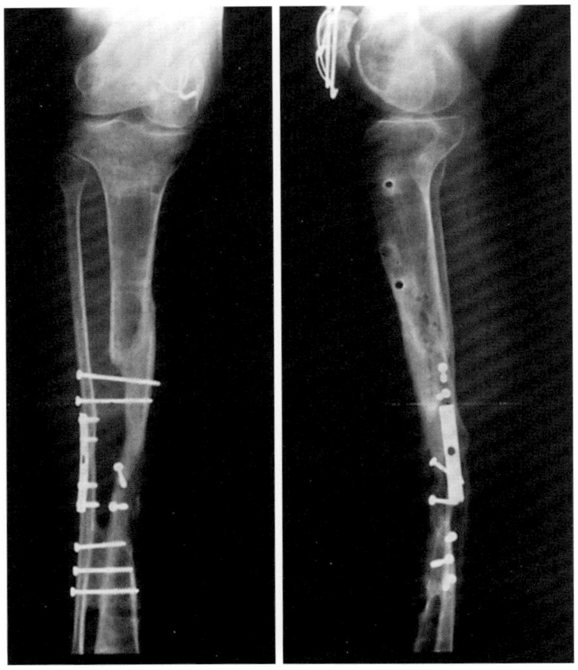

a b

Abb. **89a** u. **b** Röntgenbild nach Operation Fibula pro Tibia. Einklemmen je eines Beckenkammspanes oberhalb sowie unterhalb der Defektzone. Fixation mit mehreren Kleinfragmentschrauben, durch die Späne geführt. Ältere Plattenosteosynthese der Fibula. Auf die Fibulaosteotomie proximal wurde verzichtet, da durch die räumliche Nähe von Fibula und Tibia eine weitere Annäherung nicht notwendig war.
a a.-p. Projektion.
b Seitliche Projektion.

Strategie bei Komplexverletzungen

Bei den besprochenen Krankheitsbildern handelt es sich immer um die Folge von Komplexverletzungen. Das ortsständige Material muß sorgsam präpariert und mobilisiert werden.

Komplikationen

Intraoperative Komplikationen

Verletzung des N. peronaeus profundus, Überdehnung. Blutung aus A. und V. tibialis anterior. Mangelnde Mobilisierbarkeit der Fibula nach medial. Fraktur der Fibula im Bereich der Knochenkanäle.
Therapie: Fixateur-externe-Ergänzung medial, ausgedehnte Spongiosaplastik.

Postoperative Komplikationen

Nachblutung, Fraktur der Fibula in Höhe der Tibiadefektzone. Zerstörung der Knochenbrücke zwischen Fibula und Tibia.
Therapie: Zusätzliche mediale Fixateur-externe-Klammer. Erweiterte Spongiosaplastik.

Begleit-, Nachbehandlung

Zunächst Oberschenkelgipsschiene. Diese entfällt bei Anlage eines Fixateur externe. Frühfunktionelle Behandlung des Kniegelenkes und des oberen Sprunggelenkes, soweit hier noch eine Beweglichkeit vorhanden ist.

Wiederholungseingriffe, Korrekturoperationen

Als Alternative verbleibt die Segmentverschiebung nach Ilizarov.

Knorpel

Gelenkdestruktion

Ziele und Methoden

Wenn bei ausgedehnter Zerstörung der Gelenkfläche ein Funktionserhalt des Gelenkes nicht möglich ist, sind weitergehende Operationen notwendig, um die Belastungsfähigkeit des Beines wiederherzustellen. Hierzu bestehen folgende Möglichkeiten:

– Autogene Knorpel-Knochen-Transplantation, z. B. vom hinteren Bereich der Femurkondylen.
– Endoprothetischer Gelenkflächenersatz (s. dort).
– Einstellung des Gelenkes zur Arthrodese.

Bei Zustand nach Infektion, Kniegelenkempyem oder Osteomyelitis wird die Einstellung zur Arthrodese zur Infektberuhigung führen und die Belastungsfähigkeit des Beines wieder aufbauen. Ein endoprothetischer Ersatz kommt dann nicht in Frage. Ebenso ist bei jungen Patienten von einem endoprothetischen Ersatz abzuraten und der Einstellung zur Arthrodese der Vorzug zu geben.

Indikationen

Absolute Indikationen

Gelenkinfektion, nicht entzündliche Gelenkdestruktion, verlorengegangene Gelenkführung, z.B. nach komplexer Kniegelenkluxation, Gelenkschmerzen mit Belastungsunfähigkeit des Beines.

Relative Indikation

Aseptische Destruktion mit ausdrücklichem Wunsch nach Erhalt der Gelenkbeweglichkeit. In diesen Fällen ist der Implantation einer Prothese der Vorzug zu geben.

Kontraindikationen

Diese bestehen bei restlich erhaltener Funktion mit Belastungsfähigkeit oder dann, wenn der Patient ausdrücklich eine Endoprothese wünscht. Kontraindikation ebenfalls, wenn infolge des Knochendefektes eine Beinverkürzung über 5 cm zu erwarten ist.

Operationsrisiko und Aufklärungshinweise

Intraoperative Risiken

Vom Zugang abhängig Gefährdung der Gefäße und Nerven.
In der Kniekehle ist insbesondere die A. poplitea gefährdet, im Bereich des oberen Sprunggelenkes die A. tibialis anterior bzw. deren Fortsetzung, die A. dorsalis pedis. Ausbruch der Schrauben oder des Fixateur externe. Achsenabweichung von der Neutralstellung.

Postoperative Risiken

Hierzu gehören der verzögerte knöcherne Durchbau mit Folgen der Instabilität. Bruch des Osteosynthesematerials, Lockerung der eingebrachten Schrauben. Bei Einstellung zur Arthrodese infolge einer Gelenkinfektion Exazerbation derselben.

Aufklärungsgespräch

Zusätzlich zu den Komplikationen muß insbesondere auf die Beinlängenverkürzung hingewiesen werden. Ebenso auf das veränderte Gehen mit dem versteiften Gelenk. Für das Kniegelenk bedeutet dies ein erschwertes Durchschwingen, Behinderung im täglichen Leben, z. B. beim Sitzen auf dem Stuhl oder beim Einsteigen in das Auto. Treppensteigen ist nur mit nachgezogenem Bein möglich. Im oberen Sprunggelenk ist die Abrollbewegung des Fußes behindert, schnelles Laufen ist nicht möglich.

Spezielle Vorbereitungen

Zeichnerische Planskizze der vorgesehenen Knochenresektion. Einzeichnen der Osteosynthesematerialien. Bei großen Defekten zusätzliche Spongiosaplastik, um die notwendige Resektion zu minimieren. Oberschenkelblutsperre.

Einstellung des Kniegelenkes zur Arthrodese

Narkose: Spinalanästhesie, Vollnarkose.

Lagerung: Rückenlage, freies Abdecken des Unterschenkels bis zum Fuß und möglichst hoch am Oberschenkel.

Zugangswege: Ventrale, längs verlaufende Inzision über dem Kniegelenk.

Arbeitsschritte

1. Längs verlaufende Inzision über der Vorderfläche der Kniescheibe bis zum Margo anterior unterhalb der Tuberositas tibiae.
2. Ablösen des Lig. patellae, Zurückschlagen der Kniescheibe.
3. Resektion der Kreuzbandstümpfe und der Menisken.
4. Knorpelresektion der Femurkondylen.
5. Knorpelresektion des Tibiakopfes.
6. Knorpelresektion der Patella.
7. Einpassen des Tibiaplateaus in die Femurkondylen.
8. Fixateurrahmen vom Femur zum Tibiaschaft von lateral.
9. Ventrale Klammer vom Femur zum Tibiakopf.
10. Kompression auf die Arthrodese.
11. Einpassen der Patella, Schraubenfixation.
12. Öffnen der Blutsperre, Blutstillung.
13. Mehrere Redon-Saugdrainagen. Naht der Gelenkkapsel.
14. Hautverschluß.

Spezielle Technik

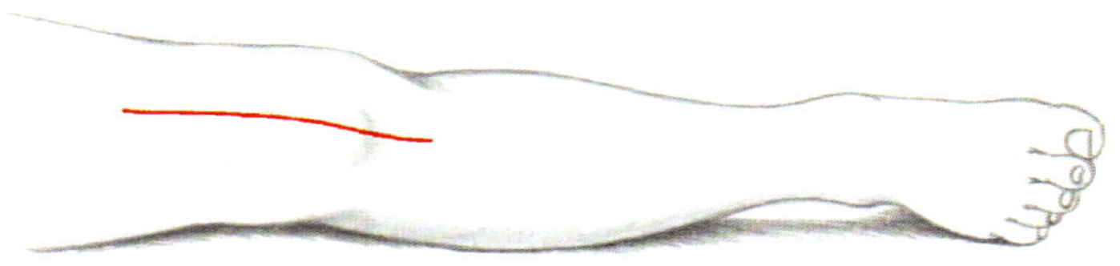

a

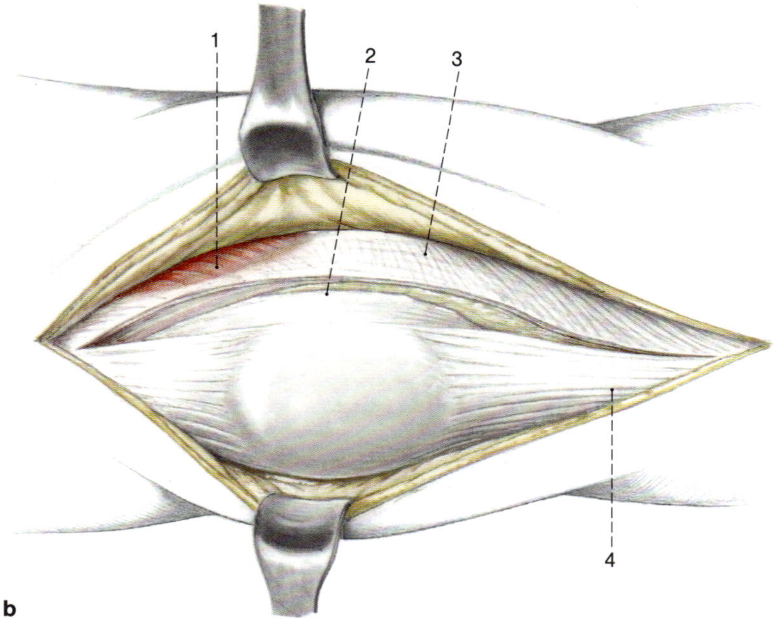

b

Abb. **90a** u. **b** Gerade Inzision über der Mitte des Kniegelenkes, 3 Querfinger oberhalb der Basis patellae beginnend und bis zur Tuberositas tibiae verlaufend (**a**). Längsinzision der Quadrizepssehne nach medial versetzt. Mediales Umfahren der Patella, entlang des medialen Randes des Lig. patellae bis zur Tuberositas tibiae. Mit dem Meißel Abheben der Tuberositas tibiae mit dem Lig. patellae (**b**).

1 M. vastus medialis
2 Kniegelenkskapsel
3 Retinaculum mediale
4 Lig. patellae

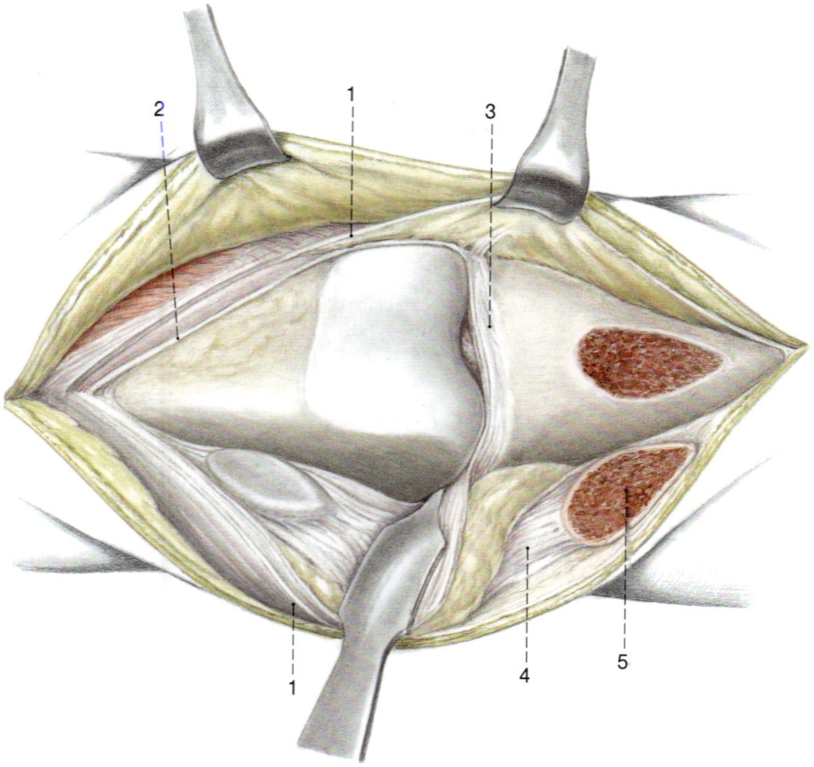

Abb. **90c** Inzision der Kniegelenkkapsel. Umklappen der Patella. Es zeigen sich nun: Schnittränder des Retinakulums, der Quadrizepssehne, der medialen Patellakante, der Gelenkkapsel. Resektion des Hoffa-Fettkörpers. Das vordere Kreuzband, das Vorderhorn des Meniscus lateralis und das des Meniscus medialis kommen zum Vorschein. Hohmann-Haken werden hinter den medialen Femurkondylus gesetzt, um damit das laterale Seitenband zu schützen.

1 Retinaculum mediale patellae
2 Gelenkkapsel oberer Rezessus
3 Meniskusbasis
4 Lig. patellae
5 Tuberositas tibiae, abgemeißelt

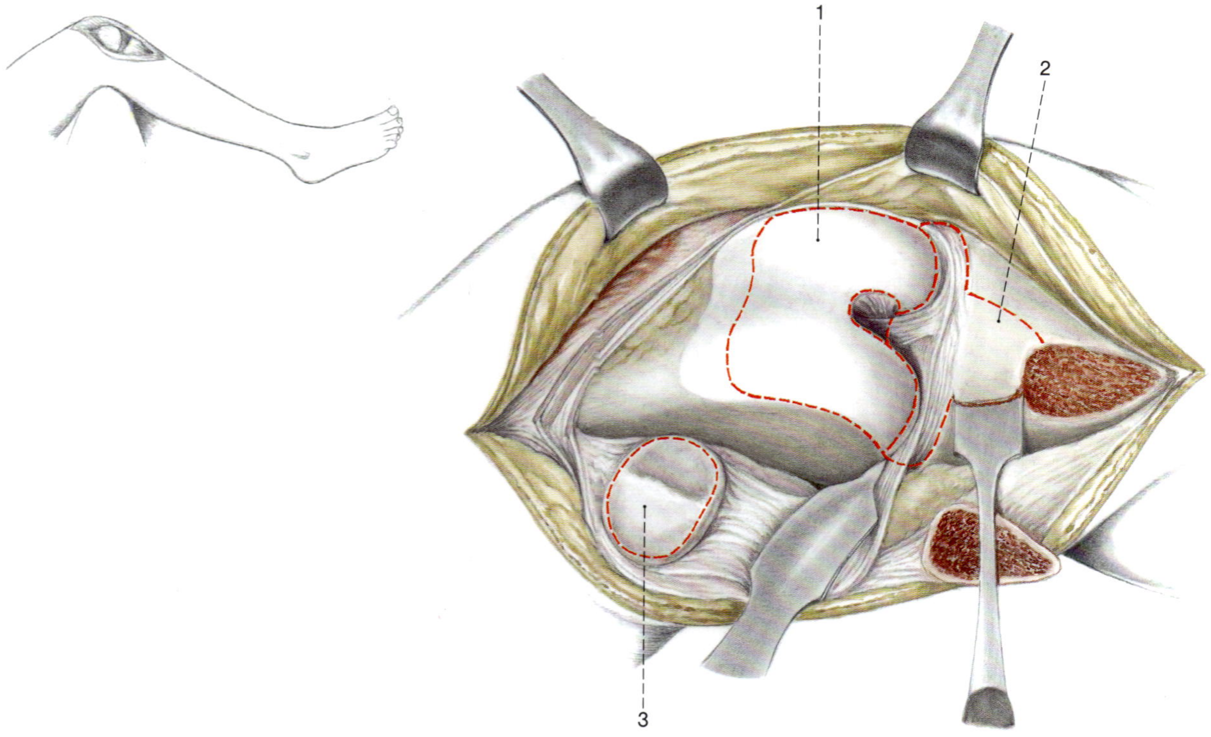

Abb. **90d** 90-Grad-Beugestellung des Kniegelenkes. Resektion des medialen und lateralen Meniskus sowie des vorderen und des hinteren Kreuzbandes. Entknorpelung der Tibiagelenkflächen mit dem Lexer-Meißel. Hierbei geht man medial wie lateral entlang der subchondralen Knochenlamelle vor. Es wird also das Tibiakopfplateau entsprechend den Krümmungsradien in beiden Ebenen reseziert. Das Eminentiamassiv bleibt stehen. Nach Resektion der subchondralen Knochenlamelle liegt die Spongiosa frei.
In gleicher Weise mit dem Meißel sparsame Entknorpelung der Femurkondylen medial und lateral. Auch hier wird die Spongiosa der Femurkondylen freigelegt. Zusätzlich Entknorpeln des Patellagleitlagers bis zur Spongiosa. Resektion der Knochenlamelle proximal der Tuberositas tibiae als Knochenbett für die Einfalzung der Patella. Entknorpeln der Patellagelenkfläche.

1 Resektionsfläche Femurkondylen
2 Resektionsfläche Tibiakopf
3 Resektionsfläche Patella

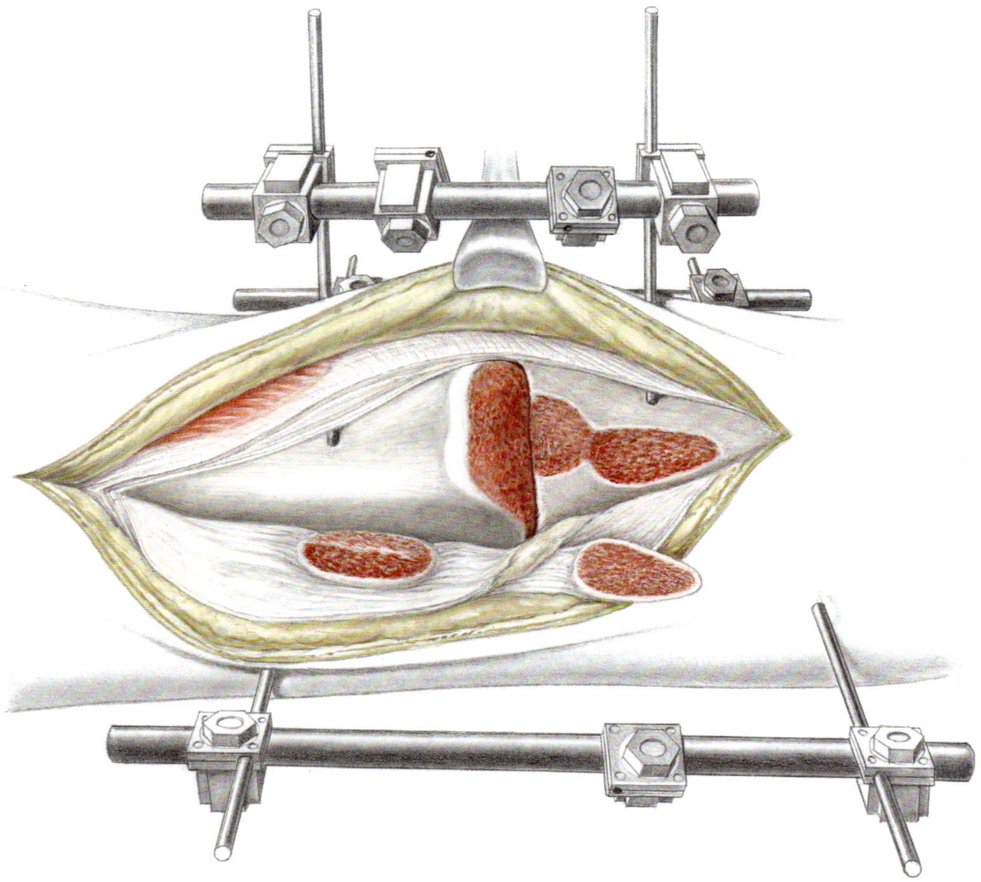

Abb. **90e** Einbringen des Beines in Streckstellung. Die formschlüssige Abstützung des medialen und des lateralen Femurkondylus zum Tibiaplateau muß kontrolliert werden. Eventuell Nachresektion. Achsenausrichtung frontal sowie in seitlicher Position. Valgusstellung 7–9 Grad, Streckstellung 0 Grad bis maximal 10 Grad Flexion.
Nun Montage eines einfachen Rahmens. Von lateral querer Steinmann-Nagel durch den distalen Femurschaft. Abdrängen der Gefäße nach dorsal. Querer Steinmann-Nagel durch den proximalen Tibiaschaft. Verspannen der Steinmann-Nägel über den Rohrstangen. Axiale Kompression auf den Arthrodesenspalt zwischen Femurkondylus und Tibiakopfplateau mit 2 Spanngeräten.
Ventrale Klammer, deren Schanz-Schrauben etwas von medial aus eingebracht werden. Die Schrauben liegen zentralwärts zum Arthrodesenspalt.

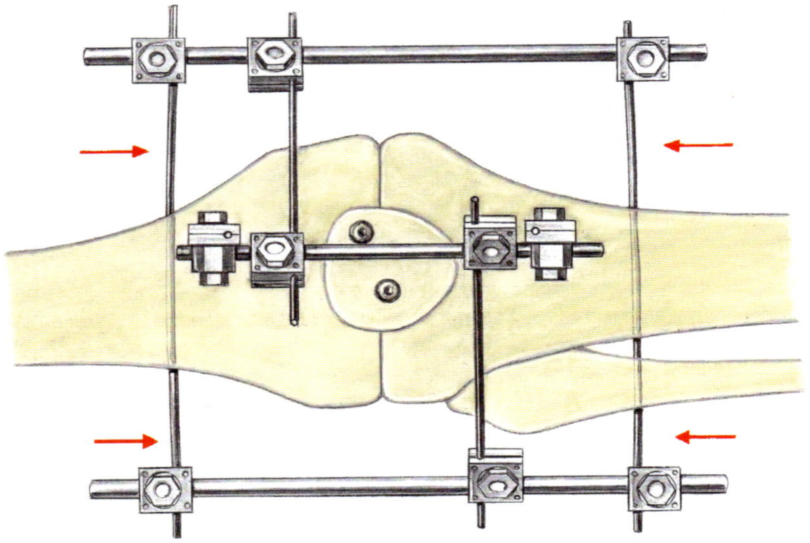

Abb. **91** Schemazeichnung der Einstellung des Kniegelenkes zur Arthrodese. Beachte die Lage der querverlaufenden Steinmann-Nägel und der von ventral medial eingebrachten Schanz-Schrauben sowie die zeltförmige Verspannung des Fixateur externe. Axiale Kompression auf die Resektionsflächen.

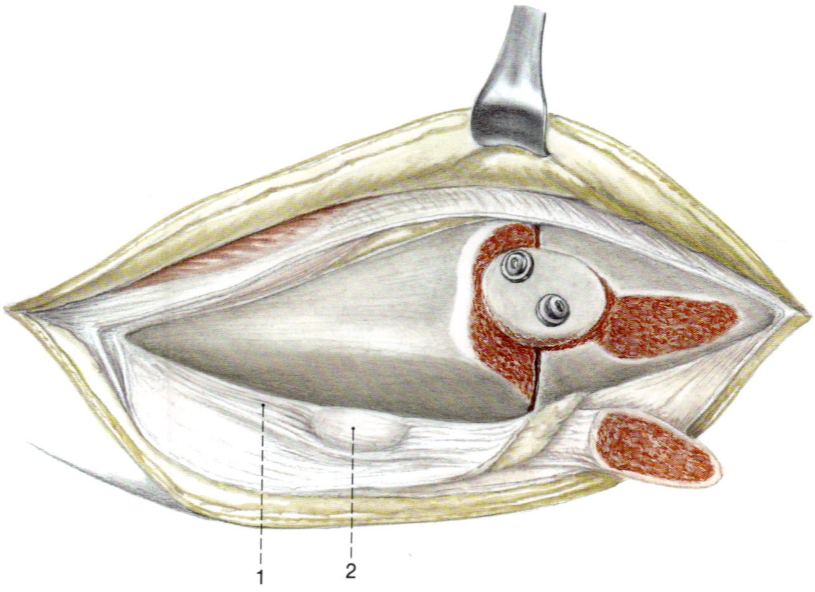

Abb. **92** Einfalzen der Patella von oben. Auf eine möglichst breite Auflagefläche zum Tibiakopf sowie zum Patellagleitlager des Femurs ist zu achten. Eventuell Nachglätten der Patellafläche. Bei Verkürzung der Quadrizepsmuskulatur wird die Patella ausgelöst und als freies Transplantat eingefalzt. Fixation mit je einer Spongiosaschraube, Teilgewinde und Unterlegscheibe zum distalen Femur sowie zum Tibiakopf. Die beiden schräg eingebrachten Schrauben kreuzen den Arthrodesenspalt.
Redon-Saugdrainage und Verschluß des Kniegelenkes durch Einzelknopfnähte des Retinakulums.

1 Tendo m. quadricipitis femoris
2 Patellabett nach Auslösung

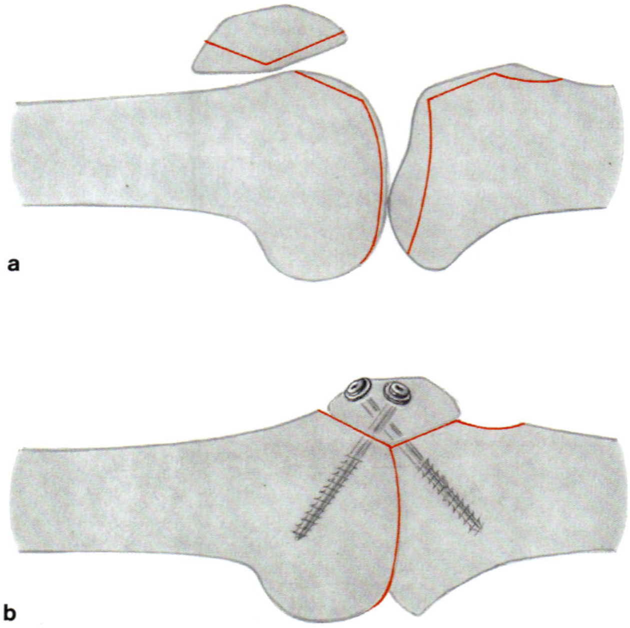

Abb. **93a** u. **b** Skizze der Resektionsflächen und der Patellaposition.

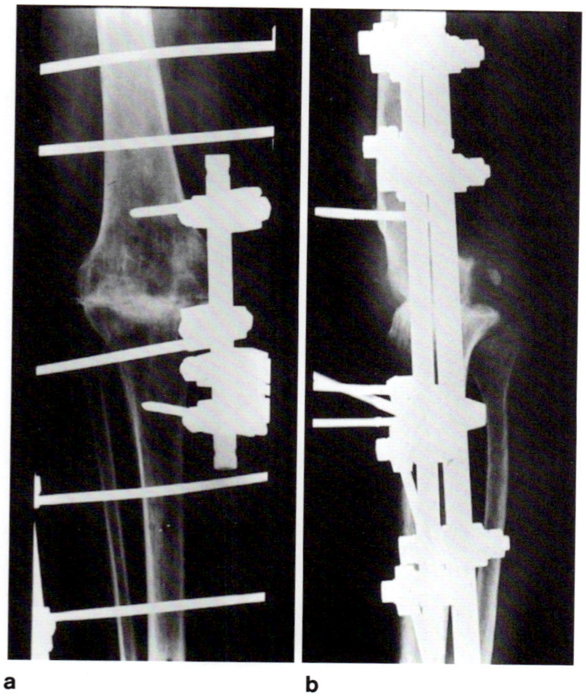

Abb. **94a** u **b** Einstellung zur Arthrodese des Kniegelenkes. Bei großer Defektzone nach Ausbau einer infizierten Knie-Endoprothese wurde die Patella zum Defektaufbau des Tibiakopfes benutzt. 2 Steinmann-Nägel durch das Femur, 2 Steinmann-Nägel querverlaufend durch die Tibia, ventrale Klammer.
a a.-p. Projektion.
b Seitliche Projektion.

Arthrodese mittels Plattenosteosynthese

Arbeitsschritte

1 Resektion der Knorpelflächen (s. S. 363).
2 Patellaresektion.
3 Anmodellieren einer LC-DCP breit medial vom Femurschaft über die Kondylen bis distal des Tibiakopfes.
4 Weitere LC-DCP ventral vom Femurschaft bis zur Tuberositas tibiae.
5 Einpassen von Knochenchips aus der Patella zwischen die Knochenflächen, evtl. als Span.
6 Distal Ansetzen zweier Plattenspanngeräte medial und ventral, Kompression der Arthrodese.
7 Schraubenfixation distal.
8 Öffnen der Blutsperre, Blutstillung.
9 Wundverschluß über Redon-Saugdrainage.

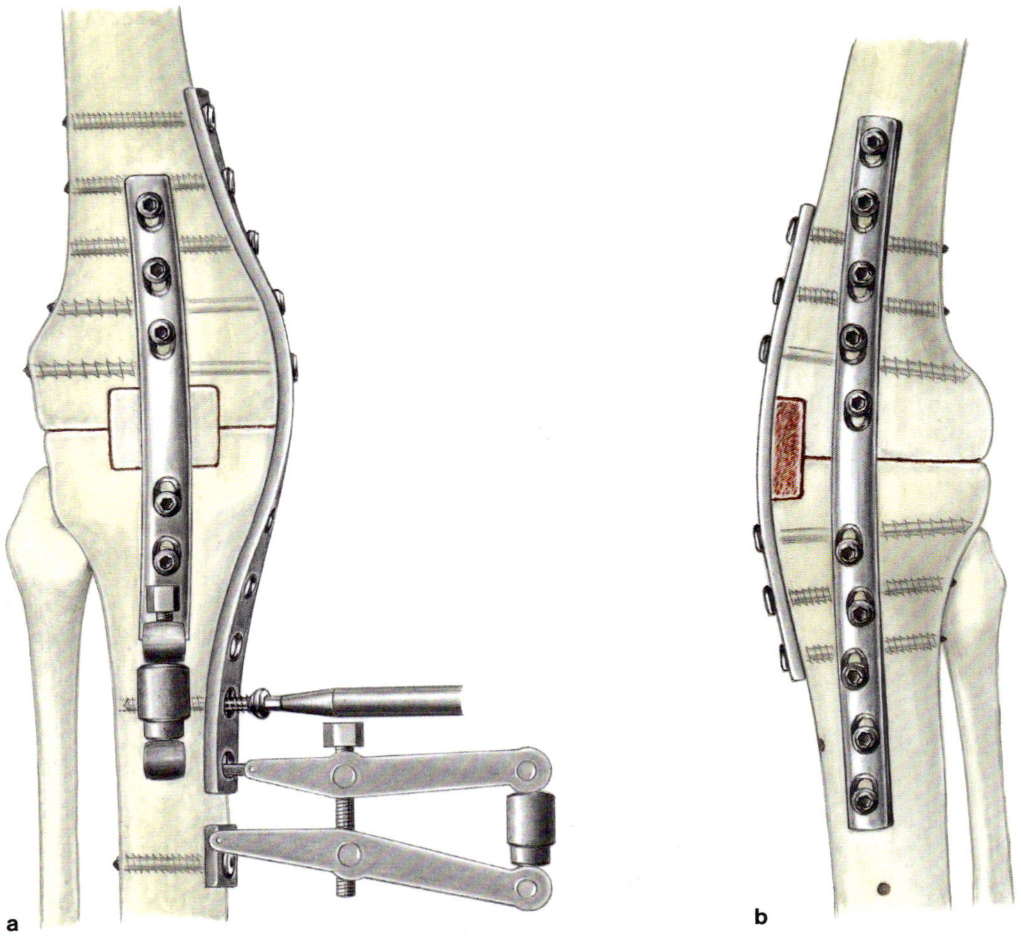

a b

Abb. **95a** u. **b** Plattenosteosynthese zur Kniegelenkarthrodese. Es werden breite DC-Platten benutzt. Fixation proximal am Femur mit je einer Platte medial und ventral. Simultanes Ansetzen zweier Spanngeräte an der Tibia. Dann Fixation der Platten distal.

Bei dieser Technik kann die Patella nicht aufgesetzt werden. Sie wird als Span vielmehr zimmermannsmäßig zwischen Kondylen und Tibiakopf eingefalzt oder zu Spänen zerkleinert, die zwischen die Knochenkontaktflächen gefüllt werden. Beugestellung zwischen Femur- und Tibiaschaft maximal 10°!

Einstellung zur Arthrodese des oberen Sprunggelenkes

Narkose: Spinalanästhesie, Allgemeinnarkose.

Lagerung: Rückenlage.

Zugangswege: Streckseitige Inzision vom Margo anterior tibiae bis zum Fußrücken entlang dem 2. Mittelfußknochen.

Arbeitsschritte

1 Abdeckung oberhalb der Patella (Rotationseinstellung!).
2 Längs verlaufende Inzision vom Margo anterior bis zum Fußrücken, 2. Mittelfußknochen.
3 Präparationen der langen Streckersehnen und des M. tibialis anterior.
4 En-bloc-Verlagerung der Sehnen nach lateral.
5 T-förmige Eröffnung der Gelenkkapsel.
6 Knorpelresektion der Talusrolle, Spreizzange.
7 Knorpelresektion der Gelenkflächen an der Tibia.
8 Knochenresektion der Fibulagelenkfläche, Querosteotomie der Fibula in Höhe der Tibiagelenkfläche.
9 Aufrichtung des Fußes und Aufsetzen auf die Tibia in Neutralstellung.
Cave: Spitzfuß oder Hackenfuß!
10 Vorbereiten des Klingensitzes für die Kleinfragmentwinkelplatte nach Weber. Alternativ: 3-Schrauben-Osteosynthese zwischen Tibia und Talus.
11 Einbringen der Winkelplatte 80 Grad. Alternativ: 3-Schrauben-Osteosynthese mit Spongiosaschrauben.
12 Proximal Ansetzen des Plattenspanngerätes, Kompression.
13 Fixation des Plattenschaftes an der Tibia.
14 Interfragmentäre Zugschraube von der Tibia zur Talusrolle.
15 Röntgen-Durchleuchtungskontrolle.
16 Öffnen der Blutsperre, Blutstillung.
17 Redon-Saugdrainage. Wundverschluß.

Spezielle Technik

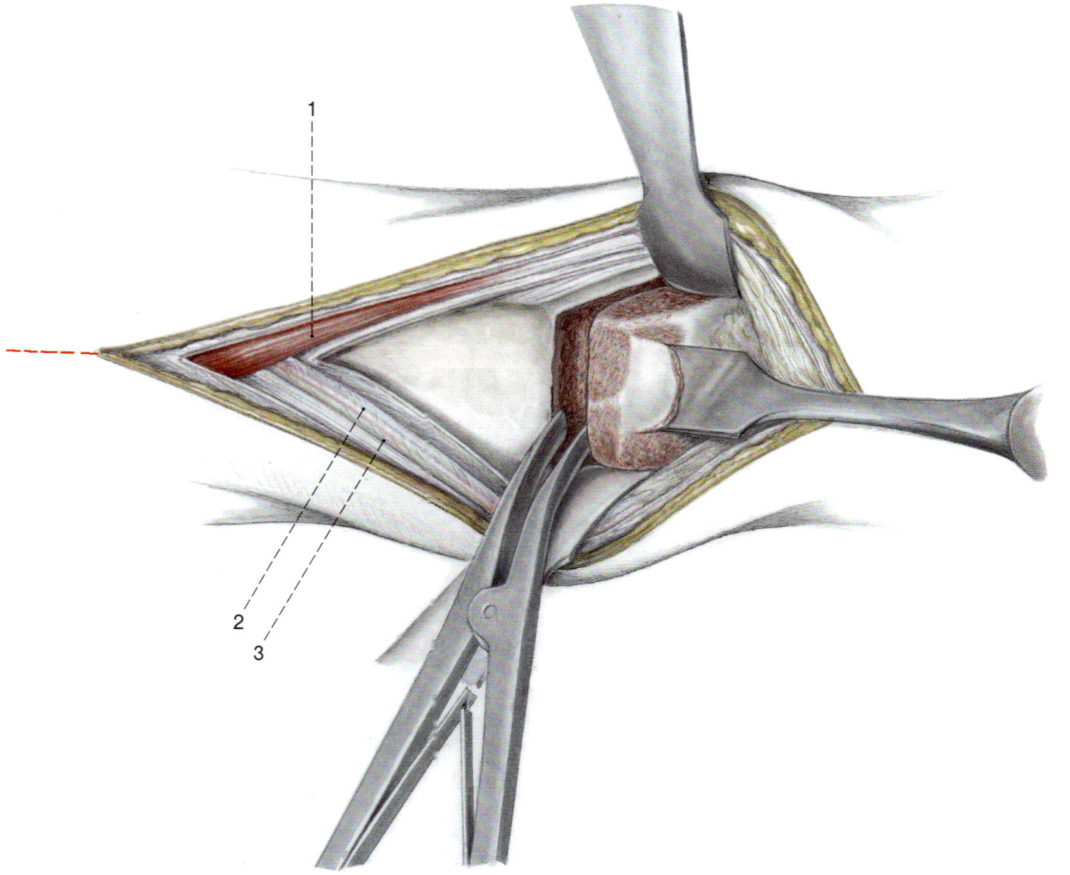

Abb. **96** Arthrodese des oberen Sprunggelenkes. Ventrale Inzision entlang der Sehne des M. tibialis anterior. Mit dem Meißel Markieren der Resektion des Knochens Margo anterior sowie an der Innenfläche des Innenknöchels. Anschließend mit dem Meißel bogenförmiges Ausmeißeln der distalen Tibia subchondral entsprechend dem Gelenkflächenverlauf. Spreizzange zur Aufweitung des Gelenkspaltes. Fortsetzung der Resektion subchondral der Gelenkfläche des Innenknöchels. Hierdurch entsteht eine konische Resektionsebene zur späteren Einstauchung des Talus. Resektion der subchondralen Knochenfläche der Talusrolle, der medialen und der lateralen Talusseitenflächen, ebenso der Innenfläche der Fibula. Sollte die Fibula sehr weit nach distal reichen, empfiehlt sich die Querosteotomie in Sprunggelenkhöhe vom Sprunggelenkspalt aus und Resektion von ca. 3-5 mm Fibulaknochen.

1 M. tibialis anterior
2 A., V. tibialis anterior
3 N. peronaeus profundus

Plattenarthrodese

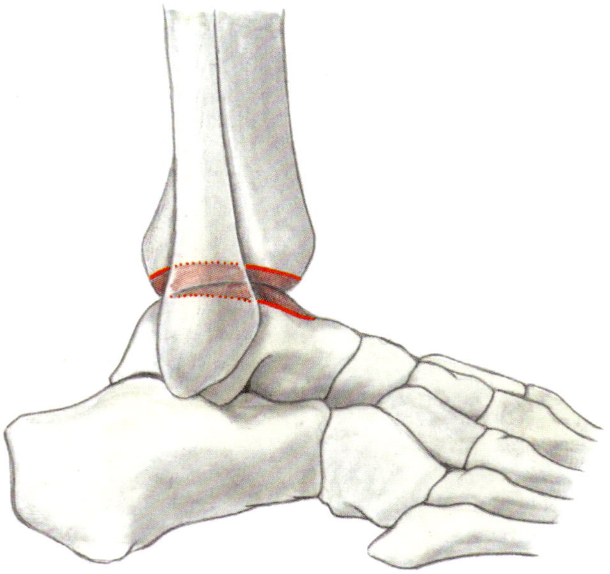

Abb. **97** Planskizze der Resektionsflächen von Tibia und Talusrolle.

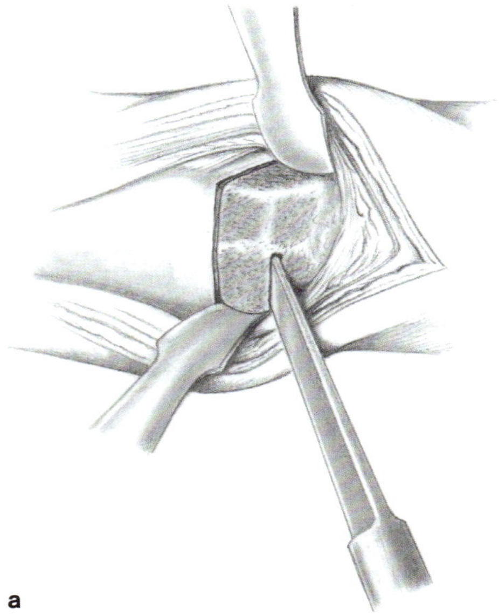

a

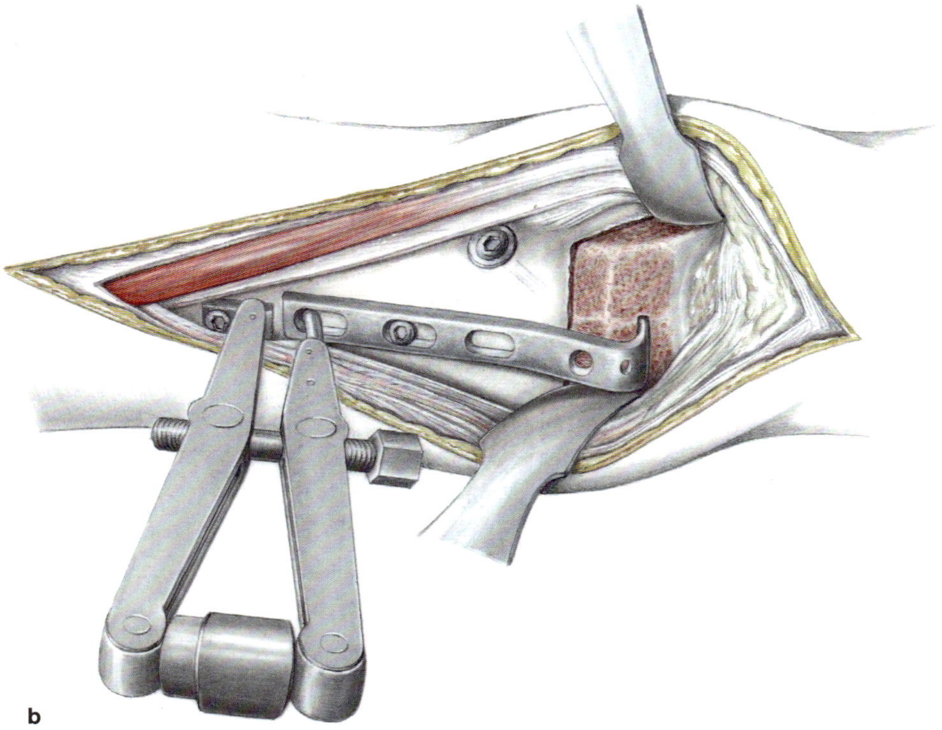

b

Abb. **98a** Ansetzen des Plattensitzinstrumentes am Talushals ca. 45 Grad von lateral. Die Strecksehnen müssen nach lateral abgedrängt werden. Rechtwinkelstellung des Fußes zur Unterschenkelachse. Ausrichtung des Plattensitzinstrumentes 80 Grad zur Margo anterior tibiae, so daß die Prominenz des Pilon-tibial-Massivs später unter dem Plattenknick zu liegen kommt.
Beachte: Bei diesem Operationsschritt muß der Talus aufgerichtet werden, so daß der Fuß in eine Neutralposition zur Unterschenkellängsachse kommt. Nun Aufrichten des Fußes und Einstauchen des Talus in die distale Tibiaspongiosa. Entfernen des Plattensitzinstrumentes.

Abb. **98b** Einsetzen der 80 Grad gewinkelten Kleinfragmentwinkelplatte nach Weber. Proximal Ansetzen des Plattenspanngerätes. Maximale Kompression auf die Osteotomiefläche. Besetzen zweier Plattenlöcher mit Kortikalisschrauben.
Zusätzlich wird eine interfragmentäre Zugschraube vom Pilonmassiv von medial ventral nach dorsal lateral in den Taluskörper vorgebracht. Es wird eine Spongiosaschraube mit kurzem Gewinde und Metallunterlegscheibe verwandt. Die Schraube unterkreuzt die Plattenklinge im Talus und endet vor dem subtalaren Gelenkspalt. Entfernen des Plattenspanngerätes und Besetzen des proximalen Plattenloches mit Kortikalisschraube. Verschluß des Retinaculum extensorum inferius. Redon-Saugdrainage, Hautnaht.

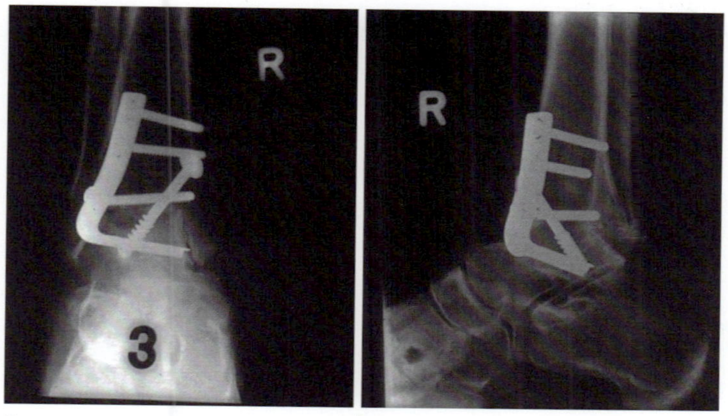

a b

Abb. **99a** u. **b** Röntgenbild nach Einstellung zur Arthrodese des oberen Sprunggelenkes. Typische Position der Winkelplatte sowie der separaten Zugschraube, im Taluskörper bis an die subtalare Gelenkfläche reichend.
a a.-p. Projektion.
b Seitliche Projektion.

Schraubenarthrodese

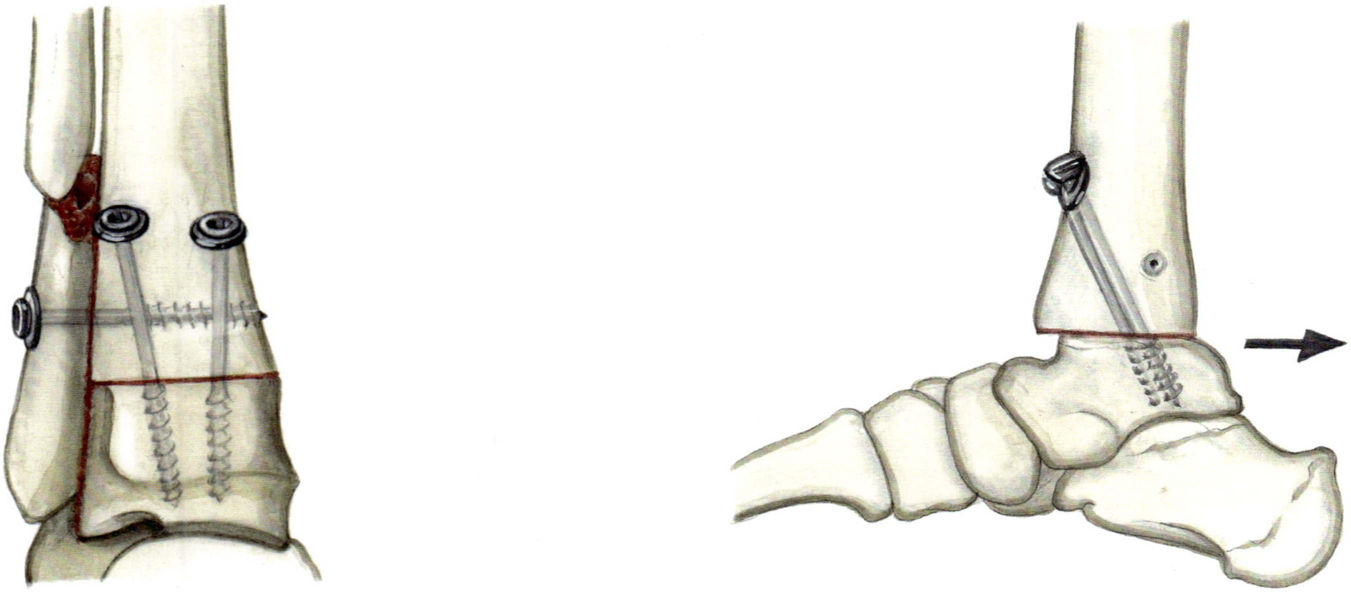

a b

Abb. **100a** u. **b** Schraubenosteosynthese bei Einstellung zur Arthrodese des oberen Sprunggelenkes. Vorbohren der Schraubenkanäle von der Tibiavorderseite ca. 3 cm beginnend. Bohrerichtung ca. 30 – 40 Grad nach dorsal. Die Talusunterfläche wird durchstoßen. Beim Bohren muß die endgültige Position des Fußes zum Unterschenkel durch den Assistenten sicher fixiert sein. Ausmessen der Schraubenlänge, wobei eine Metallunterlegscheibe auf das Längenmeßgerät gestülpt wird. Anschließend Großfragmentspongiosaschraube mit Metallunterlegscheibe und kurzem Gewinde. Für die Längenbestimmung muß die Kompression der Arthrodese einkalkuliert werden. Die Schraubenspitze darf den subtalaren Gelenkspalt nicht durchstoßen. Zweite Schraube mehr von lateral in gleicher Technik.
Diese Osteosynthese ist einfacher als die mit der Winkelplatte, setzt jedoch einen festen Knochen für den Schraubenhalt voraus.

Beim Weichteilschaden bietet sich der Fixateur externe für die Einstellung zur Arthrodese des Sprunggelenkes an (s. S. 341). Die Vorbereitung der Knochenresektion geschieht wie beschrieben. Der Fixateur-externe-Rahmen zwischen Talushals und Tibia wird unter Kompression gebracht. Achtung: Aufrichtung des Fußes! Dreidimensionaler Aufbau des Fixateur externe zum Kalkaneus oder zum 1. Mittelfußknochen. Evtl. zusätzliche freie Zugschraube von der Tibia zum Talus (s. Abb. **100**).

Strategie bei Komplexverletzungen

Die Einstellung zur Arthrodese erfolgt primär bei Komplexverletzungen mit völliger Zerstörung der Gelenkkonfiguration oder sekundär nach Komplexverletzungen mit begleitendem Weichteilschaden.

Komplikationen

Intraoperative Komplikationen

Schädigung von Nerven und Gefäßen über der lateralen Seite. Ausbruch der Schrauben, Sprengung des Talushalses bei Einschlagen der Winkelplatte. Dies insbesondere bei Sklerose des Talus nach lange zurückliegender Primärverletzung. Achsabweichung infolge ungenauer Einstellung der Neutralposition des Gelenkes. Transfixation des subtalaren Gelenkspaltes bei überlangen Schrauben.

Postoperative Komplikationen

Ausbleibender knöcherner Durchbau. Lockerung der Osteosynthesematerialien, evtl. Exazerbation einer Gelenkinfektion.
Ungenügender Formschluß der benachbarten Knochen.

Wiederholungseingriffe, Korrekturoperationen

Bei ausbleibender knöcherner Durchbauung der Arthrodesen erfolgt die Rearthrodese. Hierzu ist meist eine weitere Defektausräumung, Anfrischen der Resektionsflächen und die Spongiosaplastik verbliebener Defekte erforderlich; u. U. Umsteigen von einem internen Fixationssystem auf den Fixateur externe.

Begleit-, Nachbehandlung

Frühzeitiges Bewegen der benachbarten Gelenke. Hochlagerung des Beines, abschwellende Maßnahmen. Mobilisation unter Entlastung. Belastungaufbau erst nach sicherer knöcherner Reaktion. Regelmäßige Röntgenkontrollen. Knöcherne Durchbauung frühestens nach 3–6 Monaten zu erwarten.

Entzündungen

Verletzungen des Unterschenkels sind hoch entzündungsgefährdet. Die Tibia ist der von einer Osteomyelitis am häufigsten betroffene Knochen. Dies liegt an den besprochenen Problemen der Weichteilbedeckung, der Durchblutung und der ausgedehnten Gewebezerstörung der Weichteile wie auch des Knochens. Für die Behandlung der Osteomyelitis sind externe Fixationsverfahren anzuwenden. Die Infektionssanierung gelingt nur über radikales Débridement, zunächst ohne Rücksicht auf verbleibende Weichteil- und Knochendefekte. Diese müssen im weiteren Schritt durch geeignete Verfahren – freigestielte Lappenplastiken, autogene Knochenplastiken, Segmentverschiebung nach Ilizarov – behandelt werden.
Besonderer Handlungsbedarf besteht bei den schweren Infektionen des Unterschenkels durch anaerobe Keime, Clostridieninfektion oder hämolysierende Streptokokken der Gruppe A. Durch letzere wird die Fasciitis necrotisans verursacht. Die radikale Therapie des hochentzündlich veränderten Unterschenkels besteht in einer großflächigen Resektion der Haut und des Unterhautfettgewebes bis auf die Faszie. Nur bei radikalem Débridement kann die Entwicklung einer Sepsis, eines septischen Schocks und eines Multiorganversagens verhindert werden. Die Clostridieninfektion führt zu einer progressiven Myonekrose, dem Gasbrand. Hier hilft nur die radikale Inzision aller Muskellogen mit Exzision des nekrotischen Gewebes. Bei dem sehr schnellen Fortschreiten dieser Infektion entscheidet sich das Schicksal der Extremität innerhalb von Stunden. Lebensrettend kann die Amputation der Extremität erforderlich sein. Die Antibiotikatherapie ist obligatorisch.

Sprunggelenk

Von H. Anetzberger, U. Heitemeyer und R. Putz

Allgemeines

Operative Strategie

Ziel therapeutischer Maßnahmen nach Sprunggelenkverletzungen ist die Wiederherstellung der funktionsgerechten Anatomie. Unverschobene Frakturen der Sprunggelenkgabel können durch konservative Behandlung folgenlos zur Ausheilung gebracht werden. Dislozierte Sprunggelenkfrakturen bedürfen in der Regel zur sicheren Retention der Frakturfragmente in anatomiegerechter Stellung der operativen Fixation. Die operativen Schritte beinhalten

- die anatomische Rekonstruktion des Außen- und Innenknöchels,
- die übungsstabile Osteosynthese,
- die Rekonstruktion verletzter Bandstrukturen.

Die stabile Osteosynthese ist Voraussetzung zur Durchführung der postoperativen frühfunktionellen Übungsbehandlung. In Abhängigkeit von der Frakturform wird Vollbelastung durchschnittlich nach 6–8 Wochen erreicht.
Ausgeprägte Weichteilverletzungen der Sprunggelenksregion treten selten als lokal begrenzte Unfallfolgen auf. Der Weichteilmantel des Sprunggelenks ist meistens in Komplexverletzungen des Unterschenkels und/oder des Fußes einbezogen. Die Strategie des chirurgischen Vorgehens folgt den in den Kapiteln „Unterschenkel" und „Fuß" dargestellten Richtlinien.

Dislozierte Sprunggelenkfrakturen am wachsenden Skelett müssen anatomisch reponiert und in der Regel operativ fixiert werden. Als Implantat zur operativen Stabilisierung kommen bevorzugt Kirschner-Drähte oder Einzelschrauben des Kleinfragmentinstrumentariums zur Anwendung. Die ergänzende Ruhigstellung des Sprunggelenks durch einen Gipsverband für 2–3 Wochen ist unproblematisch, da beim Kind die Gefahr der immobilisationsbedingten Frakturkrankheit nicht besteht.
Korrekturosteotomien nach fehlverheilten Frakturen des Sprunggelenks stellen schwierige Eingriffe dar und sind nicht dem operativen Routineprogramm zuzurechnen. Arthrodesenoperationen nach nicht rekonstruktionsfähigen Gelenkflächenverletzungen sollten vorteilhaft sekundär erfolgen.
Posttraumatische/postoperative Entzündungen des Sprunggelenks bedürfen spezieller chirurgischer Maßnahmen, die sich nach dem Schweregrad der Entzündung richten. Die Maßnahmen reichen von der einfachen Wundrevision bis zum ausgiebigen Débridement unter temporärer externer gelenküberbrückender Fixation.

Spezielle Anatomie

Allgemeines

Mit der Aufrichtung des Menschen hat der Fuß gegenüber der Situation bei den Vierbeinern eine grundsätzlich neue Bedeutung gewonnen, indem er ggf. allein die Erhaltung des Gleichgewichtes zu gewährleisten hat. Während bei den vierfüßigen Säugetieren der Körperschwerpunkt sowohl durch gegenseitige als auch sagittale Abstützung einfach über einer relativ großen Unterstützungsfläche durch die Extremitäten gehalten werden kann, muß der Schwerpunkt des menschlichen Körpers über der im Vergleich dazu sehr kleinen Unterstützungsfläche des Fußes selbst balanciert werden. Dies spiegelt sich in dessen Binnenkonstruktion wider, die in Form zweier Wölbungen ausgebildet ist. Die Längswölbung kommt durch die Übereinanderlagerung des Talus auf dem Calcaneus zustande, während die Querwölbung auf der Keilform der vorderen Fußwurzelknochen und der Basen der Mittelfußknochen beruht (s. Abb. **1–4**).

Dazu kommt, daß vom Stand auf einem Bein heraus dynamische Richtungsänderungen durchgeführt werden, die im gesamten Fußbereich zu enormen Torsionskräften führen. Die Sprunggelenke sind dabei besonders exponiert, da sie auch bei großen Kräften kaum Ausweich- und damit Dämpfungsmöglichkeiten haben. Knochen- und Bandapparat tragen dieser Funktion insofern Rechnung, als sie trotz ihrer gegenüber der Hand größeren Masse eine Beteiligung aller Gelenke und Bandverbindungen im Kraftfluß erlauben.

Fußskelett

Im allgemeinen wird der Fuß, dessen proximale Grenze hier auf die Höhe des talokruralen Gelenkspaltes festgelegt wird, auf Grundlage des Skelettes (Abb. **1–5**) in drei hintereinander geordnete Abschnitte unterteilt, den Tarsus (Fußwurzel), den Metatarsus (Mittelfuß) und die Digiti pedis (Zehen). Zu den Ossa tarsi gehören Talus, Calcaneus, Os naviculare, Os cuboideum sowie die drei Ossa cuneiformia. An die 5 Ossa metatarsi schließen sich nach distal die Ossa digitorum pedis an, wobei Hallux und Digitus V im Normalfall nur je zwei Phalanges pedis besitzen, die übrigen Zehen aber jeweils aus Phalanx proximalis, media und distalis aufgebaut werden.

Die Knochen der Fußwurzel enthalten dichte Spongiosabälkchen, die sich jeweils senkrecht zu den Gelenkflächen einstellen. Dadurch entstehen je nach Größe und Form der einzelnen Knochen charakteristische Bälkchenmuster. In Calcaneus und Talus sind die Bälkchen spitzbogenartig ausgerichtet, was als Anpassung an Biegebeanspruchung zu deuten ist. In den übrigen kleineren Fußwurzelknochen sind sie dagegen eher in rechtwinklig zueinander ausgerichteten Zügen angeordnet. Die Mittelfußknochen sind typische Röhrenknochen, was auch für die längeren Phalangen zutrifft. Die kürzeren Phalangen sind dagegen voll mit Spongiosa ausgefüllt.

Am Calcaneus wird neben dem Tuber mit seinen beiden Processus das medial gelegene Sustentaculum tali unterschieden, dem auf der lateralen Seite die Trochlea peronealis/fibularis gegenübersteht. Die tiefe Rinne am Abgang des Sustentaculum wird als Sulcus tendinis m. flexoris hallucis longi bezeichnet, die beiden Mm. peronei/fibulares liegen in entsprechenden Sulci ober- und unterhalb der Trochlea.

Am Talus lassen sich Corpus, Collum und Caput beschreiben. An der Unterseite des Corpus gräbt der Sulcus tali eine tiefe Rinne. Sein hinterer Umfang, der Processus posterior, ist in ein Tuberculum mediale und ein Tuberculum laterale gegliedert. Zwischen diesen beiden befindet sich der Sulcus tendinis m. flexoris hallucis longi.

Die Unterfläche des Os cuboideum wird vom Sulcus tendinis m. peronei/fibularis longi schräg durchzogen, ihr Hinterrand wird von der Tuberositas ossis cuboidei begrenzt. Am Os naviculare findet sich ebenfalls ein größerer, medial gelegener Höcker, die Tuberositas ossis navicularis. An den übrigen Fußwurzelknochen werden keine besonderen anatomischen Bezeichnungen verwandt.

Die Mittelfußknochen werden jeweils in Basis, Corpus und Caput unterteilt, am ersten wird plantar und am fünften lateral je eine Tuberositas beschrieben.

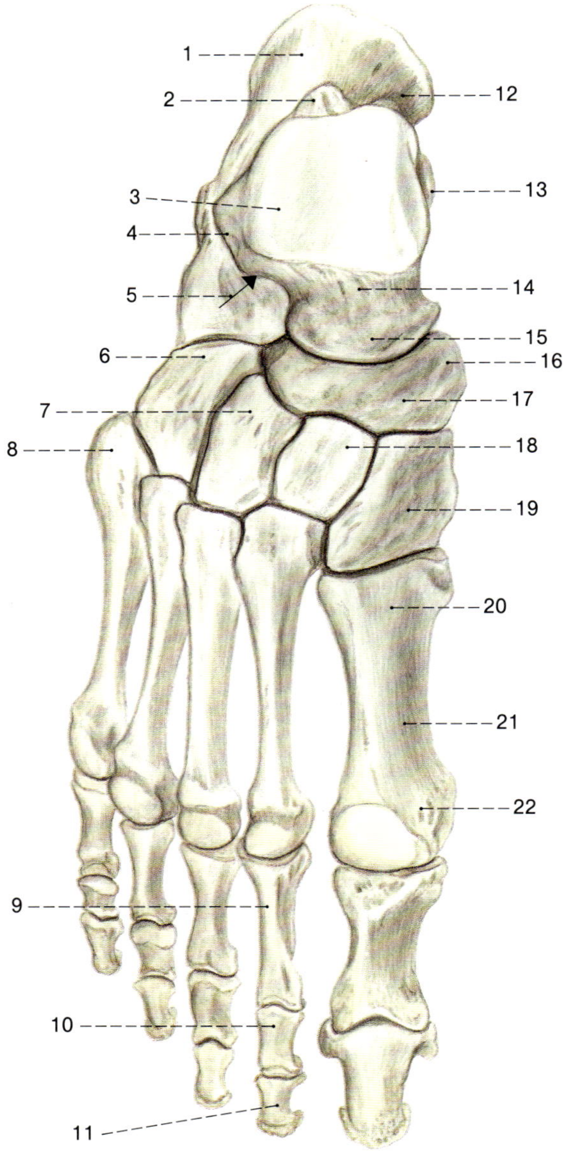

Abb. **1** Fußskelett, Ansicht von proximal.

1 Calcaneus, Tuber calcanei
2 Processus posterior tali, Tuberculum laterale
3 Trochlea tali
4 Processus lateralis tali
5 Sinus tarsi
6 Os cuboideum
7 Os cuneiforme laterale
8 Tuberositas ossis metatarsalis V
9 Phalanx proximalis
10 Phalanx media
11 Phalanx distalis
12 Processus posterior tali, Tuberculum mediale
13 Sustentaculum tali
14 Collum tali
15 Caput tali
16 Tuberositas ossis navicularis
17 Os naviculare
18 Os cuneiforme intermedium
19 Os cuneiforme mediale
20 Basis metatarsalis I
21 Corpus metatarsale I
22 Caput metatarsale I

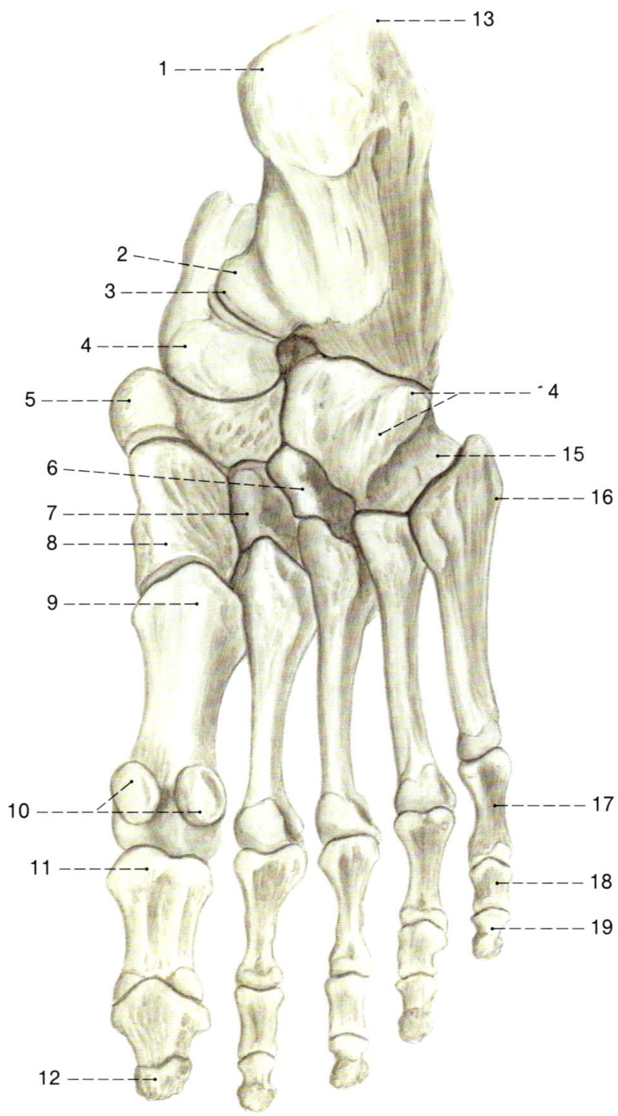

Abb. **2** Fußskelett, Ansicht von plantar.

1 Tuber calcanei, Processus medialis
2 Sulcus tendinis m. flexoris hallucis longi
3 Sustentaculum tali
4 Caput tali
5 Tuberositas ossis navicularis
6 Os cuneiforme laterale
7 Os cuneiforme intermedium
8 Os cuneiforme mediale
9 Tuberositas ossis metatarsalis I
10 Ossa sesamoidea mediale et laterale
11 Basis phalangis I
12 Tuberositas phalangis distalis
13 Tuber calcanei, Processus lateralis
14 Tuberositas ossis cuboidei
15 Sulcus tendinis m. peronei/fibularis longi
16 Tuberositas ossis metatarsalis V
17 Phalanx proximalis V
18 Phalanx media V
19 Phalanx distalis V

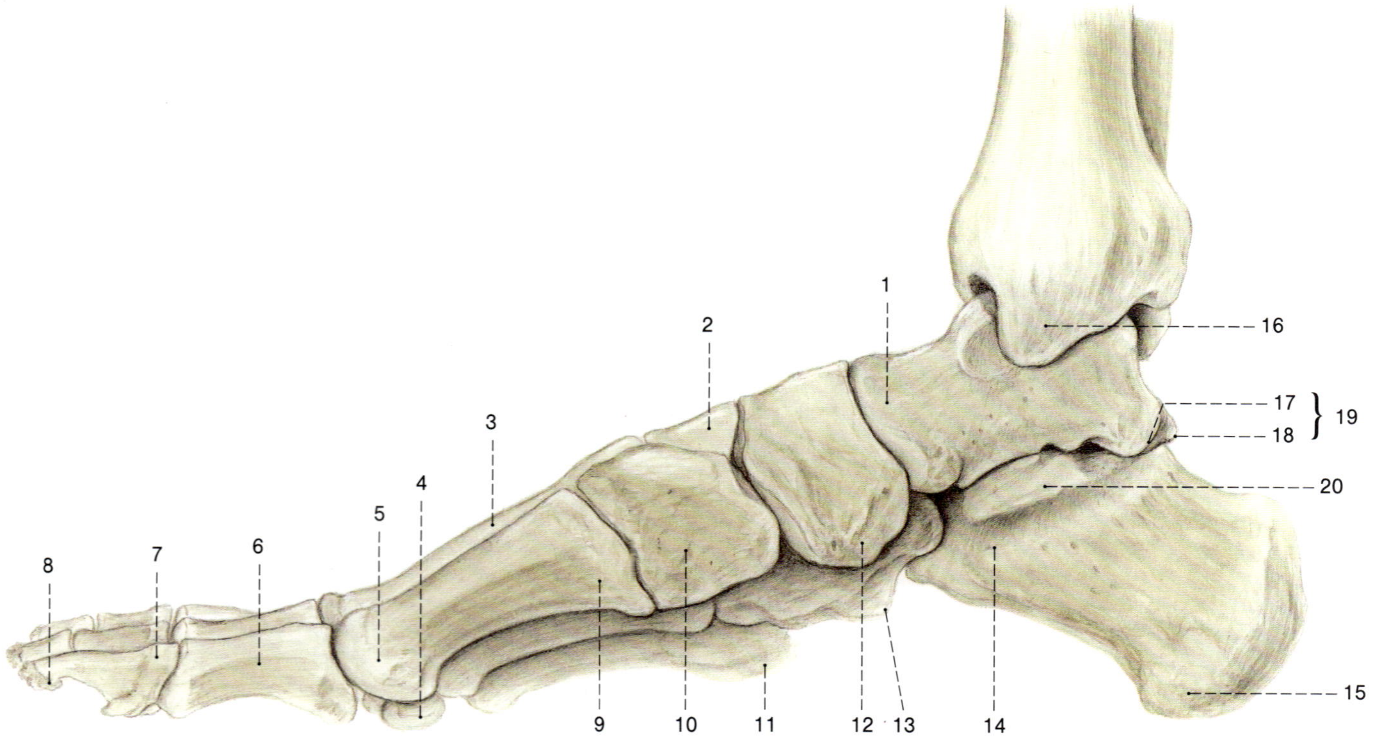

Abb. **3** Fußskelett, Ansicht von medial.

1 Caput tali
2 Os cuneiforme intermedium
3 Os metatarsale II
4 Os sesamoideum mediale
5 Caput metatarsale I
6 Phalanx proximalis I
7 Phalanx distalis I
8 Tuberositas phalangis distalis
9 Basis metatarsalis I
10 Os cuneiforme mediale
11 Tuberositas ossis metatarsalis V
12 Tuberositas ossis navicularis
13 Tuberositas ossis cuboidei
14 Sulcus tendinis m. flexoris hallucis longi
15 Tuber calcanei, Processus medialis
16 Malleolus medialis
17 Tuberculum mediale
18 Tuberculum laterale
19 Processus posterior tali
20 Sustentaculum tali

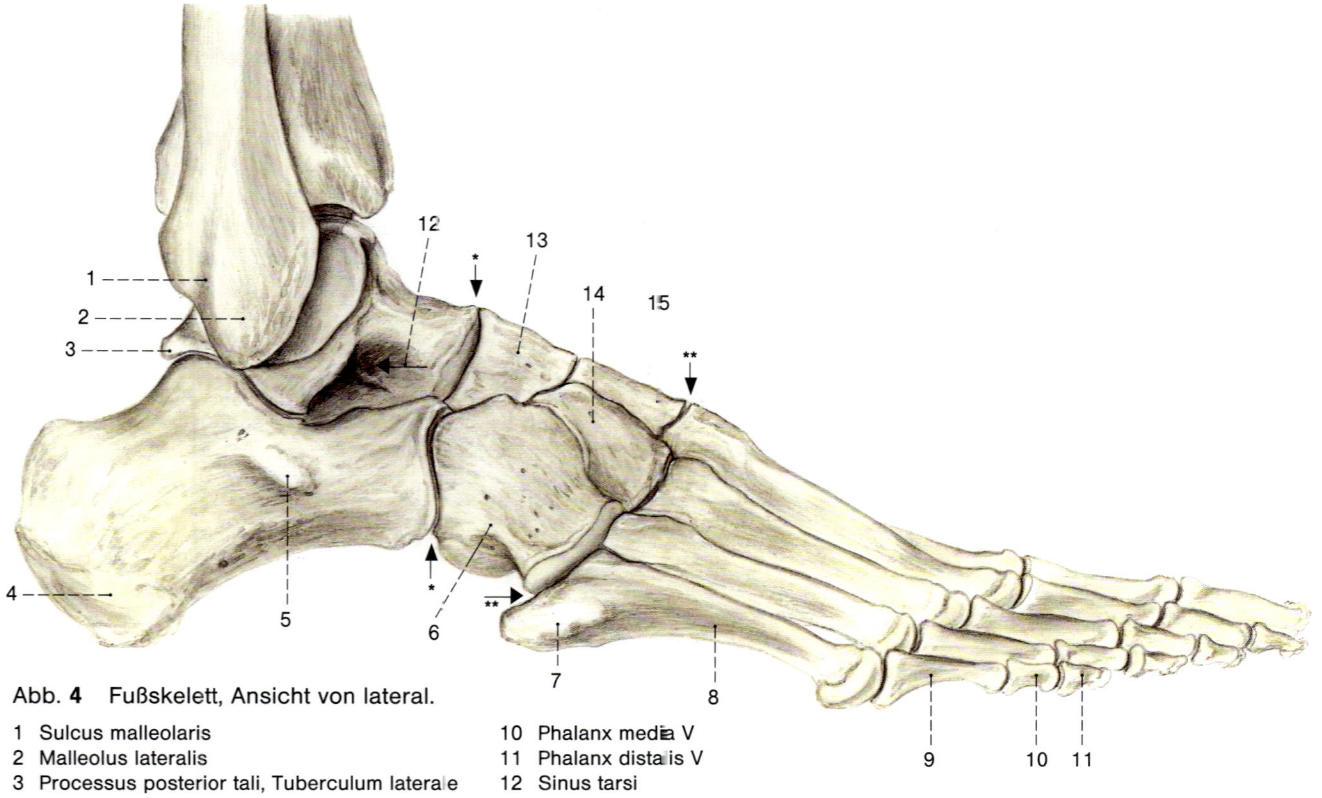

Abb. **4** Fußskelett, Ansicht von lateral.

1 Sulcus malleolaris
2 Malleolus lateralis
3 Processus posterior tali, Tuberculum laterale
4 Tuber calcanei
5 Trochlea peronealis/fibularis
6 Os cuboideum
7 Tuberositas ossis metatarsalis V
8 Os metatarsale V
9 Phalanx proximalis V
10 Phalanx media V
11 Phalanx distalis V
12 Sinus tarsi
13 Os naviculare
14 Os cuneiforme laterale
15 Os cuneiforme intermedium

* → ← * Articulatio tarsi transversa (Chopartsche Gelenklinie)
** → ← ** Articulationes tarsometatarsales (Lisfrancsche Gelenklinie)

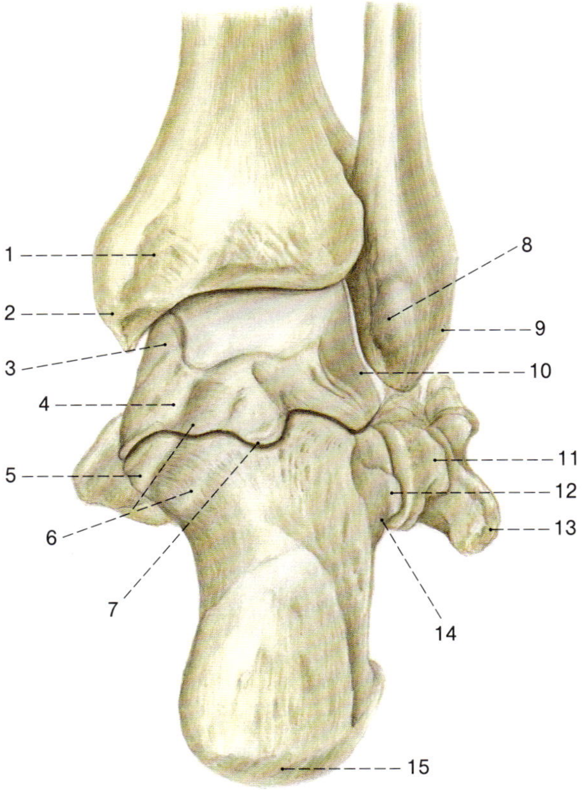

Abb. **5** Fußskelett, Ansicht von hinten.

1 Sulcus malleolaris
2 Malleolus medialis
3 Facies malleolaris medialis
4 Processus posterior tali, Tuberculum mediale
5 Sustentaculum tali
6 Sulcus tendinis m. flexoris hallucis longi
7 Processus posterior tali, Tuberculum laterale
8 Sulcus malleolaris
9 Malleolus lateralis
10 Facies malleolaris lateralis
11 Os cuboideum
12 Trochlea peronealis/fibularis
13 Tuberositas ossis metatarsalis V
14 Sulcus tendinis m. peronei/fibularis longi
15 Tuber calcanei

Gliederung des Fußes

Im allgemeinen wird ein Rück- von einem Mittel- und einem Vorfuß unterschieden, wobei die Einteilung unter verschiedenen Gesichtspunkten erfolgen kann (Meyer u. Mitarb. 1996). Die Eckpunkte selbst bilden dabei kein Problem. Der Rückfuß beginnt mit der Ferse als seinem Auflagepunkt, zum Vorfuß gehören die Zehen und der Zehenballen. Unterschiedlich wird die Abgrenzung zum Mittelfuß gesehen, der die Brücke zwischen Ferse und Zehenballen bildet. Häufig werden in der Praxis Talus und Calcaneus zum Rückfuß, die kleinen Fußwurzelknochen zum Mittelfuß und die Metatarsalia sowie die Zehen zum Vorfuß gerechnet.

Abgesehen von der Fußsohle und der Ferse, wo sich dicke, von spiralig angeordneten Bindegewebssepten gegliederte Einlagerungen von Fettpolstern finden, sind durch die Haut des Fußes als markante Knochenpunkte (Abb. **6–9**) das Tuber calcanei, die Tuberositas ossis navicularis und die Tuberositas ossis metatarsalis V zu tasten. Etwas tiefer unter der Haut bzw. von Muskulatur und Sehnen bedeckt, treten auch die Ossa tarsi und metatarsi am Fußrücken, die Capita der Mittelfußknochen an der Fußsohle sowie die Knochen der Zehen an die Oberfläche. Das Relief der medialen Knöchelregion wird vom Malleolus medialis geprägt, unter dem das Sustentaculum tali etwas hervortritt. Der Malleolus lateralis steht deutlich tiefer, distal davon ist die Trochlea peronealis/fibularis zu palpieren.

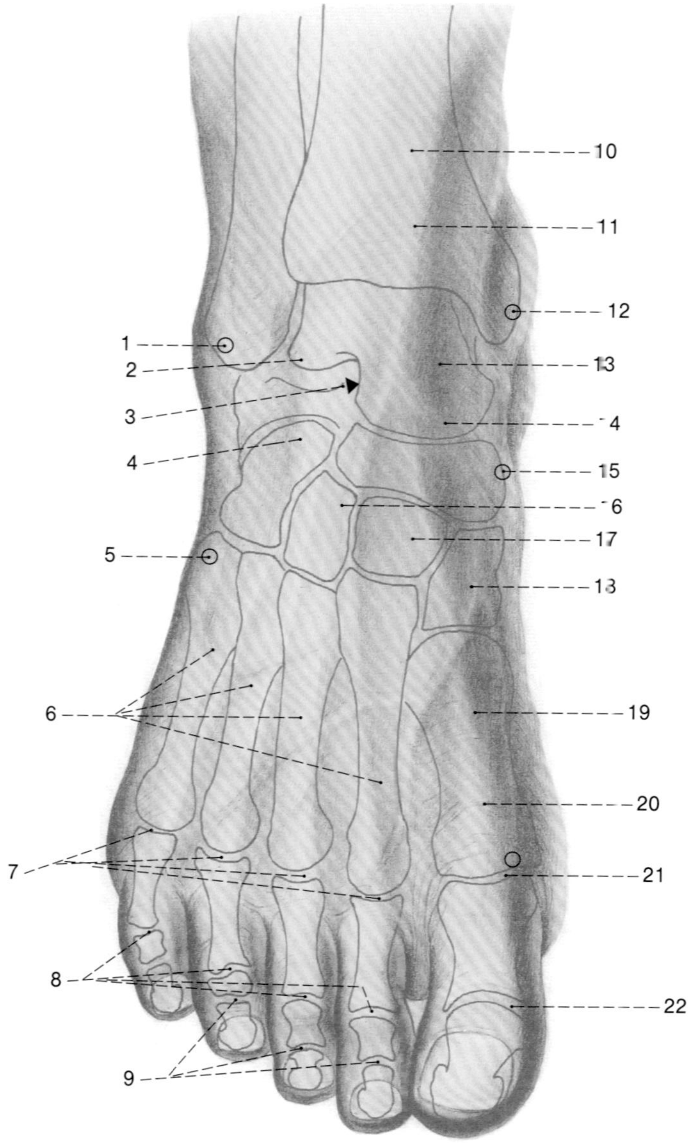

Abb. **6** Fußrücken am Lebenden (Skelettumrisse projiziert, ○ tastbare Knochenpunkte).

1 Malleolus lateralis
2 Processus lateralis tali
3 Sinus tarsi
4 M. extensor digitorum longus
5 Tuberositas ossis metatarsalis V
6 M. extensor digitorum longus (Tendines)
7 Articulationes metatarsophalangeales
8 Articulationes interphalangeales proximales
9 Articulationes interphalangeales distales
10 M. tibialis anterior
11 V. saphena magna
12 Malleolus medialis
13 Collum tali
14 Caput tali
15 Tuberositas ossis navicularis
16 Os cuneiforme laterale
17 Os cuneiforme intermedium
18 Os cuneiforme mediale
19 Os metatarsale I
20 M. extensor hallucis longus (Tendo)
21 Articulatio metatarsophalangealis I
22 Articulatio interphalangealis hallucis

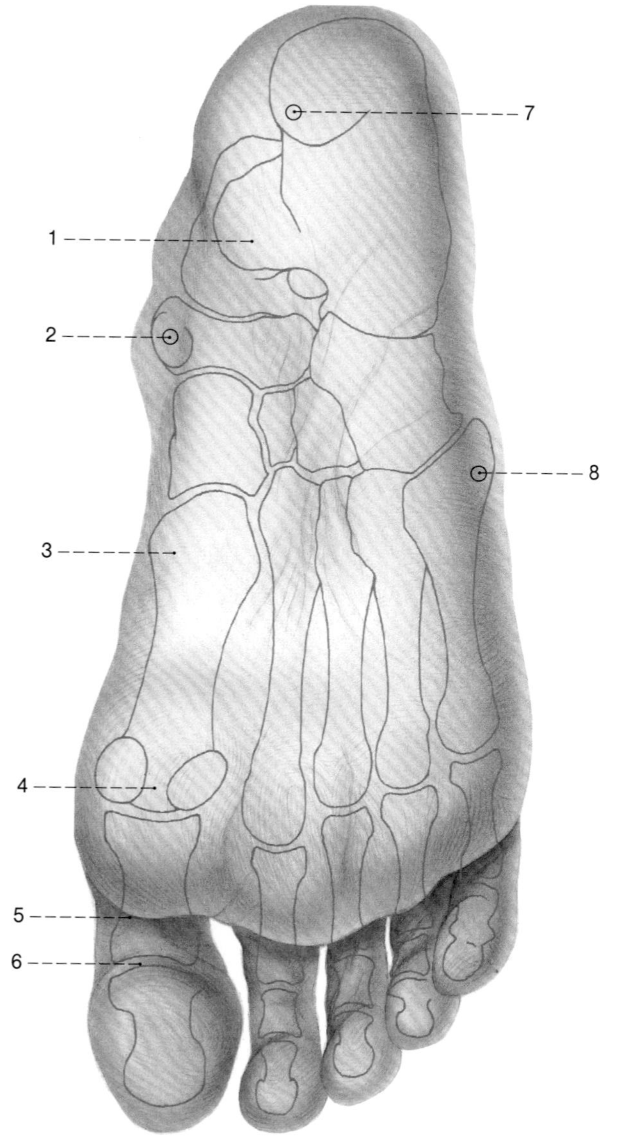

Abb. **7** Fußsohle am Lebenden (Skelettumrisse projiziert, ○ tastbare Knochenpunkte).

1 Sustentaculum tali
2 Tuberositas ossis navicularis
3 Tuberositas ossis metatarsalis I
4 Großzehenballen
5 proximale Beugefalte
6 distale Beugefalte
7 Tuber calcanei, Processus medialis
8 Tuberositas ossis metatarsalis V

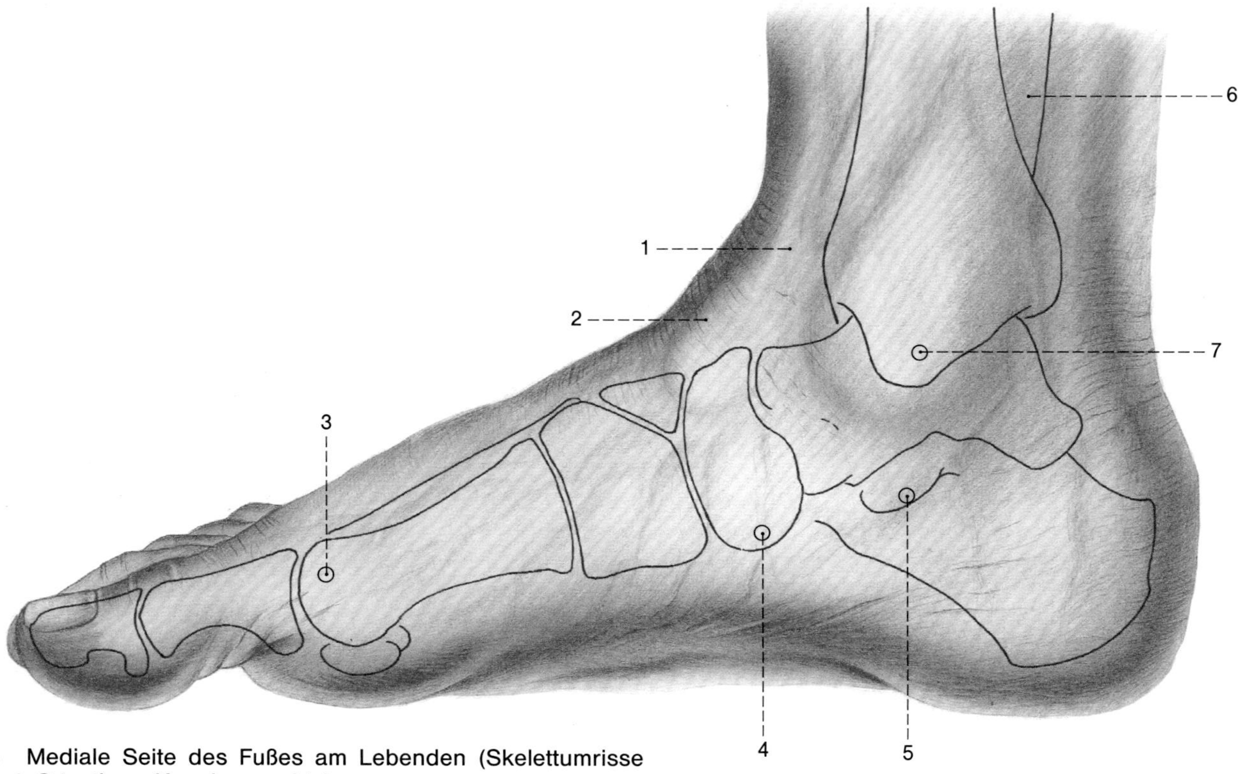

Abb. **8** Mediale Seite des Fußes am Lebenden (Skelettumrisse projiziert, ○ tastbare Knochenpunkte).

1 M. tibialis anterior (Tendo)
2 M. extensor hallucis longus (Tendo)
3 Caput metatarsale I
4 Tuberositas ossis navicularis
5 Sustentaculum tali
6 M. flexor digitorum longus
7 Malleolus medialis

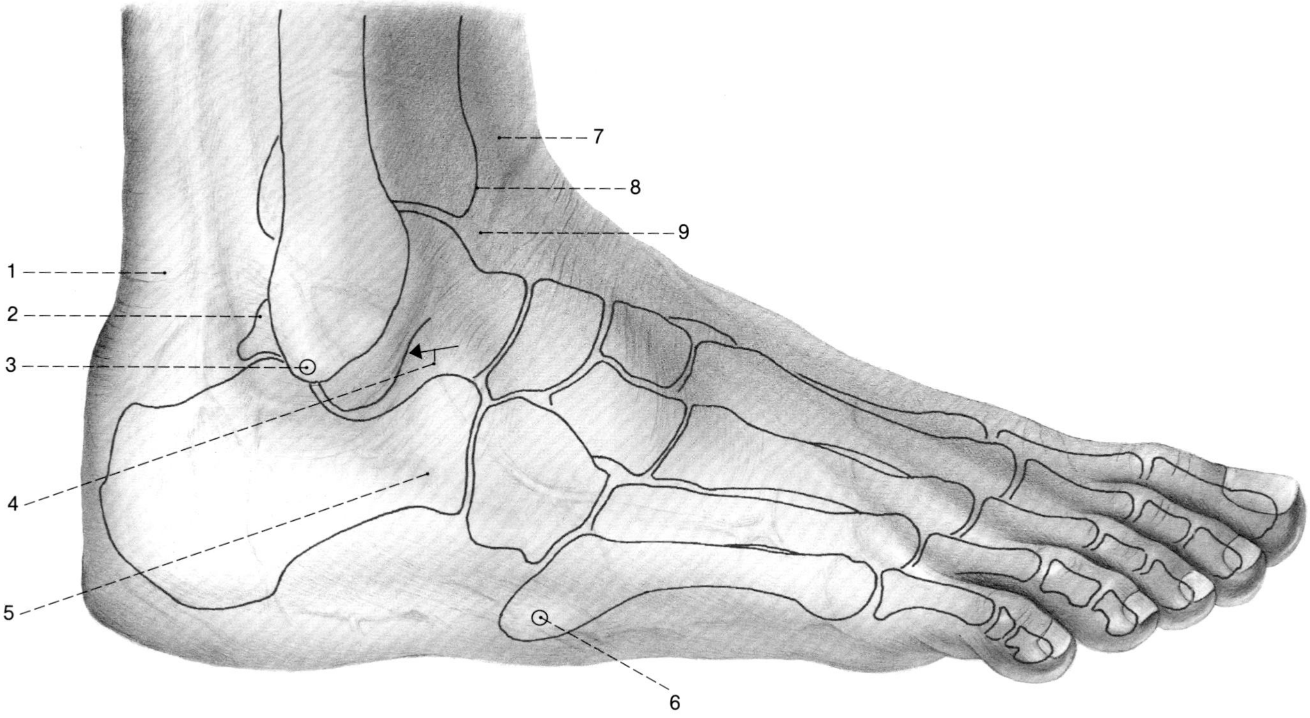

Abb. **9** Laterale Seite des Fußes am Lebenden (Skelettumrisse projiziert, ○ tastbare Knochenpunkte).

1 Tendo calcaneus
2 Mm. peronei/fibulares
3 Malleolus lateralis
4 Sinus tarsi
5 M. peroneus/fibularis
6 Tuberositas ossis metatarsalis V
7 M. tibialis anterior
8 M. extensor hallucis longus
9 M. extensor digitorum longus

Gelenke

Gelenkkörper

Die Verbindung zu den Unterschenkelknochen stellt das obere Sprunggelenk, Articulatio talocruralis (OSG; Abb. **10a** u. **b**) dar. Es wird von seiten des Unterschenkels von der Malleolengabel aufgebaut, die sich lateral aus der Facies articularis malleoli der Fibula, proximal aus der Facies articularis inferior der Tibia und ihrer nach medial umbiegenden Facies articularis malleoli medialis zusammensetzt. Entlang der Vorderkante sowie der Hinterkante der Facies articularis inferior ist meist ein Labrum ausgebildet. Die Facies articularis inferior ist flach konkav mit einem mittleren sagittalen First. Sie ist vorne etwas breiter als hinten, wodurch die Form eines abgeschnittenen keilförmigen Raumes entsteht.

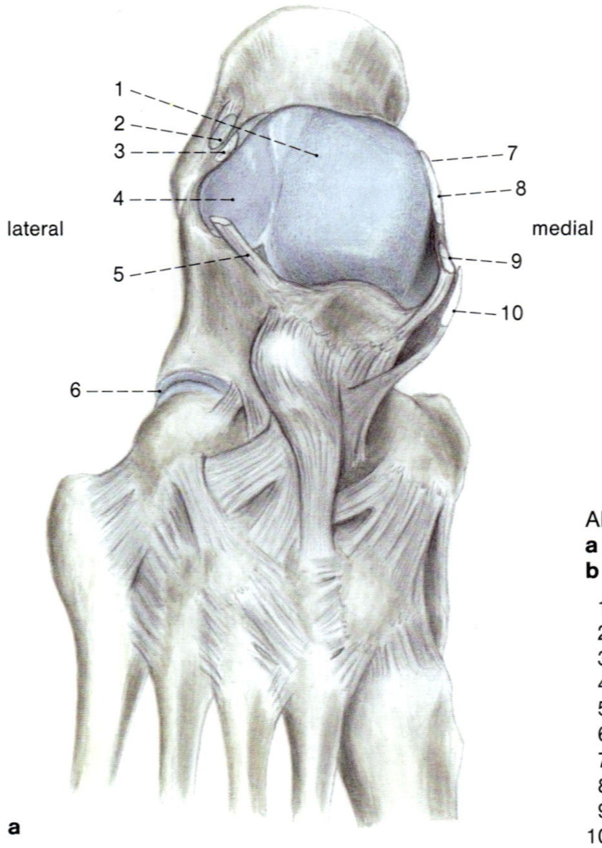

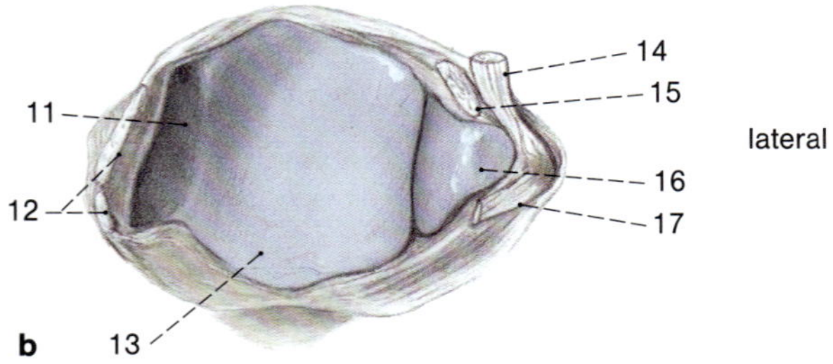

Abb. **10a** u. **b** Oberes Sprunggelenk.
a Distale Gelenkkörper von proximal.
b Proximale Gelenkkörper von distal.

1 Trochlea tali, Facies superior
2 Lig. calcaneofibulare
3 Lig. talofibulare posterius
4 Trochlea tali, Facies malleolaris lateralis
5 Lig. talofibulare anterius
6 Articulatio calcaneocuboidea
7 Pars tibiotalaris posterior
8 Pars tibiocalcanea
9 Pars tibiotalaris anterior
10 Pars tibionavicularis
(7–10: Lig. mediale (Lig. deltoideum))
11 Facies articularis malleoli medialis
12 Lig. mediale (Lig. deltoideum)
13 Facies articularis inferior
14 Lig. calcaneofibulare
15 Lig. talofibulare posterius
16 Facies articularis malleoli lateralis
17 Lig. talofibulare anterius

Der Zusammenhalt der beiden proximalen Gelenkkörper wird durch die Syndesmosis tibiofibularis gewährleistet, die nach vorne und nach hinten in das Lig. tibiofibulare anterius bzw. posterius übergeht. Beide Bänder sind etwa 45° zur Längsachse des Unterschenkels ausgerichtet. Charakteristischerweise ist zwischen der Incisura fibularis tibiae und der ihr anliegenden fibularen Knochenfläche ein kleiner Spalt, Recessus tibiofibularis, ausgebildet, der von einem synovialen Fettfortsatz ausgefüllt wird.

Den distalen Gelenkkörper stellt die in der Ansicht von proximal trapezförmige Trochlea tali dar, die nach lateral und medial jeweils von zwei Gelenkfacetten für die entsprechenden Malleolen begrenzt wird. Die Facies malleolaris medialis wird im allgemeinen als kommaförmig, mit nach hinten auslaufendem Schweif beschrieben, während die Facies malleolaris lateralis dreieckig und etwas größer ist und nach unten hin auf den Processus lateralis tali hin ausläuft. Die Trochlea tali ist in der Sagittalebene annähernd kreisförmig gekrümmt, weist aber in der Frontalebene eine mit den Lebensjahren abnehmende, sagittale Vertiefung auf.

Am Aufbau des unteren Sprunggelenkes (USG; Abb. **11a** u. **b**) sind proximal der Talus und distal der Calcaneus sowie das Os naviculare beteiligt. Es gliedert sich in zwei Gelenke, die Articulatio subtalaris und die Articulatio talocalcaneonavicularis. In der Articulatio subtalaris ist die Facies articularis calcanea posterior des Talus tief ausgehöhlt, ihr entspricht die Facies articularis talaris posterior des Calcaneus. Von der Articulatio talocalcaneonavicularis, die von seiten des Talus von den Facies articulares calcaneae media und anterior aufgebaut werden, ist sie durch das weit in den Sinus tarsi reichende Lig. talocalcaneum interosseum getrennt. Außerdem sind einerseits die Facies articularis navicularis des Caput tali und andererseits die Facies articularis talaris des Os naviculare daran beteiligt.

Während die Articulatio subtalaris am ehesten als ein zylindrisches Gelenk mit einem Freiheitsgrad aufzufassen ist, stellt die Articulatio talonavicularis im Prinzip ein Kugelgelenk mit drei Freiheitsgraden dar, wenn diese auch nicht in großem Maß quantitativ ausgenützt werden.

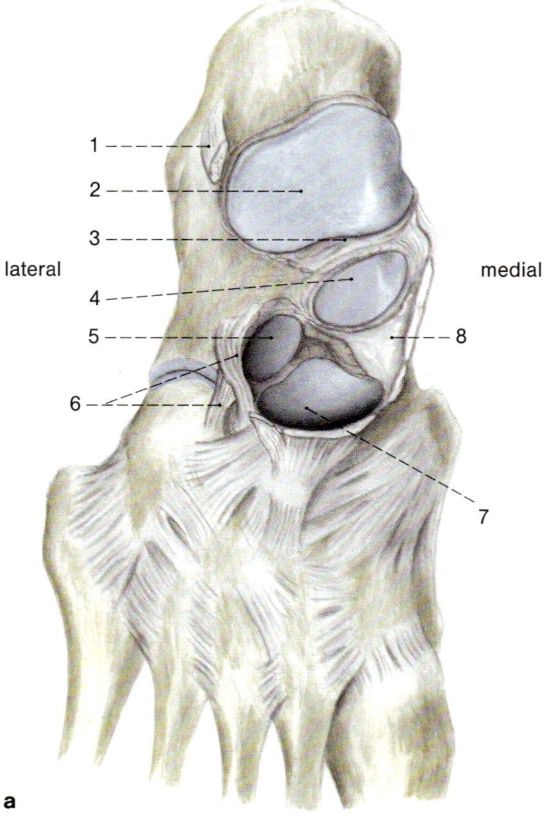

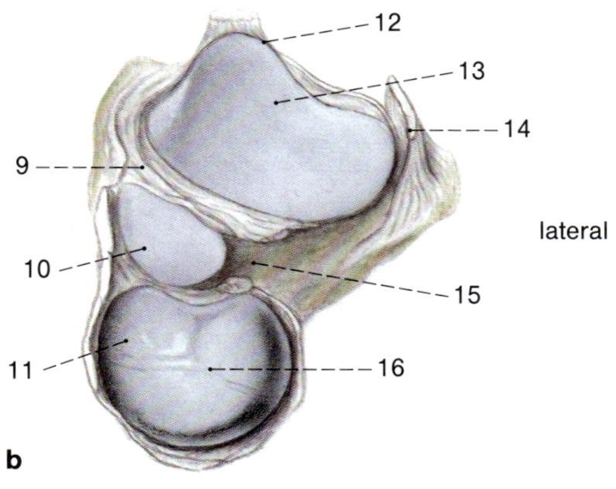

Abb. **11 a** u. **b** Unteres Sprunggelenk .
a Distale Gelenkkörper von proximal.
b Proximale Gelenkkörper von distal.

1 Lig. calcaneofibulare
2 Facies articularis talaris posterior
3 Lig. talocalcaneum interosseum
4 Facies articularis talaris media
5 Facies articularis talaris anterior
6 Lig. bifurcatum
7 Os naviculare, Facies articularis talaris
8 Lig. calcaneonaviculare plantare (sog. „Pfannenband")
9 Lig. talocalcaneum interosseum
10 Facies articularis calcanea media
11 Facies articularis calcanea anterior
12 Processus posterior tali
13 Facies articularis calcanea posterior
14 Lig. calcaneofibulare
15 Collum tali; Sinus tarsi
16 Caput tali, Facies articularis navicularis

Die Articulatio calcaneocuboidea wird aus windschief verdrehten Gelenkflächen beider Knochen aufgebaut, die ebenfalls eine relativ große Beweglichkeit in zumindest zwei Freiheitsgraden zulassen.

Die übrigen Gelenke der Fußwurzel sowie die Articulationes tarsometatarsales können pauschal als plane Gelenke bezeichnet werden, deren überaus wichtige Bedeutung in einer geringen Verschieblichkeit der Knochen zueinander bei den vielfältigen Beanspruchungen des Fußes besteht. Die Articulationes metatarsophalangeales werden einerseits von den Capita der Metatarsalknochen, andererseits von den Basen der Phalangen aufgebaut und sind sowohl von ihrer Form als auch von ihrer Funktion her Kugelgelenke. Die Articulationes interphalangeales pedis schließlich sind reine Scharniergelenke. Im klinischen Sprachgebrauch werden die Bezeichnungen Chopartsche Gelenklinie für die Articulatio tarsi transversa und Lisfrancsche Gelenklinie für die Articulationes tarsometatarsales verwendet.

Eine besondere Form der Gelenkkörper weist die Articulatio metatarsophalangealis hallucis auf. Das Caput des ersten Mittelfußknochens ist walzenförmig ausgebildet und besitzt zwei flache Rinnen, die durch einen Grat getrennt werden. Entsprechend ist die Basis der Grundphalanx geformt. In das Lig. plantare des Grundgelenkes sind immer zwei Sesambeine eingelagert.

Gelenkkapsel

Im Bereich der Malleolengabel ist die Gelenkkapsel sowohl medial als auch lateral und dorsal nahe der Knorpel-Knochen-Grenze angeheftet (s. Abb. **10**), nur in deren vorderem Umfang ist die Anheftungslinie einige Millimeter nach proximal versetzt. Dies trifft auch für die Dorsalseite des Collum tali zu, das über eine Distanz von ca. 10 Millimetern nur von Membrana synovialis bedeckt ist. Der vordere Anteil der Gelenkkapsel des OSG ist sehr dünn und besitzt im Gegensatz zu den übrigen Anteilen keinerlei Bandverstärkungen.

Durch den Sinus tarsi ist die Gelenkhöhle des USG in zwei Abschnitte unterteilt (s. o.; Abb. **11**). Die Gelenkkapsel umsäumt die Gelenkflächen eng, die Membrana fibrosa verschmilzt rundum mit dem aufliegenden Bandapparat.

Alle übrigen kleinen Gelenke des Fußes werden von straffen Gelenkkapseln umschlossen, die wenig Beweglichkeit zulassen.

Bänder

Die medialen Bänder des Sprunggelenkbereiches (OSG und USG; Abb. **12–14**) werden wesentlich stärker beansprucht als die der lateralen Seite (Abb. **15**). Dementsprechend ist auf der medialen Seite eine breite trapezoide Platte entwickelt, das Lig. mediale (Lig. deltoideum), an dem vier Züge unterschieden werden können. Die Pars tibionavicularis zieht von der Vorderkante des Malleolus medialis über den Taluskopf hinweg bis zur Tuberositas ossis navicularis. Daran schließt sich die Pars tibiotalaris anterior an, die zum Talushals zieht, sowie die Pars tibiocalcanea, die als oberflächlichster Anteil die Unterkante des Malleolus medialis mit dem Sustentaculum tali verbindet. Am weitesten hinten gelegen ist die Pars tibiotalaris posterior. Der Bandapparat der lateralen Seite (s. Abb. **12**, **15**) ist in drei, im wesentlichen isoliert verlaufende Züge gegliedert. Von der Vorderkante des Malleolus lateralis zieht das Lig. talofibulare anterius zur lateralen Seite des Talushalses. Das Lig. calcaneofibulare entspringt ebenfalls an der Vorderkante des Malleolus lateralis und zieht bis zum Hinterrand der Trochlea peronealis/fibularis des Calcaneus. Das am weitesten hinten gelegene Lig. talofibulare posterius zieht von der Basis des Malleolus lateralis in der Transversalebene schräg nach hinten zum Tuberculum laterale des Processus posterior tali.

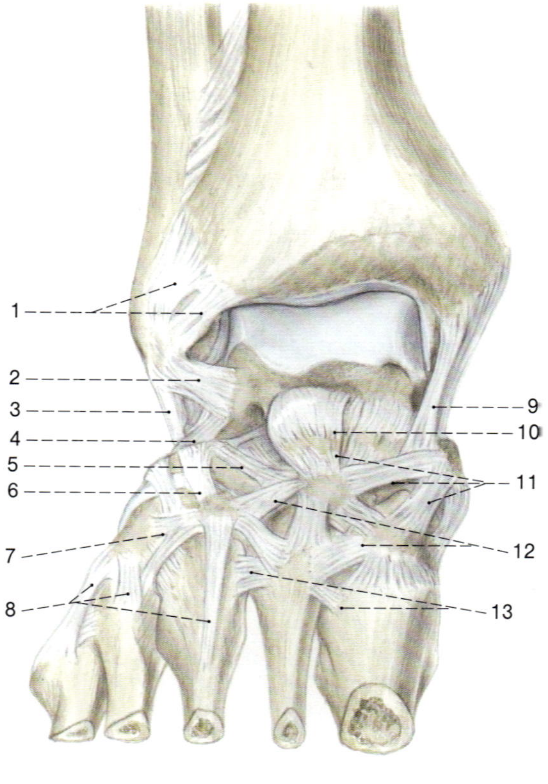

Abb. **12** Bänder des Fußes, Ansicht von schräg dorsal.

1 Lig. tibiofibulare anterius
2 Lig. talofibulare anterius
3 Lig. calcaneofibulare
4 Lig. talocalcaneum laterale
5 Lig. calcaneonaviculare } Lig. bifurcatum
6 Lig. calcaneocuboideum } Lig. bifurcatum
7 Lig. cuneocuboideum
8 Ligg. tarsometatarsalia dorsalia
9 Lig. mediale (Lig. deltoideum), Pars tibionavicularis
10 Lig. talonaviculare
11 Ligg. cuneonavicularia dorsalia
12 Ligg. intercuneiformia dorsalia
13 Ligg. metatarsalia dorsalia

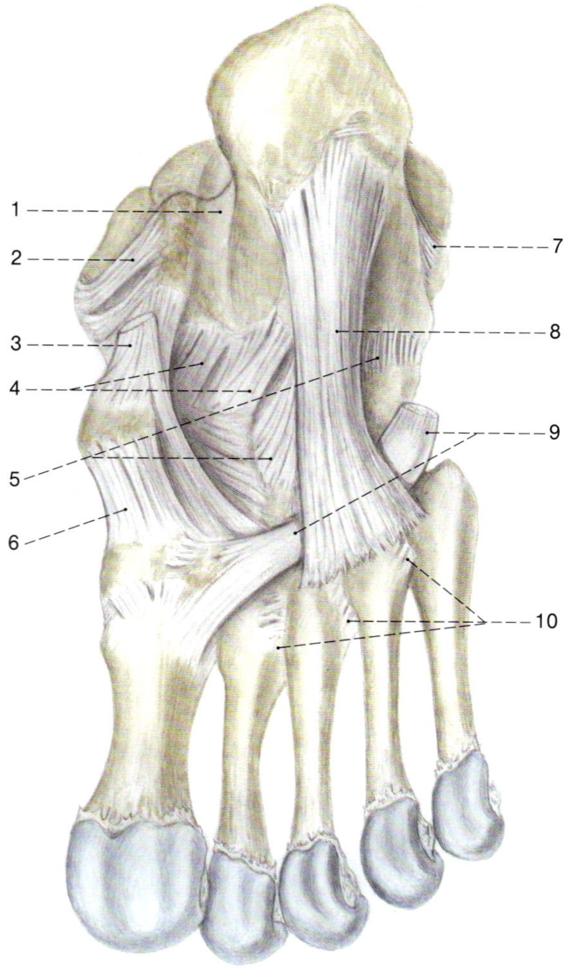

Abb. **13** Bänder des Fußes, Ansicht von plantar.

1 Sulcus tendinis m. flexoris hallucis longi
2 Lig. mediale (Lig. deltoideum), Pars tibiocalcanea
3 M. tibialis posterior (Tendo)
4 Lig. calcaneonaviculare plantare
5 Lig. calcaneocuboideum
6 Lig. cuneonaviculare plantare
7 Lig. calcaneofibulare
8 Lig. plantare longum
9 M. peroneus/fibularis longus (Tendo)
10 Ligg. metatarsalia plantaria

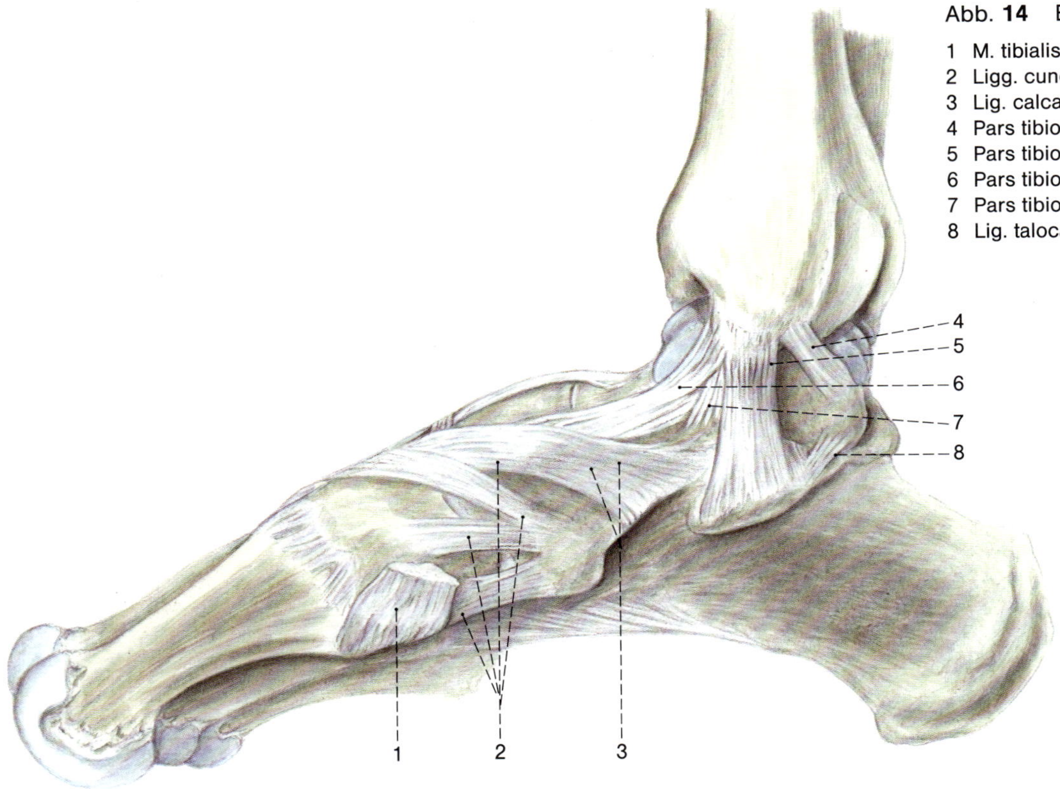

Abb. **14** Bänder des Fußes, Ansicht von medial.

1 M. tibialis anterior (Tendo)
2 Ligg. cuneonavicularia dorsalia et plantaria
3 Lig. calcaneonaviculare plantare
4 Pars tibiotalaris posterior
5 Pars tibiocalcanea
6 Pars tibionavicularis
7 Pars tibiotalaris anterior
(4–7: Lig. mediale (Lig. deltoideum))
8 Lig. talocalcaneum mediale

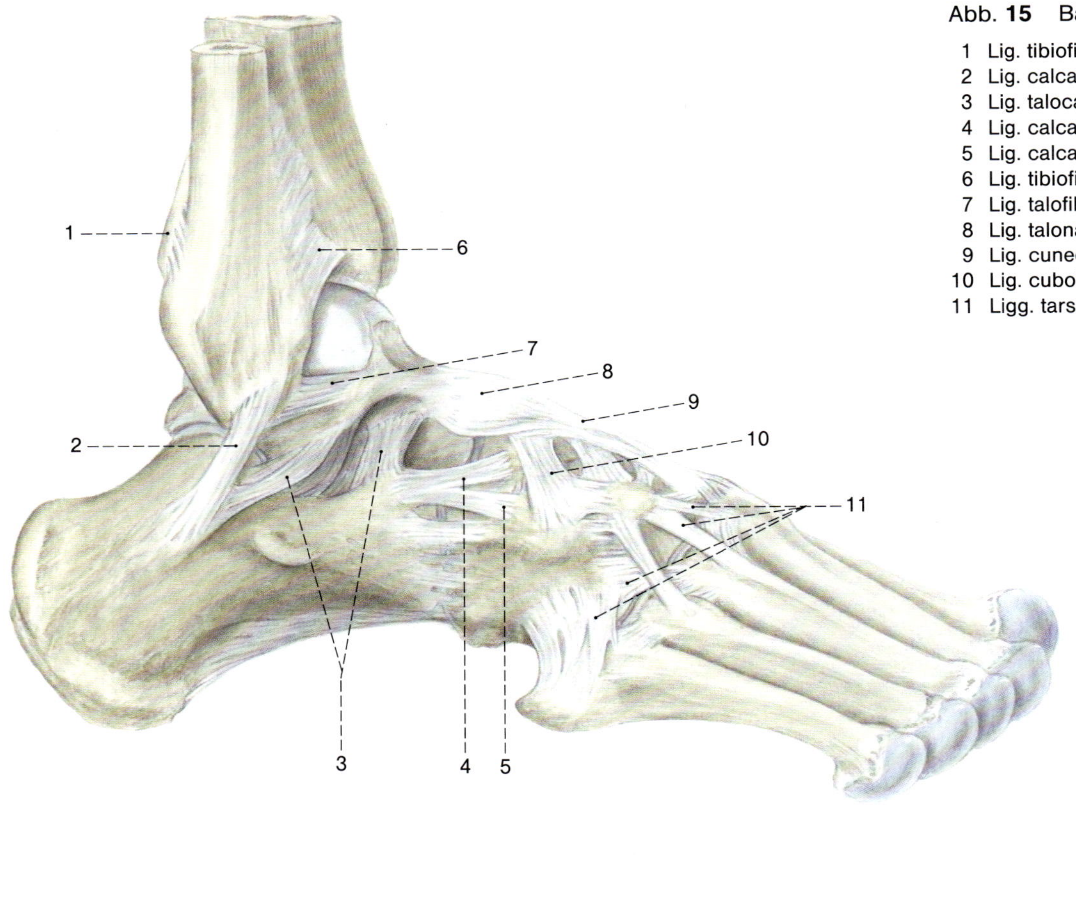

Abb. **15** Bänder des Fußes, Ansicht von lateral.

1 Lig. tibiofibulare posterius
2 Lig. calcaneofibulare
3 Lig. talocalcaneum laterale
4 Lig. calcaneonaviculare
5 Lig. calcaneocuboideum
(4–5: Lig. bifurcatum)
6 Lig. tibiofibulare anterius
7 Lig. talofibulare anterius
8 Lig. talonaviculare
9 Lig. cuneonaviculare dorsale
10 Lig. cuboideonaviculare dorsale
11 Ligg. tarsometatarsalia dorsalia

Talus und Calcaneus werden zentral überdies durch das Lig. talocalcaneum interosseum verbunden (s. Abb. **11**). Dieses Band erfüllt die Tiefe des Sinus tarsi und ist in sich schraubig verdreht, so daß über den gesamten Bewegungsumfang des unteren Sprunggelenkes immer einige Fasern gespannt bleiben und damit der Kontakt der beiden beteiligten Knochen gesichert bleibt.

Das Lig. mediale sichert als feste Platte das Abknicken des Fußes nach medial. Die Plantarflexion im oberen Sprunggelenk wird durch die vorderen Züge des Lig. mediale und durch das Lig. talofibulare anterius begrenzt, bei Dorsalflexion werden die hinteren Züge des Lig. mediale sowie das Lig. talofibulare posterius und das Lig. calcaneofibulare gespannt (Abb. **17**, **18**).

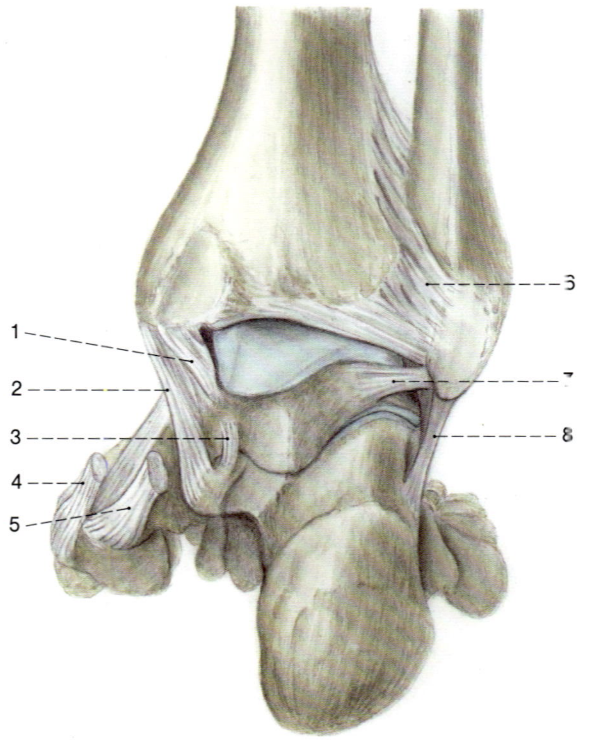

Abb. **16** Bänder des Fußes, Ansicht von posterior.

1 Lig. mediale (Lig. deltoideum), Pars tibiotalaris posterior
2 Lig. mediale (Lig. deltoideum), Pars tibiocalcanea
3 Lig. talocalcaneum mediale
4 M. tibialis anterior (Tendo)
5 M. tibialis posterior (Tendo)
6 Lig. tibiofibulare posterius
7 Lig. talofibulare posterius
8 Lig. calcaneofibulare

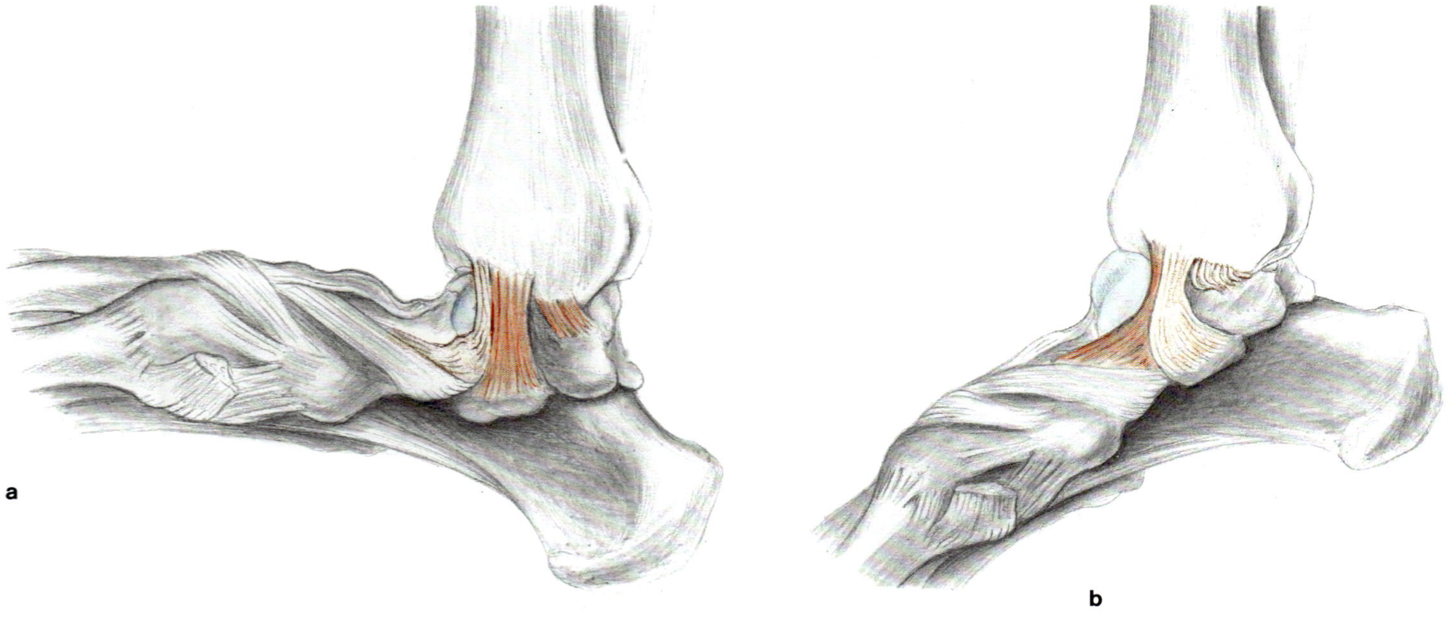

Abb. **17 a** u. **b** Bänder des oberen Sprunggelenkes, Ansicht von medial. Gespannte Fasern sind rot dargestellt.
a Dorsalflexion.
b Plantarflexion.

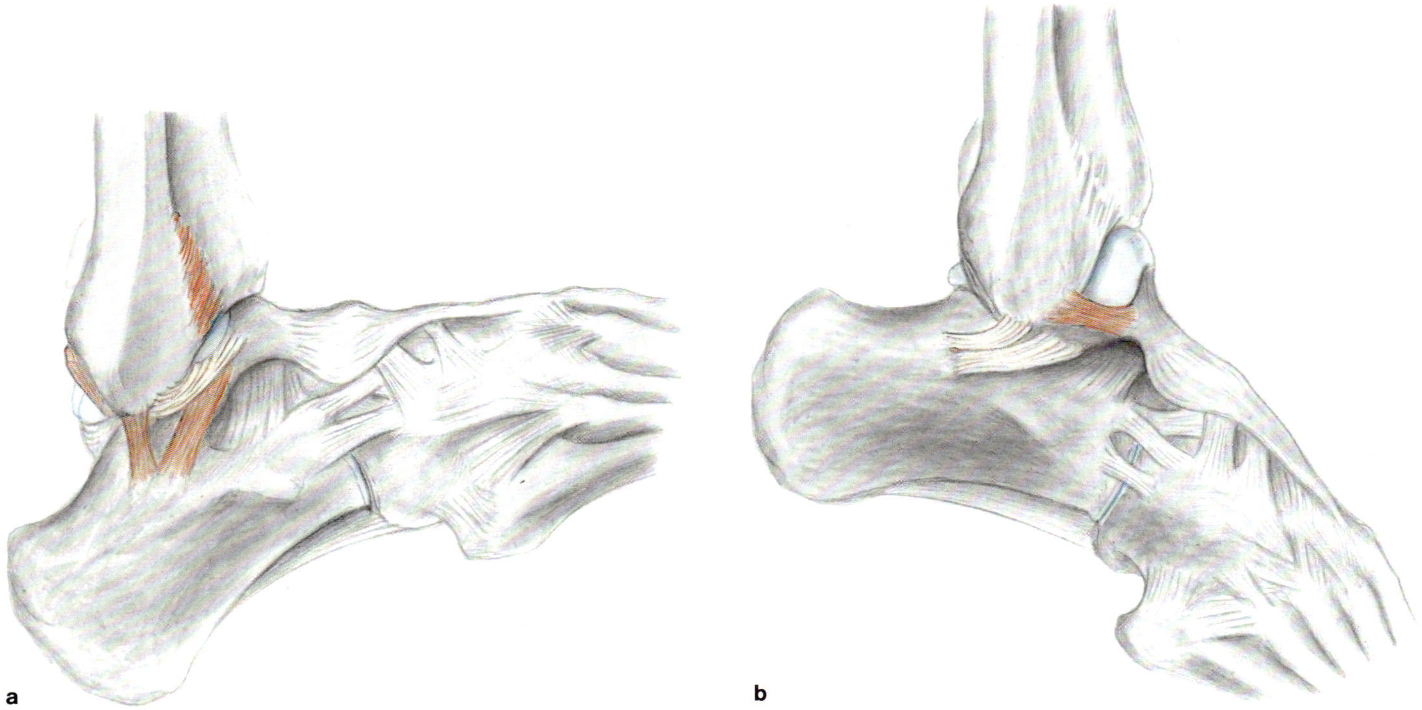

Abb. **18a** u. **b** Bänder des oberen Sprunggelenkes, Ansicht von lateral. Gespannte Fasern sind rot dargestellt.
a Dorsalflexion.
b Plantarflexion.

Eine besondere Rolle kommt dem Lig. calcaneonaviculare plantare (sog. Pfannenband; Abb. **11**, **13**) zu. Dieses zieht vom Sustentaculum tali zur plantaren und medialen Fläche des Os naviculare und stellt eine ligamentäre Klammer zwischen Calcaneus und Talus dar. Seine gegen den Taluskopf gerichtete Fläche ist faserknorpelig ausgebildet und vervollständigt die Gelenkpfanne der Articulatio talocalcaneonavicularis. Der mediale Teil, der sich auf die Innenseite des Fußes als feste Bindegewebsplatte fortsetzt, bildet eine Art Druckplatte für den Taluskopf und verhindert damit das Abgleiten des Talus vom Sustentaculum tali. Er besteht weitgehend aus Faserknorpel und wird durch ausstrahlende Faserzüge zum Kahnbein hin verspannt. Auf der Plantarseite geht er in das Lig. plantare longum über, das im Fußwurzelbereich Grundlage der Längswölbung des Fußes bildet. Die Articulatio talocalcaneonavicularis wird auf die dorso-laterale Seite hin vom Lig. calcaneonaviculare vervollständigt. Zusammen mit dem Lig. calcaneocuboideum bildet es das Lig. bifurcatum und sichert – in der Längsachse des Fußes gelegen – die Gelenke der Chopartschen Gelenklinie.

Die kleineren Fußwurzelknochen werden untereinander sowie mit den Basen der Mittelfußknochen durch eine Reihe kurzer oberflächlicher sowie interossärer Bänder verbunden (s. Abb. **12**, **13**, **15**). Hervorzuheben ist das Lig. plantare longum, das – von der Unterfläche des Calcaneus ausgehend – über das Os cuboideum hinweg bis zu den Basen der drei lateralen Mittelfußknochen zieht. Dabei überbrückt dieses Band den Sulcus tendinis m. peronei/fibularis longi.

Sowohl die Zehengrundgelenke als auch die Zehengelenke selbst werden von den Ligg. collateralia geführt. Die plantaren Seiten der Gelenkkapseln werden jeweils durch Ligg. plantaria verstärkt. Im Bereich des Grundgelenkes der Großzehe finden sich hier regelmäßig zwei große Sesambeine, gelegentlich ist auch am Grundgelenk der 5. Zehe ein Sesambein ausgebildet. Die Köpfe aller Mittelfußknochen werden auf ihrer Plantarseite durch das Lig. metatarsale transversum profundum miteinander verbunden.

Muskeln

Lange Fußmuskeln

In dieser Gruppe sind alle Muskeln zusammengefaßt, deren Bäuche am Unterschenkel liegen und deren Sehnen unterschiedlich weit auf den Fuß ziehen. Auf der Dorsalseite betrifft dies von medial nach lateral den M. tibialis anterior, den M. extensor hallucis longus und den M. extensor digitorum longus sowie den M. peroneus/fibularis tertius. Alle drei Muskeln ziehen unter dem Retinaculum mm. extensorum inferius hindurch und besitzen dort ausgedehnte Sehnenscheiden. Der M. tibialis anterior inseriert an der medialen Fläche des Os naviculare und an der Basis des Os metatarsale I. Die beiden langen Zehenextensoren ziehen jeweils zur Dorsalaponeurose bzw. strahlen in die dorsalen Kanten der Endphalangen ein. Diese Dorsalaponeurosen sind grundsätzlich ähnlich gebaut wie die der Finger, ihre Mittelbündel enden an der Mittelphalanx, die Randbündel ziehen bis zur Endphalanx. Als häufige Variante findet sich als Abspaltung des M. extensor digitorum longus ein M. peroneus/fibularis tertius, der bis zur Tuberositas ossis metatarsalis V zieht.

Auf der dorsalen Seite des Malleolus medialis verlaufen der M. tibialis posterior, der M. flexor hallucis longus und der M. flexor digitorum longus. Auch diese drei Muskeln besitzen ausgedehnte Sehnenscheiden, vor allem in dem Bereich, wo sie zwischen Lig. mediale in der Tiefe und Retinaculum mm. flexorum (Lig. laciniatum) oberflächlich eingezwängt sind. Am weitesten vorne liegt der M. tibialis posterior, der zur Tuberositas ossis navicularis zieht und zur Innenseite der Ossa cuneiformia und der Basen der Ossa matatarsalia II - IV ausstrahlt. Er wird noch proximal des Malleolus medialis vom M. flexor digitorum longus überkreuzt (Chiasma crurale), der im proximalen Drittel der Fußsohle auch über den M. flexor hallucis longus hinwegzieht (Chiasma plantare). Unterhalb des Sustentaculum tali liegt der M. flexor hallucis longus im entsprechenden Sulcus am tiefsten. Die beiden langen Zehenbeuger inserieren an den plantaren Kanten der jeweiligen Endphalangen, nachdem die Endsehnen des M. flexor digitorum longus die des M. extensor digitorum brevis durchbohrt haben.

Hinter dem Malleolus lateralis ziehen die Mm. peronei/fibulares longus und brevis. Ihre Sehnen sind hier von den Retinacula mm. peroneorum/fibularium bedeckt und besitzen Sehnenscheiden. Die des M. peroneus/fibularis longus begleitet dessen Sehne entlang des Calcaneus durch den Sulcus tendinis m. peronei/fibularis longi am Os cuboideum unter dem Lig. plantare longum hindurch bis zur plantaren Fläche der Tuberositas ossis metatarsalis I und am Os cuneiforme II. Der M. peroneus/fibularis brevis verbleibt am lateralen Fußrand und inseriert an der Tuberositas ossis metatarsalis V.

Kurze Fußmuskeln

Den Bändern des Fußrückens aufliegend, gliedern sich die Muskelbäuche des M. extensor hallucis brevis und des M. extensor digitorum brevis. Beide Muskeln entspringen an der dorsalen, vor dem Sulcus calcanei liegenden Fläche des Calcaneus. Die Sehnen erreichen die jeweilige Endphalanx, in deren Dorsalaponeurose sie einstrahlen; die fünfte Zehe bleibt allerdings meist frei.

Die kurzen Muskeln der Fußsohle sind in drei Gruppen einzuteilen. Die Eminentia plantaris medialis wird vom M. abductor hallucis und den beiden Köpfen des M. flexor hallucis brevis aufgebaut. Nach lateral schließt sich in der Tiefe das Caput obliquum des M. adductor hallucis an. Die Grundlage der Eminentia plantaris lateralis bildet der M. abductor digiti V, von dem sich mitunter ein eigenständiger M. opponens digiti V abspaltet, der M. flexor digiti minimi brevis und der M. interosseus plantaris III.

In der Mitte der Fußsohle liegt direkt unter der Plantaraponeurose der M. flexor digitorum brevis, der von ihrer Innenseite und vom vorderen Umfang des Tuber calcanei entspringt. Gleich darunter kommt der M. quadratus plantae zu liegen, der, häufig zweigeteilt, schräg in die Sehne des M. flexor digitorum longus einstrahlt und damit dessen Zugrichtung ändert. Die Tiefe der Fußsohle bildet der M. adductor hallucis, der mit seinem Caput obliquum sowie mit seinem Caput transversum zum lateralen Sesambein des Großzehengrundgelenkes zieht. Die Intermetatarsalräume schließlich werden von den Mm. interossei plantares I - III und dorsales I - IV ausgefüllt, die aber auch die plantare Fläche der Mittelfußknochen bedecken.

Sehnenscheiden

Am Fuß sind vier Gruppen von Sehnenscheiden zu definieren (Abb. **19 - 21**). Im Bereich des Tarsus findet sich eine vordere, eine mediale und eine laterale Gruppe, an den Zehen sind plantare Sehnenscheiden ausgebildet. Die vorderen tarsalen Sehnenscheiden, die getrennt voneinander die Mm. tibialis anterior, extensor hallucis longus und extensor digitorum longus umhüllen, beginnen bereits am Unterschenkel wenige Zentimeter oberhalb des OSG und ziehen unter den Retinacula mm. extensorum superius und inferius unterschiedlich weit auf den Mittelfuß. Am weitesten nach distal bis auf Höhe des Köpfchens des ersten Mittelfußknochens wird die Sehne des M. extensor hallucis longus begleitet. Die Sehnenscheide des M. extensor digitorum longus verbreitert sich entsprechend der Divergenz der Einzelsehnen zum zweiten bis zum fünften Zehenstrahl und zieht mit diesen bis auf Höhe der Tarsometatarsalgelenke. Die Sehnenscheide des M. tibialis anterior reicht nur bis zum Os naviculare.

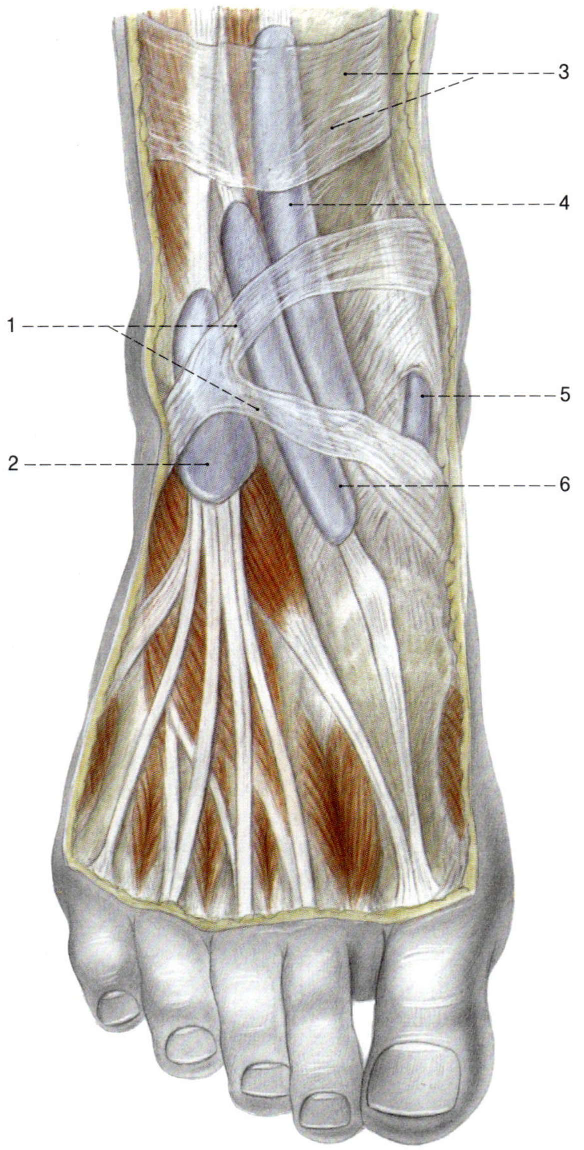

Abb. **19** Sehnenscheiden, Ansicht von dorsal.

1 Retinaculum mm. extensorum inferius
2 Vagina tendinum m. extensoris digitorum pedis longi
3 Retinaculum mm. extensorum superius
4 Vagina tendinis m. tibialis anterioris
5 Vagina tendinis m. tibialis posterioris
6 Vagina tendinis m. extensoris hallucis longi

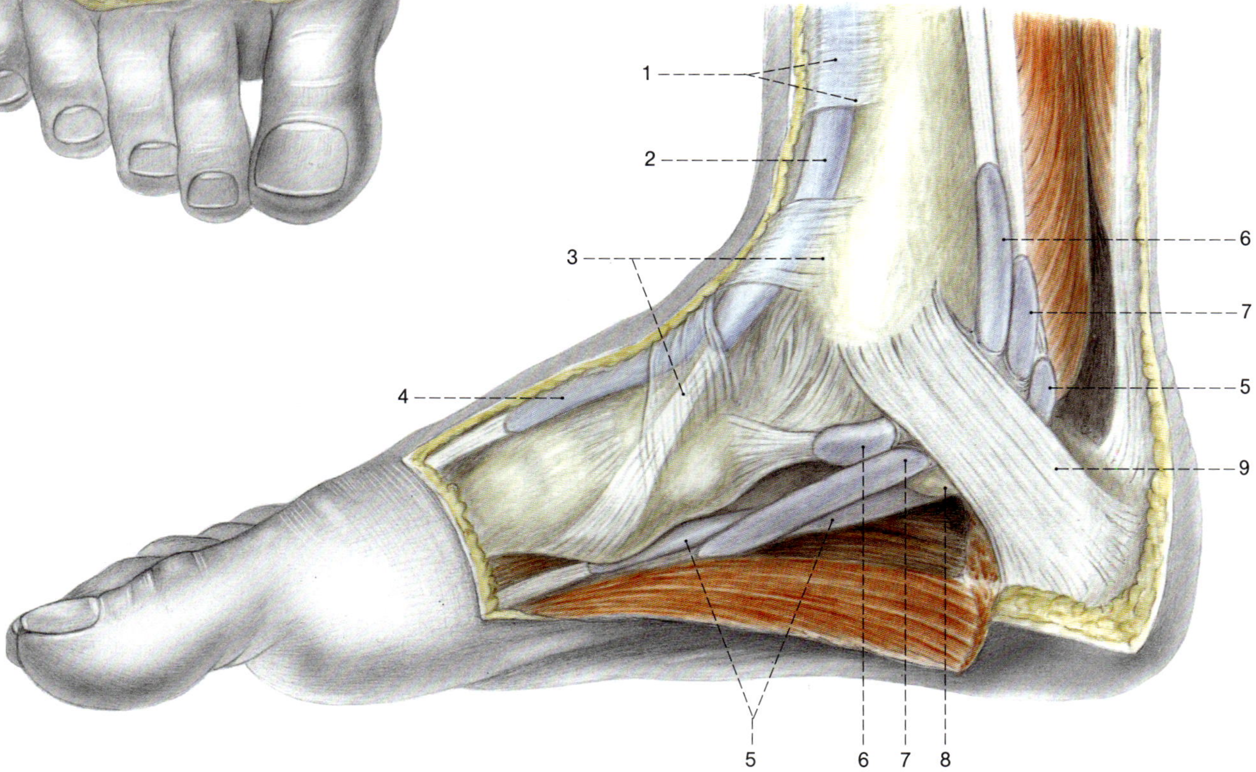

Abb. **20** Sehnenscheiden, Ansicht von medial.

1 Retinaculum mm. extensorum superius
2 Vagina tendinis m. tibialis anterioris
3 Retinaculum mm. extensorum inferius
4 Vagina tendinis m. extensoris hallucis longi
5 Vagina tendinis m. flexoris hallucis longi
6 Vagina tendinis m. tibialis posterioris
7 Vagina tendinis m. flexoris digitorum longi
8 Sustentaculum tali
9 Retinaculum mm. flexorum

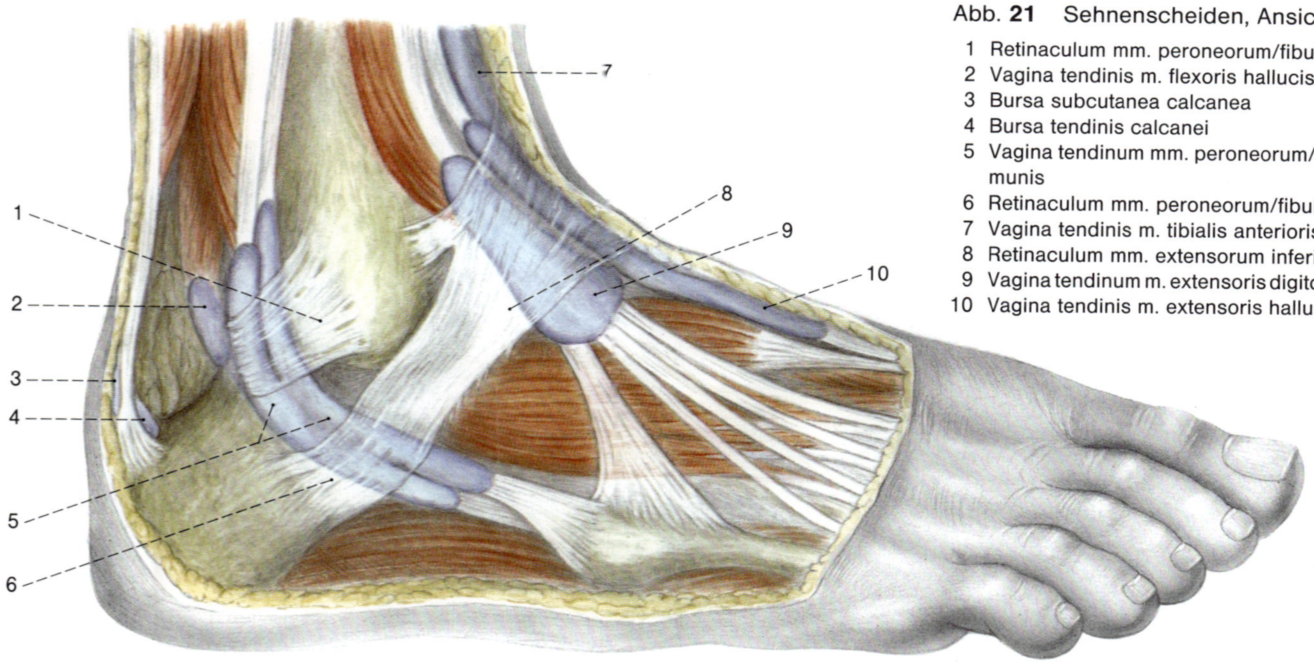

Abb. **21** Sehnenscheiden, Ansicht von lateral.

1 Retinaculum mm. peroneorum/fibularium superius
2 Vagina tendinis m. flexoris hallucis longi
3 Bursa subcutanea calcanea
4 Bursa tendinis calcanei
5 Vagina tendinum mm. peroneorum/fibularium communis
6 Retinaculum mm. peroneorum/fibularium inferius
7 Vagina tendinis m. tibialis anterioris
8 Retinaculum mm. extensorum inferius
9 Vagina tendinum m. extensoris digitorum pedis longi
10 Vagina tendinis m. extensoris hallucis longi

Die medialen Sehnenscheiden liegen in jeweils eigenen Sehnenscheidenfächern, die durch fibröse Stege getrennt werden, die vom Retinaculum mm. flexorum ausgehen. Sie beginnen ebenfalls am Unterschenkel knapp oberhalb des Retinakulums. Der M. tibialis posterior weist die kürzeste Umhüllung auf, die beiden Mm. flexores hallucis longus und digitorum longus dagegen werden bis in die Mitte der Fußsohle hinein von ihren Sehnenscheiden begleitet.
Auf der lateralen Seite sind die Sehnenscheiden für die beiden Mm. peronei/fibulares im proximalen Bereich, wo sie knapp oberhalb des Knöchels beginnen, häufig verschmolzen und teilen sich erst nach distal hin auf. Während die Scheide für den M. peroneus7fibularis brevis nur etwa bis auf Höhe des Kuboids reicht, wird die Sehne des M. peroneus/fibularis longus über das Kuboid hinweg unter dem Lig. plantare longum hindurch bis zu ihrem Ansatz an der Unterfläche des Os cuneiforme I und an der Tuberositas ossis metatarsalis I begleitet.

Faszien und Kompartimente

Faszien

Das Dorsum pedis wird von der Fascia dorsalis pedis eingehüllt, die sich aus der Fascia cruris ableitet. Im Bereich der Sprunggelenke und des hinteren Fußwurzelbereiches ist sie durch das Retinaculum mm. extensorum inferius verstärkt, das X-förmig die Extensoren bzw. deren Sehnenscheiden eng an das Skelett fixiert. Häufig fehlt allerdings der laterale obere Schenkel des X, so daß eine <-Form entsteht. Die Anheftungspunkte sind lateral der Talushals, über den hinwegziehend es in das Retinaculum mm. peroneorum/fibularium inferius übergeht, medial der Malleolus medialis und das Os naviculare.
Auf der medialen Seite des Fußes überbrückt das Retinaculum mm. flexorum (Lig. laciniatum) die Rinne zwischen Malleolus medialis und Calcaneus. Der dadurch begrenzte Raum wird auch als Tarsaltunnel beschrieben.
Die entsprechende Rinne auf der lateralen Seite des Fußes wird von zwei Faszienstreifen bedeckt, die über die beiden Mm. peronei/fibulares hinwegziehen. Proximal verbindet das Retinaculum mm. peroneorum/fibularium superius die Außenfläche des Malleolus lateralis mit dem oberen Anteil der Außenkante des Tuber calcanei, das Retinaculum mm. peroneorum/fibularium inferius liegt ca. zwei Zentimeter distal davon und geht in das Retinaculum mm. extensorum inferius über.

Topographische Räume (Kompartimente)

Zusammen mit der Umhüllung durch die Faszien des Fußes, die zum Teil durch die Integration der Retinacula bzw. der Plantaraponeurose sehr fest sind, und mit zwei sagittal ausgerichteten Septen in der Tiefe der Fußsohle (Abb. **22**) entstehen in sich weitgehend abgeschlossene Logen (Tab. **1**). Diese als Kompartimente zu bezeichnenden Räume enthalten neben einzelnen Muskelgruppen auch Leitungsbahnen, die bei Kompression gefährdet sein können.

Tabelle **1** Topographische Räume (Kompartimente) des Fußes.

<table>
<tr><th>Seite</th><th>Tarsus</th><th colspan="2">Metatarsus</th><th>Digiti</th></tr>
<tr><td rowspan="3">dorsal</td><td colspan="3">epifaszial (subkutan)</td><td rowspan="7">subkutan</td></tr>
<tr><td rowspan="2">subfaszial</td><td colspan="2">subfaszial epitendinös</td></tr>
<tr><td colspan="2">subfaszial subtendinös</td></tr>
<tr><td rowspan="2">medial</td><td colspan="3">epifaszial (subkutan)</td></tr>
<tr><td colspan="3">subfaszial</td></tr>
<tr><td rowspan="2">lateral</td><td colspan="3">epifaszial (subkutan)</td></tr>
<tr><td colspan="3">subfaszial</td></tr>
<tr><td rowspan="5">plantar</td><td>Eminentia plantaris med.</td><td>Planta pedis (zentral)</td><td>Eminentia plantaris lat.</td><td rowspan="2">epivaginal (subkutan)</td></tr>
<tr><td colspan="3">epifaszial (subkutan)</td></tr>
<tr><td rowspan="3">subfaszial</td><td>subfaszial (subaponeurotisch) epitendinös</td><td rowspan="3">subfaszial</td><td rowspan="3">subtendinös</td></tr>
<tr><td>subfaszial (subaponeurotisch) intertendinös</td></tr>
<tr><td>Subfaszial (subaponeurotisch) subtendinös</td></tr>
</table>

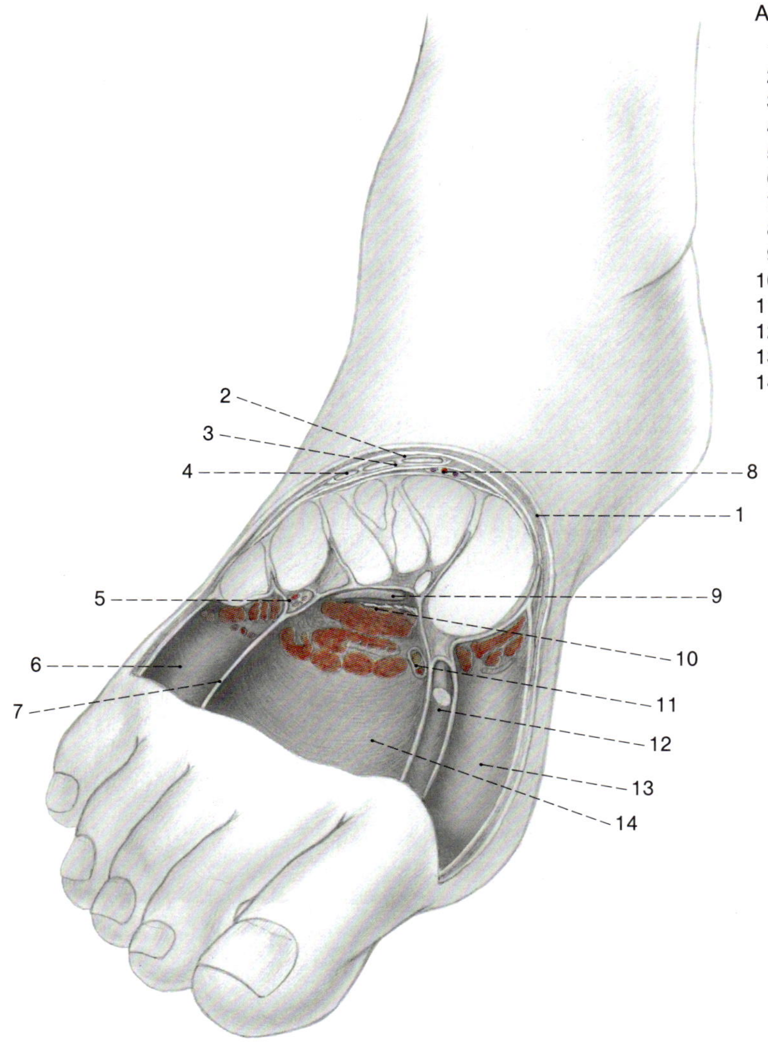

Abb. **22** Kompartimente des Fußes.

1 epifaszialer Raum
2 subfaszialer epitendinöser Raum
3 subfaszialer subtendinöser Raum
4 Vagina tendinum m. extensoris digitorum longi
5 N., A., V. plantaris lateralis
6 Kleinzehenloge
7 laterales longitudinales Septum
8 N. peroneus/fibularis profundus, Vasa dorsalia pedis
9 M. peroneus/fibularis longus (Tendo)
10 Lig. plantare longum
11 N., A., V. plantaris medialis
12 Vagina tendinis m. flexoris hallucis longi
13 Großzehenloge
14 Mittelloge

Funktionelle Gesichtspunkte

Gelenkmechanik

Beide Sprunggelenke zusammen stellen eine Art Kardangelenk dar. Eine isolierte Bewegung in der Sagittalebene findet großteils im OSG statt und zwar um eine Achse, die durch die Spitze des Malleolus medialis und durch das Zentrum des Malleolus lateralis und damit durch den Krümmungsmittelpunkt der Trochlea tali zieht. Ihr Umfang wird mit 20° für die Dorsalflexion (Extension) und 50° für die Plantarflexion (Flexion) angegeben. Mit zunehmender Plantarflexion ist im OSG allerdings wegen der keilförmigen Einstellung der beiden sagittalen Gelenkflächen eine gewisse Verkantung möglich, die sich als Ab- und Adduktion auswirkt und beim Abrollen des Fußes unter dynamischen Bedingungen eine wesentlich günstigere Druckübertragung im Gelenk ermöglicht.
Die Hauptbewegung des USG ist eine Drehbewegung um eine Achse, die in etwa durch das Zentrum des Caput tali und den Processus lateralis des Tuber calcanei verläuft. In der Nullstellung des OSG ist damit eine Pronation von etwa 50° möglich und eine Supination von etwa 30°. In Plantarflexion des OSG wird daraus - bezogen auf die Längsachse des Unterschenkels - eine Ad- bzw. eine Abduktion. Die Tarsometatarsalgelenke sind unterschiedlich fest. Die der medialen Seite des Fußes sind straffer, während die lateralen Gelenke der Lisfrancschen Gelenklinie eine größere Beweglichkeit aufweisen. Die Gelenke des 4. und 5. Mittelfußstrahles erlauben einen Bewegungsausschlag von etwa 30-40°.

Belastung

Unter einfachen statischen Bedingungen wird die Körperlast auf eine schmale dreiseitige Fläche übertragen. Hauptbelastungspunkte sind die Ferse und der mediale Anteil des Zehenballens, der laterale Anteil des Zehenballens übernimmt die Querstabilisierung. Bei der Anpassung der Lastübertragung auf die Unterlage wirken sämtliche kleinen Gelenke des Fußes zusammen. Über die Verspannung durch die Plantaraponeurose und die längs verlaufenden Bänder der Fußwölbung werden sie dabei - unabhängig, ob die Kraft über den Zehenballen oder über die Ferse eingeleitet wird - auf Druck im Sinne eines Gewölbes beansprucht.

Da die Längsachse des Fußes normalerweise schräg zur Geh- bzw. Laufrichtung des Körpers ausgerichtet wird, kommt es beim Abrollvorgang zu einer beträchtlichen Verwringung des Fußes, an der sämtliche Gelenke- einschließlich der Sprunggelenke - und die überbrückenden Bänder beteiligt werden. Damit wird eine gleichmäßige Verteilung der Last auf den gesamten zur Verfügung stehenden Bandapparat und die Gelenke erreicht. Die Endphase des Abrollvorganges läuft über die große Zehe, so daß deren Grundgelenk und das Interphalangealgelenk ebenfalls stark beansprucht werden.

Topographie und Leitungsbahnen des Fußes

Dorsum pedis

Am Dorsum pedis (Abb. **23-25**) zeichnet sich meist schon durch die Haut hindurch das Geflecht der Endäste der V. saphena magna ab, die sich zusammen mit den Verzweigungen des N. peroneus/fibularis superficialis epifaszial (subkutan) ausbreiten. Lateral tritt der Endast des N. cutaneus dorsalis lateralis aus dem N. suralis dazu, entlang des medialen Fußrandes zieht der N. saphenus bis in den Mittelfußbereich. Der Zwischenraum zwischen Großzehe und zweiter Zehe wird von den Nn. digitales dorsales pedis [hallucis lateralis et digiti secundi medialis] versorgt, die aus einem Endast des N. peroneus profundus/fibularis hervorgehen, der die Faszie individuell in sehr unterschiedlicher Höhe im Bereich des Mittelfußes durchbricht. Der subfasziale Raum wird durch die Sehnen der Extensoren unterteilt, so daß eine epitendinöse von einer subtendinösen Schicht unterschieden werden kann. Die aus der A. tibialis anterior hervorgehende A. dorsalis pedis liegt dem Tarsus zwischen den Hauptsehnen der Mm. extensores hallucis longus und digitorum longus zusammen mit dem N. peroneus/fibularis profundus direkt auf. Von der Arterie gehen zwei Bögen nach lateral hin ab, von denen der als A. arcuata bezeichnete vordere Ast einerseits nach distal hin die Aa. metatarsales dorsales entläßt und andererseits im hinteren Teil des ersten Intermetakarpalraumes eine fast immer vorhandene Anastomose zu den plantaren Arterien, zum Arcus plantaris profundus, eingeht.

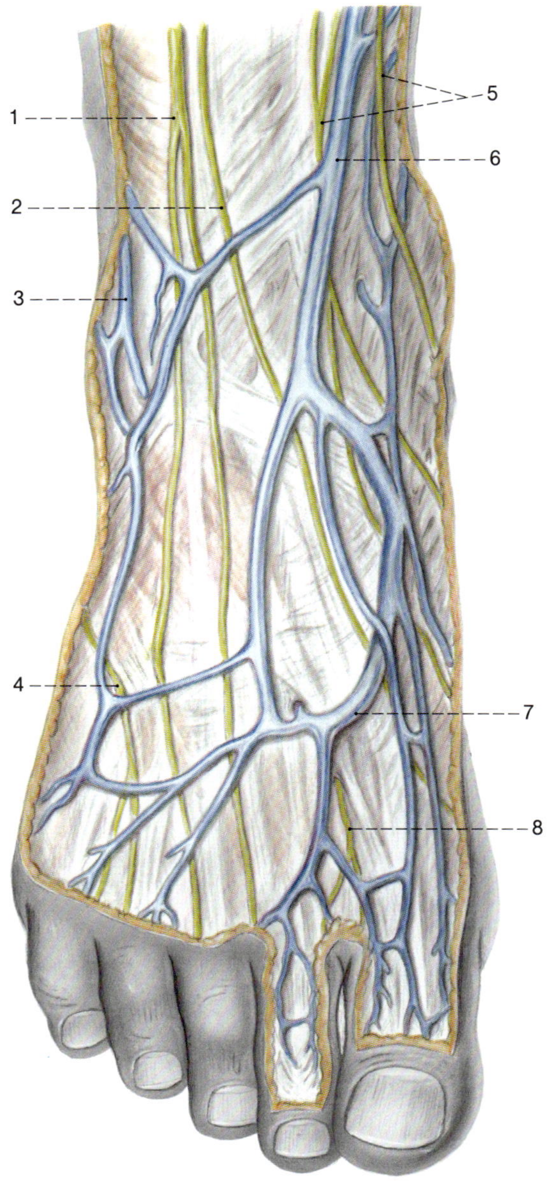

Abb. **23** Dorsum pedis, epifasziale Schicht.

1 N. cutaneus dorsalis intermedius
2 N. cutaneus dorsalis medialis
3 V. saphena parva
4 N. cutaneus dorsalis lateralis
5 N. saphenus
6 V. saphena magna
7 Arcus venosus dorsalis pedis
8 Nn. digitales dorsales pedis hallucis lateralis et digiti secundi medialis

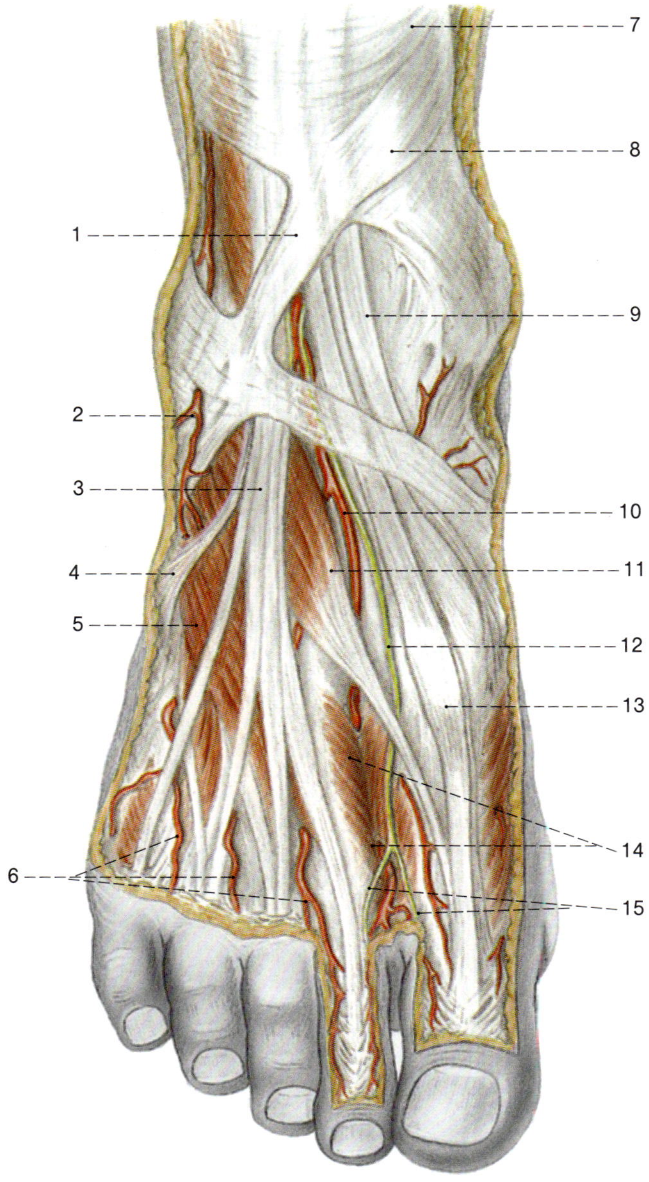

Abb. **24** Dorsum pedis, subfasziale Schicht.

1 Retinaculum mm. extensorum inferius
2 A. malleolaris anterior lateralis
3 M. extensor digitorum longus (Tendines)
4 M. peroneus/fibularis tertius (Tendo)
5 M. extensor digitorum brevis
6 Aa. metatarsales dorsales
7 Fascia cruris
8 Retinaculum mm. extensorum superius
9 M. tibialis anterior
10 A. dorsalis pedis
11 M. extensor hallucis brevis
12 N. peroneus/fibularis profundus
13 M. extensor hallucis longus (Tendo)
14 M. interosseus dorsalis I
15 Nn. digitales dorsales pedis hallucis lateralis et digiti secundi medialis

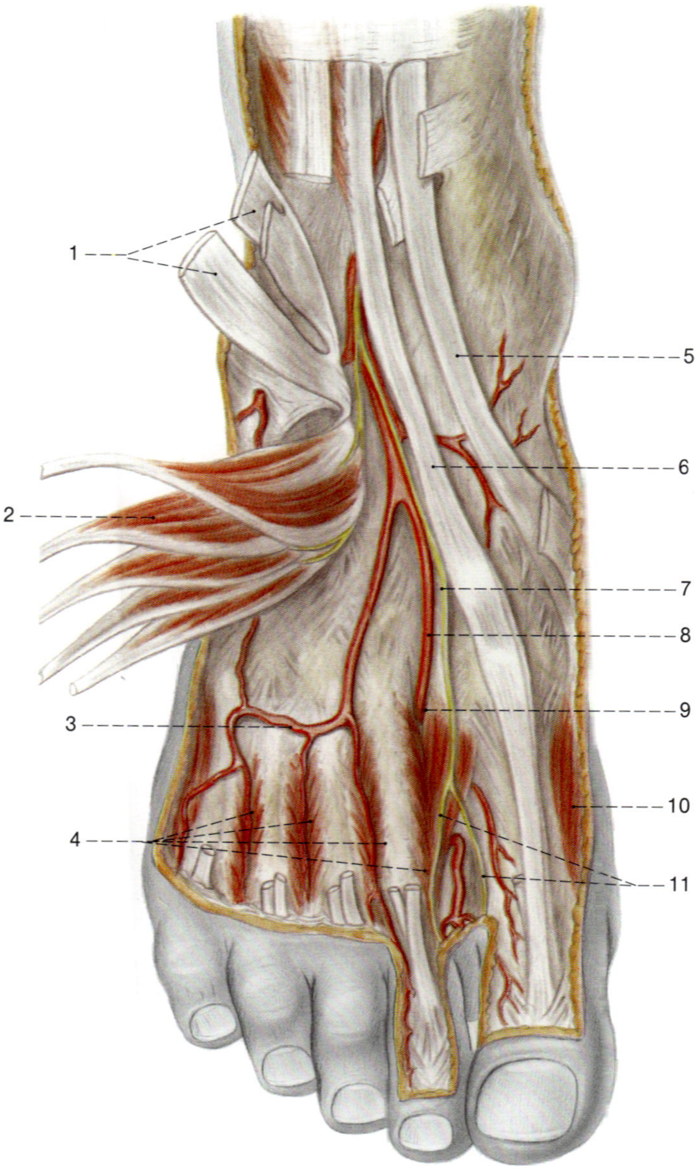

Abb. **25** Dorsum pedis, tiefe Schicht nach teilweiser Abtragung der Mm. extensores digitorum.

1 Retinaculum mm. extensorum inferius (abgeschnitten)
2 Mm. extensores digitorum et hallucis breves
3 A. arcuata
4 Mm. interossei dorsales
5 M. tibialis anterior (Tendo)
6 M. extensor hallucis longus (Tendo)
7 N. peroneus/fibularis profundus
8 A. dorsalis pedis
9 Abgang des R. plantaris profundus
10 M. abductor hallucis
11 Nn. digitales dorsales pedis hallucis lateralis et digiti secundi medialis

Planta pedis

Die Leitungsbahnen erreichen die Planta pedis (Abb. **26** bis **29**) über die mediale Malleolarregion. Verständlicherweise befinden sich im epifaszialen Bereich der Planta pedis keine nennenswerten größeren Arterien und Nervenäste, wohl aber ein feines ausgedehntes Venengeflecht, das zusammen mit dem durch festes Bindegewebe gegliederten Fettpolster eine wichtige Rolle bei der Druckaufnahme spielt. Entsprechend der Gliederung der Planta pedis in drei Räume orientieren sich auch die Leitungsbahnen. Ihre Stämme liegen proximal im mittleren Kompartiment und zwar intertendinös zwischen den Mm. flexores digitorum brevis und longus. Nach distal hin dringen ihre Äste erst in die beiden seitlichen Kompartimente ein. Aus der A. plantaris lateralis geht der Arcus plantaris profundus hervor, der subtendinös – den Mm. interossei anliegend – quer die Tiefe der Fußsohle kreuzt und die erwähnte Anastomose zur A. dorsalis pedis eingeht. Vom Arcus gehen die Aa. metatarsales plantares hervor.

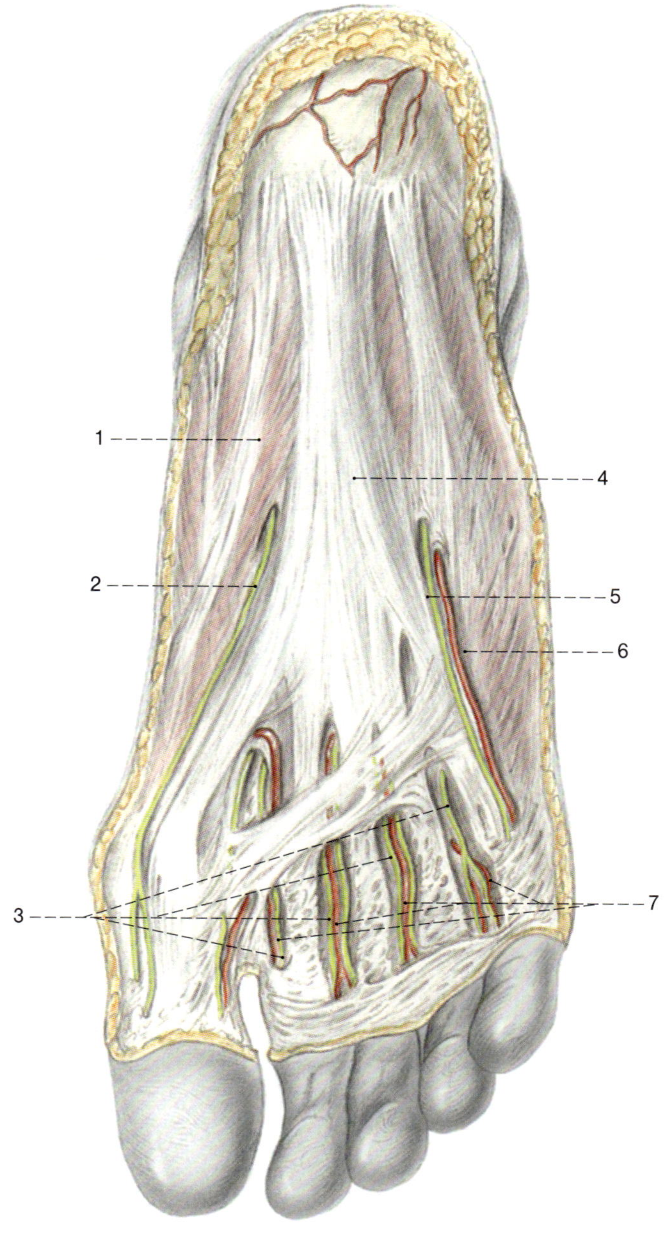

Abb. **26** Planta pedis, epifasziale Schicht.

1 M. abductor hallucis
2 N. digitalis plantaris proprius
3 Nn. digitales plantares communes
4 Aponeurosis plantaris
5 N. plantaris lateralis, R. superficialis
6 A. plantaris lateralis
7 Aa. metatarsales plantares

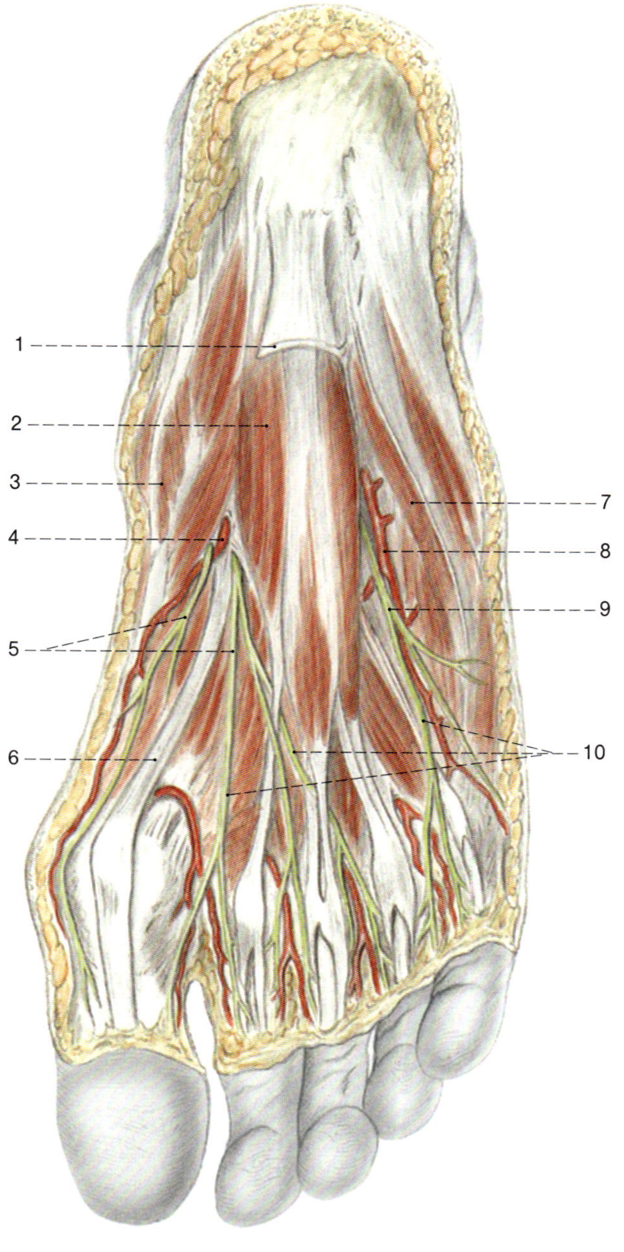

Abb. **27** Planta pedis, subfasziale (subaponeurotische) epitendinöse Schicht.

1 Aponeurosis plantaris (Schnittrand)
2 M. flexor digitorum brevis
3 M. abductor hallucis
4 A. plantaris medialis
5 N. plantaris medialis
6 M. flexor hallucis longus (Tendo)
7 M. abductor digiti minimi
8 A. plantaris lateralis
9 N. plantaris lateralis
10 Nn. digitales plantares communes

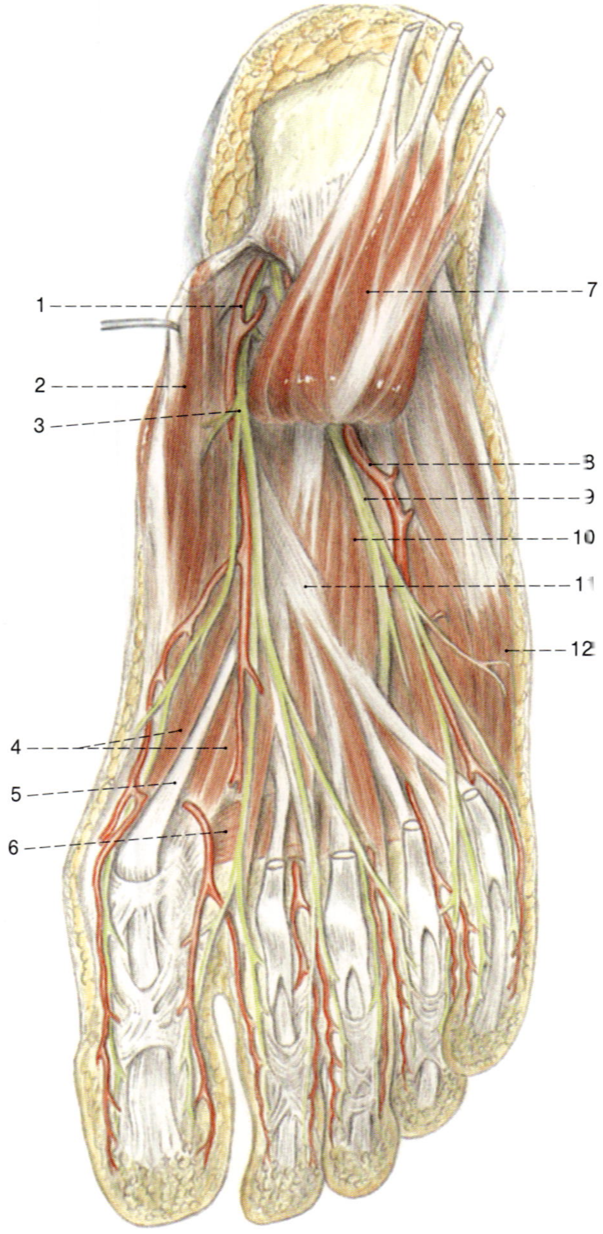

Abb. **28** Planta pedis, subfasziale (subaponeurotische) intertendinöse Schicht nach Durchtrennung des M. flexor digitorum brevis.

1 A. plantaris medialis
2 M. abductor hallucis
3 N. plantaris medialis
4 M. flexor hallucis brevis
5 M. flexor hallucis longus (Tendo)
6 M. adductor hallucis, Caput transversum
7 M. flexor digitorum brevis (abgeschnitten und hochgeschlagen)
8 A. plantaris lateralis
9 N. plantaris lateralis
10 M. quadratus plantae
11 M. flexor digitorum longus (Tendines)
12 M. abductor digiti minimi

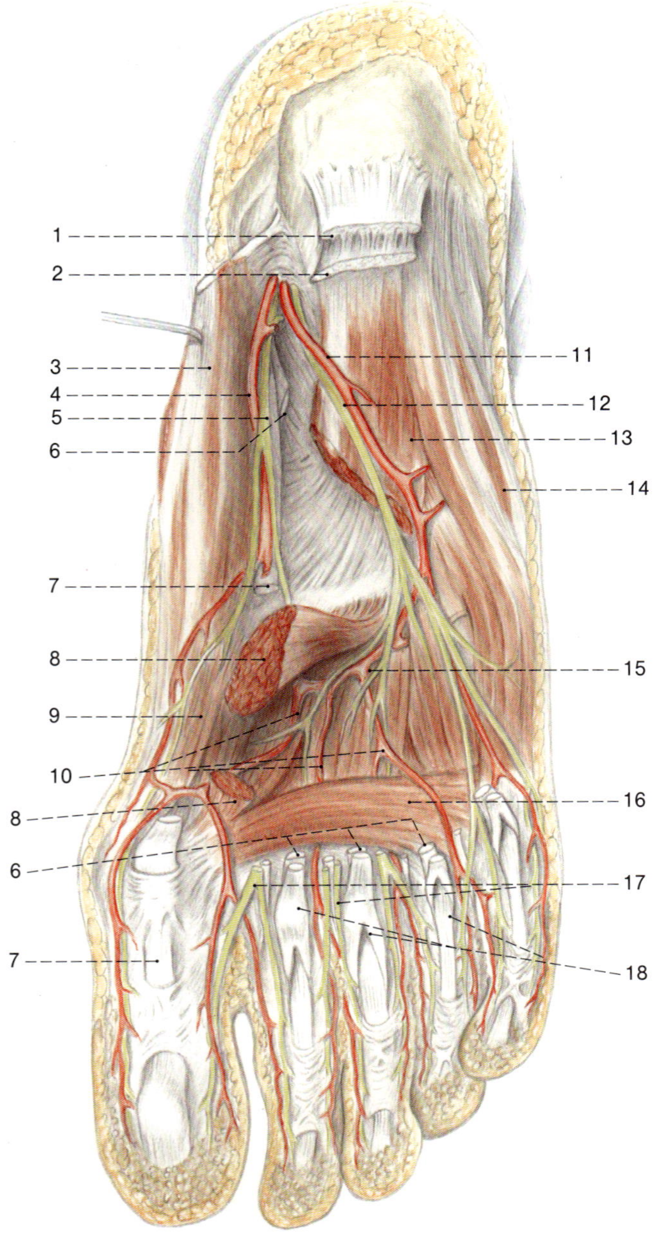

Abb. **29** Planta pedis, tiefe Schicht nach Abtragung des M. flexor digitorum longus.

1 Aponeurosis plantaris, Schnittrand
2 M. flexor digitorum brevis, Schnittrand
3 M. abductor hallucis
4 A. plantaris medialis
5 N. plantaris medialis
6 M. flexor digitorum longus (Tendo)
7 M. flexor hallucis longus (Tendo)
8 M. adductor hallucis, Caput obliquum
9 M. flexor hallucis brevis
10 Aa. metatarsales plantares
11 A. plantaris lateralis
12 N. plantaris lateralis
13 M. quadratus plantae
14 M. abductor digiti minimi
15 Arcus plantaris profundus
16 M. adductor hallucis, Caput transversum
17 Nn. digitales plantares communes
18 M. flexor digitorum brevis (Tendines)

Malleolarbereich

Im medialen Malleolarbereich (Abb. **30**) sind epifaszial nur ein Venengeflecht und die Aufzweigung des N. saphenus zu berücksichtigen. Die Aufteilung der A. tibialis in einen medialen und einen lateralen Ast erfolgt meist erst distal der Spitze des Malleolus medialis, während sich der N. tibialis schon einige Zentimeter oberhalb des Knöchels in den N. plantaris medialis und den N. plantaris lateralis aufgeteilt hat. Arterie und Nerven liegen zwar subfaszial, aber noch außerhalb der Beugersehnen, also epitendinös. Im subtendinösen Raum liegen nur Knochenäste der Arterien sowie Gelenkäste der Nerven.

In der lateralen Malleolarregion (Abb. **31**) und in der hinteren Sprunggelenkregion (Abb. **32**) breitet sich epifaszial neben einigen Hautnerven ein Venennetz aus, das hauptsächlich mit der V. saphena parva in Verbindung steht. Die Ausläufer des N. peroneus/fibularis superficialis verlaufen direkt dem Malleolus anliegend, die Äste des N. suralis ein bis zwei Finger breit hinter diesem. Subfaszial subtendinös liegt dem Malleolus lateralis ein feines arterielles Netz zur Versorgung des Knochens auf.

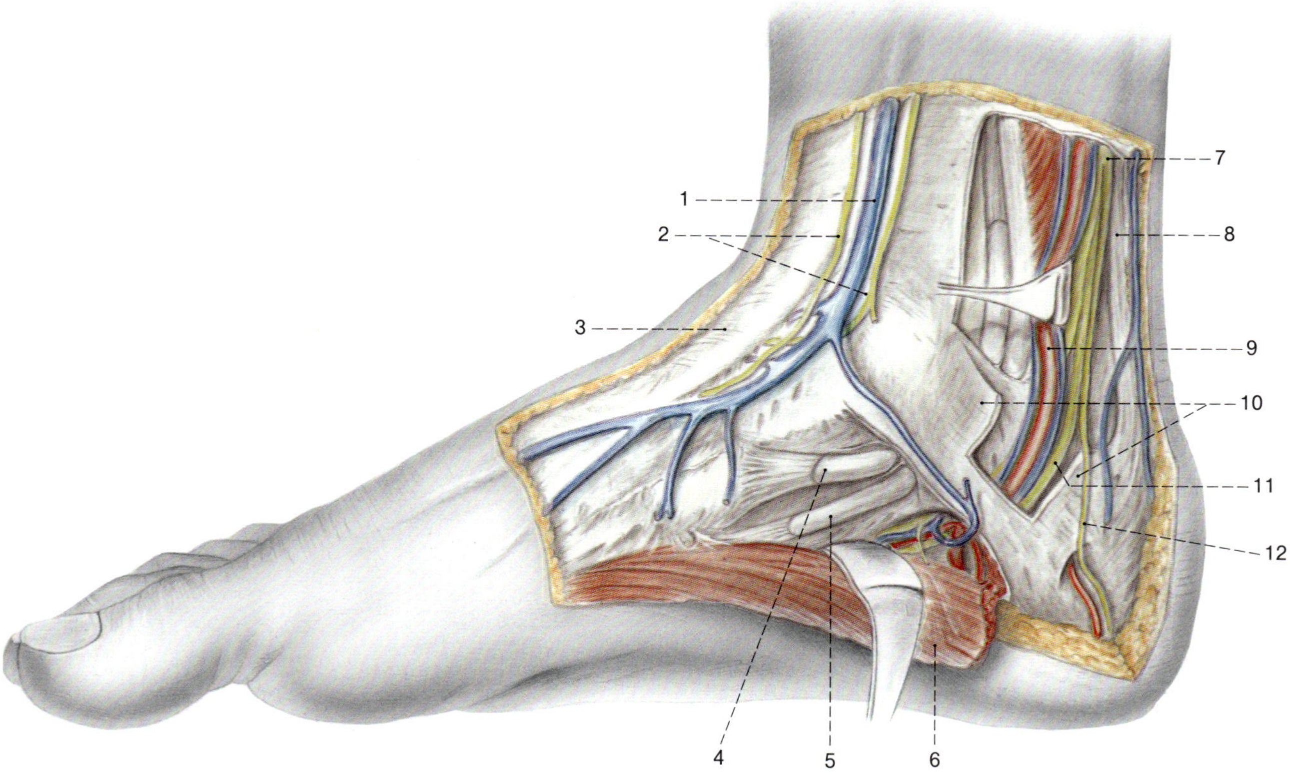

Abb. **30** Regio malleolaris medialis, tiefe Schicht nach Abtragung der Fascia cruris und von Teilen des Stratum superficiale des Retinaculum mm. flexorum.

1 V. saphena magna
2 N. saphenus
3 Vagina tendinis m. tibialis anterioris
4 Vagina tendinis m. tibialis posterioris
5 M. flexor digitorum longus
6 M. abductor hallucis
7 N. tibialis
8 Tendo calcaneus
9 A. tibialis posterior
10 Retinaculum mm. flexorum (Stratum superficiale)
11 N. plantaris medialis
12 R. calcaneus

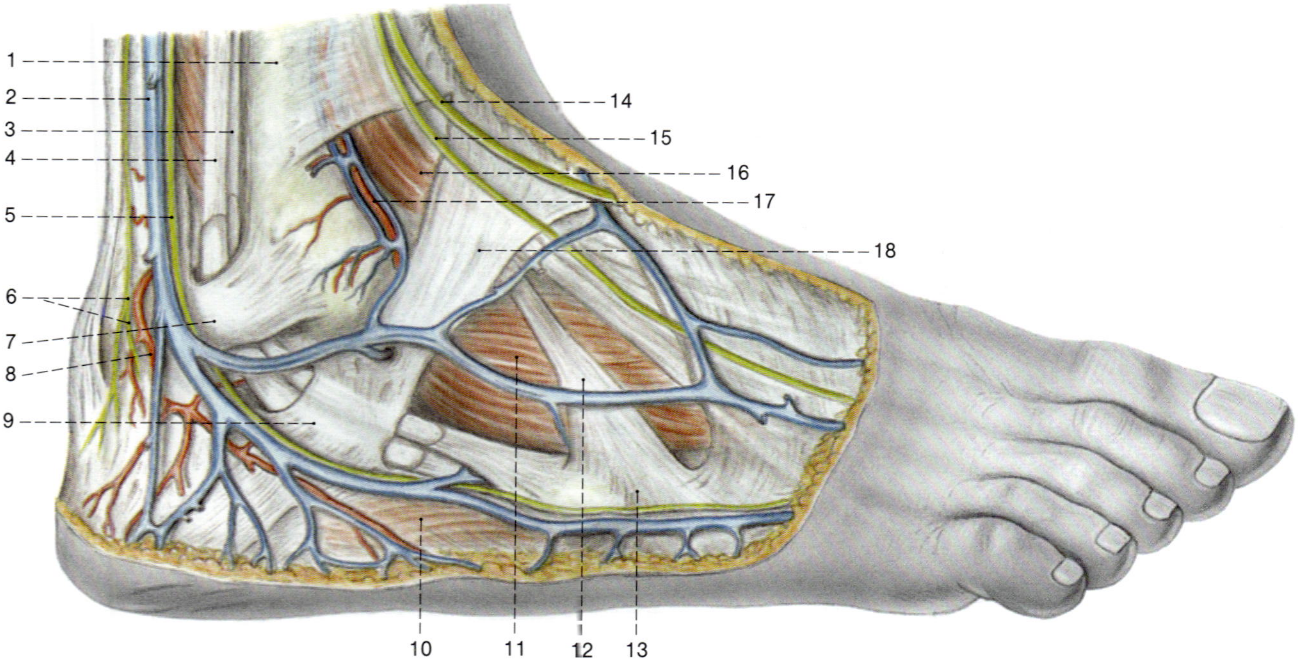

Abb. **31** Regio malleolaris lateralis, tiefe Schicht nach Abtragung von Teilen der Fascia cruris.

1 Fascia cruris
2 V. saphena parva
3 M. peroneus/fibularis brevis
4 M. peroneus/fibularis longus
5 N. cutaneus dorsalis lateralis
6 Rr. calcanei
7 Retinaculum mm. peroneorum/fibularium superius
8 R. calcaneus
9 Retinaculum mm. peroneorum/fibularium inferius
10 M. abductor digiti minimi
11 M. extensor digitorum brevis
12 M. peroneus/fibularis tertius (Tendo)
13 Tuberositas ossis metatarsalis V
14 N. cutaneus dorsalis medialis
15 N. cutaneus dorsalis intermedius
16 M. extensor digitorum longus
17 R. malleolaris lateralis
18 Retinaculum mm. extensorum inferius

Abb. **32** Regio malleolaris posterior, tiefe Schicht nach Abtragung der Fascia cruris und von Teilen der Achillessehne.

1 Retinaculum mm. flexorum (Schnittrand)
2 M. tibialis posterior (Tendo)
3 M. flexor digitorum longus (Tendo)
4 N. plantaris medialis
5 A. tibialis posterior
6 N. plantaris lateralis
7 M. flexor hallucis longus
8 Septum intermusculare cruris posterius mit R. communicans
9 M. peroneus/fibularis brevis
10 M. peroneus/fibularis longus
11 N. suralis
12 V. saphena parva
13 Retinaculum mm. peroneorum/fibularium superius
14 Tendo calcaneus

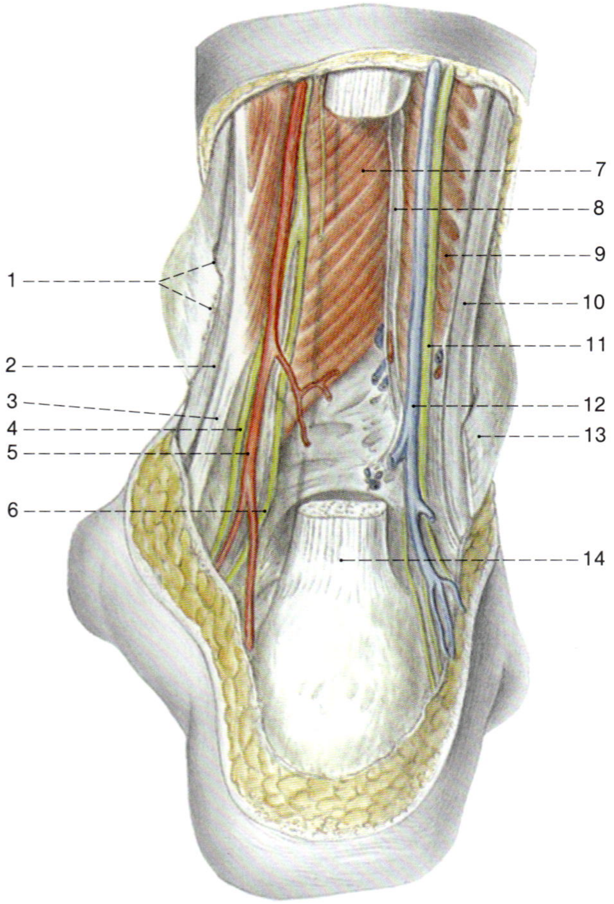

Schnittanatomie

(Abb. **33** – **40**)

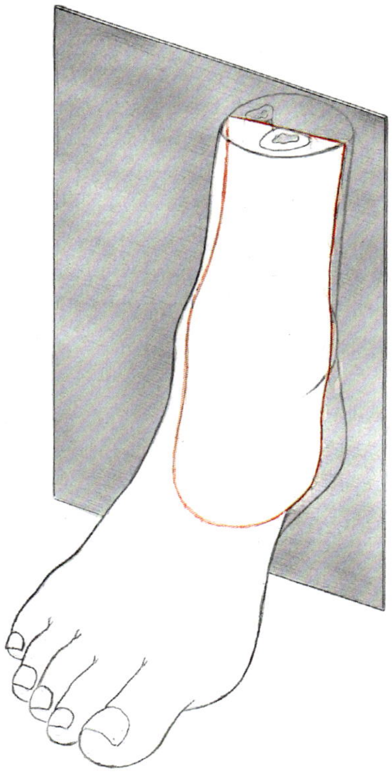

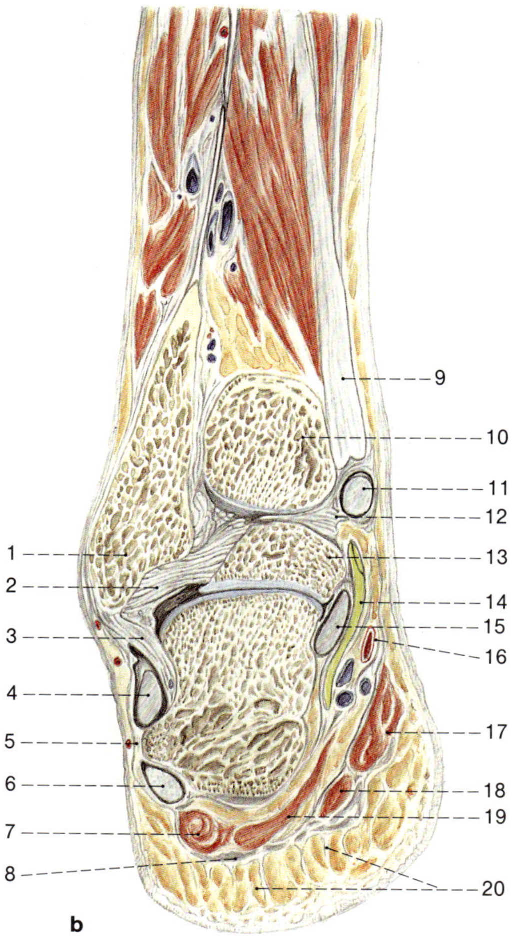

Abb. **33a** u. **b** Frontalschnitt durch den Rückfuß in Höhe des Lig. talofibulare posterius, Ansicht von vorne.

1 Fibula
2 Lig. talofibulare posterius
3 Lig. calcaneofibulare
4 M. peroneus/fibularis brevis (Tendo)
5 Retinaculum mm. peroneorum/fibularium inferius
6 M. peroneus/fibularis longus (Tendo)
7 M. abductor digiti minimi
8 Aponeurosis plantaris
9 M. tibialis posterior (Tendo)
10 Tibia
11 M. flexor digitorum longus
12 Lig. mediale (Lig. deltoideum), Pars tibiotalaris posterior
13 Talus
14 N. tibialis
15 M. flexor hallucis longus (Tendo)
16 A. tibialis posterior
17 M. abductor hallucis
18 M. flexor digitorum brevis
19 M. quadratus plantae
20 Fersenfettpolster

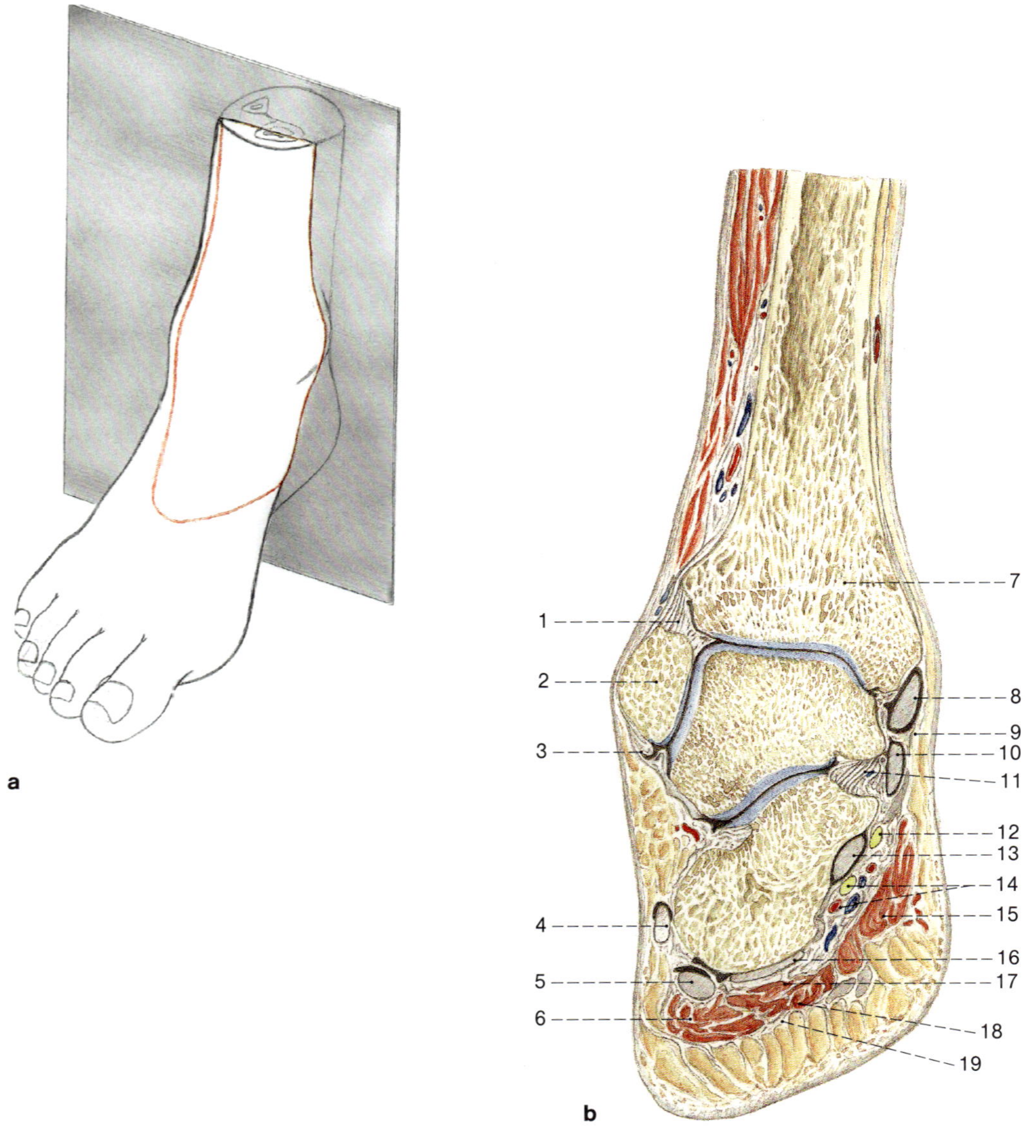

Abb. **34a** u. **b** Frontalschnitt durch den Rückfuß in Höhe der Mitte des Malleolus lateralis, Ansicht von vorne.

1 Lig. tibiofibulare anterius
2 Fibula, Malleolus lateralis
3 Lig. talofibulare anterius
4 M. peroneus/fibularis brevis (Tendo)
5 M. peroneus/fibularis longus (Tendo)
6 M. abductor digiti minimi
7 Tibia
8 M. tibialis posterior (Tendo)
9 Retinaculum mm. flexorum
10 M. flexor digitorum longus (Tendo)
11 Lig. talocalcaneum
12 N. plantaris lateralis
13 M. flexor hallucis longus (Tendo)
14 N., A., V. plantaris medialis
15 M. abductor hallucis
16 Lig. plantare longum
17 M. quadratus plantae
18 M. flexor digitorum brevis
19 Aponeurosis plantaris

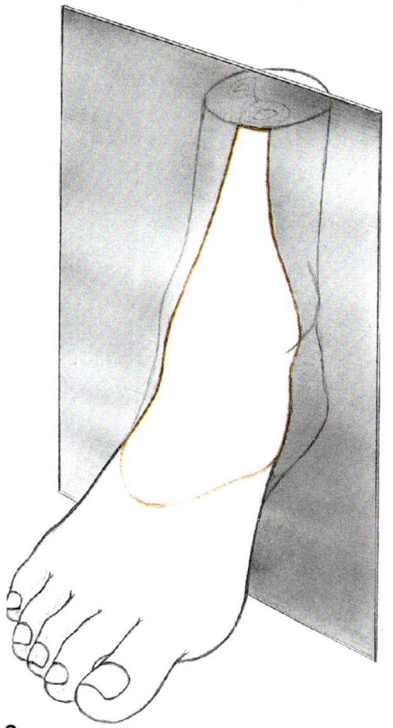

a

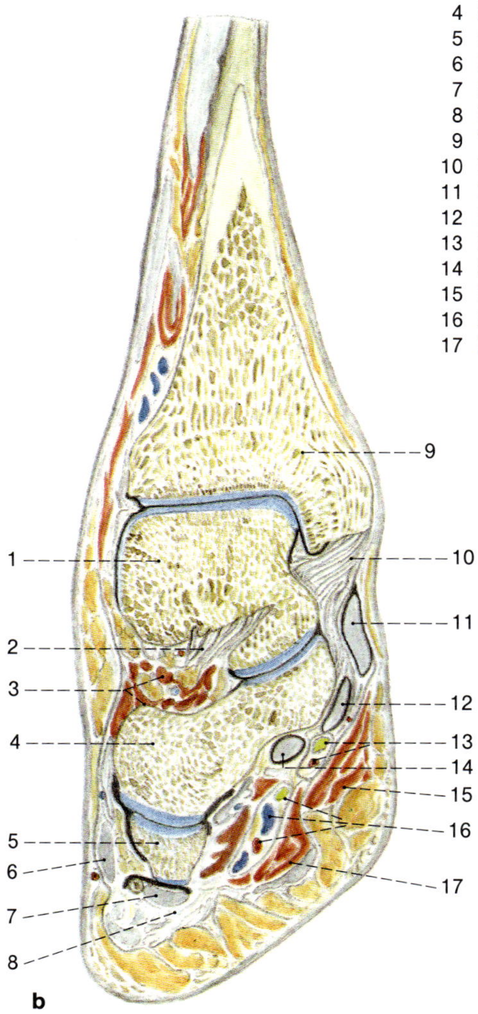

b

Abb. **35a** u. **b** Frontalschnitt durch den Rückfuß in Höhe des Vorderrandes der Tibia, Ansicht von vorne.

1 Talus
2 Lig. talocalcaneum interosseum
3 M. extensor digitorum brevis, M. extensor hallucis brevis
4 Calcaneus
5 Os cuboideum
6 M. peroneus/fibularis brevis (Tendo)
7 M. peroneus/fibularis longus (Tendo)
8 Lig. plantare longum
9 Tibia
10 Lig. mediale (Lig. deltoideum), Pars tibiotalaris anterior
11 M. tibialis posterior (Tendo)
12 M. flexor digitorum longus (Tendo)
13 N., A., plantaris medialis
14 M. flexor hallucis longus (Tendo)
15 M. abductor hallucis
16 N., A., V. plantaris lateralis
17 M. quadratus plantae, M. flexor digitorum brevis

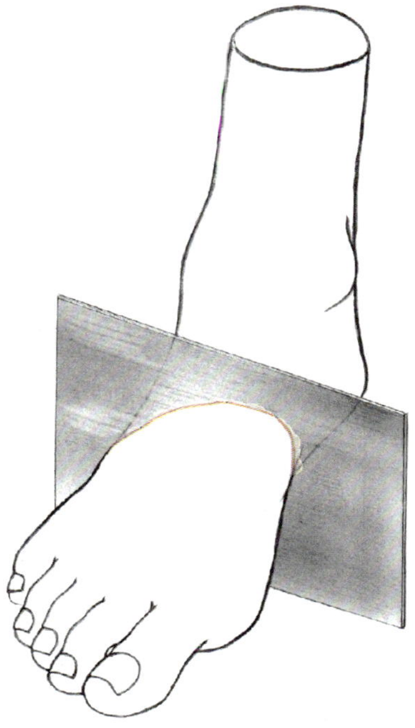

a

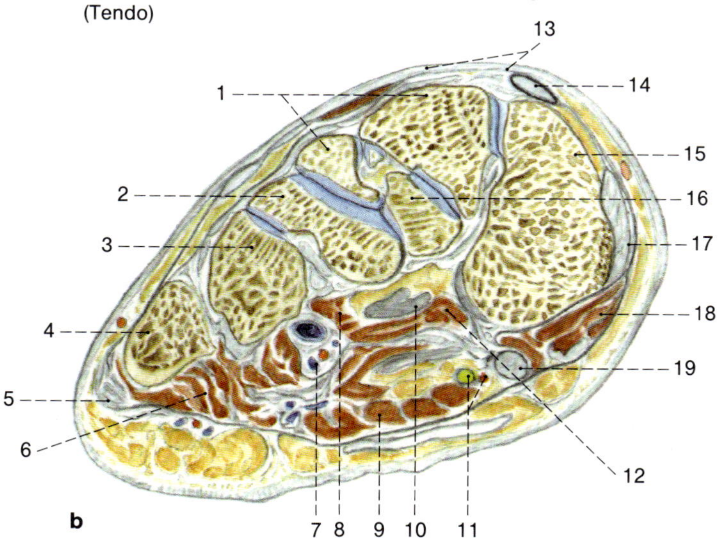

b

Abb. **36a** u. **b** Frontalschnitt durch den Mittelfuß in Höhe der Tarsometatarsalgelenke, Ansicht von vorne.

1 Os cuneiforme intermedium
2 Os cuneiforme laterale
3 Basis metatarsalis IV
4 Basis metatarsalis V
5 M. peroneus/fibularis brevis (Tendo)
6 M. abductor digiti minimi; M. flexor digiti minimi brevis
7 N., A., V. plantaris lateralis
8 M. quadratus plantae
9 M. flexor digitorum brevis
10 M. peroneus/fibularis longus (Tendo)
11 N., A., V. plantaris medialis
12 M. adductor hallucis, Caput obliquum
13 Mm. extensores digitorum longus et brevis (Tendines)
14 M. extensor hallucis longus (Tendo)
15 Os cuneiforme mediale
16 Basis metatarsalis II
17 M. tibialis anterior (Tendo)
18 M. abductor hallucis
19 M. flexor hallucis longus (Tendo)

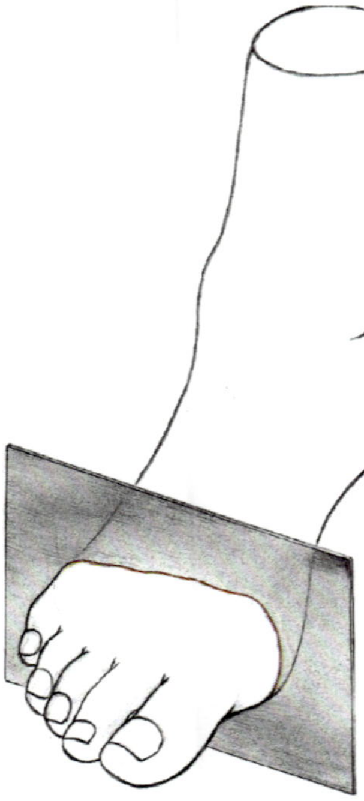

a

Abb. **37a** u. **b** Frontalschnitt durch den Mittelfuß in Höhe des vorderen Anteiles der Mittelfußknochen, Ansicht von vorne.

1 Os metatarsale II
2 Mm. extensores digitorum longus et brevis (Tendines)
3 Caput metatarsale V
4 Caput metatarsale IV
5 Mm. flexores digitorum longus et brevis (Tendines)
6 Mm. interossei
7 Nn. digitales plantares communes
8 M. flexor hallucis brevis , M. adductor hallucis
9 M. flexor hallucis longus (Tendo)
10 Os sesamoideum laterale
11 M. abductor hallucis (Tendo)
12 M. extensor hallucis brevis et longus (Tendines)
13 Caput metatarsale I

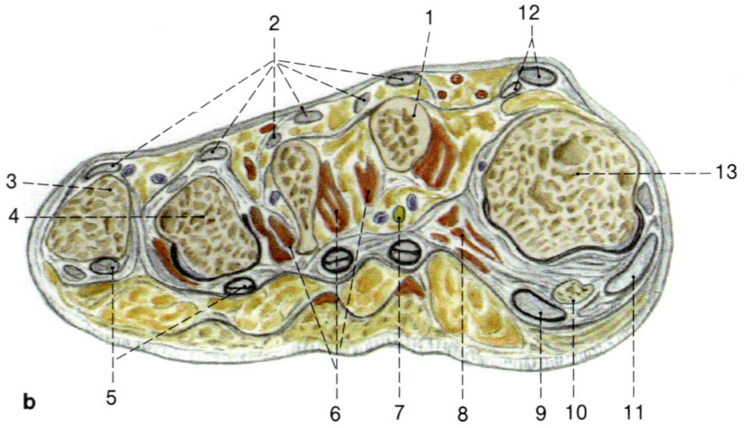

b

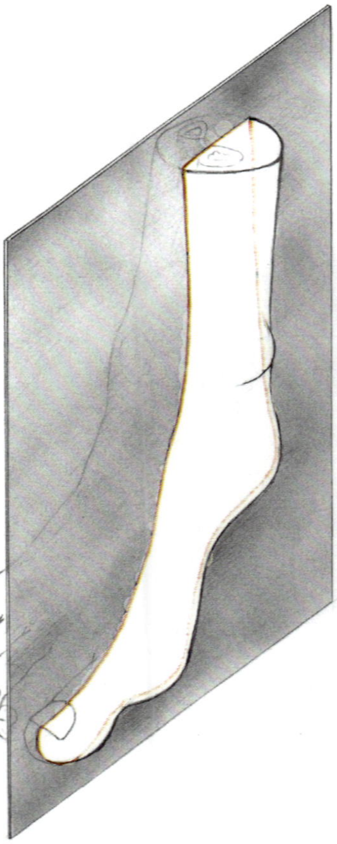

a

Abb. **38a** u. **b** Sagittalschnitt durch den Fuß in Höhe des Os metatarsale I, Ansicht von medial.

1 Tibia
2 Talus
3 Lig. talocalcaneum interosseum
4 Os naviculare
5 M. tibialis anterior (Tendo)
6 Phalanx distalis
7 Phalanx proximalis
8 Os sesamoideum laterale
9 M. flexor hallucis longus
10 Os metatarsale I
11 Os cuneiforme mediale
12 M. quadratus plantae
13 M. flexor digitorum brevis
14 Lig. calcaneonaviculare plantare, Lig. plantare longum
15 M. flexor digitorum longus
16 Aponeurosis plantaris
17 Fersenfettpolster
18 Calcaneus
19 Tendo calcaneus
20 M. tibialis posterior (Tendo)
21 Sustentaculum tali

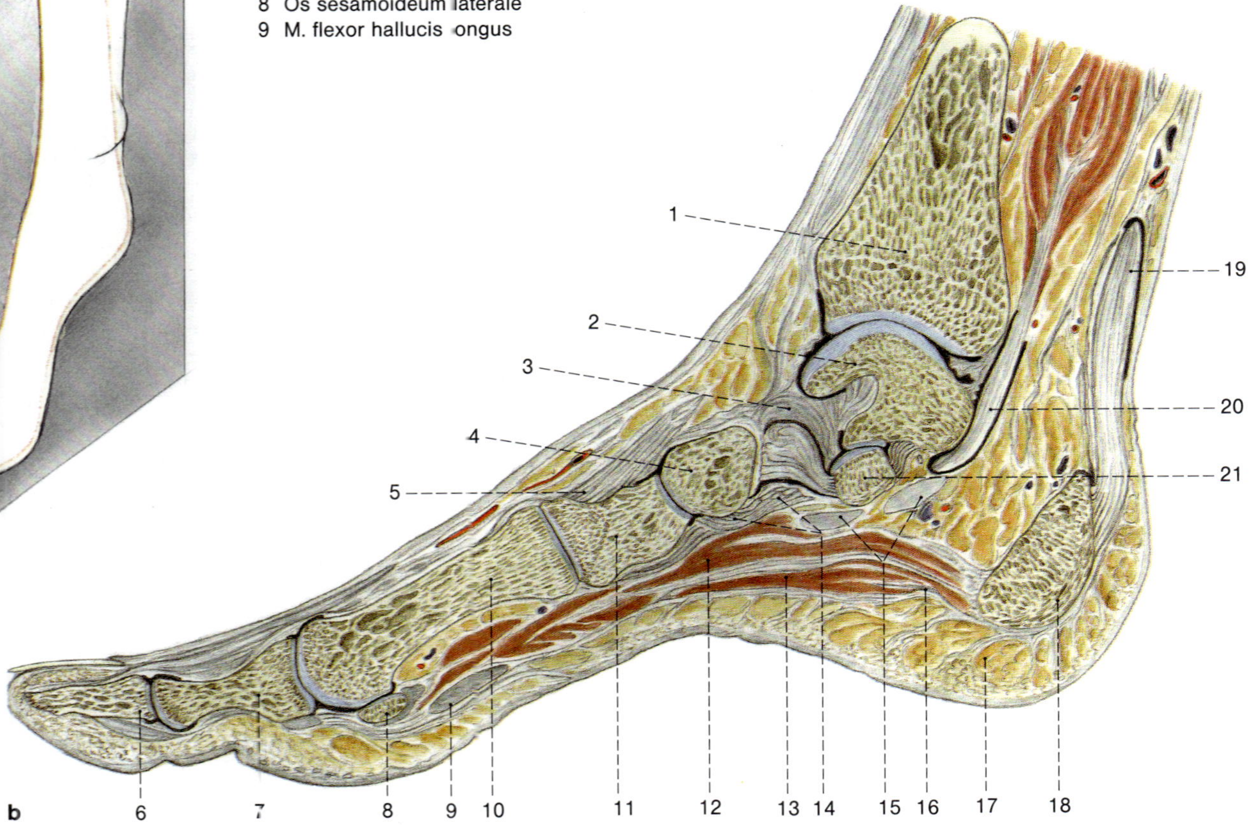

b

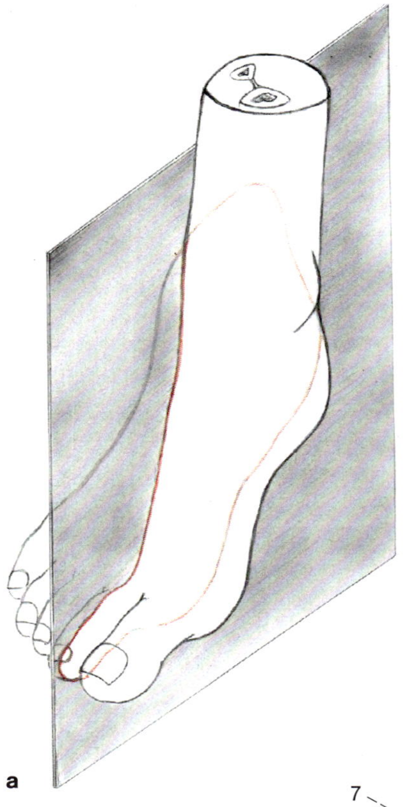

a

Abb. **39a** u. **b** Sagittalschnitt durch den Fuß in Höhe des Os metatarsale II, Ansicht von vorne.

1 Tibia
2 Talus
3 Os naviculare
4 Os cuneiforme intermedium
5 Os metatarsale I, Basis
6 Os metatarsale II
7 Phalanx proximalis
8 Phalanx media
9 Phalanx distalis
10 M. adductor hallucis, Caput transversum
11 M. adductor hallucis, Caput obliquum
12 M. interosseus dorsalis
13 M. peroneus/fibularis longus (Tendo)
14 M. flexor digitorum brevis
15 Os cuboideum
16 Lig. plantare longum
17 M. quadratus plantae
18 Lig. talocalcaneum interosseum
19 Calcaneus
20 Fibula

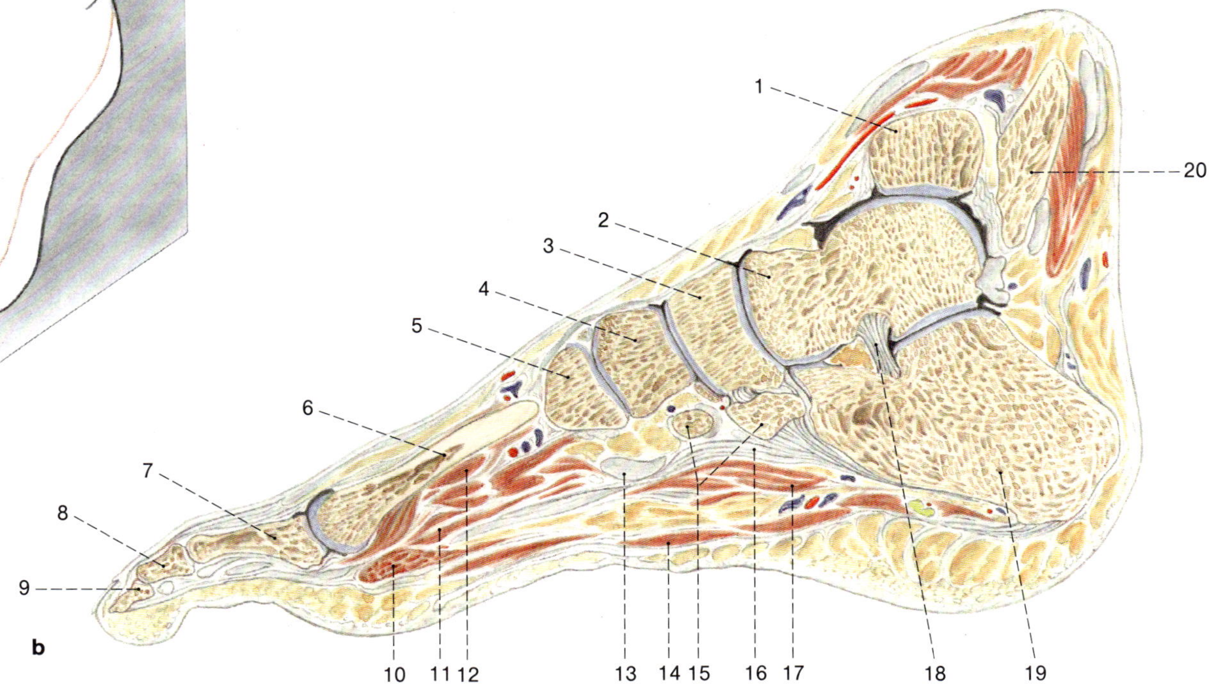

b

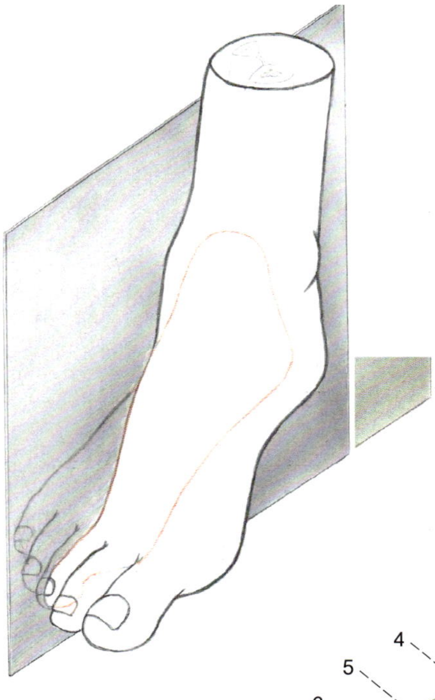

a

Abb. **40a** u. **b** Sagittalschnitt durch den Fuß in Höhe des Os metatarsale III, Ansicht von medial.

1 M. extensor digitorum brevis
2 Os cuneiforme laterale
3 Os metatarsale III
4 Phalanx proximalis
5 Phalanx media III
6 Phalanx distalis III
7 M. interosseus dorsalis plantaris
8 M. quadratus plantae, M. flexor digitorum longus (Tendo)
9 Basis metatarsalis IV
10 Os cuboideum
11 Calcaneus
12 M. peroneus/fibularis longus (Tendo)
13 Fibula
14 M. peroneus/fibularis brevis (Tendo)

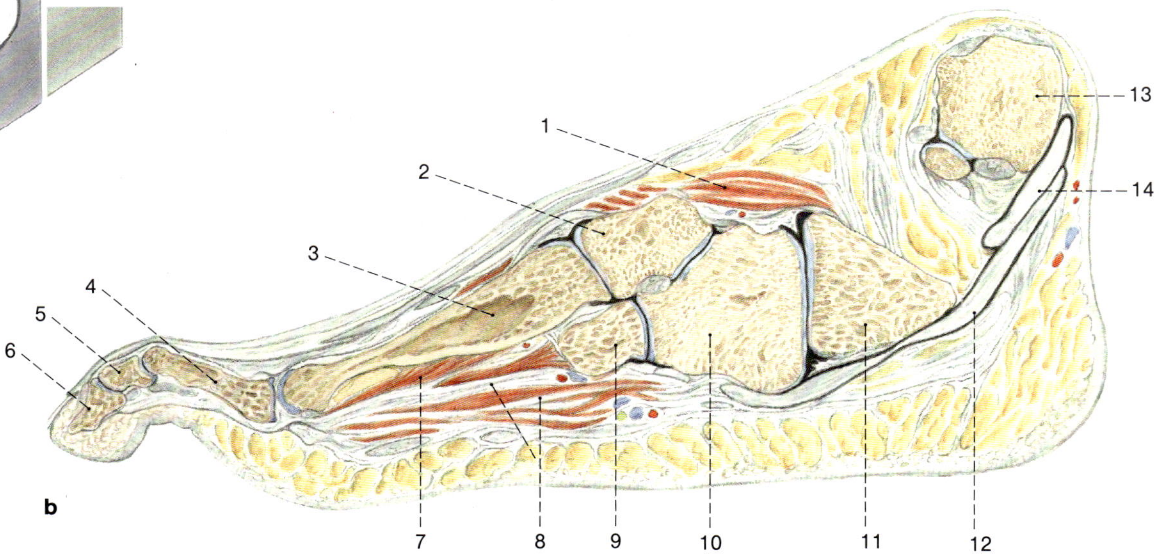

b

Topographie der Zugangswege

Einleitung

Am oberen Sprunggelenk kommen hauptsächlich drei Zugangswege zur Anwendung. Auswahl und Länge der erforderlichen Inzisionen richten sich nach dem Verletzungsausmaß. Der Hautschnitt zum Außenknöchel verläuft parallel zum N. peroneus/fibularis superficialis und biegt an der Fibulaspitze in Abhängigkeit vom Ausmaß der begleitenden Bandverletzungen nach plantar um.

Einfache Frakturen des Innenknöchels werden über eine bogenförmige Inzision vor der Spitze des Malleolus medialis erreicht. Verlangt die Frakturform die zusätzliche operative Stabilisation eines dislozierten Tibiahinterkantenfragmentes, wird eine Inzision gewählt, die entlang der tibialen Hinterkante bogenförmig um die Innenknöchelspitze verläuft. Dieser aufwendigere Zugang erfordert die sorgfältige Beachtung des Verlaufs des tibialen Gefäß-Nerven-Bündels sowie der Sehne des M. tibialis posterior.

Lateraler Zugang

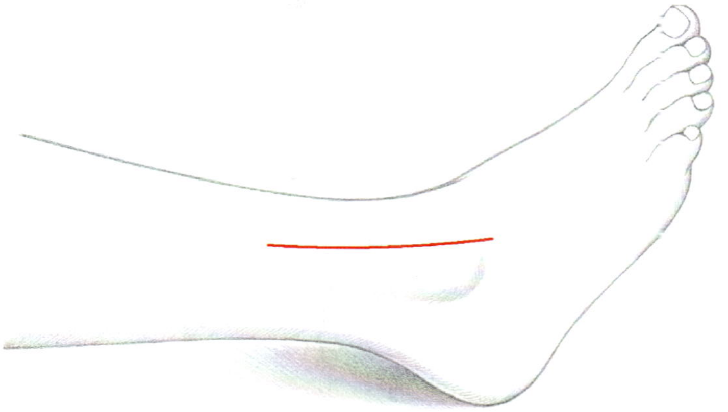

Abb. **41** Der Hautschnitt verläuft entlang der distalen Fibula parallel zum N. peroneus superficialis. Die Länge der Inzision beträgt 7–10 cm, muß jedoch der individuellen Frakturmorphologie angepaßt werden. Zur Versorgung von Verletzungen des lateralen Kapsel-Band-Apparates wird die Inzision distal vorteilhaft bogenförmig um den Außenknöchel geführt. Bei rekonstruktiven bandplastischen Maßnahmen muß die Standardinzision ausreichend nach proximal und distal verlängert werden.

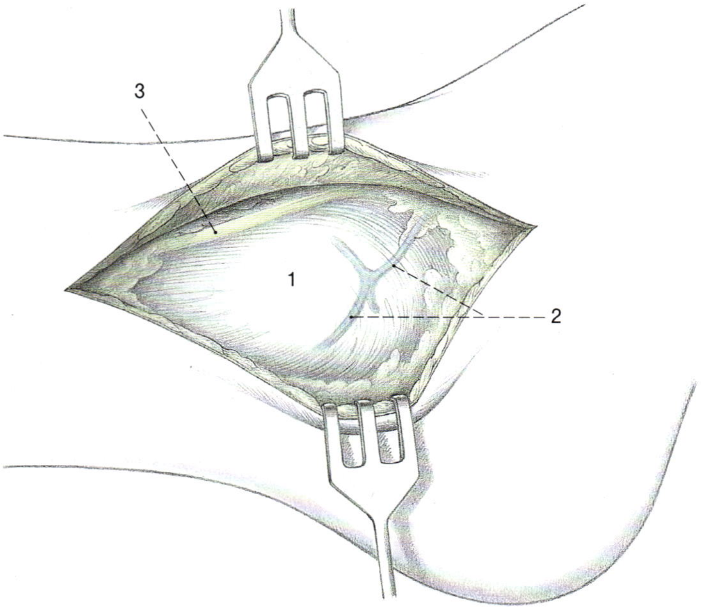

Abb. **42** Nach Durchtrennen der Haut und Subkutis ist der ventrale Verlauf des Hautastes des N. peroneus superficialis zu beachten. Die Außenknöchelspitze soll nicht denudiert werden, um Blutungen aus dem venösen Rete malleolare laterale zu vermeiden.

1 Malleolus lateralis
2 Rete malleolare laterale
3 N. cutaneus dorsalis intermedius

Medialer Zugang

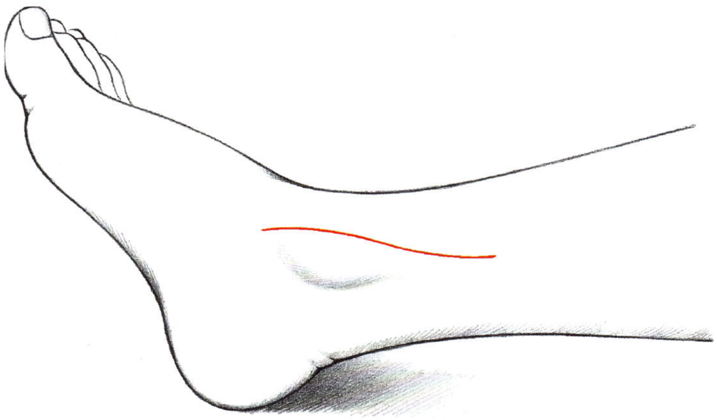

Abb. **43** Die Versorgung von Frakturen des Innenknöchels erfolgt über die Standardschnittführung einer bogenförmigen Hautinzision vor dem Malleolus medialis. Zur gleichzeitigen Darstellung des Innenknöchels und der Tibiahinterkante wird die Schnittführung über den Innenknöchel dorsal ausreichend lang nach proximal geführt.

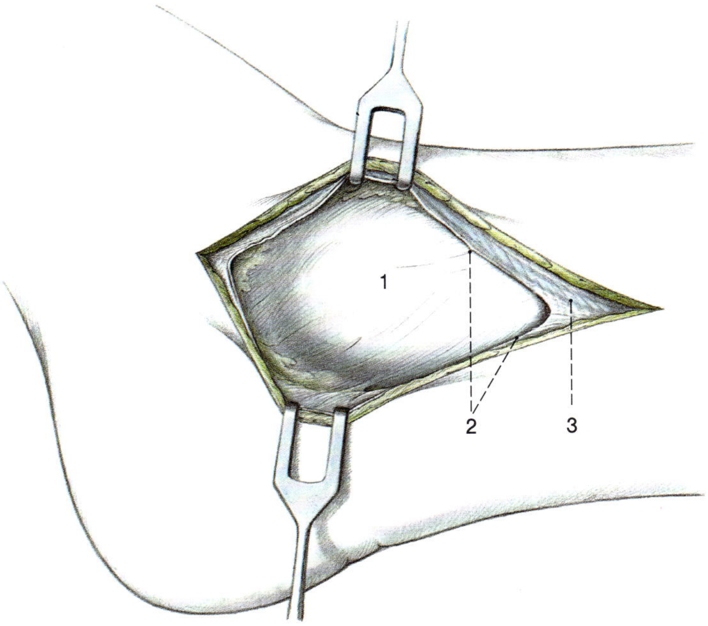

Abb. **44** Die Darstellung der Tibiahinterkante erfolgt durch scharfes, schrittweises subperiostales Ablösen der Weichteile an der mediodorsalen Tibiakante. Dieses operationstechnische Vorgehen verhindert zuverlässig die iatrogene Verletzung des dorsalen tibialen Gefäß-Nerven-Bündels und der hinter dem Innenknöchel verlaufenden Sehnenstrukturen (Abb. **41**–**44** aus Bauer, R., F. Kerschbaumer, S. Poisel: Operative Zugangswege in Orthopädie und Traumatologie. Thieme, Stuttgart 1990).

1 Malleolus medialis
2 Fascia cruris
3 V. saphena magna

Verletzungen, spezielle Erkrankungen und Behandlungsmethoden

Verletzungen

Weichteilverletzungen

Geschlossene Weichteilverletzungen

Ziele und Methoden

Geschlossene Weichteilverletzungen umfassen zahlreiche klinische Verletzungsmuster wie unkomplizierte Weichteilkontusionen, Distorsionen, Kapsel-Band-Verletzungen und das posttraumatische Kompartmentsyndrom. Einfache Weichteilkontusionen und Distorsionen eignen sich zur frühfunktionellen konservativen Übungsbehandlung unter temporärer Ausschaltung der Supination in den Sprunggelenken durch eine z. B. vorteilhafte Luftkammerschienung. Kapsel-Band-Verletzungen bedürfen in Abhängigkeit vom Ausmaß der Verletzungen der operativen Rekonstruktion (s. „Kapsel-Band-Verletzungen", S. 421 ff). Die Entwicklung eines posttraumatischen Kompartmentsyndroms bleibt nie auf die Sprunggelenkregion allein lokalisiert, sondern erstreckt sich auf die Weichteilstrukturen des Unterschenkels und des Fußes. Die Weichteilstrukturen der Sprunggelenke als Übergangsregion vom Unterschenkel auf den Fuß sind somit immer in die chirurgische Therapie des Kompartmentsyndroms einbezogen (s. Kap. „Unterschenkel" und „Fuß").

Indikationen

Die Entwicklung eines Kompartmentsyndroms stellt eine absolute Operationsindikation dar.

Kontraindikationen

Eine Gegenanzeige zur operativen Faszienspaltung bei einem Kompartmentsyndrom existiert nur bei absoluter Inoperabilität.

Operationsrisiko und Aufklärungshinweise

Intraoperative Risiken

Bei der Faszienspaltung besteht die Gefahr der Gefäß-Nerven-Verletzung.

Postoperative Risiken

Nach ungenügender Faszienspaltung kann sich ein sog. Rebound-Kompartmentsyndrom entwickeln. Postoperativ können Weichteilnekrosen und Infektionen auftreten.

Aufklärungsgespräch

Im Aufklärungsgespräch ist insbesondere auf die offene postoperative Wundbehandlung hinzuweisen. Die Gefahr von Gewebenekrosen und Infektionen ist anzusprechen.

Spezielle Vorbereitungen

Eine Blutsperre sollte angelegt werden, auch wenn diese bei der Kompartmentspaltung nicht regelmäßig geschlossen werden muß.

Versorgung eines Kompartmentsyndroms

Narkose: Allgemeinnarkose, Regionalanästhesie.

Lagerung: Rückenlagerung.

Zugangsweg: Streckseitiger Zugang über dem oberen Sprunggelenk.

Arbeitsschritte

1 Rückenlagerung.
2 Streckseitige, ausreichend lange Hautinzision.
3 Vollständige Spaltung des Retinaculum extensorum unter sorgfältiger Schonung der Sehnenscheiden.
4 Unilateraler, gelenküberbrückender tibio-metatarsaler Fixateur externe.
5 Offene Wundbehandlung, ggf. Abdeckung der Wunde mit Kunsthaut-Versiegelung.

Spezielle Technik

Die spezielle Technik entspricht dem Vorgehen, wie in Kap. „Fuß", Abb. **21**–**24**, dargestellt.

Strategie bei Komplexverletzungen

Der verletzungsbedingte Zustand des Weichteilmantels entscheidet über den geeigneten Zeitpunkt zur operativen Versorgung von Frakturen und Kapsel-Band-Verletzungen. Bei deutlicher Schwellneigung der Weichteile ist eine ausreichend lange, mehrtägige präoperative Ruhigstellung der Sprunggelenke erforderlich. Die Immobilisation erfolgt durch eine Unterschenkelgipsschiene oder bei instabilen Frakturen vorteilhaft durch einen gelenküberbrückenden Fixateur externe.

Komplikationen

Höhergradige geschlossene Weichteilverletzungen können zu Hautnekrosen am Innen- und Außenknöchel führen. Insbesondere bei präoperativer Gipsruhigstellung ist auf eine engmaschige Weichteilkontrolle zu achten. Die rechtzeitige Erkennung und angemessene Reaktion auf Weichteilkomplikationen ist entscheidend für den weiteren Verlauf.

Wiederholungseingriffe, Korrekturoperationen

Revisionsoperationen können bei unzureichender primärer Faszienspaltung beim Kompartmentsyndrom erforderlich werden. Entstehende Hautnekrosen müssen bei begleitender Weichteilinfektion exzidiert werden. Weichteilsubstanzdefekte am Innen- und Außenknöchel bedürfen der rechtzeitigen plastischen Deckung, ggf. unter Anwendung von mikrovaskulär gestielten Lappentransplantaten.

Begleit-, Nachbehandlung

Die weichteilbedingte Immobilisation der Sprunggelenke ist möglichst kurz zu halten. Die einzuleitende funktionelle Übungsbehandlung richtet sich nach Weichteilbefund und nach den Begleitverletzungen.

Offene Weichteilverletzungen

Ziele und Methoden

Offene Weichteilverletzungen der Sprunggelenkregion treten selten isoliert auf und sind überwiegend mit Frakturen kombiniert. Wegen der geringen Weichteildeckung sind Sehnen, Nerven und Gefäße im Sprunggelenkbereich besonders verletzungsanfällig. Das Ausmaß des primären Weichteilschadens bestimmt das therapeutische Vorgehen. Jede offene Verletzung der Sprunggelenke bedarf der notfallmäßigen operativen Revision. Die Sanierung des Weichteilmantels in Verbindung mit geeigneter temporärer Immobilisation der Sprunggelenke hat Priorität vor aufwendigen rekonstruktiven Maßnahmen an Knochen und Kapsel-Band-Strukturen.

Indikation

Offene Weichteilverletzungen werden im Operationssaal revidiert. Bei subtotalen Amputationsverletzungen ist bei erhaltener peripherer Sensibilität der Erhaltungsversuch anzustreben. Die primäre operative Behandlung beinhaltet ein gründliches Débridement. Bei eröffnetem oberen Sprunggelenk erfolgt die sorgfältige Spülung zur sicheren Entfernung intraartikulär versprengter, nicht repositionsfähiger Knorpel-Knochen-Fragmente. Auf die zuverlässige Kompartmentspaltung ist zu achten, soweit die einzelnen Kompartments nicht bereits verletzungsbedingt eröffnet sind. Die Indikation zur offenen Wundbehandlung ist großzügig zu stellen. Die bevorzugte Maßnahme zur erforderlichen Immobilisation der oberen Sprunggelenke liegt in der gelenküberbrückenden externen Fixation.

Kontraindikationen

Kontraindikationen zur primären operativen Revision offener Weichteilverletzungen des oberen Sprunggelenkes liegen nicht vor.

Operationsrisiko und Aufklärungshinweise

Intraoperative Risiken

Risiken liegen in einem unzureichenden Débridement, übersehener Fremdkörpereinsprengungen, unvollständiger Kompartmentspaltung und iatrogener Gefäß-Nerven-Verletzungen.

Postoperative Risiken

Bei traumatisch eröffnetem oberem Sprunggelenk besteht die Gefahr der Entwicklung eines Empyems. Postoperative Infektionen können in Verbindung mit fortschreitenden Gewebenekrosen auftreten.

Aufklärungsgespräch

Bei höhergradigen Weichteilverletzungen muß in letzter Konsequenz die Notwendigkeit einer Amputation angesprochen werden. Erforderliche Folgeoperationen, wie z. B. die Second-look-Operation oder plastisch-rekonstruktive Eingriffe bei resultierenden Weichteildefekten sind zu erwähnen. Auf die Gefahren sekundärer Infektionen muß hingewiesen werden.

Spezielle Vorbereitungen

Die Abnahme des Notverbandes, die Entnahme eines Wundabstriches und die Säuberung des Verletzungsbereiches erfolgen im Vorbereitungsraum des Operationssaals. Eine Blutsperre wird vorsorglich angelegt, jedoch während der Operation nur bei initial stärkeren Blutungen geschlossen. Zur Kontrolle notwendiger Repositionen von Luxationsfrakturen muß die intraoperative Bildwandlerkontrolle gewährleistet sein.

Versorgung einer offenen Weichteilverletzung des oberen Sprunggelenkes

Narkose: Allgemeinnarkose, Regionalanästhesie.

Lagerung: Rückenlage.

Zugangswege: Die Zugangswege werden durch die unfallbedingten, in die Inzision einzubeziehenden Weichteilwunden vorgegeben.

Arbeitsschritte

1 Wundausschneidung, sorgfältiges Débridement, vollständige Entfernung eingesprengter Fremdkörper.
2 Revision des verletzungsbedingt eröffneten oberen Sprunggelenkes, ausgiebige Spülung und Ausräumung von osteochondralen, nicht reinsertionsfähigen Fragmenten.
3 Ggf. Reposition dislozierter Frakturen und Faszienspaltung bei bestehendem Kompartmentsyndrom (s. Kap. „Fuß").
4 Gelenküberbrückender Fixateur externe (s. Kap. „Fuß").
5 Intraartikuläre Redon-Drainage und Gelenkverschluß durch möglichst wenige, resorbierbare Einzelnähte.
6 Offene Wundbehandlung. Aufgeschobener definitiver Weichteilverschluß durch Sekundärnähte, Spalthaut- oder Lappentransplantaten.
7 Temporäre Weichteilversiegelung mittels Kunststoffolie und Drainage.

Strategie bei Komplexverletzungen

Hochgradige Weichteilverletzungen bedürfen häufig der Second-look-Operation zur Nachnekrektomie. Resultierende Weichteildefekte sind in Abhängigkeit von ihrer Ausdehnung frühzeitig durch Spalthauttransplantate, lokale oder mikrovaskulär gestielte Lappen definitiv zu versorgen. Rekonstruktive Maßnahmen verletzter instabiler Kapsel-Band-Strukturen an den Sprunggelenken erfolgen erst nach stabiler Ausheilung der Verletzungen des Weichteilmantels.

Komplikationen

Komplikationen offener Verletzungen liegen in der Ausbildung von Infektionen und zusätzlicher Weichteilnekrosen. Instabile Narben und Narbenkontrakturen können zu ausgeprägten Funktionsstörungen des oberen Sprunggelenkes führen.

Wiederholungseingriffe, Korrekturoperationen

Infektionen und zusätzliche Nekrosen erfordern wiederholte Revisionseingriffe. Instabile Narbenbildungen und rezidivierende Narbenaufbrüche bedürfen zur belastungsstabilen Sanierung der Narbenexzision mit nachfolgender plastisch-rekonstruktiver Weichteildeckung durch in der Regel freie Lappentranspositionen. Narbenbedingte Spitzfußkontrakturen können Indikationen zur operativen Korrektur durch Achillessehnenverlängerungen oder durch Einstellung des oberen Sprunggelenkes zur Arthrodese darstellen.

Begleit-, Nachbehandlung

Diese wird maßgeblich durch den klinischen Verlauf der Weichteilheilung bestimmt. Die gelenküberbrückende Fixation ist so früh wie möglich aufzuheben. Die anschließende Mobilisierung der Sprunggelenke auf motorgetriebenen Bewegungsschienen hat sich als sehr vorteilhaft erwiesen. Die Notwendigkeit zur speziellen Schuhwerkzurichtung ergibt sich aus den individuellen Verletzungsfolgen.

Chronische Weichteilschäden

Ziele und Methoden

Chronische Weichteilschäden manifestieren sich hauptsächlich in instabilen Narbenaufbrüchen und Fistelbildungen. Die operative Therapie beinhaltet die Fistelrevision und die Exzision nicht belastungsfähiger Narben. Die erfolgreiche Fistelsanierung setzt eine sichere Nekrektomie insbesondere auch von betroffenen knöchernen Strukturen voraus. Die zwangsläufig resultierenden kombinierten Knochen-Weichteil-Defekte sind durch aufwendige mikrovaskuläre Lappenplastiken in Verbindung mit osteoplastischen Maßnahmen definitiv zu sanieren.

Indikationen

Fistelbildungen und instabile Narbenbezirke stellen grundsätzlich Indikationen zur operativen Therapie dar.

Kontraindikationen

Kontraindikationen bestehen nur bei allgemeiner Inoperabilität.

Operationsrisiko und Aufklärungsgespräch

Intraoperative Risiken

Diese liegen in einer unvollständigen Entfernung avitaler Knochenstrukturen bei der Fistelrevision. In Verbindung mit großflächigen Narbenexzisionen besteht die Gefahr iatrogener Gefäß-Nerven-Verletzungen.

Postoperative Risiken

Die Exazerbation nach Fistelrevisionen ist eine grundsätzlich bestehende postoperative Komplikation. Postoperative Infektionen können die plastisch-rekonstruktiven Eingriffe zum Knochenaufbau und zur Weichteildeckung gefährden.

Aufklärungsgespräch

Im Aufklärungsgespräch sind die vielfältigen Komplikationsmöglichkeiten im Rahmen wiederherstellender Maßnahmen am Knochen und Weichteilmantel darzulegen. Auf ein kompliziertes, langwieriges Heilverfahren ist hinzuweisen.

Komplikationen

Chronische Weichteilschäden an den Sprunggelenken neigen zum Rezidiv. Insbesondere Fistelbildungen können sich nach einem freien Intervall erneut einstellen.

Wiederholungseingriffe, Korrekturoperationen

Exazerbierte Fisteln führen zu operativen Revisionen. Nach mikrovaskulären Lappenplastiken stellen Anastomosenkomplikationen die häufigsten Ursachen für Wiederholungseingriffe dar.

Begleit-, Nachbehandlung

Funktionelle Übungsbehandlungen werden der Weichteilsituation und dem röntgenologischen knöchernen Befund angepaßt.

Frakturen

Frakturen beim Erwachsenen

Ziele und Methoden

Das Behandlungsziel richtet sich nach der anatomischen, übungsstabilen Wiederherstellung der Sprunggelenkgabel. Die Operationsstrategie zielt zunächst auf die Rekonstruktion der verletzten lateralen Strukturen. Repositionshindernisse am Außenknöchel können durch Weichteilinterponate im Innenknöchelbereich verursacht sein. In diesen Fällen geht die operative Innenknöchelrevision den rekonstruktiven Maßnahmen am Außenknöchel voraus. Die wesentlichen Operationsschritte beinhalten

- die korrekte Rekonstruktion der Länge der Fibula,
- die exakte Position der Fibula in der Incisura fibularis tibiae,
- die übungsstabile Osteosynthese des
  1. Außenknöchels,
  2. Innenknöchels,
  3. dorsalen Tibiafragmentes,
- die Versorgung operationspflichtiger Bandverletzungen.

Die Bestimmung des Operationszeitpunktes ist von entscheidender Bedeutung für den ungestörten postoperativen Verlauf. Der günstigste Zeitpunkt liegt innerhalb der posttraumatischen 6-Stunden-Grenze. Die primäre Versorgung wird auch bei initial ausgeprägter Weichteilschwellung durchgeführt, da die operative Reposition und stabile Frakturfixation entscheidend zur Entlastung der Weichteile beiträgt. Problematisch sind verzögert zur Behandlung kommende Frakturen im Bereich des oberen Sprunggelenkes mit überwärmten Weichteilen, Weichteilschwellungen und bestehenden Spannungsblasen. In diesen Fällen wird die verzögerte interne Frakturstabilisation durchgeführt nach vorgängiger geschlossener Frakturreposition und Ruhigstellung in gepolsterter Gipsschiene. Bei schwerwiegenden begleitenden Weichteilstörungen und hochgradig instabilen, im Gipsverband nicht retinierbaren Frakturen ist die gelenküberbrückende temporäre externe Fixation eine geeignete Maßnahme bis zur endgültigen internen Versorgung der Frakturen im Bereich des oberen Sprunggelenkes.

Die operative Behandlung wird durch die frühfunktionelle Übungsbehandlung ergänzt. In den ersten postoperativen Tagen erfolgen Bewegungsübungen für das obere Sprunggelenk aus der Gipsschiene, die aus Gründen der Weichteilprotektion längstens bis zur Entfernung der Hautfäden verbleibt. Ab der 2. postoperativen Woche kann in Abhängigkeit von der Frakturform die Teilbelastung von 15 kg gestattet werden. Nach Sprunggelenkverrenkungsfrakturen wird Vollbelastung durchschnittlich nach 6–8 Wochen möglich sein.

Indikationen

Unter Berücksichtigung operationstaktischer Gesichtspunkte hat sich die Fraktureinteilung nach der Lokalisation der Fibulafraktur in Bezug zum oberen Sprunggelenk bewährt (Abb. **45** u. **46**). Je proximaler die Fibulafraktur liegt, desto weitreichender sind die fibulotibialen Bandverletzungen und die resultierende Instabilität der Knöchelgabel.

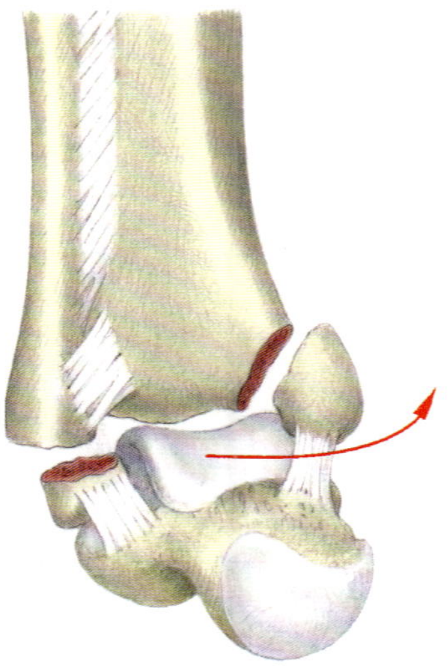

Abb. **45a** Weber-A-Fraktur. Die Außenknöchelfraktur liegt auf Höhe oder distal des oberen Sprunggelenkes. Die Syndesmose und die Membrana interossea sind stets unverletzt. An der Innenseite des Sprunggelenkes finden sich fallweise Verletzungen des Delta-Band-Komplexes oder Frakturen des Innenknöchels. Die Tibiahinterkante weist nur in Ausnahmefällen knöcherne Verletzungen auf. Zu beachten sind jedoch gelegentlich begleitende Impressionen der vorderen, insbesondere medialen Tibiagelenkfläche. Der Pathomechanismus der Weber-A-Fraktur beruht regelhaft auf einer Suppinations-Adduktionsbelastung des oberen Sprunggelenkes (Pfeil).

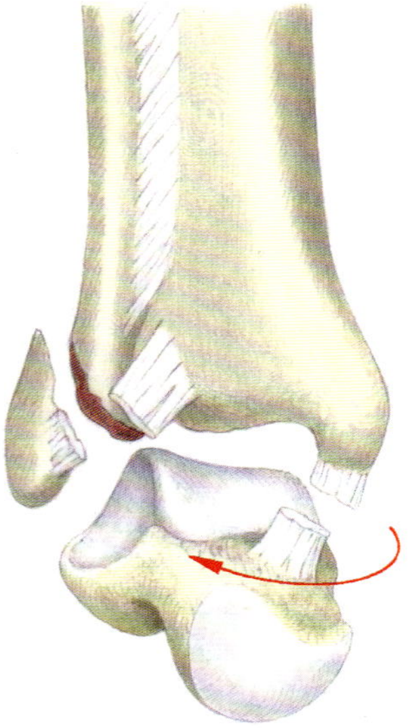

Abb. **45b** Weber-B-Fraktur. Die Fibulafraktur beginnt auf Höhe des oberen Sprunggelenkes und zieht schräg nach proximal. Die vordere Syndesmose ist häufig in die Verletzung mit einbezogen. Die Membrana interossea bleibt dagegen in der Regel unverletzt. Am Innenknöchel findet sich häufig eine quere Abrißfraktur. Die dorsale Tibiakante kann ein posterolaterales, dreieckförmiges Abrißfragment aufweisen. Impressionen der vorderen medialen Tibiagelenkfläche sind zu beachten. Der Weber-B-Fraktur liegt pathomechanisch vorwiegend eine Pronations-Abduktionsbelastung des oberen Sprunggelenkes zugrunde (Pfeil).

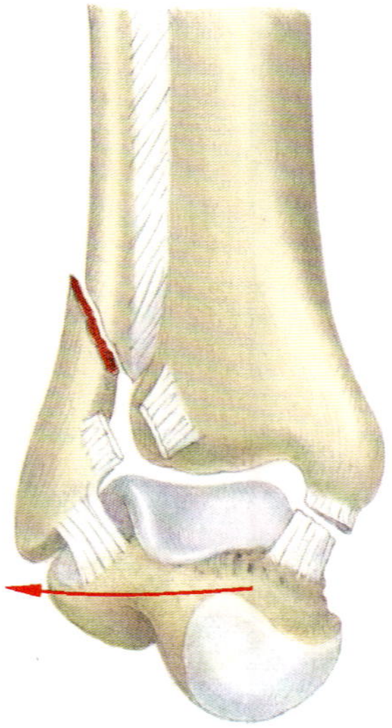

Abb. **46a** Weber-C-Fraktur ohne Beteiligung der Membrana interossea. Die Fibulafraktur liegt grundsätzlich proximal der Syndesmose. Die Syndesmose ist regelhaft mitverletzt. An der Medialseite des oberen Sprunggelenkes finden sich Bandverletzungen oder Abrißfrakturen des Innenknöchels. Die dorsale Tibiakante kann dreieckförmige Ausrißfrakturen aufweisen. Impressionen der vorderen medialen Tibiagelenkflächen müssen in der operativen Planung berücksichtigt werden.

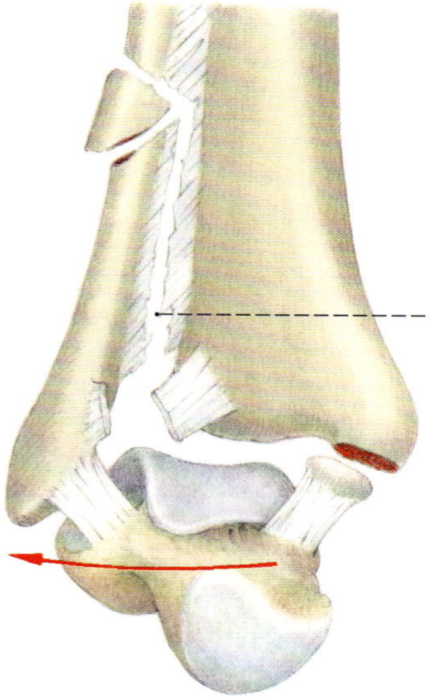

Abb. **46b** Weber-C-Fraktur mit Beteiligung der Membrana interossea. Die Membrana interossea kann in variabler Ausdehnung zerrissen sein und erstreckt sich stets vom oberen Sprunggelenk bis zur Fibulafraktur. Im Sonderfall reicht die Verletzung der Membrana interossea bis auf Höhe des Fibulaköpfchens. Bei fehlenden knöchernen Verletzungen im Sprunggelenksbereich können sich daraus diagnostische Probleme ergeben. Pathomechanisch liegt den Weber-C-Frakturen vorwiegend ein Außenrotationsmechanismus des Talus zugrunde (Pfeil).

1 Riß der M. interossea

Absolute Indikationen

Offene und geschlossene dislozierte Frakturen des oberen Sprunggelenkes stellen absolute Operationsindikationen dar.

Relative Indikationen

Unverschobene Frakturen sollten aus Gründen der vorteilhaften frühfunktionellen Nachbehandlung übungsstabil operativ versorgt werden.

Kontraindikationen

Kontraindikationen ergeben sich aus lokalen Weichteilproblemen oder bei allgemeiner Inoperabilität.

Operationsrisiko und Aufklärungshinweise

Intraoperative Risiken

Bei Mehrfragmentfrakturen der Fibula können sich operationstechnische Probleme hinsichtlich des achsengerechten Längenausgleichs ergeben. Beim dorsalen Zugang zur Tibiahinterkante besteht die Gefahr der iatrogenen Verletzung von Gefäßen, Nerven und Sehnen.

Postoperative Risiken

Diese liegen in postoperativen Hämatomen und Infektionen. Bei nicht achsengerechter Wiederherstellung der Knöchelgabel besteht die Gefahr der vorzeitigen postoperativen Arthrose des oberen Sprunggelenkes.

Aufklärungsgespräch

Die besonderen Risiken beim dorsalen Zugang zur Tibiahinterkante bezüglich Gefäß-Nerven- und Sehnenverletzungen sind darzulegen. Bei komplexeren Frakturen ist auf die vorzeitige Entwicklung einer posttraumatischen Arthrose des oberen Sprunggelenkes hinzuweisen.

Spezielle Vorbereitungen

Eine Blutsperre wird vorbereitet. Die intraoperative Bildwandlerkontrolle zur Stellungskontrolle der erzielten Reposition sollte gewährleistet sein.

Versorgung einer Außenknöchelfraktur

Narkose: Allgemeinnarkose, Regionalanästhesie.

Lagerung: Rückenlagerung.

Zugangswege: Laterale Hautinzision.

Arbeitsschritte

1 Rückenlagerung, Oberschenkelblutsperre.
2 Lateraler Zugang unter sorgfältiger Schonung des N. peronaeus superficialis.
3 Darstellung der Fraktur ohne Denudierung der Fragmente. Bruchspaltsäuberung.
4 Anatomische Frakturreposition unter Beachtung des korrekten Längenausgleichs. Temporäre Fixation des erzielten Repositionsergebnisses durch Repositionszange.
5 Osteosynthese durch Zugschraube und Neutralisationsplatte.
6 Prüfung der Syndesmosenstabilität durch Hakenzug, ggf. Stellschraube.
7 Intraoperative Röntgenkontrolle.
8 Einlegen einer Redon-Drainage, Wundverschluß.
9 Steriler Verband, Unterschenkelgipsschiene aus Gründen der Weichteilprotektion.

Spezielle Technik

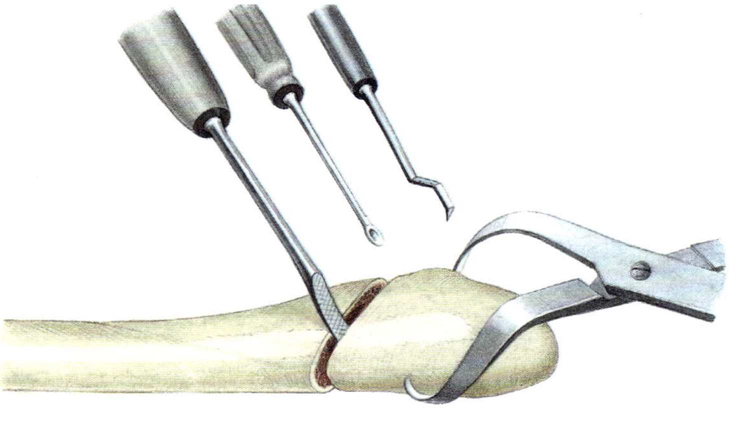

Abb. **47** Hautschnitt und epiperiostales Vorgehen auf der Fibula. Weichteilschonende Darstellung der Frakturlinie ohne Denudierung der Fragmente. Zur Bruchspaltsäuberung wird die Frakturebene durch Längszug an der Fibulaspitze über eine Repositionszange oder durch Querstellung des in den Bruchspalt eingeführten Raspatoriums aufgedehnt. Hämatomreste, eingeschlagenes Periost oder Weichteilstrukturen können mit einem feinen scharfen Löffel oder Zahnarzthäkchen aus dem Bruchspalt entfernt werden.

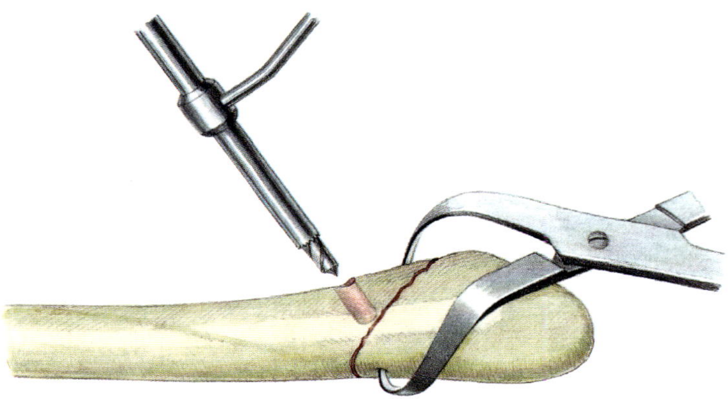

Abb. **48** Anatomische Reposition und Retention der Fraktur durch die spitze Repositionszange. Sie ist so zu plazieren, daß das Einbringen der geplanten freien Zugschraube nicht behindert wird. Unter Verwendung der Universalbohrbüchse 3,5 mm wird mit dem 3,5-mm-Bohrer das Gleitloch gelegt.

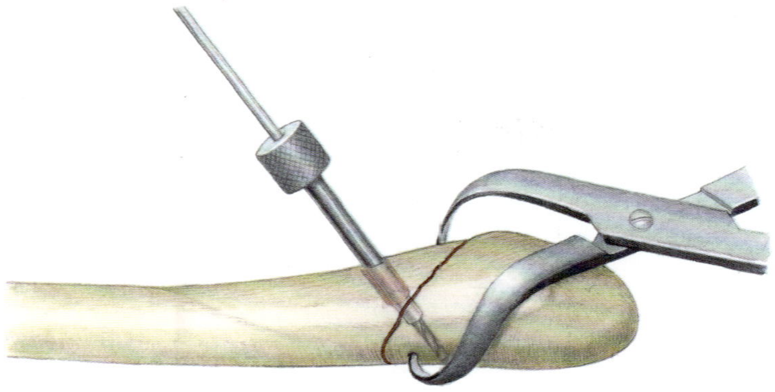

Abb. **49** Über die Steckbohrbüchse 3,5/2,5 mm wird mit dem 2,5-mm-Bohrer das Gewindeloch gebohrt. Es ist darauf zu achten, daß die Steckbohrbüchse zur Sicherstellung einer exakten Bohrung des Gewindelochs ausreichend weit in das Gleitloch eingebracht wird.

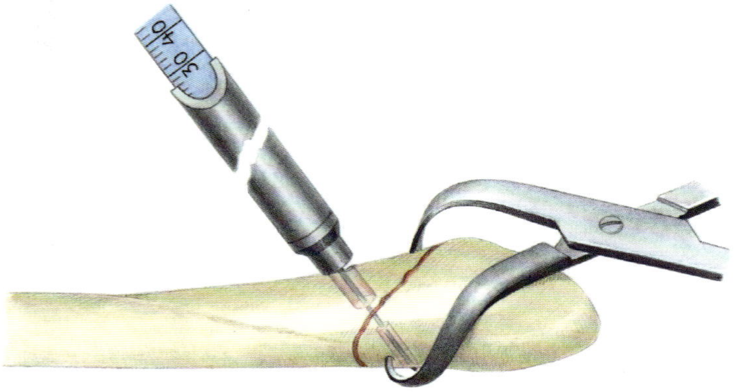

Abb. **50** Mit dem Schraubenmeßgerät für 2,7- bis 4,0-mm-Schrauben erfolgt die Längenmessung der benötigten Zugschraube.

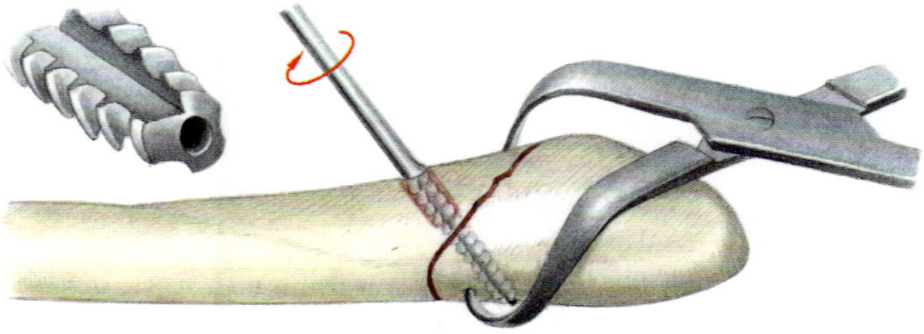

Abb. **51a** Mit dem Gewindeschneider für 3,5-mm-Kortikalisschrauben wird das Gewinde geschnitten. Die ausgemessene 3,5-mm-Kortikalisschraube wird als Zugschraube eingebracht.

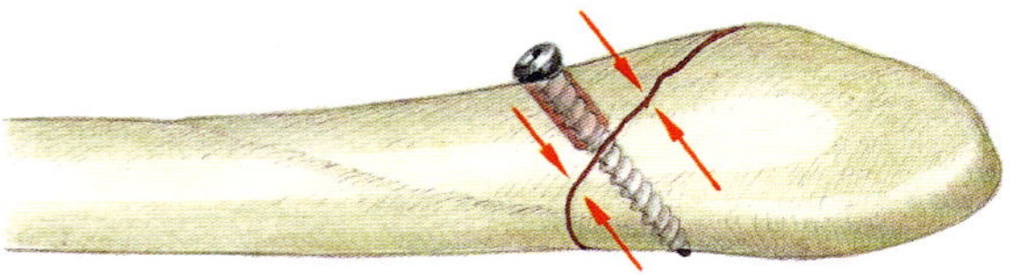

Abb. **51b** Die regelrecht gesetzte Zugschraube führt über interfragmentäre Kompression zur Stabilisierung der Frakturebene. Die Repositionszange kann somit vor Anbringen der Neutralisationsplatte entfernt werden.

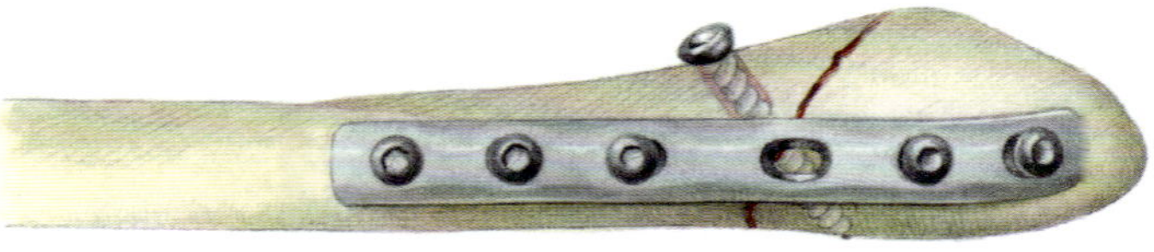

a

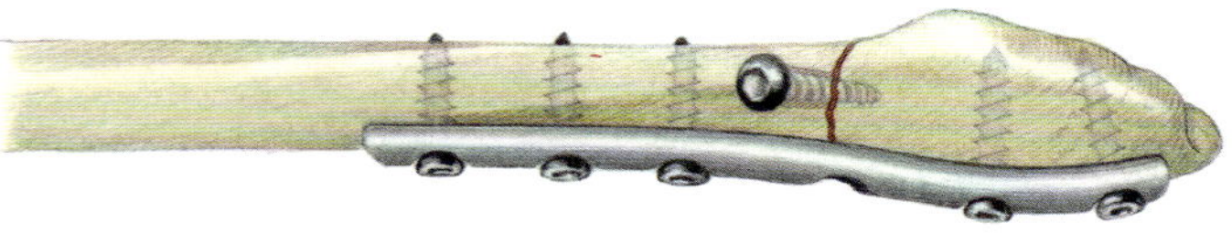

b

Abb. **52a** u. **b** Als Neutralisationsplatte wird eine 5- oder 6-Loch-Drittelrohrplatte an die distale Fibula anmodeliert. Die Befestigung der Platte an der Fibulaspitze erfolgt bevorzugt mit Kleinfragmentspongiosaschrauben. Bei fester Knochensubstanz eignen sich jedoch auch Kortikalisschrauben. Es ist unbedingt darauf zu achten, daß die Schrauben in der distalen Fibula nicht in die Facies articularis malleoli fibulae eindringen. Begleitende ossäre oder intraligamentäre Syndesmosenrupturen werden in Abhängigkeit von der Verletzungsmorphologie durch Verschraubung oder Bandnähte versorgt.

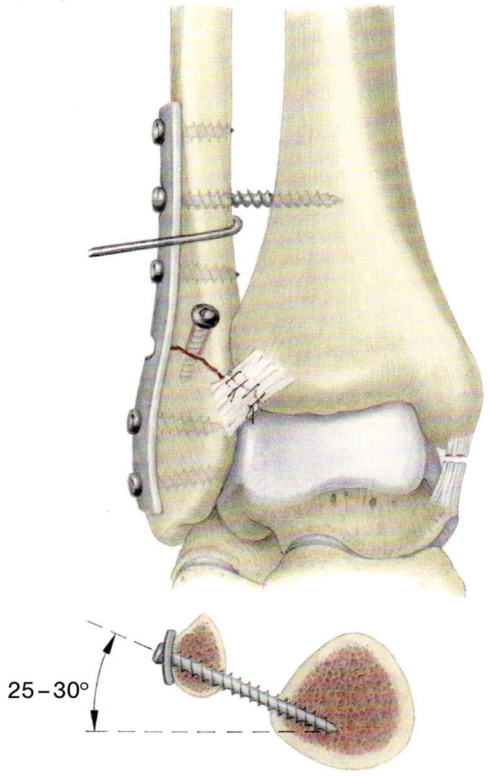

Abb. **53a** Nach Abschluß der Osteosynthese und Versorgung der Syndesmosenverletzung erfolgt die Überprüfung der Stabilität der fibulotibialen Bandverbindungen mittels Tasthakenzug. Ist der stabile Gabelschluß durch die erfolgten Maßnahmen nicht gewährleistet, wird die zusätzliche Transfixation der fibulotibialen Verbindung durch eine Stellschraube erforderlich. In Abhängigkeit von der Plattenlage kann die Stellschraube dorsal außerhalb der Platte oder über ein Plattenloch gelegt werden. Die Stellschraube soll etwa 2 cm oberhalb der Syndesmose eingebracht werden.

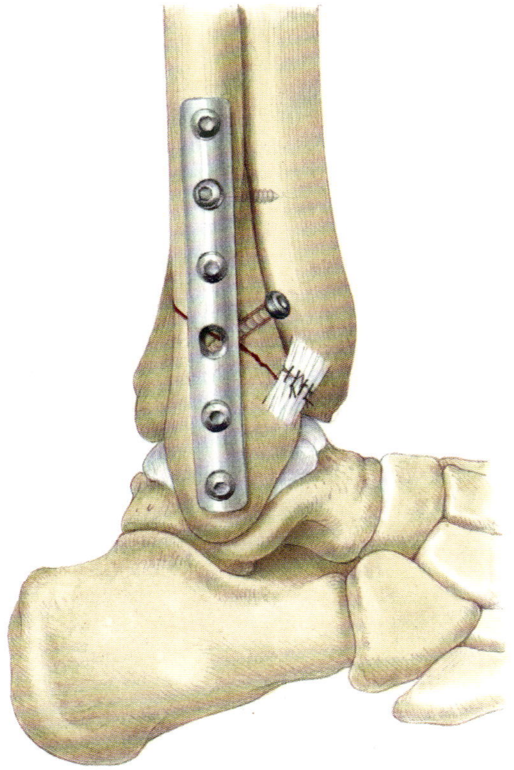

Abb. **53b** Die über die Neutralisationsplatte oder frei eingebrachte Stellschraube verläuft von dorsal nach ventral in einem Winkel von 25-30° zur Frontalebene. Für die Stellschraube darf kein Gleitloch gebohrt werden, ein Zuggurtungseffekt ist unbedingt zu vermeiden. Das Gewinde der Stellschraube liegt sowohl in der Fibula wie auch in der Tibia. Stellschrauben werden üblicherweise nach 6 Wochen über eine Stichinzision entfernt.

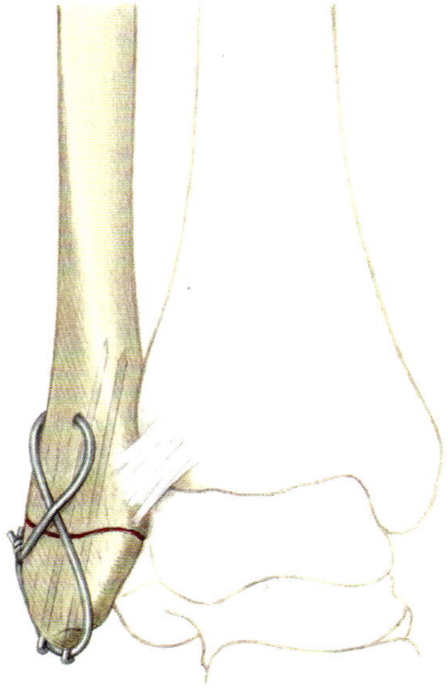

Abb. **54a** Dislozierte Abrißfrakturen der distalen Fibula Typ Weber A werden vorteilhaft durch die Zuggurtungsosteosynthese stabilisiert. Operationstechnisch ist darauf zu achten, daß die Kirschner-Drähte in der Gegenkortikalis verankert werden.

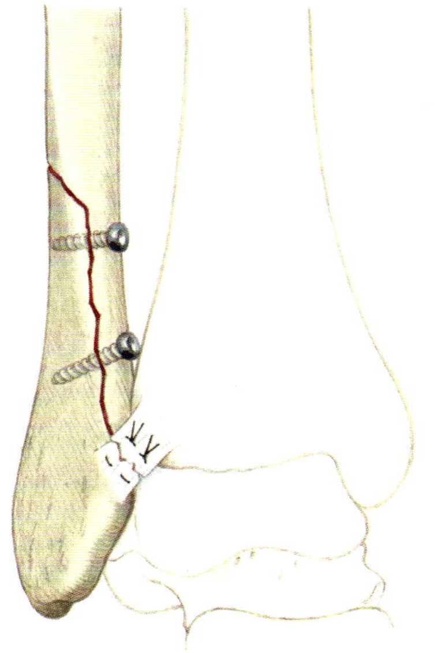

Abb. **54b** Ausgedehntere Frakturen lassen sich weichteilschonend ideal mit 2–3 Kleinfragmentzugschrauben übungsstabil versorgen. Entsprechend den in Abb. **53a** u. **b** dargestellten intraoperativen Maßnahmen wird der stabile Gabelschluß überprüft, ggf. wird ergänzend eine transfixierende Stellschraube eingebracht.

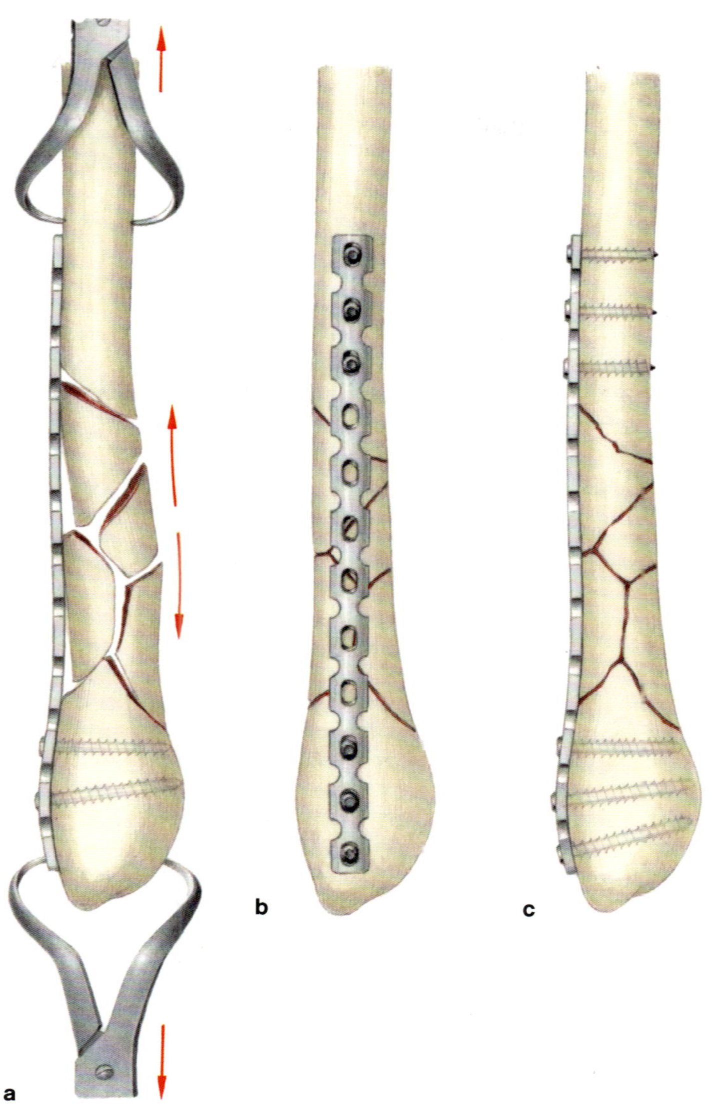

Abb. **55a – c** Bei der operativen Versorgung einer Mehrfragmentfraktur ist besonders zu beachten, daß die Einzelfragmente nicht aus der verbliebenen Weichteiladhäsion gelöst werden. Das vorgesehene Plattenlager am proximalen und am distalen Fibulahauptfragment wird epiperiostal dargestellt. Geeignet für die Frakturstabilisation sind ausreichend lange Rekonstruktionsplatten. Die ausgewählte Rekonstruktionsplatte wird zunächst am distalen Fibulaende befestigt. Durch Zug und Gegenzug über 2 Repositionszangen erfolgt die Reposition unter Beachtung der korrekten Rotation und Längenausgleich der verkürzten Trümmerzone. Die Frakturzone stellt sich durch den Längszug ein. Das erzielte Repositionsergebnis wird fixiert, indem durch eine dritte Plattenhaltezange die Rekonstruktionsplatte am proximalen Hauptfragment befestigt wird. Das erzielte Repositionsergebnis wird durch korrekt eingestellte Röntgenaufnahmen des oberen Sprunggelenkes in 2 Ebenen kontrolliert. In Abhängigkeit vom Röntgenbefund erfolgt ggf. die Korrektur der Reposition. Ist die anatomische Position des oberen Sprunggelenkes röntgenologisch dokumentiert, wird die Osteosynthese als überbrückende Plattenosteosynthese abgeschlossen. Im proximalen und im distalen Hauptfragment sollen jeweils 3 Plattenschrauben befestigt werden. Um die Vaskularität der Einzelfragmente nicht zu gefährden, unterbleiben operationstechnische Manipulationen innerhalb der Frakturzone. Zusätzliche interfragmentäre Zugschrauben sind nicht erforderlich.

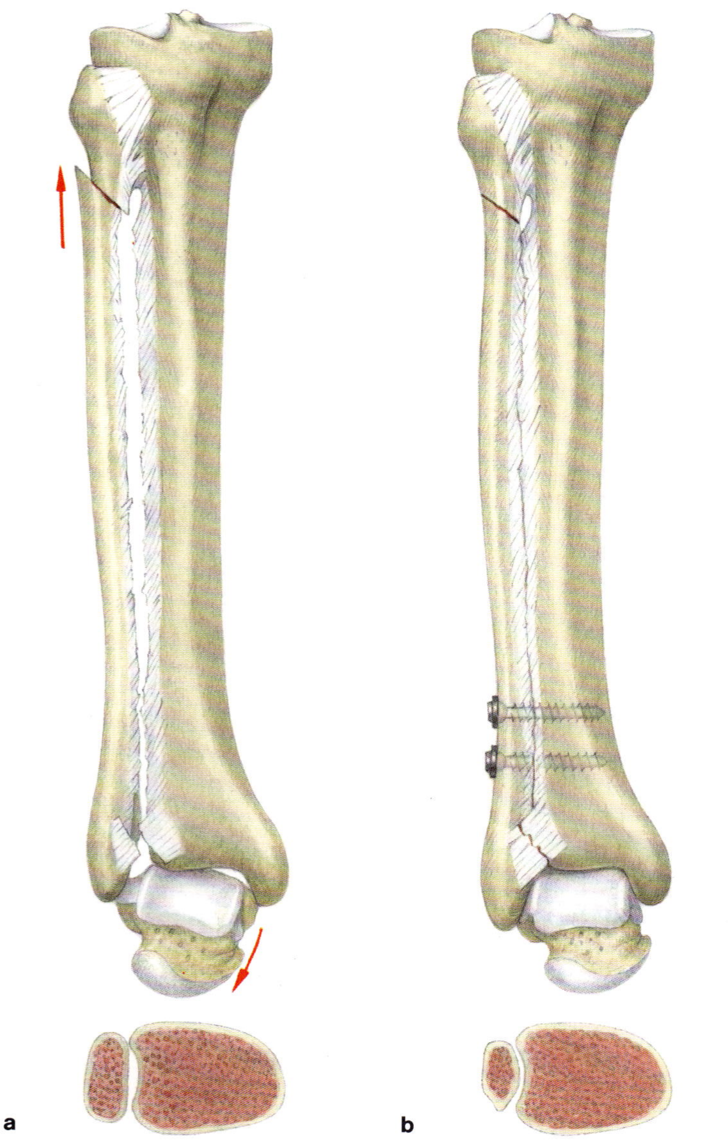

Abb. **56a** u. **b** Hohe Fibulafrakturen im Sinne einer Maisonneuve-Verletzung führen über die Fibulaverkürzung in Verbindung mit einer Außenrotation des Talus zur Inkongruenz der Knöchelgabel. Über die laterale Hautinzision erfolgt die Revision der Syndesmose. Durch Längszug an der Fibulaspitze über eine Repositionszange erfolgt der Längenausgleich an der Fibula unter exakter Wiederherstellung der Fibulaposition in der Incisura fibularis. Das erzielte Repositionsergebnis wird präliminar durch einen fibulotibial transfixierenden Kirschner-Draht gehalten. Die anschließende intraoperative Röntgendiagnostik ermöglicht die Beurteilung der Knöchelgabel. In Abhängigkeit vom Röntgenbefund muß die Reposition ggf. korrigiert werden. Ist röntgenologisch die Knöchelgabel anatomisch eingestellt, erfolgt die Fixation der erzielten Reposition durch 2 Stellschrauben. Der Kirschner-Draht wird entfernt. Fakultativ können zusätzliche, adaptierende Nähte zur Versorgung der Syndesmosenverletzung gelegt werden. Die Stellschrauben werden üblicherweise nach 6 Wochen entfernt.

Versorgung einer Innenknöchelfraktur

Narkose: Allgemeinnarkose, Regionalanästhesie.

Lagerung: Rückenlage.

Zugangsweg: Mediale Hautinzision.

Arbeitsschritte

1 Rückenlagerung.
2 Fakultativ Oberschenkelblutsperre.
3 Medialer Zugang.
4 Schonendes Freilegen der Fraktur.
5 Bruchspaltsäuberung.
6 Anatomische Frakturreposition, Kirschner-Drahtfixation, Spongiosazugschraube, Umbiegen und Versenken des Kirschner-Drahtes.
7 Einlegen einer Redon-Drainage.
8 Wundverschluß.
9 Steriler Verband.
10 Unterschenkelgipsschiene zur Weichteilprotektion.

Spezielle Technik

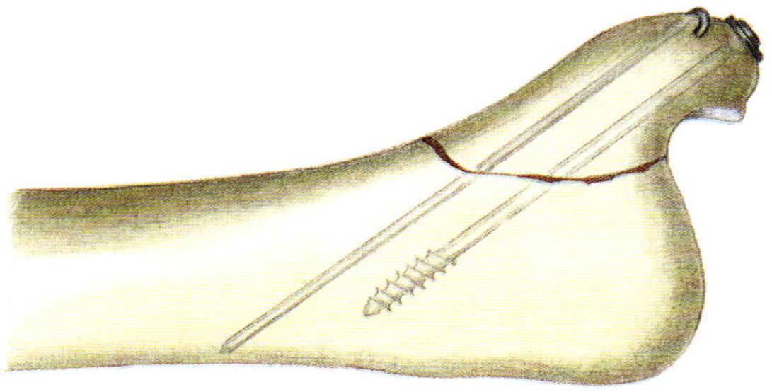

Abb. **57a** Die Frakturebene am Innenknöchel wird sparsam dargestellt. Eingeschlagenes Periost und Hämatomreste werden sorgfältig aus dem Bruchspalt mit einem scharfen Löffel entfernt. An den freien Kortikalisrändern der Frakturebenen wird das Periost so weit abgeschoben, daß die anatomische Reposition unter Sicht des Auges durchführbar wird. Das anatomisch reponierte Innenknöchelfragment wird zunächst mit einem 1,6- bis 2-mm-Kirschner-Draht fixiert. Die endgültige rotationsstabile Versorgung der Fraktur erfolgt durch eine parallel zum Kirschner-Draht verlaufende 4,0-mm-Spongiosazugschraube. Der Kirschner-Draht wird an seinem freien Ende umgebogen und in der Kortikalis versenkt. Es ist zur stabilen Verankerung des Kirschner-Drahtes darauf zu achten, daß die Gegenkortikalis perforiert wird. In Abhängigkeit von der Größe des Innenknöchelfragmentes kann die übungsstabile Osteosynthese wahlweise auch mit 2 Spongiosazugschrauben oder 2 Kirschner-Drähten erfolgen.

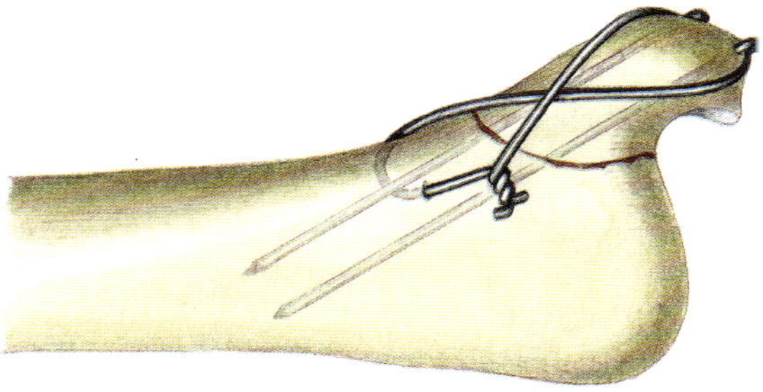

Abb. **57b** Ein sicheres Osteosyntheseverfahren am Innenknöchel stellt die Zuggurtungsosteosynthese dar. Zur sicheren Verankerung der Kirschner-Drähte müssen diese die Gegenkortikalis perforieren. Der Zwirbel des gespannten Drahtes soll aus Gründen der sicheren Weichteildeckung an der ventralen oder an der dorsalen Begrenzung des Innenknöchels liegen.

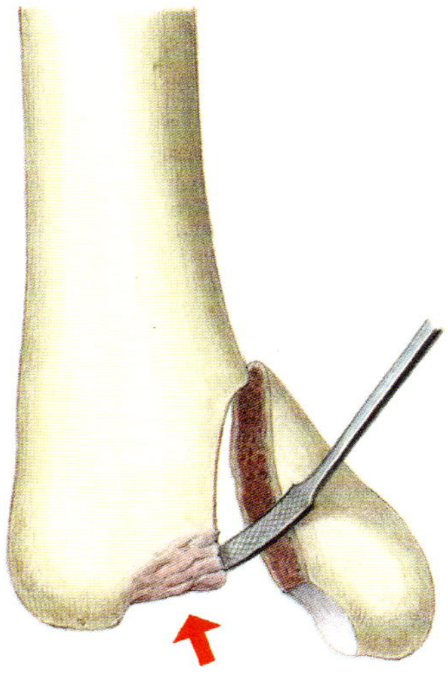

Abb. **58a** Bei Innenknöchelfrakturen muß sorgfältig auf Impaktionszonen der medialen Tibiagelenkfläche geachtet werden. Nach vorgängiger Bruchspaltsäuberung wird die impaktierte Gelenkfläche schrittweise und sorgfältig mit dem kleinen Raspatorium gelöst.

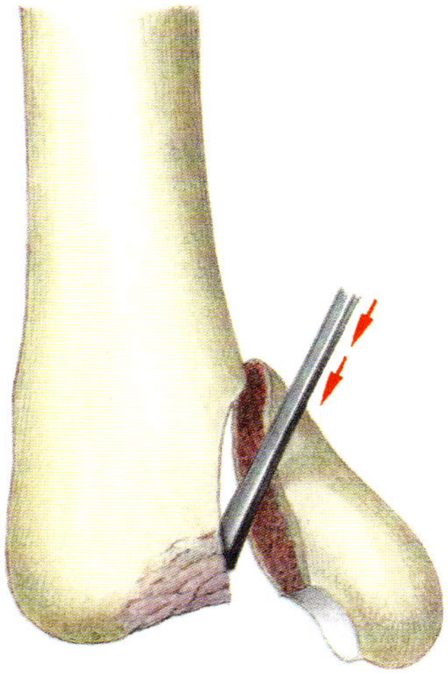

Abb. **58b** Die gelöste Impaktionszone wird sodann mit einem Stößel auf Gelenkniveau gebracht.

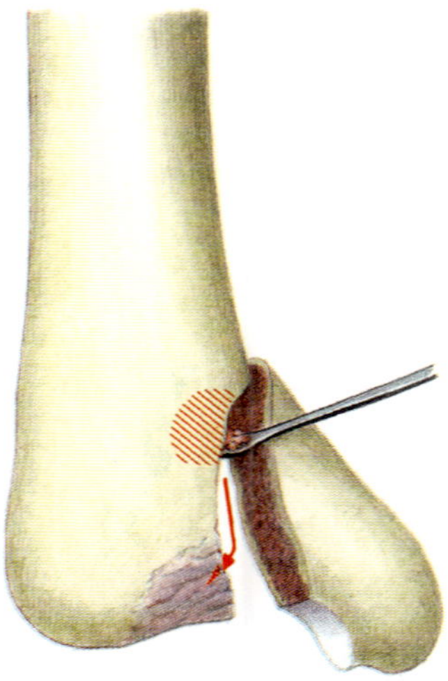

Abb. **58c** Nach dem Repositionsmanöver der impaktierten Gelenkfläche verbleibt regelmäßig eine subchondrale Defektzone. Die notwendige Spongiosaunterfütterung kann durch eine lokale Spongiosaplastik aus der kranialen tibialen Frakturzone erfolgen.

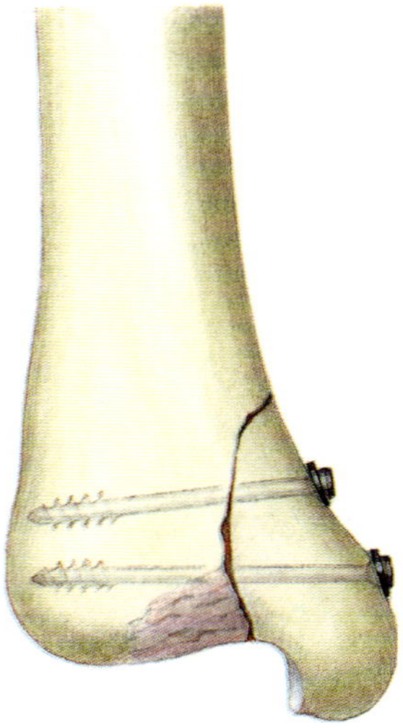

Abb. **58d** Im Anschluß an die Spongiosaplastik erfolgt die anatomische Reposition des Innenknöchelfragmentes. Zur übungsstabilen Osteosynthese werden vorteilhaft zwei 4,0-mm-Spongiosazugschrauben verwandt. Das obere Sprunggelenk wird durch Kapselnähte verschlossen. Die Hautnaht erfolgt über eine Redon-Drainage. Aus Gründen der Weichteilprotektion soll bis zur unauffälligen Wundheilung das Sprunggelenk durch eine Unterschenkelgipsschiene ruhiggestellt werden.

Versorgung eines dorsalen Tibiakantenfragmentes

Narkose: Allgemeinnarkose, Regionalanästhesie.

Lagerung: Rückenlage. Frei beweglicher Unterschenkel.

Zugangsweg: Dorsal geführte Standardinzision am Innenknöchel.

Arbeitsschritte

1 Rückenlagerung bei frei beweglichem Unterschenkel.
2 Blutsperre.
3 Dorsomedialer Zugang.
4 Bruchspaltsäuberung.
5 Anatomische Reposition und temporäre Bohrdrahtfixation.
6 Definitive Versorgung durch zwei 4,0-mm-Spongiosazugschrauben.
7 Schichtweiser Wundverschluß über Redon-Drainage.
8 Unterschenkelgipsschiene zur Weichteilprotektion.

Spezielle Technik

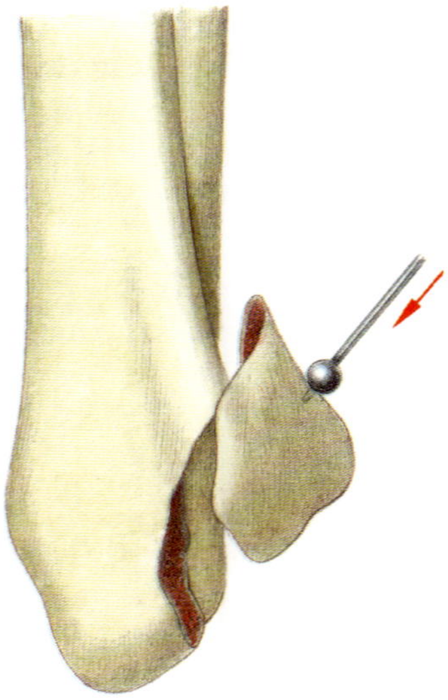

Abb. **59a** Nach sorgfältiger Säuberung der Frakturflächen erfolgt die anatomische Reposition des dislozierten dorsalen Tibiakantenfragmentes mit Hilfe eines Kugelspießes. Das Repositionsmanöver wird in Spitzfußstellung bei entspannter Wadenmuskulatur durchgeführt.

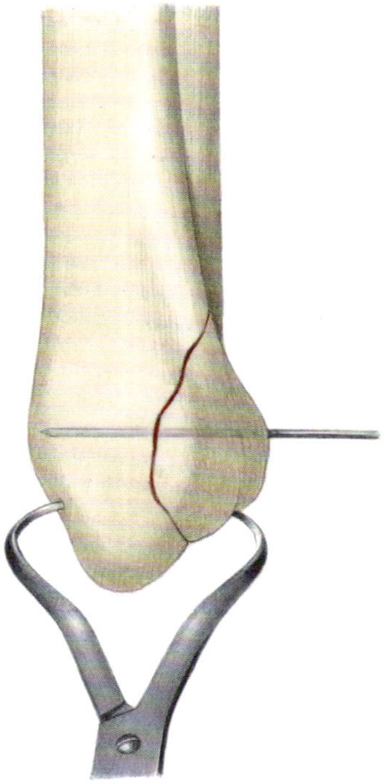

Abb. **59b** Die erzielte anatomische Reposition wird vorgängig durch einen Kirschner-Draht oder eine spitze Repositionszange gehalten.

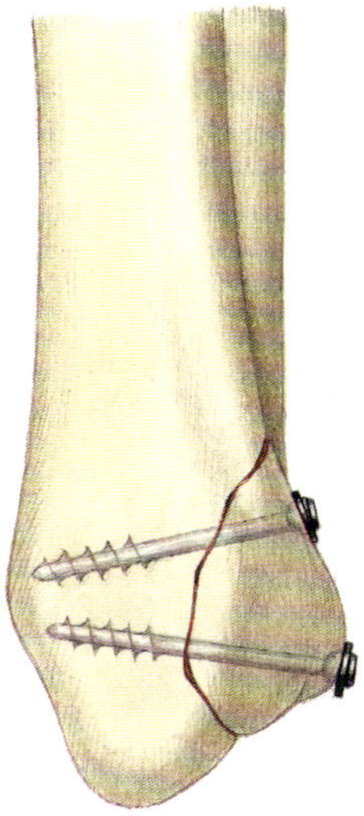

Abb. **59c** Die endgültige Fixation des Tibiakantenfragmentes erfolgt durch direkte dorsale Verschraubung mit zwei 4,0-mm-Spongiosazugschrauben. Bei schalenförmigem Fragment oder weicher Knochensubstanz erfolgt die Verschraubung vorteilhaft über Unterlegscheiben. Der schichtweise Verschluß wird über eine Redon-Drainage durchgeführt. Aus Gründen der Weichteilprotektion soll bis zur unauffälligen Weichteilheilung eine Unterschenkelgipsschiene angelegt werden.

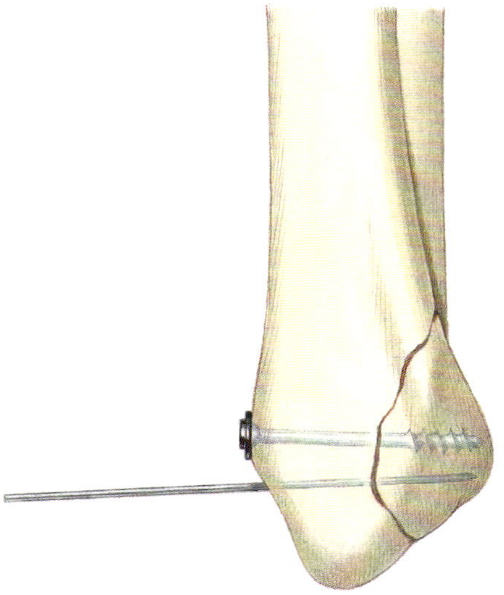

Abb. **60** Ein nicht disloziertes Tibiahinterkantenfragment kann indirekt über eine ventrale Stichinzision übungsstabil versorgt werden. Nach sicherer Identifikation des oberen Sprunggelenkspaltes, ggf. mit Hilfe des Bildwandlers, wird die anatomische Position des hinteren Kantenfragmentes durch einen 1,6-mm-Kirschner-Draht gesichert. Der Kirschner-Draht muß aus Gründen des Weichteilschutzes über eine Bohrbüchse eingebracht werden. Danach erfolgt die Bohrung für eine 4,0-mm-Spongiosazugschraube. Beim Ausmessen der Schraube ist darauf zu achten, daß das Schraubengewinde jenseits der Frakturebene liegt, um den Zuggurtungseffekt zu verwirklichen. Der primär eingebrachte Kirschner-Draht wird vorteilhaft gegen eine 2. Spongiosaschraube ausgewechselt oder bei kleinen dorsalen Fragmenten ersatzlos entfernt. Die ventralen Spongiosaschrauben können in Abhängigkeit von der Knochenkonsistenz in Verbindung mit Unterlegscheiben eingebracht werden.

Strategie bei Komplexverletzungen

Verspätet zur Behandlung kommende Verrenkungsfrakturen des oberen Sprunggelenkes weisen erhebliche Weichteilschwellungen auf, die eine sofortige interne Stabilisation verhindern. Die geschlossene Reposition muß dringlich durchgeführt werden. Kann bei ausgeprägt instabilen Frakturen die Reposition in einer Gipsschiene nicht gehalten werden, besteht die Indikation zur gelenküberbrückenden tibio-metatarsalen externen Fixation (s. Kap. „Fuß"). Besteht der dringende Verdacht auf ein Kompartmentsyndrom, ist die Faszienspaltung in Verbindung mit einer temporären externen Fixation notfallmäßig durchzuführen. Wichtig im Rahmen der Behandlung des Kompartmentsyndroms bei Sprunggelenkfrakturen ist die vollständige Spaltung des Retinaculum mm. extensorum in Längsrichtung. Auch offene Frakturen der Malleolengabel sind bevorzugt mit einer externen Gelenktransfixation nach Frakturreposition zu stabilisieren.
Die offenen Wundflächen werden mit Kunsthaut abgedeckt. Über den Fixateur läßt sich die verletzte Extremität zur besseren Weichteilbehandlung aufhängen. In besonders gelagerten Fällen mit ausgedehnten Weichteildefekten bestehen Indikationen zur Anwendung lokaler und freier Lappenplastiken.
Der Zeitpunkt zur endgültigen internen Stabilisation ergibt sich aus dem Weichteilbefund. Die operativen Zugänge erfolgen über die Standardinzisionen am Außen- und Innenknöchel, ggf. bei noch liegendem Fixateur. Die Osteosyn-

thesen sind sparsam zu dimensionieren. Am Ende der Operation werden die Inzisionen zur optimalen Drainage des Operationsgebietes nur adaptierend verschlossen. Zur postoperativen Weichteilprotektion kann die gelenküberbrükkende externe Fixation vorteilhaft belassen werden.

Komplikationen

Intraoperative Komplikationen

Bei Mehrfragmentfrakturen des Außenknöchels besteht intraoperativ die Gefahr, daß aufgrund fehlender Landmarken der korrekte Längenausgleich an der Fibula nicht erzielt wird. Valguspositionen der Sprunggelenkgabel sind die häufige Folge. Nicht berücksichtigte Weichteilinterponate am Innenknöchel führen zu Fehlrepositionen am Außenknöchel mit nachfolgender Subluxation im oberen Sprunggelenk. Zusätzliche, nicht repositionsfähige Abschlagfragmente machen die anatomische Gelenkrekonstruktion unmöglich.

Postoperative Komplikationen

Hämatome und Wundheilungsstörungen sind postoperative Komplikationen, die vermehrt bei verspätet zur Behandlung kommenden Frakturen auftreten. Bei anatomisch nicht vollständig rekonstruierbaren Gelenkflächen muß mit einer frühzeitigen posttraumatischen Arthrose des oberen Sprunggelenks gerechnet werden. Ausgeprägte, langwierige postoperative Weichteilschwellungen verzögern häufig den Heilverlauf bei komplexen Verletzungen.

Wiederholungseingriffe, Korrekturoperationen

Komplexe Verletzungen erfordern regelmäßig einen Folgeeingriff zur Weichteilsanierung. In Abhängigkeit vom Verletzungsausmaß werden bis zur abschließenden Weichteildeckung erneute Nekrosenausschneidungen, Spalthaut- oder Lappentranspositionen notwendig. Nach primärer gelenküberbrückender externer Fixation ist die endgültige Osteosynthese baldmöglichst durchzuführen.
Unzureichende Repositionen sind unverzüglich zu korrigieren. Postoperative Hämatome und Infektionen bedürfen der dringlichen chirurgischen Revision.
Selten führen nach Sprunggelenkfrakturen verzögerte Frakturheilungen zu sekundären Spongiosaplastiken.

Begleit-, Nachbehandlung

Das Ausmaß und die Intensität der postoperativen Bewegungsübungen richten sich nach dem Schweregrad der begleitenden Weichteilschäden. Vorteilhaft für die frühfunktionelle Übungstherapie des oberen Sprunggelenkes sind motorgetriebene Bewegungsschienen, die ein individuell angepaßtes Therapieschema ermöglichen. In Abhängigkeit von der Frakturmorphologie, dem klinischen Weichteilbefund und der Röntgenverlaufskontrolle werden Teilbelastung und der Zeitpunkt des Übergangs auf Vollbelastung bestimmt.

Frakturen beim Kind und Jugendlichen

Ziele und Methoden

Nicht dislozierte Sprunggelenkfrakturen im Wachstumsalter werden konservativ durch Gipsruhigstellung für 3 – 4 Wochen behandelt.
Auch Epiphysenlösungen sind in der Regel der konservativen Behandlung zugänglich. Eingeschlagenes Periost, das die offene Reposition erfordert, stellt bei traumatischen Epiphysenlösungen die Ausnahme dar.
Dislozierte Frakturen mit Gelenk- und Epiphysenbeteiligung werden offen reponiert und stabilisiert. Als Implantate finden im Wachstumsalter am oberen Sprunggelenk bevorzugt Kirschner-Drähte und Einzelschrauben des Kleinfragmentinstrumentariums Anwendung. Intraoperativ sollte die Möglichkeit zur Bildwandlerkontrolle bestehen, um die Implantatlage in Beziehung zur Epiphysenfuge sicher beurteilen zu können. Eine ergänzende postoperative Ruhigstellung im Gipsverband für 3 Wochen ist bei Kindern und Jugendlichen unproblematisch.
Die frühzeitige Metallentfernung ist stets anzustreben.

Indikationen

Absolute Indikationen

Dislozierte Frakturen mit Gelenk- und Wachstumsfugenbeteiligung sind absolute Operationsindikationen.

Relative Indikationen

Relative Indikationen bestehen im Wachstumsalter nicht, da die Kriterien zur konservativen und operativen Therapie eindeutig abgrenzbar sind.

Kontraindikationen

Kontraindikationen können sich bei allgemeiner Inoperabilität, z. B. beim Polytrauma, ergeben.

Operationsrisiko und Aufklärungshinweise

Intraoperative Risiken

Intraoperative Risiken bestehen in einer unzureichenden Frakturreposition.

Postoperative Risiken

Nach Frakturen mit Wachstumsbeteiligung besteht grundsätzlich das Risiko des posttraumatischen Fehlwachstums. Postoperative Wundheilungsstörungen sind im Wachstumsalter die Ausnahme.

Aufklärungsgespräch

Die Eltern sind auf die Gefahren posttraumatischen Fehlwachstums mit Achsabweichungen und Fehlposition des oberen Sprunggelenks hinzuweisen. Dieser Aufklärungshinweis hat auch dann Gültigkeit, wenn eine „wasserdichte“ Reposition der Wachstumsfuge operationstechnisch erreicht werden konnte.

Spezielle Vorbereitungen

Die Verwendung einer Blutsperre ist vorteilhaft. Die intraoperative Bildwandlerkontrolle sollte gewährleistet sein.

Versorgung einer Fraktur

Narkose: Im Wachstumsalter ist grundsätzlich der Allgemeinnarkose der Vorzug zu geben.

Lagerung: Rückenlagerung.

Zugangswege: Es werden die Standardzugänge zum Außen- und Innenknöchel angewandt (s. „Frakturen beim Erwachsenen“).

Arbeitsschritte

1 Oberschenkelblutsperre.
2 Hautschnitt.
3 Sorgfältige und vorsichtige Bruchspaltsäuberung.
4 Anatomische Reposition der Fraktur.
5 Stabilisierung durch Kirschner-Drähte oder Kleinfragmentzugschrauben unter Bildwandlerkontrolle. Es ist darauf zu achten, daß die Schrauben nicht die Epiphysenfugen tangieren. Kirschner-Drähte können die Wachstumsfuge kreuzen.
6 Wundverschluß über Redon-Drainage.
7 Ergänzende Gipsruhigstellung für ca. 3 Wochen.

Strategie bei Komplexverletzungen

Die operative Behandlung von Komplexverletzungen beim Kind und Jugendlichen folgt dem Vorgehen beim Erwachsenen (s. „Frakturen beim Erwachsenen“). Das Umsteigen auf interne Osteosynthesen ist im Wachstumsalter in der Regel nicht erforderlich. Primäre Minimalosteosynthesen unter Verwendung von Kirschner-Drähten sind meistens ausreichend. Zur definitiven Weichteildeckung komplexer Verletzungen kommen lokale oder freie Lappenplastiken nur ausnahmsweise zur Anwendung. Weichteildefekte beim Kind und Jugendlichen heilen häufig spontan oder durch Spalthauttransplantation aus.

Komplikationen

Intraoperative Komplikationen

Fehlplazierte Schrauben und wiederholte Kirschner-Draht-Bohrungen verursachen zusätzliche Schädigungen der Wachstumsfuge. Kleinere Fragmente können durch wiederholte Repositionsmanöver und vergebliche Bohrvorgänge zerstört werden.

Postoperative Komplikationen

Die wesentliche postoperative Komplikation besteht bei verletzungsbedingter Beteiligung der Epiphysenfuge im Fehlwachstum.

Wiederholungseingriffe, Korrekturoperationen

Unzureichende Frakturrepositionen und Implantatfehllagen sind nach postoperativer Diagnosestellung unverzüglich zu korrigieren. Wiederholungseingriffe nach Hämatomen und Infektionen stellen im Wachstumsalter die Ausnahme dar. Nach Epiphysenverletzungen sind Kinder und Jugendliche engmaschig im Halb- bis Jahresrhythmus klinisch zu kontrollieren, um korrekturbedürftiges Fehlwachstum rechtzeitig zu erkennen.

Begleit-, Nachbehandlung

Eine besondere krankengymnastische Übungsbehandlung erübrigt sich in den meisten Fällen bei Kindern und Jugendlichen. Die Implantatentfernung sollte zum frühestmöglichen Zeitpunkt bei abgeschlossener Frakturheilung durchgeführt werden.

Kapsel-Band-Verletzungen, Knorpelschäden

Ziele und Methoden

Das vielfältige Verletzungsmuster der Kapsel-Band-Strukturen des oberen Sprunggelenkes umfaßt therapeutisch unproblematische, stabile Distorsionen und hochgradig instabile Kapsel-Band-Zerreißungen. Instabile Verletzungen der lateralen Kapsel-Band-Strukturen des oberen Sprunggelenkes verursachen

- die Varuskippung des Talus in der Frontalebene,
- den Vorschub des Talus in der Sagittalebene und
- die Innenrotation des Talus in der Transversalebene.

Die konservativ-frühfunktionelle Behandlung von lateralen Kapsel-Band-Verletzungen aller Schweregrade ist die therapeutische Methode der Wahl. Unter Berücksichtigung individueller Gesichtspunkte (z. B. Freizeitsport, berufliche Belastung) stellt die operative Therapie hochgradig instabiler Verletzungen eine vorteilhafte Behandlungsalternative dar. Postoperativ schließt sich eine frühfunktionelle Übungsbehandlung nach den Gesetzmäßigkeiten der konservativen Therapie an.
Verletzungen des Lig. deltoideum bedürfen im allgemeinen keiner operativen Therapie.
Begleitende Knorpelverletzungen in Verbindung mit Kapsel-Band-Verletzungen des oberen Sprunggelenkes stellen sich überwiegend in nicht refixierbaren Knorpelabscherungen dar. Bei der operativen Revision des Sprunggelenkes im Rahmen der chirurgischen Bandversorgung werden diese oberflächlichen Knorpelabsprengungen durch sorgfältige Spülung aus dem Gelenk entfernt. Operationspflichtige Impressionen der tibialen oder talaren Gelenkflächen ohne knöcherne Verletzungen der Malleolengabel sind ausgesprochen selten. Die operativen Richtlinien bei gegebener Indikation sind analog den Verfahrenstechniken bei Innenknöchelfrakturen (s. „Versorgung einer Innenknöchelfraktur“, S. 416 f) und Talusverletzungen (s. Kap. „Fuß – Versorgung einer osteochondralen Fraktur der Trochlea tali“, S. 467 f).

Indikationen

Absolute Indikationen

Absolute Indikationen zur operativen Versorgung frischer Kapsel-Band-Strukturen existieren nicht.

Relative Indikationen

Richtlinien zur operativen Indikation stellen die röntgendiagnostisch nachweisbaren Instabilitäten des Talus in der Frontal- und Sagittalebene im Vergleich zur unverletzten Gegenseite dar. Von einer Instabilität ist auszugehen, wenn im Vergleich zur Gegenseite die Taluskippung mehr als 5° und der Talusvorschub mehr als 5 mm beträgt. Knöcherne Bandausrisse sollten eher großzügig der operativen Therapie zugeführt werden.
In der ausgeprägten posttraumatischen Hämatombildung ist eine Operationsindikation unter dem Gesichtspunkt der Weichteilentlastung zu sehen. Die damit sinnvollerweise verbundenen Bandnähte bedeuten keine wesentliche Erweiterung des operativen Eingriffs.

Kontraindikationen

Kontraindikationen ergeben sich aus unzureichenden Weichteilverhältnissen im geplanten Operationsgebiet.

Operationsrisiko und Aufklärung

Intraoperative Risiken

Die primäre chirurgische Versorgung frischer Kapsel-Band-Verletzungen stellt einen operativen Eingriff der kleinen Chirurgie dar. Hervorzuhebende intraoperative Komplikationen treten in der Regel nicht auf.

Postoperative Risiken

Das postoperative Risiko liegt in der möglichen Entstehung einer sekundären chronischen Bandinsuffizienz nach primärer operativer Therapie.

Aufklärungsgespräch

Die Techniken und Ergebnisse konservativer und operativer Behandlungsmaßnahmen sind eindeutig darzustellen. Die Entscheidung zur operativen Therapie muß für den Patienten durch nachvollziehbare Vorteile ersichtlich sein. Unabhängig von der Therapiewahl ist die Gefahr der sekundären chronischen Bandinsuffizienz anzusprechen.

Spezielle Vorbereitungen

Kapsel-Band-Verletzungen werden vorteilhaft in Blutsperre versorgt.

Versorgung einer instabilen lateralen Kapsel-Band-Verletzung

Narkose: Allgemeinnarkose, Regionalanästhesie.

Lagerung: Rückenlagerung.

Zugangsweg: Lateraler Standardzugang mit bogenförmiger Einbeziehung der Fibulaspitze.

Arbeitsschritte

1 Blutsperre.
2 Lateraler Zugang.
3 Revision des oberen Sprunggelenkes, Hämatomausräumung, Ausspülen von Knorpelflakes!
4 Adaptierende Einzelnähte, U-Nähte, transossäre Nähte oder Schraubenfixation von knöchernen Ausrissen in Abhängigkeit von der Verletzungsmorphologie.
5 Wundverschluß über Redon-Drainage.
6 Unterschenkelgipsschiene.

Spezielle Technik

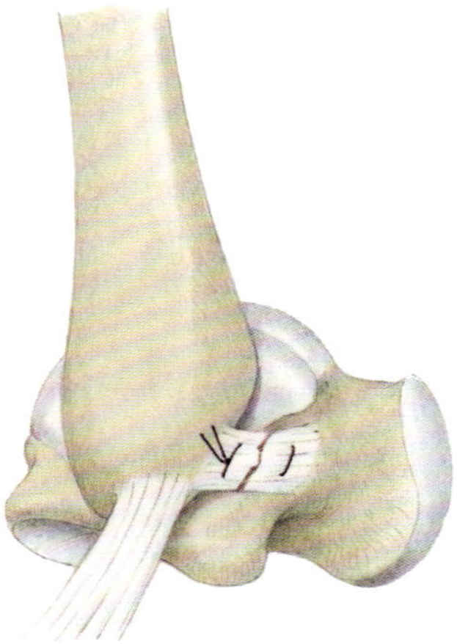

Abb. **61a** Intraligamentäre Rupturen des Lig. fibulotalare anterius werden durch eine adaptierende, U-förmige Naht versorgt. Für die Bandnaht sollte atraumatisches, resorbierbares Nahtmaterial der Stärke 2×0 verwendet werden. Die bei der operativen Versorgung frischer Kapsel-Band-Verletzungen gelegten Nähte werden in Pronation des Fußes geknotet. Die Fäden dürfen nicht zu eng geknotet werden, um eine wulstförmige Verwerfung der ligamentären Strukturen im Rupturbereich zu verhindern. Der Wundverschluß erfolgt über eine Redon-Drainage.

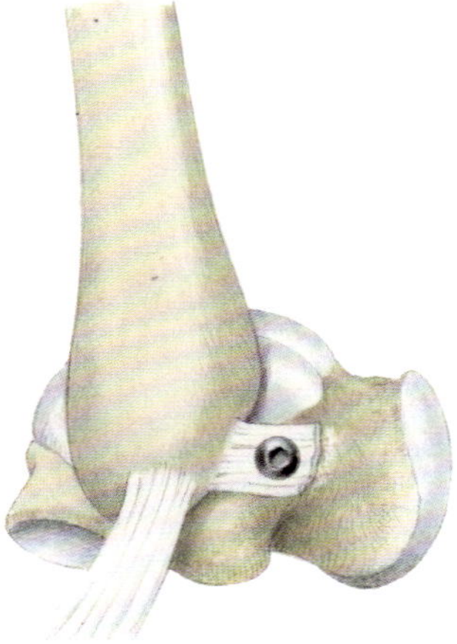

Abb. **61b** Fibulare oder talare knöcherne Bandausrisse des Lig. fibulotalare anterius lassen sich zuverlässig durch Schrauben des Kleinfragmentinstrumentariums mit Unterlegscheibe stabilisieren.

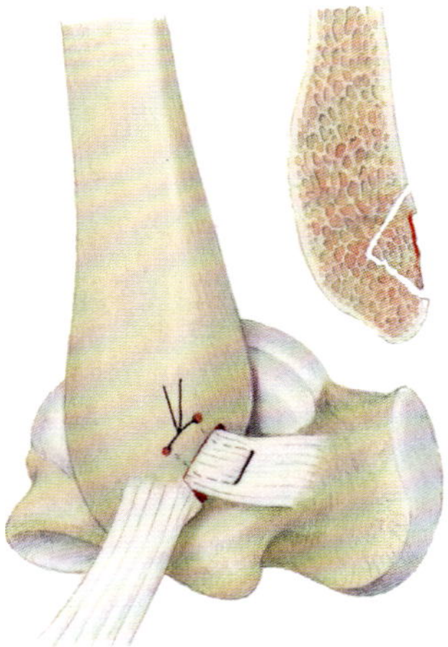

Abb. **61c** Knochennahe Bandverletzungen werden zunächst mit einem resorbierbaren Faden der Stärke 2×0 angeschlungen. Mittels eines V-förmigen Knochenkanals (Insert) erfolgt nach Anfrischen der Anheftungsstelle die transossäre Verknotung des durchgezogenen Fadens über der Knochenbrücke (s. auch Abb. **62a–c**).

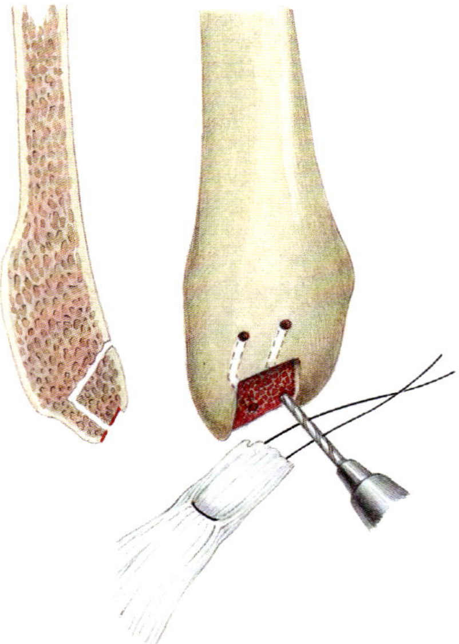

Abb. **62a** Knochennahe Ausrisse des Lig. calcaneofibulare an der Fibulaspitze lassen sich vorteilhaft über V-förmige Knochenkanäle refixieren. In der aufgerauten Anheftungsstelle werden mit dem 2-mm-Bohrer zwei V-förmige Kanäle gelegt (Insert). Das Anschlingen des zu fixierenden Bandes erfolgt in U-förmiger Technik mit einem resorbierbaren Faden der Stärke 2×0.

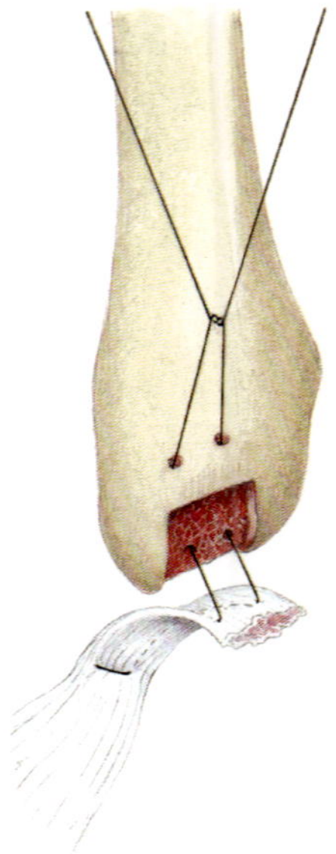

Abb. **62b** Die freien Enden des Anschlingfadens können mit einer Periostnadel oder einem dünnen Draht durch die Knochenkanäle geführt werden.

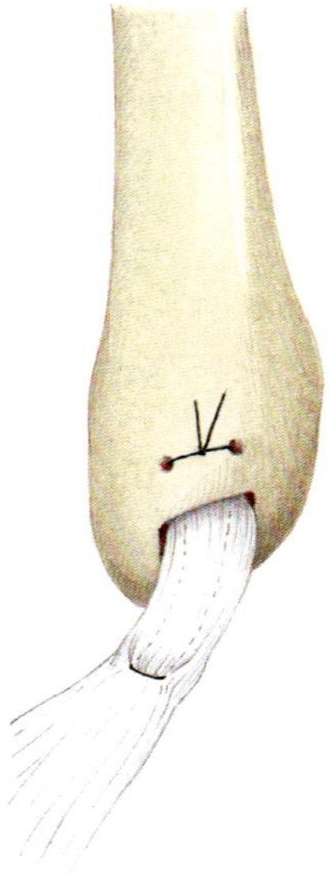

Abb. **62c** Der Faden wird über der Knochenbrücke in der Art verknotet, daß das Ligament im Rupturbereich breitflächigen Kontakt im angefrischten Refixationsbereich gewinnt. Zur Erzielung der spannungsfreien Adaptation des rupturierten Ligamentes im Anheftungsbereich erfolgt die Verknotung der Naht in Pronation des Fußes.

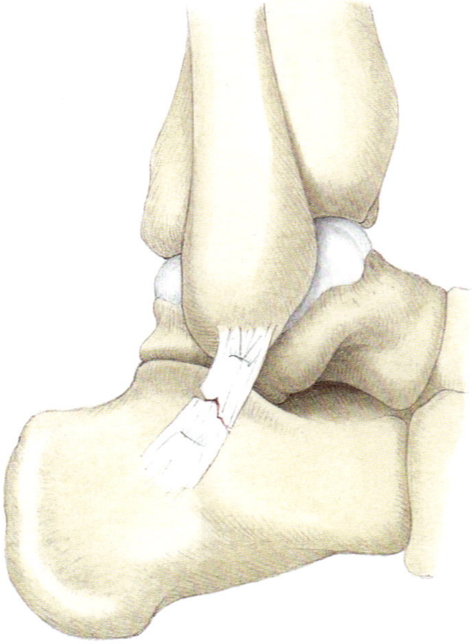

Abb. **63** Intraligamentäre Rupturen des Lig. calcaneofibulare werden durch adaptierende, U-förmige Nähte mit resorbierbarem Material der Fadenstärke 2×0 versorgt.

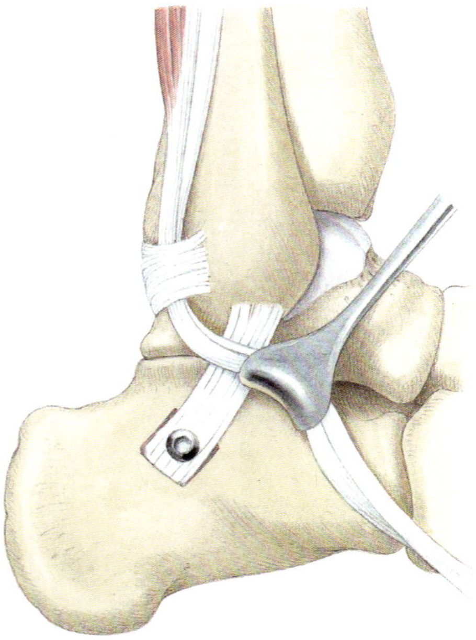

Abb. **64** Zur Darstellung kalkanearer Ausrisse des Lig. calcaneofibulare muß die laterale Standardinzision durch bogenförmige Schnittführung ventral der Fibulaspitze bis zum Kalkaneus erweitert werden. Die kalkaneusnahe Ruptur wird übersichtlich einsehbar, indem die Peronealsehnen durch Hakenzug nach ventral verlagert werden. Die Refixation der Abrißverletzung erfolgt technisch zuverlässig durch Schraubenfixation über eine Unterlegscheibe.

Strategie bei Komplexverletzungen

In der Primärversorgung komplexer Traumen des Sprunggelenkes sind Verletzungen der Kapsel-Band-Strukturen von sekundärer Bedeutung. Komplexe Verletzungen beschränken sich nie ausschließlich auf die Sprunggelenkregion, so daß in der Behandlungsstrategie regelmäßig der gesamte Fuß als Funktionseinheit zu berücksichtigen ist. Die operativen Erstmaßnahmen entsprechen daher den für die Komplexverletzung des Fußes gültigen Richtlinien (s. Strategie bei Komplexverletzungen im Kap. „Fuß", S. 447 ff).
Nach Abheilung des Weichteilmantels und Ausheilung aufgetretener Frakturen kommen Funktionsausfälle begleitender Kapsel-Band-Verletzungen in den Vordergrund therapeutischer Erwägungen. Sekundäre bandplastische Rekonstruktionen stehen in Abhängigkeit vom Ausmaß verbliebener Instabilitäten des Kapsel-Band-Apparates zur Verfügung.

Komplikationen

Intraoperative Komplikationen

Zugangsabhängig besteht bei der lateralen Standardinzision die Gefahr der Verletzung des N. peronaeus superficialis.

Postoperative Komplikationen

Postoperative Hämatome können als revisionspflichtige Komplikation auftreten. Eine seltene, aber schwerwiegende Komplikation stellt die postoperative Infektion mit Beteiligung des oberen Sprunggelenkes dar.
Eine chronische Bandinstabilität kann sich gelegentlich auch nach operativer Therapie von Kapsel-Band-Verletzungen ausbilden.

Wiederholungseingriffe, Korrekturoperationen

Postoperative Hämatome sind unverzüglich chirurgisch zu revidieren. Bei Gelenkinfektionen erfolgt die sorgfältige Spülung in Verbindung mit einer temporären externen Transfixation des oberen Sprunggelenkes. In ungünstig verlaufenden Fällen ist die Ausbildung eines posttraumatischen Empyems endgültig nur durch die operative Einstellung des oberen Sprunggelenkes zur Arthrodese zu beherrschen.
Postoperativ verbleibende Instabilitäten sind durch geeignete bandplastische Maßnahmen zu korrigieren (s. „Verletzungsfolgen", S. 427 ff).

Begleit-, Nachbehandlung

Postoperativ erfolgt die Ruhigstellung des oberen Sprunggelenks in einer Unterschenkelgipsschiene für 3–5 Tagen. Durch Hochlagerung und lokale Eisanwendung wird der postoperativen Schwellneigung vorgebeugt. Bei reizlosen Weichteilen erfolgt die Verordnung einer Orthese (z. B. Aircast-Schiene) zur weiteren funktionellen Bewegungstherapie. In Abhängigkeit von subjektiv geklagten Schmerzen wird in der Orthese Vollbelastung durchschnittlich bis zum 10. postoperativen Tag erreicht. Die Orthese muß konsequent über 6–8 Wochen getragen werden. Sportfähigkeit ist durchschnittlich nach 3 Monaten gegeben. Es ist vorteilhaft, das Tragen der Orthese auch in den ersten Monaten nach Wiederaufnahme sportlicher Tätigkeit ärztlich zu empfehlen.

Sehnenverletzungen

Als Einzelverletzung ist die Ruptur der Achillessehne von Bedeutung. Zur operativen Therapie s. Kap. „Unterschenkel“.

Verletzungen der Beuge- und Strecksehnen des Fußes im Sprunggelenkbereich sind ausgesprochen selten. Sie können nach direkten scharfen Traumen auftreten. Die Behandlungsrichtlinien und chirurgischen Techniken entsprechen denen in der Handchirurgie üblichen Operationsverfahren (s. Bd. 9, Kap. „Hand“).

Sehnenverletzungen im Zusammenhang mit komplexen Verletzungen des Sprunggelenkes unterliegen den therapeutischen Richtlinien wie im Abschnitt „Strategie bei Komplexverletzungen“, Kap. „Fuß“, S. 447 ff, beschrieben.

Verletzungsfolgen

Weichteile

Bewegungseinschränkung, Einsteifungen

Ziele und Methoden

Posttraumatische Narbenbildungen in den Weichteilen der Sprunggelenkregion führen zu Bewegungseinschränkungen, die sich in der Ausbildung eines Spitzfußes funktionell besonders nachteilig ausprägen können. Die operative Achillessehnenverlängerung im Sinne einer Z-Plastik kann zu Funktionsverbesserung führen. Oft liegt der posttraumatischen Spitzfußkontraktur jedoch eine multifaktorelle Genese zugrunde, so daß nur die operative Einstellung des oberen Sprunggelenks zur Arthrodese die dauerhafte Verbesserung des Gangbildes gewährleistet. Zur operativen Technik der Achillessehnenverlängerung und der Operation zur Arthrodese des oberen Sprunggelenkes s. Kap. „Unterschenkel“.

Kapsel-Band-Strukturen

Chronische Instabilitäten

Ziele und Methoden

Die chronische anterolaterale Rotationsinstabilität des oberen Sprunggelenkes ist die häufigste Indikation, die zu rekonstruktiven Bandplastiken führt. Mehr als 50 empfohlene Operationstechniken sind zur Behebung der chronischen Kapsel-Band-Instabilität bekannt. Mit den unterschiedlichen Operationsverfahren wird angestrebt, durch direkte anatomische Bandrekonstruktion oder durch indirekte Stabilisation die Funktionsfähigkeit der lateralen Kapsel-Band-Strukturen wiederherzustellen.

Isolierte mediale Instabilitäten nach Verletzungen des Lig. deltoideum haben keine operationstechnische Bedeutung. Die chronische Peronealsehnenluxation ist in der Regel die Folge primär nicht erkannter Rupturen des Retinaculum peronaeorum im Rahmen einer Komplexverletzung des Sprunggelenkes. In der sagittalen Osteotomie der lateralen Fibulaspitze mit Dorsalverlagerung des osteotomierten Knochenblocks besteht eine zuverlässige Behandlungsmethode.

Indikationen

Absolute Indikationen

Absolute Operationsindikationen existieren nicht.

Relative Indikationen

Häufige Umknicktraumen und Behinderungen in der sportlichen Aktivität stellen relative Operationsindikationen dar.

Kontraindikationen

Kontraindikationen können sich aus lokalen, ungünstigen Narbenverhältnissen im vorgesehenen Operationsgebiet ergeben.

Operationsrisiko und Aufklärungshinweise

Intraoperative Risiken

Zugangsbedingt kann lateral der N. peronaeus superficialis verletzt werden. Bei Ersatzplastiken mit gestielten Sehnen verursachen zu schmale Bohrlöcher Sehnenabrisse beim Durchziehen der Sehnen. Operationstechnische Probleme treten auf, wenn das gestielte Sehnenmaterial für die geplante Ersatzoperation zu kurz ist.

Postoperative Risiken

Diese bestehen in der Ausbildung von Hämatomen, Wundheilungsstörungen und Infektionen bis zum Empyem des oberen Sprunggelenkes.

Aufklärungsgespräch

Die bekannten postoperativen Risiken der Wundheilungsstörung bis zur Gelenkinfektion müssen dargestellt werden. Die mit bandplastischen Rekonstruktionen am lateralen Kapsel-Band-Apparat häufig verbundene Einschränkung der Supination ist darzulegen. Auf die Möglichkeit der postoperativen Reinstabilität wird hingewiesen.

Spezielle Vorbereitungen

Operative Wiederherstellungsmaßnahmen werden vorteilhaft in Blutsperre durchgeführt.

Versorgung einer chronischen lateralen Instabilität des oberen Sprunggelenkes durch Periostlappenplastik

Narkose: Allgemeinnarkose, Regionalanästhesie.

Lagerung: Rückenlagerung.

Zugangsweg: Laterale Standardinzision, die indikationsbedingt nach proximal und distal erweitert wird.

Arbeitsschritte

1. Blutsperre, lateraler Hautschnitt.
2. Epiperiostale Darstellung der lateralen Fibula.
3. Umschneidung eines 1,5 cm breiten und 5 cm langen Perioststreifens.
4. Legen einer transossären Naht an der basalen Umschlagfalte.
5. Doppelung des Perioststreifens und Fixierung des freien Lappenendes durch die vorgängig gelegte Naht.
6. Anfrischen der spongiösen Insertionsstelle am Talus.
7. Fixation des Periostlappens mittels einer Spongiosaschraube mit Unterlegscheibe.
8. Verschluß des Operationsgebietes über eine Redon-Drainage.
9. Unterschenkelgipsschiene bis zur unauffälligen Wundheilung.

Spezielle Technik

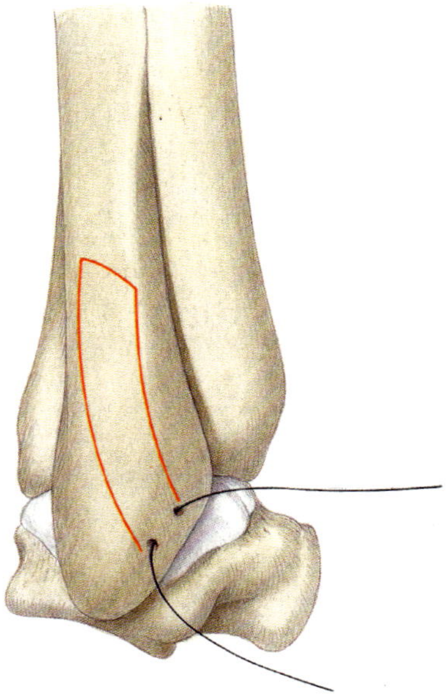

Abb. **65a** Die laterale Standardinzision wird bogenförmig um die Außenknöchelspitze zum Talus geführt. Die ventrolaterale Fibula wird epiperiostal dargestellt. Mit dem Skalpell wird ein 1,5 cm breiter und 5 cm langer Perioststreifen umschnitten, so daß die geplante Umschlagfalte am anatomischen fibularen Insertionspunkt des Lig. talofibulare anterius liegt. An der Umschlagfalte wird ein 2-mm-Bohrkanal für eine querverlaufende transossäre Naht gelegt. Der umschnittene Perioststreifen läßt sich mit dem Raspatorium bis zur Umschlagfalte abheben.

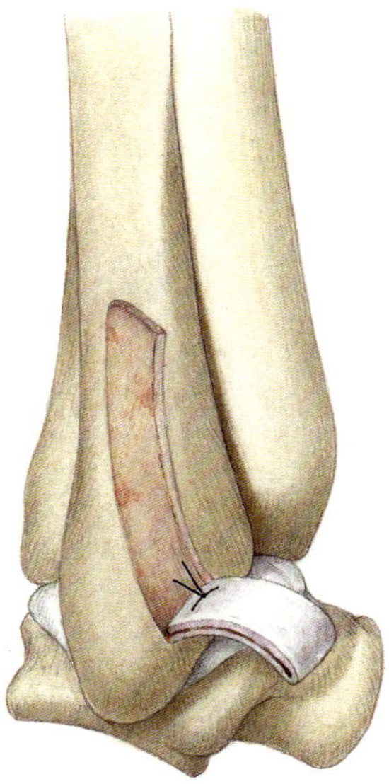

Abb. **65b** Der gehobene Perioststreifen wird so gedoppelt, daß das dem Knochen anliegende Periostblatt aufeinanderliegt. Die Befestigung des freien proximalen Endes des Perioststreifens erfolgt an der Umschlagfalte mit der vorgängig gelegten transossären Naht.

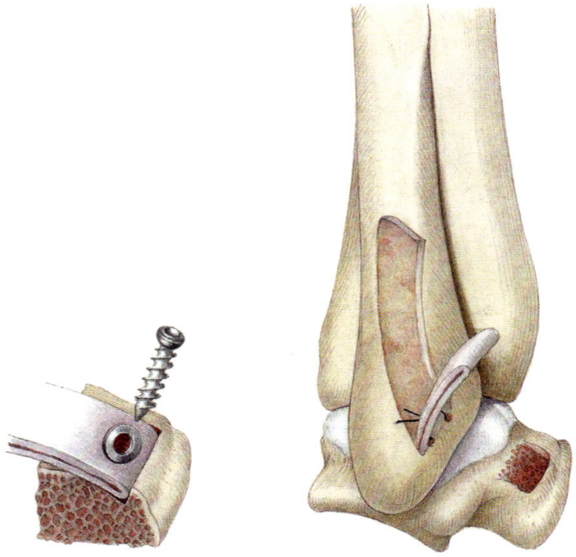

Abb. **66a** Die geplante Anheftungsstelle am Talus wird mit einem kleinen Meißel bis in den spongiösen Bereich angefrischt, so daß eine ca. 1–2 mm tiefe und 10 mm breite Grube entsteht (Insert).

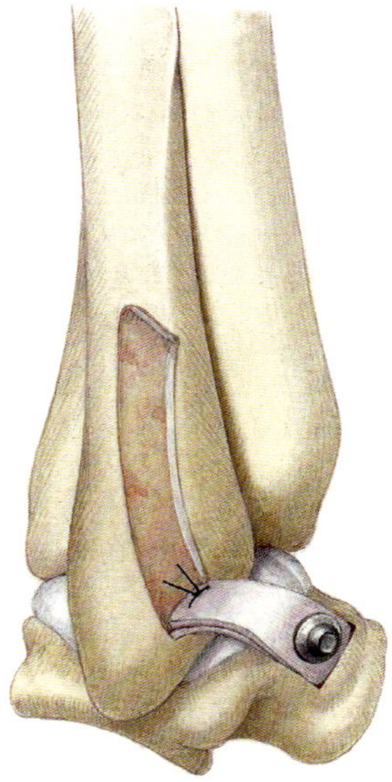

Abb. **66b** Der gedoppelte Perioststreifen wird mit einer Kleinfragmentspongiosaschraube über eine Unterlegscheibe am Talus fixiert. Bei der Fixation ist auf eine angemessene Vorspannung des Perioststreifens zu achten.

Versorgung einer chronischen lateralen Instabilität des oberen Sprunggelenkes durch M.-peronaeus-brevis-Plastik

Narkose: Allgemeinnarkose, Regionalanästhesie.

Lagerung: Rückenlagerung.

Zugangsweg: Laterale Standardinzision, die indikationsbedingt nach proximal und distal erweitert wird.

Arbeitsschritte

1 Blutsperre, laterale Hautinzision.
2 Darstellung der Sehne des M. peronaeus brevis.
3 Halbierung der Sehne, proximal im muskulotendinösen Übergangsbereich beginnend. Die Sehne bleibt distal gestielt.
4 Zwei 3,5-mm- oder besser 4,5-mm-Bohrlöcher werden in der distalen Fibula parallel zum Verlauf des Lig. talofibulare anterius gelegt.
5 V-förmiger 3,5/4,5-mm-Bohrkanal im anatomischen talaren Anheftungsbereich des Lig. talofibulare anterius.
6 Durchziehen der distal gestielten Peronaeus-brevis-Sehne.
7 Periostales Vernähen des freien Endes der durchgezogenen Sehnen.
8 Wundverschluß über Redon-Drainage.
9 Unterschenkelgipsschiene bis zur unauffälligen Wundheilung.

Spezielle Technik

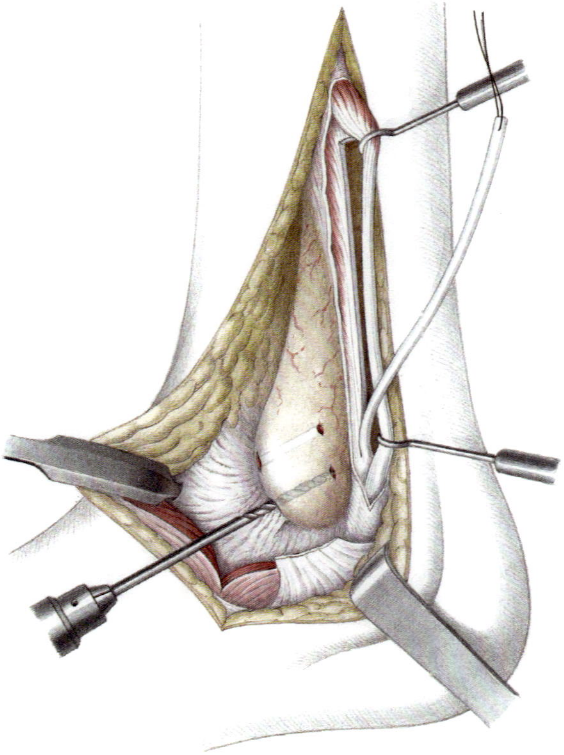

Abb. **67** Die laterale Standardinzision muß zur Hebung der Peronaeus-brevis-Sehne ausreichend weit nach proximal gelegt werden. Distal reicht der Hautschnitt bis zur Basis des 5. Mittelfußknochens, um sicheren Zugang zum Talus zu gewährleisten. Die Peronaeus-brevis-Sehne wird dargestellt und proximal im muskulotendinösen Übergang halbiert. Die Spaltung der distal gestielten Sehne erfolgt bis auf Höhe der Außenknöchelspitze. Das freie Ende der Sehne wird mit einem Führungsfaden armiert. In Abhängigkeit vom Durchmesser der halbierten Sehnen werden 2 parallel verlaufende Bohrkanäle mit dem 3,5- oder 4,5-mm-Bohrer im distalen Bereich der Fibula gelegt. Die Bohrkanäle entsprechen dem Verlauf des Lig. fibulotalare anterius.

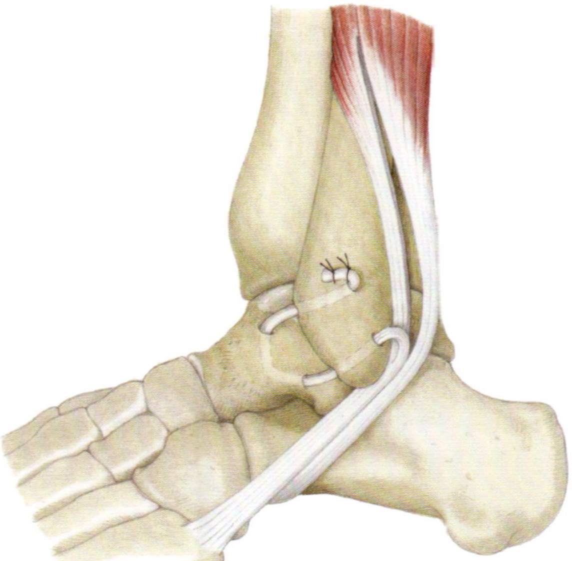

Abb. **68** Im Anheftungsbereich des Lig. talofibulare anterius wird im Talus ein V-förmiger Bohrkanal mit dem 3,5-mm- oder besser 4,5-mm-Bohrer gelegt. Beim Bohrvorgang ist zur Herstellung einer Knochenbrücke darauf zu achten, daß die Bohrkanäle nicht zu steil gelegt werden (zu schmale Knochenbrücke!). Dann wird die distal gestielte Sehne mit dem Führungsfaden zunächst durch das distale fibulare Bohrloch und dann durch den V-förmigen talaren Bohrkanal geführt. Nach Passage des proximalen fibularen Kanals erfolgt die periostale Einnähung des freien Sehnenendes unter angemessener Vorspannung. Das Spannen und Einnähen der Peronaeus-brevis-Sehne erfolgt in Pronationsstellung des Fußes. Nach Öffnen der Blutsperre und sorgfältiger Kontrolle der Blutstillung wird die Operationswunde über eine Redon-Drainage verschlossen. Bis zur unauffälligen Wundheilung erfolgt die Ruhigstellung des Sprunggelenkes durch eine Gipsschiene.

Versorgung einer chronischen Luxation der Peronealsehnen

Narkose: Allgemeinnarkose, Regionalanästhesie.

Lagerung: Rückenlagerung.

Zugangsweg: Laterale Hautinzision.

Arbeitsschritte

1 Oberschenkelblutsperre, laterale Inzision und epiperiostale Darstellung der distalen Fibula.
2 Mobilisierung der Peronealsehnen unter Exzision von Narbengewebe dorsal der Fibulaspitze.
3 Sagittale, ca. 3 cm lange Osteotomie der lateralen Fibulaspitze.
4 Durch Rotation des Knochenblocks wird die osteotomierte Fibulaspitze dorsal versetzt.
5 Übungsstabile Fixation der Osteotomie mit 2 Kleinfragmentspongiosazugschrauben.
6 Wundverschluß über Redon-Drainage.
7 Unterschenkelgipsschiene bis zur unauffälligen Wundheilung.

Spezielle Technik

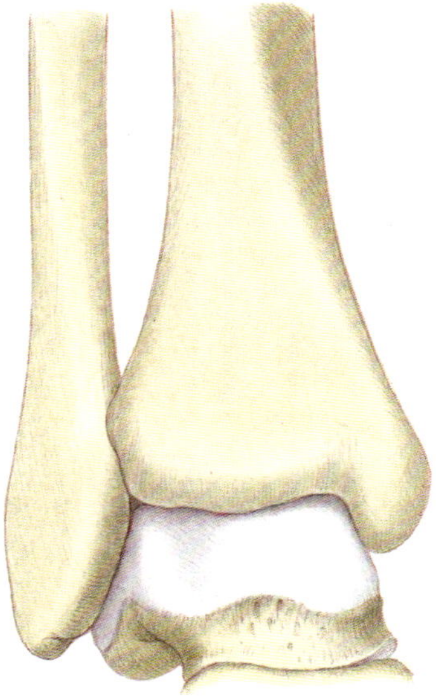

Abb. **69a** Die distale Fibula wird epiperiostal dargestellt. Es folgt die Mobilisation der Peronealsehnen unter Exzision des Narbengewebes hinter der Außenknöchelspitze. Bei der Festlegung der Osteotomieebene an der distalen lateralen Fibulakortikalis ist die ausreichende Länge von mindestens 3 cm des zu rotierenden Knochenblocks sicherzustellen.

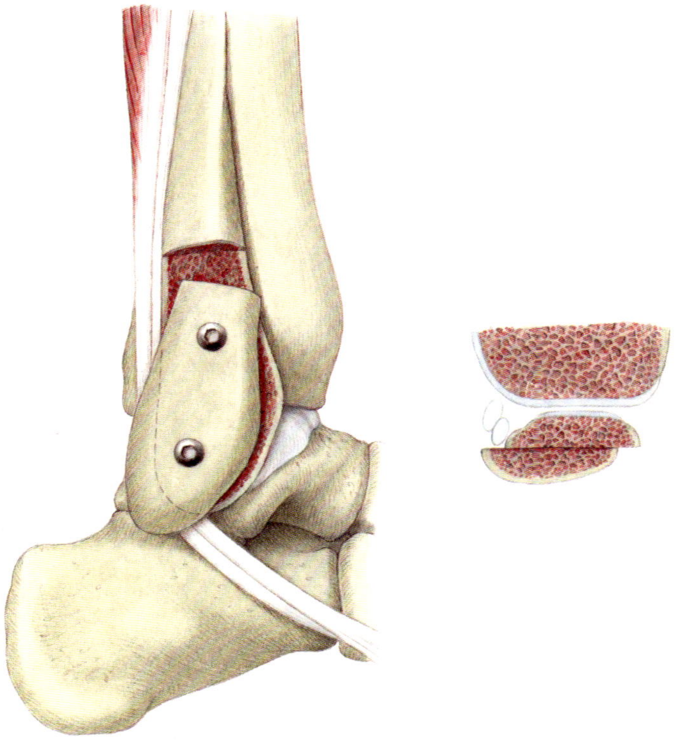

Abb. **69b** Der Knochenblock wird rotiert, so daß die osteotomierte Fibulaspitze 0,5 – 1 cm nach dorsal gerichtet wird. Durch die ausreichende Dorsalverschiebung muß intraoperativ die Luxationstendenz der Peronealsehnen sicher ausgeschlossen werden (Insert). Mit 2 Kleinfragmentspongiosaschrauben erfolgt die rotationsstabile Fixation der Osteotomie. Nach Wundverschluß über eine Redon-Drainage wird das obere Sprunggelenk bis zur unauffälligen Wundheilung durch eine Unterschenkelgipsschiene ruhiggestellt.

Komplikationen

Intraoperative Komplikationen

Bei der Periostlappenplastik kann der gehobene Perioststreifen bei zu schmal gewählter Basis in der Umschlagfalte beim Einnähen unter Vorspannung abreißen.
Intraoperative Komplikationen können bei der Peronaeus-brevis-Plastik auftreten, wenn der Durchmesser der Sehne nicht im angemessenen Verhältnis zu den Bohrlöchern steht. Bei zu engen Bohrlöchern kommt es zwangsläufig zur Ruptur beim Durchziehen der Sehne. Die Bohrung des V-förmigen Kanals im Talus ist gefährdet, wenn die Neigung der Bohrungen zu steil geführt wird. Bei zu steilen Bohrungen resultiert eine instabile Knochenbrücke, die beim Durchziehen der Sehne frakturiert.
Die zu kurz gewählte Osteotomie an der Außenknöchelspitze zur Behandlung der chronischen Peronealsehnenluxation läßt keine ausreichende Rotation der Außenknöchelspitze zur sicheren Stabilisierung der Peronealsehnen zu. Ein zu kurzer Knochenblock kann nicht sicher durch die Schraubenosteosynthese fixiert werden.

Postoperative Komplikationen

Postoperative Komplikationen bestehen in Hämatomen, Wundheilungsstörungen und Infektionen. Reinstabilitäten können sich nach rekonstruktiven Maßnahmen am Kapsel-Band-Apparat erneut einstellen.

Wiederholungseingriffe, Korrektureingriffe

Bei erneuter Instabilität des Kapsel-Band-Apparates kann eine alternative Operationsmethode zur Anwendung kommen. Die Erfolgsaussichten, unter Erhalt der Gelenkbeweglichkeit stabile Kapsel-Band-Verhältnisse durch Reoperationen zu erzielen, müssen zurückhaltend eingeschätzt werden. Als Ultima ratio therapiebedürftiger Instabilitäten steht die Operation zur Arthrodese des oberen Sprunggelenkes zur Verfügung.

Begleit-, Nachbehandlung

In der ersten postoperativen Phase erfolgt aus Gründen der Weichteilprotektion vorteilhaft die Ruhigstellung des oberen Sprunggelenkes durch eine Unterschenkelgipsschiene. Bei reizlosen Weichteilverhältnissen schließt sich eine frühfunktionelle Übungsbehandlung in einer lateral stabilisierenden Bewegungsschiene für 6 Wochen an. Alternativ kann in Abhängigkeit vom intraoperativ erzielten Ergebnis die Nachbehandlung im Unterschenkelgehgips erforderlich werden. Nach Abschluß der protektiven Nachbehandlungsphase sollte eine Schuhaußenranderhöhung von 0,5 – 1 cm verordnet werden.

Knochen

Achsenfehlstellungen

Ziele und Methoden

Fehlverheilte Frakturen des oberen Sprunggelenkes mit klinisch relevanten Achsabweichungen sind selten. Insbesondere Achsabweichungen im Valgus- und vor allem Varussinn führen zu posttraumatischen Präarthrosen des oberen und unteren Sprunggelenkes. Auch Anschlußarthrosen in den kleinen Fußwurzelgelenken können sich entwickeln.

Die operative Therapie relevanter posttraumatischer Achsabweichungen erfordert eine exakte präoperative Diagnostik und zeichnerische Planung der durchzuführenden Korrekturmaßnahmen. Die Korrekturosteotomien am oberen Sprunggelenk stellen schwierige technische Verfahren dar und sollten unfallchirurgischen Zentren vorbehalten bleiben, die über die notwendige operative Erfahrung in der Behandlung derartig problembeladener Unfallfolgen verfügen.

Knorpel

Gelenkdestruktionen

Ziele und Methoden

Schwerwiegende Gelenkzerstörungen, die anatomisch nicht rekonstruierbar sind, führen zur posttraumatischen Arthrose. Langfristig bestehende Achsabweichungen nach fehlverheilten Frakturen und höhergradige chronische Instabilitäten bedingen mitunter Knorpeldestruktionen, die gelenkerhaltend nach Überschreiten einer Kompensationsgrenze nicht mehr therapierbar sind. Hier besteht die Indikation zur operativen Einstellung des oberen Sprunggelenkes zur Arthrodese.

Zur operativen Technik s. Kapitel „Unterschenkel“.

Entzündungen

Ziele und Methoden

Posttraumatische und postoperative Entzündungen im Bereich des oberen Sprunggelenkes bedürfen der sofortigen chirurgischen Revision, um der schwerwiegendsten Verlaufsform der Entzündung, dem Empyem des Sprunggelenkes vorzubeugen. Die chirurgischen Maßnahmen folgen den allgemein gültigen Richtlinien der septischen Chirurgie. Als begleitende Maßnahme in der regelmäßig offenen Wundbehandlung entzündlicher Prozesse am Sprunggelenk hat sich die externe gelenküberbrückende Transfixation sehr bewährt. Zur operativen Technik der externen Fixation siehe Kapitel „Fuß", „Versorgung einer Komplexverletzung", S. 447 ff.

Fuß

Von U. Heitemeyer

Allgemeines

Operative Strategie

Übergeordnetes Ziel rekonstruktiver Eingriffe am Fuß ist die funktionsgerechte Wiederherstellung der Fußlängs- und Querwölbung. Die anatomische Rekonstruktion verletzter Strukturen stellt die Voraussetzung dar, um über die wiederhergestellte Fußform die regelrechte Biomechanik des Fußes dauerhaft zu gewährleisten.
Angemessen dimensionierte Implantate ermöglichen übungsstabile Osteosynthesen am Fußskelett. Zur chirurgischen Therapie tarsaler, metatarsaler und digitaler Frakturen sind sichere Kenntnisse der schwierigen topographischen Anatomie des Fußes erforderlich. Bei operationspflichtigen kindlichen Verletzungen des Fußskeletts wird als chirurgische Methode der Wahl die Kirschner-Draht-Osteosynthese bevorzugt.
Geschlossene Quetschtraumen des Fußes sind durch die Entwicklung eines Kompartmentsyndroms gefährdet. Die notwendige, rechtzeitige Kompartmentspaltung wird vorteilhaft aus Gründen der postoperativen Weichteilkontrolle mit einer das Sprunggelenk überbrückenden externen Transfixation kombiniert. Stabilisationspflichtige Frakturen sollten in Verbindung mit einer Kompartmentspaltung minimalinvasiv durch Kirschner-Drähte anatomiegerecht fixiert werden.
Komplexe Fußverletzungen mit primären Defektzonen erfordern fallweise die Entscheidung zum Erhaltungsversuch oder zur primären Amputation. Die Möglichkeiten mikrovaskulärer Operationstechniken haben die Chancen zum Extremitätenerhalt wesentlich verbessert. Die frühzeitige Kontaktaufnahme mit einer entsprechenden Klinik ist von Wichtigkeit. Die chirurgische Primärbehandlung komplexer Fußverletzungen besteht in der weichteilschonenden externen Fixation und in Abhängigkeit von der Weichteilverletzung in der temporären Weichteildeckung durch Kunsthaut.
Fehlverheilte Frakturen und posttraumatische Weichteilkontrakturen stellen Indikationen zu Korrekturoperationen in späteren Behandlungsabschnitten dar. Posttraumatische und postoperative Infektionen treten am Fuß eher selten auf, können jedoch in Verbindung mit Systemerkrankungen wie z. B. Diabetes mellitus zu komplikationsreichen Heilverläufen führen.

Spezielle Anatomie

s. S. 363 ff.

Topographie der Zugangswege

Einleitung

Querverlaufende Hautinzisionen sind am Fußrücken zu vermeiden. Die sagittal ausgerichteten Schnittführungen müssen ausreichend lange Operationszugänge gewährleisten, um unnötige Weichteilquetschungen durch Instrumentendruck mit der Gefahr von Wundrandnekrosen zu vermeiden.
Am häufigsten kommt der laterale Zugang zur Anwendung, der zur Durchführung verschiedener Operationen wie Frakturstabilisierung am Kalkaneus, Zuggurtungsosteosynthese der Basisfraktur des Metatarsale V, Einstellung zur Arthrodese am unteren Sprunggelenk und Korrekturosteotomien posttraumatischer Fehlstellungen des Rückfußes geeignet ist. Einen weiteren Standardzugang stellt die vordere Längsinzision am Fußrücken dar. Die Länge und Lokalisation der Schnittführung orientiert sich an den verletzten Strukturen. Über den streckseitigen Zugang können Frakturen des Talus, der Fußwurzelknochen und der Metatarsalia stabilisiert werden. Mediale Zugänge werden nur bei Sonderindikationen, z. B. isolierte Frakturen des Sustentaculum tali oder Knorpelverletzungen des Talus angewendet. Die Darstellung des Metatarsaleköpfchens I von medial kommt bei Frakturversorgungen oder veralteten, geschlossen irreponiblen Verrenkungen des Großzehengrundgelenkes zur Anwendung. Über diese Standardzugänge können die regelmäßig auftretenden Verletzungsfolgen am Fuß operativ behandelt werden.

Lateraler Zugang

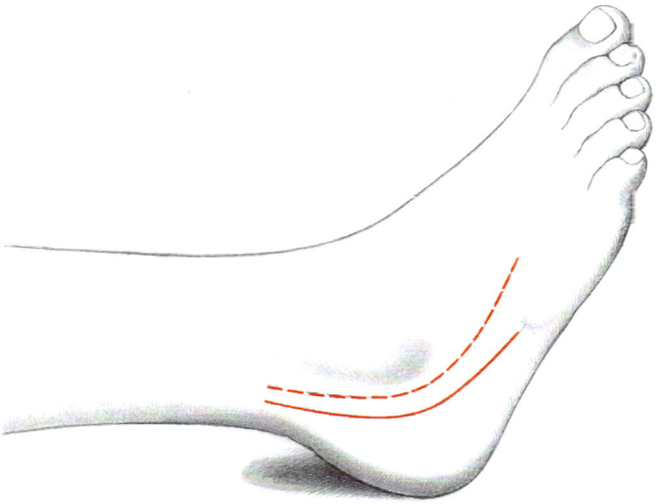

Abb. **1** Der Malleolus lateralis und die Tuberositas ossis metatarsalis V sind die Orientierungspunkte zur Festlegung der korrekten Schnittführung. Der erweiterte laterale Zugang (durchgezogene Linie) beginnt 5–8 cm kranial der Außenknöchelspitze zwischen Achillessehne und dorsaler Fibulabegrenzung. Die Inzision biegt bogenförmig um den Außenknöchel und verläuft zur Basis des 5. Mittelfußknochens. Die laterale Schnittführung zur Arthrodesenoperation des unteren Sprunggelenkes (gestrichelte Linie) wird weiter nach vorn gelegt und läuft fußrückenwärts aus.

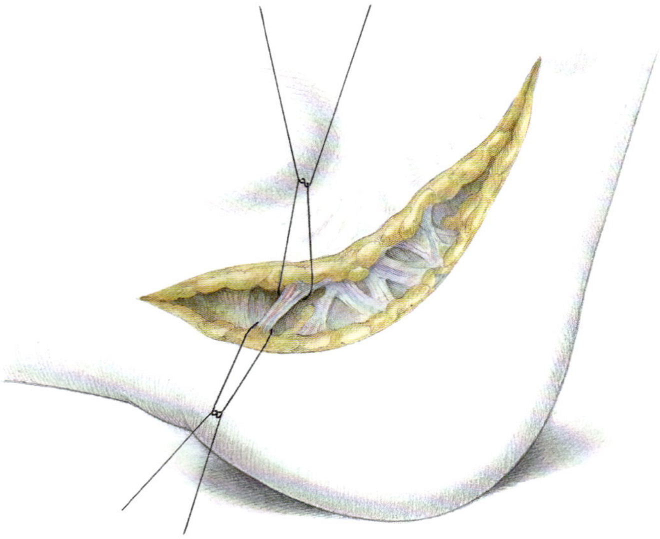

Abb. **2** Die kulissenartige Präparation der lateralen Weichteilschichten ist unbedingt zu vermeiden, damit die Vaskularisation der Weichteillappen im Operationsgebiet nicht gefährdet wird. Großkalibrige Venen werden zwischen Ligaturen durchtrennt.

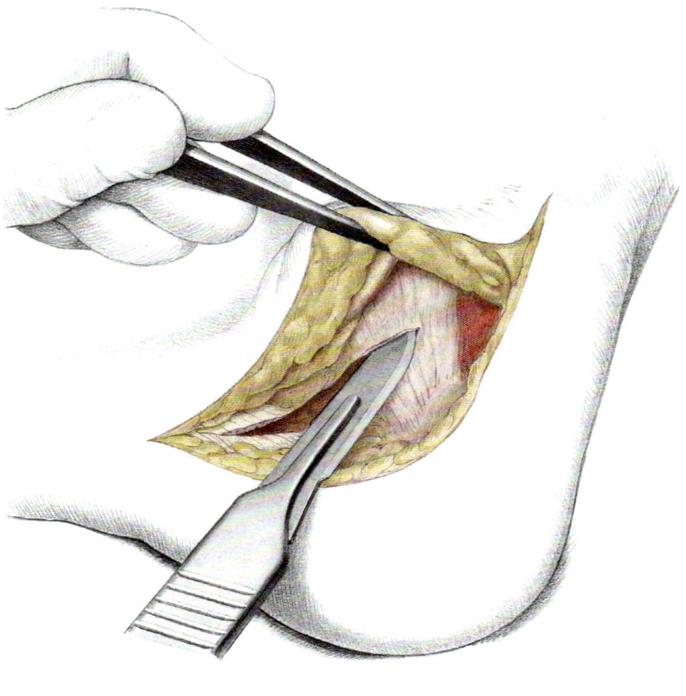

Abb. **3** Die Schnittführung durchdringt die Haut, Subkutis und Faszie bis zur lateralen Kalkaneuswand in einer Schicht.

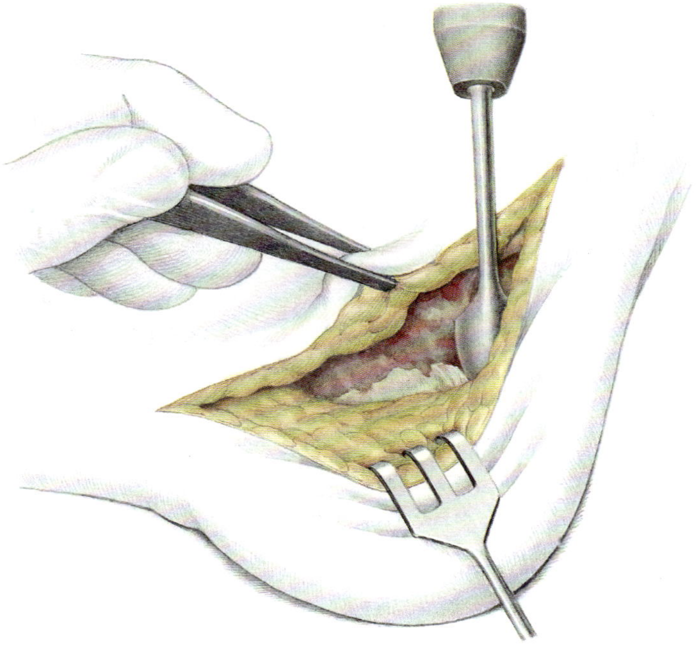

Abb. **4** Der Weichteilmantel wird in gesamter Ausdehnung mit dem großen Raspatorium subperiostal mobilisiert.

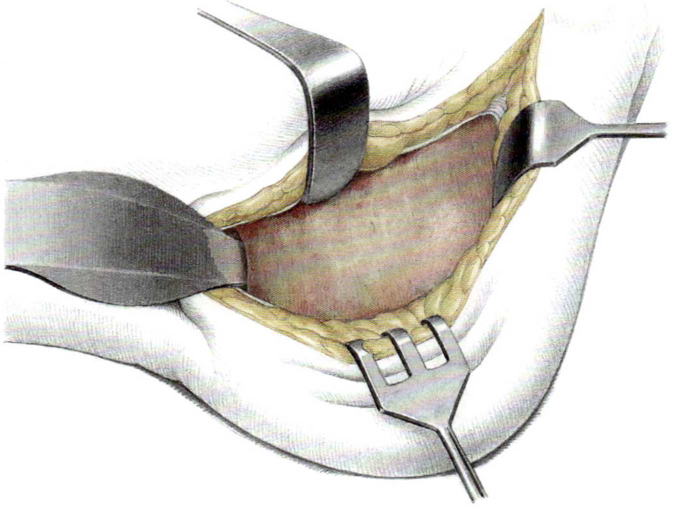

Abb. **5** Durch proximal eingesetzten Hohmann-Hebel und plantar plazierten Langenbeck-Haken wird der Kalkaneus eingestellt. In Abhängigkeit von der Frakturmorphologie kann die erweiterte Darstellung des Fersenbeins nach dorsal und ventral erfolgen.

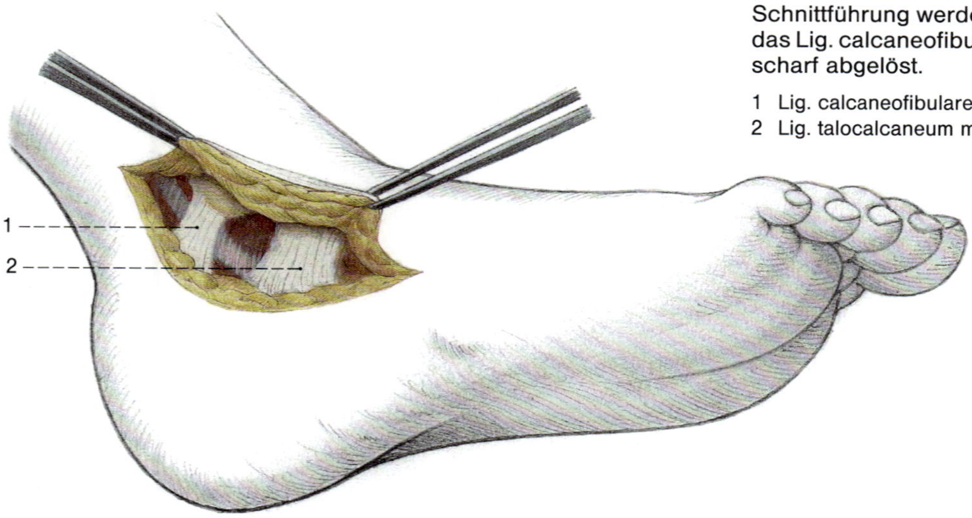

Abb. **6** Bei der weiter nach vorn und fußrückenwärts gelegten Schnittführung werden zur Darstellung des unteren Sprunggelenks das Lig. calcaneofibulare und das Lig. talocalcaneum am Kalkaneus scharf abgelöst.

1 Lig. calcaneofibulare
2 Lig. talocalcaneum mediale

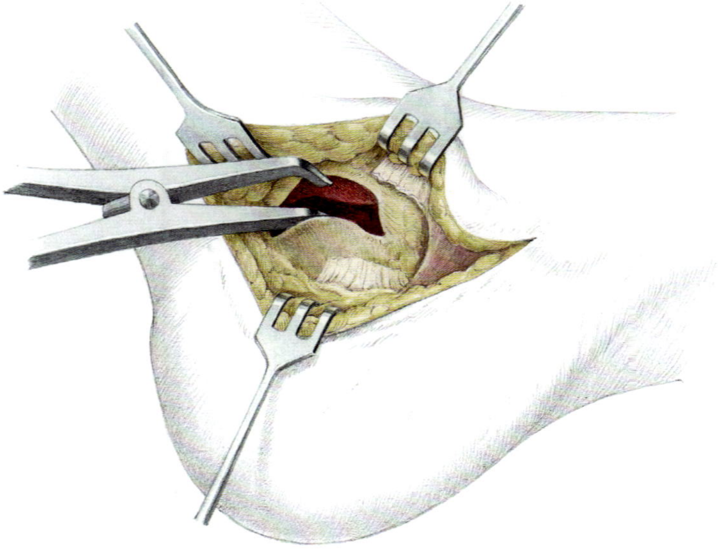

Abb. **7** Nach Durchtrennung der Gelenkkapsel läßt sich das untere Sprunggelenk mit einer Spreizzange übersichtlich aufdehnen. Die Peronealsehnen und der N. suralis werden mit dem unteren Hautlappen plantarwärts weggehalten.

Medialer Zugang zum Kalkaneus

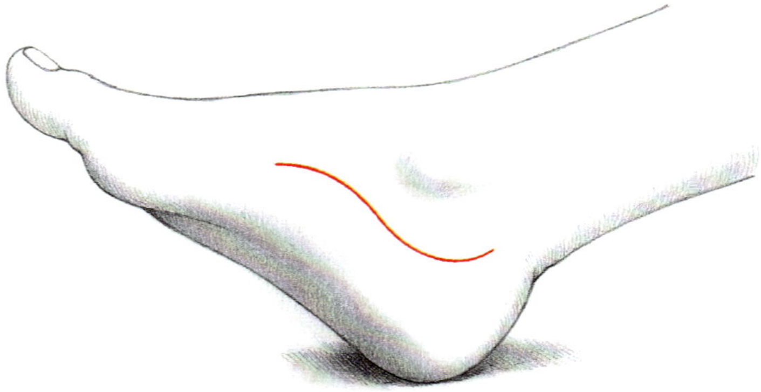

Abb. **8** Der Hautschnitt beginnt 2–3 Querfinger hinter dem Innenknöchel. In Abhängigkeit von der Frakturmorphologie am dorsalen Kalkaneus wird die Inzision bogenförmig nach proximal oder fußsohlenwärts gewählt. Der Hautschnitt verläuft über das Os naviculare medial des ersten Mittelfußknochens. Bedarfsweise wird der Hautschnitt zehenwärts bis zum Großzehengrundgelenk geführt.

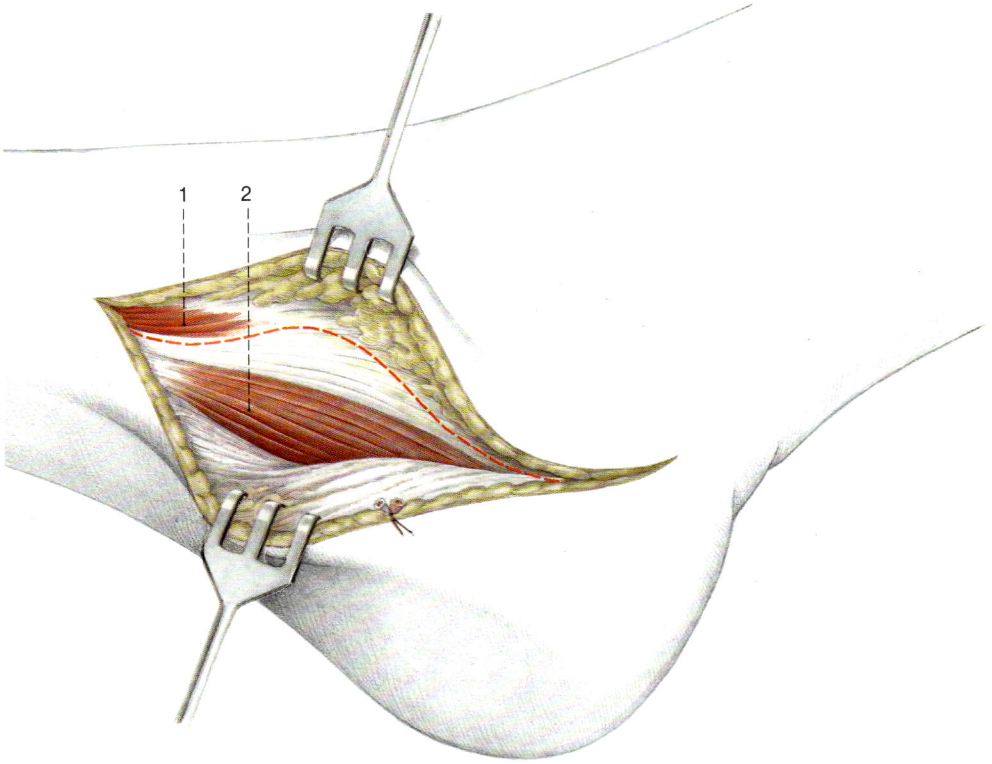

Abb. **9** Nach Ablösen des Hautmantels wird die Grenzzone zwischen M. flexor hallucis brevis und M. abductor hallucis präpariert (gestrichelte Linie). Der M. flexor hallucis brevis wird scharf vom Kalkaneus und vom Os naviculare nach streckseitig abgelöst. Bei der Abtrennung des M. abductor hallucis vom Kalkaneus in Richtung Planta pedis muß sorgfältig der Verlauf des Gefäß-Nerven-Bündels beachtet werden.

1 M. flexor hallucis brevis
2 M. abductor hallucis

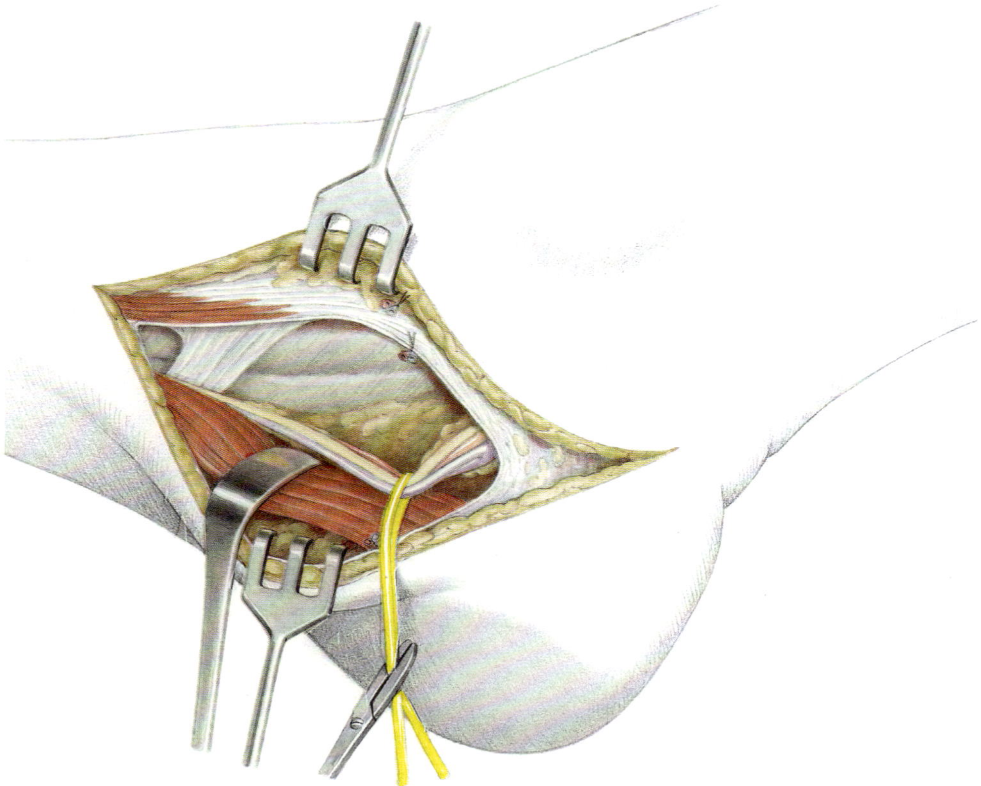

Abb. **10** Die Präparation des N. tibialis, der Aa. tibialis posterior, plantaris medialis et lateralis und der Begleitvenen beginnt vorteilhaft hinter dem Innenknöchel. Die genannten Gebilde werden als gemeinsames Gefäß-Nerven-Bündel mit einem Gummizügel armiert. Die Mobilisierung des Gefäß-Nerven-Strangs erfolgt auf einer ausreichend langen Strecke, damit die vasalen und nervalen Strukturen wechselweise nach dorsal oder plantar vom Kalkaneus weggehalten werden können. Durch die exakte und ausreichend langstreckige Darstellung des Gefäß-Nerven-Bündels werden im weiteren operativen Vorgehen bei der Darstellung der medialen Wand des Kalkaneus Gefäß-Nerven-Schäden vermieden.

Medialer Zugang mit Innenknöchelosteotomie

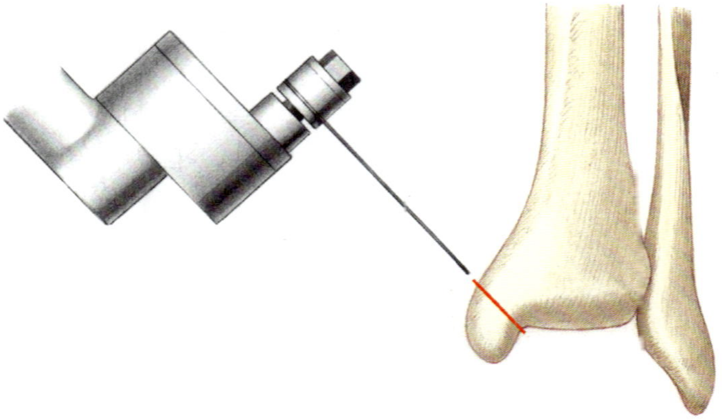

Abb. **11** Der Hautschnitt verläuft wie beim Zugang zur Innenknöchelosteosynthese. Die Osteotomieebene wird vorteilhaft unter Bildwandlerkontrolle festgelegt, damit die Osteotomie exakt in den Winkel zwischen unterer Tibiagelenkfläche und Innenknöchelgelenkfläche gelegt wird. Diese Osteotomietechnik bietet die angemessene Darstellung der Talusrolle. Die Stabilisierung des osteotomierten Innenknöchels erfolgt nach den im „Kapitel Sprunggelenk" dargestellten operationstechnischen Richtlinien.

Vorderer Zugang am Fußrücken

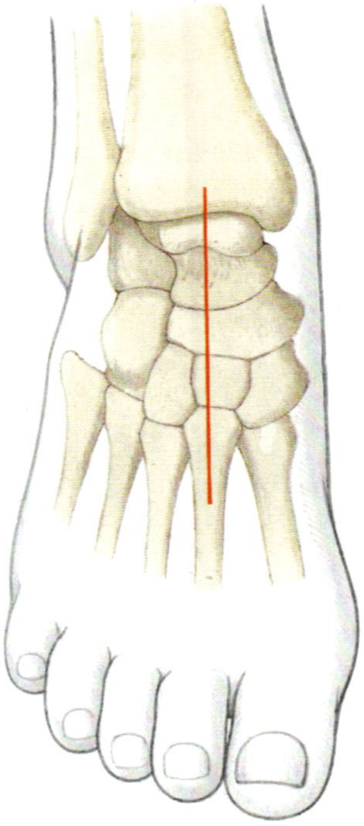

Abb. **12** Die Fußwurzelknochen und Metatarsalia werden über einen zentralen, sagittal verlaufenden Zugang erreicht. Der Verletzungslokalisation entsprechend kommen auch mehr lateral oder medial gelegene Inzisionen zur Anwendung. Quere Hautschnitte sollten am Fußrücken vermieden werden.

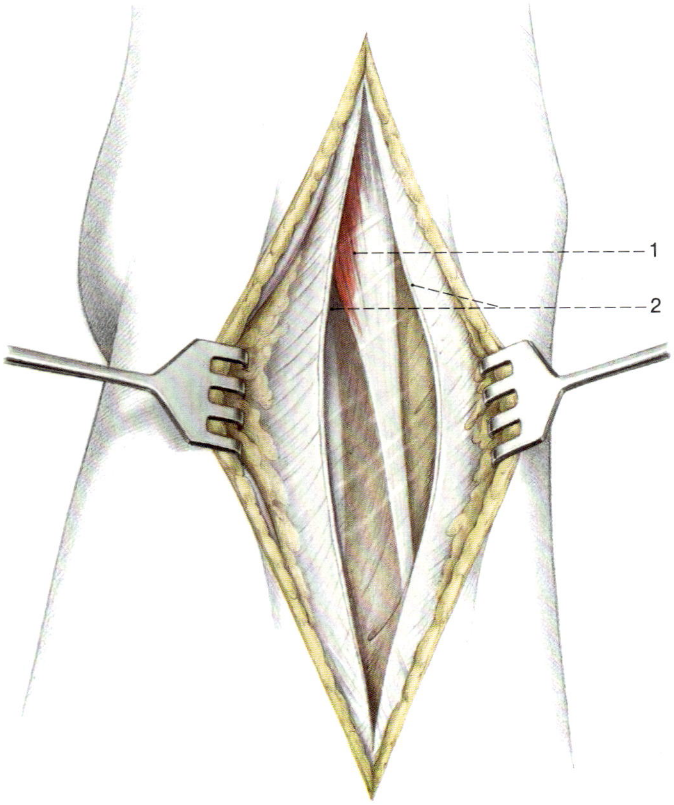

Abb. **13** Nach Faszienspaltung und Inzision des Retinaculum mm. extensorum werden die Sehne und muskuläre Anteile des M. extensor hallucis longus sichtbar.

1 M. extensor hallucis longus
2 Fascia cruris

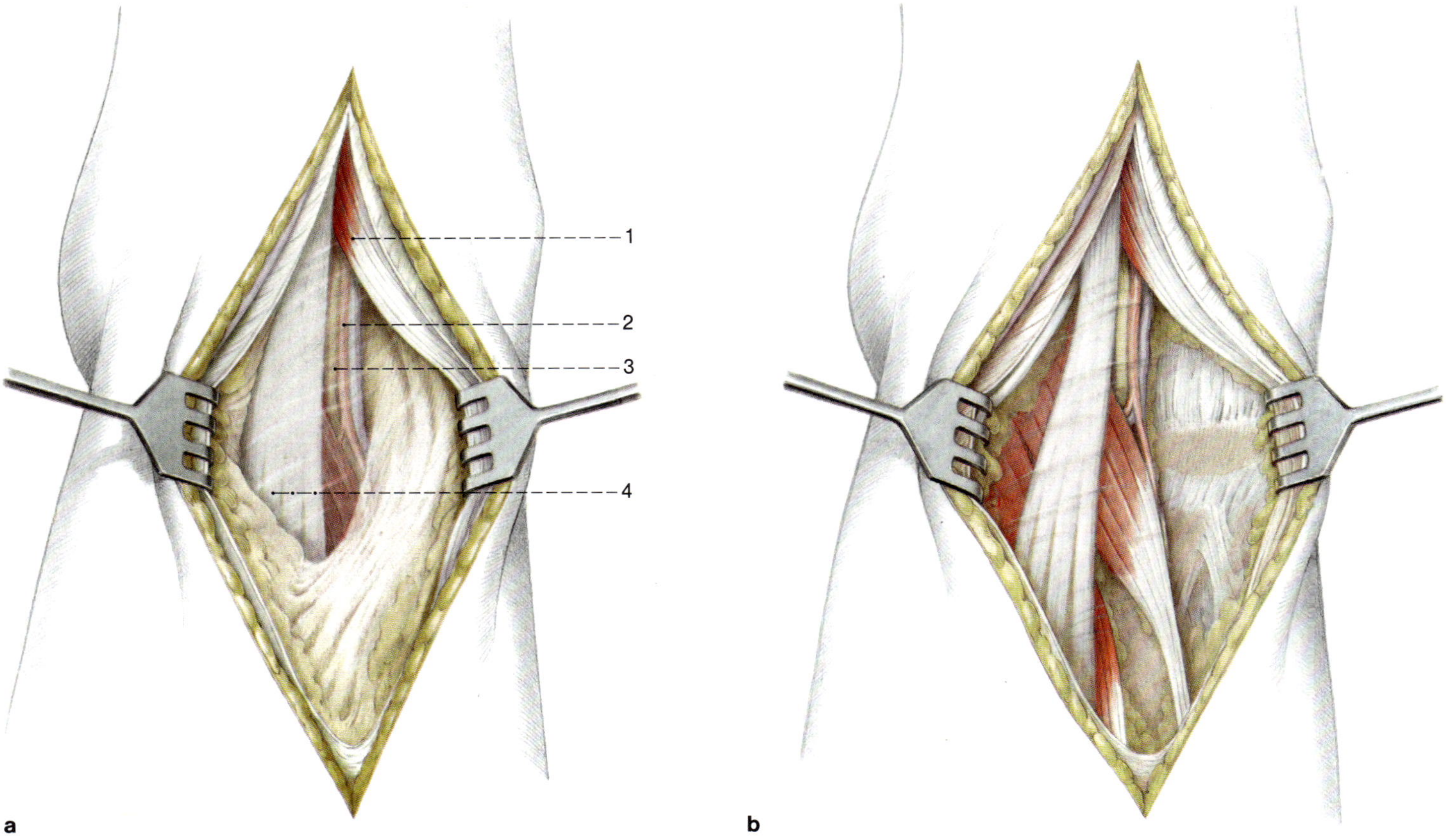

Abb. **14a** u. **b** Die Sehnen des M. extensor digitorum longus und des M. extensor hallucis longus werden lateral- und medialwärts auseinandergedrängt. Zwischen beiden werden die A. et V. tibialis anterior und der N. peroneus profundus sichtbar und mit einem Gummizügel angeschlungen.

1 M. extensor hallucis longus
2 A., V. tibialis anterior
3 N. peronaeus profundus
4 Tendines m. extensoris digitorum longi

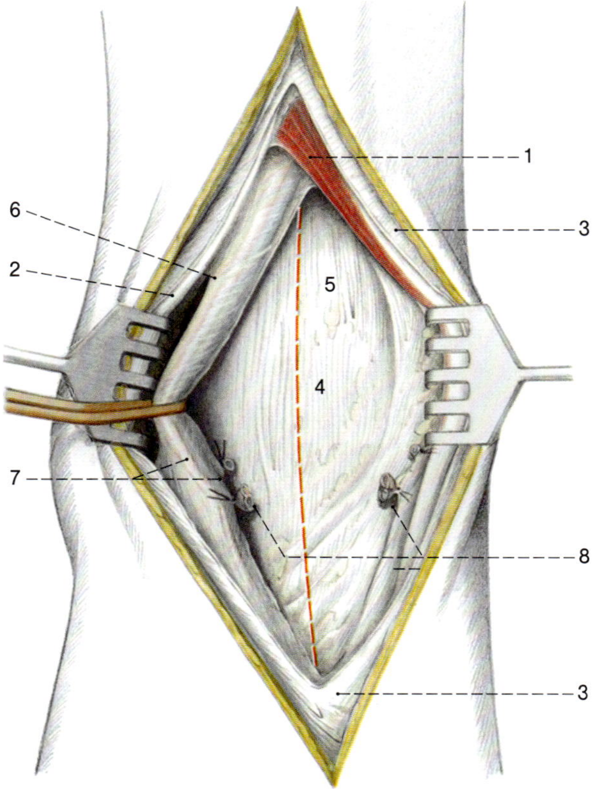

Abb. **15** Nach Mobilisierung des Gefäß-Nerven-Bündels nach lateral wird die Gelenkkapsel des oberen Sprunggelenks der Länge nach inzidiert (aus Bauer, R., F. Kerschbaumer, S. Poisel: Operative Zugangswege in Orthopädie und Traumatologie. Thieme, Stuttgart 1986).

1 M. extensor hallucis longus
2 Tendines m. extensoris digitorum longi
3 Fascia cruris
4 Capsula articularis articulationis talocruralis
5 Tibia
6 N. peronaeus profundus
7 A., V. tibialis anterior
8 A., V. malleolaris anterior medialis

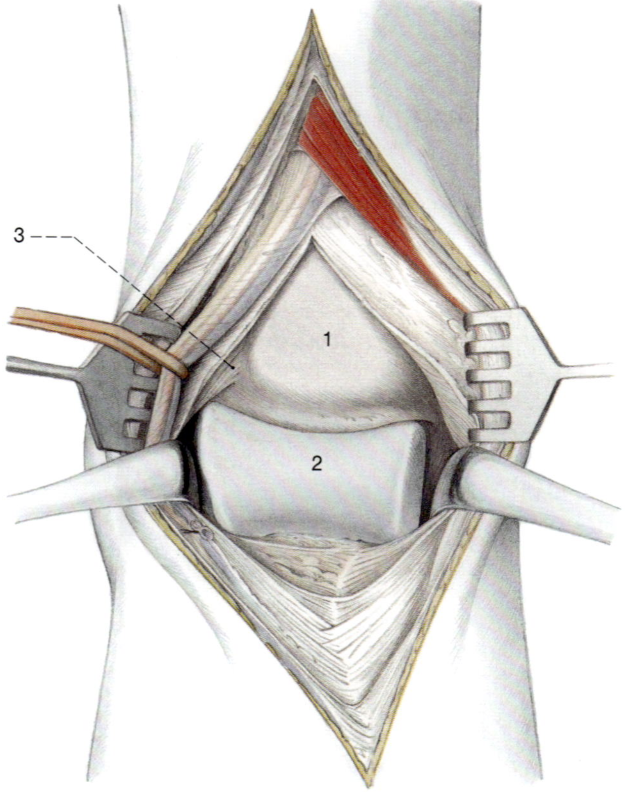

Abb. **16** Die vorderen Anteile der Talusrolle und des Talushalses kommen zur Darstellung. Zur ausreichenden Freilegung werden die Kapselweichteile mit dem Raspatorium in einer Schicht nach medial und lateral mobilisiert (aus Bauer, R., F. Kerschbaumer, S. Poisel: Operative Zugangswege in Orthopädie und Traumatologie. Thieme, Stuttgart 1986).

1 Tibia
2 Trochlea tali
3 Lig. tibiofibulare anterius

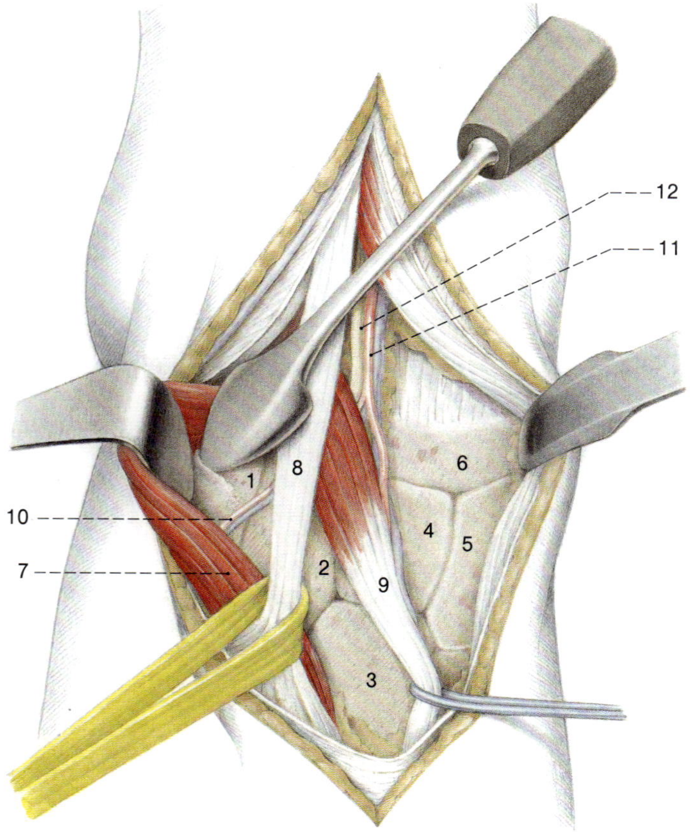

Abb. **17** Der operative Zugang zu den verschiedenen Fußwurzelknochen erfolgt unter Anschlingen der Zehenstrecker und des Gefäß-Nerven-Bündels. Je nach Bedarf werden die angeschlungenen Strukturen nach medial oder lateral weggehalten, um mit dem Raspatorium die erforderlichen Fußwurzelknochen darzustellen (aus Bauer, R., F. Kerschbaumer, S. Poisel: Operative Zugangswege in Orthopädie und Traumatologie. Thieme, Stuttgart 1986).

1 Os cuboideum
2 Os cuneiforme laterale
3 Basis ossis metatarsalis II
4 Os cuneiforme intermedium
5 Os cuneiforme mediale
6 Os naviculare
7 M. extensor digitorum brevis
8 Tendines m. extensoris digitorum longi
9 M. extensor hallucis brevis
10 A. tarsalis lateralis
11 A. dorsalis pedis
12 N. peronaeus profundus

Darstellung des Großzehengrundgelenkes

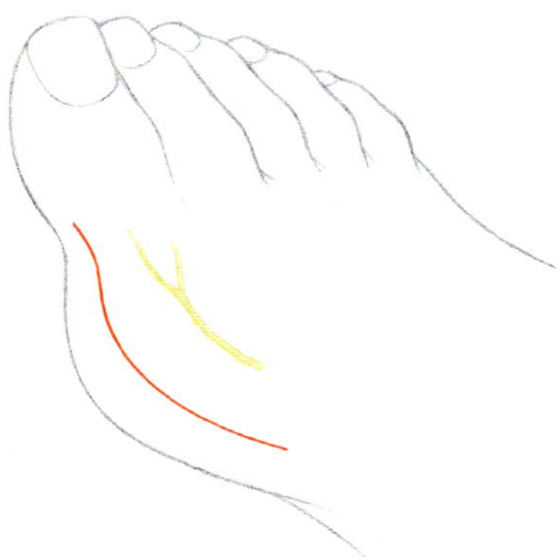

Abb. **18a** Die Schnittführung berücksichtigt den Verlauf des N. cutaneus dorsalis pedis I.

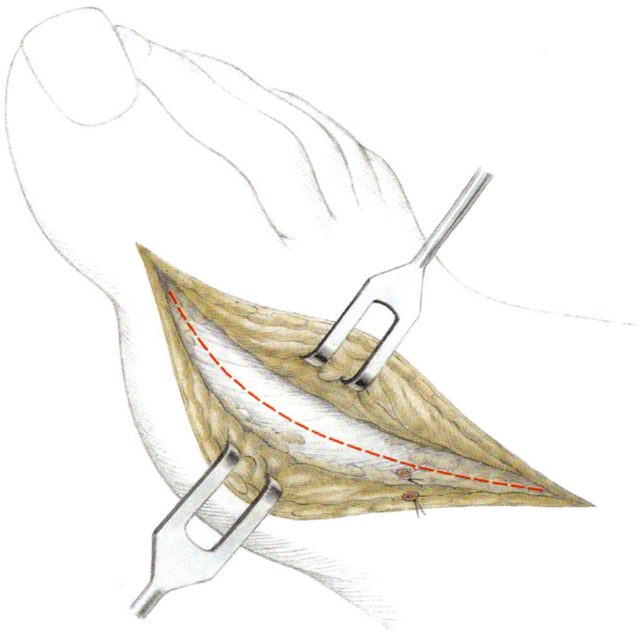

Abb. **18b** Ohne Präparation der einzelnen Gewebeschichten wird der Weichteilmantel möglichst in einer Schicht bis auf die mediale Kortikalis des Metatarsale I und der Basis des Großzehengrundgliedes geführt. Dann erfolgt zur Schonung des N. cutaneus dorsalis medialis die subperiostale Abschiebung des gesamten Weichteilmantels vom Metatarsale I und vom Großzehengrundglied zur Streckseite und auch nach plantar.

1 Basis phalangis proximalis I
2 Caput ossis metatarsalis I
3 Corpus ossis metatarsalis I
4 Capsula articularis

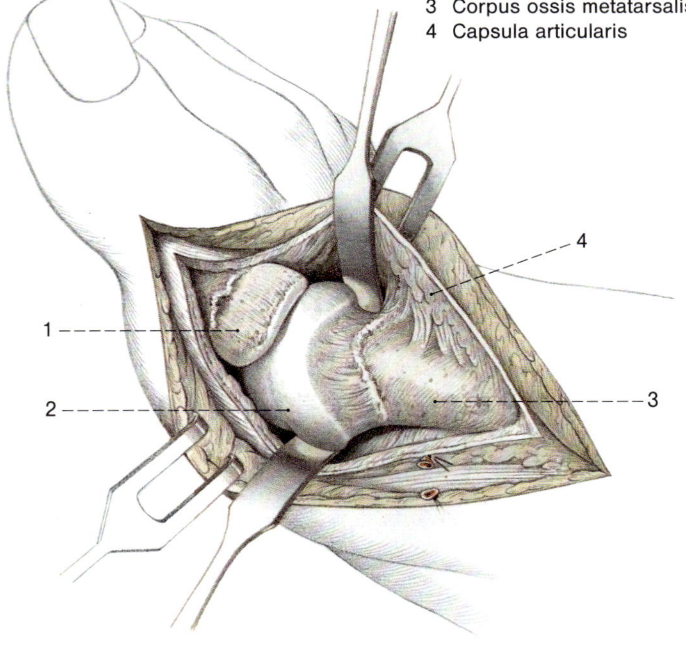

Abb. **19** Nach Eröffnung des Gelenkes durch Längsinzision der Gelenkkapsel retrahieren kleine Hohmann-Haken die Weichteile. Der intraoperative Gelenkbefund bestimmt die zu ergreifenden operativen Maßnahmen (aus Bauer, R., F. Kerschbaumer, S. Poisel: Operative Zugangswege in Orthopädie und Traumatologie. Thieme, Stuttgart 1986).

Periphere dorsale Zugänge (Zehengrundgelenke, Interphalangealgelenke)

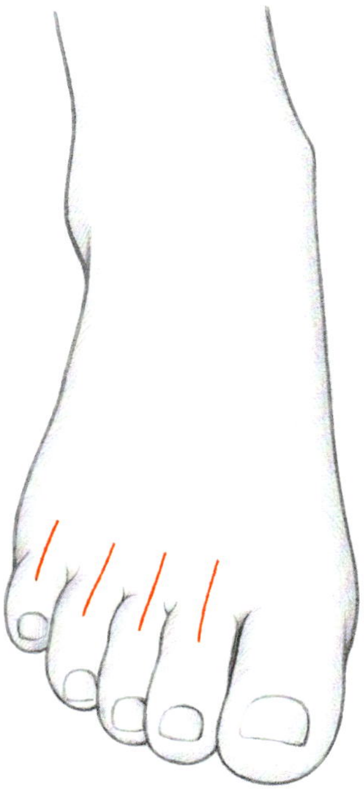

Abb. **20** Der Hautschnitt erfolgt in Längsrichtung auf der Streckseite der Zehen. Die Strecksehne wird axial gespalten und durch kleine Hohmann-Haken nach medial und lateral weggehalten. In Abhängigkeit von der Fraktursituation können die dargestellten Inzisionen nach proximal verlängert werden.

Verletzungen, spezielle Erkrankungen und Behandlungsmethoden

Verletzungen

Weichteilverletzungen

Geschlossene Weichteilverletzungen

Ziele und Methoden

Geschlossene Weichteilverletzungen aller Schweregrade treten am Fuß häufig auf. Distorsionen der Fußwurzel bedürfen keiner speziellen chirurgischen Therapie und werden regelhaft einer frühfunktionellen Übungsbehandlung zugeführt.

Von hervorgehobener klinischer Bedeutung schwerwiegender geschlossener Weichteilverletzungen ist die rechtzeitige Diagnose eines Kompartmentsyndroms. Das manifeste Kompartmentsyndrom am Fuß stellt einen chirurgischen Notfall dar und bedarf der unverzüglichen operativen Dekompression. Die versäumte Entlastung des Kompartmentsyndroms führt zu erheblichen Dysfunktionen des Fußes durch kompressionsbedingte neuromuskuläre Spätschäden.

Indikationen

Distorsionen sowie gering- und mittelgradige Kontusionen werden konservativ durch zeitlich dem Verletzungsausmaß angemessene Entlastung und frühfunktionelle Bewegungstherapie des Fußes behandelt. Aus Gründen der posttraumatischen Weichteilschwellung ist die Anlage eines Gipsverbandes zu vermeiden. Das dadurch verursachte Kompartmentsyndrom nach geschlossenen Weichteilverletzungen stellt am Fuß eine nicht zu unterschätzende Gefahr dar.

In seltenen Fällen kommt es bei stumpfen Gewalteinwirkungen auf den Fußrücken zu Strecksehnenverletzungen. Die operative Therapie erfolgt frühsekundär nach Abschwellung der Weichteile. Die Operationstechnik folgt den im Kap. „Hand", Bd. 9 dargelegten Richtlinien zur Versorgung von Strecksehnenverletzungen.

Das drohende und manifeste Kompartmentsyndrom am Fuß stellt eine absolute Operationsindikation dar.

Kontraindikationen

Grundsätzlich bestehen keine Gegenanzeigen zur operativen Therapie eines Kompartmentsyndroms.

Operationsrisiko und Aufklärungshinweise

Intraoperative Risiken

Intraoperative Risiken liegen in der zugangstechnisch bedingten Gefahr von Gefäß-Nerven-Verletzungen am Fußrücken. Beim Einbringen der Schanz-Schrauben kann es zu Verletzungen der Strecksehnen im Bereich der Metatarsalia kommen. In Verbindung mit der Dermatofasziotomie besteht die Gefahr der Sehnenscheideneröffnung.

Postoperative Risiken

Prinzipiell besteht die Gefahr der postoperativen Weichteilinfektion nach Dermatofasziotomie. Im Bereich der Eintrittsstellen der Schanz-Schrauben können Weichteilirritationen auftreten, die zu einer Neuplazierung der Schanz-Schrauben zwingen.

Aufklärungsgespräch

Es erfolgen Hinweise auf die möglichen postoperativen Weichteilinfektionen. Die offene Wundbehandlung muß dargelegt werden. Die Techniken des postprimären oder frühsekundären Weichteilverschlusses werden besprochen.

Spezielle Vorbereitungen

Eine Oberschenkelblutsperre wird vorbereitet, die jedoch intraoperativ nur bei unvorhersehbaren Blutungen geschlossen wird. Die Kompartmentspaltung erfolgt grundsätzlich ohne Blutsperre.

Versorgung eines posttraumatischen Kompartmentsyndroms

Narkose: Regionalanästhesie oder Allgemeinnarkose.

Lagerung: Rückenlage.

Zugangswege: Vorderer Zugang zum Fußrücken zur Kompartmentspaltung, Stichinzisionen über dem Metatarsale I oder II und der distalen medialen Tibia zur Plazierung der Schanz-Schrauben.

Arbeitsschritte

1 Rückenlage, frei beweglicher Unterschenkel.
2 Vorderer Zugang zum Fußrücken.
3 Spaltung der Faszie und der Retinacula mm. extensorum superior et inferior.
4 Spaltung der Weichteile bis auf die Ossa tarsalia unter Schonung des dorsalen Gefäß-Nerven-Bündels. Die Sehnenscheiden der Strecksehnen werden nicht eröffnet! Gelenkkapseln werden nicht inzidiert!
6 Anlegen eines gelenküberbrückenden Fixateur externe.
7 Offene Wundbehandlung mit exakt zugeschnittenem Hautersatzmaterial.

Spezielle Technik

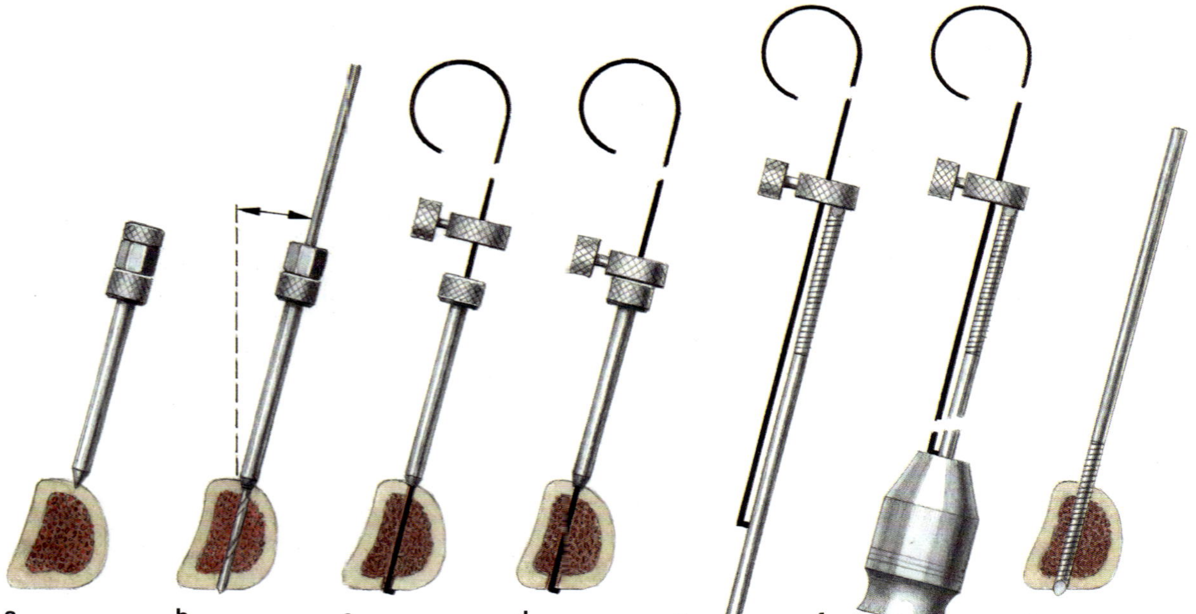

Abb. **21a–g** Nach der Dermatofasziotomie wird eine Schanz-Schraube (∅ 4,0 mm) in das Metakarpale I gelegt. In der Regel ermöglicht der primäre Hautschnitt zur Kompartmentspaltung den operativen Zugang zur Plazierung der Schanz-Schraube in Schaftmitte des Metakarpale I. Anderenfalls erfolgt der Zugang über eine zusätzliche Stichinzision. Die Strecksehne wird mit 2 kleinen Hohmann-Hebeln abgedrängt, so daß der unmittelbare Zugang zur dorsalen Kortikalis gewährleistet ist. Der Dreifachtrokar wird direkt auf die Knochenoberfläche aufgedrückt, wobei die Trokarspitze im Sinne einer Körnung die Kortikalis anraut. Der Trokar wird entfernt. Es folgt die Aufbohrung beider Kortikales mit dem 3,2-mm-Bohrer. Die Bohrung erfolgt vorteilhaft in einer um 15° zur Sagittalebene geneigten Richtung (s. Abb. **23**). Das Spezial-Längenmeßgerät wird über die Bohrbüchse eingebracht und an der Gegenkortikalis verhakt. Die Sicherung der Meßstrecke erfolgt durch Vorschieben der Haltescheibe bis zum exakten Kontakt mit der Bohrbüchse und Feststellen der Sicherungsschraube. Nach Entfernung des Meßgerätes kann die Spitze der Schanz-Schraube in die Aussparung der Haltescheibe plaziert werden. Das Universalbohrfutter wird über das glatte Ende der Schanz-Schraube geführt und in der Kontaktzone mit der Spitze des Meßgerätes über den Handgriff fixiert. Über die Bohrbüchse erfolgt das Eindrehen der Schanz-Schraube so weit, bis das Bohrfutter an die Bohrbüchse stößt. Ohne Bildwandlerkontrolle gelingt in dieser Technik die sichere Verankerung der Schanz-Schraube in der gegenüberliegenden Kortikalis.

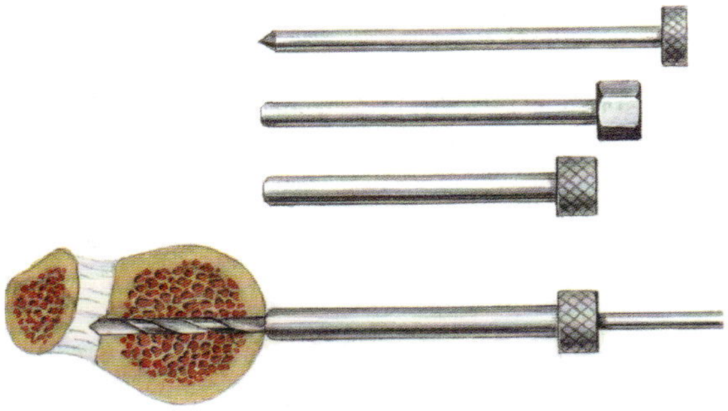

Abb. **22** In entsprechender Technik werden an der distalen Tibia 2 Schanz-Schrauben (∅ 5 mm) eingebracht. Der Insertionswinkel der Schanz-Schrauben hat unter Berücksichtigung der Höhenlokalisation an der medialen Tibiakortikalis den Verlauf dorsaler Gefäße, Nerven, Muskeln und Sehnen zu beachten (s. Abb. **23**). Nach ggf. notwendiger ergänzender Stichinzision wird der Dreifachtrokar auf die Tibiakortikalis angedrückt. Die Bohrung erfolgt nach Entfernen des Trokars und der 3,5-mm-Bohrbüchse. Beide Kortikales werden mit dem 4,5-mm-Bohrer aufgebohrt. Die Längenmessung und das Eindrehen der Schanz-Schraube (∅ 5 mm) analog der Abb. **21**.

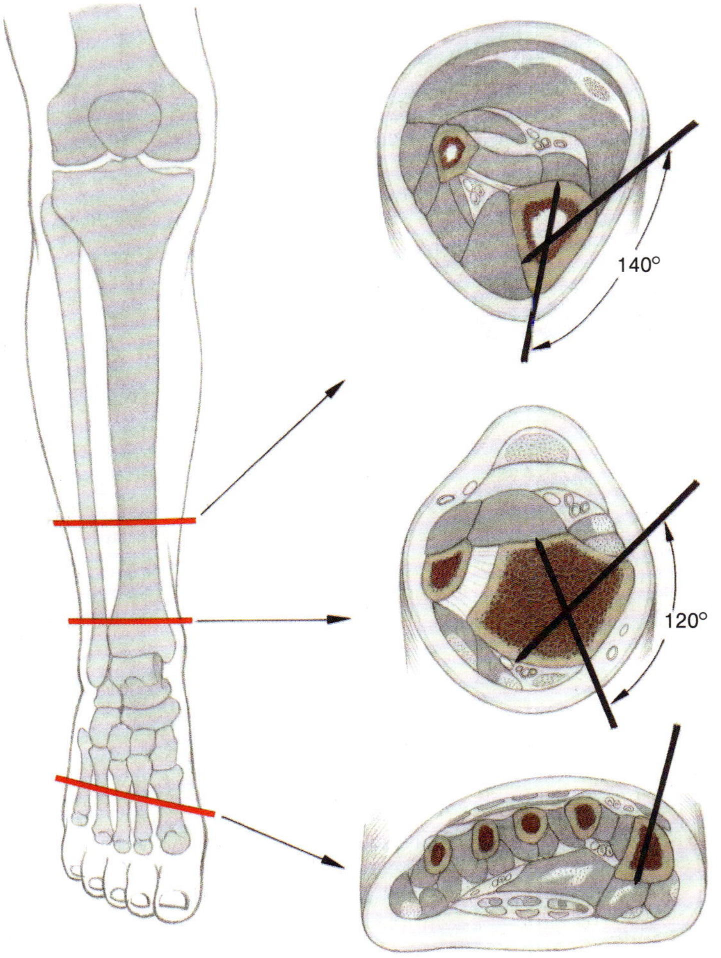

Abb. **23** Zur Vermeidung von Verletzungen wichtiger Gefäße, Nerven, Muskeln und Sehnen ist die sichere Zone zum Einbringen der Schanz-Schrauben zu beachten. An der medioventralen Tibiafläche beschreibt ein Winkel von 120–140° sichere Eintrittsstellen für die Schanz-Schrauben. Am Metatarsale I erfolgt die sichere Bohrung vorteilhaft in einem um 15° medialwärts geneigten Winkel.

Abb. **24** Die Verbindung der tibialen und metatarsalen Schanz-Schrauben durch axiale Rohrstangen richtet sich nach den jeweiligen operativen Gegebenheiten. Üblicherweise werden die 2 tibialen Schanz-Schrauben durch eine axiale Rohrstange mittels 2 schwenkbarer Universalbacken verbunden. Mit einer dritten schwenkbaren Universalbacke erfolgt die Fixation der Schanz-Schraube im Metakarpale I an die tibiale Rohrstange. Vor der abschließenden Fixation ist auf die funktionsgerechte Fußposition in Neutralnullstellung zu achten.

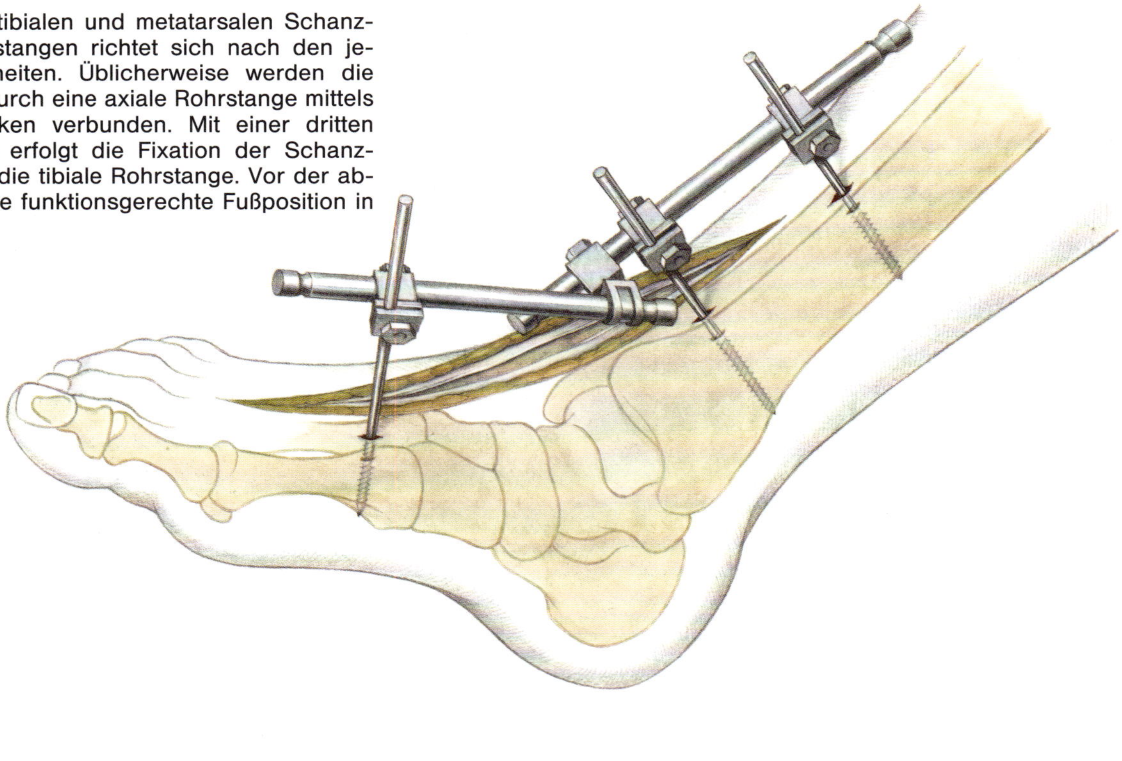

Strategie bei Komplexverletzungen

Das entscheidende Kriterium in der Behandlung komplexer geschlossener Weichteilverletzungen ist die rechtzeitige Erkennung eines drohenden Kompartmentsyndroms. Die engmaschige klinische Verlaufskontrolle stellt das zuverlässigste Beurteilungskriterium dar. Die Indikation zur Kompartmententlastung ist im Zweifelsfall großzügig zu stellen.
Der Schweregrad der traumatischen Weichteilkontusion bestimmt den posttraumatischen Verlauf. Nekrotisierende Gewebestrukturen führen zu Defektheilungen, die zur Planung rekonstruktiv-plastischer Maßnahmen unter Einbeziehung einfacher Spalthauttransplantationen bis zur Anwendung mikrovaskulärer Lappentranspositionen reichen.

Komplikationen

Ausgedehnte geschlossene Weichteilverletzungen des Fußes können zu kontusionsbedingten Nekrosen tief gelegener Fußmuskeln mit nachfolgender Abszedierung führen. Die Behandlung besteht in der offenen Weichteilrevision. Zur weiteren offenen Wundbehandlung ist die Anlage eines gelenküberbrückenden Fixateur externe empfehlenswert.
Die streckseitige Kompartmentspaltung am Fuß mit Durchtrennung der Retinacula extensorum ist in der Regel ausreichend. Das Auftreten eines sog. Rebound-Kompartmentsyndroms stellt am Fuß die Ausnahme dar. Die ergänzende Eröffnung der zentralen, medialen und lateralen Kompartimente wird nur extrem selten erforderlich.
In Abhängigkeit vom Schweregrad der Kontusion geschlossener Weichteilverletzungen können ausgedehnte Nekrosen des Weichteilmantels auftreten, die weiterführende plastisch-rekonstruktive Operationen erforderlich machen.

Wiederholungseingriffe, Korrekturoperationen

Infektionen und Gewebenekrosen bedürfen der operativen Intervention. Das nekrotische Gewebe muß radikal exzidiert werden, erforderlichenfalls zeitlich abgestuft in mehreren Revisionseingriffen. Wird die Entwicklung ausgedehnter posttraumatischer Weichteildefekte absehbar, sind organisatorisch rechtzeitig Maßnahmen zur Abklärung mikrovaskulärer Behandlungsmaßnahmen einzuleiten.
Spätschäden manifestieren sich vornehmlich in kontrakturbedingten Fehlpositionen des Fußes im Valgus- oder Varussinne sowie in Krallenzehenbildungen. Diese Unfallfolgen lassen sich durch sekundäre Korrekturosteotomien oder besondere Korrekturoperationen an den Weichteilen ausgleichen.

Begleit-, Nachbehandlung

Einfache Weichteilverletzungen werden unter Berücksichtigung der posttraumatischen Schmerzen stufenweise der frühfunktionellen Übungsbehandlung mit dem Ziel der Vollbelastung zugeführt.
Bei schwerwiegenden Weichteilverletzungen mit temporärer gelenküberbrückenden Fixation erstreckt sich die Begleitbehandlung auf die krankengymnastische Therapie des ipsilateralen Knie- und Hüftgelenks, um einer muskulären Atrophie vorzubeugen. Die Nachbehandlung des Fußes richtet sich nach dem Heilverlauf der kontusionierten Weichteile. Sobald der Fixateur externe nach Konsolidierung der Weichteile entfernt werden kann, beginnt die funktionelle krankengymnastische Therapie des Fußes. Die Indikation besonderer Schuhzurichtungen richtet sich nach den verbliebenen Unfallfolgen und dem Verlauf der krankengymnastischen Rehabilitation.

Offene Weichteilverletzungen

Ziele und Methoden

Geringgradig offene Weichteilverletzungen werden nach den Richtlinien der chirurgischen Wundversorgung im ambulanten Bereich behandelt. Der höhergradig offene isolierte Weichteilschaden am Fuß ist selten. Er bedarf der chirurgischen Behandlung unter operativen Bedingungen. Art und Ausmaß der Weichteilverletzung erfordern ein stufenweises therapeutisches Vorgehen, das zur Rekonstruktion eines funktionsfähigen Weichteilmantels die erweiterten therapeutischen Möglichkeiten mikrovaskulärer Operationstechniken einbezieht.
Das chirurgische Vorgehen bei Amputationsverletzungen richtet sich nach der Knochendestruktion und dem Ausmaß der Weichteilschädigung. Das Ziel der primären Amputation ist der belastungsfähige Stumpf. Aus belastungsmechanischen Erwägungen sollten die plantaren und frontalen Stumpfflächen keine Narbenbildungen aufweisen. Zur funktionsgerechten Stumpfbildung wird daher regelmäßig die Nachresektion an den Knochenstümpfen erforderlich, um einen ausreichend langen plantaren Weichteilmantel zu erzielen. Der Weichteillappen wird angemessen ausgedünnt, um die spannungsfreie dorsale Fixation zu gewährleisten. Die Wundrandadaptation erfolgt bei posttraumatischen primären Amputationen mit wenigen Einzelnähten in weiten Abständen, so daß die zuverlässige Drainage des Wundgebietes garantiert ist.

Indikationen

Jede offene, höhergradige Weichteilverletzung soll chirurgisch revidiert werden. Avitale Weichteilstrukturen werden exzidiert, Wundtaschen müssen eröffnet werden. Häufiges Spülen mit Ringer-Laktat-Lösung zur Entfernung von Fremdkörpern und avitalen Gewebepartikeln begleiten die chirurgischen Maßnahmen. Die primäre Rekonstruktion verletzter Beuge- und Strecksehnen richtet sich nach dem Ausmaß der Weichteilschädigung, ggf. erfolgen Sehnenrekonstruktionen sekundär bei reizlos abgeheilten Weichteilen. Der primäre Hautverschluß muß spannungslos durch führbar sein, anderenfalls bleiben die Weichteilwunden offen. Die ergänzende, sprunggelenküberbrückende Stabilisation des Fußes durch eine externe Fixation ist hinsichtlich der weiteren Weichteilbehandlung vorteilhaft.

Kontraindikationen

Offene Weichteilverletzungen weisen keine Gegenanzeigen zur primären chirurgischen Therapie auf.

Operationsrisiko und Aufklärungshinweise

Intraoperative Risiken

Eingesprengte Fremdkörperpartikel können der chirurgischen Revision entgehen. Grundsätzlich besteht die Gefahr zusätzlicher Gefäß-Nerven-Verletzungen beim chirurgischen Débridement.

Postoperative Risiken

Es besteht die Gefahr der postoperativen Infektion mit Beteiligung der Fußwurzelgelenke. Sekundär entstehende Weichteilnekrosen können zu weiteren Revisionsoperationen führen.

Aufklärungsgespräch

Im Aufklärungsgespräch ist auf die Infektionsgefahr, auf die Entwicklung sekundärer Weichteilnekrosen sowie auf mögliche Funktionseinschränkungen des Fußes hinzuweisen.

Spezielle Vorbereitungen

Präoperativ wird eine Oberschenkelblutsperre angelegt, die jedoch nur im Bedarfsfall bei unübersichtlichen Blutungen intraoperativ geschlossen wird. Ein Wundabstrich sollte immer entnommen werden.

Versorgung einer offenen Verletzung

Narkose: Allgemeinnarkose oder Regionalanästhesie.

Lagerung: Rückenlagerung mit frei beweglicher verletzter Extremität.

Zugangswege: Der operative Zugang ist durch die offene Weichteilverletzung vorgegeben. Schnitterweiterungen richten sich nach dem Verletzungsmuster.

Arbeitsschritte

1 Rückenlagerung.
2 Sorgfältiges Débridement und ausgiebige Spülung des Wundgebietes.
3 Faszienspaltung bei begleitendem Kompartmentsyndrom (s. geschlossene Verletzung, S. 447 f).
4 Gelenküberbrückender Fixateur externe (s. geschlossene Verletzung, S. 447 f).
5 Primär offene Wundbehandlung mit Hautersatzmaterialien.
6 Frühestmöglich definitiver Weichteilverschluß durch Spalthaut oder Lappenplastiken.

Strategie bei Komplexverletzungen

Schwerwiegende, kontusionierte offene Weichteilverletzungen bedürfen regelmäßig der Second-Look-Operation, um sekundär sich entwickelnde Gewebenekrosen zu exzidieren. Ausgedehnte offene Weichteilverletzungen, insbesondere im Fersen- und Fußsohlenbereich, stellen hohe Anforderungen an die plastisch-rekonstruktive Wiederherstellung zur Erzielung einer belastungsfähigen Auftrittsfläche. Aus belastungsmechanischen Erwägungen werden Weichteildefekte im Fußsohlenbereich dauerhaft in der Regel nur durch freien Lappentransfer funktionsgerecht zu behandeln sein. Zur Weichteildefektdeckung im Fersenbereich steht alternativ die Technik der kontinuierlichen Hautdistraktion in Verbindung mit einer modifizierten externen Fixation zur Verfügung. Am Fußrücken können einfache Techniken der Spalthauttransplantation zur Anwendung kommen.

Komplikationen

Komplikationen bestehen in der Ausbildung von tiefreichenden Nekrosen und der Entwicklung von gelenkbeteiligenden Infektionen. Nach plastisch-rekonstruktiven Weichteildefektdeckungen kann es vornehmlich im belasteten Fußsohlenbereich zu instabilen Narbenverhältnissen kommen.

Wiederholungseingriffe, Korrekturoperationen

Funktionsbehindernde Fehlstellungen des Fußes und der Zehen durch Narbenkontrakturen erfordern korrigierende Weichteileingriffe, wie z.B. Achillessehnenverlängerung bei Spitzfußposition, Streck- oder Beugesehnenverlängerungen/Verkürzungen bei Malpositionen der Zehen. Kontrakte Achsabweichungen im Rückfußbereich werden erfolgreich durch entsprechende Korrekturosteotomien behandelt. Auch die kontinuierliche Gewebedehnung mit dem Ilizarov-Instrumentarium stellt eine Therapieform in der Korrektur weichteilbedingter posttraumatischer Fehlstellungen des Rück- und Mittelfußes dar.

Begleit-, Nachbehandlung

Zeitpunkt und Intensität der begleitenden krankengymnastischen Therapie richten sich nach dem Heilverlauf der offenen Verletzungen. Wichtig ist die sofortige Übungsbehandlung unverletzter Extremitätenbereiche, um der Muskelatrophie im Ober- und Unterschenkelbereich vorzubeugen. Nach belastungsstabiler Abheilung der offenen Verletzungen entspricht die funktionelle Übungstherapie dem Vorgehen bei geschlossenen Weichteilverletzungen.

Versorgung von Amputationsverletzungen

Narkose: Allgemeinnarkose oder Regionalanästhesie.

Lagerung: Rückenlage.

Zugangswege: Der operative Zugang ist durch die offene Weichteilverletzung vorgegeben.

Arbeitsschritte

1 Sorgfältiges Débridement.
2 Festlegung der Resektionsebene.
3 Präparation eines plantar intakten, belastungsstabilen Weichteillappens.
4 Dorsales, spannungsloses Einnähen des Lappens. Zwischen den Hautnähten muß ausreichender Abstand bestehen. Kein vollständiger Wundverschluß!
5 Steriler Verband über Wattepolster.

Spezielle Technik

(s. auch Bd. 1, Kap. „Amputationen“)

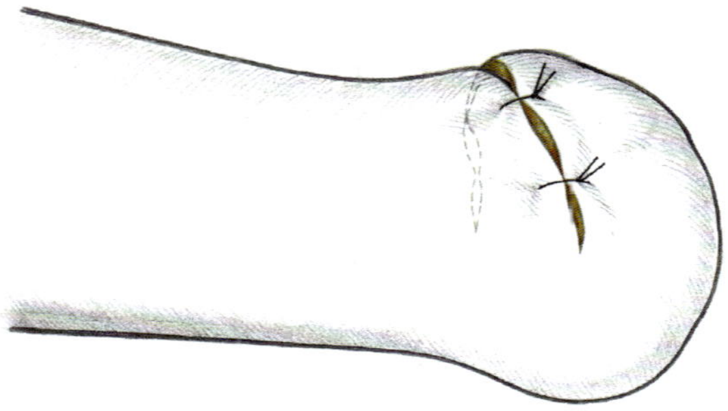

Abb. **25a** Amputation im Rückfußbereich, seitliche Ansicht. Belastungsstabiler plantarer und frontaler Amputationsstumpf. Spannungslose Adaptation der Wundfläche zur Sicherstellung der zuverlässigen Wunddrainage.

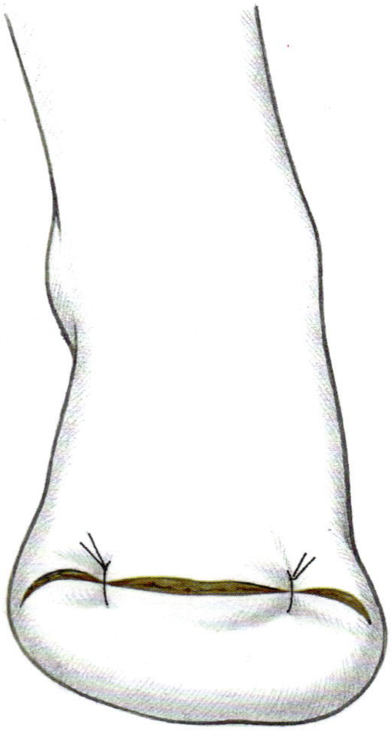

Abb. **25b** Amputation im Vorfußbereich, Aufsicht. Der plantar und frontal belastungsfähige Weichteillappen ist dorsal spannungsfrei adaptierend eingenäht. Die chirurgische Nahttechnik gewährleistet die sichere Wunddrainage.

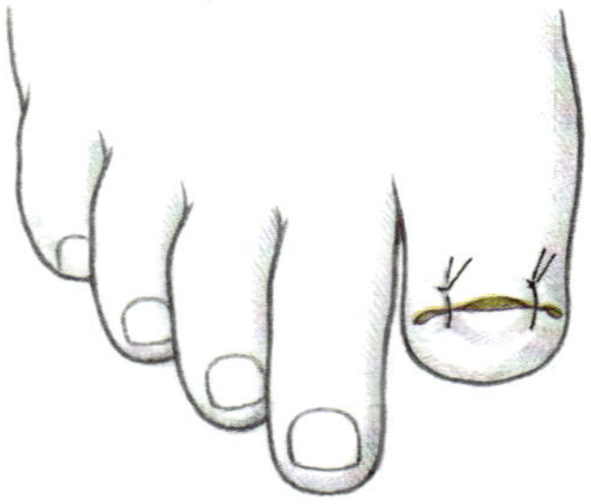

Abb. **25c** Amputation der 1. Zehe im Grundgliedbereich. Bildung eines plantar und frontal stabilen Weichteillappens. Kein vollständiger, nur adaptierender Weichteilverschluß.

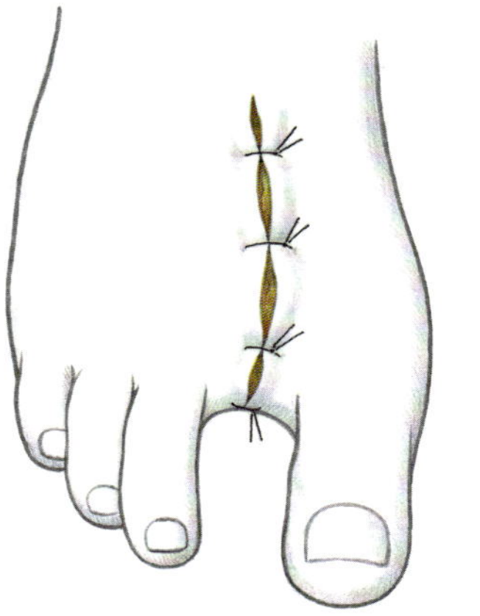

Abb. **25d** Amputation des 2. Strahls im Metatarsalbereich. Spannungslose, den Abfluß des posttraumatischen Wundsekrets sichernde Adaptation der Weichteile durch Hautnähte mit großzügigen Zwischenräumen.

Komplikationen

Unzureichendes Wunddébridement verursacht Stumpfnekrosen. Die unzureichende Wunddrainage nach vollständigem, nicht spannungsfreiem Wundverschluß beinhaltet die Gefahr der sekundären aufsteigenden Infektion. Die zu weitreichende Ausdünnung des plantaren und frontalen Weichteillappens kann zu einer vollständigen Lappennekrose führen.

Wiederholungseingriffe, Korrekturoperationen

Nachamputationen werden allgemein nach Wundheilungsstörungen im Amputationsstumpf erforderlich. Nachamputationen sind in der Regel erfolgversprechender als aufwendige plastische Rekonstruktionen zur Erhaltung der Stumpflänge.

Begleit-, Nachbehandlung

In Abhängigkeit vom Heilungsverlauf sind Übungsbehandlungen zur funktionsgerechten Stumpfbelastung erforderlich. Wesentlich ist die der Amputation angepaßte Schuhwerkzurichtung.

Chronische Weichteilschäden

Ziele und Methoden

Posttraumatische chronische Weichteilschäden bestehen in persistierenden Weichteildefekten oder nicht belastungsfähigen Narbenarealen nach Spalthauttransplantationen. Die Techniken der freien, mikrovaskulär gestielten Lappentransplantationen bieten zuverlässige Verfahren, insbesondere Defekte der plantaren Fußanteile belastungsgerecht zu rekonstruieren. Empfehlenswerte Lappenplastiken stellen der A.-radialis- und der M.-latissimus-dorsi-Lappen dar (s. Bd. 8).

Am Fußrücken finden lokale Verschiebe- und Rotationslappen Anwendung zur plastisch-chirurgischen Therapie chronischer Weichteilschäden. Als Alternativverfahren kommt bei geeigneter Indikation auch die gestielte Fernlappenplastik als Cross-leg-Plastik vom gegenseitigen Unterschenkel zur Anwendung.
Diese aufwendigen plastisch-chirurgischen Rekonstruktionen stellen keine chirurgischen Routineeingriffe dar, sie fallen in das Aufgabengebiet spezieller chirurgischer Kliniken.

Frakturen

Frakturen beim Erwachsenen

Die Rekonstruktion der anatomischen Form des Fußes nach Frakturen stellt unter Beachtung der strukturellen Besonderheiten der Längs- und Querwölbung die Voraussetzung zur uneingeschränkten Funktion der unteren Extremität dar. Eingehende anatomische Kenntnisse und dreidimensionales Vorstellungsvermögen sind erforderlich bei chirurgischen Rekonstruktionen insbesondere von Komplexverletzungen des Fußes. Die fußspezifische Gestaltung der einzelnen knöchernen Bausteine und die dünne Weichteilbedeckung setzen in der operativen Frakturenbehandlung angemessen dimensionierte Implantate voraus. Neben Platten aus dem Kleinfragmentinstrumentarium finden am Fuß bevorzugt Einzelschrauben, Kirschner-Drähte oder Materialkombinationen Anwendung. Die durchgeführten Osteosynthesen müssen übungsstabil sein, so daß ergänzende immobilisierende Verbände nur in den ersten postoperativen Tagen aus Gründen der Weichteilprotektion notwendig werden. Die krankengymnastische Übungstherapie setzt postoperativ unter Berücksichtigung der Weichteilschwellung und der verletzungsbedingten Schmerzen frühestmöglich ein.

Talus

Ziele und Methoden

Ziele der chirurgischen Therapie von Talusfrakturen sind die Wiederherstellung der Gelenkflächen und die achsengerechte Ausrichtung des Talus in das Gefüge der Fußwurzelknochen. Die frühzeitige exakte Reposition und Fragmentstabilisation durch interfragmentäre Kompression bieten die beste Voraussetzung zur Senkung der Rate posttraumatischer avaskulärer Nekrosen.

Indikationen

Absolute Indikationen

Dislozierte Frakturen mit Gelenkbeteiligung.

Relative Indikationen

Unverschobene Frakturen. Die operative Stabilisation ist aus Gründen der frühen funktionellen Übungstherapie und der Vermeidung immobilisierender Gipsverbände von Vorteil.

Kontraindikationen

Kontraindikationen ergeben sich aus allgemeinmedizinischer Sicht bei eingeschränkter Operationsfähigkeit.

Operationsrisiko und Aufklärungshinweise

Intraoperative Risiken

Die häufig schwierigen Repositionsmanöver können zusätzliche Weichteilablösungen am Talus mit nachfolgender Vaskularitätsstörung bewirken. Das gesamte Ausmaß der Frakturfolgen wird erst intraoperativ offenbar und läßt nicht immer die übungsstabile Osteosynthese zu.

Postoperative Risiken

Das postoperative Risiko beinhaltet Wundheilungsstörungen mit nachfolgenden Infektionen. Mit dem Ausmaß der Frakturdislokation steigt das Risiko der posttraumatisch/postoperativen Talusnekrose. Nicht rekonstruierbare Gelenkflächenzerstörungen führen zu posttraumatischen Arthrosen in den benachbarten Fußwurzelgelenken.

Aufklärungsgespräch

Auf die Gefahr der Talusnekrose muß hingewiesen werden. Ständige Bewegungseinschränkungen im oberen und unteren Sprunggelenk können sich nach Gelenkflächenverletzungen einstellen. Die insgesamt mehrmonatige Behandlung mit intensivem krankengymnastischem Übungsprogramm sollte angesprochen werden. Hinweise auf allgemeine postoperative Komplikationen wie Wundheilungsstörungen und Phlebothrombose ergänzen das Aufklärungsgespräch.

Spezielle Vorbereitungen

Die intraoperative Bildwandlerkontrolle ist sicherzustellen.

Versorgung einer unverschobenen Talusfraktur

Narkose: Allgemeinnarkose.

Lagerung: Bauchlagerung.

Zugangsweg: Stichinzisionen medial und lateral der Achillessehne oberhalb des Tuber calcanei.

Arbeitsschritte

1 Bauchlagerung, Bildwandkontrolle a. p. und seitlich.
2 Stichinzision medial und lateral der Achillessehne.
3 Stumpfes Vorgehen auf die Talushinterkante.
4 Über die Gewebeschutzhülse Legen von 2 Bohrdrähten unter Bildwandlerkontrolle.
5 Ausmessen der kanülierten Kleinfragmentschrauben.
6 Einbringen der Schrauben über die Bohrdrähte als Zugschrauben.
7 Entfernen der Bohrdrähte, Verschluß der Stichinzisionen.

Spezielle Technik

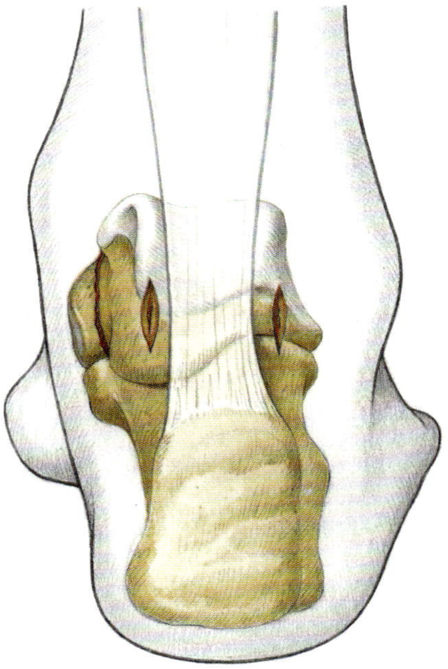

Abb. **26** Lokalisation der paratendinösen Stichinzisionen. Die Zugänge werden lateral und medial der Achillessehne in den Achillessehnengruben gelegt.

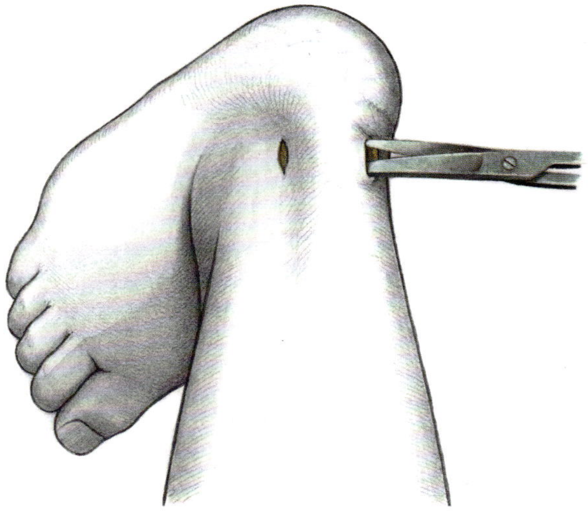

Abb. **27** Über die Stichinzisionen wird stumpf durch Spreizen der Präparierschere die Talushinterkante aufgesucht.

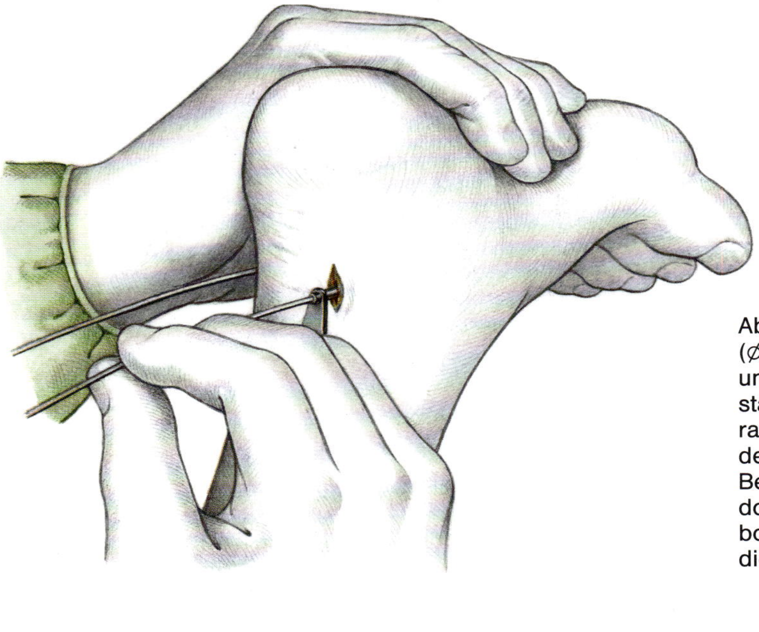

Abb. **28** Der erste laterale Führungsdraht mit Gewindespitze (⌀ 1,25 mm) wird perkutan über die entsprechende Bohrbüchse unter Bildwandlerkontrolle in den Talus eingebracht. Zur Rotationsstabilität wird dann der 2. mediale Führungsdraht parallel zum lateralen eingebracht. Die mediale Inzision muß sorgfältig stumpf mit der Schere aufgeweitet werden, um die Bohrbüchse sicher ohne Beschädigung der A. tibialis posterior und des N. tibialis an die dorsale Taluskortikalis zu bringen. Mit dem durchbohrten Spiralbohrer (⌀ 2,7 mm) wird über die korrekt liegenden Führungsdrähte die dorsale Taluskortikalis eröffnet.

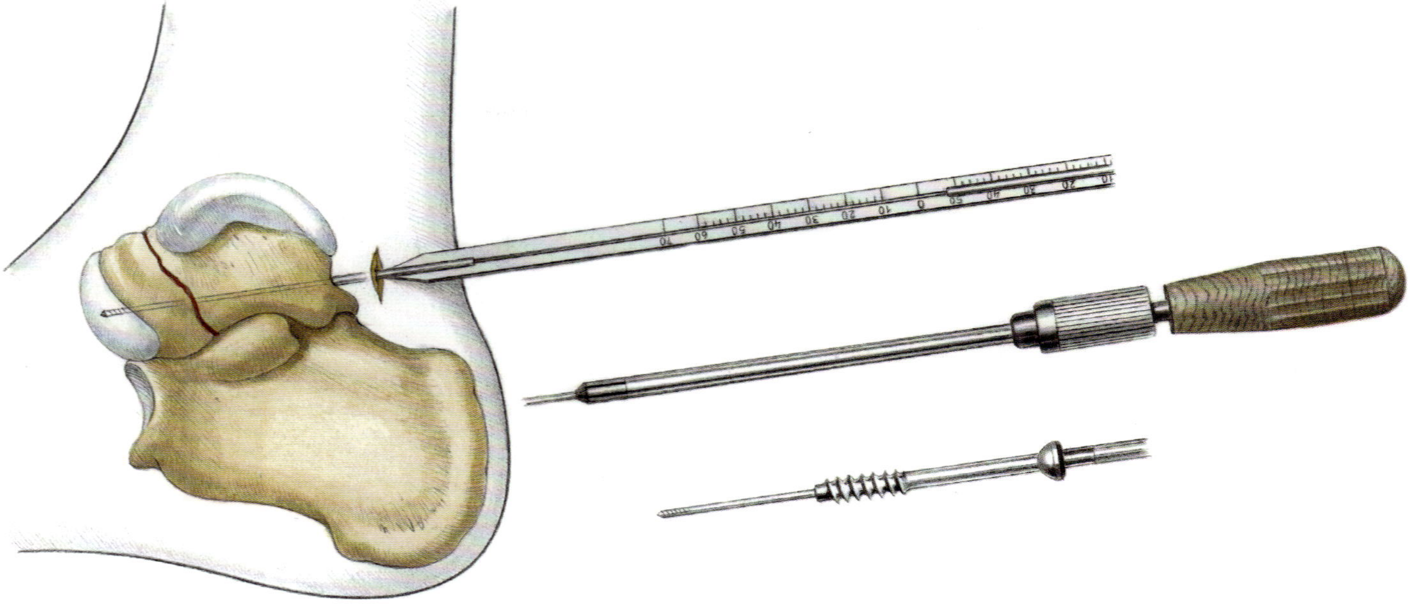

Abb. **29** Mit dem Meßstab erfolgt die Längenbestimmung der selbstschneidenden 3,5-mm-durchbohrten Schrauben mit kurzem Gewinde. Mit dem kleinen durchbohrten Schraubenzieher werden die ausgemessenen Schrauben über die Führungsdrähte eingebracht. Entfernen der Bohrdrähte und Verschluß der Stichinzisionen.

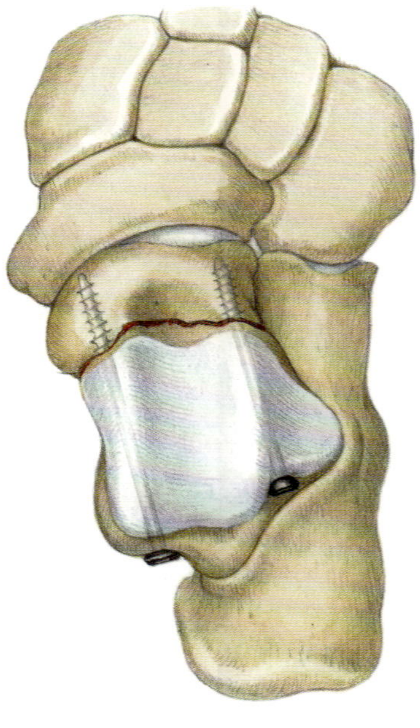

Abb. **30** Aufsicht nach achsengerechter Positionierung der zwei 3,5-mm-Zugschrauben.

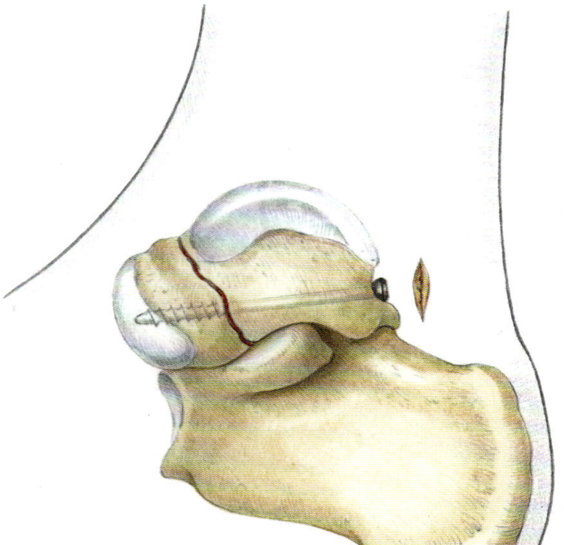

Abb. **31** Seitansicht der regelrechten Schraubenlage. Beachte, daß zur Realisierung des Zugschraubenprinzips das Gewinde der Schraube jenseits der Frakturlinie liegen muß.

Versorgung einer dislozierten Talusfraktur

Narkose: Allgemeinnarkose, Regionalanästhesie.

Lagerung: Rückenlagerung.

Zugangsweg: Dorsaler medianer Zugang zum Fußrükken. Dieser Zugang bietet den Vorteil, daß der Talus gleichzeitig von medial und lateral zugängig ist.

Arbeitsschritte

1 Rückenlagerung, Bildwandlerkontrolle a.p. und seitlich erforderlich, Oberschenkelblutsperre.
2 Dorsale, ausreichend dimensionierte Hautinzision, ggf. Innenknöchelosteotomie.
3 Reposition und vorgängige Bohrdrahtfixation.
4 Nach der Reposition verbleibende Defektzonen werden durch autogene Spongiosaplastik aus dem Beckenkamm aufgefüllt.
5 Endgültige Stabilisation durch 2 Kleinfragmentspongiosaschrauben.
6 Ergänzende transartikuläre Bohrdrahtfixation bei zusätzlicher talonavikulärer Luxation.
7 Wundverschluß über Redon-Drainage.
8 Unterschenkelgipsschiene zur Weichteilprotektion.

Spezielle Technik

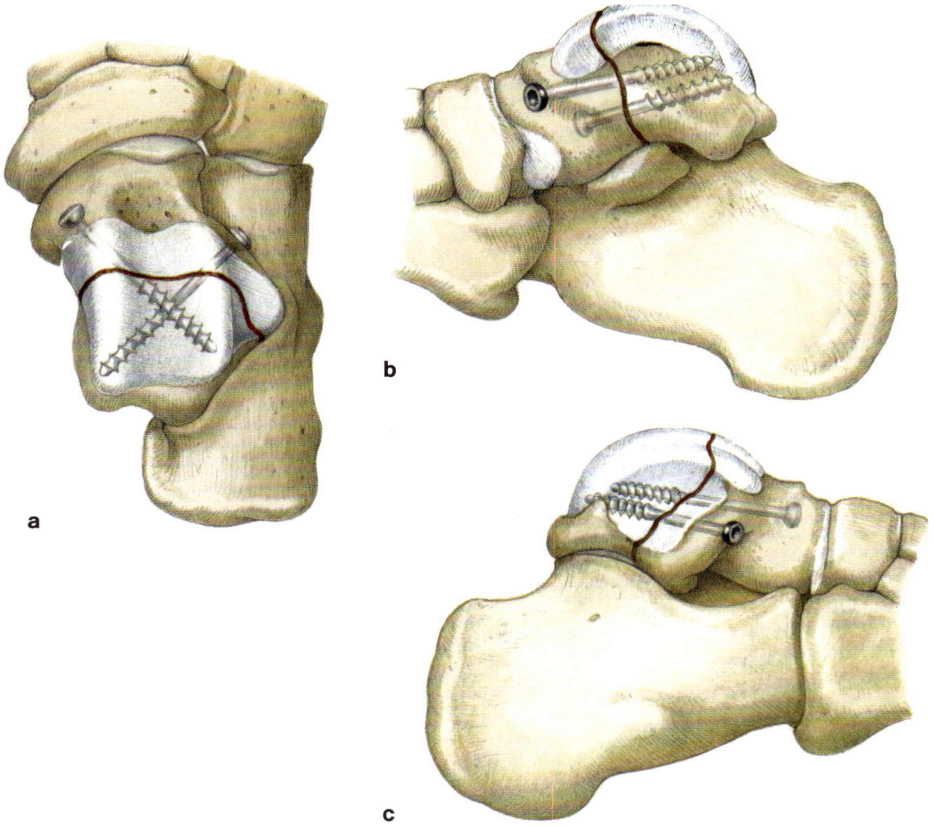

Abb. **32a–c** In Abhängigkeit vom Ausmaß der Frakturdislokation wird eine ausreichend lange Hautinzision am Dorsum pedis gewählt. Die Reposition der aus der Malleolengabel in die dorsalen Weichteile dislozierten Trochlea tali gelingt schonend nach Osteotomie des Innenknöchels. Die Reposition und Adaptation der dislozierten Talusfragmente muß ohne brüske Manipulationen, ggf. unter Verwendung von spitzen Repositionszangen durchgeführt werden. Vorgängig wird die Reposition durch einen 1,4-mm-Bohrdraht gehalten. Die endgültige rotationsstabile Versorgung erfolgt vorteilhaft durch 2 von medial und lateral eingebrachte 4,0-mm-Spongiosaschrauben mit kurzem Gewinde. Es ist zu beachten, daß das Gewinde der Schrauben jenseits der Frakturebene im Fragment liegt, um das Zugschraubenprinzip zu verwirklichen. Um die breitflächige interfragmentäre Kompression zu gewährleisten, ist zu vermeiden, daß die Schrauben in der Frakturebene kreuzen. Alternativ zu der Kleinfragmentspongiosaschraube findet die 3,5-mm-durchbohrte Schraube bei diesen Frakturen Anwendung. Bei weit distal lokalisierter Frakturebene kann es erforderlich werden, die Schrauben durch den Knorpelbelag des Taluskopfes zu legen. Die Schraubenköpfe müssen dann im Knorpelniveau versenkt werden. Knöcherne Defekte werden nach der Reposition durch Spongiosaplastik aus dem Beckenkamm aufgefüllt. Die Verlaufsrichtung der Schrauben kann parallel, entsprechend der von dorsal eingebrachten Schrauben wie in Abb. **30** und **31** dargestellt, sein. Die Spongiosaschrauben werden, je nach Verlauf der Frakturebene, auch im gekreuzten Verlauf einzubringen sein. Die Abb. **32a** veranschaulicht die gewünschte Schraubenlage in der Aufsicht, die Abb. **32b** zeigt die Positionierung der Schrauben von lateral, die Abb. **32c** von medial. Die Stabilisierung der ggf. notwendigen Innenknöchelosteotomie erfolgt nach den im Kap. „Sprunggelenk“, S. 417, Abb. **57a** u. **b** dargelegten Richtlinien.

Kalkaneus

Ziele und Methoden

Fersenbeinfrakturen lassen sich grob orientierend in extra- und intraartikuläre Verletzungen einteilen. Als extraartikuläre Frakturform ist die sog. Entenschnabelfraktur besonders für die übungsstabile Osteosynthese geeignet. Das Behandlungsziel der Restitutio ad integrum wird regelmäßig erreicht.
Problematisch sind die intraartikulären, insbesondere dislozierten mehrfragmentären Kalkaneusfrakturen. Durch geeignete Behandlungsmaßnahmen soll der posttraumatischen Arthrose benachbarter Fußwurzelgelenke, der Veränderung der Fußstatik durch Valgus- und Varusverkippung sowie Verbreiterung und Verkürzung des Rückfußes vorgebeugt werden. Die primäre operative Therapie strebt die Rekonstruktion der anatomischen Form des Kalkaneus in Verbindung mit einer übungsstabilen Osteosynthese an. Die anatomische Wiederherstellung der kalkanearen Gelenkflächen erweist sich insbesondere bei Trümmerfrakturen als operationstechnisch nicht durchführbar, so daß korrigierende Sekundäreingriffe im Sinne von Versteifungsoperationen der benachbarten Fußwurzelgelenke erforderlich werden können.
Die konservative, frühe funktionelle Therapie bezieht bewußt in Abhängigkeit vom erzielten funktionellen Ergebnis ggf. sekundäre operative Maßnahmen in die Behandlungsstrategie ein.
Zur operativen Therapie werden der mediale, laterale oder der kombinierte Zugang empfohlen. Als vorteilhaft hat sich der erweiterte laterale Zugang durchgesetzt. Der häufig ausgeprägten posttraumatischen Weichteilschwellung nach Fersenbeinfrakturen kommt entscheidende Bedeutung in der Wahl des Operationszeitpunktes zu. Das zusätzliche operativ bedingte Weichteiltrauma kann bei primärer Operation zu folgenschweren postoperativen Wundheilungsstörungen führen. Aus Gründen einer komplikationsarmen Wundheilung erscheint die verzögerte Operation nach Abschwellung der Weichteile risikoärmer. Nach Ablauf von 3 Wochen ist jedoch eine offene Reposition dislozierter Kalkaneusfrakturen operationstechnisch erheblich erschwert, wenn nicht unmöglich.
Als Stabilisationstechniken werden die Anwendung von einzelnen Schrauben, von speziellen Fersenbeinplatten, H-Platten oder Drittelrohrplatten empfohlen. In semioperativen Verfahren finden zur indirekten Reposition externe Fixationsverfahren Anwendung. Auch das Ilizarov-Instrumentarium hat Eingang in die Primärversorgung dislozierter Fersenbeinfrakturen gefunden. Durch die Technik der schrittweisen, dreidimensionalen Distraktion wird die weichteilschonende Reposition der dislozierten Fragmente angestrebt.
Allgemein verbindliche Richtlinien zur operativen Therapie dislozierter Mehrfragmentfrakturen des Kalkaneus können nicht aufgestellt werden. Die unterschiedlich empfohlenen Operationstechniken sind schwierige, anspruchsvolle Verfahren und stellen keine Routineoperationen dar.

Indikationen

Dislozierte extraartikuläre Frakturen sind gute Indikationen für übungsstabile Osteosynthesen. Intraartikuläre Frakturen werden in Abhängigkeit vom Ausmaß der Gelenkflächenverletzungen und der Frakturmorphologie durch unterschiedliche Techniken stabilisiert.

Kontraindikationen

Gegenanzeigen zur Operation ergeben sich aus ausgeprägten Weichteilschwellungen, allgemeinmedizinischen Erkrankungen wie Diabetes mellitus oder peripheren Durchblutungsstörungen oder allgemeiner Inoperabilität.

Operationsrisiko und Aufklärungshinweise

Intraoperative Risiken

Diese liegen in der zu ausgedehnten Weichteilablösung mit resultierender Störung in der Blutversorgung der Frakturfragmente. Durch präoperative Fehleinschätzung der Frakturmorphologie kann die technische Realisation der übungsstabilen, anatomisch korrekt reponierten Frakturversorgung unmöglich werden. Beim medialen Zugang zum Fersenbein besteht die Gefahr der Verletzung des Gefäß-Nerven-Bündels.

Postoperative Risiken

Nach zu ausgedehnter Weichteilablösung besteht die Gefahr der postoperativen Wundheilungsstörung mit ossären Teilnekrosen in der Frakturzone. Daraus kann die gefürchtete Komplikation der Fersenbeinosteitis entstehen.
Bei nicht rekonstruierbaren Gelenkflächenzerstörungen kann es zu posttraumatischen, funktionseinschränkenden Arthrosen der angrenzenden Fußwurzelgelenke kommen.

Aufklärungsgespräch

Die alternativen konservativen und operativen Behandlungsmethoden müssen orientierend mit dem Patienten besprochen werden. Die operationstechnisch möglicherweise auftretenden Schwierigkeiten in der anatomischen Rekonstruktion von ausgedehnten Fersenbeinfrakturen sind darzulegen. Allgemeine postoperative Komplikationen wie Wundheilungsstörungen und Infektionen werden angesprochen. Der Hinweis auf posttraumatische/postoperative Arthrosen der benachbarten Fußwurzelgelenke und auf ggf. notwendige Sekundärmaßnahmen zur Verbesserung der Fußfunktion gehört in das Aufklärungsgespräch. Auf die Gefahr der Nervenverletzung mit resultierender Sensibilitätsstörung der Fußsohle ist bei Anwendung des medialen Zugangs zum Fersenbein besonders hinzuweisen.

Spezielle Vorbereitungen

Oberschenkelblutsperre. Die Möglichkeit zur intraoperativen Bildwandlerkontrolle sollte gewährleistet sein.

Versorgung einer extraartikulären Fraktur (sog. Entenschnabelfraktur)

Narkose: Allgemeinnarkose, Regionalanästhesie.

Lagerung: Rückenlagerung mit frei zugänglicher Fersenregion.

Zugangsweg: Dorsolateraler Zugang.

Arbeitsschritte

1 Rückenlagerung, Oberschenkelblutsperre.
2 Dorsolateraler Zugang.
3 Reposition in Spitzfußstellung und Retention durch spitze Repositionszange.
4 Endgültige Fixation durch 2 Spongiosazugschrauben.
5 Wundverschluß über Redon-Drainage.
6 Unterschenkelgipsschiene in Neutralnullstellung aus Gründen der Weichteilprotektion.

Spezielle Technik

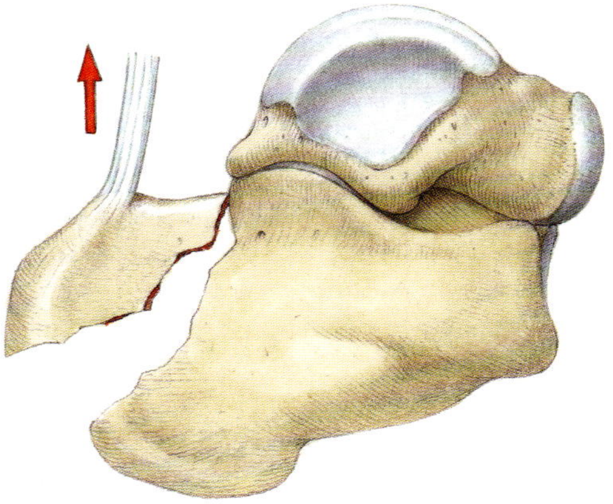

Abb. **33a** Die Darstellung der Frakturebene erfolgt über den dorsolateralen Zugang. Mit dem scharfen Löffel wird der Bruchspalt von Hämatomresten gesäubert. Die Zugwirkung der Achillessehne mit resultierender proximaler Fragmentdislokation läßt sich durch Beugung des Kniegelenks und Plantarflexion des Fußes neutralisieren. Dadurch gelingt bei frischen Frakturen die mühelose anatomische Frakturreposition. Die vorgängige Retention erfolgt mit einer spitzen Repositionszange.

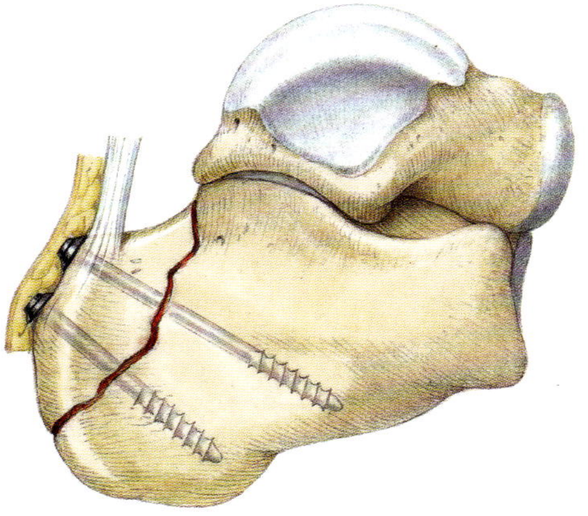

Abb. **33b** Die endgültige Frakturstabilisierung erfolgt vorzugsweise mit zwei 3,5-mm-Spongiosazugschrauben. Zur Anwendung kommt auch die 6,5-mm-Spongiosaschraube. Operationstechnisch muß beachtet werden, daß die Gewinde der Zugschrauben jenseits der Frakturebene liegen (Zugschraubenprinzip!).

Versorgung von intraartikulären Kalkaneusfrakturen

Narkose: Allgemeinnarkose, Regionalanästhesie.

Lagerung: Rückenlage mit frei zugänglicher Fersenregion.

Zugangswege: Vorzugsweise findet der erweiterte dorsolaterale Zugang Anwendung. In Abhängigkeit von der Frakturmorphologie stehen der mediale oder der kombinierte Zugang alternativ zur Verfügung.

Arbeitsschritte

1 Rückenlagerung, Oberschenkelblutsperre.
2 Erweiterter dorsolateraler Zugang oder alternative Zugänge.
3 Schonendes Lösen der teilweise erheblich impaktierten Fragmente mit dem Raspatorium.
4 Reposition der Fragmente unter temporärer Fixation mit Kirschner-Drähten.
5 Endgültige Stabilisation mit den empfohlenen Osteosynthesetechniken unter Anwendung von Schrauben und Platten. Ggf. wird eine Spongiosaplastik erforderlich.
6 Spannungsloser Wundverschluß über Redon-Drainagen.
7 Unterschenkelgipsschiene aus Gründen der Weichteilprotektion in Neutralstellung des Sprunggelenks.

Fußwurzel-, Mittelfuß- und Vorfußfrakturen

Ziele und Methoden

Die schmerzfreie Belastungsfähigkeit des Fußes beruht auf der anatomiegerechten Statik der Fußwölbungen und der ungestörten Beweglichkeit in den intertarsalen und metatarsophalangealen Gelenken. Die anatomische Reposition dislozierter Frakturen ist daher das anzustrebende Ziel therapeutischer Maßnahmen.

Die offene Reposition und Stabilisierung von Frakturen der kleinen Fußwurzelknochen kann in geeigneten Fällen mit Einzelschrauben erfolgen. Häufig finden jedoch, bedingt durch die Dimension der Frakturfragmente, Kirschner-Drähte Anwendung. Die Anatomie der kleinen Fußwurzelknochen erfordert zur sicheren Stabilisation der Frakturen die transartikuläre Fixation der Schrauben und Kirschner-Drähte. In diesen Fällen ist zur Vermeidung des postoperativen Implantatbruchs die ergänzende Ruhigstellung durch einen immobilisierenden Verband erforderlich. Die transfixierenden Implantate werden nach ca. 6 Wochen entfernt.

Dislozierte Metatarsalfrakturen bedürfen des korrekten Längenausgleichs bei der operativen Reposition, damit der Abrollvorgang im Vorfußbereich funktionsgerecht wiederhergestellt wird. Bevorzugte Implantate zur Frakturstabilisation sind Kirschner-Drähte, Platten und Schrauben aus dem Kleinfragmentinstrumentarium. Dislozierte digitale Frakturen werden vornehmlich durch axial geführte Kirschner-Drähte stabilisiert. Kirschner-Drähte werden regelmäßig nach 6 Wochen entfernt.

Die begleitende krankengymnastische Übungstherapie richtet sich nach der angewendeten Osteosynthesetechnik.

Indikationen

Dislozierte Frakturen, die geschlossen nicht reponiert und retiniert werden können, stellen grundsätzlich eine Operationsindikation dar.

Kontraindikationen

Allgemeiner Inoperabilität.

Operationsrisiko und Aufklärungshinweise

Intraoperative Risiken

Diese sind in der iatrogenen Verletzung von Strecksehnen zu sehen. Zu ausgedehnte Weichteilablösungen verursachen Störungen in der Blutversorgung mit nachfolgender Verzögerung der Frakturheilung.

Postoperative Risiken

Postoperative Risiken liegen in allgemeinen Wundheilungsstörungen und in der seltenen Osteitis der verletzten Knochenstrukturen. Bei nicht wiederherzustellenden Gelenkflächenverletzungen ist mit schmerzhaften Fußwurzelarthrosen zu rechnen.

Aufklärungsgespräch

Auf die allgemeinen intra- und postoperativen Komplikationen wie Sehnenverletzungen, postoperative Hämatome und Infektionen ist hinzuweisen. Die Entwicklung schmerzhafter Funktionsminderungen durch posttraumatische Arthrosen der Fußwurzelgelenke ist bei nicht sicher rekonstruierbaren Gelenkflächenverletzungen anzusprechen.

Spezielle Vorbereitungen

Eine Oberschenkelblutsperre sollte angelegt und intraoperativ bei Bedarf geschlossen werden. Die intraoperative Bildwandlerkontrolle zur Überprüfung der regelrechten Implantatlage insbesondere bei der Anwendung von Kirschner-Drähten ist erforderlich.

Versorgung einer Os-naviculare-Fraktur

Narkose: Allgemeinnarkose, Regionalanästhesie.

Lagerung: Rückenlagerung.

Zugangswege: Dorsaler Zugang zum Fußrücken.

Arbeitsschritte

1 Rückenlagerung, Blutsperre.
2 Hautschnitt, Darstellung der Fraktur.
3 Montage eines medialen unilateralen Fixateur externe zur Repositionshilfe.
4 Bruchspaltsäuberung und Reposition.
5 Fixation durch Kleinfragmentschrauben oder Bohrdraht unter Bildwandlerkontrolle.
6 Knöcherne Defektzonen werden durch Spongiosaplastik aufgefüllt.
7 Wundverschluß über Redon-Drainage.
8 Unterschenkelgipsschiene aus Gründen der Weichteilprotektion.

Spezielle Technik

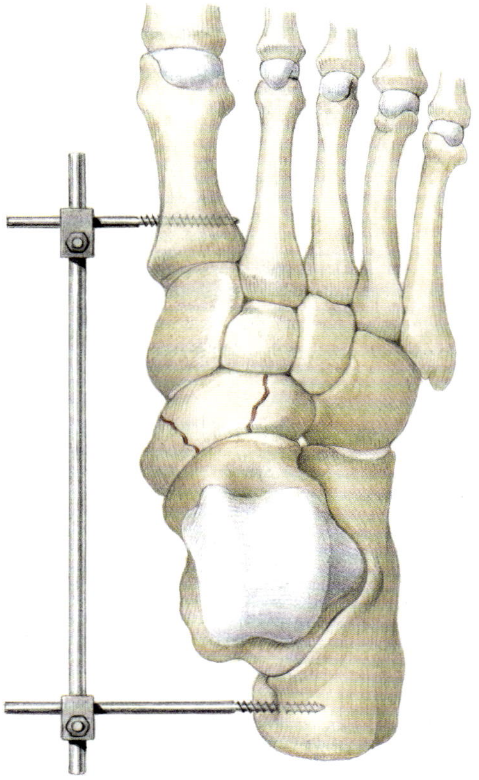

Abb. **34** Die Reposition dislozierter Os-naviculare-Frakturen erfolgt vorteilhaft mit Hilfe des kleinen Fixateur externe, der über Schanz-Schrauben im Fersenbein und der Basis des Metatarsale I als Distraktor angewendet wird. In der durch Distraktion aufgeweiteten Frakturzone kann die schonende Frakturspaltsäuberung mit einem feinen Raspatorium durchgeführt werden. Durch die Distraktion ist eine gute Übersicht zur anatomischen Reposition der Frakturfragmente gewährleistet.

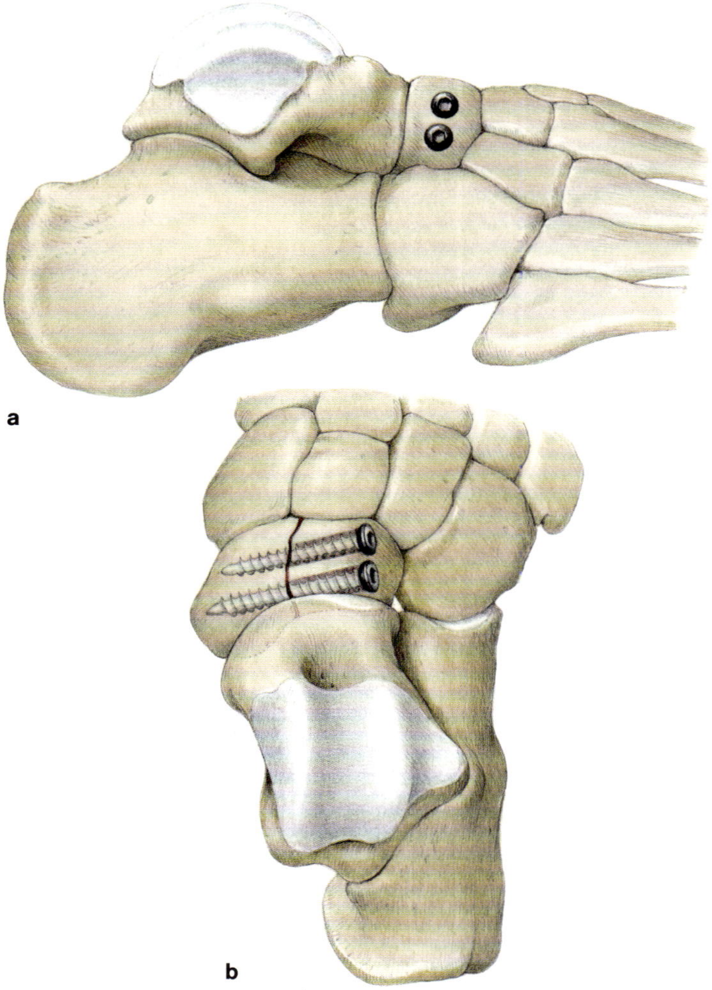

a

b

Abb. **35a** u. **b** In Abhängigkeit von der Fragmentgröße kommen zur Stabilisierung wahlweise die 4-mm-Spongiosaschraube oder 3,5- bzw. 2,7-mm-Kortiakalisschrauben als Zugschrauben zur Anwendung. Die Abbildungen zeigen die gewünschte Schraubenlage nach von lateral erfolgter Stabilisierung einer einfachen Os-naviculare-Fraktur durch zwei 3,5-mm-Kortikaliszugschrauben.

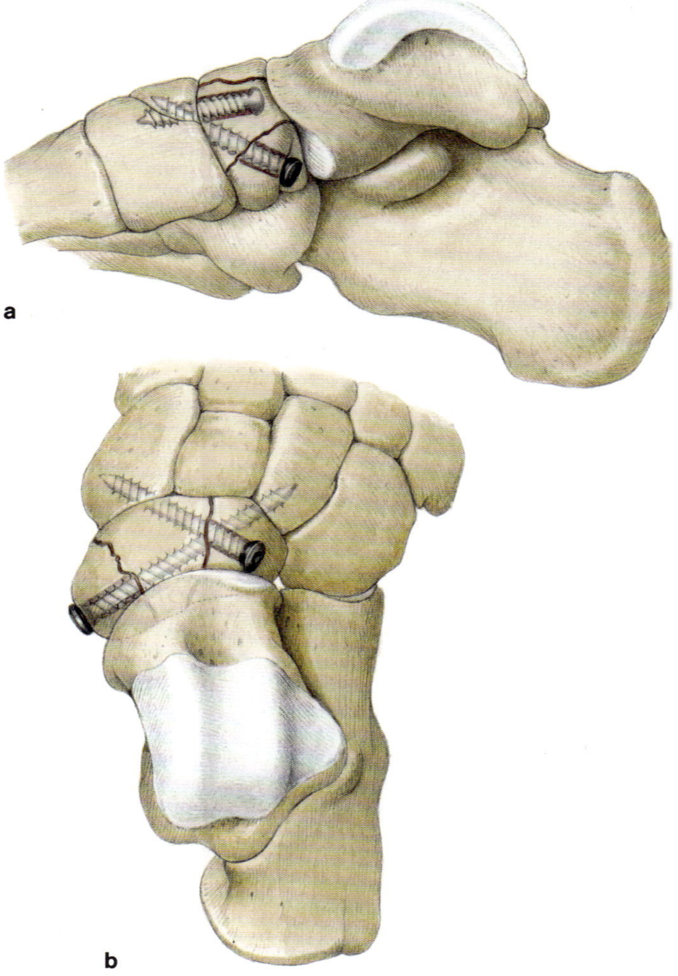

Abb. **36a** u. **b** Die Rekonstruktion der navikulotalaren Gelenkfläche ist der wesentliche Bestandteil in der operativen Versorgung von komplexen Os-naviculare-Frakturen. Nach der Reposition unter Distraktion der Frakturzone durch den kleinen Fixateur externe werden bei nachweisbaren Knochendefekten zur Unterfütterung der Gelenkfläche Spongiosaplastiken erforderlich. Osteosynthesematerial sollte diese wiederhergestellte Gelenkfläche nicht tangieren. Von untergeordneter Bedeutung für ein normales Gangbild sind dagegen die navikulo-kuneiformen Gelenkflächen. Zur Erzielung der stabilen Frakturversorgung kann es daher operationstechnisch erforderlich werden, die Schrauben transartikulär in den Ossa cuneiformia zu verankern. In diesen Fällen muß postoperativ nach Entfernen des Fixateur externe ein ergänzender immobilisierender Verband zur Vermeidung von Implantatbrüchen angelegt werden. Die Metallentfernung erfolgt üblicherweise nach 6 Wochen. Die Abbildungen zeigen schematisch in der Aufsicht (**a**) und Seitansicht (**b**) die transartikuläre Stabilisation einer Naviculare-Mehrfragmentfraktur mit zwei 3,5-mm-Kortikaliszugschrauben mit Verankerung der Schrauben in den Ossa cuneiformia I und III.

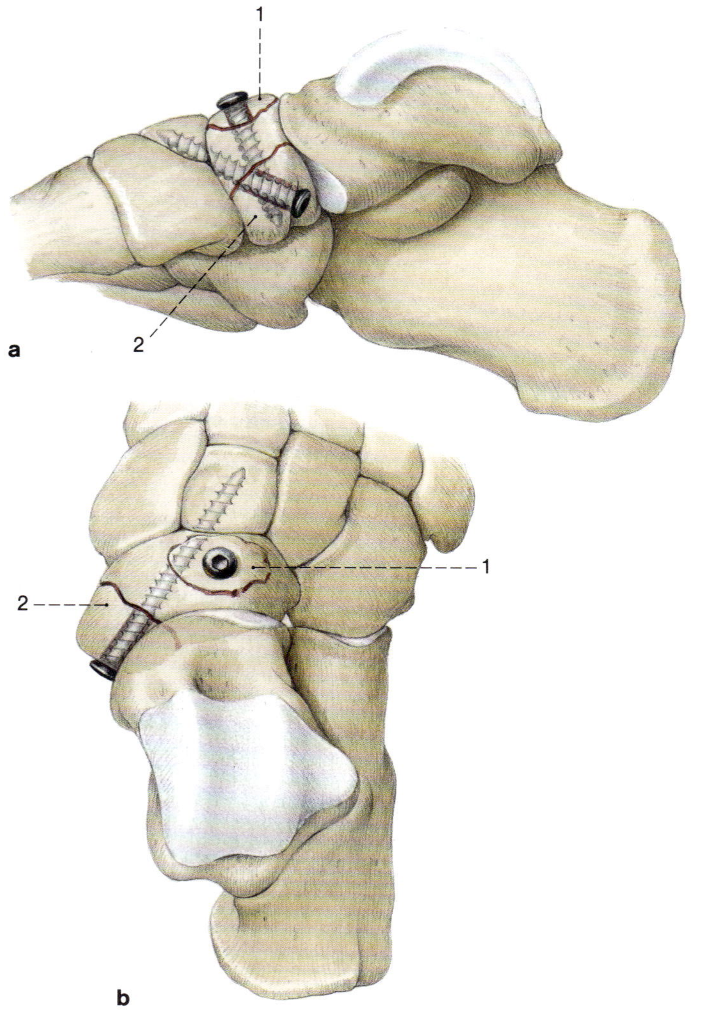

Abb. **37a** u. **b** Dorsale Abrißfragmente werden bevorzugt mit 3,5-mm-Kortikaliszugschrauben refixiert. Die Stabilisierung der Abrißfraktur im Ansatzbereich der Sehne des M. tibialis posterior erfordert ggf. zur zuverlässigen Refixation die transartikuläre Verankerung der Zugschraube in der Reihe der Ossa cuneiformia.

1 dorsales Abrißfragment
2 Abrißfraktur der Sehne des M. tibialis posterior

Versorgung von Luxationsfrakturen der Fußwurzel

Narkose: Allgemeinnarkose, Regionalanästhesie.

Lagerung: Rückenlagerung.

Zugangswege: Dorsale Schnittführung auf dem Fußrücken.

Arbeitsschritte

1 Rückenlagerung, Oberschenkelblutsperre, Bildwandler.
2 Dorsaler Zugang.
3 Medialer und lateraler Fixateur externe zwischen Metatarsale I bzw. V und Fersenbein.
4 Reposition und Retention durch Einzelschrauben und Bohrdrähte.
5 Wundverschluß über Redon-Drainage.
6 Unterschenkelgipsschiene aus Gründen der Weichteilprotektion.

Spezielle Technik

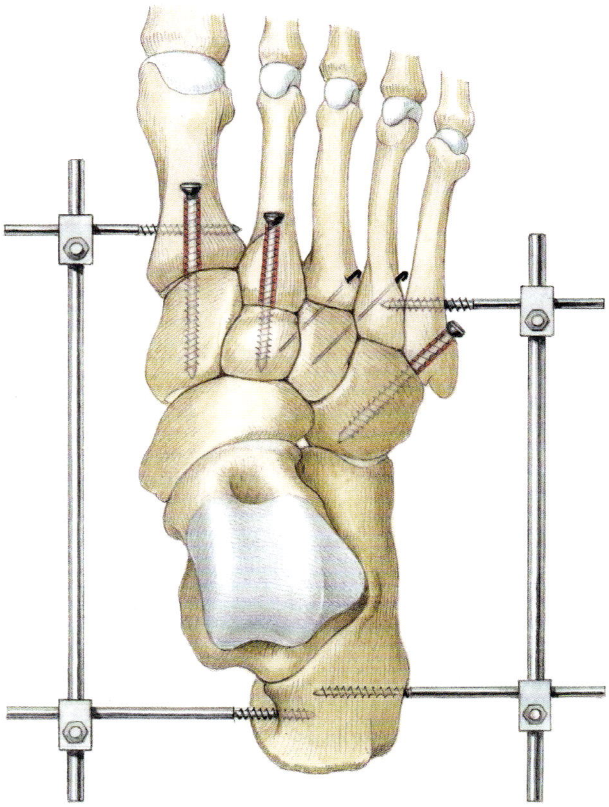

Abb. **38** Über dorsale Hautinzisionen werden die dislozierten Frakturen erreicht. Komplexe instabile Fußwurzelluxationsfrakturen werden zunächst durch einen medial und lateral montierten Distraktions-Fixateur-externe orientierend reponiert. Die Schanz-Schrauben des medialen Fixateur liegen im Fersenbein und in der Basis des Metatarsale I, die Schanz-Schrauben des lateralen Fixateur im Fersenbein und in der Basis des Metatarsale V. Durch entsprechend abgestufte mediale und laterale Distraktion wird die Länge des Fußes rekonstruiert. Mittels ergänzender offener digitaler Manipulation in den Frakturzonen wird die Wiederherstellung der Fußwölbung angestrebt. Die Stabilisation der Frakturen erfolgt bevorzugt durch transfixierende Kirschner-Drähte und Spongiosa- oder Kortikalisschrauben des Kleinfragmentinstrumentariums.

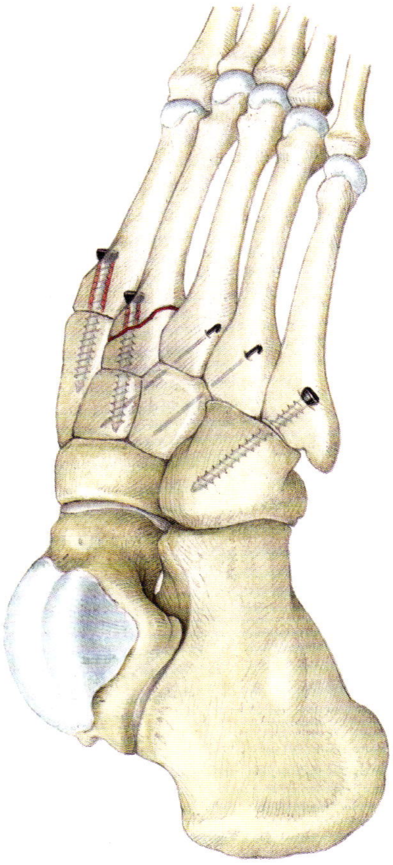

Abb. **39** zeigt schematisch die Stabilisationstechniken bei Frakturen und Luxationen im Lisfranc-Gelenk durch Einzelschrauben und Kirschner-Drähte nach Reposition und Rekonstruktion des Fußgewölbes. Zur Prophylaxe von Implantatbrüchen wird postoperativ ein immobilisierender Verband für 6 Wochen angelegt. Anschließend erfolgt die Metallentfernung.

Versorgung von Frakturen der Ossa metatarsalia

Narkose: Allgemeinnarkose, Regionalanästhesie.

Lagerung: Rückenlagerung.

Zugangswege: Dorsomedialer Hautschnitt zum 1. Mittelfußknochen. Dorsaler Hautschnitt zum 2.–4. Mittelfußknochen. Dorsomedialer Hautschnitt zum 5. Mittelfußknochen.

Arbeitsschritte

1 Rückenlagerung, Oberschenkelblutsperre, Bildwandler.
2 Dorsale Zugänge.
3 Reposition.
4 Fixation durch Bohrdrähte, Schrauben und Platten aus dem Kleinfragmentinstrumentarium.
5 Wundverschluß über Redon-Drainage.
6 Unterschenkelgipsschiene aus Gründen der Weichteilprotektion.

Spezielle Technik

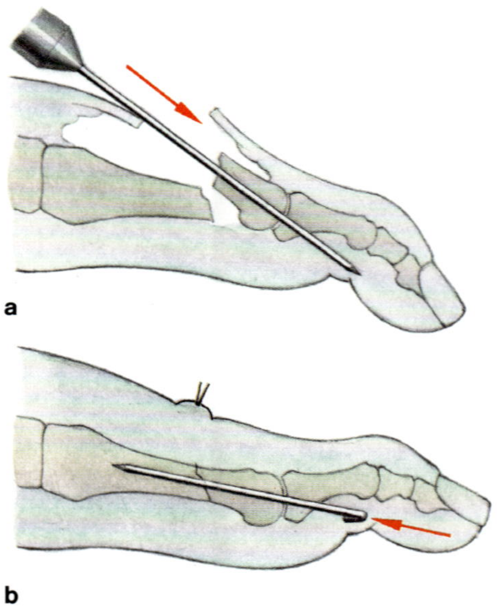

Abb. **40a** u. **b** Die Frakturstabilisierung erfolgt an den Metatarsalia II–IV vorteilhaft mit 1,0-1,4-mm-Kirschner-Drähten mit Doppelspitze. Über einen dorsalen Zugang erfolgt die Darstellung der Fraktur. Zunächst wird das distale Fragment unter Transfixation des Grundgelenkes aufgefädelt. Zur Erzielung der anatomischen Reposition ist darauf zu achten, daß der Kirschner-Draht das Grundgelenk in der dorsalen Gelenkhälfte durchbohrt. Anschließend wird der Kirschner-Draht nach Umsetzen der Bohrpistole in retrograder Führung unter Bildwandlerkontrolle in das proximale Fragment eingebracht. Das plantare Ende des Kirschner-Drahtes wird gekürzt, knochennah umgebogen und unter die Haut versenkt.

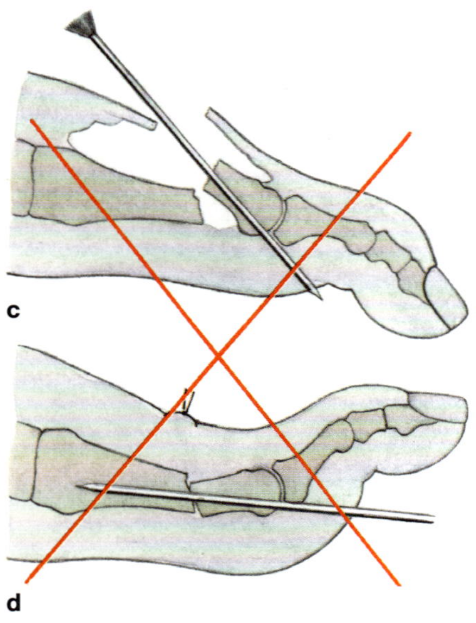

Abb. **40c** u. **d** Liegt der transfixierende Kirschner-Draht zu weit plantarwärts im oder außerhalb des Metatarsophalangealgelenks, kommt es zwangsläufig zu einer Frakturreposition in Rekurvation. Eine derartig falsche Kirschner-Draht-Position muß aus Gründen der plantigraden Fußsohlenbelastung vermieden werden.

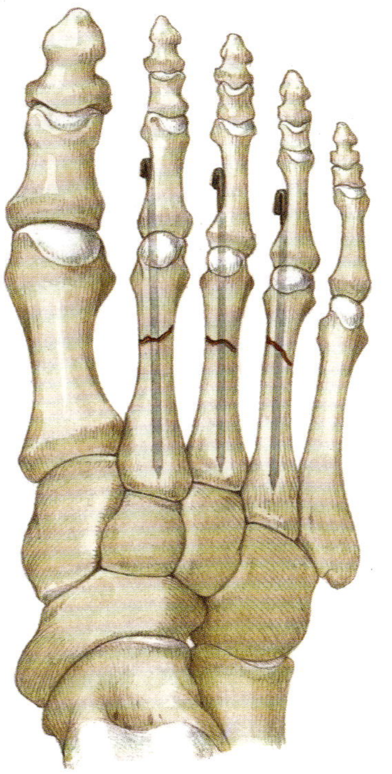

Abb. **41** zeigt in der Aufsicht schematisch die achsengerechte Kirschner-Draht-Stabilisierung dislozierter Serienfrakturen der 2.–4. Ossa metatarsalia.

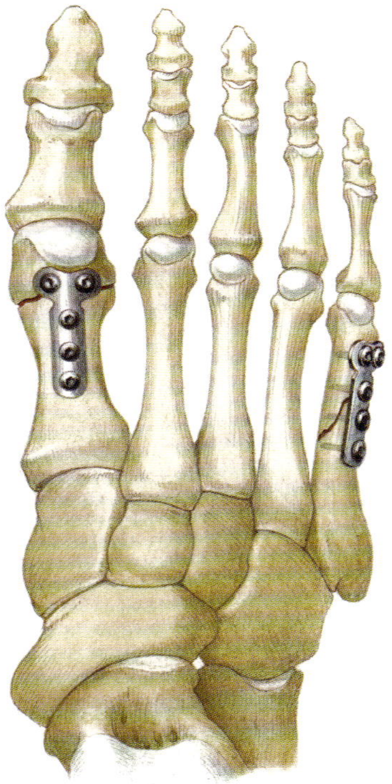

Abb. **42** Metatarsaleschaftfrakturen I und V werden durch Osteosynthesen mit T-Platten oder geraden Platten aus dem Kleinfragmentinstrumentarium unter Verwendung von 2,7-mm-Schrauben stabilisiert. Es handelt sich grundsätzlich um technisch schwierige Osteosynthesen. Besondere Sorgfalt ist auf den Erhalt des Weichteilverbunds der Einzelfragmente zu legen.

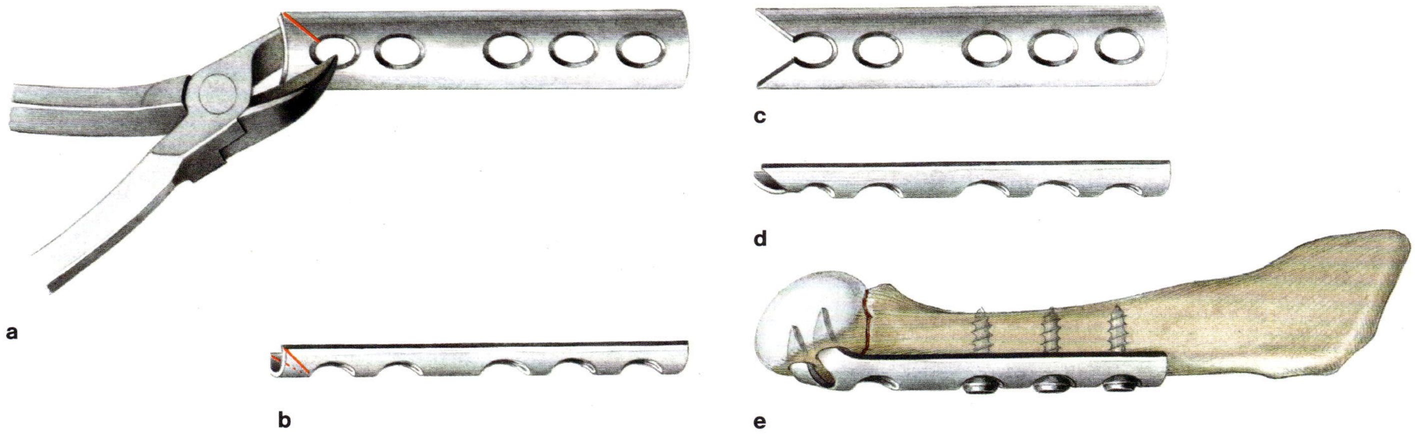

Abb. **43a–e** Bei distalen metaphysären Frakturen des Os metatarsale V steht vorteilhaft die technische Variante der „Krallenplatten-Fixation" zur Verfügung: Das periphere Loch einer 5-Loch-Drittelrohrplatte wird mit der Schneidezange V-förmig eröffnet (**a**). Die dreieckförmigen freien Enden werden im Plattenloch zum rechten Winkel umgebogen (**b–d**). Diese modifizierte Platte läßt sich mit den umgebogenen Kanten krallenartig stabil im Metatarsaleköpfchen V verankern. Durch Längszug kann intrafragmentäre Kompression auf die Fraktur ausgeübt werden. Mit Befestigung des Plattenschaftes durch 3 Kortikalisschrauben resultiert die übungsstabile Osteosynthese (**e**).

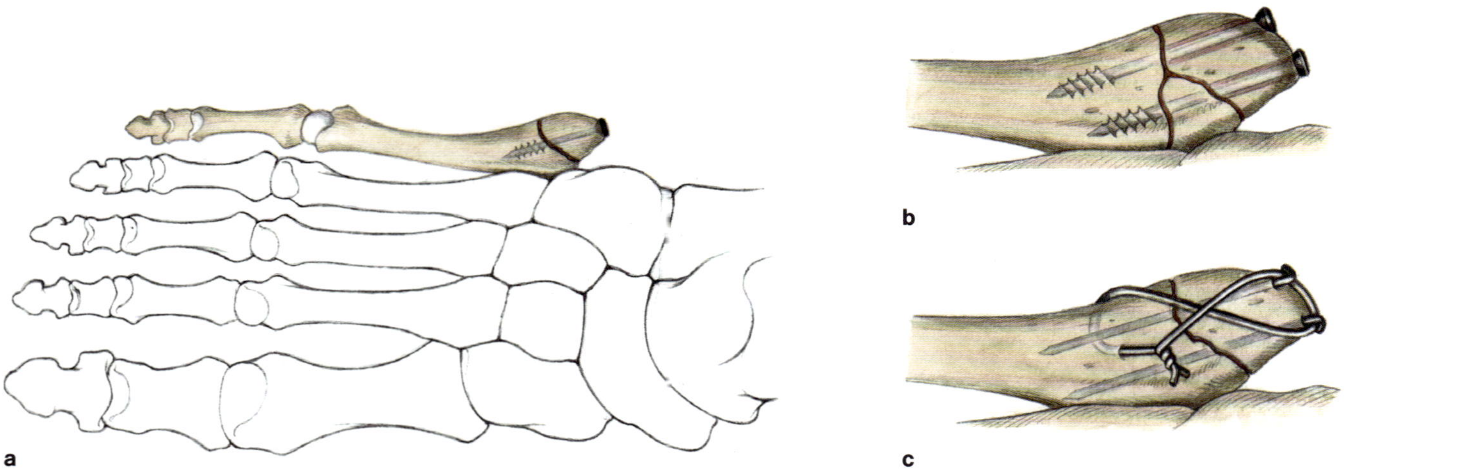

Abb. **44a – c** Dislozierte Abrißfrakturen der Basis des Metatarsale V (**a**) erfordern in Abhängigkeit von der Frakturmorphologie ein differenziertes Vorgehen in der Wahl der Osteosynthesetechnik. Bewährt haben sich Stabilisationstechniken mit 2,7- oder 3,5-mm-Kleinfragmentzugschrauben (**b**) oder die Zuggurtung mit 1,0- oder 1,2-mm-Kirschner-Drähten (**c**). Bei der Durchführung der Zuggurtungsosteosynthese ist darauf zu achten, daß die Kirschner-Drähte in der Gegenkortikalis sicher verankert werden.

Strategie bei Komplexverletzungen

Die chirurgische Therapie komplexer Fußverletzungen beginnt mit einem umfassenden Weichteildébridement. Ausgerissene, zerfetzte Sehnenanteile sollten primär reseziert werden. Dislozierte Frakturen werden im Sinne der Minimalosteosynthese bevorzugt nach weichteilschonender Reposition durch Kirschner-Drähte und ggf. einzelne 3,5-mm-Kortikalisschrauben stabilisiert. Liegen multiple Fußfrakturen vor, ist es behandlungstechnisch günstig, von proximal nach distal die Einzelfrakturen zu stabilisieren. Die gelenküberbrückende, tibiometatarsale, externe Fixation hat sich als ergänzende Stabilisationsmaßnahme durchgesetzt. Darüber hinaus bietet die Fixateur-externe-Montage Vorteile in der offenen postoperativen Weichteilbehandlung und dient zur Vermeidung von Fußfehlstellungen.

Große Weichteildefekte, insbesondere im Fersen- und Fußsohlenbereich, sind durch die Techniken des freien Gewebetransfers zuverlässig und belastungsstabil zu behandeln. In nicht belasteten Fußregionen kommt auch die herkömmliche Spalthautdeckung als Mashgraft mit guten Behandlungsergebnissen zur Anwendung. Die offenen Weichteilwunden werden bis zum definitiven Verschluß mit Kunsthaut gedeckt.

Komplikationen

Intraoperative Komplikationen

Überdimensionierte Osteosynthesen führen zu einem zusätzlichen operationsbedingten Weichteiltrauma mit resultierendem komplikationsbeladenen Heilverlauf. Operationstechnisch besteht bei multiplen Frakturen die Gefahr unzureichender Reposition und Fehllage des Osteosynthesematerials. Die intraoperative Bildwandlerkontrolle sollte daher stets gewährleistet sein.

Postoperative Komplikationen

Diese bestehen in einer unzureichend durchgeführten Kompartmentspaltung. Bei ausgedehnten Quetschverletzungen des Fußes ist die Gefahr der posttraumatisch/postoperativen Infektion ausgeprägt. Zu spät durchgeführte Second-look-Operationen können zu vermeidbaren irreversiblen Weichteilschäden führen.

Wiederholungseingriffe, Korrekturoperationen

Komplexe Fußverletzungen erfordern regelmäßig Wiederholungseingriffe zur sicheren und vollständigen Resektion sämtlicher nekrotischer Gewebebestandteile. Bei entsprechend konditionierten Wundflächen sind die erforderlichen weichteilplastischen Maßnahmen zu ergreifen. Liegen stabile Weichteilverhältnisse vor, wird die externe Fixation aufgehoben.

Unzureichende Frakturreposition und fehlplaziertes Osteosynthesematerial bedürfen der operativen Korrektur.

Begleit-, Nachbehandlung

Die krankengymnastische Übungsbehandlung kann sich bei komplexen Fußverletzungen immer nur am speziellen Einzelfall orientieren. Die Verletzungsmöglichkeiten sind derartig variantenreich, daß allgemeinverbindliche Richtlinien nicht formuliert werden können. Teilbelastung und Vollbelastung richten sich nach der röntgenologisch nachweisbaren Frakturheilung. Die langfristig bestehenden Schwellneigungen bedürfen individuell angepaßter Stützverbände oder nach Maß angefertigter Stützstrümpfe. Der den Verletzungsfolgen angemessenen Einlagenversorgung und Spezialschuhanfertigung kommt in der rehabilitativen Phase wesentliche Bedeutung zu.

Frakturen beim Kind und Jugendlichen

Ziele und Methoden

Fußwurzelfrakturen beim Kind und Jugendlichen sind selten. Die radiologische Diagnostik am wachsendem Skelett ist schwierig und sollte stets im Seitenvergleich vorgenommen werden. Ziel therapeutischer Maßnahmen ist die anatomische Rekonstruktion des Fußwurzelskeletts. Unverschobene Frakturen des Kalkaneus und Talus werden durch einen immobilisierenden Verband für durchschnittlich 4–5 Wochen ruhiggestellt. Die konservative Behandlung von Frakturen der kleinen Fußwurzelknochen, der Mittelfußknochen und der Zehen beinhaltet eine durchschnittliche verbandstechnische Ruhigstellung von 3 Wochen.

Dislozierte Frakturen werden offen reponiert. Am wachsenden Skelett kommt als Osteosynthesetechnik bevorzugt die Kirschner-Draht-Stabilisierung zur Anwendung. Beim Jugendlichen eignen sich auch 3,5-mm-Kortikalisschrauben zur Frakturstabilisierung. Bei der Anwendung von Kirschner-Drähten ist zur Vermeidung von Implantatbrüchen die ergänzende Ruhigstellung durch einen Gipsverband nicht zu vermeiden. Die frühe Metallentfernung nach erfolgter Frakturheilung ist die Regel.

Indikationen

Dislozierte Frakturen mit Beeinträchtigung der Fußstatik sind Indikationen zur offenen Reposition. Geschlossene Frakturen aller Art mit drohendem Kompartmentsyndrom erfordern die operative Revision mit Kompartmentspaltung. Die Behandlung offener Frakturen folgt den entsprechenden Richtlinien, wie für Erwachsene dargelegt (s. S. 465).

Kontraindikationen

Allgemeine Inoperabilität, wie z. B. beim polytraumatisierten Patienten.

Operationsrisiko und Aufklärungshinweise

Intraoperative Risiken

Diese liegen in der unzureichenden Frakturreposition und Gefahr von fehlplazierten Implantaten.

Postoperative Risiken

Die Gefahr postoperativer Infektionen ist beim Kind und Jugendlichen gering. Die Einbeziehung von Wachstumsfugen in die Fraktur beinhaltet prinzipiell die Möglichkeit des posttraumatischen Fehlwachstums. Bleibende Funktionsstörungen des Fußes können insbesondere nach Gelenkflächenzerstörungen verbleiben.

Aufklärungsgespräch

Im Aufklärungsgespräch mit den Eltern muß auf die Folgen nicht reponierter Luxationsfrakturen für die Funktionsfähigkeit des Fußes hingewiesen werden. Die Möglichkeit des Fehlwachstums bei Wachstumsfugenverletzungen ist zu erwähnen.

Strategie bei Komplexverletzungen

Das chirurgische Vorgehen entspricht dem beim Erwachsenen. Im Gegensatz zum Erwachsenen stellen ausgedehnte weichteilplastische Maßnahmen beim Kind und Jugendlichen die Ausnahme dar.

Begleit-, Nachbehandlung

Osteosynthesematerial wird bei Kindern und Jugendlichen nach Frakturheilung regelhaft entfernt. Ein spezielles krankengymnastisches Übungsprogramm ist bei jugendlichen Patienten normalerweise nicht erforderlich. Kinder gewinnen üblicherweise spielend die vorübergehend eingeschränkte Funktionsfähigkeit des Fußes zurück.

Kapsel-Band-Läsionen, Luxationen, Knorpelschäden

Ziele und Methoden

Die zahlreichen dorsalen und plantaren Kapsel-Band-Verbindungen des Fußes sichern das statisch-dynamische Funktionssystem des Fußskeletts. Ihre strukturelle Bedeutung liegt in der Formation einer funktionellen Gesamtheit. Das Verletzungsmuster reicht von Zerrungen bis zu Luxationen. Begleitende Knorpelverletzungen treten als tangentiale, reine chondrale Abscherungen im Knorpelniveau oder als osteochondrale Frakturen im Sinne von „flake fractures" auf.
Isolierte nahtfähige Bandverletzungen an der Fußwurzel kommen nicht vor. Zerreißungen von Kapselstrukturen an den metatarsophalangealen Gelenken können durch direkte Naht versorgt werden. Die mit Fußwurzelluxationen einhergehenden Bandverletzungen werden indirekt durch Reposition und Retention der Gelenkverrenkungen behandelt. Reinsertionsfähige, operationspflichtige frische Knorpelverletzungen stellen nahezu ausschließlich ein Problem der Talusgelenkflächen dar.

Indikationen

Luxationen der Fußwurzelknochen und begleitende Bandzerreißungen sind hochgradig instabile Verletzungen und durch konservative Behandlungsmaßnahmen nicht sicher zu retinieren. Die Indikation zur operativen Stabilisation ergibt sich somit grundsätzlich. Begleitende Knorpelabschlagfragmente können häufig nicht refixiert und sollten primär entfernt werden. Osteochondrale Fragmente an der Trochlea tali bedürfen der operativen Refixation.

Kontraindikationen

Gegenanzeigen zur Operation liegen nur bei allgemeiner Inoperabilität vor. Auch bei begleitenden Weichteilverletzungen lassen sich Fußwurzelknochenluxationen ggf. weichteilschonend durch perkutane Kirschner-Draht-Fixation angemessen stabilisieren. Gelenkeröffnungen zur Refixation osteochondraler Fragmente müssen jedoch bei schlechten Weichteilverhältnissen auf einen späteren Operationszeitpunkt verschoben werden.

Operationsrisiko und Aufklärungshinweise

Intraoperative Risiken

Unzureichende Reposition luxierter Fußwurzelknochen. Übersehene und in den Gelenken verbliebene Abschlagfragmente können postoperativ zu mechanischen Gelenkstörungen führen. Bei der operativen Refixation reinsertionsfähiger osteochondraler Fragmente kann es zur Fragmentfraktur kommen, so daß die vollständige Entfernung unvermeidbar ist.

Postoperative Risiken

Diese liegen in der Ausbildung von paraartikulären Ossifikationen. Reluxationen führen zu mehr oder weniger ausgeprägten Funktionsstörungen. Osteochondrale Abschlagfragmente können ursächlich zur Ausbildung schmerzhafter posttraumatischer Fußwurzelarthrosen beitragen.

Aufklärungsgespräch

Auf die Entwicklung posttraumatischer Funktionsstörungen durch paraartikuläre Verknöcherungen und Fußwurzelarthrosen ist hinzuweisen. Die ggf. ausbleibende Einheilung refixierter osteochondraler Fragmente und daraus resultierende Konsequenzen werden angesprochen.

Spezielle Vorbereitungen

Die intraoperative Bildwandlerkontrolle muß sichergestellt sein. Zur operativen Refixation osteochondraler Fragmente ist die Verwendung der Blutsperre angezeigt.

Versorgung einer osteochondralen Fraktur der Trochlea tali

Narkose: Allgemeinnarkose, Regionalanästhesie.

Lagerung: Rückenlagerung.

Zugangsweg: Dorsaler Hautschnitt über dem oberen Sprunggelenk. Innenknöchelosteotomie bei medialer Verletzung.

Arbeitsschritte

1 Rückenlagerung, Oberschenkelblutsperre.
2 Innenknöchelosteotomie.
3 Refixation des Fragmentes mit Fibrinkleber oder biodegradablen Stiften.
4 Innenknöchelosteosynthese.
5 Wundverschluß über Redon-Drainage.
6 Unterschenkelgipsschiene.

Spezielle Technik

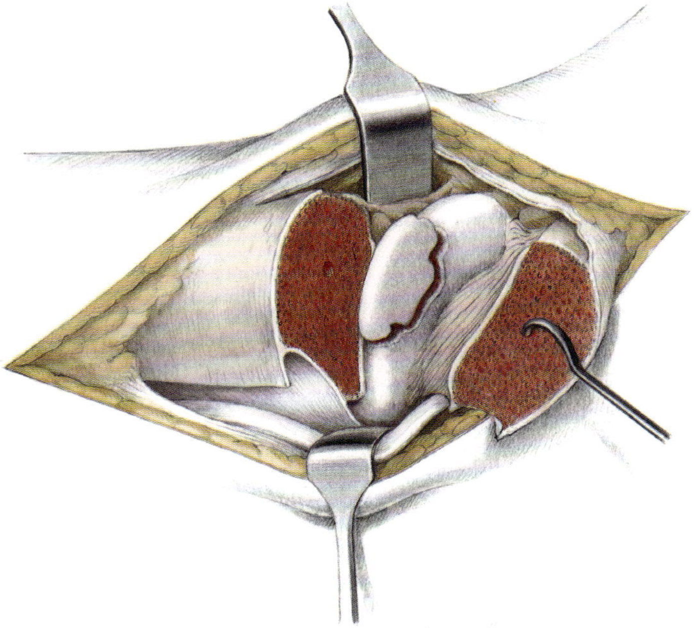

Abb. **45a** Die osteochondrale Fraktur an der medialen Seite der Talusrolle erfordert zur vollständigen und übersichtlichen Darstellung in der Regel die Innenknöchelosteotomie. Der osteotomierte Innenknöchel wird mit einem Einzinkhaken nach distal weggehalten. Unter Plantarflexion des Fußes wird der verletzte Bezirk an der Talusrolle übersichtlich einsehbar.

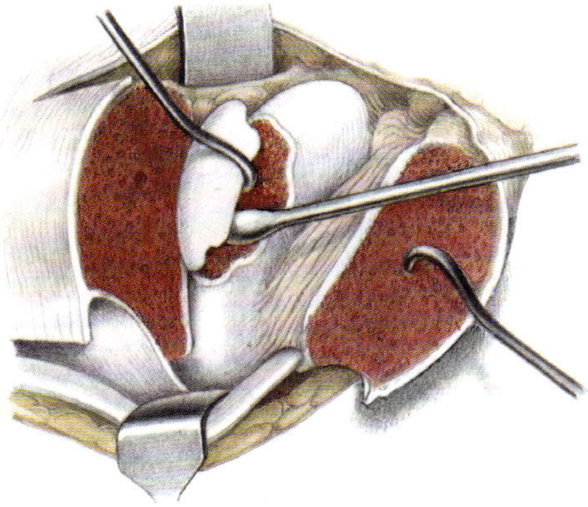

Abb. **45b** Weist das osteochondrale Fragment noch Kontaktzonen mit dem Talus auf, wird es sorgfältig mit einem Zahnarzthäkchen angehoben, um Hämatomreste vollständig aus der Frakturzone zu entfernen. In Abhängigkeit von der Größe des osteochondralen Fragments erfolgt die Fixation durch Fibrinklebung oder biodegradable Stifte. Die alleinige Fibrinklebung bietet den Vorteil, daß operationstechnisch keine zusätzliche Beeinträchtigung der Knorpeloberfläche am Fragment durch Bohrlöcher verursacht wird. Bis zur Aushärtung der Komponenten bei der Fibrinklebung wird das Fragment mit einem Stieltupfer in das Knochenlager gepreßt. Die abschließende Innenknöchelosteosynthese wird wie im Kap. „Sprunggelenk", S. 416, Abb. **57a** u. **b** beschrieben durchgeführt.

Strategie bei Komplexverletzungen

Komplexe Verletzungen sind regelmäßig mit höhergradigen Verletzungen des Weichteilmantels vergesellschaftet. Das operationstaktische Vorgehen erfolgt analog den Maßnahmen, wie auf der S. 465 dargestellt. Die intra- und postoperativen Komplikationen sind vergleichbar mit denjenigen nach komplexen Frakturen und Weichteilverletzungen. Die Begleit- und Nachbehandlung zielt auf die rasche Wiederherstellung der schmerzfreien Vollbelastung des verletzten Fußes.

Sehnenverletzungen

Ziele und Methoden

Die primäre operative Behandlung von Sehnenverletzungen am Fuß ist im klinisch-chirurgischen Bereich von untergeordnetem Stellenwert. Unter Berücksichtigung der Bedeutung der Großzehe beim Abrollvorgang des Fußes sollten jedoch Verletzungen der Beuge- und Strecksehnen des 1. Strahls sorgfältig beachtet werden. Nach unkomplizierten Schnittverletzungen wird die primäre Sehnennaht durchgeführt. Das operative Vorgehen richtet sich nach den in der Handchirurgie üblichen Behandlungskriterien. Bei begleitenden Weichteilverletzungen, insbesondere nach Quetschtraumen, sind primäre Sehnennähte zu vermeiden, da in der Regel ergänzende, über das initiale Weichteiltrauma hinaus belastende Hautinzisionen zur Darstellung der retrahierten Sehnenstümpfe erforderlich werden. Vornehmlich an der Fußsohle ist das Risiko zusätzlicher operationstechnisch bedingter Narbenbildungen zu berücksichtigen.

Nach chirurgischer Rekonstruktion verletzter Streck- und Beugesehnen wird der betroffene Fuß üblicherweise für 3 – 4 Wochen in einem immobilisierenden Verband ruhiggestellt.

Indikationen

Nach unkomplizierten Weichteilwunden mit begleitenden Sehnenverletzungen ist die Indikation zur primären Sehnennaht insbesondere am 1. Strahl gegeben.

Kontraindikationen

Höhergradige Weichteilverletzungen stellen eine Kontraindikation zur primären Sehnennaht dar, da mit der Durchführung von Sehnennähten regelhaft die Erweiterung des Operationsfeldes verbunden ist.

Operationsrisiko und Aufklärungshinweise

Intraoperative Risiken

Vornehmlich plantar besteht die intraoperative Verletzungsgefahr der interdigitalen Nerven und Gefäße.

Postoperative Risiken

Wundheilungsstörungen aufgrund von Sehnennekrosen stellen quantitativ nicht zu unterschätzende Komplikationen dar. Nahtinsuffizienzen und Verklebungen paratendinöser Weichteilstrukturen führen zu Bewegungseinschränkungen der Zehen.

Aufklärungsgespräch

Bei plantaren Sehnenrekonstruktionen ist auf die Gefahr der Gefäß-Nerven-Verletzung hinzuweisen. Im Aufklärungsgespräch muß die notwendige Hautschnittführung und Erweiterung angesprochen werden. Postoperative Wundheilungsstörungen sowie Hinweise auf Einschränkungen der Zehenbeweglichkeit sind zu berücksichtigen. Die Darstellung der Möglichkeiten sekundärer chirurgischer Behandlungsmaßnahmen sollten im Aufklärungsgespräch nicht unterbleiben.

Spezielle Vorbereitungen

Sehnenoperationen am Fuß werden in Blutsperre durchgeführt.

Versorgung von Streck- oder Beugesehnenverletzungen

Narkose: Allgemeinnarkose, Regionalanästhesie.

Lagerung: Rückenlage.

Zugangswege: Die verletzungsbedingte Wunde wird nach proximal und distal zur Darstellung der Sehnenstümpfe erweitert.

Arbeitsschritte

1 Rückenlage, Anlegen der Blutsperre.
2 Darstellung der Sehnenstümpfe unter angemessener Erweiterung der vorgegebenen Verletzungswunde.
3 Sehnennaht mit resorbierbarem Nahtmaterial 4×0.
4 Ergänzende adaptierende Einzelnähte mit resorbierbarem Nahtmaterial 5×0.
5 Wenn technisch möglich: Verschluß der Sehnenscheiden mit resorbierbarem Nahtmaterial 5×0.
6 Verschluß der Hautwunde über Redon-Drainage.
7 Unterschenkelgips für 3–4 Wochen.

Wiederholungseingriffe, Korrekturoperationen

Diese können nach Insuffizienz der primären Sehnennähte erforderlich werden. Postoperative Sehnennekrosen verursachen regelmäßig Wundheilungsstörungen und bedingen Revisionsoperationen entsprechend den Kriterien der septischen Chirurgie.
Verbleibende, das Gangbild behindernde Bewegungseinschränkungen der Zehen machen in Abhängigkeit von der Funktionsanalyse Korrekturoperationen an den Zehen im Sinne von Osteotomien erforderlich. Erneute korrigierende Operationen an den Sehnen sind in der Regel nicht erfolgreich.

Begleit-, Nachbehandlung

Nach Sehnenoperationen am Fuß beginnt mit Aufhebung der verbandstechnisch bedingten Immobilisation die krankengymnastisch geführte Bewegungs- und Belastungstherapie. Ohne wesentliche Begleitverletzungen wird die Vollbelastung des Fußes in kurzer Zeit problemlos erzielt.

Verletzungsfolgen

Weichteile

Bewegungseinschränkung, Einsteifung

Ziele und Methoden

Folgeschäden nach ausgedehnten Weichteilverletzungen und auch nach vorausgegangenem Kompartmentsyndrom des Fußes liegen in Muskelnekrosen und -kontrakturen der kurzen Fußmuskulatur begründet. Es resultieren Bewegungseinschränkungen und Einsteifungen der Zehengelenke im Sinne von Hammer- und Krallenzehen. Therapeutisch findet im Zehenbereich die perkutane Tenotomie als gering invasives Verfahren Anwendung. Bei Beugekontrakturen der Großzehengelenke besteht die Indikation zur Z-förmigen Verlängerung der Beuge- und/oder Strecksehnen in Verbindung mit einer Tenolyse. Diese weichteilrekonstruktiven Maßnahmen haben jedoch eine unsichere Prognose, so daß häufig Folgeeingriffe notwendig werden. Derartige Folgeeingriffe umfassen eine Vielzahl empfohlener Operationstechniken von schwierigen Korrekturosteotomien bis zu vergleichsweise einfachen und zuverlässigen Resektionsarthroplastiken an den Zehengelenken. Am Großzehenendgelenk hat sich die Operation zur Arthrodese als Korrekturoperation bewährt. Bei polytraumatisierten Patienten treten vergleichsweise häufig übersehene Luxationen der Fußwurzelknochen und der Zehen auf. Verspätet diagnostizierte Zehenluxationen können aufgrund von Weichteilkontrakturen häufig weder geschlossen noch offen reponiert werden. Resektionsarthroplastiken stellen dann mitunter die einzige Therapiemöglichkeit dar, um eine Funktionsverbesserung zu erzielen.

Das Sinus-tarsi-Syndrom umfaßt einen ausgeprägten Funktionsschmerz nach Distorsionsverletzungen des Fußes, das konservativen Behandlungsmaßnahmen dauerhaft häufig nicht zugänglich ist. Die operative Ausräumung des Sinus tarsi stellt dann eine alternative Behandlungsmaßnahme dar.

Die operativen Korrekturmaßnahmen sind in der Regel durch Schuhwerkzurichtungen im Sinne von Einlagenversorgung oder Abrollhilfen zu ergänzen. Zur Erzielung eines funktionsgerechten Gangbildes werden krankengymnastische Gehschulungen erforderlich.

Indikationen

Absolute Indikationen

Weichteilbedingte Verletzungsfolgen, die das Tragen von regulärem Schuhwerk oder eine schmerzfreie Belastung des Fußes unmöglich machen, stellen absolute Indikationen zur operativen Korrektur dar.

Relative Indikationen

Relativ sind operative Indikationen aus Gründen ausschließlich kosmetischer Erwägungen.

Kontraindikationen

Gegenanzeigen existieren nur bei allgemeiner Inoperabilität.

Operationsrisiko und Aufklärungshinweise

Intraoperative Risiken

Intraoperativ kann es sich zeigen, daß die geplanten weichteilrekonstruktiven Maßnahmen nicht das erwünschte Korrekturziel erreichen. Operationen zur Sehnenverlängerung insbesondere im plantaren Bereich beinhalten bei unfallbedingt narbig veränderten Gewebestrukturen die Gefahr von Gefäß-Nerven-Verletzungen.

Postoperative Risiken

Bei vorgeschädigten Weichteilen ist mit ausgeprägten und langwierigen Schwellneigungen zu rechnen. Die Gefahr postoperativer Hämatome und Wundheilungsstörungen ist erhöht. Postoperativ besteht prinzipiell der Korrekturverlust des intraoperativ erzielten Ergebnisses.

Aufklärungsgespräch

Im Aufklärungsgespräch ist umfassend auf die gesamte Problematik von Korrekturoperationen nach weichteilbedingten Funktionsverlusten einzugehen. Die ausgeprägte postoperative Schwellneigung, die erhöhte Gefahr postoperativer Wundheilungsstörungen und die Möglichkeit des sekundären Korrekturverlustes müssen besprochen werden. Die Notwendigkeit von Schuhwerkzurichtung in der rehabilitativen Phase wird dargelegt.

Spezielle Vorbereitungen

Korrekturoperationen weichteilbedingter Funktionsstörungen werden in Blutsperre durchgeführt.

Versorgung einer posttraumatischen Krallenzehenbildung

Narkose: Allgemeinnarkose, Regionalanästhesie.

Lagerung: Rückenlage.

Zugangsweg: Dorsaler Hautschnitt.

Arbeitsschritte

1 Rückenlagerung, Oberschenkelblutsperre.
2 Dorsaler Zugang, Spaltung der Strecksehne.
3 Präparation des Mittelgelenks.
4 Resektion des Grundgliedköpfchens.
5 Stabilisierung durch axialen Bohrdraht.
6 Adaptierende Strecksehnennaht, Wundverschluß.

Spezielle Technik

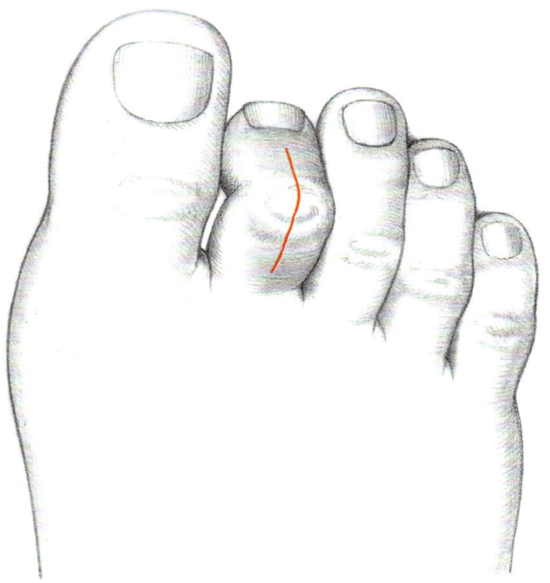

Abb. **46a** Der Hautschnitt erfolgt streckseitig über dem Zehenmittelgelenk.

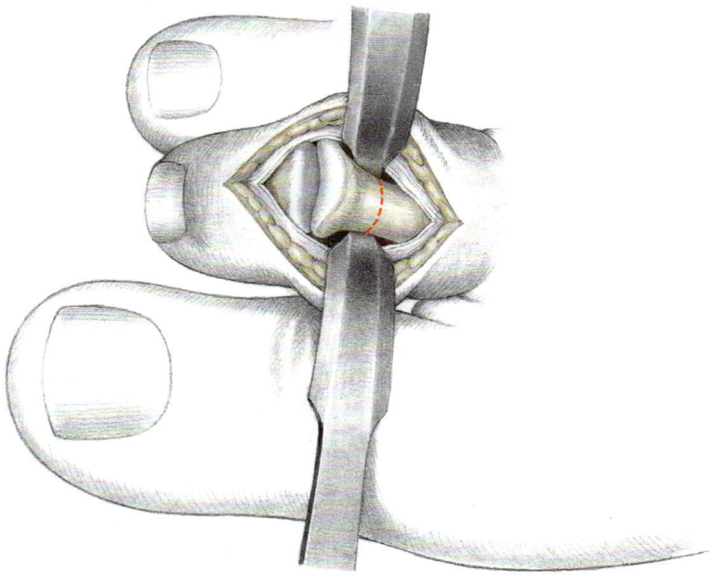

Abb. **46b** Die Strecksehne wird in Längsrichtung gespalten. Kleine Hohmann-Hebel drängen die gespaltene Strecksehne seitlich vom Zehenstrahl ab. Das Köpfchen des Grundgliedes und das Zehenmittelgelenk können dann übersichtlich dargestellt werden.

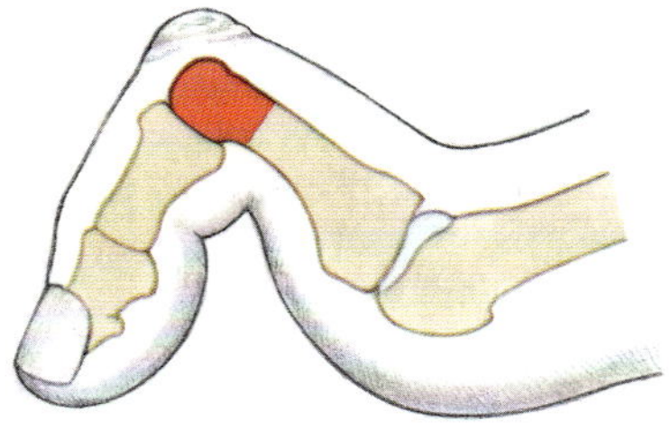

Abb. **46c** Das Köpfchen des Grundgliedes muß ausreichend weit proximal im Schaftbereich reseziert werden, um einer spontanen Ossifikation mit der korrespondierenden Mittelgliedbasis im postoperativen Verlauf vorzubeugen.

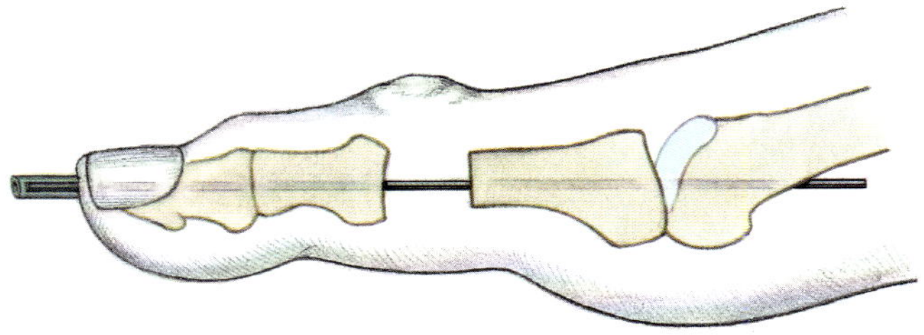

Abb. **46d** Ein 1,2-mm-Kirschner-Draht mit Doppelspitze perforiert retrograd über die Resektionsebene das Zehengrund- und Zehenendgelenk. Die gewünschte Zehenposition wird durch Einbohren des Kirschner-Drahtes in den Mittelfußknochen fixiert. Auf einen angemessenen Abstand zwischen reseziertem Grundgliedköpfchen und Mittelgliedbasis ist zu achten. Naht der Strecksehne durch Einzelnähte. Hautnähte über einer Redon-Drainage. Das freie Ende des Kirschner-Drahtes wird an der Zehenkuppe gekürzt und mit einem abgeschnittenen Redon-Schlauch armiert. Der die Zehengelenke transfixierende Kirschner-Draht soll nach 3 Wochen entfernt werden.

Arthrodese des Großzehenendgelenkes

Narkose: Allgemeinnarkose, Regionalanästhesie.

Lagerung: Rückenlagerung.

Zugangsweg: Dorsomedialer Hautschnitt am Großzehenendgelenk.

Arbeitsschritte

1 Rückenlagerung, Oberschenkelblutsperre.
2 Dorsomedialer Hautschnitt.
3 Präparation des medialen Gefäß-Nerven-Bündels.
4 Resektion der Gelenkkapsel.
5 Entknorpelung des Großzehengrundgelenkes.
6 Herstellung planer Resektionsflächen mit der oszillierenden Säge, so daß die Einstellung zur Arthrodese in einem Beugewinkel von 15° erfolgt.
7 Stabilisierung der Resektionsflächen durch eine apikal eingebrachte 4-mm-Spongiosazugschraube mit kurzem Gewinde.
8 Wundverschluß über Redon-Drainage.

Spezielle Technik

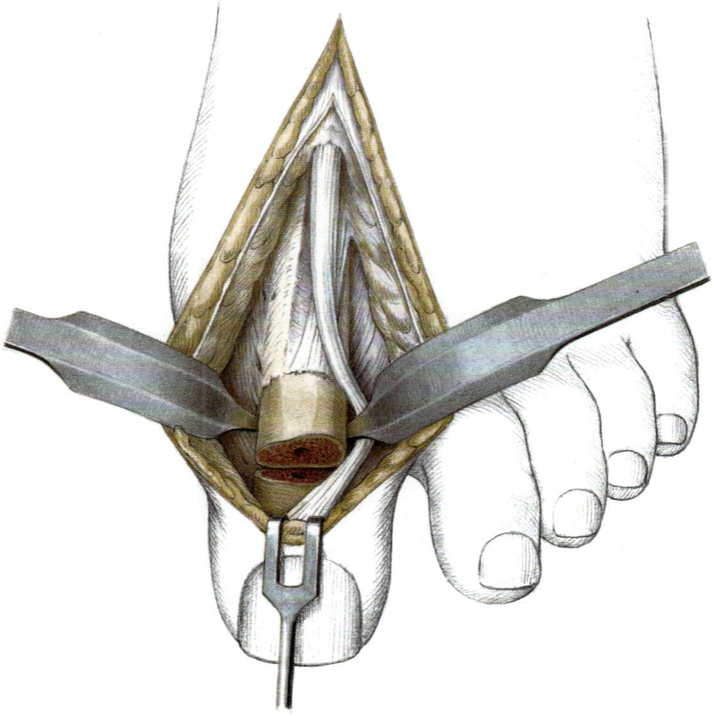

Abb. **47** Über einen längsverlaufenden Hautschnitt wird das Großzehenendgelenk unter Exzision von Narbengewebe dargestellt. In den geplanten Resektionsebenen erfolgt die zirkuläre subperiostale Abschiebung der Weichteile. Unter Weichteilschutz mit Langenbeck-Haken wird die Resektion des Großzehenendgelenkes mit um 15° geneigten Osteotomieflächen durchgeführt, so daß das Großzehenendglied in Plantarflexion von 15° fixiert werden kann.

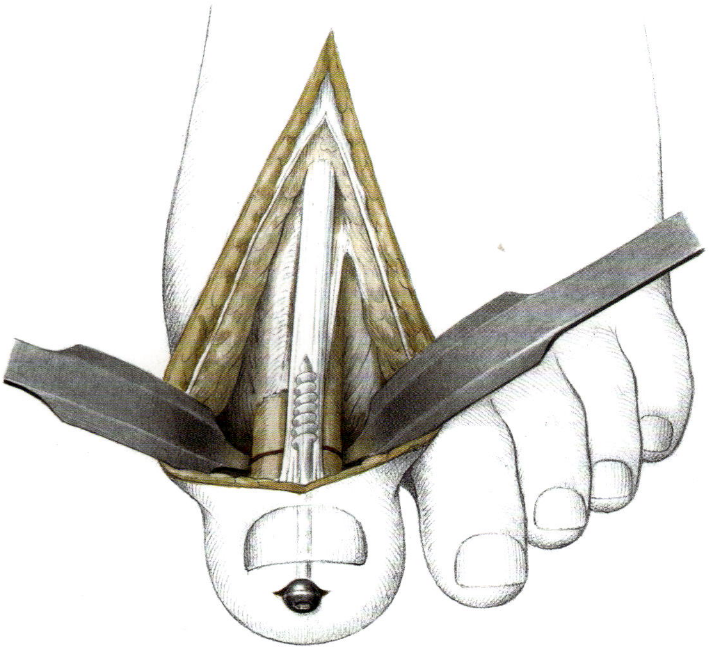

Abb. **48** An der Endgliedspitze wird über eine Stichinzision eine 4-mm-Kleinfragmentspongiosaschraube in axialer Richtung in das Großzehengrundglied eingebracht. Es ist darauf zu achten, daß das Gewinde der Spongiosaschraube proximal der Osteotomie liegt, um einen Zuggurtungseffekt auszuüben. Der Wundverschluß erfolgt über eine Redon-Drainage.

Versorgung einer irreponiblen Luxation des Großzehengrundgelenkes

Narkose: Allgemeinnarkose, Regionalanästhesie.

Lagerung: Rückenlage.

Zugangsweg: Dorsomedialer Hautschnitt am Großzehengrundgelenk.

Arbeitsschritte

1 Rückenlagerung, Oberschenkelblutsperre.
2 Dorsomediale Hautinzision.
3 Präparation des medialen Gefäß-Nerven-Bündels.
4 Exzision von Narbengewebe und Darstellung des luxierten Grundgelenkes.
5 Subperiostale zirkuläre Darstellung der Grundgliedbasis in der geplanten Resektionshöhe am Übergang Schaft – proximales Drittel des Großzehengrundglieds.
6 Sicherung der Resektionsebene durch medial und lateral eingesetzte kleine Hohmann-Hebel.
7 Osteotomie mit der oszillierenden Säge.
8 Stabilisierung durch axial eingebrachten 1,8- oder 2-mm-Kirschner-Draht.
9 Hautnaht über Redon-Drainage.

Spezielle Technik

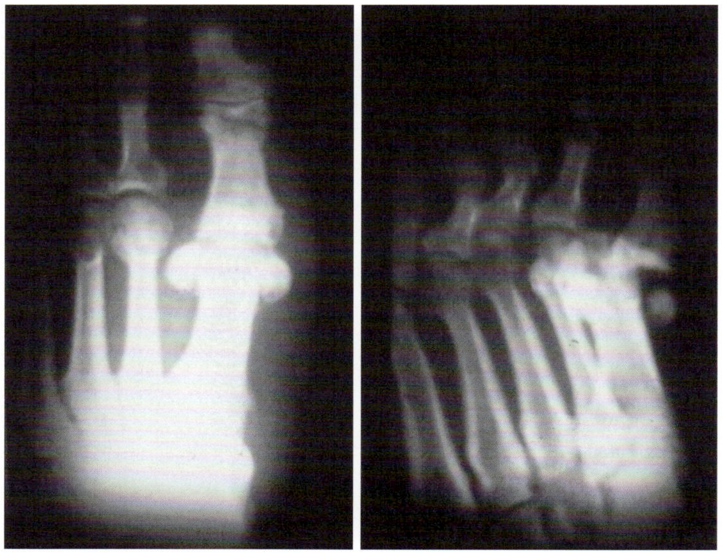

Abb. **49** Röntgenbild einer verspätet diagnostizierten, irreponiblen Luxation des Großzehengrundgelenkes.

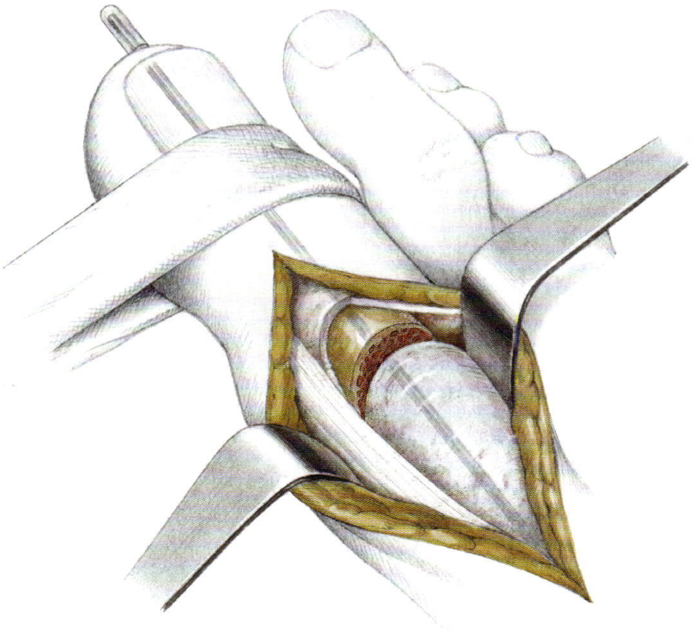

Abb. **50** Nach Präparation des medialen Gefäß-Nerven-Bündels erfolgt die Resektion des Narbengewebes zur Darstellung des luxierten Gelenkes. Die Basis des Großzehengrundglieds erfolgt in der geplanten Resektionsebene subperiostal, um das laterale und mediale Gefäß-Nerven-Bündel nicht zu verletzen. Nach erfolgter Osteotomie wird die Großzehe durch einen axial eingebrachten Draht in der gewünschten Position stabilisiert. Beim Einbringen des Kirschner-Drahtes ist auf einen angemessenen Abstand zwischen Resektionsebene und Metatarsale-I-Köpfchen zu achten, damit spontane Verknöcherungsreaktionen im Bereich der Resektionsarthroplastik vermieden werden. Der Kirschner-Draht wird an der Zehenspitze abgetrennt und mit einem abgeschnittenen Redon armiert. 3 Wochen post operationem kann der Kirschner-Draht entfernt werden.

Therapie des Sinus-tarsi-Syndroms

Narkose: Allgemeinnarkose, Regionalanästhesie.

Lagerung: Rückenlage.

Zugangsweg: Lateraler Zugang zum unteren Sprunggelenk.

Arbeitsschritte

1 Rückenlagerung, Oberschenkelblutsperre.
2 Lateraler Hautschnitt am unteren Sprunggelenk.
3 Darstellung des Fettkörpers im Sinus tarsi.
4 Resektion des Fettkörpers und narbig veränderter Gelenkkapselanteile.
5 Öffnen der Blutsperre und sorgfältige Blutstillung.
6 Wundverschluß über Redon-Drainage.

Spezielle Technik

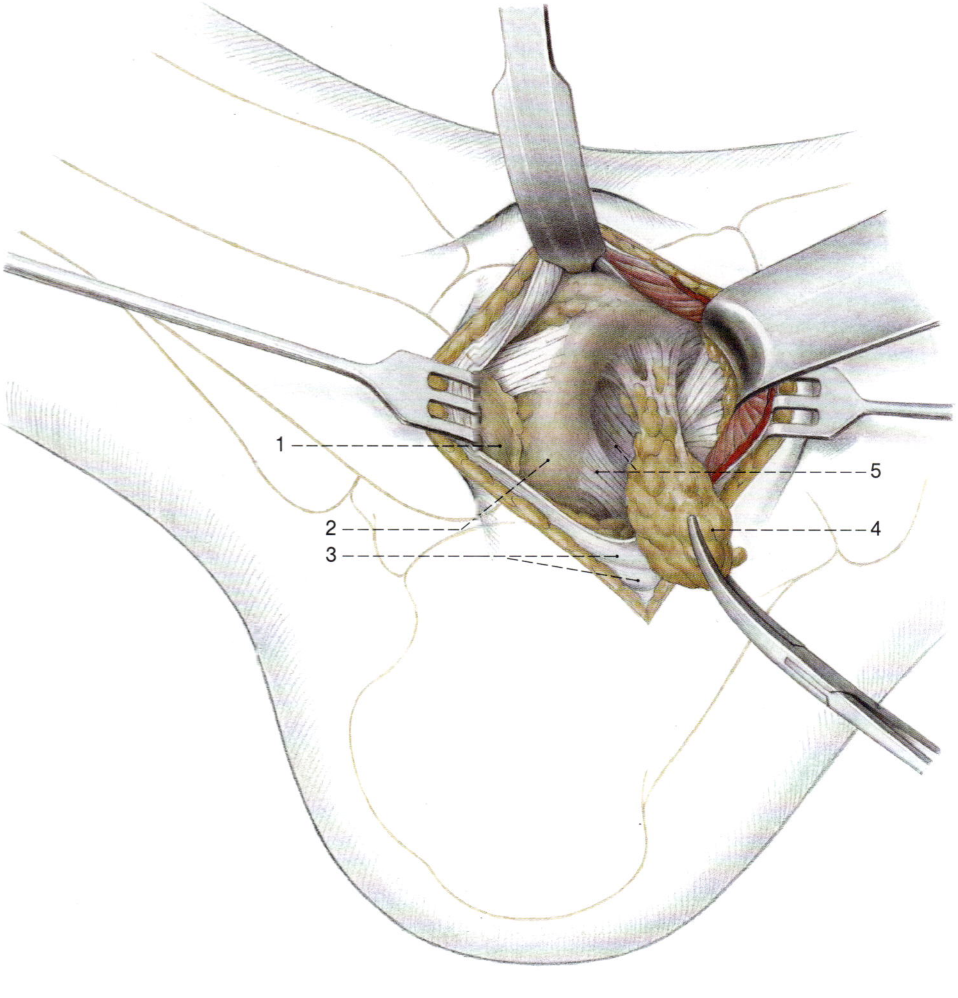

Abb. **51** Nach dem Hautschnitt wird unter Weghalten der Peronealsehnen nach plantar die Kapsel des unteren Sprunggelenkes dargestellt. Der narbig veränderte Fettkörper im Sinus tarsi ist in der Regel präparatorisch abgrenzbar. Zeigen sich nach Resektion des Fettkörpers die Kapsel-Band-Strukturen des unteren Sprunggelenks chronisch-entzündlich verändert, erfolgt deren Resektion mit anschließender Elektrokoagulation der Schnittränder. Auf die sorgfältige Blutstillung nach Öffnen der Blutsperre ist zu achten. Über eine Redon-Drainage wird die Haut durch Einzelnähte verschlossen.

1 Außenknöchelspitze
2 Talus
3 Peronealsehnen
4 Fettkörper
5 Ligg. talocalcanea

Komplikationen

Intraoperative Komplikationen

Intraoperativ besteht die Verletzungsgefahr der Gefäß-Nerven-Bündel des zu korrigierenden Zehen- oder Mittelfußstrahls.

Postoperative Komplikationen

Ausgeprägte und langwierige Schwellneigungen können den postoperativen Verlauf beeinträchtigen. Die postoperative Infektionsgefahr ist bei Korrekturoperationen aufgrund der verletzungsbedingten Weichteilschädigung erhöht.

Wiederholungseingriffe, Korrekturoperationen

Bei Korrekturverlust kann eine Wiederholungsoperation erforderlich werden. Bleibt die knöcherne Durchbauung nach Arthrodesenoperationen aus, besteht die Indikation zur sekundären Spongiosaplastik.

Begleit-, Nachbehandlung

Postoperativ sind frühfunktionelle Bewegungsübungen des oberen und unteren Sprunggelenks durchzuführen. Die Belastungsaufnahme des Fußes richtet sich individuell nach dem Ergebnis. Die ergänzende Schuhwerkzurichtung wird häufig notwendig sein.

Knochen

Achsenfehlstellung

Ziele und Methoden

Isolierte Fehlverheilungen der Fußwurzelknochen ohne Gelenkflächenbeteiligung sind extrem selten. Pseudarthrosen des Talus und Kalkaneus mit begleitender Achsabweichung werfen erhebliche operationstechnische Schwierigkeiten auf. Die Rekonstruktion erfordert einen bilateralen Zugang, die Anfrischung der Pseudarthrose sowie die ergänzende Spongiosaplastik. Das Hauptproblem liegt regelmäßig in der anatomiegerechten Wiederherstellung der Fußform. Die operative Korrektur derartiger Verletzungsfolgen stellt keine Routinemaßnahme dar und sollte entsprechenden unfallchirurgischen Zentren vorbehalten bleiben.

Knöcherne Verletzungsfolgen der Metatarsalknochen und der Zehen treten selten isoliert, sondern regelhaft in Verbindung mit Weichteil- und Knorpelveränderungen auf.

Knorpel

Gelenkdestruktionen

Ziele und Methoden

Gelenkerhaltende Rekonstruktionen nach Knorpelverletzungen im Fußwurzelbereich stellen die Ausnahme dar. Dauerhafte therapeutische Lösungen zur Wiederherstellung der schmerzfreien Funktion des Fußes liegen in den operativen Einstellungen zur Arthrodese der betroffenen Fußwurzelgelenke. Die häufig multilokulären Verletzungsfolgen verlangen große klinische Erfahrung in der Indikationsstellung zur geeigneten Arthrodesenoperation. Vergleichsweise einfach abzugrenzen ist die Indikation zur subtalaren Arthrodese nach Talus- und Kalkaneusfrakturen.

Die operative Technik beinhaltet die vollständige Entknorpelung der Gelenkflächen. Die autologe Spongiosainterposition wird regelmäßig erforderlich. Zur Stabilisierung kommen vorzugsweise Schrauben zur Anwendung. Am unteren Sprunggelenk hat sich die 6,5-mm-Spongiosaschraube bewährt. Kleine Spongiosaschrauben werden an den kleinen Fußwurzelknochen angewendet. Zur Arthrodeseneinstellung in den Metatarsophalangealgelenken bieten 3,5-mm-Kortikaliszugschrauben operationstechnische Vorteile.

Immobilisierende Verbände sollen im postoperativen Verlauf vermieden werden. Bei stabiler Operationstechnik erfolgt die frühfunktionelle krankengymnastische Nachbehandlung. Nach knöcherner Durchbauung der Arthrodese wird die Vollbelastung durchschnittlich 8 – 12 Wochen post operationem durchführbar sein. Individuell angepaßte Schuhwerkzurichtung ist in die Therapieplanung mit einzubeziehen.

Indikationen

Absolute Indikationen

Der schmerzbedingt nicht belastungsfähige Fuß stellt eine absolute Indikation zur Operation dar.

Relative Indikationen

Verletzungsbedingte Fehlformen mit belastungsinduzierten Schmerzen und daraus resultierenden Gangbildveränderungen stellen relative Operationsindikationen dar.

Kontraindikationen

Diese ergeben sich aus allgemeiner Inoperabilität. Verletzungsbedingte, minderbelastbare Weichteilveränderungen stellen unter Berücksichtigung der technischen Möglichkeiten vorgängiger mikrovaskulärer Weichteilrekonstruktionen keine Kontraindikationen dar.

Operationsrisiko und Aufklärungshinweise

Intraoperative Risiken

Sie können zugangsabhängig Nerven und Gefäße betreffen. Unzureichende Entknorpelung führt zur verzögerten oder ausbleibenden knöchernen Durchbauung der Arthrodese. Instabile Fixation und nicht achsengerechte Einstellung der Arthrodese gefährden das therapeutische Ziel.

Postoperative Risiken

Diese liegen in der ausbleibenden knöchernen Durchbauung. Bei begleitenden Verletzungsfolgen an den Weichteilen treten ausgeprägte und langwierige postoperative Schwellneigungen auf. Hämatome und Infektionen können den postoperativen Verlauf beeinträchtigen.

Aufklärungsgespräch

Dem Aufklärungsgespräch kommt eine wesentliche Bedeutung in der Planung von Arthrodesenoperationen am Fuß zu. Insbesondere bei multilokulären Verletzungsfolgen muß auf die relativen Erfolgsaussichten operativer Maßnahmen hingewiesen werden. Bei minderbelastbaren Weichteilveränderungen sind mikrovaskuläre Rekonstruktionsplastiken zu besprechen. Die Gefahr von Wundheilungsstörungen und langandauernden Schwellneigungen im postoperativen Verlauf ist darzulegen. Der Patient muß über das langfristige Nachbehandlungsprogramm und die ggf. ergänzend notwendige Schuhversorgung informiert werden.

Spezielle Vorbereitungen

Ein Beckenkamm wird zur Spongiosaentnahme vorbereitet. Operative Einstellungen zur Arthrodese sollten in Oberschenkelblutsperre durchgeführt werden. Die intraoperative Bildwandlerkontrolle zur Überprüfung der positionierten Implantate ist unverzichtbar.

Arthrodese des unteren Sprunggelenkes

Narkose: Allgemeinnarkose. Regionalanästhesie ist auch bei Spongiosaentnahme aus dem Beckenkamm möglich.

Lagerung: Rückenlage.

Zugangsweg: Hautschnitt üblicherweise lateral unterhalb des Außenknöchels.

Arbeitsschritte

1 Rückenlagerung, Oberschenkelblutsperre.
2 Lateraler Zugang. Parallel Entnahme von Beckenkammspongiosa.
3 Entknorpelung des unteren Sprunggelenkes, Spreizzange!
4 Spongiosaplastik.
5 Stabilisierung durch zwei 6,5-mm-Spongiosaschrauben über Stichinzisionen unter Bildwandlerkontrolle.
6 Wundverschluß über Redon-Drainage.

Spezielle Technik

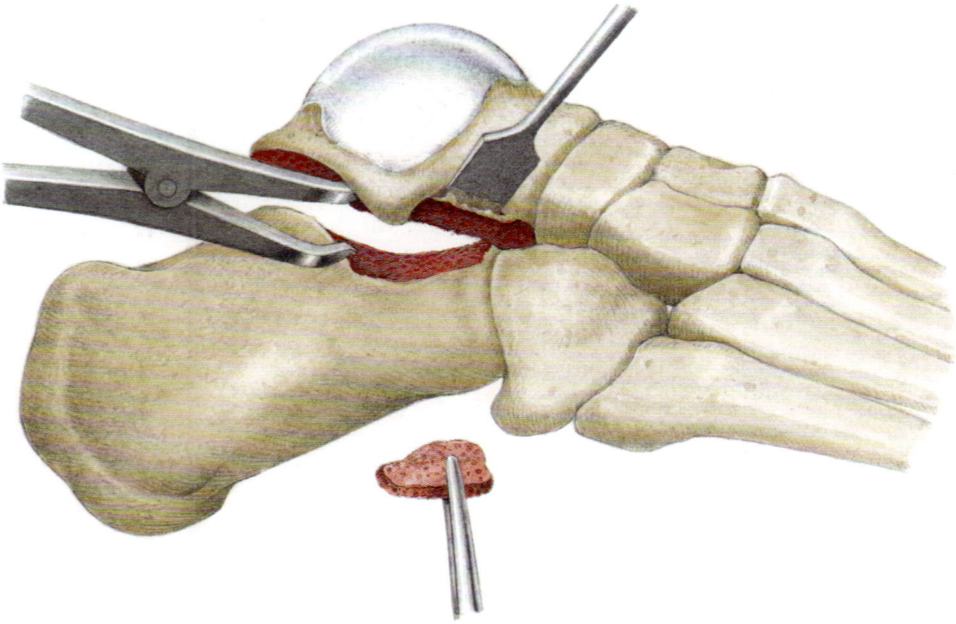

Abb. **52** Unter Verwendung des lateralen Zugangs wird das untere Sprunggelenk eröffnet. Die Anwendung einer Spreizzange erleichtert die vollständige Entknorpelung. Die Knorpelstrukturen werden mit kleinen Meißeln, der Luer-Zange und scharfen Löffeln vollständig entfernt. Der resultierende Hohlraum muß mit Spongiosa angefüllt werden. Präoperativ bestehende Rückfußfehlstellungen werden durch die Technik der Spongiosaplastik und vor der endgültigen Schraubenfixation ausgeglichen.

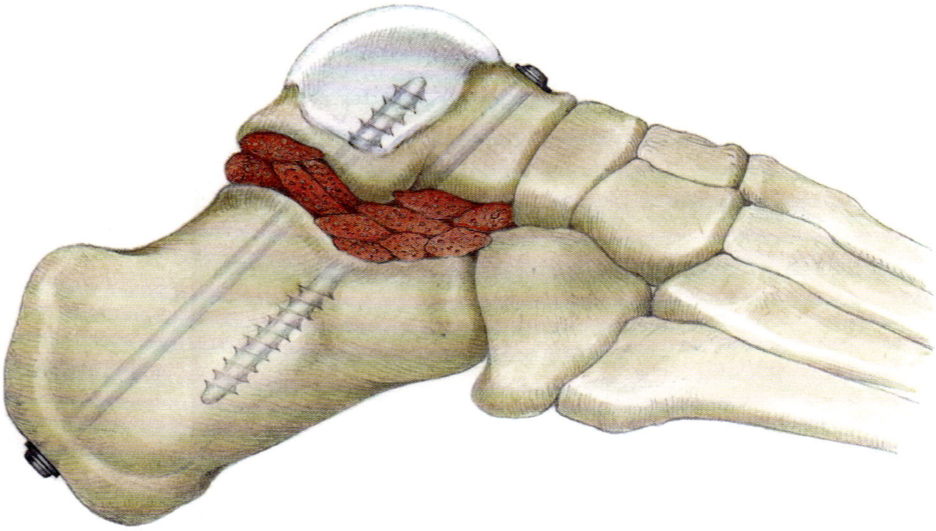

Abb. **53** Die Fixation der erzielten Einstellung zur Arthrodese erfolgt mit 6,5-mm-Spongiosaschrauben. Die Anordnung der Schrauben ist fakultativ. Bewährt hat sich die gegenläufige Positionierung über Stichinzisionen streckseitig am Talushals und plantar am Tuber calcanei. Die Schraubenlage erfolgt unter Bildwandlerkontrolle derart, daß das Gewinde der Spongiosaschraube jeweils zur Ausübung von Zuggurtungskräften jenseits des entknorpelten unteren Sprunggelenks liegt. Diese Schraubenanordnung gewährleistet eine hohe postoperative Stabilität.

Versorgung einer Osteochondrosis dissecans tali

Die **Arbeitsschritte** entsprechen exakt dem in Abb. **45a** u. **b** dargelegten Vorgehen. Im Gegensatz zur operativen Versorgung frischer osteochondraler Frakturen muß bei der Therapie der Osteochondrosis dissecans der subchondrale Knochen im sog. Mausbett mit einem 2-mm-Bohrer eröffnet werden. Daran schließt sich die Fixation des Dissekats bevorzugt durch Fibrinklebung an.

Strategie bei Komplexverletzungen

Komplexe Verletzungsfolgen des Fußes treten vornehmlich im Rahmen eines Polytraumas auf. Die Indikation zur Double-Arthrodese (oberes und unteres Sprunggelenk), Triple-Arthrodese (subtalar, talo-navikular und kalkaneokuboidal), Chopart-Arthrodese (talo-navikular, kalkaneokuboidal) und Lisfranc-Arthrodese (tarso-metakarpal) setzt eine subtile Analyse der Verletzungsfolgen voraus. In Abhängigkeit der Funktionsanalyse sind die unterschiedlichen Operationen zur Arthrodese mit Osteotomien zur Korrektur posttraumatischer Valgus-, Varus-, Abduktions- oder Adduktionsdeformitäten des Fußes zu kombinieren. Die dreidimensionale Computerdiagnostik ermöglicht die Herstellung von Fußmodellen mit den entsprechenden Verletzungsfolgen, an denen die geplanten Korrekturoperationen wirklichkeitsgetreu erprobt werden können. Es handelt sich stets um schwierige Operationen, deren Durchführung einschlägige Erfahrung voraussetzt.

Komplikationen

Intraoperative Komplikationen

Die Realisierung präoperativ geplanter Korrekturwinkel kann intraoperativ durch technisch nicht einwandfreie Osteotomien unvollständig sein. Die Durchführung multilokulärer Arthrodesenoperationen führt mitunter zu operativ bedingten Fixationsproblemen. Die operationstechnisch erforderliche ausgedehnte Weichteilmobilisierung beinhaltet die Gefahr von Hautnekrosen.

Postoperative Komplikationen

Insbesondere bei multilokulären Arthrodesen besteht die Gefahr der ausbleibenden knöchernen Durchbauung. Ausgedehnte, langwierige Schwellneigungen der Weichteile treten häufig auf. Vornehmlich bei vorgeschädigtem Weichteilmantel muß mit postoperativen Infektionen und Hautnekrosen gerechnet werden.

Wiederholungseingriffe, Korrekturoperationen

Die ausbleibende knöcherne Durchbauung nach Arthrodesenoperationen erfordert in Abhängigkeit vom klinisch-funktionellen Befund die Reoperation mit erneuter Spongiosaplastik. Postoperative Hämatome und Infektionen bedürfen der unverzüglichen chirurgischen Therapie. Treten vaskularitätsbedingte Weichteilnekrosen auf, sind frühzeitig plastisch-chirurgisch mikrovaskuläre Lappentranspositionen anzuwenden.

Begleit-, Nachbehandlung

Die Begleit- und Nachbehandlung ist an jedem Einzelfall auszurichten. Grundsätzlich werden die angrenzenden Gelenke frühfunktionell beübt. Die Teilbelastung beginnt in Abhängigkeit vom Weichteilbefund und röntgenologischen Verlauf 6 – 8 Wochen post operationem. Die Vollbelastung wird erfahrungsgemäß nach 3 Monaten erreicht. Insbesondere nach Korrekturoperationen komplexer Verletzungsfolgen ist die Schuhwerkzurichtung wichtiger Bestandteil der Behandlungsstrategie.

Entzündungen

Ziele und Methoden

Oberflächliche Weichteilreizungen nach zu früh und zu intensiv einsetzender krankengymnastischer Übungsbehandlung klingen durch konsequente Ruhigstellung in einer gut gepolsterten Unterschenkelgipsschiene innerhalb weniger Tage ab. Die Intensität der erneuten Übungsbehandlung richtet sich nach dem Weichteilbefund. Infizierte Hämatome und tiefreichende Infektionen bedürfen der dringenden chirurgischen Therapie. Die operative Technik richtet sich nach dem Lokalbefund. Infizierte Hämatome werden ausgeräumt, und der Wundgrund wird mit einem scharfen Löffel angefrischt. Tiefreichende Infektionen erfordern ein kompromißloses Débridement mit Exzision sämtlicher nekrotischer Gewebestrukturen. Liegt eine Osteitis vor, müssen avitale Knochenstrukturen vollständig entfernt werden.

Der operativen Intervention nach Infektionen schließt sich in der Regel die offene Wundbehandlung an. Der Wundverschluß über Antibiotikaträger stellt am Fuß die Ausnahme dar. Die Technik der erforderlichen postoperativen Ruhigstellung wird durch das Ausmaß der Infektion bestimmt. Begrenzte Infektionen können durch eine gut gepolsterte Unterschenkelgipsschiene ruhiggestellt werden. Bei ausgedehnteren Infektionen mit knöcherner Beteiligung ist großzügig die Indikation zur temporären gelenküberbrükkenden tibio-metatarsalen externen Fixation zu stellen. Die postoperative offene Weichteilbehandlung und klinische Beurteilung des Heilverlaufs werden wesentlich erleichtert. Bei ausgedehnten Infektionen sind Revisionsoperationen zur Sicherstellung der umfassenden Nekrektomie die Regel.

Indikationen

Absolute Indikationen

Alle posttraumatischen und postoperativen Infektionen stellen absolute Operationsindikationen dar.

Kontraindikationen

Keine.

Operationsrisiko und Aufklärungshinweise

Intraoperative Risiken

Eröffnung von Sehnenscheiden am Fußrücken und Verletzung von Gefäßen und Nerven.

Postoperative Risiken

Postoperative Risiken liegen in der Progression der Infektion. Weichteildefekte, die einer sekundären plastischen Deckung bedürfen, können resultieren.

Aufklärungsgespräch

Im Aufklärungsgespräch muß die Gefahr der Infektionsausbreitung dargestellt werden. Der Patient ist auf die Notwendigkeit erforderlicher Folgeoperationen, einschließlich plastisch-rekonstruktiver Maßnahmen hinzuweisen.

Spezielle Vorbereitungen

Eine Oberschenkelblutsperre wird vorbereitet. Präoperativ ist eine Antibiotikatherapie einzuleiten.

Chirurgische Therapie einer Infektion

Narkose: Allgemeinnarkose.

Lagerung: Rückenlage.

Zugangswege: Die Inzision richtet sich nach Lokalisation und Ausdehnung der Infektion.

Arbeitsschritte

1 Rückenlage, Anlage der Blutsperre.
2 Hautinzision und Ausräumung infizierter Hämatome.
3 Inspektion angrenzender Weichteilstrukturen in Blutsperre. Cave: Eröffnung von klinisch unauffälligen Sehnenscheiden.
4 Avitale Gewebestrukturen werden reseziert.
5 In Abhängigkeit vom Ausmaß der Infektion Anlegen einer gelenküberbrückenden externen Fixation.
6 Offene Wundbehandlung oder Versiegeln.
7 In Abhängigkeit vom klinischen Verlauf kurzfristige Revisionsoperation.

Spezielle Technik

Die operative Technik folgt fallbezogen den Regeln der septischen Chirurgie. Zur Technik der externen Fixation s. Abschnitt „Strategie bei Komplexverletzungen", Abb. **24**, S. 448.

Wiederholungseingriffe, Korrekturoperationen

Schwerwiegende Infektionen insbesondere mit knöcherner Beteiligung bedürfen wiederholter Revisionsoperationen zur sicheren Infektionsbeherrschung. Die erforderlichen Nekrektomien können zu Substanzdefekten führen, die plastisch-rekonstruktive Maßnahmen zur Weichteildekkung und zur Auffüllung resultierender Knochendefekte erforderlich machen.

Begleit-, Nachbehandlung

Die begleitende Antibiotikatherapie setzt mit Operationsbeginn ein und richtet sich nach den bakteriologischen Abstrichergebnissen. Der klinische Verlauf bestimmt die Dauer der Antibiotikagabe.
Die Dauer der ergänzenden Ruhigstellung richtet sich nach dem Rückgang der Entzündungszeichen. Die Aufnahme krankengymnastischer Bewegungstherapien ist individuell dem einzelnen Heilverlauf anzupassen.

Operative Strategie bei Polytrauma

Von H.-J. Oestern

Polytrauma

Der Begriff des Polytraumas umfaßt im Gegensatz zum Monotrauma mehrere Solitärverletzungen, welche die hämodynamischen und immunologischen Kompensationsmöglichkeiten des Organismus überfordern können und damit eine Lebensbedrohung darstellen.

Infrastruktur:

Die Behandlung Schwerverletzter ist an bestimmte infrastrukturelle Voraussetzungen gekoppelt. Diese beinhalten:

1. fachspezifische Kompetenz,
2. der infrastrukturelle Einsatz von Blutbank, CT, Angiographie, Labor über 24 Stunden,
3. intensivmedizinische Ausstattung für Polytraumatisierte,
4. personelle Ausstattung für ein Trauma-Team,
5. verbindliche Algorithmen für die Polytraumaversorgung.

Versorgungsphasen

Die Behandlung eines Polytraumatisierten läuft in verschiedenen Phasen ab:

1. Akutphase: 1.– 3. Stunde
2. Primärphase: 3.–72. Stunde
3. Sekundärphase: 3.–10. Tag
4. Tertiärphase: nach dem 10. Tag

Die Akut- und Primärphase werden von der Parallelität diagnostischer, therapeutischer und operativer Maßnahmen bestimmt.

Diagnostische Maßnahmen

Im Vordergrund stehen die systematische klinische Untersuchung unter Einbeziehung der Glasgow-Coma-Scale sowie eine gezielte neurologische und vaskuläre Befunderhebung und die röntgenologische Untersuchung. Sonographische, computertomographische sowie angiographische Zusatzuntersuchungen werden entsprechend ihren Prioritäten erhoben.

Diese Untersuchungen werden durch die üblichen laborchemischen Blutgasanalysen, Blutbild und Gerinnungsanalysen ergänzt.

Diese diagnostischen Untersuchungen und die intensivmedizinischen Maßnahmen wie Schockbehandlung und Beatmung laufen parallel.

Die **lebenserhaltenden Operationen der Akutperiode** umfassen zunächst die Kontrolle von Massenblutungen (Leberruptur, große thorakale/abdominelle Gefäße).

In die **erste Operationsphase** fallen auch die Versorgung der offenen Beckenfrakturen und offenen Sinusblutungen sowie die Entlastung akuter epiduraler und subduraler Hämatome und die Entlastung pathologischer Druckverhältnisse im Thorax, z. B. Spannungspneumothorax, Hämatothorax.

In der **zweiten Operationsphase** erfolgt die Versorgung von

1. progredienten manifesten Rückenmarkskompressionen mit neurologischen Defiziten,
2. Verletzungen großer Stammgefäße,
3. stark blutenden Wunden, besonders im Gesichts-/Schädelbereich,
4. operationspflichtigen thorakalen und abdominellen Blutungen,
5. Hohlorganverletzungen und
6. Beckenringverletzungen sowie
7. Kompartmentsyndromen,
8. offenen Frakturen, offenen Gelenkverletzungen,
9. instabilen Wirbelsäulenläsionen,
10. Femur- und Tibiaschaftfrakturen,
11. Serienfrakturen der oberen Extremitäten.

Die **dritte Operationsphase** erstreckt sich auf aufwendige Gelenkrekonstruktionen, plastische Deckungen sowie Verfahrenswechsel und periphere Osteosynthesen. Die Versorgung maxillofaszialer Frakturen und frontobasaler Frakturen ist in dieser Phase indiziert.

Voraussetzung für die operative Frakturbehandlung ist eine weitgehende Stabilisierung der Hämodynamik, der respiratorischen Situation und der Homöostase sowie die Weiterführung der intensivmedizinischen Überwachung während des operativen Eingriffes.

Dies beinhaltet

1. Das Monitoring des Gasaustausches, der Hämodynamik, der Nierenfunktion, der Gerinnung sowie des Elektrolyt- und Säure-Basen-Haushaltes muß ebenso gewährleistet sein wie eine adäquate Respiratorbehandlung.
2. Die Lagerung zur Frakturversorgung muß einer begleitenden Schädel-Hirn-Verletzung und einem Thoraxtrauma gerecht werden und ein entsprechendes Monitoring erlauben. Dies bedeutet, daß Patienten mit Schädel-Hirn-Traumen während der operativen Versorgung mit erhöhtem Oberkörper gelagert werden und bei längeren operativen Eingriffen, soweit möglich, ein Hirndruckmonitoring gewährleistet ist.

3. Nicht eindeutige abdominelle Befunde erfordern eine intraoperative/sonographische Kontrolluntersuchung oder die Überwachung mittels Lavagekatheter.
4. Besondere diagnostische Aufmerksamkeit gebührt der möglichen Entwicklung eines Kompartmentsyndroms, unter Umständen mit Hilfe des intraoperativen Monitorings. Der bei Solitärverletzungen und normaler hämodynamischer Situation geltende Grenzwert von 40 mmHg hat beim polytraumatisierten Patienten aufgrund des verminderten arteriellen Mitteldruckes nur eine eingeschränkte Bedeutung, da bereits niedrigere Druckwerte eine Gefahr für ein Kompartmentsyndrom bedeuten können.

Score-Systeme

Zur quantitativen Erfassung der Verletzungsschwere dienen Score-Systeme. In der Literatur der letzten Jahre finden sich über 50 Scores und Indizes zur Beurteilung der Verletzungsschwere Polytraumatisierter.

Ziele von Scores

Das primäre Ziel dieser Bewertungsskalen besteht darin, sehr inhomogen erscheinende Patientengruppen vergleichbar zu machen, um z. B. die Ergebnisse verschiedener Institutionen im Sinne einer Qualitätskontrolle zu überprüfen oder unterschiedliche Therapieverfahren zu evaluieren. Weiterhin sollen geeignete Klassifikationen eine frühzeitige Risikoabschätzung ermöglichen, um hieraus Hinweise auf die erforderliche Behandlung, z. B. eine Intubation am Unfallort, abzuleiten.
Die Anforderungen an die Schweregradklassifizierung umfassen drei wesentliche Punkte:

1. Entscheidend ist eine hohe Genauigkeit der Vorhersage, das heißt eine enge Korrelation mit der Letalität, möglichst aber auch mit Kriterien der Morbidität wie Krankheitsdauer oder Grad einer bleibenden Behinderung.
2. Die Bewertung soll objektiv und reproduzierbar erfolgen, das persönliche Urteil des Untersuchers sollte das Ergebnis nicht beeinflussen.
3. Die Praktikabilität einer Schweregradeinteilung ist von Bedeutung. Die zur Erhebung notwendigen Befunde müssen rasch und problemlos verfügbar und die Erstellung ohne großen zeitlichen und methodischen Aufwand möglich sein.

Die zahlreichen Scores und Indizes unterscheiden sich in erster Linie hinsichtlich Ort und Zeitpunkt ihrer Anwendung und der zur Beurteilung verwendeten Parameter. Dies können physiologische Variablen, pathologisch-anatomische Diagnosen, Laborwerte oder auch der therapeutische Aufwand sein.
Verletzungsunabhängige Faktoren wie Alter und Vorerkrankungen lassen sich ebenfalls heranziehen. Da die meisten Scores zur Verbesserung der Aussagekraft verschiedene Parameter kombinieren, erscheint eine Einteilung nach Anwendungsbereichen sinnvoller. Unterschieden werden Scores zur präklinischen Beurteilung, zur definitiven Festlegung der Verletzungsschwere und zur Beurteilung des weiteren Verlaufes.

Präklinische Scores

Präklinisch anwendbare Scores erlauben eine frühzeitige quantitative Beurteilung der Auswirkungen der Verletzungen auf den Organismus, indem einfache Parameter der Vitalfunktionen (Bewußtseinslage, Kreislauf und Atmung) anhand einer Punkteskala bewertet werden. Die Funktionen des Zentralnervensystems werden im Rahmen der meisten dieser Scores durch die Glasgow-Coma-Scale oder eine ihrer Komponenten beurteilt.

Trauma-Score

Der ursprünglich als Triagehilfe für Assistenzpersonal entwickelte Index erfaßte zunächst neben der Bewußtseinslage lediglich Kapillarfüllung und Atemmechanik.
Als Resultat einer kritischen Überprüfung enthielt der 1981 publizierte Trauma-Score zusätzlich den systolischen Blutdruck und die Atemfrequenz. Jede Variable wurde mit 2 bis 5 Punkten bewertet, maximal waren 16 Punkte zu erreichen.

Revised-Trauma-Score

Im **Revised-Trauma-Score** von 1989 sind die von subjektiver Beurteilung abhängigen Parameter Atemmechanik und Kapillarfüllung nicht mehr enthalten. Die Skalierung der verbleibenden Parameter wurde vereinheitlicht (jeweils 0–4 Punkte) und durch regressionsanalytisch ermittelte Koeffizienten gewichtet (Tab. **1**).

Tabelle **1** Revised-Trauma-Score (GCS: Glasgow-Coma-Scale, SBP: systolischer Blutdruck, RR: Atemfrequenz).

GCS	SBP (mmHg)	RR (l/min)	Punkte
13–15	>89	10–29	4
9–12	76–89	29	3
6– 8	50–75	6– 9	2
4– 5	1–49	1– 5	1
3	0	0	0

RTS = 0,9368 x GCS + 0,7326 x RR + 0,2908 x AF

Durch die Revision wurde der Trauma-Score objektiver und korreliert bei angemessenerer Bewertung der Schädelverletzung jetzt nahezu linear mit der Letalität. Eine präklinische Risikobeurteilung ist durch einfache Addition der ungewichteten Punkte weiterhin möglich, Patienten mit weniger als 12 Punkten sind als gefährdet einzustufen.

Definitive Klassifizierung der Verletzungsschwere

Nach abgeschlossener Diagnostik ist in der Klinik eine definitive Festlegung der Verletzungsschwere möglich. Diese basiert in erster Linie auf einer pathologisch-anatomischen Beschreibung der Verletzungen, verbunden mit einer dem Einfluß auf die Prognose entsprechenden Bedeutung der Einzeldiagnosen.

Abbreviated-Injury-Scale (AIS)

Die **Abbreviated-Injury-Scale (AIS)** besteht nach mehreren Revisionen inzwischen aus einem umfangreichen Katalog mit über 2000 Diagnosen und Symptomen und ordnet alle Einzelverletzungen einem von sechs Schweregraden zu (Tab. **2**). Zu beachten ist, daß es sich bei der AIS um eine Ordinalskala handelt, die nicht linear mit der Letalität korreliert.

Tabelle **2** Bewertung der Thoraxverletzungen (exemplarisch) nach der Abbreviated-Injury-Scale (1990 Revision).

1	(leicht)	isolierte Rippenfraktur, oberflächliche Weichteilverletzung
2	(mäßig)	Rippenfrakturen (2-3), Weichteilverletzung mit Gewebeverlust
3	(ernst)	Rippenserienfraktur, Hämato- oder Pneumothorax, Lungenkontusion (unilateral)
4	(schwer)	Rippenserienfraktur, Hämato- oder Pneumothorax, Lungenkontusion (bilateral) Myokardkontusion
5	(kritisch)	Aortenruptur, Myokardruptur, Lungenkontusion mit Spannungspneumothorax
6	(tödlich)	Aortenruptur mit Hämatothorax, massive Thoraxquetschung, komplexe Myokardruptur

Injury-Severity-Score (ISS)

Aus der Summe der Quadrate der höchsten AIS-Schweregrade der drei am schwersten betroffenen Körperregionen (Kopf und Hals, Gesicht, Thorax, Abdomen, knöchernes Becken und Extremitäten, Körperoberfläche) errechnet sich der Injury-Severity-Score:
ISS = AIS 1^2 + AIS 2^2 + AIS 3^2.
Bei Vorliegen einer AIS-6-Verletzung nimmt der ISS definitionsgemäß den Wert 75 an.

Anatomisches Profil

Als Alternative wurde deshalb das **anatomische Profil** mit Berücksichtigung aller Diagnosen entwickelt. Alle Verletzungen der AIS-Schweregrade 3-5 werden nach ihrer Lokalisation drei Komponenten (A-C) zugeordnet. In Komponente D werden die Verletzungen der Grade AIS 1 und 2 sowie die Gesichtsverletzungen zusammengefaßt (Tab. **3**).

Tabelle **3** Anatomisches Profil.

Komponente	Region	AIS
A	Schädel, Gehirn, Rückenmark	3-5
B	Hals, Thorax	3-5
C	Abdomen, Becken, Wirbelsäule, Extremitäten	3-5
D	Gesicht	1-4
	Alle Regionen	1-2

Jede dieser Komponenten wird durch die Quadratwurzel der Summe der quadrierten AIS-Werte aller Einzelverletzungen bewertet:
A, B, C, D = $\sqrt{AIS_1^2 + ... + AIS_n^2}$
Bei Vorliegen einer AIS-6-Verletzung erhält die entsprechende Komponente den Wert 13.

Kombinierte Score-Systeme

Triss

Erwartungsgemäß läßt sich durch Kombination verschiedener Scores und Berücksichtigung mehrerer prognostisch relevanter Faktoren die Vorhersagegenauigkeit verbessern. Dieser **Trauma- and Injury-Severity-Score** kombiniert Revised-Trauma-Score, Injury-Severity-Score und Patientenalter, wobei der Verletzungsmechanismus durch unterschiedliche Regressionskoeffizienten berücksichtigt wird (Tab. **4**).

Tabelle **4** Berechnung der Überlebenswahrscheinlichkeit nach der TRISS-Methode (RTS = Punktzahl Revised-Trauma-Score, ISS = Punktzahl Injury-Severity-Score, e = 2,717272). Die Variable „Alter" wird bei Patienten, die 55 Jahre und älter sind mit 1 bewertet. Bei jüngeren Patienten wird der Wert 0 eingesetzt, das Alter bleibt also in der Formel unberücksichtigt.

Überlebenswahrscheinlichkeit = 1 : 1 + e^{-b}
b = b_0 + b_1 (RTS) + b_2 (ISS) + b_3 („Alter")

Koeffizient	Variable	Verletzungsmechanismus stumpf	penetrierend
b_0		-1,2470	-0,6029
b_1	RTS	0,9544	1,1430
b_2	ISS	-0,0768	-0,1516
b_3	Alter	-1,9052	-2,6676

Ascot

Um die Vorhersagegenauigkeit zu verbessern, wurde auf Basis des umfangreichen Datenmaterials der MTOS eine neue Methode entwickelt: **A Severity Characterization of Trauma**. Im **ASCOT**-Verfahren wird der ISS durch die Komponenten A, B und C des anatomischen Profils ersetzt, wodurch alle schwereren Verletzungen erfaßt werden. Das Patientenalter wird differenzierter bewertet (Tab. **5**).

Tabelle **5** Berechnung der Überlebenswahrscheinlichkeit nach dem Ascot-Verfahren.
Als GCS, SBP und RR gehen die RTS-Punkte für Glasgow-Coma-Scale, systolischer Blutdruck und Atemfrequenz ohne Berücksichtigung der RTS-Koeffizienten in die Formel ein. Als A, B und C werden die Werte der Komponenten des anatomischen Profils eingesetzt. Bewertung der Variable „Alter": <55 Jahre 0, 55-64 Jahre 1, 65-74 Jahre 2, 74-84 Jahre 3, >84 Jahre 4.

Überlebenswahrscheinlichkeit = 1 / 1 + e^{-k}
k = k_0 + k_1 (GCS) + k_2 (SBP) + k_3 (AF) + k_4 (A) k_5 (B) + k_6 (C) + K_7 (Alter).

Koeffizient	Variable	Verletzungsmechanismus stumpf	penetrierend
k_0		-1,1570	-1,1350
k_1	Glasgow-Coma-Scale	0,7705	1,0626
k_2	Systolischer Druck	0,6583	0,3638
k_3	Atemfrequenz	0,2810	0,3332
k_4	AP-Komponente A	-0,3002	-0,3702
k_5	B	-0,1961	-0,2053
k_6	C	-0,2086	-0,3188
k_7	Alter	-0,6355	-0,8365

Polytraumaschlüssel PTS

Beim **Polytraumaschlüssel PTS** handelt es sich um einen anatomisch orientierten Score mit differenzierter Bewertung des Patientenalters. Nach einer kritischen Überprüfung wurden 1989 zusätzlich das Basendefizit und der Quotient aus Sauerstoffpartialdruck und inspiratorischer Sauerstoffkonzentration bei Klinikaufnahme einbezogen (Tab. **6**).

Die Bewertung der Einzelverletzungen und der übrigen Parameter beruht nicht auf Expertenmeinung, sondern entspricht ihrem tatsächlichen, durch Diskriminanzanalyse ermittelten Einfluß auf die Letalität. Die Berechnung der Gesamtverletzungsschwere ist durch einfache Addition möglich, so daß bereits nach Abschluß der Erstdiagnostik eine frühzeitige Risikoeinschätzung möglich ist.

Tabelle **6** Bewertung der Einzelverletzungen, der Bewußtseinslage (GCS = Glasgow-Coma-Scale), des Alters, des Basendefizits und des Quotienten aus arteriellem Sauerstoffpartialdruck und inspiratorischer Sauerstoffkonzentration nach dem revidierten Polytraumaschlüssel.

	Punkte		Punkte
Schädel		**Thorax**	
GCS 13–15	0	Sternum, Rippenfrakturen (1–3)	1
GCS 9–12	2	Rippenserienfraktur	4
GCS 6–8	4	Rippenserienfraktur bds.	10
GCS 3–5	16	Pneumothorax	2
Mittelgesichtsfraktur	1	Hämatothorax	1
Schwere Mittelgesichtsfraktur	2	Lungenkontusion	3
		Lungenkontusion bds.	5
		Aortenruptur	16
Abdomen		**Becken**	
Milzruptur	5	Beckenfraktur (einfach)	2
Leberruptur	8	Beckenfraktur (kombiniert)	5
Ausgedehnte Leberruptur	10	Becken- u. Urogenitalverletzung	8
Pankreasverletzung	8	Wirbelfraktur	2
Magen-, Darm-, Nieren-		Querschnittslähmung	8
Mesenterialverletzung	5	Beckenquetschung	12
Extremitäten		**Alter**	
Oberschenkeltrümmerfraktur	8	≤ 39 Jahre	0
Oberschenkelfraktur	6	40–54 Jahre	1
Oberarm, Schulter	4	55–59 Jahre	2
Unterschenkelfraktur	2	60–64 Jahre	3
Patella-, OSG-Fraktur,		65–69 Jahre	5
Kniebandruptur, Unterarm-		70–74 Jahre	8
und Ellenbogenfraktur	1	≥ 75 Jahre	17
Gefäßverletzung			
Oberschenkel	5		
Oberarm	4		
Unterschenkel, Unterarm	2		
2° und 3° offene Fraktur	3		
Weichteilverletzung	1		
p_aO_2 / F_iO_2		**Basendefizit**	
≤ 50	22	≤ –16	26
50–99	12	–14 bis –15,9	20
100–149	8	–12 bis –13,9	14
150–199	5	–10 bis –11,9	9
200–249	3	–8 bis –9,9	5
250–299	2	–6 bis –7,9	3
300–349	1	–4 bis –5,9	1
≥ 350	0	≥ –3,9	0

Apache

Die zahlreichen, primär für Traumapatienten entwickelten biochemischen Indizes wurden in der klinischen Praxis inzwischen von interdisziplinären Intensivscores wie **Apache** verdrängt. Zur Optimierung der Aussagekraft erfassen diese neben biochemischen auch physiologische Parameter, darüber hinaus auch vorgegebene Faktoren wie Alter und Vorerkrankungen.

Tiss

In diese Kategorie einzuordnen ist auch das Therapeutic Intervention Scoring System **Tiss**, welches allein den therapeutischen Aufwand mißt. Dieser Score besitzt neben der prognostischen Funktion große Bedeutung als Instrument der Kostenanalyse im Intensivbereich. Anhand der Therapieintensität läßt sich der auf den einzelnen Patienten oder eine Fallgruppe entfallende Anteil an den Personal- oder Gesamtkosten einer Intensiveinheit bestimmen.

Akutperiode

Thorakale Massenblutungen

Rupturen der Herzwand

Diese betreffen zu etwa gleichen Anteilen den rechten Vorhof (27%), den rechten Ventrikel (28%), den linken Ventrikel (28%), während der dorsal dem Perikard aufliegende linke Vorhof mit nur etwa 19% deutlich weniger betroffen ist. Freie Rupturen verlaufen zumeist über eine Perikardtamponade oder bei einem gleichzeitigen Einriß von Perikard und Pleura in Folge von Blutung in eine Pleurahöhle rasch letal. Prinzipiell erfordert jeder Verdacht auf eine Herzruptur die explorative Thorakotomie.

Arbeitsschritte

1 Mediane Sternotomie hat sich wegen der guten Erreichbarkeit aller Strukturen als Zugang der Wahl erwiesen.
2 Einrisse des rechten Vorhofs werden mit einer Satinsky-Klemme ausgeklemmt und mit einem monophilamentären Faden und großer Nadel (z. B. Prolene 4×0 SH) übernäht.
3 Kleinere Verletzungen des Ventrikels werden durch direkte Naht am schlagenden, hervorluxierten Herzen unter Beachtung der Herz-Kreislauf-Verhältnisse genäht.
4 Größere Rupturen können nur mit perikard- oder teflonarmierten Matratzennähten kontrolliert werden.

Komplikationen

Maligne Rhythmusstörungen, Ausbildung eines posttraumatischen Ventrikelaneurysmas mit Gefahr einer sekundären Ruptur wie auch der Thromboembolie.
Die Bildung intrakapitärer Thromben, unabhängig von der Ausbildung eines Aneurysmas, progrediente Herzinsuffizienz.

Verletzungen der großen thorakalen Gefäße

(s. Bd. 1, S. 114 ff.)

Bei einer freien Aortenruptur mit intrathorakaler Massenblutung gelingt es nur in sehr seltenen Fällen mit günstigen Begleitumständen durch eine notfallmäßig chirurgische Intervention die Blutung zu kontrollieren.

Arbeitsschritte

1 Bei Verletzungen der Aorta thoracica, Pars descendens erfolgt der Zugang über eine linksseitige anterolaterale Thorakotomie im 4. Interkostalraum.
2 Anschlingen des terminalen Aortenbogens, linke A. subclavia sowie distale thorakale Aorta.
3 Ausklemmung und Versorgung der Aorta ohne Heparinisierung (Clamp und Repair).
4 Umschriebene Traumatisierungen der thorakalen Aorta ohne ausgeprägte subadventitielle Einblutungen können möglicherweise mittels direkter Naht (Prolene 4×0) versorgt werden.
5 In den meisten Fällen End-zu-End-Anastomosierung der thorakalen Aorta nach Resektion der traumatisierten Aortenwand.

Komplikationen

Spinale Kombinationsrate der Clamp-and-Repair-Technik ohne Shunt 5–8%, mit Bypass-Verfahren 2–4%.

Hämatothorax, Pneumothorax

In über 90% reicht bei Polytraumatisierten die einfache Thoraxdrainage zur Entlastung aus (s. Bd. 2, S. 174 f.). Die Indikation zur Thorakotomie stellt sich bei einer sofortigen Förderung von mehr als 1500 ml Blut (s. Bd. 2, S. 176 ff.).

Abdominelle Massenblutungen

Leberruptur

(s. Bd. 5, S. 110 ff.)

In der Akutphase können durchgeführt werden:
1. temporäre Okklusion des Lig. hepatoduodenale (Pringel-Manöver) (s. Bd. 5, S. 105): Die zeitweilige Unterbrechung des arteriellen und portalen Blutflusses führt nicht nur zu einer Reduzierung der Blutungssituation, sondern erlaubt darüber hinaus die Differenzierung zwischen einer arteriellen/portalen und einer venösen Blutung. Das Pringel-Manöver wird von der Leber bis zu 60 Minuten (Ausnahme: bei Leberzirrhose nur bis 15 Minuten) toleriert.
2. Tamponade (Packing) (s. Bd. 5, S. 112):
Voraussetzung ist die vollständige Mobilisation der Leber und die richtige Anordnung der Bauchtücher. Die V. cava inferior muß bei der subhepatischen und lateralen Kompression sicher geschont werden. Die Masse der Tamponade sollte parakaval dorsal und subhepatisch zwischen Leber und rechter Kolonflexur liegen. Bei zentralen Leberrupturen werden größere Blutungsquellen gestillt, durch die Anordnung der Bauchtücher wird die Rupturstelle dann dicht aneinandergepreßt. Der Wechsel der Tücher hat nach 2–4 Tagen zu erfolgen.
3. Transplantation (s. Bd. 5, S. 140 ff.):
Sie stellt die absolute Ausnahmesituation dar, kann aber in verzweifelten Fällen an geeigneten Zentren bei kompletter Zerreißung indiziert sein.

Komplikationen

Erhöhte Infektionsgefahr mit Ausbildung von Nekrosen und sekundären Gallefisteln.

Milzverletzungen

Beim Polytraumatisierten mit hämodynamischer Instabilität ist die Splenektomie auch in den Fällen durchzuführen, in denen die lokale Situation normalerweise einen Organerhalt erlauben würde (s. Bd. 5, S. 236 ff.).

Beckenfrakturen

(s. Bd. 8, S. 470 ff.)
Patienten mit instabilen Beckenfrakturen vom Typ B und C sind zu über 60% polytraumatisiert.

Problematik

Bei einem hohen Prozentsatz handelt es sich um komplexe Beckenverletzungen, die durch lokale pelvine Begleitverletzungen an Gefäßen, Nerven, Weichteilen und inneren Organen kompliziert sind. Entsprechend hoch ist die Letalität dieser Verletzungen. Während in der Akutphase die Blutung die Haupttodesursache darstellt, ist es in der späteren Phase das schockbedingte Multiorganversagen.
Die insbesondere im angloamerikanischen Sprachraum empfohlenen Military-Antishock-Trousers (MAST) haben mehrere Nachteile:

1. limitierter Zugang zum Patienten,
2. ischämische Hautläsionen,
3. Kompartmentsyndrom an der unteren Extremität,
4. Lungenfunktionsstörungen,
5. renale Minderperfusion mit konsekutivem Nierenversagen.

Die Selbsttamponade und Ligatur der A. iliaca interna auch beidseits hat zu keinen guten Ergebnissen geführt. Die angiographische transkatheterale Embolisation ist ein elegantes Verfahren, welches allerdings nur bei 10–15% aller komplexen Beckenverletzungen mit arterieller Blutung in Frage kommt. Voraussetzung sind eine entsprechende Infrastruktur sowie ein in der interventionellen Radiologie erfahrener Radiologe.

Blutungsquellen

Hauptblutungsquellen sind die ausgedehnten präsakralen und paravesikalen Venenplexus. Zusammen mit den Blutungen aus den gut vaskularisierten, vorwiegend spongiösen Frakturflächen sind die venösen Blutungen in über 90% Hauptblutungsquelle, während Blutungen aus den Iliakalarterien und deren Ästen weniger als 10% ausmachen. Unter den arteriellen Gefäßen sind neben den Iliakalgefäßen insbesondere die Aa. gluteales superior und inferior, A. obturatoria und die A. pudenda interna betroffen.

Begleitverletzungen

Zusätzliche urologische Verletzungen finden sich in 10% der Beckenfrakturen (s. Bd. 7/1, S. 242 ff.), in einem geringeren Prozentsatz Rektum- (s. Bd. 6, S. 383) und vaginale Verletzungen (s. Bd. 7/1, S. 271 ff.). Unter den intraabdominellen Verletzungen sind die Darmverletzungen (s. Bd. 6, S. 53 ff., 119 ff., 201 ff.) sowie Milz- (s. Bd. 5, S. 236 ff.) und Leberrupturen (s. Bd. 5, S. 110 ff.) hervorzuheben.

Strategie bei Komplexverletzungen

Der Zeitpunkt und die Wahl des Zugangsweges bzw. des Osteosyntheseverfahrens hängen vom Allgemeinzustand des Patienten und seinen Begleitverletzungen ab. Instabile Beckenringverletzungen kombiniert mit schweren Begleitverletzungen sind nach einem eigenen Algorithmus zu behandeln. Die definitive Versorgung der Beckenringfraktur nimmt nur eine sekundäre Rolle ein. Primär erfolgt die Sicherung der Vitalfunktionen durch Intubation und Volumensubstitution. Bei ausgedehnten Beckenverletzungen sollte frühzeitig mit der Gabe von Blut begonnen werden.

Bei schwerverletzten Patienten mit dekompensiertem Kreislauf oder unter Reanimationsbedingungen muß im Schockraum die Notfall-Laparotomie und ggf. eine Aortenabklemmung durchgeführt werden. Patienten mit mechanischer Reanimation werden primär thorakotomiert, die Herzmassage wird offen durchgeführt und die thorakale Aorta abgeklemmt, um die Perfusion von Herz und Gehirn zu verbessern. Danach erfolgt die Laparotomie für die Versorgung intraabdomineller Verletzungen. Wenn die Blutungsquellen saniert werden können, kann „auf dem Rückzug" der instabile Beckenring ventral durch eine Plattenosteosynthese stabilisiert werden. Alternativ wird der instabile Beckenring mit einem Fixateur externe oder der Beckenzwinge nach grober Reposition fixiert.
Bei persistierendem Volumenbedarf erfolgt die Angiographie mit der Möglichkeit, verletzte Arterien zu embolisieren. Die Stabilisierung des Beckenringes wird bei gleichzeitig vorliegenden Verletzungen des ZNS und der Lunge mit dem Fixateur externe durchgeführt, während bei Beckenringfrakturen mit geringgradigen Begleitverletzungen die definitive Stabilisierung des vorderen (und hinteren) Beckenringes primär durchgeführt wird.
Bei hämodynamisch stabilen Patienten wird der Beckenring primär und definitiv stabilisiert.

Zugangswege: Häufig mediane Laparotomie.

Arbeitsschritte

1 Rückenlage.
2 Mediane Laparotomie.
3 Blutungskontrolle (ggf. Aortenclamping).
4 Kontaminationskontrolle.
5 Externe Stabilisation des Beckenringes.
6 Radikales Weichteildébridement.
7 Kontinuitätswiederherstellung von Hohlorganen, ggf. Deviationskolostomie und rektales „Wash-out".
8 Reparation des Urogenitaltraktes.
9 Ausgiebige Drainage.
10 Persistierende Blutungen im kleinen Becken machen eine Textiltamponade erforderlich.
11 Bauchdeckenverschluß oder Ethizip.
12 Offene Wundbehandlung von Weichteilen mit provisorischer Wundabdeckung („Epigard")
13 Geplante „Second-look"-Intervention nach 24 Stunden.

Komplikationen

Vitale Bedrohung durch Massenblutung, akutes Lungenversagen (ARDS) als Folge von Massentransfusionen, Multiorgandysfunktionssydrom bei protrahiertem Schock oder als Folge einer Weichteilinfektion bei ausgedehnten Geweeschäden und hohem Kontaminationsgrad.

Wiederholungseingriffe, Korrekturoperationen

Wiederholte „Second-look"-Interventionen im Rahmen der offenen Wundbehandlung mit Nekrosektomie, Hämatomevakuation und Wundreinigung. Der Wundverschluß soll nicht vor dem 5.–7. Tag erfolgen.

Begleit-, Nachbehandlung

Lagerung des Patienten auf einem Luftkissenbett. Systemische Antibiose („Dreifachkombination": ß-Lactam, Netromycin, Metronidazol). Engmaschige Kontrolle der Wundverhältnisse und der Infektparameter.

Strategie bei offenen Komplexverletzungen

(s. Bd. 8, S. 466 f.)

Offene Weichteilverletzungen am Becken sind als Folge der massiven zerstörenden Krafteinwirkung häufig mit Bekkenzerreißungen und schwerwiegenden Begleitverletzungen kombiniert. Neben der Aufrechterhaltung der Vitalfunktionen ist ein aggressives operatives Vorgehen notwendig. Ausgedehnte Wunden werden mit sterilen Bauchtüchern im Schockraum tamponiert. Größere Dislokationen des Beckenringes werden sofort reponiert. Die Retention erfolgt mit einem Fixateur externe oder einer Beckenzwinge. Bei persistierender Kreislaufinstabilität wird der Patient sofort laparotomiert („Crash-Laparotomie") und eine Blutungs- und Kontaminationskontrolle durchgeführt. Zerstörte Weichteile werden radikal débridiert. Häufig sind an den nachfolgenden Tagen erneute Wunddébridements notwendig. Verletzungen des Rektums erfordern die doppelläufige Kolostomie und eine anterograde Spülung des distalen Rektumschenkels („Rectal wash-out"). Blasenrupturen werden übernäht, während Verletzungen der Urethra primär durch Anlage einer suprapubischen Blasenfistel behandelt werden.
Offene Beckenfrakturen werden nach den Prinzipien der offenen Frakturbehandlung versorgt. Der Zeitpunkt und die Wahl des definitiven Osteosyntheseverfahrens hängt von der hämodynamischen und pulmonalen Situation des Patienten, den Begleitverletzungen, der Ausdehnung des Weichteilschadens und dem Grad der Kontamination ab. Bei kreislaufinstabilen Patienten, einem hohen Kontaminationsgrad oder ausgedehnten Wundflächen wird der Fixateur externe primär belassen. Die **definitive Stabilisierung** wird durchgeführt, sobald der Allgemeinzustand des Patienten und die Weichteilsituation dies erlauben. Bei kreislaufstabilen Patienten, geringer Kontamination der Wundflächen und Deckung der Frakturen mit vitaler Muskulatur kann die definitive Stabilisierung des Beckenringes primär vorgenommen werden. Bei Patienten mit Laparotomie wird bei geringgradiger Kontamination „auf dem Rückzug" der vordere Beckenring primär stabilisiert. Die definitive Stabilisierung des vorderen Beckenringes wird mit 4,5-LC-DC-Platten, die des hinteren Beckenringes mit zwei divergierenden LC-DC-Platten oder mit zwei perkutan eingebrachten 6,5-mm-Zugschrauben durchgeführt. Sollte eine Fixation des dorsalen Beckenringes aufgrund schwerster Begleitverletzungen langfristig nicht möglich sein, kann eine ausreichende Stabilität des Beckenringes durch eine Beckenzwinge oder durch einen auxiliären Fixateur externe erreicht werden.

Beckenzwinge

(s. Bd. 8, S. 466)

Lagerung: Rückenlage.

Zugangswege: Über Stichinzisionen werden die Dorne seitlich auf das Os ilii aufgesetzt und mit dem Hammer in die Kortikalis eingeschlagen. Die Landmarke für die optimale Plazierung in Höhe der Iliosakralgelenke ist die Kreuzung der Verbindungslinie zwischen Spinae iliacae anterior superior und posterior superior und der verlängerten Hinterkante des Femurs.

Arbeitsschritte

1 Durch eine nicht zu knapp bemessene Inzision werden die beiden Spindeln in den Spannarmen über die verlängerte Schiene bis zum Knochen vorgeschoben.
2 Durch Zug am Bein wird eine vertikale Dislokation reponiert.
3 Durch Einbringen eines Steinmann-Nagels mit Handgriff in die Spina iliaca anterior superior läßt sich auch eine Beckenhälfte rotieren oder anheben, um entsprechende Fehlstellungen zu korrigieren.
4 Nach dem Einschlagen der Nagelspitze durch Eindrehen der Spindel kommt die Fraktur bzw. Ruptur unter Kompression.
5 Beim Umlagern sollte der Patient nicht über die Seite gerollt werden, da so die Gefahr besteht, einen Nagel in den Knochen einzudrücken.
6 Muß der Patient auf der Seite oder auf dem Bauch gelagert werden, können Spaltkissen genügend Freiraum schaffen.
7 Die Beckenzwinge kann auch intraoperativ zur Erleichterung der Reposition einer Osteosynthese bei einer hinteren Ringverletzung eingesetzt werden, etwa bei sehr dicken Patienten.

Gefahren

Bei zu distalem Eingehen kann das Foramen ischiadicum majus getroffen werden mit einer Gefährdung des N. ischiadicus oder der glutealen Gefäße.
Zu ventrales Eingehen trifft das Os ilii an seinem dünnsten Durchmesser mit der Gefahr einer Nagelperforation.

Fixateur externe

(s. Bd. 8, S. 466)
Der Fixateur externe wird parallel zur Beckeneingangsebene montiert.

Zugangswege: Die Schanz-Schrauben werden über die supraazetabuläre Route direkt in den Körper des Os ilii implantiert: unter Bildwandlerkontrolle Markieren des Corpus ossis ilii, Stichinzision auf der Verbindungslinie Spina iliaca anterior superior – Trochanter major.

Arbeitsschritte

1 Oberhalb und unterhalb der Spina iliaca anterior inferior werden die Schanz-Schrauben in einem 30°-Winkel zur Medianebene sowie 70°-Winkel zur Frontalebene eingebracht.
2 Bei Verwendung von Schanz-Schrauben mit einer stumpfen Spitze ist eine starre Ausrichtung nach den festgelegten Winkeln nicht erforderlich, da sich die Schraube ihren Weg zwischen den beiden Kortikales des Os ilii selbst sucht.
3 Nach Einbringen der Schanz-Schrauben-Paare bds. supraazetabulär erfolgt die Reposition der Beckenringfraktur oder Luxation unter Bildwandlerkontrolle.
4 Das Repositionsergebnis wird durch Rohrquerstangen, die jeweils am Ende der proximalen und distalen Schrauben angebracht werden, fixiert.
5 Aus zwei kürzeren Rohrstangen wird ein Dreieck körpernah an Schraubenschäften fixiert.
6 Die Vorspannung wird durch die Distraktion an den Enden des rechten und linken Schanz-Schrauben-Paares erreicht.
7 Über die parallel zur Dreiecksbasis an den Dreieckschenkeln befestigte Querstange wird dann körpernah eine Kompression ausgeübt, die vorwiegend auf den hinteren Beckenring übertragen wird.

Retroperitoneales Hämatom

(s. Bd. 8, S. 467 ff.)

Ziele und Methoden

Retroperitoneale Hämatome entstehen aus spongiösen Frakturzonen, Endästen der A. iliaca interna und präsakralen Venenplexus. Sie weisen eine erhebliche Blutungsdynamik auf. Während bei einfachen Beckenverletzungen durch Selbsttamponade des Retroperitoneums die Blutungen häufig sistieren, kommt es bei Beckenzerreißungen durch die traumatische Eröffnung der Kompartmentssepten und des parietalen Peritoneums über natürliche Ausbreitungswege entlang der kranio-kaudal verlaufenden Leitstrukturen („offene Kamine") zu persistierenden, lebensbedrohlichen Blutverlusten. Cave: Die Zerreißung des Peritoneum parietale kann über das Auslaufen des retroperitonealen Hämatoms in die Bauchhöhle intraabdominelle Verletzungen vortäuschen.

Indikationen

Bei stabilem Kreislauf und geringem Blutbedarf erfolgt die Therapie der retroperitonealen Blutung konservativ mit engmaschigen Blutbild- und Ultraschallkontrollen. Bei labilen, aber noch kompensierbaren Kreislaufverhältnissen mit hohem Volumenbedarf kann die Katheterangiographie mit Embolisation zur Lokalisation und Behandlung einer manifesten arteriellen Blutung eingesetzt werden. Zuvor erfolgt aber die primäre Reposition und Stabilisierung des Beckenringes mit Fixateur externe oder Beckenzwinge. Beiinstabiler Kreislaufsituation wird nach medianer Laparotomie das kleine Becken mit Rollgazen und Bauchtüchern tamponiert. Gleichzeitig wird die Stabilisierung des Beckenringes durchgeführt, um Blutungen aus der Frakturzone zu stillen und ein Widerlager für die Tamponade zu schaffen. Bei Patienten mit drohendem Verblutungstod wird eine temporäre Aortenokklusion durch möglichst infrarenales Abklemmen der Aorta durchgeführt.

Kontraindikationen

Konservativ bei kreislaufstabilen Patienten mit geringem Volumenbedarf.

Operationsrisiko und Aufklärungshinweise

Intraoperative Risiken

Im Rahmen der Notfallsituation iatrogene Verletzung der Ureteren und von Nerven. Die Eröffnung des Retroperitoneums bei mangelnder chirurgischer Erfahrung kann zum Blutungstod führen. Tamponade nur bei stabilisiertem Bekkenring effektiv!

Postoperative Risiken

Erhöhtes Risiko für Infektionen nach Beckentamponade und wiederholten Interventionen mit Sepsis und Multiorgandysfunktionssyndrom. Posttraumatischer Ileus durch hämatombedingte Darmatonie.

Spezielle Vorbereitungen

Bei Patienten mit Kreislaufstillstand und Reanimation muß im Schockraum die „Crash-Laparotomie" oder „Crash-Thorakotomie" mit Aortenclamping und offener Herzmassage durchgeführt werden. Einbringen von großkalibrigen Verweilkanülen, ggf. Venae sectio der V. femoralis.

Versorgung eines retroperitonealen Hämatoms

Narkose: Allgemeinnarkose.

Lagerung: Rückenlage.

Zugangswege: Mediane Laparotomie.

Arbeitsschritte

1. Rückenlage, bei Beckenzerreißung und dekompensierter Hämodynamik provisorische Stabilisierung mit Fixateur externe oder Beckenzwinge.
2. Mediane Laparotomie.
3. Absaugen des retroperitonealen Hämatoms.
4. Inspektion des retroperitonealen Raumes, gezielte Blutstillung.
5. Bei persistierender diffuser Blutung Textiltamponade.
6. Bauchdeckenverschluß oder Ethizip.
7. Entfernung der Tamponade nach 24 – 48 Stunden.
8. Engmaschige Kontrolle von Hämodynamik und Hämatologie.

Strategie bei Komplexverletzungen

Das retroperitoneale Hämatom stellt aufgrund der hohen Blutungsdynamik ein lebensbedrohliches Krankheitsbild dar. Die Versorgung des retroperitonealen Hämatoms hat nach Sicherung der Vitalfunktionen erste Versorgungspriorität.

Komplikationen

Blutungstod bei insuffizienter Blutstillung, zögerndem Handeln oder chirurgischer Inkompetenz. Akutes Lungenversagen und Multiorgandysfunktionssyndrom bei protrahiertem Schock, Massentransfusionen und septischen Komplikationen.

Wiederholungseingriffe, Korrekturoperationen

Erfolgt die Blutstillung durch Tamponade des kleinen Bekkens, werden wiederholte „Second-look"-Interventionen mit Tamponadenwechsel notwendig. Der definitive Verschluß des Abdomens soll erst nach gesicherter Blutstillung erfolgen.

Begleit-, Nachbehandlung

Intensivbehandlung mit hämodynamischem Monitoring, Respiratorunterstützung, Antibiose.

Verletzungen der Kopfschwarte

(s. Bd. 8, S. 102 ff.)

Schockrelevante Blutungen entstammen aus der
1. Arteria occipitalis,
2. Arteria temporalis superficialis.

Versorgungszeitpunkt: Sofort, parallel zur weiteren Notfalldiagnostik.
Therapie: Klemme, Ligatur, durchgreifende Naht.

Epiduralhämatome

(s. Bd. 8, S. 125 ff.)

Lokalisation: In 70 % stimmen Fraktur und Hämatomlokalisation überein, in 15 % der Fälle findet sich keine Fraktur, oder das Hämatom liegt kontralateral. 70 % aller Epiduralhämatome finden sich auf der lateralen Konvexität des Temporallappens, 5 - 10 % über dem Frontal- und Okzipitallappen. Diese Blutungen sind gefährlich, da sie spät zu Pupillenstörungen führen und rasch zur medullären und bulbären Einklemmung tendieren.
Die **Therapie** bei einer Hämatomdicke über 1 cm ist die Ausräumung des Hämatoms durch eine Kraniotomie über dem computertomographisch nachgewiesenen Hämatom.

Arbeitsschritte

1 Gerade verlaufender Hautschnitt vor dem Ohr, der zumeist in einem Stück bis unter die Faszie geführt wird.
2 Größere Gefäße werden mit Klemme, Koagulation oder Ligatur versorgt.
3 Nach erfolgter Blutstillung wird der Galea-Periost-Lappen mit Raspatorium und Tupfern abgeschoben.
4 Die Größe des auszusägenden Knochendeckels bestimmt Lage und Anzahl der notwendigen Bohrlöcher.
5 Meist werden 4 Bohrlöcher in 5-6 cm Abstand voneinander eingebracht.
6 Vor dem Ansetzen des Kugeltrepans kann durch meißelartige Instrumente eine Knochengrube geschaffen werden.
7 Vor dem Aussägen des Knochendeckels muß für eine sichere Trennung von Dura und Knocheninnenfläche gesorgt werden, welches mit stumpfen Sonden gelingt.
8 Nach Untertunnelung des Epiduralraumes zwischen den Bohrlöchern erfolgt über eine Uhrfedersonde das Einbringen der Gigli-Säge.
9 Anschließend wird der Deckel gehoben.
10 Nach Ausräumen des Hämatoms werden Hochnähte angebracht, die durch das feste Anpressen der Dura an die Knocheninnenfläche eine weitere Blutung verhindern sollen.
11 Die Hochnähte werden in einem Abstand von 1,5 cm gegen Wundrand und Muskel gelegt.

Steht kein CT zur Verfügung, sollte bei dringendem Verdacht auf ein epidurales Hämatom eine notfallmäßige Bohrlochtrepanation temporal auf der Seite der Fraktur, der einseitig weiten Pupille oder kontralateral zu einer vorhandenen Parese durchgeführt werden. Nach der Ausräumung des Hämatoms mit Sauger und Dissektor verhindern zirkuläre Durahochnähte am Knochenrand und eine Redon-Drainage eine epidurale Nachblutung.
Patienten mit akuten epiduralen Blutungen gehören nicht auf den Transport-, sondern auf den Operationstisch, insbesondere bei akuter Verschlechterung des neurologischen Befundes.

Subdurale Hämatome

(s. Bd. 8, S. 107 ff.)

Die Prognose eines Patienten mit akutem subduralem Hämatom hängt mehr von der Schwere der substantiellen Hirnverletzung als von einer optimalen frühzeitigen, operativen Dekompression ab. Wegen der Größe und oft irregulären Ausdehnung der Hämatome kann eine ohne Kenntnis des CT-Befundes unter nicht optimalen Bedingungen ausgeführte Trepanation zu schweren intraoperativen Komplikationen führen (unkontrollierbare Blutung, Hirnprolaps, Hirnverletzung).

Arbeitsschritte

1 Ausreichend große Kraniotomie (6-7 cm im Durchmesser).
2 Absaugung des Hämatoms nach Eröffnung der Dura, blutende kortikale Gefäße werden bipolar koaguliert.
3 Bei ausgeprägter Hirnschwellung wird der Knochendeckel nicht wieder eingesetzt, sondern es erfolgt die plastische Erweiterung der Dura mit gestielten Faszien- oder Periostlappen.
4 Keine subdurale Redon-Drainage!

Instabile Wirbelsäulenverletzungen

Die **Therapieziele** bestehen bei Schwerverletzten primär in:
1. der spinalen oder radikulären Dekompression,
2. Verbesserung der Intensivpflege, insbesondere durch Drehlagerung
3. der Wiederherstellung der Wirbelsäulenstabilität.

HWS

(s. Bd. 8, S. 333 – 358)

Indikation

- Eine drohende oder zunehmende spinale und/oder radikuläre Kompression.
- Grobe Instabilitäten, die eine adäquate Wechsellagerung des Polytraumatisierten verhindern.

Für die Diagnostik gelten dieselben Prinzipien wie für die Solitärverletzungen, wobei gerade der zervikothorakale Übergang beim Schwerverletzten besondere Beachtung finden muß.

Frakturversorgung: Diese erfolgt nach den Regeln der Solitärverletzungen.

Zugang: Über einen anterioren Zugang kann C 2/C 3 – Th 1 erreicht werden.

Osteosynthese: Die Spondylodese mit autologem Span wird durch die H-Platte gesichert.

BWS/LWS

(s. Bd. 8, S. 365 – 408)

Insbesondere die Frakturen der mittleren Brustwirbelsäule weisen ein hohes Maß (etwa $^1/_3$) an intrathorakalen Begleitverletzungen auf.

Operative Verfahren

Zur Verfügung stehen die dorsalen, die ventralen und die kombinierten Verfahren (s. Bd. 8, S. 377 – 381). Ziel der Stabilisierung beim Schwerverletzten muß die spinale Dekompression sowie eine Grundstabilisierung der Wirbelsäule mit geringer interventioneller Belastung sein. Damit reduzieren sich die Verfahren im wesentlichen auf die dorsale Reposition und Instrumentation. Ventrale Dekompressionen führen zu einer erheblichen systemischen Belastung und verbieten sich in diesem Stadium. Die ventralen Verfahren bleiben einer späteren Behandlungsphase vorbehalten.

Spinale Dekompression von dorsal

Bei einer Einengung des Spinalkanals mit gleichzeitig vorliegenden, zur Verletzungshöhe passenden neurologischen Ausfällen kommt es darauf an, daß das Rückenmark *schnellstmöglich* dekomprimiert wird.

Die Dekompression hat im Rahmen des in der Regel notfallmäßig durchzuführenden Ersteingriffs von dorsal zu erfolgen, ohne blutungs- oder zeitintensive Manipulationen. Eine notfallmäßige spinale Dekompression von dorsal wird am einfachsten über eine komplette Laminektomie des verletzten Segmentes erreicht, so daß eine sofortige Dekompression der hinteren Zirkumferenz der Medulla spinalis erfolgt. Anschließend kann durch ein vorsichtiges Abdrängen des Rückenmarks mit einem von lateral eingebrachten Dissektor ein begrenzter Überblick über die zerstörte Wirbelkörperhinterkante gewonnen werden und Fragmente mit einem Stößel nach ventral impaktiert werden.

Die definitive Entfernung dieser so nach ventral gestoßenen Hinterkantenfragmente erfolgt im Rahmen des komplettierenden Zweiteingriffs über die dann durchzuführende Korporektomie. Das beschriebene Vorgehen erlaubt eine rasche Dekompression des Rückenmarks ohne zeit- und damit blutungsintensive Manipulationen, die unter den oft angespannten Bedingungen eines Notfalleingriffs ohnehin nicht vertretbar sind.

Bei allen Laminektomien sowie bei allen Verletzungen des C-Typs, bei denen die translatorische und rotatorische Stabilität der Wirbelsäule beeinträchtigt ist, müssen die Längsstäbe des Fixateurs mit einem Querstabilisator verbunden werden, damit die Instrumentation auch in der Frontalebene winkelstabil wird. Um hierbei den Hebelarm der Querstabilisation zu verbessern, empfiehlt es sich, die Längsstäbe (durch entsprechendes Umdrehen der Backen) lateral von den Schanz-Schrauben und damit in breiterem Abstand zueinander zu montieren.

Komplikationen

- Infekte.
  Hierbei sollte das Implantat so lange wie möglich belassen werden, da die ansonsten instabile Situation für den Schwerverletzten die Wechsellagerung nicht gestattet.
- Fehlplazierung der Schrauben mit Myelonschädigung und epiduralen Blutungen.
- Intraspinale Spongiosaplazierung.
  Diese Gefahr besteht nur bei unsachgemäßer Implantation der Spongiosa durch einen zu kurzen Trichter.
- Mangelnde Querstabilisierung.
  Da es sich bei dem Fixateursystem um 2 getrennte Implantate handelt, mit drehbaren transpedikulären Schrauben, ist eine Seitverschiebung bei fehlender knöcherner Seiten- und Rotationsstabilität möglich. Deshalb ist bei sämtlichen Rotationsverletzungen eine hintere Rechteckkonstruktion mit Querstabilisierung erforderlich.

Offene Frakturen

Das Vorgehen bei offenen Frakturen unterscheidet sich beim Polytraumatisierten besonders bei den 3°- und 4°-igen Frakturen.
Erhaltungsversuche, die beim isolierten Trauma möglich sind, verbieten sich beim Polytraumatisierten aus folgenden Gründen:

1. Der Reperfusionsschaden gerade bei offenen Frakturen mit Gefäßverletzungen potenziert die Traumafolgen.
2. Das Ausmaß der Muskelquetschung und Weichteilzerstörung verstärkt die immunologische Traumabelastung.

Arbeitsschritte

1 An der Unfallstelle steril verbundene Wunden bleiben bis in den Vorbereitungsraum des Operationssaales in einer Luftkammerschiene stabilisiert.
2 Im Vorbereitungsraum des Operationssaales steriler Wundabstrich und Grobreinigung der Komplikationswunde mit einer antiseptischen Lösung.
3 Nach Desinfizieren und Abdecken sorgfältiges Wunddébridement mit Exzision der Wundränder und Wundflächen.
4 Entscheidung zum Extremitätenerhalt oder zur Amputation nach Ischämiezeit, Nervenverletzungen und Gesamtzustand des Patienten. Hierfür können Scores wie PTS und MESS eine Hilfe geben.
5 Bei Extremitätenerhalt unter Umständen primäre Verkürzung mit sekundärer Verlängerung (Ziehharmonikatechnik).
6 Bei primärer Amputation Haut- und Knochenentnahme zur evtl. Weichteildeckung bzw. zur Spongiosaplastik bei gleichzeitig vorliegenden Defektfrakturen an den übrigen Extremitäten.

Die Weichteilrekonstruktion erfolgt im Rahmen eines Second Look nach 48 Stunden.
Das Ausmaß des freiliegenden Knochen und der Weichteile (z.B. Sehnen und Nerven) bestimmt die Strategie der Weichteildeckung.
Kleinere Weichteildefekte werden durch lokale Verschiebeplastiken gedeckt, während bei Defekten mittlerer Größe myokutane oder fasziokutane Lappen sowie Muskellappen zur Anwendung gelangen.
Im Unterschenkelbereich ist häufig der Gastroknemius- oder Soleuslappen indiziert (s. S. 303 f).
Große Defekte werden durch mikrovaskuläre freie Lappen, z.B. Paraskapula-, Radialis- oder Latissimus-dorsi-Lappen, gedeckt (s. Bd. 8, S. 6–24).

Frakturen mit Gefäßverletzungen

Oberstes Ziel ist eine rasche Revaskularisation, um Ischämie- und Reperfusionsschäden zu minimieren, die generelle Hypoxiefolgen verstärken.

Arbeitsschritte

1 Stabilisierung der Fraktur durch Fixateur externe oder überbrückende Plattenosteosynthese unter Beachtung der Länge, Rotation und Achsenverhältnisse.
2 Gefäßrekonstruktion nach den entsprechenden gefäßchirurgischen Kriterien.
3 In Ausnahmesituationen kann ein temporärer Shunt zur Verminderung der Ischämiezeit angelegt werden.
4 Bei längerer Ischämiezeit über 6 Stunden und schweren Weichteilschäden ist die Kompartmentspaltung indiziert.

Kompartmentsyndrom

Wesentlich gefährdeter ist der Polytraumatisierte im Hinblick auf ein Kompartmentsyndrom, weil nicht der absolute Druck im Faszienraum für die Durchblutung der Muskulatur entscheidend ist, sondern sein Verhältnis zum diastolischen Blutdruck.

Indikation zur Fasziotomie

Die Indikation zur Fasziotomie wird immer dann gestellt, wenn der intrakompartmentale Druck 20 mmHg unter dem diastolischen Blutdruck liegt oder eine 6stündige Ischämie einer Extremität vorliegt.

Unterschenkelkompartmentsyndrom

(s. S. 298 ff.)

Arbeitsschritte

1 Die Hautinzision liegt über der gesamten Länge der Fibula.
2 In Verlängerung der Hautinzision erfolgt die Faszienspaltung für das laterale Kompartment.
3 Das vordere Kompartment wird durch Retraktion der Haut nach ventral erreichbar.
4 Das dorsale oberflächliche Kompartment wird durch Präparation der Haut nach dorsal dargestellt.
5 Das tiefe dorsale Kompartment wird nach Ablösen des lateralen Kompartments von seiner dorsalen Faszie sichtbar.
6 Die Mm. peronei werden nach vorn und der M. triceps surae nach dorsal gehalten.
7 Dadurch spannt sich das Septum intermusculare cruris posterius zwischen Fibula und der Fascia cruris an. Seine Inzision entlastet das tiefe dorsale Kompartment.
8 Verlängerung der Hautinzision mit Durchtrennung des Retinaculum mm. extensorum superius et inferius zur Entlastung eines Kompartmentsyndroms des Fußes.
9 Die Wunde verbleibt offen.

Unterarmkompartmentsyndrom

(s. Bd. 9, S. 268 ff.)

Am Unterarm finden sich drei Kompartments: das dorsale, das volare und als drittes ein Kompartment, welches den M. brachioradialis, den M. extensor carpi radialis longus und den M. extensor carpi radialis brevis umfaßt.

Volare Fasziotomie

1. Die Hautinzision beginnt oberhalb des Ellbogengelenkes lateral und verläuft quer über das Ellbogengelenk zur Ulnarseite des proximalen Oberarmes. Die Inzision verläuft distal an der Ulnarseite und dann medial bis zur Volarseite des Handgelenkes.
2. Der Lacertus fibrosus wird zur Dekompression des N. medianus gespalten.
3. Die Faszie des Unterarmes wird von proximal nach distal geöffnet unter Darstellung des N. ulnaris und N. medianus.
4. Der M. pronator teres und M. flexor digitorum superficialis werden freigelegt, um die Dekompression des N. medianus zu komplettieren.
5. Der Karpaltunnel wird gespalten.

Dorsale Fasziotomie

Der Hautschnitt erfolgt vom Epicondylus lateralis humeri bis zum distalen Radioulnargelenk. Das Retinaculum extensorum wird nicht durchtrennt.

Oberschenkelfrakturen

(s. S. 93 ff.)

Die Oberschenkelfrakturen stellen die häufigste Schaftfraktur beim Polytrauma dar. Die Indikation zu den einzelnen Osteosyntheseverfahren ist beim Polytraumatisierten im Vergleich zum Solitärverletzten unterschiedlich.

Marknagelung

Problematik

Die Oberschenkelmarknagelung mit Aufbohrung beim Polytraumatisierten ist mit einer erhöhten Gefahr pulmonaler Komplikationen verbunden. Besonders gefährdet sind Polytraumatisierte mit begleitendem Thoraxtrauma. Die wesentlichen Gründe sind:

1. Die Druckerhöhung durch den Bohrvorgang.
   Gerade bei einfachen Bruchformen mit weitgehend intaktem Markraum wird beim Aufbohren und Einschlagen des Nagels ein starker Druckanstieg bis 1000 mmHg aufgebaut mit Aggregationseinschwemmungen in der Lungenstrombahn , die sich durch transösophageale Sonographie darstellen lassen. Die in die pulmonale Strombahn eingeschwemmten Knochenpartikel führen zu einer Mediatorenfreisetzung.
2. Bei Polytraumatisierten hatte sich deshalb der unaufgebohrte Marknagel als **das** Implantat erwiesen, wenngleich auch hier klinisch und experimentell intramedulläre Druckerhöhungen gemessen wurden. Wesentlich ist die Breite des Spaltes zwischen Nagel und Kortikalis für die Rückstrommöglichkeit des Knochenmarks.
   Vorsichtiges Vorschieben des Nagels führt zu geringeren Drucksteigerungen im Vergleich zu einem forciert eingeschlagenen Nagel.

Lagerung

Die extensionsfreie Lagerung hat beim Polytraumatisierten folgende Vorteile:

1. Die Lagerungszeit ist deutlich geringer.
2. Der Eingriff kann halbsitzend bei Schädel-Hirn-Traumen erfolgen.
3. Eine gleichzeitige Versorgung von Ober- und Unterschenkelfrakturen ist mit einer Lagerung und Abdekkung möglich.
4. Lagerungsschäden am Damm (Hautnekrosen, Nervus-pudendus-Schäden) durch den Lagerungspfosten treten nicht ein.
5. Die Fragmente können bei offenem Weichteilschaden besser inspiziert werden.

Arbeitsschritte

1 Rückenlage.
2 Messung der Beinlänge und Rotation am kontralateralen Bein, speziell bei C-Frakturen.
3 Lagerung des kontralateralen Beines auf einer Beinstütze in Flexion, Abduktion und Außenrotation.
4 Reposition über Distraktor oder manuell.
5 Zugang oberhalb der Trochanterspitze.
6 Nageltechnik – s. S. 95 ff.
7 Vor Verriegelung Überprüfung der Rotation, Rotationsfehler können durch Drehen des peripheren Fragmentes noch ausgeglichen werden.

Komplikationen

s. S. 122 f.

Fixateur externe

Indikation

Als temporäre Maßnahme ist der Fixateur externe die systemisch gefahrloseste Stabilisierung beim Polytrauma. Nach wenigen Tagen kann anschließend der Verfahrenswechsel zur Marknagelung oder Plattenosteosynthese erfolgen.

Floating Knee

Lagerung: Die bei Schwerverletzten recht häufig vorkommenden gleichseitigen Frakturen von Femur und Tibia werden auf einem Standardtisch versorgt.

Arbeitsschritte

1 Versorgung des Oberschenkels mittels Distraktor oder Fixateur externe.
2 Anschließend wird die Unterschenkelfraktur unter manueller Reposition stabilisiert.
3 Die Entscheidung zur Weiterversorgung der Femurfraktur fällt nach Beendigung der Unterschenkelversorgung. Erlaubt es die Gesamtsituation des Patienten, wird der Oberschenkel mit Marknagelung versorgt, ansonsten verbleibt zunächst der Fixateur externe als temporäre Stabilisierungsform.
4 Der Verfahrenswechsel wird nach Besserung der Gesamtsituation des Patienten durchgeführt.

Unterschenkelfrakturen

(s. S. 312 ff.)

Die Frakturversorgung beim Polytrauma wird bestimmt durch den Lokalbefund und die hämodynamische Gesamtsituation.

Fixateur externe oder Pin-less-Fixateur sind die schnellsten Osteosyntheseverfahren bei hämodynamischer Instabilität. Ein Verfahrenswechsel kann dann zu jedem weiteren Zeitpunkt in der Sekundär- oder Tertiärperiode erfolgen.

Oberarmschaftfrakturen

Fixateur externe

Indikation

Offene Frakturen und Kettenfrakturen können beim Polytrauma zunächst eine temporäre Fixation mit Fixateur externe erfordern (s. Bd. 9, S. 150 f.). Die Indikation und Technik zur Plattenosteosynthese bzw. Nagel s. Bd. 9, S. 144–152.

Lagerung: Rückenlage, Oberarm frei beweglich abgedeckt.

Arbeitsschritte

1 Rückenlage, frei beweglich abgedeckter Oberarm.
2 Je 2 Schanz-Schrauben im proximalen und distalen Fragment von dorsolateral. Die Schanz-Schrauben können auf einer Strecke 10 cm distal vom Oberarmkopf und 10 cm proximal vom Ellbogengelenk plaziert werden.
3 Die Reposition und Fixation erfolgt nach der 3-Rohr-Modulartechnik.
4 Bei distalen Schaftfrakturen ist unter Umständen eine ellbogengelenküberbrückende Montage erforderlich.

Unterarmschaftfrakturen

Indikation

Eine **sofortige** Versorgung in der Primärperiode ist indiziert bei allen offenen Frakturen, beim Kompartmentsyndrom und bei Luxationsfrakturen (Monteggia und Galeazzi) (s. Bd. 9, S. 277–280).
Die Behandlung der geschlossenen Unterarmschaftfrakturen kann in der primären bzw. sekundären Operationsperiode erfolgen.

Zugang

Für die Plattenosteosynthese gelten die typischen Zugänge (s. Bd. 9, S. 260 ff.). Für die proximalen Radiusfrakturen empfiehlt sich der volare Zugang nach Henry, da über diesen Zugangsweg der R. profundus des N. radialis weniger gefährdet ist.
Bei weit offenen Frakturen kann primär der Fixateur externe temporär zur Anwendung gelangen. Ein Verfahrenswechsel zur Plattenosteosynthese ist innerhalb der ersten 10 Tage obligat.

Komplexe Gelenkverletzungen

Beim Polytraumatisierten können komplexe Gelenkverletzungen nicht in der Primärperiode definitiv stabilisiert werden. Die Gelenktransfixation stellt daher ein geeignetes Verfahren für die Primärperiode dar. Aufwendige Gelenkrekonstruktionen, die unter Umständen auch eine computertomographische Abklärung (Azetabulumfrakturen) erfordern, werden in der Sekundärphase durchgeführt. Bei offenen Frakturen, insbesondere im Pilonbereich, ist die Rekonstruktion der Gelenkfläche mittels Minimalosteosynthese mit anschließender Transfixation des Gelenkes möglich. Die Plattenosteosynthese wird in der Tertiärphase durchgeführt.

Literatur

Proximales Femur

Spezielle Anatomie

Hafferl, A.: Lehrbuch der topographischen Anatomie, 3. Aufl. Springer, Berlin 1969
von Lanz, T., W. Wachsmuth: Praktische Anatomie, Bd. I: Bein und Statik. Springer, Berlin 1972
Lippert, H.: Arterienvarietäten. Klinische Tabelle, Tafel 1 - 60, Medizinische Klinik, 38. Urban & Schwarzenberg, München 1968
Platzer, W.: Atlas der topographischen Anatomie. Thieme, Stuttgart 1982
Platzer, W.: Taschenatlas der Anatomie, Bd. 1: Bewegungsapparat, 6. Aufl. Thieme, Stuttgart 1991
Sirang, H.: Verlauf und Äste des N. saphenus. Anat. Anzeiger 130 (1972) 158 - 169

Verletzungen, spezielle Erkrankungen und Behandlungsmethoden

Bonnaire, F., U. Götschin, E. H. Kuner: Früh- und Spätergebnisse nach 200-DHS-Osteosynthesen zur Versorgung pertrochantärer Femurfrakturen. Unfallchirurg 95 (1992) 246
Colton, C. L., A. J. Hall: Atlas of Surgical Approaches. Oxford 1991
Gerber, C., J. W. Mast, R. Ganz: Biological internal fixation of fractures. Arch. orthop. traum. Surg. 109 (1990) 295
Müller, M. E., M. Allgöwer, R. Schneider, H. Willenegger: Manual der Osteosynthese-AO-Technik, 3. Aufl. Springer, Berlin 1992
Rahmanzadeh, R.: Die Duo-Kopf-Prothese. Unfallheilkunde 174 (1985) 493

Oberschenkelschaft

Bauer, R., F. Kerschbaumer, S. Poisel: Operative Zugangswege in Orthopädie und Traumatologie, 2. Aufl. Thieme, Stuttgart 1990
Blauth, W., E. Schuchardt: Orthopädisch-chirurgische Operationen am Knie. Thieme, Stuttgart 1986
Bray, T. J.: Osteosynthese - Arbeitsbuch und Atlas. VCH, Weinheim 1993
Hierholzer, G., M. Allgöwer, Th. Rüedi: Fixateur-externe-Osteosynthese. Springer, Berlin 1985
Höntzsch, D.: Fixateur-externe-Montagen mit dem AO-Rohrsystem. OP-Journal 1 (1997) 18
Müller, M. E., M. Allgöwer, R. Schneider, H. Willenegger: Manual der Osteosynthese. Springer, Berlin 1992
Müller, M. E., S. Nazarian, P. Koch, J. Schatzker: The Comprehensive Classification of Fractures of Long Bones. Springer, Berlin 1990
Schauwecker, F.: Osteosynthesepraxis, 3. Aufl. Thieme, Stuttgart 1992
Weller, S.: Die biologische Osteosynthese. Chirurg 34 (1995)

Kniegelenk

Spezielle Anatomie

Benedetto, K. P.: Der Ersatz des vorderen Kreuzbandes mit dem vasculär gestielten zentralen Drittel des Lig. patellae, Teil 1. Unfallchirurg (1985) 182
Hafferl, A.: Lehrbuch der topographischen Anatomie, 3. Aufl. Springer, Berlin 1969
Hennerbichler, A.: Der Einfluß des Zeitpunktes der vorderen Kreuzbandrekonstruktion auf die Entwicklung der postoperativen Beweglichkeit, Dissertation. Leopold Franzens-Universität, Innsbruck 1996
Inderster, A.: Isometriemessungen zur anatomisch korrekten Doppelbündelrekonstruktion des Ligamentum cruciatum anterius, Dissertation. Leopold Franzens-Universität, Innsbruck 1991
Inderster, A., K. P. Benedetto, K. H. Künzel, O. Gaber, R. A. Bacik: Fiber orientation of anterior cruciate ligament, Part 1. Clin. Anat. 26 (1993) 6
Inderster, A., K. P. Benedetto, T. Klestil, K. H. Künzel, O. Gaber: Fiber orientation of posterior cruciate ligament, Part 2. Clin. Anat. 8 (1995) 315
von Lanz, T., W. Wachsmuth: Praktische Anatomie, Bd. I: Bein und Statik. Springer, Berlin 1972
Platzer, W.: Atlas der topographischen Anatomie. Thieme, Stuttgart 1982
Platzer, W.: Zur Anatomie des Femoropatellargelenkes. In Hofer, A: Fortschritte in der Arthroskopie. Enke, Stuttgart 1985
Platzer, W.: Taschenatlas der Anatomie, Bd. 1: Bewegungsapparat, 6. Aufl. Thieme, Stuttgart 1991
Poisel, S., O. Gaber: Blutversorgung des Kniegelenkes mit besonderer Berücksichtigung der Haut über dem Gelenk. Unfallheilkunde 167 (1984) 7
Putz, R.: Anatomie des Kniegelenkes in Rehabilitation nach orthopädisch-chirurgischen Eingriffen bei Cox- und Gonarthrose. Bohmann, Wien 1985

Distales Femur, Patella

Bauer, R., F. Kerschbaumer, S. Poisel: Operative Zugangswege in Orthopädie und Traumatologie, 2. Aufl. Thieme, Stuttgart 1990
Blauth, W., E. Schuchardt: Orthopädisch-chirurgische Operationen am Knie. Thieme, Stuttgart 1986
Brill, W., Th. Hopf: Biomechanische Untersuchung verschiedener Osteosyntheseverfahren bei Patella-Querfrakturen, Unfallchirurg 90 (1987) 162
Bühren, V., O. Trentz, G. Henneberger: Die operative Behandlung der Patellafraktur. Chirurg 60 (1989) 723
Glötzer, W.: Verletzungen des Kniegelenkes. In Beck, E.: Breitner - Chirurgische Operationslehre, 2. Aufl., Bd. XI: Untere Extremität. Urban & Schwarzenberg, München 1990
Kretteck, C., P. Schandelmaier, H. Tscherne: Distale Femurfrakturen. Unfallchirurg 99 (1996) 2
Kretteck, C., P. Schandelmaier, P. Lobenhoffer, H. Tscherne: Komplextrauma des Kniegelenks. Unfallchirurg 99 (1996) 616
von Laer, L.: Frakturen und Luxationen im Wachstumsalter, 3. Aufl. Thieme, Stuttgart 1996
von Lanz, T., W. Wachsmuth: Praktische Anatomie, 2. Aufl., Band I/4: Bein und Statik. Springer, Berlin 1972
Müller, M. E.: Zur Einteilung und Reposition der Kinderfrakturen. Unfallheilkunde 80 (1977) 187
Müller, M. E., M. Allgöwer, R. Schneider, H. Willenegger: Manual der Osteosynthese, 3. Aufl. Springer, Berlin 1991
Müller, M. E., S. Nazarin, P. Koch, J. Schatzker: A Comprehensive Classification of Fractures of Long Bones. Springer, Berlin 1990
Ostermann, P. A. W., M. P. Hahn, A. Ekkernkamp, A. Dávid, G. Muhr: Die retrograde Verriegelungsnagelung distaler Femurfrakturen mit dem GSH-Nagel. Chirurg 67 (1996) 1135
Ostermann, P. A. W., M. P. Hahn, A. Ekkernkamp, K. Neumann, G. Muhr: Monocondyläre Frakturen des Femur. Therapeutische Strategie und klinische Ergebnisse. Chirurg 68 (1997) 72

Rüter, A., A. Kotter: Frakturen des distalen Femurs. Unfallchirurg 99 (1996) 510
Rüter, A., O. Trentz, M. Wagner: Unfallchirurgie. Urban & Schwarzenberg, München 1995
Speck, M., P. Regazzoni: Klassifikation der Patellafrakturen. Z. Unfallchir. Vers. med. Band 87, Heft 1, 1994
von Torklus, D.: Atlas orthopädisch-chirurgischer Zugangswege, 4. Aufl. Urban & Schwarzenberg, München 1992
Weber, B. G., Ch. Brunner, F. Feuler: Die Frakturenbehandlung bei Kindern und Jugendlichen. Springer, Berlin 1979
Wirth, C. J., D. Kohn: Posttraumatische Gelenkfehlstellungen. In Bauer R., F. Kerschbaumer, S. Poisel: Orthopädische Operationslehre. Bekken und untere Extremität, Bd. 2/I. Thieme, Stuttgart 1994

Weichteilmantel, Kapsel-Band-Apparat

Anderson, Ch., M. Odensten, L. Good, J. Gillquist: Surgical or non-surgical treatment of acute rupture of the anterior cruciate ligament. J. Bone Joint Surg. 71-A (1989) 965
Bauer, R., F. Kerschbaumer, S. Poisel: Operative Zugangswege in Orthopädie und Traumatologie, 2. Aufl. Thieme, Stuttgart 1990
Blauth, W., E. Schuchardt: Orthopädisch-chirurgische Operationen am Knie. Thieme, Stuttgart 1986
Burri, C.: Technik des Bandersatzes mit Kohlenstoffasern am Kniegelenk. In Burri, C., L. Claes, G. Helbing: Bandersatz mit Kohlenstoffasern. Unfallheilkunde 172 (1985) 57
Echtermeyer, V.: Das Kompartment-Syndrom. Unfallheilkunde 169 (1985) 42
Fischer, D., W. Braun, Th. Ziehen, A. Rüter: Die Auswirkungen der Olecranisation der Patella auf die Naht des hinteren Kreuzbandes (Experimentelle Ergebnisse am Leichenknie). In Peiper, H. J.: Chir. Forum '87 f. experim. u. klin. Forschung. Springer, Berlin 1987 (S. 411)
Fleischmann, W., W. Strecker, M. Bombelli, L. Kinzl: Vakuumversiegelung zur Behandlung des Weichteilschadens bei offenen Frakturen. Unfallchirurg 96 (1993) 488
Glötzer, W.: Verletzungen des Kniegelenkes. In Beck, E.: Breitner - Chirurgische Operationslehre, Bd. XI. Urban & Schwarzenberg, München 1990 (S. 67)
Hagena, F.-W., W. Plitz, G. Mühlberger, C. Carl: Retropatellar forces after rupture of the PCL and patello-tibial transfixation: an in vitro study. Knee Surg. Sports Traumatol. Arthroscopy 2 (1994) 31
Hertel, P.: Frische und alte Kreuzbandverletzungen. Unfallchirurg 99 (1996) 686
Hertel, P., M. Bernard: Vordere Kreuzbandrupturen - primäre und sekundäre Operationsverfahren. Unfallchirurg 241 (1994) 737
Hertel, P., E. Lais: Die arthroskopische Behandlung von Ausrißverletzungen der Eminentia intercondylaris. Operat. Orthop. Traumatol. 1 (1989) 184
Jansen, T., P. J. Meeder, S. Weller, M. Forray: Die Arthrolyse als operatives Behandlungskonzept der posttraumatischen Kniegelenksteifen. Chirurg 62 (1991) 399
Kohn, D.: Arthroskopie des Kniegelenkes - Diagnostik und operative Therapie. Urban & Schwarzenberg, München 1991
Krämer, K. L., L. Jani: Die Operation nach Elmslie-Trillat. Operat. Orthop. Traumatol. 3 (1991) 38
Krettek, C., P. Schandelmaier, P. Lobenhoffer, H. Tscherne: Komplextrauma des Kniegelenks. Unfallchirurg 99 (1996) 616
Kühne, J.-H., M. Krüger-Franke, H. J. Refior: Die Rekonstruktion frischer vorderer Kreuzbandrupturen durch Naht und Semitendinosusaugmentation. Operat. Orthop. Traumatol. 9 (1997) 37
Kühne, J.-H., H. J. Refior: Die primäre Naht des vorderen Kreuzbands. Unfallchirurg 96 (1993) 451
Kühne, J.-H., H. J. Refior, V. Jansson, M. Hoppert: Klinische Resultate nach operativer Behandlung hinterer Kniestabilitäten. Arthroskopie 8 (1995) 63
Kühne, J.-H., V. Jansson, M. Hoppert, C. Weippert, M. Zimmer, H. J. Refior: Ergebnisse der operativen Behandlung posteriorer Knieinstabilitäten. Unfallchirurg 97 (1994) 151
von Laer, L.: Frakturen und Luxationen im Wachstumsalter, 3. Aufl. Thieme, Stuttgart 1996
von Lanz, T., W. Wachsmuth: Praktische Anatomie, 2. Aufl , Bd I/4: Bein und Statik. Springer, Berlin 1972
Lippert, M. J., Th. Barthel, R. Pesch, K. Kudorfer: Arthroskopische Therapie von Außenmeniskenganglien. Arthroskopie 8 (1995) 7
Lobenhoffer, P., T. Gerich, Hernandez: Die Therapie von Streckdefiziten des Kniegelenks durch arthroskopische Arthrolyse und dorsale Kapsulotomie. Unfallchirurg 99 (1996) 487
Lobenhoffer, P., A. Gögüs, T. Gerich: Die Therapie der Arthrofibrose nach Bandeingriffen am Kniegelenk. Orthopäde 22 (1993) 392
Lobenhoffer, P., Ch. Lattermann, Ch. Krettek, M. Blauth, H. Tscherne: Rupturen des hinteren Kreuzbandes: heutiger Behandlungsstand. Unfallchirurg 99 (1996) 382
Lobenhoffer, P., H. Tscherne: Die Ruptur des vorderen Kreuzbandes. Unfallchirurg 96 (1993) 150
Moore, T. M.: Fracture-dislocation of the knee. Clin. Orthop. 156 (1981) 128
Müller, K. H., S. Decker: Die Gelenküberbrückende Fixateur externe-Ruhigstellung - Möglichkeiten des Gelenkerhaltes bei aseptischen und septischen Problemfällen. Unfallheilkunde 153 (1981) 184
Müller, W.: Das Knie. Springer, Berlin 1982
Pässler, H. H.: Beschleunigte Rehabilitation nach vorderem Kreuzbandersatz. Unfallchirurg 241 (1994) 458
Richter, M., H. Kiefer, G. Hehl, Y. Saitner: Langzeitergebnisse nach Akutversorgung von Rupturen des hinteren Kreuzbandes. Arthroskopie 8 (1995) 69
Rüter, A., O. Trentz, M. Wagner: Unfallchirurgie. Urban & Schwarzenberg, München 1995 (S. 725)
Sallay, P. J., J. Poggi, K. P. Speer, W. E. Garrett: Acute dislocation of the patella: a correlative pathoanatomical study. 7th Congress of the European Society of Sports Traumatology, Knee Surgery and Arthroscopy. May, 13-15, 1996, Budapest, Hungary
Scherf, F. G., L. Hillejan, H. W. Krawzak, G. Hohlbach: Baker-Zysten. Unfallchirurg 97 (1994) 85
Seiler, H., H.-R. Frank: Naht am vorderen Kreuzband - was ist die Methode tatsächlich wert? Unfallchirurg 96 (1993) 443
Seitz, H., G. Pajenda, V. Vécsei: Langzeitergebnisse nach operativer Therapie isolierter knöcherner tibialer hinterer Kreuzbandausrisse. Arthroskopie 8 (1995) 59
Shelbourne, K. D., D. V. Patel, J. R. McCarroll: Management of anterior cruciate ligament injuries on skeletally immature adolescents. Knee Surg. Sports Traumatol. Arthroscopy 4 (1996) 68
Weller, S.: Über Meniscusganglien. Langenbecks Arch. klin. Chir. 296 (1996) 239
Wirth, C. J., D. Kohn: Kreuzbandschaden - primäre und sekundäre Versorgungsstrategien. Chirurg 60 (1989) 748
Wirth, C. J., D. Kohn: Operationen am Kniegelenk. In Bauer, R., F. Kerschbaumer, S. Poisel: Orthopädische Operationslehre, Bd. II/1. Thieme, Stuttgart 1994 (S. 431)
Würfel, A., S. Homann-von Kap-herr, V. Engel, F. Linke: Diagnostische Möglichkeiten und Behandlungsstrategien für die Fraktur der Eminentia intercondylica im Wachstumsalter. Unfallchirurgie 21 (1995) 124

Unterschenkel

Spezielle Anatomie

Hafferl, A.: Lehrbuch der topographischen Anatomie, 3. Aufl. Springer, Berlin 1969
von Lanz, T., W. Wachsmuth: Praktische Anatomie. Bd. I: Bein und Statik. Springer, Berlin 1972
Lippert, H.: Arterienvarietäten. Klinische Tabelle, Tafel 1-60, Medizinische Klinik, 38. Urban & Schwarzenberg, München 1968
Platzer, W.: Taschenatlas der Anatomie. Bd. 1: Bewegungsapparat, 6. Aufl. Thieme, Stuttgart 1991
Platzer, W.: Atlas der topographischen Anatomie. Thieme, Stuttgart 1982

Verletzungen, spezielle Erkrankungen und Behandlungsmethoden

Cotta, H., A. Wentzensen, F. Holz, K. L. Krämer, J. Pfeil: Standardverfahren in der operativen Orthopädie und Unfallchirurgie. Thieme, Stuttgart 1996
Mc Craw, J. B., P. G. Arnold: Atlas of Muscle and Musculocutaneus Flaps. Hampten Press 1986

Dietz, H. G., P. P. Schmittenbecher, P. Illing: Intramedulläre Osteosynthese im Wachstumsalter. Urban & Schwarzenberg, München 1996
Heim, U.: Die Pilon-tibial-Fraktur. Klassifikation, Operationstechnik, Ergebnisse. Springer, Berlin 1991
Hierholzer, G., K. H. Müller: Corrective Osteotomies of the Lower Extremity after Trauma. Springer, Berlin 1985
Höntzsch, D.: Fixateur externe Montage mit dem AO Rohrsystem. OP Journal 13 (1997) 18
Ilizarov, G. A.: Transosseous Osteosynthesis. Springer, Berlin 1992
Krettek, C., P. Schandelmeier, J. Rudolf, H. Tscherne: Aktueller Stand der operativen Technik für die unaufgebohrte Nagelung von Tibiaschaftfrakturen mit dem UTN. Unfallchirurg 97 (1994) 575
Krettek, C., B. Könemann, F. Nöschel, P. Schandelmeier, M. Blauth, H. Tscherne: Entwicklung und erste klinische Anwendung eines Zielgerätes für die distalen Verriegelungsbohrungen ohne Röntgenbildverstärker für den unaufgebohrten Tibianagel (UTN). Unfallchirurg 99 (1996) 845
Schatzker, J., M. Tile: The Rationale of Operative Fracture Care. Springer, Berlin 1996
Schauwecker, F.: Osteosynthesepraxis, 3. Aufl. Thieme, Stuttgart 1992
Weller, S., G. Hierholzer: Die Marknagel-Osteosynthese. OP-Journal 3 (1995)

Sprunggelenk und Fuß

Spezielle Anatomie

Debrunner, H. U.: Biomechanik des Fußes. Enke, Stuttgart 1985
von Lanz, T., W. Wachsmuth: Bein und Statik. Praktische Anatomie, Bd. 1, Teil 4. Springer, Berlin 1972
Meyer, R.-P., U. Kappeler: Fußchirurgie in der Praxis. Springer, Berlin 1996
Müller-Gerbl, M., R. Putz: Funktionsbezogene Anatomie des oberen Sprunggelenkes. In Heim, U.: Die Pilon-tibial-Fraktur. Springer, Berlin 1990
Schmidt, H.-M.: Die Artikulationsflächen der menschlichen Sprunggelenke. Advanc. Anat. Embryol. 6: 1-81
Zwipp, H.: Chirurgie des Fußes, Springer, Berlin 1994

Verletzungen, spezielle Erkrankungen und Behandlungsmethoden

Bauer, R., F. Kerschbaumer, S. Poisel: Operative Zugangswege in Orthopädie und Traumatologie, 2. Aufl. Thieme, Stuttgart 1990
Echtermeyer, V.: Das Kompartment-Syndrom. Unfallheilkunde 169 (1985) 42
Hechmann, J. D., M. J. Champine: New techniques in the management of foot trauma. Clin Orthop 240 (1989)
Kremer, K., V. Schumpelick, G. Hierholzer: Chirurgische Operationen. Thieme, Stuttgart 1992
von Laer, L.: Frakturen und Luxationen im Wachstumsalter, 3. Aufl. Thieme, Stuttgart 1996
von Lanz, T., W. Wachsmuth: Praktische Anatomie, Bd. I, Teil 4: Bein und Statik. Springer, Berlin 1972
Müller, M. E., M. Allgöwer, R. Schneider, H. Willenegger: Manual der Osteosynthese. Springer, Berlin 1992
Rüter, A., O. Trentz, M. Wagner: Unfallchirurgie. Urban & Schwarzenberg, München 1995
Zwipp, H.: Chirurgie des Fußes. Springer, Berlin 1994

Operative Strategie bei Polytrauma

Champion, H. R., W. J. Sacco, W. S. Copes, D. S. Gann, T. A. Gennarelli, M. E. Flanagan: A revision of the trauma score. J Trauma 29 (1989) 623
Committee on Injury Scaling: Abbreviated injury scale 1990 revision. Association for the Advencement of Automovement Medicine. Des Plains, Illinois, 1990
Oestern, H. J., K. Kabus: Vergleich verschiedener Traumascoresysteme. Eine Übersicht. Unfallchirurg 97 (1994) 177
Oestern, H. J., H. Tscherne, J. Sturm: Mehrfachverletzungen. Dringlichkeitsstufen der chirurgischen Versorgung. Chir. Praxis 33 (1984) 127
Oestern, H. J., H. Tscherne, J. Sturm, M. Nerlich: Klassifizierung der Verletzungsschwere. Unfallchirurg 88 (1985) 465
Pohlemann, T., D. Bosch, G. Regel, H. Tscherne: The Hannover experience in management of pelvic fractures. Clin. Orthop (1994) 69
Regel, G., T. Pohlemann, C. Krettek, H. Tscherne: Frakturversorgung beim Polytrauma. Unfallchirurg 100 (1997) 234
Trentz, O.: Management des Mehrfachverletzten. Ther. Umsch. 50 (1993) 491.
Weller, S., G. Hierholzer: Beckenverletzungen. OP-Journal 1 (1993)

Sachverzeichnis

A

B

G

H

O

P

T